W0255885

HANDBUCH DER MEDIZINISCHEN RADIOLOGIE

ENCYCLOPEDIA OF MEDICAL RADIOLOGY

HERAUSGEGEBEN VON · EDITED BY

L. DIETHELM
MAINZ

O. OLSSON
LUND

F. STRNAD
FRANKFURT/M.

H. VIETEN
DÜSSELDORF

A. ZUPPINGER
BERN

BAND/VOLUME IX
TEIL/PART 2

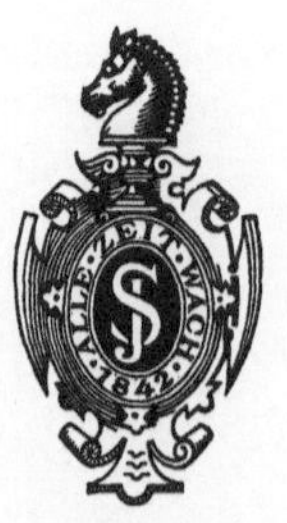

SPRINGER-VERLAG BERLIN · HEIDELBERG · NEW YORK 1969

RÖNTGENDIAGNOSTIK DER OBEREN SPEISE- UND ATEMWEGE, DER ATEMORGANE UND DES MEDIASTINUMS

TEIL 2

ROENTGEN DIAGNOSIS OF THE UPPER ALIMENTARY TRACT AND AIR PASSAGES, THE RESPIRATORY ORGANS, AND THE MEDIASTINUM

PART 2

VON · BY

H. ARGENTON · A. GEBAUER · J. LISSNER · S. DI RIENZO
P. RUBINSTEIN · E. WIEDEMANN · G. WORTH

REDIGIERT VON · EDITED BY

F. STRNAD
FRANKFURT / M.

MIT 373 ABBILDUNGEN
WITH 373 FIGURES

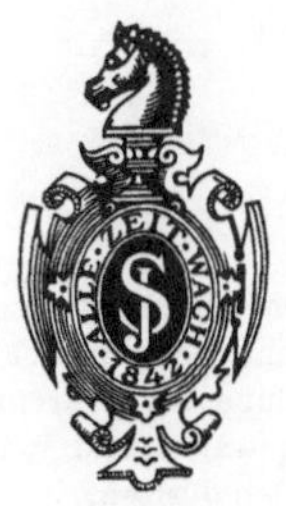

SPRINGER-VERLAG BERLIN · HEIDELBERG · NEW YORK 1969

ISBN-13: 978-3-642-95104-6 e-ISBN-13: 978-3-642-95103-9
DOI: 10.1007/978-3-642-95103-9

Softcover reprint of the hardcover 1st edition 1969

Library of Congress Catalog Card Number 62—22437

Titel-Nr. 5850

Vorwort

Der 2. der geplanten 5 Teilbände der Röntgendiagnostik im Thoraxraum ist sowohl der unspezifischen Entzündung der Lunge und des Bronchialsystems (Bronchiektasien) gewidmet als auch den Pneumokoniosen, der Lungenlues, den allergischen Reaktionen, als auch den Pilzerkrankungen der Lunge und der Echinokokkose.

Die Autoren versuchen auf Grund einer genauen morphologischen Analyse der röntgenologischen Lungenbefunde, in Verwertung des klinischen Ablaufes, der Verlaufsform im Röntgenbild wie auch auf Grund der eventuell sich einstellenden Komplikationen, Rückschlüsse auf die jeweilige Ätiologie der Lungenaffektion zu ziehen. In umfangreichen differentialdiagnostischen Diskussionen wird versucht, dem Röntgendiagnostiker die entsprechenden Möglichkeiten der Differenzierung aufzuzeigen.

Die Lungenlues ist als eine pulmonale Erscheinung aufgezeigt, an die der Differentialdiagnostiker häufiger denken sollte, ebenso wie an die allergischen Reaktionen des Lungenparenchyms, deren Röntgenbild sehr oft eine auffallende Diskrepanz gegenüber dem klinischen Verlauf bietet.

In dem umfangreichen Kapitel Pneumokoniosen wird versucht, die im Röntgenbild erfaßbaren, oft nur minimalen Veränderungen auf die einzelnen Staubarten zu beziehen und Differenzierungsmöglichkeiten gegen andere ähnlich ablaufende Reaktionen des Parenchyms aufzuzeigen.

Die Pilzerkrankung und die Lungenechinokokkose werden von zwei südamerikanischen Autoren bearbeitet, die auf dem jeweiligen Teilgebiet besonderes Beobachtungsgut und Erfahrung besitzen.

Frankfurt a. M., Dezember 1968 F. Strnad

Preface

The second of the five sub-volumes planned on roentgen diagnosis of the thoracic region covers non-specific inflammation of the lungs and bronchial system (bronchiectasis), pneumoconiosis, syphilitic lung, allergic reactions and fungus and tapeworm infestations.

The authors have made a careful morphological analysis of the radiological findings, considered together with the clinical symptoms of the disease, its progress as recorded in the x-rays and any subsequent complications, and on this basis have endeavored to reach conclusions on the actual etiology of lung affections. Differential diagnosis is discussed very fully with the aim of showing how the radio-diagnostician may arrive at differentiation in a number of ways.

Syphilitic lung is a condition which the differential diagnostician should perhaps consider oftener, also allergic reactions of the lung paremchyma, as in this case the x-rays and the clinical symptoms frequently exhibit a striking discrepancy.

There is a very detailed chapter on pneumoconiosis and the author attempts to show how the often minute changes visible in the x-ray may be referred to specific types of dust and distinguished from other rather similar reactions of the parenchyma.

Fungus diseases and tapeworm infestations of the lungs are dealt with by two South American authors of wide experience who have had the opportunity to see many patients so affected.

Frankfurt a. M., December 1968 F. Strnad

Inhaltsverzeichnis

D. Röntgendiagnostik der Atemorgane II

I. Unspezifische Entzündungen der Lunge. Von A. GEBAUER . . . 1

1. Die Bronchitis . . . 1
2. Die akute Bronchitis . . . 1
3. Die Bronchiolitis oder Bronchitis capillaris . . . 3
4. Die chronische Bronchitis . . . 4
5. Die Stauungsbronchitis . . . 12
6. Die Pneumonien . . . 12
7. Die bakteriellen Pneumonien . . . 14
8. Die Pneumokokkenpneumonie . . . 15
   a) Klinisches Bild . . . 15
   b) Der klinische Verlauf . . . 15
   c) Das Röntgenbild der Lungen . . . 16
9. Besondere Verlaufsformen der Pneumokokkenpneumonie . . . 27
   a) Abortive Pneumonie . . . 27
   b) Pneumonien mit verzögertem Heilungsverlauf . . . 27
   c) Die zentrale Pneumonie . . . 28
   d) Die Wanderpneumonie . . . 29
10. Komplikationen innerhalb der Lungen . . . 31
   a) Pneumonierezidiv . . . 31
   b) Verzögerte Lösung . . . 31
   c) Lungenabsceß und Gangrän . . . 35
11. Extrapulmonale Pneumoniekomplikationen . . . 37
   a) Pleuraerguß . . . 37
   b) Empyem . . . 37
   c) Pericarditis . . . 38
   d) Die Prognose . . . 38
12. Herdförmige Pneumonien, Bronchopneumonien . . . 38
13. Die Friedländerpneumonie . . . 42
14. Die Streptokokkenpneumonie . . . 45
   a) Klinisches Bild . . . 45
   b) Komplikationen . . . 45
15. Die Staphylokokkenpneumonie . . . 46
16. Die Enterokokkenpneumonie . . . 49
17. Haemophilus influenzae (Pfeiffer)-Pneumonie . . . 49
18. Pneumonien durch Brucella Bang . . . 49
19. Tularämie . . . 51
   a) Klinisches Bild . . . 51
   b) Röntgenbild . . . 52
20. Anthrax-Pneumonie . . . 53
21. Pestpneumonie . . . 53
22. Toxoplasmose . . . 53
23. Die Viruspneumonie im engeren Sinne . . . 54
   a) Nomenklatur . . . 54
   b) Geschichtliches . . . 54
   c) Ätiologie . . . 55
   d) Epidemiologie . . . 55
   e) Symptomatologie und klinischer Verlauf . . . 55
   f) Laboratoriumsbefunde . . . 56

g) Der Röntgenbefund der primär atypischen (Virus)-Pneumonie . . . 57
h) Pathologische Anatomie . . . 62
i) Komplikationen . . . 62
j) Letalität . . . 62
k) Differentialdiagnose . . . 63
l) Therapie . . . 63

24. Febris eosinophilica monocytaria . . . 63

25. Masern und Keuchhusten . . . 63

26. Pneumonie bei Pfeifferschem Drüsenfieber . . . 68

27. Interstitielle plasmacelluläre Pneumonie . . . 69
a) Das klinische Bild . . . 70
b) Der Röntgenbefund . . . 70

28. Grippeviruspneumonie . . . 71
a) Röntgenbefunde . . . 73
b) Komplikationen . . . 77
c) Therapie . . . 78

29. Adenovirusinfektion mit Pneumonie . . . 79

30. Psittakose — Ornithose . . . 80
a) Geschichtliches . . . 80
b) Ätiologie . . . 80
c) Krankheitsbild . . . 80
d) Röntgenologische Befunde . . . 81
e) Herz und Kreislauf . . . 90
f) Zentralnervensystem . . . 90
g) Verdauungskanal . . . 90
h) Blutbild . . . 90
i) Diagnose und Differentialdiagnose . . . 90
j) Therapie . . . 91
k) Prognose . . . 91

31. Die Wassermann-positive, pseudoluische Bronchopneumonie . . . 92

32. Q-Fieber (Queenslandfieber) . . . 93
a) Geschichtliches . . . 93
b) Ätiologie . . . 94
c) Das Krankheitsbild . . . 94
d) Laborbefunde . . . 96
e) Der Lungenröntgenbefund . . . 96

33. Sekundäre Pneumonien . . . 99
a) Die Aspirationspneumonie . . . 99
b) Die urämische Pneumonie . . . 102
c) Die Infarktpneumonie . . . 108
d) Die hypostatische Pneumonie . . . 111
e) Die rheumatische Pneumonie . . . 112
f) Die interstitielle Pneumonie . . . 115
g) Die traumatische Pneumonie . . . 115
h) Die chronische Pneumonie . . . 117
i) Die Cholesterinpneumonie . . . 117
j) Lungenabsceß, Lungengangrän . . . 118

Literatur . . . 133

II. Bronchiektasien. Von H. Argenton und A. Gebauer . . . 158

1. Häufigkeit . . . 159

2. Die Röntgenuntersuchung . . . 160

3. Lokalisation . . . 169

4. Bronchoskopie . . . 169

5. Pathogenese, Morphologie und Klinik der Bronchiektasien . . . 169
a) Angeborene Bronchiektasien . . . 170
α) Morphologische und histologische Charakteristika . . . 173
β) Die Beschwerden der Patienten . . . 175

b) Bronchiektasien als Folge konstitutioneller Anomalien des Stoffwechsels oder abnormer Reaktionen auf Umwelteinflüsse. Bronchiektasien als Folge topographischer Aberrationen im Zusammenhang mit der Entwicklung des Herzens und der großen Gefäße . . . 175
c) Erworbene Bronchiektasien . . . 177
α) Histologische Veränderungen . . . 187
β) Beschwerden der Patienten . . . 187
6. Begleitkrankheiten . . . 188
7. Komplikationen . . . 188
Literatur . . . 191

III. Lungenlues. Von J. Lissner . . . 195
1. Historischer Überblick . . . 195
2. Häufigkeit . . . 195
3. Diagnostik . . . 196
4. Lues hereditaria . . . 197
5. Lungenbeteiligung im Sekundärstadium der Lues . . . 198
6. Lungenbeteiligung im Tertiärstadium der Lues . . . 199
7. Gummen in der Lunge . . . 201
8. Das Vorkommen einer syphilitischen Phthise . . . 202
9. Pleurabeteiligung im Rahmen der Lungenlues . . . 202
10. Tuberkulose und Lues . . . 203
11. Differentialdiagnose . . . 203
Literatur . . . 204

IV. Allgemeine allergische Reaktionen (eosinophiles Infiltrat). Von E. Wiedemann . . . 208
1. Einleitung . . . 208
2. Die Klinik der flüchtigen eosinophilen Lungeninfiltrate . . . 210
a) Klinischer Verlauf . . . 211
b) Die Lungeninfiltrate . . . 214
c) Ätiologie . . . 235
d) Parasitäre Noxen . . . 236
e) Medikamentöse Allergene . . . 237
f) Bakterielle Allergene . . . 240
g) Pflanzliche Allergene . . . 240
h) Unbekannte bzw. nicht erkannte Allergene . . . 241
i) Pathologische Anatomie . . . 251
j) Differentialdiagnose . . . 252
Literatur . . . 253

V. Pneumokoniosen. Von G. Worth . . . 255
1. Einleitung und Terminologie . . . 255
2. Die Silikose . . . 257
a) Pathogenese der Silikose . . . 257
b) Quarzstaubsilikose und Mischstaubsilikose . . . 257
c) Röntgenologische Grundzüge der Silikose . . . 259
d) Verlauf, Entwicklung und Disposition . . . 267
e) Besondere Formen und Komplikationen der Silikose . . . 267
f) Die Siliko-Tuberkulose . . . 286
g) Berufsspezifische Silikosetypen . . . 291
α) „Reine Silikosen“ . . . 291
β) Mischstaubsilikosen . . . 295
h) Staublungenveränderungen durch Kieselgur (Diatomeenerde) . . . 306
i) Die Korundschmelzerlunge . . . 307
3. Durch Silicate bedingte Pneumokoniosen . . . 307
a) Die Asbestose . . . 308
α) Asbestose und Krebs . . . 312
β) Asbestose und Lungentuberkulose . . . 313
γ) Weitere Komplikationen der Asbestose . . . 314

b) Die Talkumlunge (Talkose) . . . 314
c) Staublungenveränderungen durch Kaolin . . . 315

4. Staublungenveränderungen durch nicht-silikogene Stäube . . . 316
a) Staublungenveränderungen durch anorganische Stäube . . . 316
α) Die Aluminiumlunge . . . 316
β) Die Barytstaublunge . . . 318
γ) Die Berylliumlunge (Berylliose) . . . 319
δ) Die Chromatlunge (Chromatlungenkrebs) . . . 321
ε) Die Rußlunge . . . 322
ζ) Die Lungensiderose . . . 323
η) Die Zinnoxyd- und Vanadiumpentoxydlunge . . . 325
ϑ) Lungenveränderungen durch Koksstaub . . . 326
ι) Lungenschädigungen durch Thomasschlacken- und Manganstaub . . . 326
ϰ) Die Lungenveränderungen durch einige seltenere Metallstäube . . . 326
b) Durch organische Stäube verursachte Lungenschädigungen . . . 326
α) Die Baumwollunge (Byssinosis) . . . 327
β) Farmerlunge . . . 328
γ) Die Zuckerrohrlunge (Bagassosis) . . . 329
δ) Die Paprikaspalterlunge (Toxomykose) . . . 329

5. Differentialdiagnose der Pneumokoniosen gegen andere Lungenerkrankungen . . . 330
a) Vermehrung der Lungenzeichnung . . . 330
b) Kleinfleckige Verschattungen der Lunge . . . 330
α) Miliartuberkulose . . . 330
β) Morbus Boeck . . . 331
γ) Miliare Carcinose und Lymphangiosis carcinomatosa . . . 331
δ) Stauungslunge . . . 331
ε) Mykotische Lungenerkrankungen (Pneumomykosen) . . . 332
ζ) Lungentoxoplasmose . . . 332
η) Lungensyphilis . . . 332
ϑ) Bronchiolitis, miliare Bronchopneumonie, Bronchiektasien . . . 332
ι) Miliare Form der Leukämie und Lymphogranulomatose . . . 332
ϰ) Weitere seltene Lungenerkrankungen mit kleinfleckigen Verschattungen . . . 332
λ) Lungenverkalkungen und -verknöcherungen (Pneumopathia osteoplastica) . . . 333
μ) Wabenlunge . . . 333
ν) Diffuse interstitielle Lungenfibrose (Hamman-Rich-Syndrom) . . . 333
c) Grobfleckige Verschattungen der Lungen . . . 334
d) Größere Rund- und Flächenschatten der Lungen . . . 334
e) Hilusvergrößerungen . . . 334

Literatur . . . 335

VI. Pilzerkrankungen der Lunge. Von P. Rubinstein . . . 345

1. Allgemeine Symptomatologie der bronchopulmonalen Mykosen . . . 346

2. Spezielle Formen . . . 348
a) Aktinomykose . . . 348
b) Aspergillose . . . 352
c) Nordamerikanische Blastomykose . . . 357
d) Coccidiose . . . 359
e) Geotrichose . . . 361
f) Histoplasmose . . . 362
g) Moniliasis . . . 367
h) Mucormykose . . . 373
i) Nocardiose . . . 373
j) Paracoccidiose . . . 374
k) Penicilliose . . . 380
l) Sporotrichose . . . 381
m) Streptotrichose . . . 381
n) Torulose . . . 381

3. Differentialdiagnose . . . 385

Literatur . . . 396

VII. Lungenechinokokkose. Von S. Di Rienzo 398

1. Unkomplizierte Cyste 399
2. Komplizierte Cyste 401
   a) Pericystische entzündliche Reaktion 401
   b) Peripneumocyste 402
   c) Ruptur der Cyste 404
3. Differentialdiagnose 410
4. Ausbreitung der Lungenechinokokkencyste 413
5. Pleuraechinokokkose 413
6. Mechanismus des Einbruchs der Lungencysten in die Pleura 414
7. Häufigkeit der Pleuraechinokokkose 415
8. Symptomatologie — Diagnose — Behandlung 416

Literatur 416

Namenverzeichnis — Author Index 419

Sachverzeichnis 437

Subject Index 452

Inhaltsübersicht zu den Bänden IX/1, IX/3, IX/4 und IX/5

Band IX/1:

A. Die Röntgendiagnostik im Bereich der Mundhöhle und ihrer Anhangsgebilde. Von Professor J. MATZKER, Mainz

B. Röntgendiagnostik des Mesopharynx, Hypopharynx und Larynx. Von Professor H. TRÜBESTEIN, Böblingen, und Dr. S. HOFMANN, Frankfurt a.M.

C. Röntgendiagnostik der Atemorgane I

I. Röntgenanatomie der Lunge. Von Professor H. ST. STENDER, Hannover, und Professor W. SCHERMULY, Marburg

II. Allgemeine Röntgensymptomatologie. Von Professor H. ST. STENDER, Hannover, und Professor W. SCHERMULY, Marburg

III. Methodik der Thoraxuntersuchung. Von Professor F. STRNAD, Frankfurt a.M., und Dr. H. STOLZE, Düsseldorf

IV. Mißbildungen des Tracheobronchialbaumes und der Lungen. Von Privat-Dozent H. BLAHA, Gauting

V. Fehlbildungen des Thorax. Von Professor H. SCHOBERTH, Frankfurt a.M.

VI. Verletzungen des Brustkorbes und der Lunge. Von Privat-Dozent H. BLAHA, Gauting, Professor F. STRNAD, Frankfurt a.M., und Dr. H. FISCHER, München

VII. Postoperative Veränderungen an den Lungen und am Brustkorb. Von Privat-Dozent H. BLAHA, Gauting, Professor F. STRNAD, Frankfurt a.M., und Dr. A. HUZLY, Gerlingen

VIII. Pneumothorax. Von Privat-Dozent H. BLAHA, Gauting, Dr. B. KRANIG, Sackenbach/Lohr a.M., und Professor F. STRNAD, Frankfurt a.M.

Band IX/3:

E. Röntgendiagnostik der Atemorgane III

I. Ventilationsstörungen der Lunge. Von Professor W. SCHULZE, Frankfurt a.M.

II. Zirkulationsstörungen der Lungen. Von Professor H. J. SIELAFF, Heilbronn

III. Pulmonary Edema. By Dr. K. E. BORGSTRÖM, Trelleborg, and Dr. A. LUNDERQUIST, Kalmar

IV. Lungenveränderungen bei Stoffwechselerkrankungen. Von Professor F. SCHMID, Aschaffenburg

V. Erkrankungen der Lunge im Säuglings- und Kleinkindesalter. Von Professor F. SCHMID, Aschaffenburg

Band IX/4:

F. Röntgendiagnostik der Atemorgane IV

I. Lungentuberkulose. Von Dr. B. LOERBROKS, Berlin, und Professor K. L. RADENBACH, Berlin

II. Lungen und Systemkrankheiten. Von Dr. B. DIECKMANN, Berlin, Dr. M. LOEW, Kaiserslautern, Professor K. L. RADENBACH, Berlin, und Dr. H. RIEMANN, Frankfurt a.M.

III. Geschwülste der Bronchien, Lunge und Pleura. Von Professor W. SCHULZE, Frankfurt a.M.

IV. Differentialdiagnose der Rundherde. Von Dr. F. HEINRICH, Gießen, und Professor K. L. RADENBACH, Berlin

V. Geschwülste der Brustwand. Von V. SCHNEIDER, Heidelberg

Band IX/5:

G. Zwerchfell und Zwerchfellhernien. Von Professor R. HAUBRICH, Karlsruhe

H. Röntgendiagnostik des Mediastinums

I. Erkrankungen und Tumoren des Mediastinums. Von Professor R. KRAUS, Frankfurt a.M.

II. Mediastinoskopie. Von Privat-Dozent H. BLAHA, Gauting

III. Röntgendiagnostik der Pleura. Von Professor R. HAUBRICH, Karlsruhe

Mitarbeiter von Band IX/2 — Contributors to volume IX/2

Dr. H. Argenton, Kreiskrankenhaus, 608 Groß-Gerau

Professor Dr. Alfred Gebauer, Röntgendiagnostische Abteilung des Zentrums für Innere Medizin an der Johann Wolfgang-Goethe Universität Frankfurt a. M.

Professor Dr. Josef Lissner, Universitätsklinik für Strahlentherapie und Nuklearmedizin, 6 Frankfurt, Ludwig-Rehn-Straße 14

Professor Dr. Sabino Di Rienzo, General Paz 151, Cordoba (Argentinien)

Dr. Pedro Rubinstein, Bernardo de Irigoyen, 1687 Piso 1°, Buenos Aires (Argentinien)

Privat-Dozent Dr. Ernst Wiedemann, Weserbergland-Klinik, 347 Höxter (Weser)

Professor Dr. Gerhard Worth, Krankenhaus Bethanien für die Grafschaft Moers, 413 Moers am Rhein

D. Röntgendiagnostik der Atemorgane II

I. Unspezifische Entzündungen der Lunge

Von

A. Gebauer

Mit 105 Abbildungen

1. Die Bronchitis

Bei der Bronchitis handelt es sich um entzündliche Schleimhautveränderungen der luftführenden Kanäle zwischen dem Lungengewebe. Das Lungenparenchym ist an dem entzündlichen Prozeß nicht beteiligt. Die Ätiologie der Bronchitis ist sehr uneinheitlich. Die verschiedenartigsten Schädlichkeiten können entzündliche Schleimhautveränderungen der Bronchien erzeugen, so z.B. Infektionskrankheiten aller Art, allergische Vorgänge, Inhalationen von Staub, chemischen Reizstoffen (Kampfgase), Zirkulationsstörungen (Stauung), humorale und nervale Irritationen.

Im Röntgenbild sind die Schleimhautschwellungen der Bronchitis nicht nachweisbar. Dem Röntgenbild fällt daher bei dem klinischen Symptom ,,Husten" im wesentlichen die Aufgabe zu, eine Parenchymerkrankung der Lunge auszuschließen.

2. Die akute Bronchitis

Krankheitsbild. Die akute Bronchitis ist Teilerscheinung entzündlicher Veränderungen der oberen Luftwege. In den meisten Fällen besteht eine Rhinotracheobronchitis. Das Allgemeinbefinden ist dabei meist gestört. Außer Husten mit, aber auch ohne Auswurf, bestehen

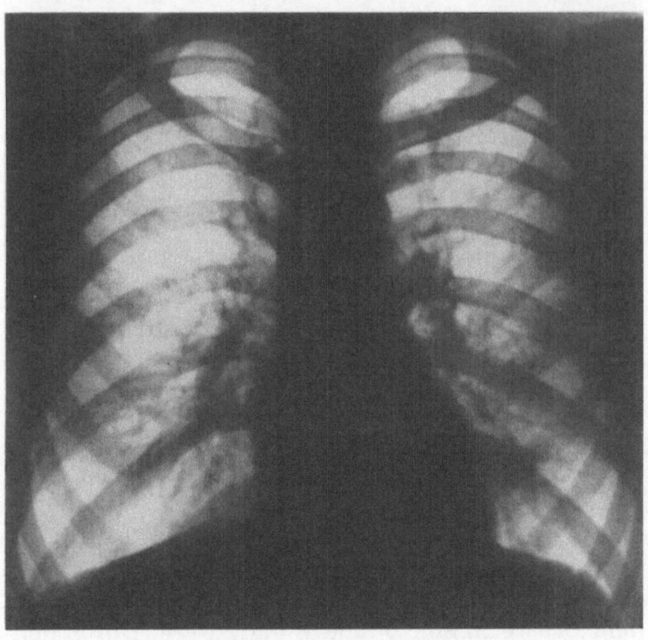

Abb. 1. Dichte Hilusschatten. Vermehrte streifige und reticuläre Lungenzeichnung bei akuter, asthmoider Bronchitis. (H. O., 29jähriger Mann)

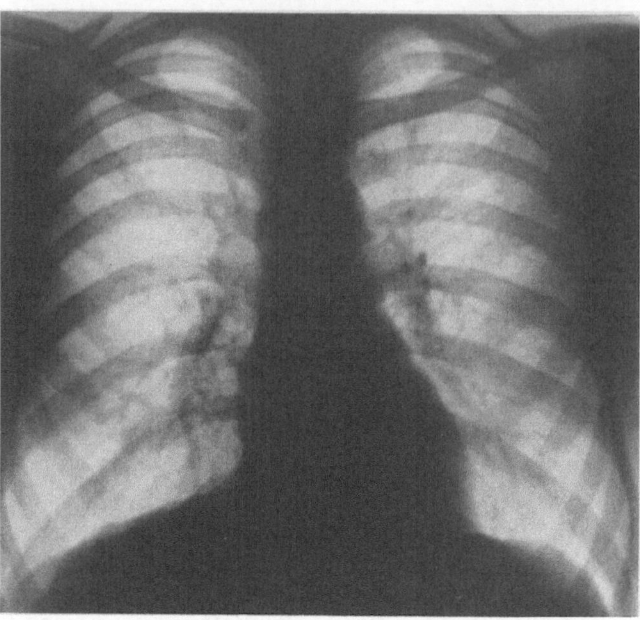

Abb. 2. Derselbe Kranke wie bei Abb. 1 nach Abklingen der akuten Bronchitis. Rückgang der vermehrten Lungen- und Hiluszeichnung

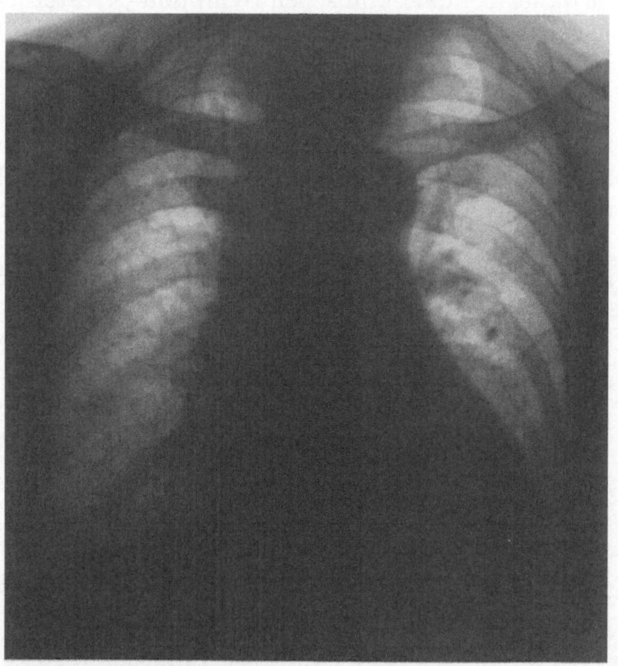

Abb. 3. Akute Bronchitis, Stauungsbronchitis nach Kohlenoxydvergiftung. (H. S., 81jährige Frau)

meistens Kopfschmerzen, Appetitlosigkeit, Frösteln, evtl. Conjunctivitis und Temperaturerhöhung bis 39° C. Sie hält im allgemeinen 1—3 Tage an. Auf die Beteiligung der Trachea an dem Prozeß weisen die Schmerzen hinter dem Brustbein hin. Die Kranken haben das Gefühl, daß hinter dem Brustbein eine offene Wunde wäre. Durch den quälenden Husten wird der Schlaf beeinträchtigt und damit das Allgemeinbefinden erheblich gestört. Der Prototyp der akuten Rhino-Tracheo-Bronchitis ist der durch Gräserpollen bedingte, allergische Heuschnupfen.

Das anfänglich geringe, zähe, glasige oder schleimige Sputum nimmt in den folgenden Tagen mengenmäßig zu und wird allmählich eitrig.

Auskultatorisch sind anfänglich trockene Geräusche, Giemen und Brummen, späterhin auch feuchte, grob- und zähblasige Rasselgeräusche zu hören. Der Perkussionsbefund ist regelrecht.

Das *Röntgenbild* der akuten Bronchitis zeigt außer einer uncharakteristischen Betonung der Lungenzeichnung, wahrscheinlich durch aktive Hyperämie der Bronchialarterien und Schwellung der Bronchialschleimhaut bedingt, keine auffälligen Veränderungen. Die Röntgenuntersuchung hat nur die Aufgabe, entzündliche Prozesse des Lungenparenchyms auszuschließen (Abb. 1—3).

3. Die Bronchiolitis oder Bronchitis capillaris

Bei Kindern und Greisen können die entzündlichen Veränderungen auf die kleinsten Bronchialverzweigungen fortgeleitet werden und eine Bronchitis capillaris erzeugen. Sie ist immer ein ernstes Krankheitsbild. Durch die entzündliche Schwellung der Schleimhaut kann das Lumen der capillaren Bronchien ganz oder teilweise verlegt werden. Bei teilweiser Einengung des Lumens kann eine Art Ventilmechanismus für die ein- und ausströmende Luft entstehen. Die Luft kann in die Alveolen hineinströmen, verläßt aber bei

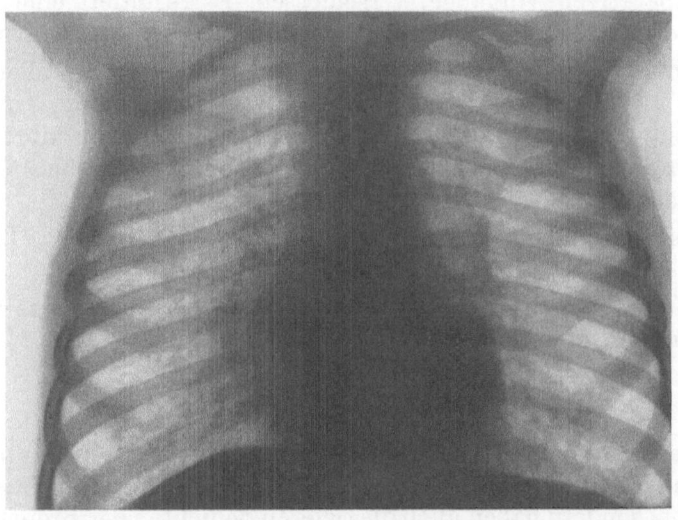

Abb. 4. Capillare Bronchitis. 3jähriger Knabe, A. S. Miliare, unscharfe Fleckschatten im Lungenkern. Emphysem der Mantelzone. Teilweise bullöses Emphysem, z.B. oberhalb des Zwerchfells rechts. (Universitäts-Kinderklinik, Frankfurt a. M.; damaliger Direktor: Professor Dr. DE RUDDER)

der Ausatmung nicht oder nur unzureichend die Alveolen, und so entwickelt sich ein Emphysem. Beim vollkommenen Verschluß der Bronchiolen wird dagegen die Luft resorbiert, und es entstehen multiple, kleine Atelektasen. Wegen der ausgedehnten Belüftungsstörungen kommt es bei der Bronchiolitis regelmäßig zu hochgradiger Atemnot, die sogar den Erstickungstod zur Folge haben kann (Abb. 4).

Das Röntgenbild der *Bronchitis capillaris* kann dem einer Miliartuberkulose oder einer Stauungslunge sehr ähneln. Das umschriebene Emphysem ist oft sehr hochgradig, es können Emphysemblasen mit dünnwandigen, ringförmigen Begrenzungsschatten auftreten und Cavernen vortäuschen (SCARINCI, 1955). Am häufigsten ist die Bronchitis capillaris bei Masern und Keuchhusten anzutreffen. Die kleinen Atelektasen der Alveolen bei der obliterierenden Bronchitis capillaris können auch infiziert werden. Wir finden dann röntgenologisch das Bild der *miliaren Pneumonie* (Abb. 55 u. 56) (KOHN und KOIRANSKY 1929, 1931; PAUL 1941; WEINSTEIN und FRANKLIN 1949; WILLI 1932; GIESE 1954).

Besteht die Bronchiolitis längere Zeit, werden auch die tieferen Wandschichten ergriffen, und es entwickelt sich eine Bronchiolitis intramuralis und Peribronchiolitis, anfänglich mit zelliger Infiltration. In dieser Phase sind die Veränderungen noch rückbildungsfähig; wuchern aber reticuläre und fibroblastische Zellen in die Wand und das Zwischengewebe, dann ist eine bindegewebige Umwandlung und interstitielle Fibrose die Folge. Es entsteht eine Bronchiolostenose (GIESE 1954), die nach ENGEL (1950) Folge einer akuten Bronchomalacie ist und in Abhängigkeit von den an Ort und Stelle einwirkenden Kräften zu einem Kollaps oder einer Dilatation der Bronchiolen führt.

Die akute Bronchiolitis entwickelt sich oft sehr rasch und kann beide Lungen befallen. In jedem Fall ist sie eine lebensbedrohende Erkrankung und kann innerhalb weniger Tage unter den Zeichen hochgradigster Atemnot zum Tode führen. Bei Kranken mit einer chronischen Bronchitis kann die Bronchiolitis immer wieder anfallsweise auftreten, bleibt aber dann meist auf kleinere Herde beschränkt. Eine vorübergehende Zunahme der Atemnot und Cyanose mit auskultatorisch feinblasigen Rasselgeräuschen weist klinisch auf einen akuten Anfall einer Bronchiolitis hin. Im Röntgenbild kann man in diesen Fällen ein umschriebenes Emphysem mit dazwischengestreuten feinen Fleckschatten sehen. Diese Veränderungen sind rückbildungsfähig (KARTAGENER 1956).

Wird die Wand des Bronchiolus durch die entzündlichen Prozesse und die Eiteransammlung erweicht, dann bleibt das Lumen des Bronchiolus, vor allem auch durch die nachfolgenden reparativen Vorgänge, verschlossen. Es resultiert eine *Bronchiolitis obliterans*. Sie ist nach der Art der Schädlichkeit in drei verschiedene Gruppen einzuteilen:

1. Als Folge chemischer und physikalischer Ursachen tritt sie vor allem nach Inhalation von Nitrosegasen auf (DARKE und WARRACK 1958), die als Kampfgase im ersten Weltkrieg verwendet wurden. Weiterhin kann die Bronchiolitis obliterans durch Inhalation von Schwefelsäuredämpfen, Ammoniak, organischen Lösungsmitteln und Gipsstaub (FRAENKEL 1909) verursacht werden.

2. Bei Infektionskrankheiten, vor allem Masern, Keuchhusten (LA DUE 1941) und Influenza (HUEBSCHMANN 1917) ist sie häufig anzutreffen.

3. In vielen Fällen von Bronchiolitis obliterans ist aber keine Noxe festzustellen; man spricht dann von einer idiopathischen.

4. Die chronische Bronchitis

Im allgemeinen heilt die akute Bronchitis per primam intentionem und mit restitutio ad integrum ab. Sind aber die entzündlichen Veränderungen nicht auf die Schleimhaut beschränkt geblieben, sondern haben auch die tieferen Schichten der Bronchialwand ergriffen, dann schwelt entweder der entzündliche Prozeß weiter oder er heilt mit Narbenbildung schließlich ab. Durch Narbenschrumpfung kann das Lumen der Bronchien eingeengt werden. Es kommt in den aboralen Bronchialabschnitten zu Sekretstauungen, erneuten Infektionen, und allmählich entwickelt sich eine chronische Bronchitis.

Angeborene Disposition und konstitutionelle Faktoren sind für die Ausbildung einer chronischen Bronchitis sicher von wesentlicher Bedeutung.

Außerdem spielen Katarrhe der oberen Luftwege (Nase und Nebenhöhlen, chronische Tonsillitis, Pharyngitis und Laryngitis) ätiologisch eine große Rolle (LICHTWITZ 1895; MUELLER 1907; STEPP 1921; SERGENT 1916; RIST 1916; RIST u. Mitarb. 1947; v. WINKEL und MERTENS 1958), wie auch allergische Vorgänge (TEICHMUELLER, 1898; SCHWENKENBECHER, 1929), chronische Staubinhalationen, endokrine Einflüsse (WÖRNER 1922; WEBER 1921; SEILER 1942; ROTH 1938) und Zirkulationsstörungen.

Die klinischen Erscheinungen der chronischen Bronchitis sind Husten, der an Intensität zu- und abnehmen kann, Auswurf mit schleimiger oder schleimig-eitriger Beschaffenheit, bei älteren Leuten auch Atemnot und Cyanose. Durch Resorption von Entzündungsprodukten und Bakterientoxinen wird häufig das Allgemeinbefinden beeinträchtigt, insbesondere können Appetitstörungen, Magenbeschwerden, Stuhlverstopfung und Kopfschmerzen auftreten. Im allgemeinen ist aber das Befinden der Kranken wenig gestört. Temperaturerhöhungen sind nur bei einem Übergreifen der bronchitischen Veränderungen auf die Bronchiolen und die Alveolen vorhanden.

Pathologisch-anatomisch findet man die Schleimhaut stark geschwollen und vermehrt vascularisiert. Die entzündliche und ödematöse Schwellung erfaßt außer dem Epithel der Schleimhaut auch das Bindegewebe, die Muskulatur, den Knorpel und das peribronchiale Gewebe. Dadurch kommt es zu einer starken Verdickung der Bronchialwand (hypertrophische Form der chronischen Bronchitis). In anderen Fällen ist ein hochgradiger Schwund aller Wandschichten festzustellen, dem eine fettige Degeneration der Gewebe vorausgeht. Bindegewebe ersetzt die zugrunde gegangenen Zellen und Gewebsschichten.

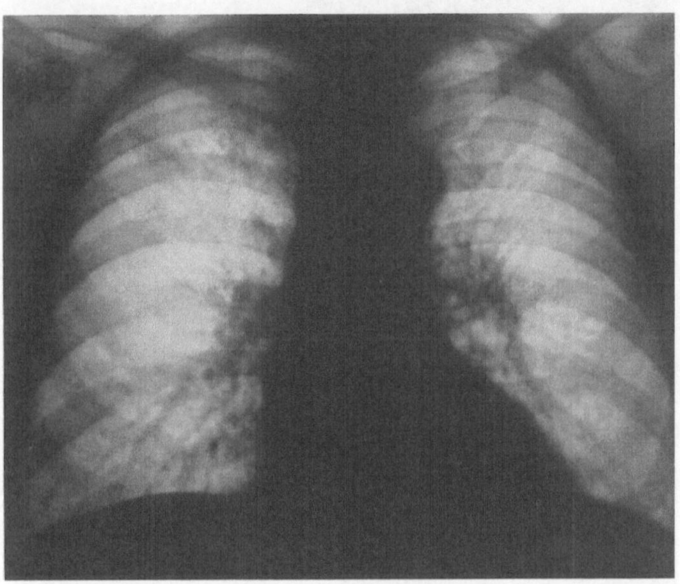

Abb. 5. Chronische Bronchitis, Hilusschatten dicht. Lungenzeichnung in allen Lungenteilen fast gleichmäßig vermehrt. Teilweise unscharfe Tüpfelschatten vorwiegend im Lungenkern. Übermäßig helle Lungenfelder. (F. Sch., 81jähriger Mann)

Durch Zugwirkung des umgebenden Lungengewebes kommt es zur umschriebenen Erweiterung des Bronchiallumens. Schrumpfung des Bindegewebes engt die Bronchiallichtung ein. So finden sich fließende Übergänge von der chronischen Bronchitis zu zylindrischen und sackförmigen Bronchiektasen.

Hypertrophische und atrophische Prozesse können aber gleichzeitig nebeneinander ablaufen. Wie bereits erwähnt, ist häufig auch eine Beteiligung des peribronchialen, interstitiellen Gewebes und der Lungenalveolen am chronischen Entzündungsprozeß festzustellen.

Das *Röntgenbild* zeigt auf der Nativaufnahme häufig schon gewisse Veränderungen, die aber wegen ihrer Vieldeutigkeit nicht gestatten, die Diagnose der *chronischen Bronchitis* zu stellen. Man sieht vermehrte Lungenzeichnung, besonders in den Unterfeldern. Zum Teil laufen Streifenschatten parallel nebeneinander und begrenzen einen Aufhellungsstreifen. Diese doppelkonturierten, streifigen Aufhellungen sind identisch mit den hypertrophischen Veränderungen der Bronchialwand. Die Hilusschatten sind häufig durch Schwellung der bronchopulmonalen Lymphknoten verbreitert und verdichtet, ihre Grenzen aber — im Gegensatz zu Lymphknotenschwellungen anderer Genese — unscharf und verwaschen. Die zwerchfellnahen Lungenabschnitte sind häufig übermäßig hell. Das Zwerchfell steht tief, zeigt eingeschränkte, respiratorische Beweglichkeit. Die Rippen sind oft horizontalgestellt und die Zwischenrippenräume breit (Abb. 5, 6a—c).

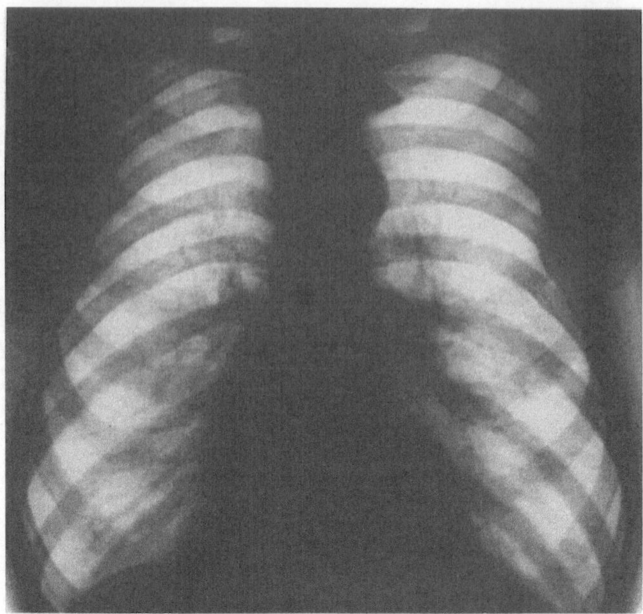

Abb. 6a. Chronische Emphysembronchitis. Dichte Hilusschatten. Vermehrte Streifenzeichnung im Lungenkern. Mantelzone übermäßig hell. (G. M., 58jähriger Mann)

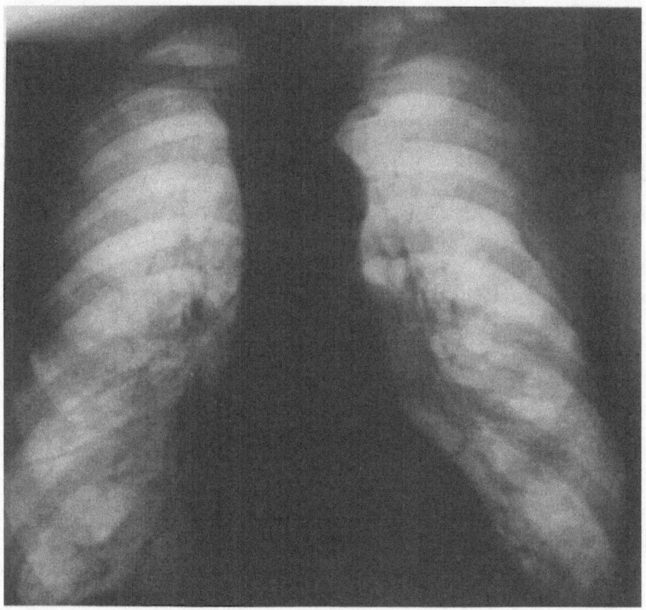

Abb. 6b. Derselbe Kranke wie bei Abb. 6a, aber 6 Jahre später. Zunahme der streifigen Verschattungen im Lungenkern, besonders basal. Vermehrte reticuläre Zeichnung jetzt auch in der Lungen-Mantelzone mit zahlreichen Tüpfelherden durch Vermehrung des interstitiellen Bindegewebes und kleine, rundliche Aufhellungen durch bullöses Emphysem. (G. M., 64jähriger Mann)

Das *Röntgenschichtbild* ist bei der *chronischen Bronchitis* wenig ergiebig. Gelegentlich gelingt es aber doch, die wechselnde Weite der Bronchiallumina und eine vermehrte reticuläre Streifenzeichnung besser als auf dem Nativröntgenbild darzustellen (Abb. 7a—e).

Einen detaillierten Einblick in die funktionellen Störungen (FISCHER 1950, 1952) und in die morphologischen Veränderungen der Bronchien bei chronischer Bronchitis (DI RIENZO 1949; STUTZ 1948; STUTZ und VIETEN 1955) gibt die bronchographische Untersuchung.

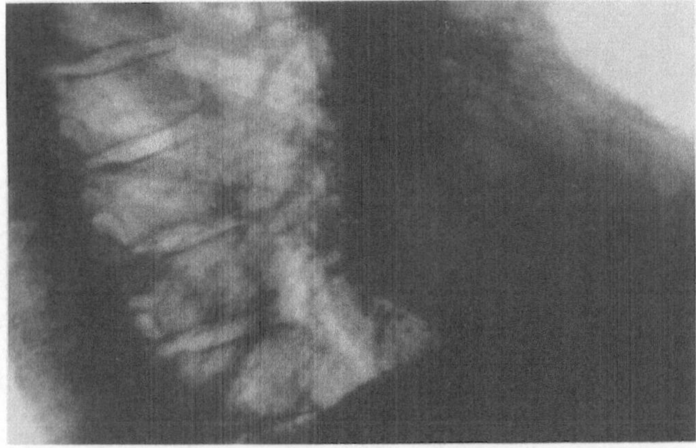

Abb. 6c. Seitenbild zu Abb. 6b

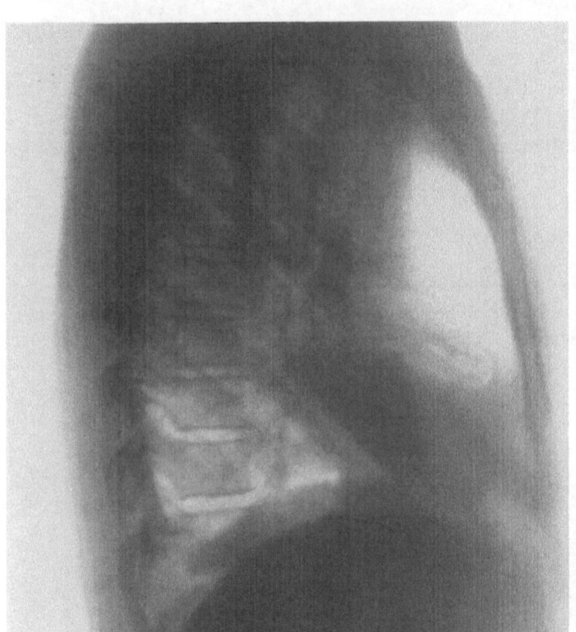

Abb. 7a

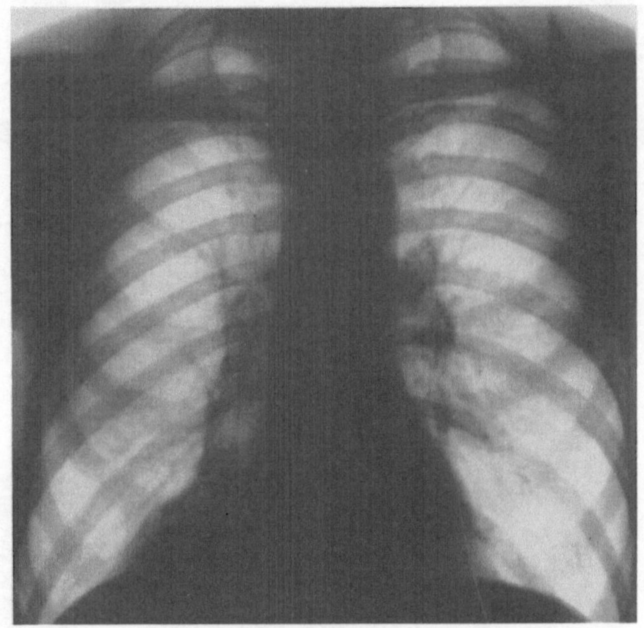

Abb. 7b

Abb. 7a. Seitenbild. Reticuläre Lungenzeichnung und doppelkonturierte streifige Aufhellungen (Bronchuslumina). Der keilförmige Schatten in Projektion auf den 11. Brustwirbel ist eine kleine, wahrscheinlich fibrös indurierte Atelektase, bedingt durch Obliteration eines Subsegmentbronchus. (G. M., 58jähriger Mann)

Abb. 7b. Chronische, deformierende, obliterierende Bronchitis. Dichte Hilusschatten. Vermehrte Streifenzeichnung im Lungenkern. Infiltratschatten im mediobasalen Segmentbereich des rechten Unterlappens. (A. G., 62jähriger Mann)

Funktionell fällt besonders bei Frühfällen ein *Spasmus der Bronchien* mit einer extremen Engstellung der Bronchuslumina auf, wie sie in gleicher Weise beim Asthma bronchiale ohne komplizierende Bronchitis zu sehen ist (Abb. 8a—c).

Die spastische Komponente bei der chronischen Bronchitis ist durch den stark herabgesetzten Atemgrenzwert von 30—40 Liter/min zu belegen, der nach Verabfolgung bronchodilatorisch wirkender Medikamente (Asthmolysin, Ephedrin) rasch auf 120—180 Liter ansteigt und sich damit den Werten des Gesunden angleicht. Bei längerem Bestehen einer chronischen Bronchitis allerdings bleiben auch nach Medikation von bronchodilatorischen Mitteln die Atemgrenzwerte hinter denen eines Gesunden deutlich zurück (ROSSIER 1949; ROSSIER und MÉAN 1944).

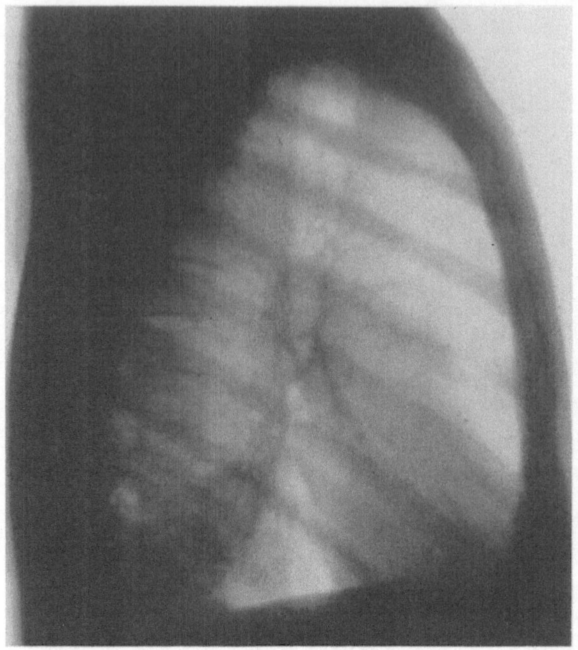

Abb. 7c

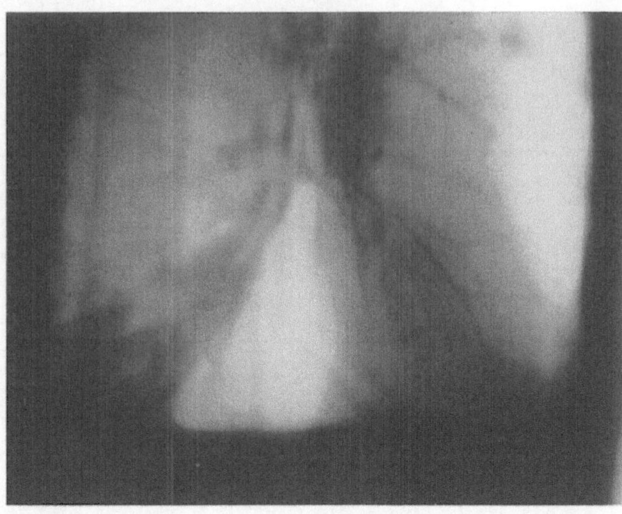

Abb. 7d

Abb. 7c. Seitenbild zu Abb. 7b

Abb. 7d. Schichtbild in sagittaler Ebene (11,5 cm Tiefe). Segmentbronchien des Unterlappens durch Schwellung der Schleimhaut und peribronchiale Infiltrationen gut sichtbar. Deutliche Kaliberschwankungen der Bronchuslumina. Atelektase mit Absceßhöhle im mediobasalen Segment durch Bronchusobliteration. (A. G., 62jähriger Mann)

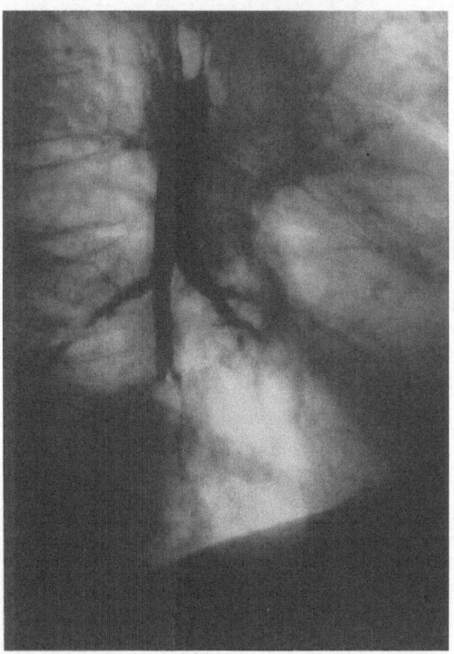

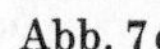

Abb. 7e

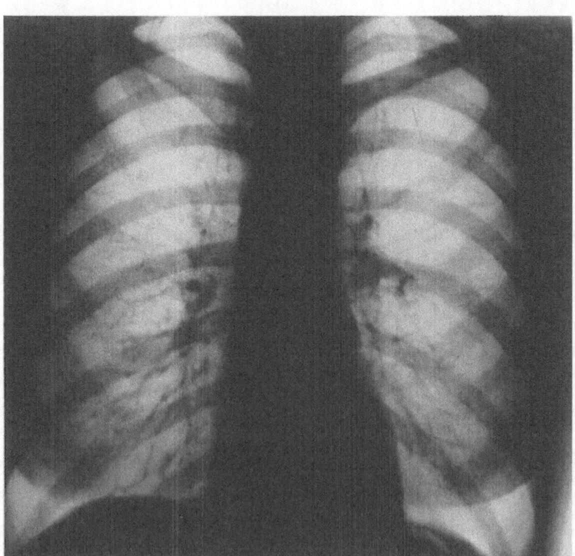

Abb. 8a

Abb. 7e. Bronchogramm, Seitenbild: Deformierende Bronchitis und Bronchusobliteration. (A. G., 62jähriger Mann)

Abb. 8a. Spastische Bronchitis. Vermehrte Lungenzeichnung im rechten Mittel- und Unterlappen. (S. M., 34jährige Frau)

Die morphologischen Veränderungen der chronischen Bronchitis können zunächst auf die Bronchialschleimhaut und ihre Drüsen beschränkt sein. Man sieht im Bronchogramm an den Hauptbronchien kleine, sackförmige, divertikelartige Ausstülpungen (STUTZ, 1948), die mit Kontrastmittel gefüllt sind und die die Kontur des Bronchus um einen bis mehrere Millimeter überragen können. Diese Veränderungen sind auch an den Lappen- und Segmentbronchien nachzuweisen (FISCHER, 1950; SIMON und BALBRAITH, 1953).

Während DI RIENZO (1949), SIMON und BALBRAITH (1953) die Säckchen für echte Schleimhautdivertikel hielten, vertritt STUTZ (1948) auf Grund des pathologisch-anatomischen und histologischen Befundes (Prof. BÜCHNER, Direktor des Pathologisch-anatomischen Institutes der Universität Freiburg) die Auffassung, daß die von ihm bronchographisch dargestellten Säckchen am medialen Rand der Hauptbronchien durch Erweiterung von Schleimdrüsenausführungsgängen verursacht werden, worauf früher schon WÄTJEN (1921) von pathologisch-anatomischer Seite hingewiesen hat. Histologischer Befund (Prof. BÜCHNER) auszugsweise:

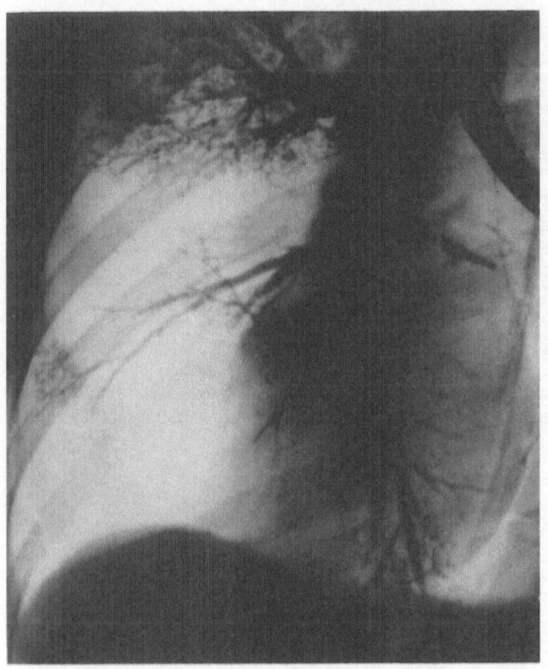

Abb. 8b

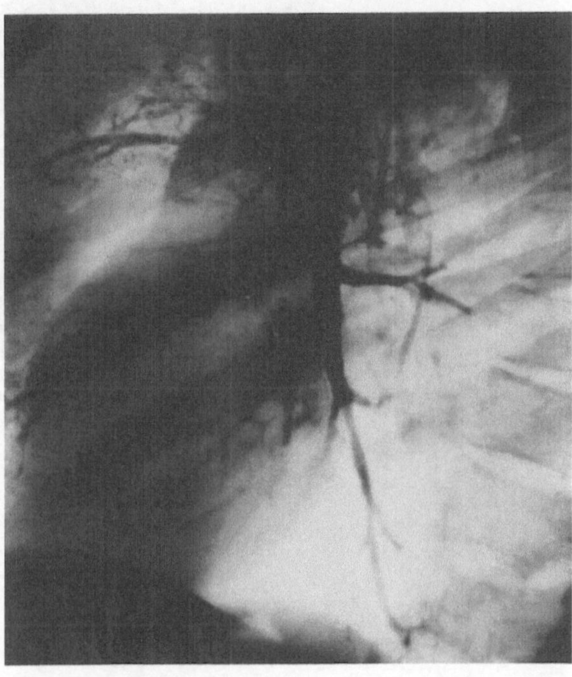

Abb. 8c

Abb. 8b. Bronchogramm 2. ⌀: Enggestellte Bronchuslumina im Mittel- und Unterlappen. Entlaubter Baum im Gegensatz zum Oberlappen. (S. M., 34jährige Frau)

Abb. 8c. Seitenbild zu Abb. 8a: Enggestellte und wechselnd weite Lumina besonders der Unterlappenbronchien. (S. M., 34jährige Frau)

„Die histologischen Präparate zeigten eine schwere nekrotisierende Entzündung mit allen Merkmalen, die aus der pathologischen Anatomie der chronischen Tracheitis bekannt sind. Autoptisch findet man hier eine bereits makroskopisch erkennbare Erweiterung von Schleimdrüsenausführungsgängen, die als kleine mehr oder weniger tiefe Mulden imponieren. Diese Veränderungen entsprechen den bronchographisch dargestellten Säckchen. Mikroskopisch läßt sich die Ektasie der Drüsengänge bis in die tiefen Wandschichten hinein verfolgen. Vielfach sind durch Untergang des dazwischen gelegenen Gewebes mehrere benachbarte Gänge miteinander in Verbindung getreten. Auf diese Weise ist ein kompliziertes Gangsystem entstanden, das zuweilen auch infolge von Durchbrüchen in die Umgebung Anschluß an benachbarte Alveolargänge gefunden hat."

Die kontrastgefüllten Säckchen am Rande der Bronchiallumina sind also immer ein Zeichen *tiefgreifender, zerstörender Prozesse der Bronchialwand*. Das Fehlen dieser Kontrastmittelzapfen spricht aber noch nicht gegen das Fehlen derartiger Wandveränderungen bei der chronischen Bronchitis, da durch Schleim- und Zelldetritus der Zugang zum erweiterten Drüsengang oder der Drüsengang selbst verlegt sein können (Abb. 8a—c).

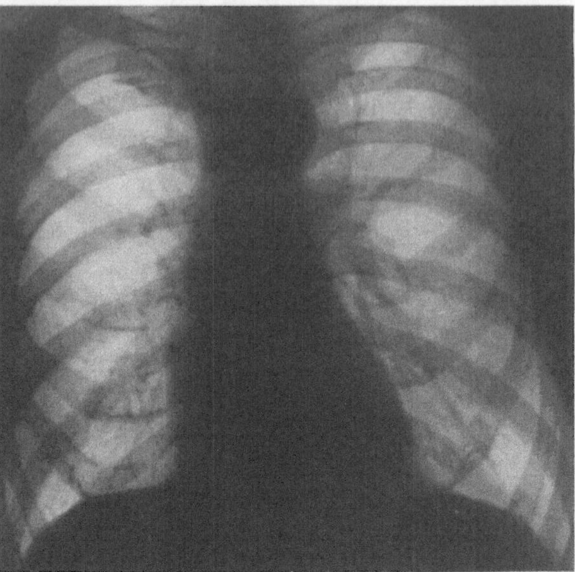

Abb. 9a. Deformierende Bronchitis: Dichter Hilusschatten links. Deutlich vermehrte Streifenzeichnung im Lungenkern links gegenüber rechts. Linke Lunge vermindert strahlendurchlässig. (F. W., 64jähriger Mann)

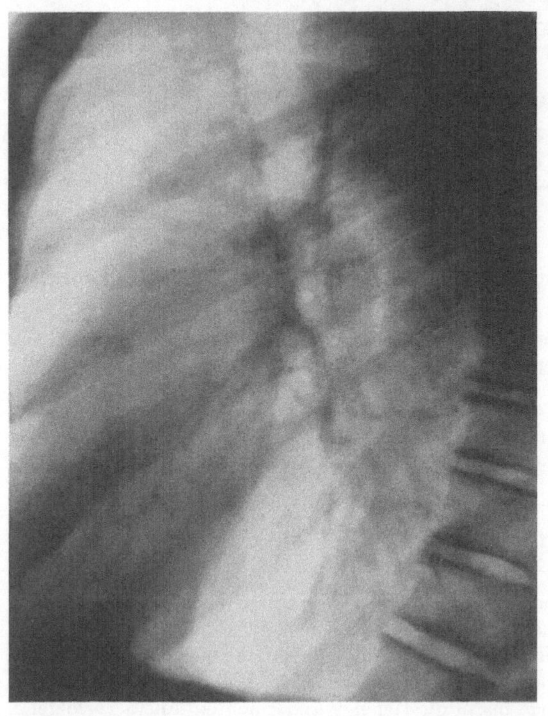

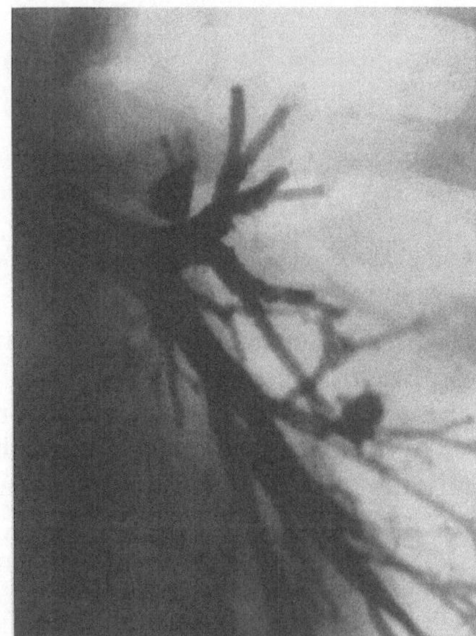

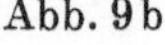

Abb. 9b Abb. 9c

Abb. 9b. Linkes Seitenbild zu Abb. 9a: Vermehrte Lungenzeichnung, besonders im Unterlappen. Emphysem im Ober- und Unterlappen

Abb. 9c. Bronchogramm zu Abb. 9a: Wellige Konturen an den Lappen- und Segmentbronchien des Ober- und Unterlappens. Teilweise sind divertikelartige Säckchen zu sehen. Cylindrische Bronchiektasen im Unterlappen. (F. W., 64jähriger Mann)

Wenn die Kontrastzapfen an den Bronchialrändern auch für schwere Wandveränderungen bei chronischer Bronchitis charakteristisch sind (Abb. 9a—c), so kommen sie bei ihr doch nicht allein vor, sondern sind auch bei Bronchiektasen am zuführenden Bronchus, bei infizierter Wabenlunge, beim Bronchialcarcinom und bei unspezifischer Bronchitis einer Lungen- oder Bronchustuberkulose nachzuweisen (Abb. 10a u. b).

Am häufigsten und schwersten sind bei chronischer Bronchitis die posterobasalen Segmentbronchien der Unterlappen, die Segmentbronchien des Mittellappens und der Lingula befallen (Reboul u. Mitarb. 1950). Der Grund hierfür ist wohl die Sekretstase in diesen Segmentbronchien, die den chronisch-entzündlichen Prozeß nicht abklingen läßt (Cocchi 1956).

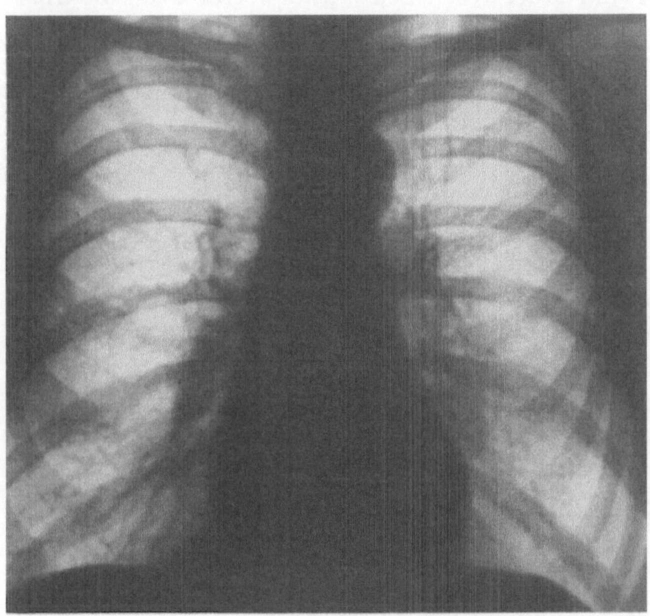

Abb. 10a

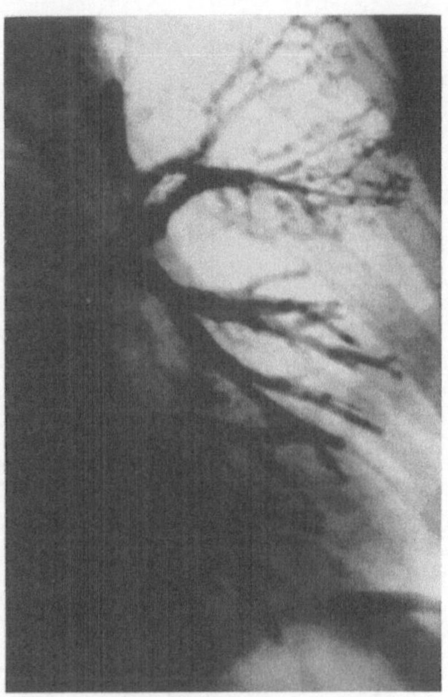

Abb. 10b

Abb. 10a. Diffuse chronische Bronchitis beiderseits. (K. H., 63jähriger Mann)

Abb. 10b. Bronchogramm zu Abb. 10a: Deformierende Bronchitis am linken Oberlappenbronchus, dem Lingula- und anterioren Segmentbronchus. Zylindrische Bronchiektasen im linken Unterlappen. (K. H., 63jähriger Mann)

Die chronischen, die ganze Bronchialwand durchsetzenden, entzündlichen Veränderungen führen durch Zerstörung der Muskulatur und des Knorpelgerüstes zu einer Wandschwäche der Bronchien. Das bindegewebige Ersatzsubstrat der Bronchialwand kann die statischen und funktionellen Aufgaben nicht erfüllen. Durch Zug des peribronchialen, interstitiellen Gewebes kommt es an umschriebener Stelle oder auf größere Strecken zur Erweiterung, infolge narbiger Schrumpfung des Ersatzgewebes zu Lumeneinengungen des betroffenen Bronchus. Die Folge ist eine starke Bronchusdeformierung.

Die *Bronchitis deformans* ist der Endzustand einer chronischen Bronchitis, der bronchographisch durch unregelmäßig weite, stark deformierte Bronchien zum Ausdruck kommt. Von der deformierenden Bronchitis zu Bronchiektasen ist nur ein fließender Übergang. Ebenso wie bei den Bronchiektasen füllen sich die feineren Bronchialverzweigungen nicht mit Kontrastmittel, da sie durch narbige Schrumpfung oder gestautes Sekret verschlossen sind. Die Kontrastmittelsäule bricht daher meistens nach der Peripherie zu stumpf ab. Durch Abknickung der Bronchien und Schrumpfungsvorgänge in dem umgebenden Gewebe der Bronchien zeigen die Bronchien II. und III. Ordnung häufig auch einen ganz unregelmäßigen Verlauf.

So gibt die bronchographische Untersuchung der chronischen und deformierenden Bronchitis eine meist erschöpfende Auskunft über den Grad der funktionellen und vor allem auch der morphologischen Veränderungen der Bronchien, ebenso wie über die Ausdehnung des Prozesses in den einzelnen Bronchialabschnitten.

5. Die Stauungsbronchitis

Auf der Basis einer chronischen Lungenstauung können sich entzündliche Veränderungen an den Bronchialschleimhäuten entwickeln. Die Stauungsbronchitis ist von den anderen Bronchitisformen schon durch die Übersichtsaufnahme meist leicht zu trennen. Die Lungenzeichnung ist vermehrt, die Unterfelder sind dabei wesentlich stärker betroffen als die Ober-

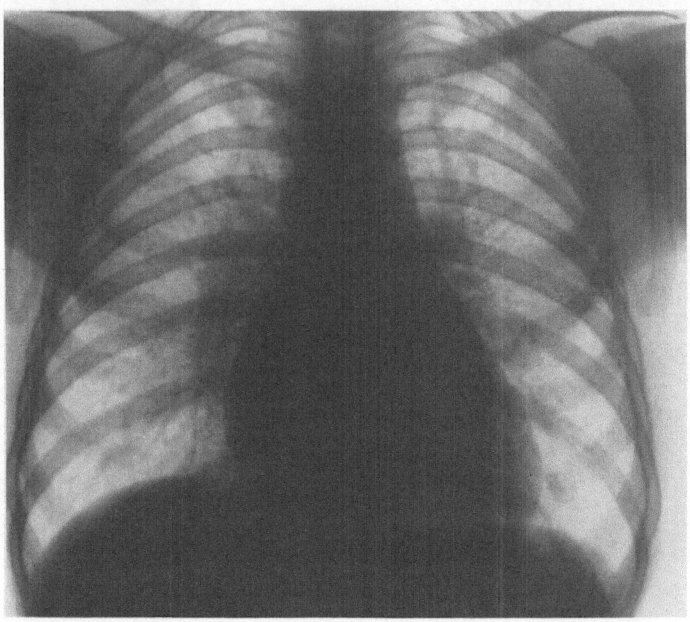

Abb. 11. Chronische Stauungsbronchitis. Breite, dichte Hilusschatten. Stark vermehrte Lungengefäßzeichnung im Lungenkern. Allseitig verbreitertes, mitralkonfiguriertes Herz. (F. M., 61jähriger Mann)

und Mittelfelder der Lunge. Die Hilusschatten sind breit und dicht, oft kann man auch in den Hilusschatten die breiten Gefäßquerschnitte erkennen. Die Herzsilhouette ist verbreitert, die Konturen des Herzschattens sind häufig etwas unscharf. In der Lungenperipherie kann man meist im Verlauf von Gefäßschatten feine Tüpfelschatten beobachten, die, orthograd getroffen, breit gefüllten Gefäßen entsprechen. Häufig sind — rechts ausgeprägter als links — Sinusergüsse nachzuweisen (Abb. 11).

6. Die Pneumonien

Allgemeines. In den letzten 30 Jahren ist im Charakter der Pneumonien durch zwei Faktoren ein wesentlicher Wandel zu verzeichnen:

1. Die Letalität der Lungenentzündungen ist durch die moderne Chemo- und Antibioticatherapie erheblich vermindert worden (Abb. 12 u. 13).

2. Durch den Fortschritt der Virusforschung und den Ausbau serologischer Methoden ist eine bessere Differenzierung der Pneumonieformen und eine diagnostische Abgrenzung der Viruspneumonien, der Pneumonien bei Rickettsiosen, Brucellosen, Leptospirosen und Pilzerkrankungen möglich.

Die Lungenentzündung hat durch die Verminderung der Letalität etwa seit 1935 eine wesentlich bessere Prognose. Dadurch ist wohl die fälschliche Meinung entstanden, daß die Lungenentzündungen seltener geworden seien.

Aus einer Zusammenstellung von ZIMMERMANN am Krankengut der Züricher Medizinischen Klinik geht aber eindeutig hervor, daß die Pneumoniehäufigkeit in Zürich z.B. nicht abgenommen hat (Abb. 14).

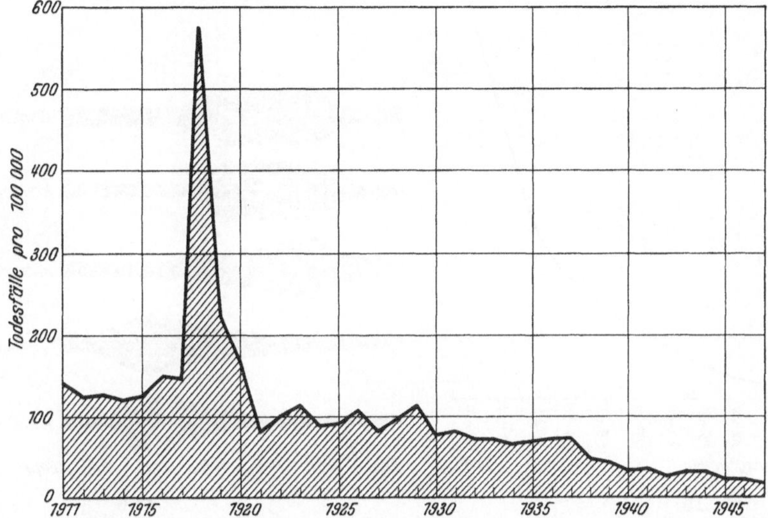

Abb. 12. Verhalten der Pneumonieletalität in den USA während der Jahre 1911—1947 (nach REIMANN). (Statistisches Bulletin der Metropolitan Life Insurance Company)

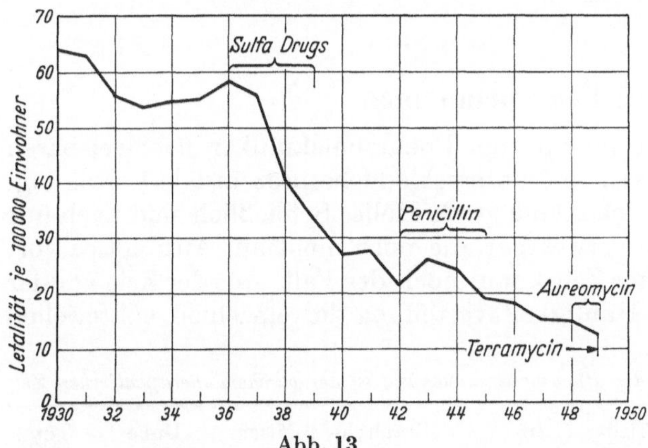

Abb. 13

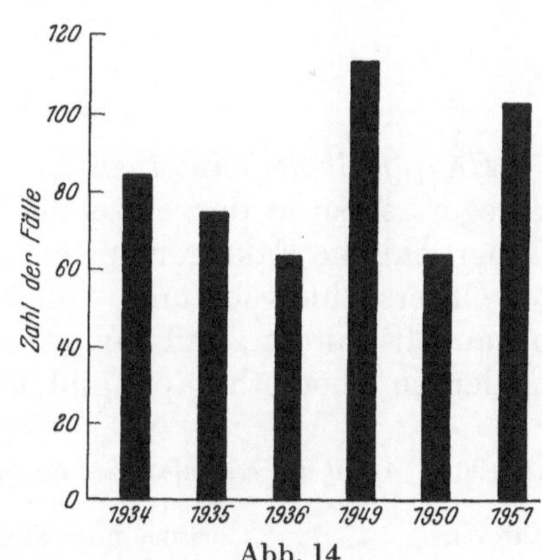

Abb. 14

Abb. 13. Verhalten der Pneumonieletalität zwischen 1930 und 1950 in den USA. Man erkennt deutlich den Einfluß der Sulfonamide, von Penicillin und den neueren Antibiotica. (Statistik der Metropolitan Life Insurance Company)

Abb. 14. Total der akuten primären Lungeninfiltrate ohne Tuberkulose an der Medizinischen Klinik, Zürich, in den Jahren 1934—1936 (vorchemotherapeutische Ära) und in den Jahren 1949—1951 (chemotherapeutische Ära). Der Vergleich der beiden 3-Jahresperioden zeigt, daß die Pneumoniehäufigkeit in Zürich eher zugenommen hat. (Nach ZIMMERMANN)

Nach Einführung der modernen Chemo- und der Antibiotikatherapie finden sich die höchsten Letalitätszahlen im Säuglingsalter und bei Menschen über 60 Jahren (Abb. 15).

Die Häufigkeitsverteilung der verschiedenen Pneumonieformen dürfte unterschiedlich sein. Da die einzelnen Pneumonieformen bis zu einem gewissen Grade in den verschiedenen Jahreszeiten einen unterschiedlichen Häufigkeitsgipfel haben, erlaubt diese Eigenart der verschiedenen Pneumonien bis zu einem gewissen Grade eine Vermutungsdiagnose. So zeigen die bakteriellen Herd- und Lappenpneumonien einen Herbst- und Wintergipfel, die Viruspneumonien vorwiegend einen Herbstgipfel, das Q-Fieber eine Häufigkeitszunahme im April und Mai, ebenso wie das Wa.R.-positive Lungeninfiltrat (Abb. 16).

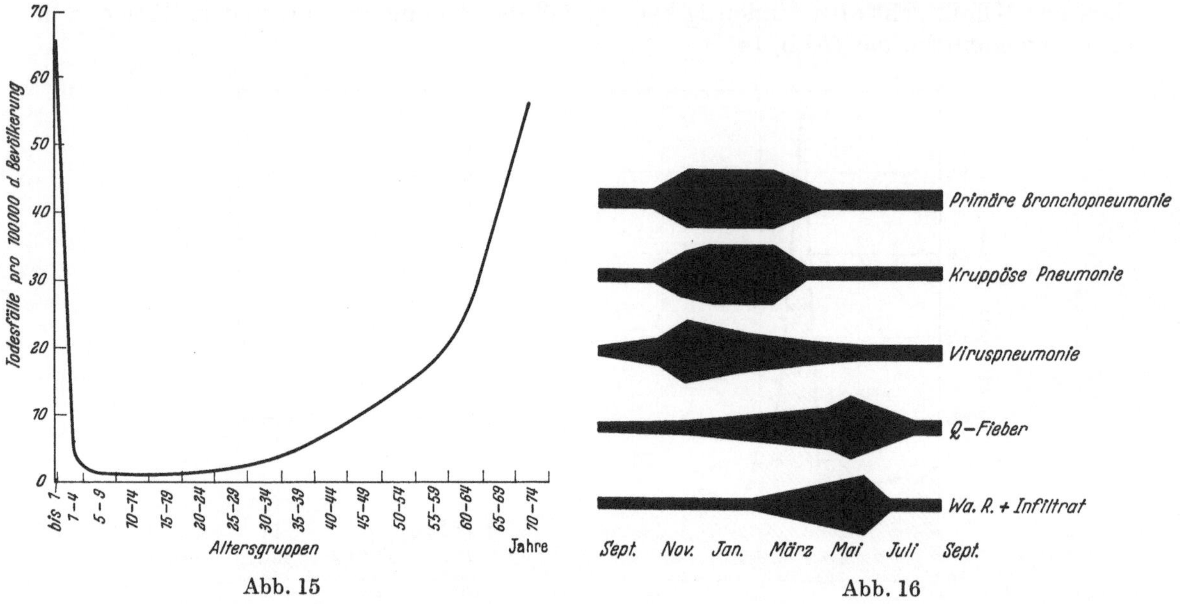

Abb. 15 Abb. 16

Abb. 15. Abhängigkeit der Letalität der Pneumonien in den USA vom Alter (1948). (Aus DOWLING und LEPPER)

Abb. 16. Auftreten der Pneumonien in Abhängigkeit von der Jahreszeit, 359 Fälle. (Medizinische Klinik, Zürich)

7. Die bakteriellen Pneumonien

Häufigkeit der einzelnen Erreger. Die im Sputum Pneumoniekranker nachweisbaren Erreger zeigen in den einzelnen Statistiken eine unterschiedliche prozentuale Verteilung. Geographische Faktoren spielen hierbei sicher eine große Rolle. Schließlich sind auch nur die Untersuchungsbefunde von Kranken verwertbar, die noch nicht mit Antibiotica vorbehandelt wurden, und das ist in jüngster Zeit kaum noch der Fall. Aus der Zeit vor der modernen Chemotherapie gibt über die Häufigkeitsverteilung der einzelnen bakteriellen

Tabelle 1. *Anteil der verschiedenen Bakterien bei der Pneumonieentstehung in der vorchemotherapeutischen Zeit*

Autoren	Pneumokokken	Streptokokken	Friedländer	Influenzabacillen	Staphylokokken	Mischinfektion	Unbestimmte Erreger	Total
AVERY u. Mitarb.	454	8	3	6	3	6	49	529
CECIL	1913	76	8	1	2	—	—	2000
SUTLIFF und FINLAND	822	10	6	—	1	—	—	839
HEGGLIN (Zürcher Klinik)	344	30	1	10	—	—	126	511
BULLOWA	3591	350	50	—	35	121	88	4235

Pneumonieerreger die nachstehende Tabelle 1 aus verschiedenen großen Statistiken Auskunft. Der Pfeiffersche Influenzabacillus wurde dabei nur in den Fällen als Erreger bei der betreffenden Pneumonie angesehen, bei denen außer dem einwandfreien bakteriellen Nachweis des Influenzabacillus im Sputum auch die Agglutinationsprobe im Blutserum positiv war. Häufig ist eine Mischflora anzutreffen (SCOTT 1952) (Tabelle 1).

8. Die Pneumokokkenpneumonie

a) Klinisches Bild

Sehr häufig beginnt die Pneumokokkenpneumonie akut und dramatisch mit Schüttelfrost, rasch ansteigendem Fieber, hektisch gerötetem Gesicht, Herpes labialis, Nasenflügelatmen, Schmerzen beim Atmen auf der erkrankten Seite und schwersten Störungen des Allgemeinbefindens. Objektiv ist innerhalb weniger Stunden nach dem Krankheitsbeginn über den erkrankten Lungenabschnitten ein ausgeprägter physikalischer Befund mit Dämpfung, evtl. Crepitatio indux, Bronchialatmen zu erheben. Ein heftiger Husten fördert ein besonders zähes, meist rostbraunes Sputum zutage, in dem Pneumokokken der Typen I bis XXXII nachweisbar sein können (Cooper u. Mitarb. 1921, 1929, 1932, 1935, 1937), von denen aber nach Gundel (1933) — auf Grund der Agglutinationsfähigkeit und tierexperimenteller Ergebnisse — wohl vorwiegend die Typen I, II und III, nach Gasser (1938) dagegen die Typen IV und X als Erreger der croupösen Pneumonie anzuschuldigen sind.

b) Der klinische Verlauf

Die Krankheitserscheinungen beim Beginn der Pneumonie sind eingangs bereits geschildert worden. Die hochfieberhafte Krankheitsphase wird durch Behandlung mit Antibiotica erheblich verkürzt. Das pathologisch-anatomische Geschehen aber, das durch wiederholte Röntgenaufnahmen in seinem Ablauf beobachtet werden kann, wird durch die moderne Behandlung kaum beeinflußt. Vor der Chemotherapieära erstreckte sich der Krankheitsverlauf auf 3—4 Wochen. Nach einem raschen, innerhalb weniger Stunden erfolgten Fieberanstieg auf 40°, der häufig von Erbrechen, heftigen Kopfschmerzen und — vorwiegend bei Kindern — Durchfällen und Nasenbluten begleitet ist, bleibt für 8—10 Tage die Temperatur zwischen 39 und 40° mit nur geringen Schwankungen bestehen. Um den 9. Tag herum fallen die Temperaturen kritisch oder innerhalb weniger Tage lytisch ab. Lobäre Pneumonien mit nur geringen Temperaturen bis etwa 38° sind meist Ausdruck einer mangelnden Abwehrkraft des Organismus und werden bei schwächlichen Säuglingen, bei Greisen oder bei Kranken beobachtet, die durch eine Vorkrankheit geschwächt sind.

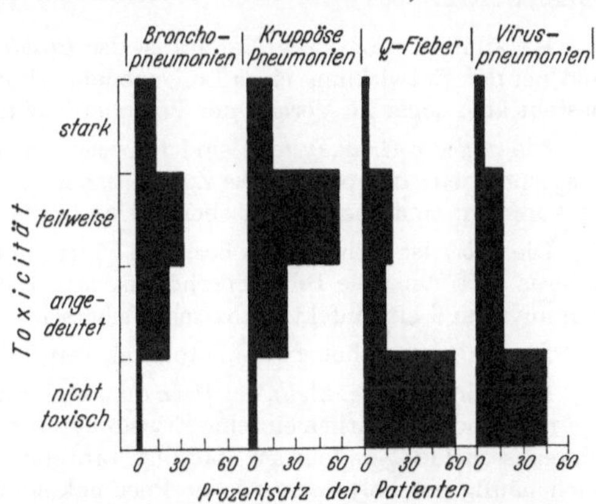

Abb. 17. Toxische Granulation der neutrophilen Granulocyten bei den verschiedenen Pneumonieformen als wichtiges differentialdiagnostisches Symptom, 359 Fälle. (Medizinische Klinik, Zürich)

Nach erfolgter Entfieberung können gelegentlich noch Temperaturerhöhungen über 38° auftreten, die als Resorptionsfieber gedeutet werden (Sylla 1943, 1952).

Im *weißen Blutbild* ist im Gegensatz zu den Viruspneumonien eine oft sehr erhebliche Leukocytose von 12000—30000 Zellen vorhanden. Die leukocytäre Reaktion kann bei alten Menschen und hinfälligen Kranken fehlen. An der Vermehrung der Leukocyten sind im wesentlichen die Neutrophilen beteiligt. Sie weisen einen dichten Kern und mittelgrobe bis grobe Granula auf, die für Pneumokokkenpneumonien zusammen mit basophilen Schlierenbildungen im Plasma (Döhlesche Körperchen) charakteristisch sind. Die Monocyten und Lymphocyten sind relativ vermindert und betragen 5—15% der gesamten Leukocytenzahl. Diese Relationen zwischen Neutrophilen und Lymphocyten verschieben sich im Verlauf der Erkrankung zugunsten der Lymphocyten und weisen in der Heilphase eine relative Lymphocytose bis um etwa 40% auf. In der febrilen Phase fehlen die Eosinophilen und Basophilen und sind erst kurz vor oder nach der Entfieberung wieder im Blut. Die roten Blutzellen zeigen während der Erkrankung kein auffälliges Verhalten. Nach Abklingen der akuten Krankheitserscheinungen und in der Rekonvaleszenz ist durch die hämolysierende Wirkung der Pneumokokken und den erhöhten Eisenbedarf während der Infektion eine leichte Verminderung der Erythrocyten und des Hämoglobins zu beobachten (Abb. 17).

Die *Atmung* ist oberflächlich und beschleunigt. Charakteristisch für die lobäre Pneumonie ist das Nasenflügelatmen. Tiefes Durchatmen wird wegen der häufig gleichzeitig bestehenden Pleurareizung vermieden. Durch Steigerung der Atemfrequenz wird dies wieder kompensiert.

Herz und *Kreislauf* spielen im Ablauf und für die Prognose der Erkrankung eine entscheidende Rolle. Der Puls ist frequent und steigt annähernd parallel zur Fieberkurve an. Er ist bei jungen und kräftigen Menschen meist gut gefüllt. Wenn er weich und klein ist, muß die Prognose ernst gestellt werden. Die Ursache kann in einer verminderten Herzleistung oder in einer peripheren Kreislaufinsuffizienz bestehen. Die entzündliche Infiltration des erkrankten Lungenlappens und das kompensatorische Emphysem der übrigen Lungenlappen stellen eine besondere Belastung für den rechten Ventrikel dar. Im Röntgenbild kann die Herzsilhouette gelegentlich vergrößert sein (Levy 1923; Spühler 1942). Häufiger werden Verschiebungen des Mediastinums und des Herzens nach der erkrankten Seite im Krankheitsbeginn beobachtet und sind wahrscheinlich durch eine initiale Atelektase bedingt (Lord 1919; Coryllos 1929).

Entsprechend der Rechtsüberlastung des Herzens ist der zweite Pulmonalton fast regelmäßig verstärkt. In schweren Krankheitsfällen setzt der zweite Herzton vorzeitig ein. Die hämodynamisch wirksame, mechanische Systole wird verkürzt. Die Systolenverkürzung ist Ausdruck einer Myocardschwäche und wird von Hegglin als energetisch-dynamische Herzinsuffizienz gewertet (Hegglin und Holzmann, 1937).

Im Elektrokardiogramm findet man als Ausdruck einer Myocardschädigung bei Pneumoniekranken negative T-Wellen in Ableitung I und II und T-Abflachungen sowie unregelmäßige Herzaktion durch Vorhofextrasystolen, Vorhofflimmern, Vorhofflattern und paroxysmale Tachycardien (de Graff u. Mitarb. 1931; Chatard 1910; Cole 1914 und 1936; Cohn und Lewis 1935). Aber auch Überleitungsstörungen mit verlängerter PQ-Zeit kommen noch häufig zur Beobachtung (de Graff u. Mitarb. 1931).

Wie oben ausgeführt, sind Herz und Kreislauf bei der croupösen Pneumonie besonders belastet bzw. infektiös-toxisch geschädigt. Daher kann in jedem Stadium der Krankheit, am häufigsten zwischen dem 5. und 10. Tag, ein akutes Kreislaufversagen, häufig mit *Lungenödem*, eintreten, das auf die schwere gleichzeitige Schädigung des Herzens hinweist (Menetrier 1919).

Bei komplikationslosem Verlauf ist der *Blutdruck* normal, gelegentlich leicht erniedrigt. In Kreislaufkrisen und bei der Entwicklung eines Lungenödems sinkt er evtl. auf nicht meßbare Werte ab. Nach Perry (1934) besteht aber sogar im Verlauf der Pneumonie eine Neigung zu leichter Blutdrucksteigerung.

Die *anderen Organsysteme* sind teilweise am Krankheitsgeschehen mitbeteiligt. Regelmäßig besteht eine ausgesprochene Inappetenz. Die Zunge ist belegt, Brechreiz und Erbrechen können im Beginn der Erkrankung vorkommen, sind aber selten, ebenso Durchfälle und Singultus.

Die *Leber* ist gering vergrößert, die Bilirubinwerte im Blut sind häufig vermehrt und es kann ein leichter Ikterus auftreten. Die Bilirubinerhöhung ist wohl durch eine von den Pneumokokken induzierte, gesteigerte Hämolyse und eine infektiös-toxische Leberschädigung zu erklären.

Die *Milz* ist pathologisch-anatomisch vergrößert, klinisch aber meist nicht palpabel.

Die Urinmenge ist klein, der *Urin* dunkel, hochgestellt, enthält häufig Eiweiß. Im Sediment sind oft hyaline Cylinder und gelegentlich einzelne Erythrocyten zu finden. Die Kochsalzausscheidung ist vermindert, die Harnsäureausscheidung im febrilen Stadium, während der Krise und in den folgenden Tagen stark vermehrt. Es wird auch häufig ein Polysaccharid der Pneumokokken, das sog. SSS (soluble specific substance), besonders bei schweren Krankheitsfällen ausgeschieden (Dochez und Avery 1917).

Das *Nervensystem*.

Bei Lobärpneumonien treten Begleiterscheinungen des Nervensystems in Form von Delirien auf, und zwar — nach Staehelin (1930) — erstens als Fieberdelirium, zweitens nach Entfieberung als Erschöpfungsdelirium und drittens fast regelmäßig bei Alkoholikern als Delirium tremens.

Latente Erkrankungen des Nervensystems können während einer Pneumonie manifest werden.

Die *Haut* ist am häufigsten in Form eines Herpes febrilis am Krankheitsprozeß beteiligt. Gewöhnlich tritt er am 2.—3. Krankheitstage auf, kann aber auch in jedem späteren Stadium in Erscheinung treten. Er ist vorwiegend an den Lippen und der Nase, seltener an der Zunge, den Ohren, Genitalien und am Anus lokalisiert. Roseolaähnliche Efflorescenzen und Pusteln werden gelegentlich beobachtet.

c) Das Röntgenbild der Lungen

Die dichte, homogene Verschattung eines Lungenlappens mit konvexbogiger Vorwölbung der Lappengrenze ist kennzeichnend für eine Pneumokokkenpneumonie (Abb. 18). Die intensive Verschattung entspricht dem pathologisch-anatomischen Befund der intensiven Anschoppung in dem erkrankten Lungenlappen, dem Zustand der roten Hepatisation (Abb. 19 u. 20).

Die Form der Verschattung wechselt je nach der Lokalisation des Prozesses in den einzelnen Lappen. Dabei sind — nach den Beobachtungen am Züricher Krankengut (Cocchi 1952) — 50% der Lappenpneumonien bei Erwachsenen im Unterlappen lokalisiert, wobei die rechte Seite bevorzugt ist. 20% sind Oberlappenpneumonien, wiederum mit Bevorzugung der rechten Seite, bei 15 % war ein ganzer Lungenflügel und bei weiteren 15 % waren mehrere Lungenlappen, evtl. beiderseits, befallen (CECIL, BALDWIN und LARSEN 1926) (Abb. 21).

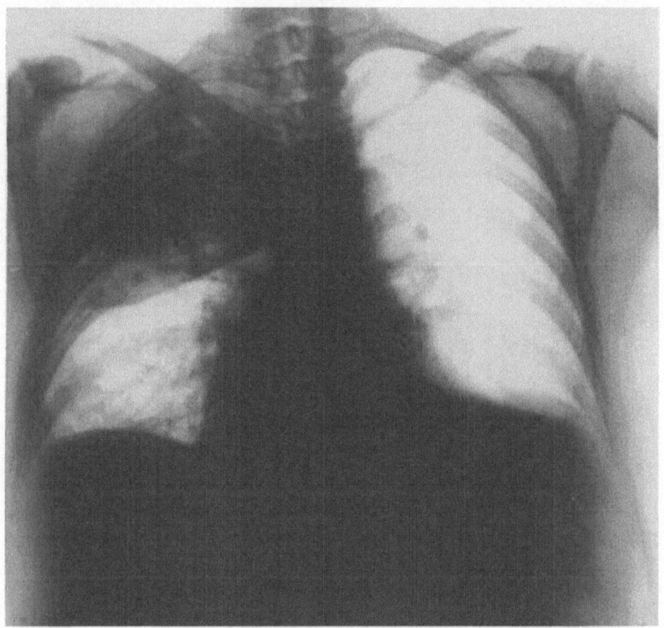

Abb. 18. Lobäre Pneumonie des rechten Oberlappens. Untere Schattengrenze konvexbogig. Kompensatorisches Emphysem links. (E. W., 60jährige Frau)

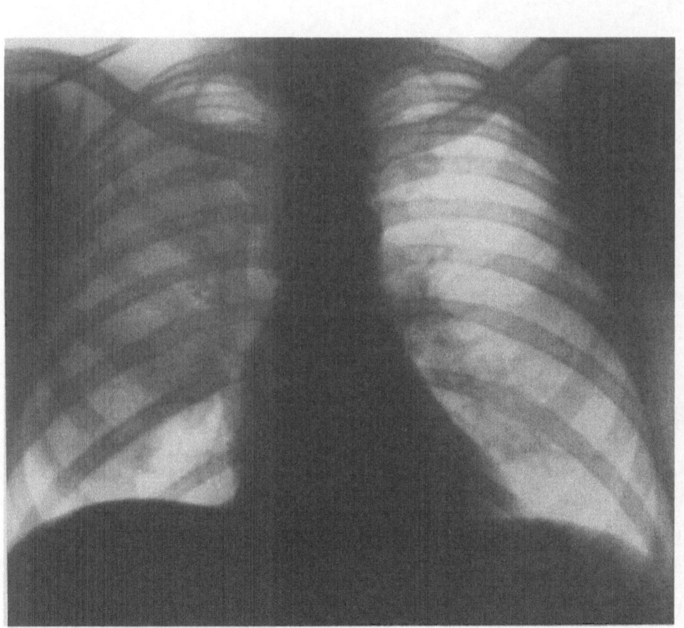

Abb. 19a

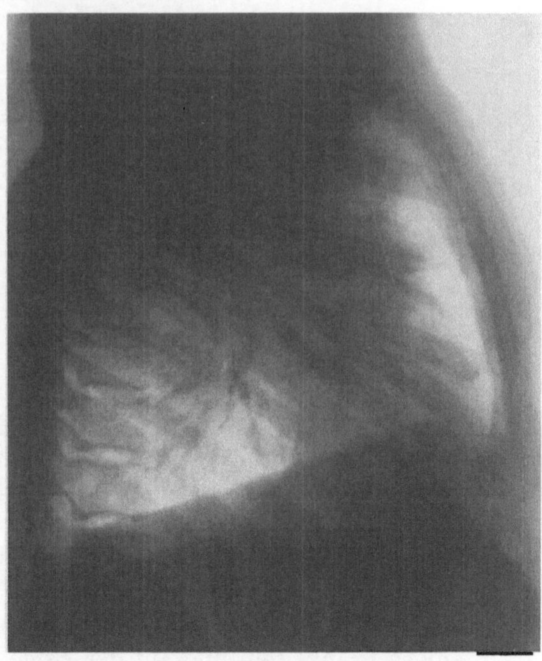

Abb. 19b

Abb. 19a. Lobäre Pneumonie des rechten Oberlappens und der zentralen Partien des Mittellappens. Flächenhafte, dichte, homogene Verschattung des Ober- und Mittellappens. Unscharfe Schattengrenze. Kompensatorisches Emphysem links. (17. 4. 61; F. R., 36jähriger Mann)

Abb. 19b. Rechtes Seitenbild zu Abb. 19a

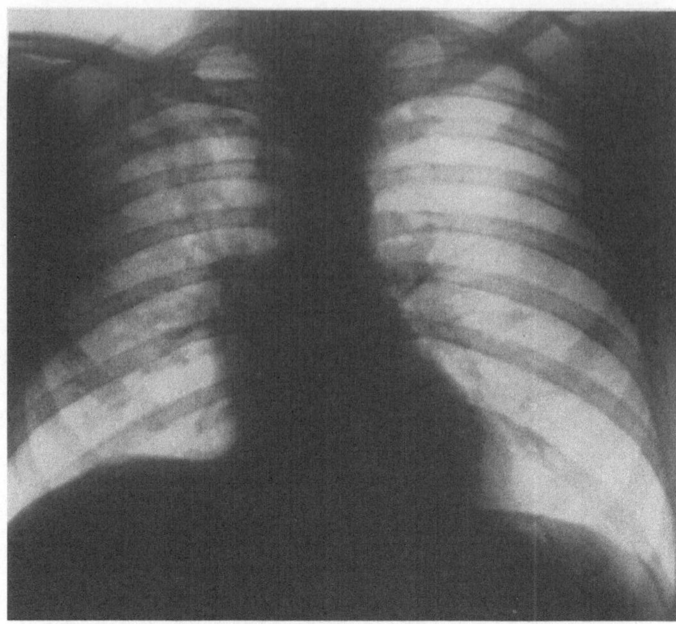

Abb. 19c. Derselbe Kranke wie Abb. 19a: Streifige Verschattung des rechten Oberlappens. Pneumonie in Lösung. (23. 5. 61)

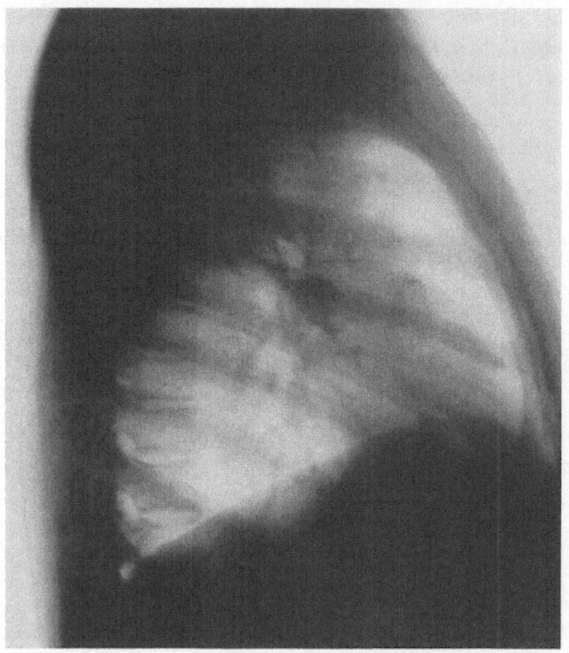

Abb. 19d. Rechtes Seitenbild zu Abb. 19c

Im Beginn der Erkrankung kann auf der befallenen Seite die Zwerchfellbeweglichkeit eingeschränkt sein und auf der Höhe der Erkrankung ein Zwerchfellhochstand bestehen. Auf Schicht- und Hartstrahlaufnahmen sind in den infiltrierten Lungenlappen die lufthaltigen Bronchiallumina gut zu erkennen (Abb. 22a u. b, 24c). Nach Schulze (1957) ist im Beginn der croupösen Pneumonie passager eine schleierartige Parenchymtrübung mit Volumenabnahme des erkrankten Lungenlappens bei Zwerchfellhochstand, Verschmälerung der Intercostalräume und Verziehung der Mediastinalorgane nach der er-

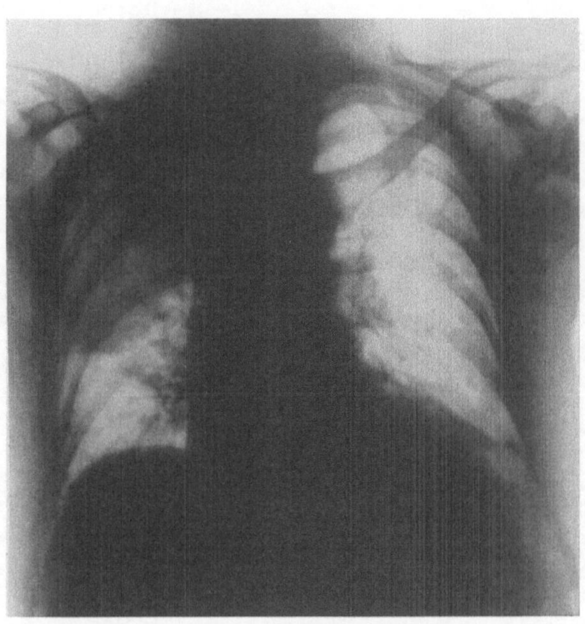

Abb. 20a

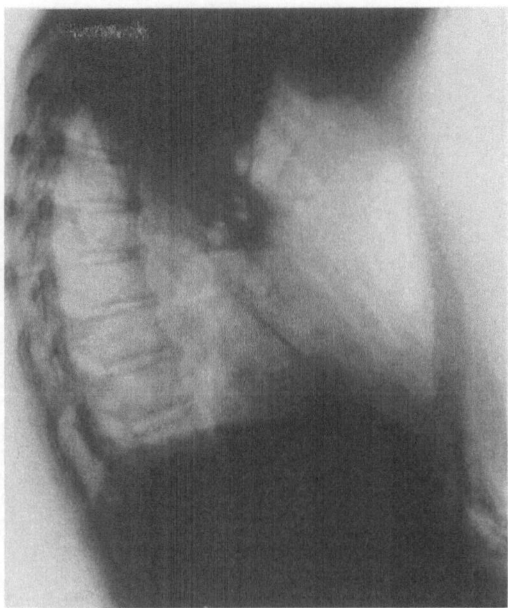

Abb. 20b

Abb. 20a. Oberlappenpneumonie im Beginn. Transparente Verschattung des axillaren Segmentes vom rechten Oberlappen. Inzipiente Atelektase. Der dichte Schatten paramediastinal rechts ist der rechte Lappen einer substernalen Struma. (O. L., 74jährige Frau)

Abb. 20b. Rechtes Seitenbild zu Abb. 20a

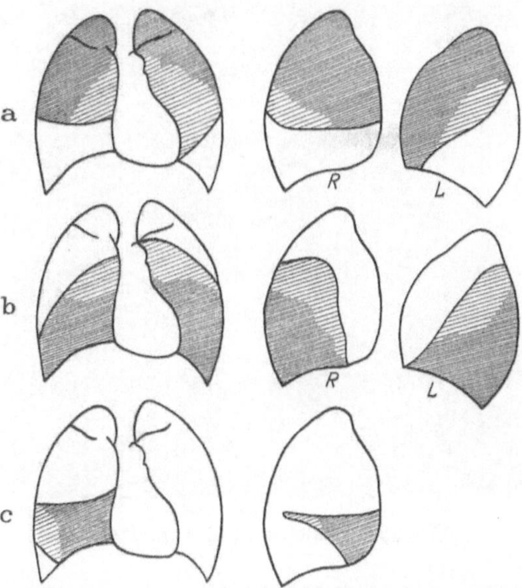

Abb. 21a—c. Schemata der Lappenpneumonien im Dorsoventral- und Seitenbild. a Oberlappenpneumonie; b Unterlappenpneumonie; c Mittellappenpneumonie. Der ganze Lappen ist homogen infiltriert. Die leichter schraffierten Partien sind durch benachbarte lufthaltige Lappen aufgehellt. (Nach SCHINZ)

krankten Seite zu beobachten. Er deutet dieses flüchtige Symptom als Atelektase bei einem primären Lungenkrampf als erste Reaktion des erkrankten Lappens auf den Infekt (Abb. 23a—c).

Da die cranialen oder basalen Abschnitte der Ober- und der Unterlappen frei von entzündlichen Veränderungen bleiben können, sind in diesen Fällen die Grenzen unscharf

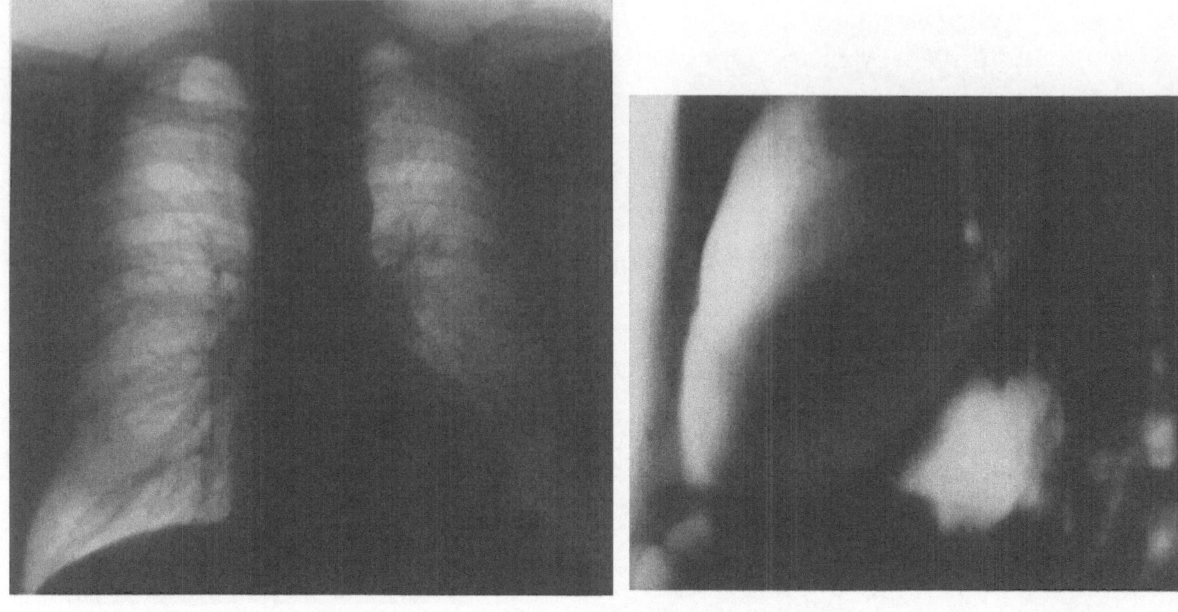

Abb. 22a Abb. 22b

Abb. 22a. Unterlappenpneumonie links

Abb. 22b. Schichtbild in sagittaler Ebene links, 11 cm Tiefe, desselben Kranken: Homogene Verschattung des apikalen und laterobasalen Segmentbereiches des linken Unterlappens. In der Verschattung sind die Bronchuslumina deutlich zu sehen. (M. W., 46jähriger Mann)

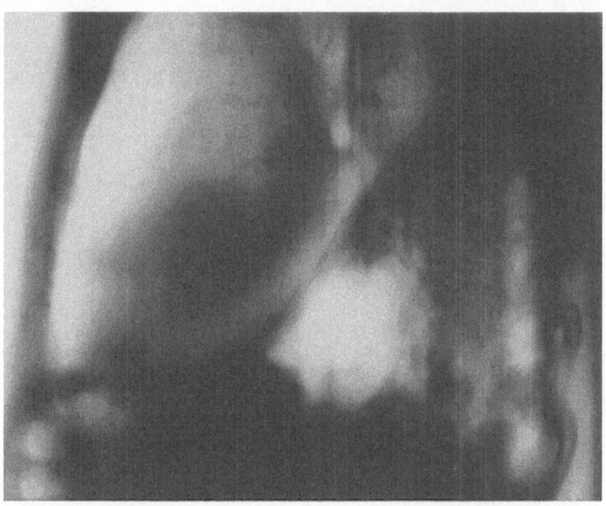

Abb. 22c. Schichtbild in 9 cm Tiefe

und die Schattenintensität nimmt nach den Spitzen und den Zwerchfellen hin allmählich ab. Dadurch kann bei einer Oberlappenpneumonie die untere Grenze unter Umständen leicht konkav verlaufen (TESCHENDORF 1958; HIRSCH 1957) (Abb. 24a u. b). Bei den Unterlappen reicht dann in diesen Fällen die Verschattung nicht bis an die seitliche Brustwand heran. Die geringere Verschattung der Unterlappenspitze ist durch das kleinere Volumen dieses Lappenabschnittes bedingt; sie ist daher meist nicht so intensiv (Abb. 25a u. b). Ist im linken Unterlappen der entzündliche Prozeß im Beginn noch auf die medialen Teile des Unterlappens beschränkt, kann der erkrankte Bezirk durch den Herzschatten verdeckt sein und erst durch eine Seitenaufnahme oder bei rotierender Durch-

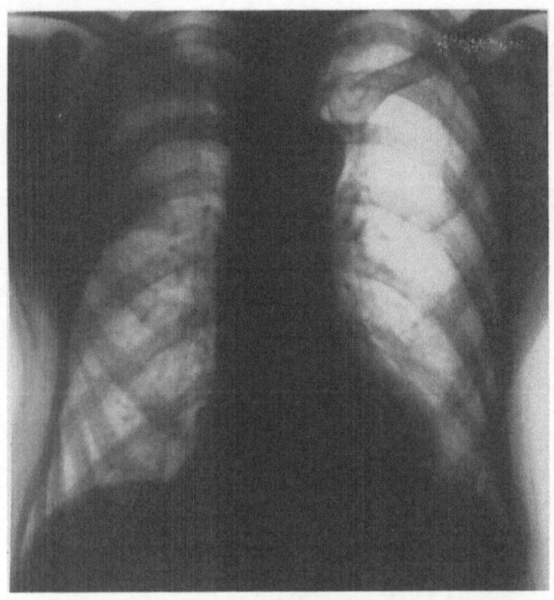

Abb. 23a

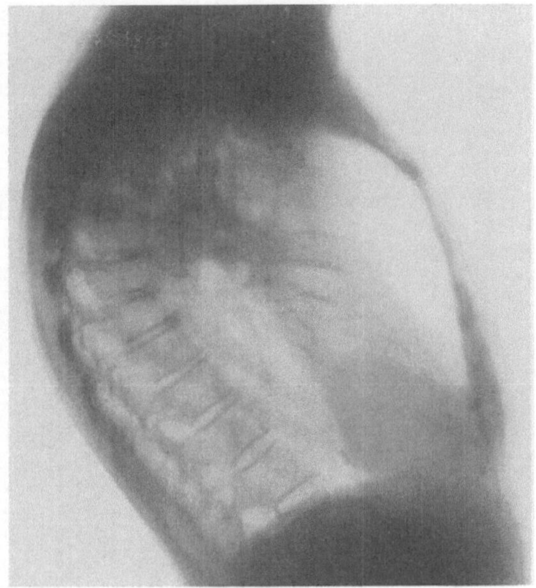

Abb. 23b

Abb. 23a. Beginnende (Segment-)Pneumonie mit konkaver Oberlappengrenzlinie infolge temporärer Atelektase. (M. W., 76jährige Frau)

Abb. 23b. Rechtes Seitenbild zu Abb. 23a: Transparente Verschattung im axillaren Subsegment. (M. W., 76jährige Frau)

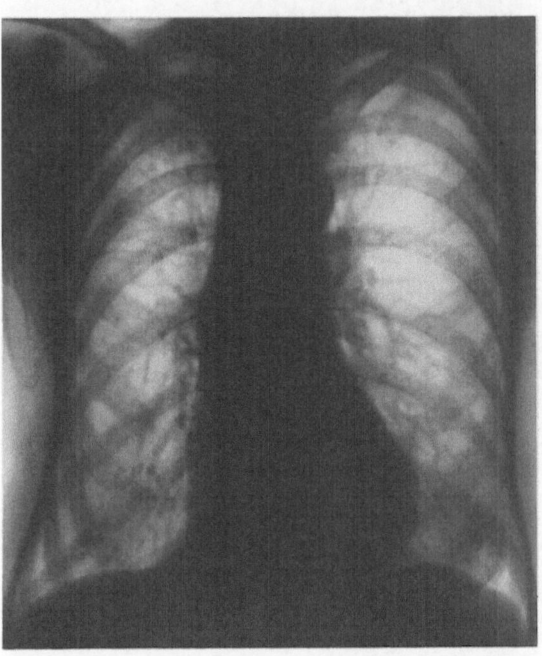

Abb. 23c. Rückbildung der Oberlappenverschattung rechts

leuchtung entdeckt werden. Die *lobäre Pneumonie des Mittellappens* ist im Röntgenbild bei posterio-anteriorer Strahlenrichtung durch eine Verschattung des rechten Mittelfeldes gekennzeichnet, die cranial durch eine horizontale, scharfe Linie begrenzt wird und deren Intensität zwerchfellwärts abnimmt. Der Zwerchfellrippenwinkel bleibt frei. Im rechten Seitenbild hat die Verschattung Dreieckform. Die Basis sitzt der vorderen Brustwand

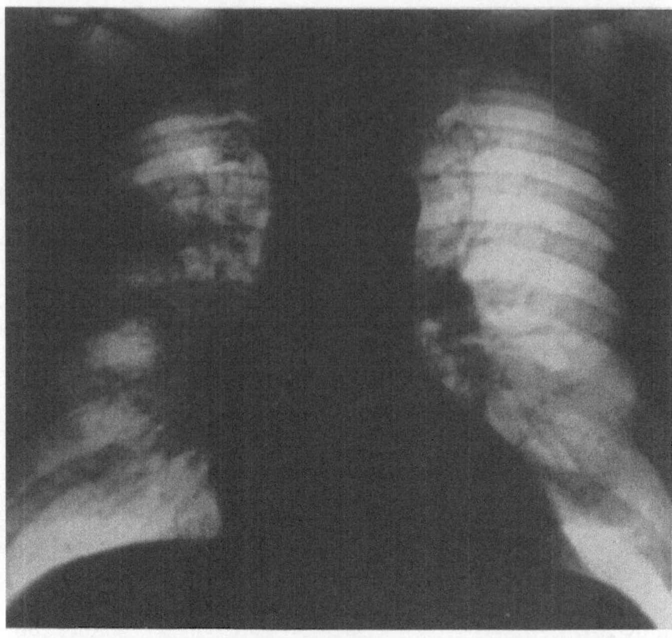

Abb. 24a. Oberlappenpneumonie rechts. Unscharfe Grenzen der Verschattung, da nicht der ganze Lappen befallen ist und die Lappenränder nicht tangential projiziert sind. (A. M., 49jähriger Mann)

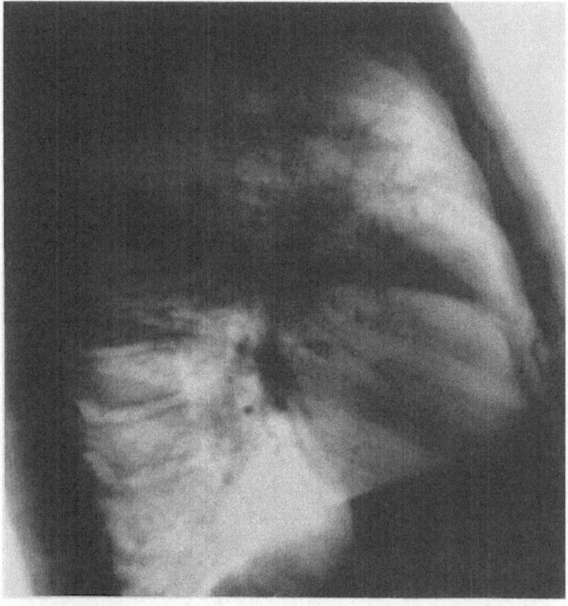

Abb. 24b. Rechtes Seitenbild zu Abb. 24a. Untere Schattengrenzen scharfrandig, da die infiltrierten Lungenbezirke bis an die Lappengrenzen reichen, die bei dieser Projektion vorwiegend tangential getroffen werden

auf und die Spitze des Dreiecks liegt in Thoraxmitte unterhalb des Hilusschattens. Die Schattengrenzen sind scharfrandig, teilweise leicht konvexbogig verlaufend (Abb. 26a—c).

Der Röntgenbefund wechselt je nach dem Zeitpunkt, in dem die Aufnahmen gemacht wurden. Auf die schleierartige Trübung des Parenchyms im Beginn der Erkrankung und die fast homogene, stets dichte Verschattung des erkrankten Lappens auf dem Höhepunkt der Erkrankung wurde schon hingewiesen. Die Verschattung ist am 3.—4. Krankheitstag am intensivsten, bleibt in dieser Art für 3—4 Tage bestehen. Vom 8. Krankheitstag an

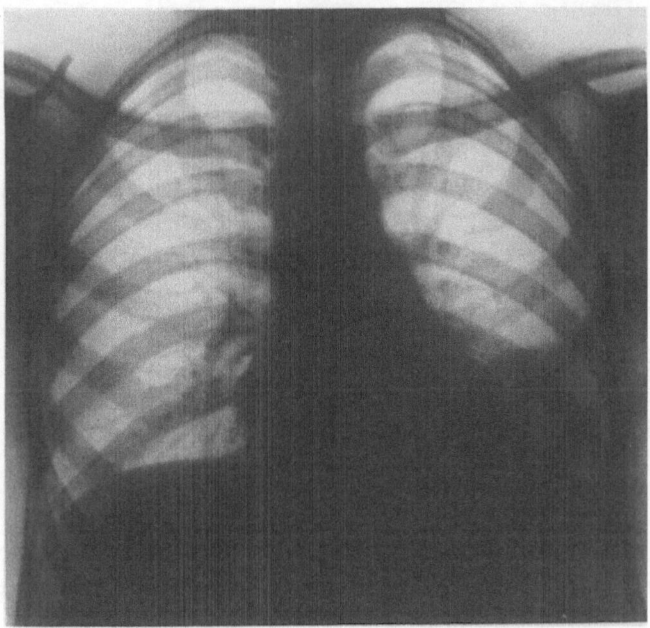

Abb. 25a. Unterlappenpneumonie links

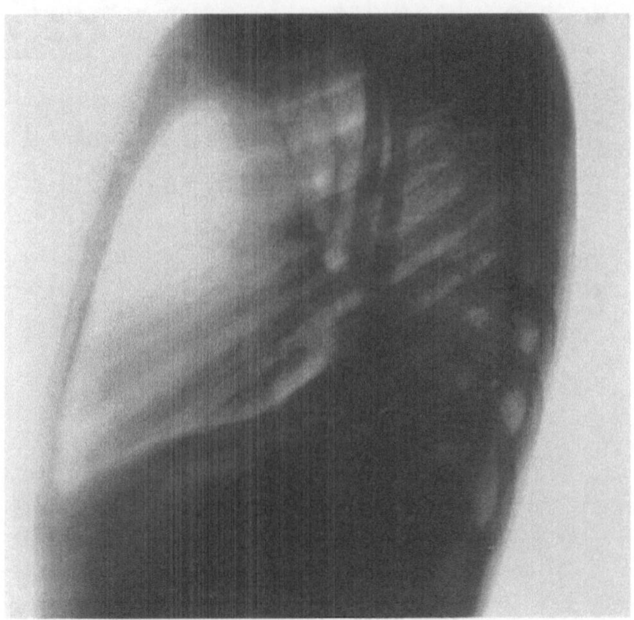

Abb. 25b. Linkes Seitenbild zu Abb. 25a. (E. A., 20jähriger Mann)

nimmt die Intensität der Verschattung ab, meist — entsprechend der Lösung — aber nicht gleichmäßig, sondern fleckförmig. Es tritt jetzt eine streifige Struktur innerhalb der Verschattung hervor, die in den folgenden Tagen noch ausgeprägter wird und deren Reste oft erst nach Wochen und Monaten geschwunden sind.

Auch die Behandlung mit Antibiotica kann die Ablaufgeschwindigkeit der entzündlichen Lungenprozesse nicht wesentlich beeinflussen und beschleunigen. Lediglich bei frühzeitig beginnender, intensiver Antibiotica-Therapie kann die Ausbreitung der entzündlichen Veränderungen auf einen ganzen Lungenlappen evtl. vermieden und der Krankheitsablauf verkürzt werden (HEGGLIN 1942, 1945).

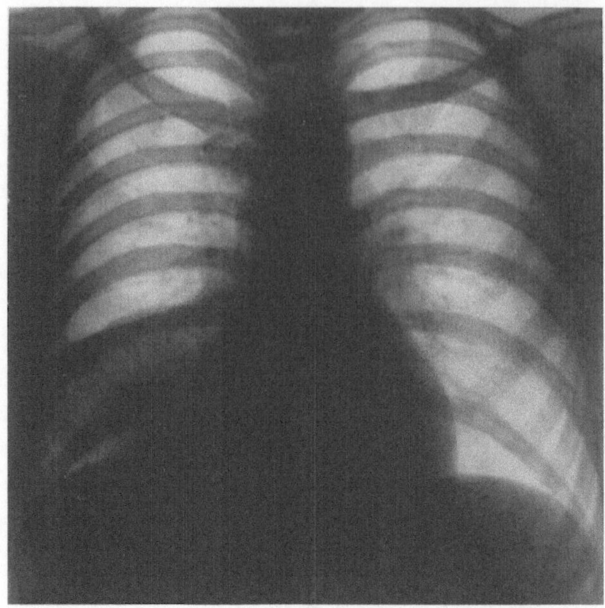

Abb. 26a. Mittellappenpneumonie. (7. 12. 55)

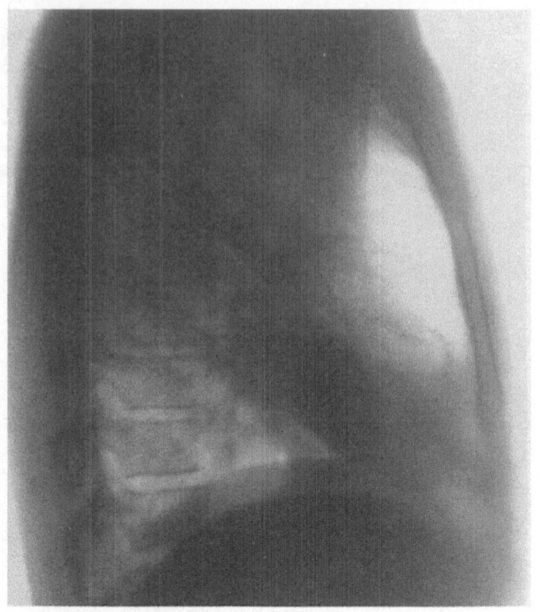

Abb. 26b. Rechtes Seitenbild zu Abb. 26a

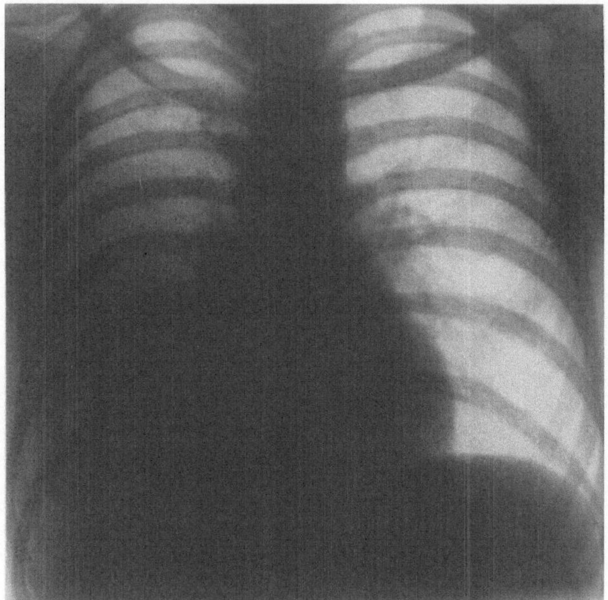

Abb. 26c. Derselbe Kranke wie bei Abb. 26a: Parapneumonischer Erguß. (9. 12. 55; A. M., 41jähriger Mann)

Entsprechend den Rückbildungen im Röntgenbild ändert sich der physikalische Befund. Auf dem Höhepunkt der Infiltration besteht eine satte Dämpfung, sind Bronchialatmen, Bronchophonie und verstärkter Stimmfremitus festzustellen. Wenn im Röntgenbild die Aufhellung der Verschattung beginnt, ist über den Lungen feines, ohrnahes Knistern, Crepitatio redux, wahrzunehmen. In diesem Stadium sah SCHULZE (1957) im Schichtbild auffallend enge, periphere Bronchien. Die radiär-streifige Zeichnung erklärt er durch einen vermehrten Exsudatstrom über die Lymphbahnen zu den regionären Lymphknoten, die auch regelmäßig im Schichtbild zu sehen und vergrößert sind, und hält eine körnig-fleckige Struktur für vorübergehende Atelektasen kleiner Parenchymbezirke. Hierfür

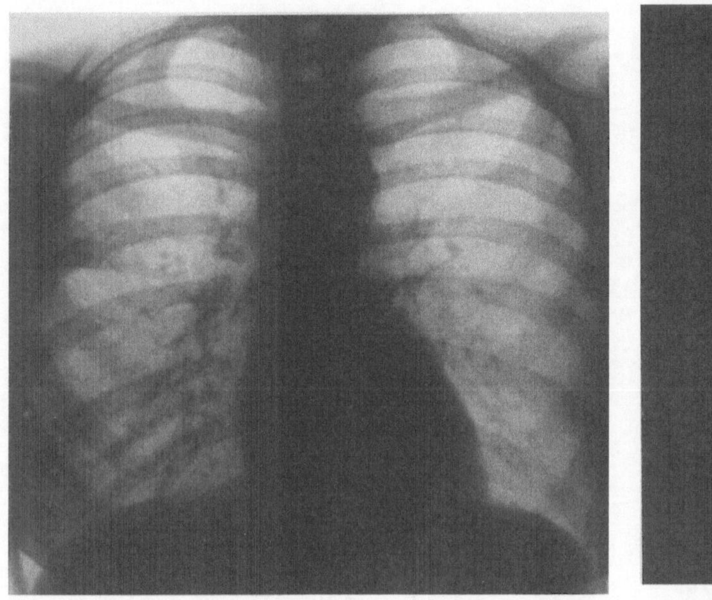

Abb. 27a

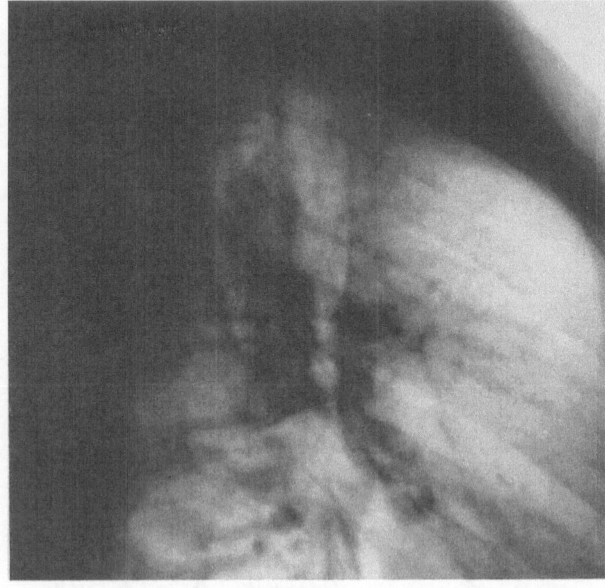

Abb. 27b

Abb. 27a. Segmentpneumonie im axillaren Subsegment des rechten Oberlappens. (H. W., 15jährige Frau)

Abb. 27b. Rechtes Seitenbild zu Abb. 27a

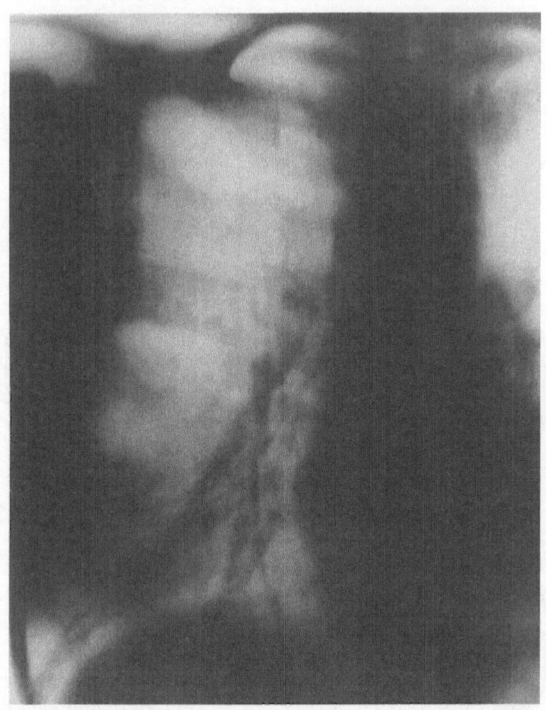

Abb. 27c. Schichtbild in frontaler Ebene, 8 cm Tiefe, zu Abb. 26a

spricht die schon bei normaler Lösung merkliche Volumenverkleinerung des erkrankten Lappens. Findet man in dem erkrankten Lappen streifen- oder keilförmige Schatten, die dicht bleiben, allmählich kleiner werden und scharfe konkavbogige Konturen haben, so handelt es sich um Störungen des Lösungsablaufes, bei dem es zu der Ausbildung von sekundären Atelektasen in scharf begrenzten Lungensegmenten kommt.

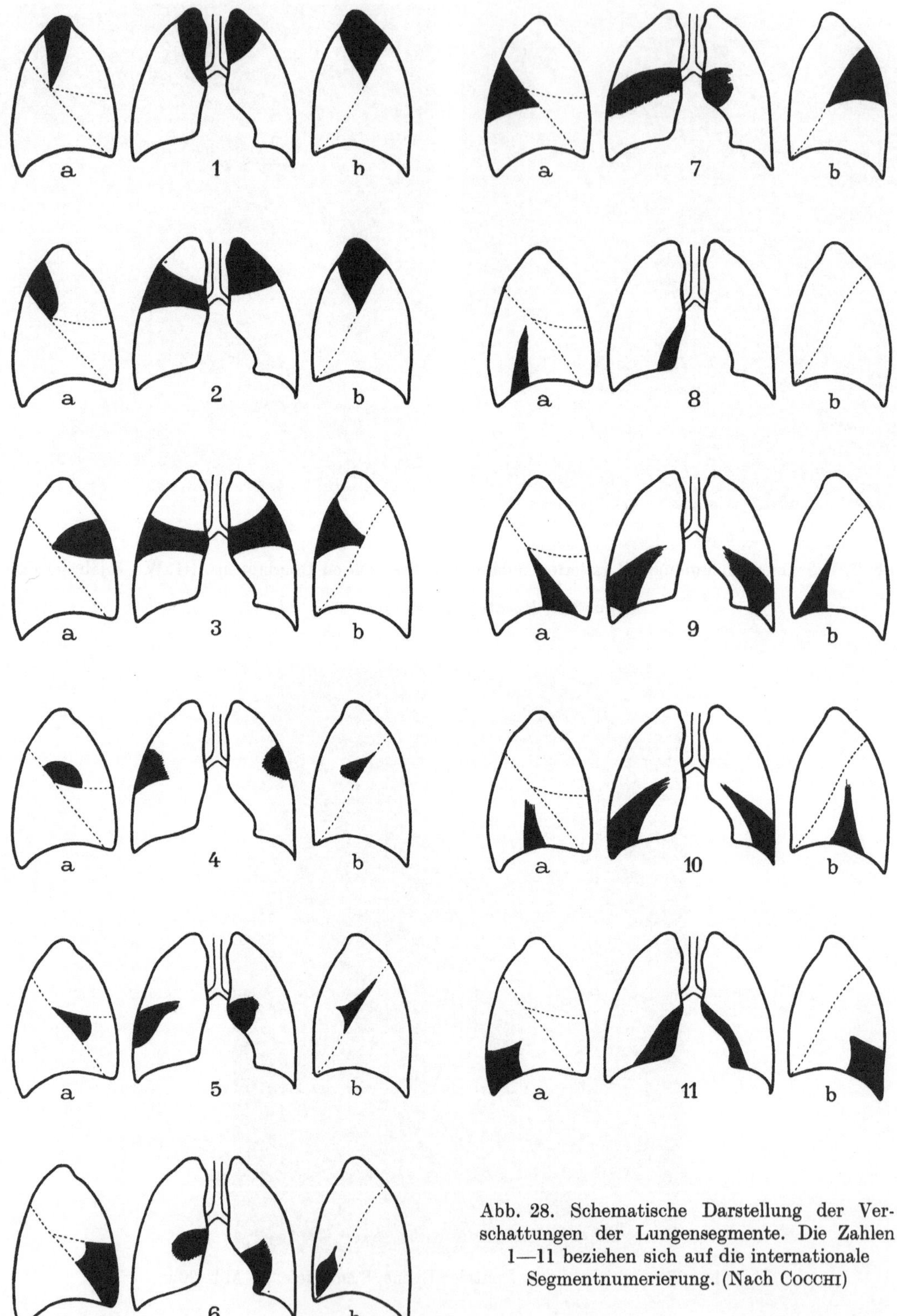

Abb. 28. Schematische Darstellung der Verschattungen der Lungensegmente. Die Zahlen 1—11 beziehen sich auf die internationale Segmentnumerierung. (Nach COCCHI)

Die entzündliche Infiltration bei der croupösen Pneumonie muß aber nicht immer einen ganzen Lappen erfassen, sie kann auf ein oder mehrere *Segmente* eines Lappens beschränkt bleiben. Man bezeichnet solche Prozesse als *Segmentpneumonien* (Abb. 27a—c). Die

Schattenfiguren der erkrankten Segmente sind sehr charakteristisch. COCCHI (1952) hat sie in einer schematischen Darstellung übersichtlich zusammengestellt (Abb. 28).

B. FELSON und H. FELSON (1955) berichten von akuten diffusen Pneumonien bei Asthmatikern mit miliaren Schattenflecken (acht Kranke) oder peribronchialen Verschattungen (elf Kranke) im Röntgenbild der Lungen.

Pathologisch-anatomisch kann der Ablauf der entzündlichen Vorgänge in vier Phasen eingeteilt werden. In der ersten Phase erfolgt die Exsudation einer fibrinreichen und zunächst zellarmen Flüssigkeit in die Alveolen. Das Fibrin wird in sternförmigen Netzen ausgeschieden und verklebt in den Alveolen zu Fibrinsträngen. Aus den prallgefüllten Capillaren gelangen gleichzeitig mit den Fibrinausscheidungen auch zahlreiche rote Blutkörperchen in die Alveolarlichtungen. Die Anschoppung und rote Hepatisation dauert etwa 1—2 Tage. In der zweiten Phase der grau-roten und grauen Hepatisation, die vom 3. bis zum 7./8. Krankheitstag abläuft, nimmt die Fibrinbildung zu, während gleichzeitig die roten Blutkörperchen aufgelöst werden und Leukocyten in das Exsudat einwandern. In der dritten Phase, vom 8. bis etwa 20. Tag, erfolgt die Auflösung des Fibrinnetzes und Verflüssigung des Alveolarinhaltes bei gleichzeitigem Zerfall der Leukocyten. Der verflüssigte Alveolarinhalt wird in der vierten Phase resorbiert und durch Alveolarphagocyten über die Lymphbahnen abgeleitet. Die Bronchioli zeigen auch leukocytäre Infiltration und entzündliche Exsudation. Die größeren Bronchien sind im wesentlichen nicht mit betroffen. Es ist daher verständlich, daß man auf Hartstrahlaufnahmen ihr lufthaltiges Lumen und ihren Verlauf im infiltrierten Lungenlappen erkennen kann.

Die bronchopulmonalen Lymphknoten sind meist stark geschwollen und hyperämisch. Ihre Randsinus sind im Stadium der roten Hepatisation mit Blut, zum Zeitpunkt der grauen Hepatisation und der Lyse mit segmentierten Leukocyten gefüllt (LAUCHE 1928, 1937; HESSE 1918; KALBFLEISCH 1943; LOESCHKE 1928; ANDERSON 1948; AUFRECHT 1899).

Die Literatur über die röntgenologischen Erscheinungs- und Verlaufsformen der Pneumonie ist außerordentlich groß. Es sei daher hier nur auf die wesentlichen und zusammenfassenden Darstellungen aufmerksam gemacht (ASSMANN 1934; BITTNER 1910; CORYLLOS und BIRNBAUM 1929; COULOMA 1944; DAVIS u. Mitarb. 1935; DE LA CAMP 1904/05; DI GUGLIELMO 1950; FLEISCHNER 1927; FOSSATI 1950; v. JAKSCH und ROTKY 1908; RABIN 1936; RIEDER 1906; SANTE 1928; TESCHENDORF 1958; TWINING 1938; COCCHI 1952; HEGGLIN 1956; ENGEL 1950; HEYMER 1958).

9. Besondere Verlaufsformen der Pneumokokkenpneumonie

a) Abortive Pneumonie

Von dem klassischen Krankheitsbild der Pneumonie kommen wohl in Abhängigkeit von dem Pneumokokkentyp wie auch von der Reaktionslage des Körpers (BÜRGER 1951) Abwandlungen vor. Auch bei röntgenologisch nachweisbaren Veränderungen sind Erkrankungen mit milden klinischen Erscheinungen und einer Krankheitsdauer von 3—4 Tagen möglich. Unter 1897 Pneumonien beobachteten MUSSER und NORRIS (1907) in 0,2% eine 2tägige und in 1,6% eine 3tägige Krankheitsdauer. Es sind aber auch Erkrankungen mit den typischen Zeichen einer Pneumonie und mit dem Nachweis von Pneumokokkentyp I im Sputum, jedoch ohne röntgenologische Verschattungen beschrieben worden (ROBERTSON u. Mitarb., 1930, 1934).

Hier ist auch die „Minimal-Pneumonie" (ENGEL 1950) des Kindesalters einzuordnen, bei der kleine, unifocale Herde stationär bleiben.

b) Pneumonien mit verzögertem Heilungsverlauf

Im allgemeinen entfiebern die Pneumoniekranken um den 10. Tag kritisch oder lytisch. Es wird aber auch von Erkrankungsfällen berichtet, die trotz komplikationslosen Verlaufes erst am 19. Krankheitstag kritisch entfieberten (SEARS und LARRABEE 1901). Besonders Kranke in schlechtem Allgemeinzustand zeigen einen längeren Krankheitsverlauf.

Auch die Rückbildung der Infiltrate ist entsprechend der späten Entfieberung verzögert. Das Verschwinden der Infiltrate wird im allgemeinen in der 3. Woche beobachtet (DAVIES, HODGSON, GRAHAM u. WHITBY 1935), kann sich aber auch über 4 und mehr Wochen hin erstrecken.

c) Die zentrale Pneumonie

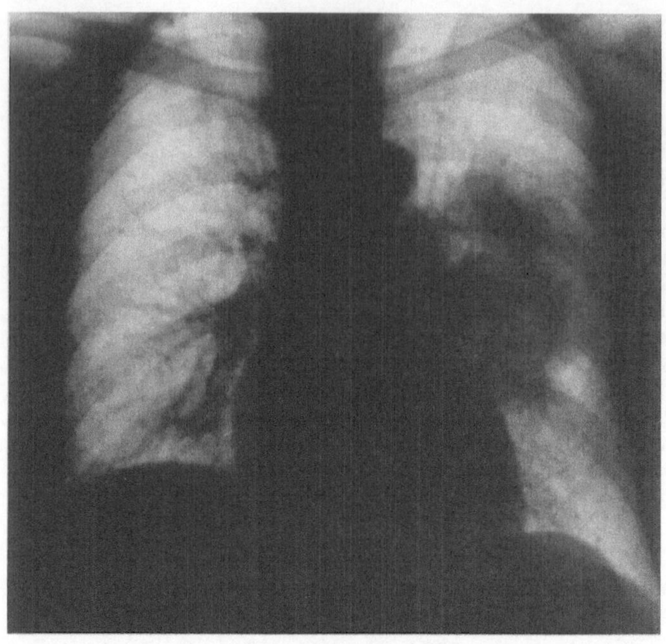

Abb. 29a

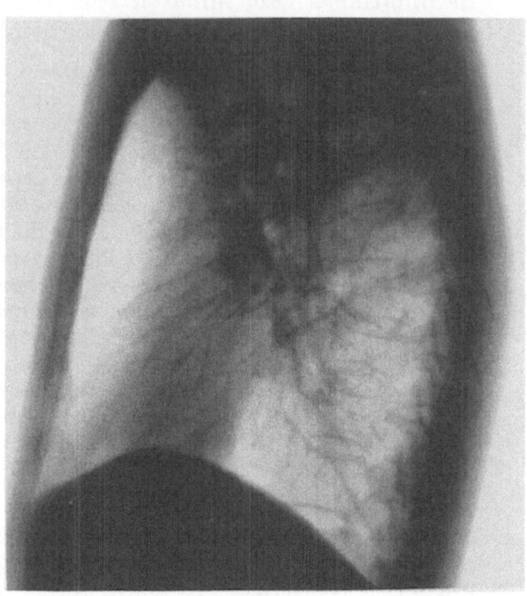

Abb. 29b

Abb. 29a. Zentrale Pneumonie im Lungenkern des linken Oberlappens. Inhomogene Verschattung um den linken Hilus ohne scharfe Schattengrenzen. (13. 2. 61; C. W., 53jähriger Mann)

Abb. 29b. Linkes Seitenbild zu Abb. 29a. Streifige Verschattung in Thoraxmitte

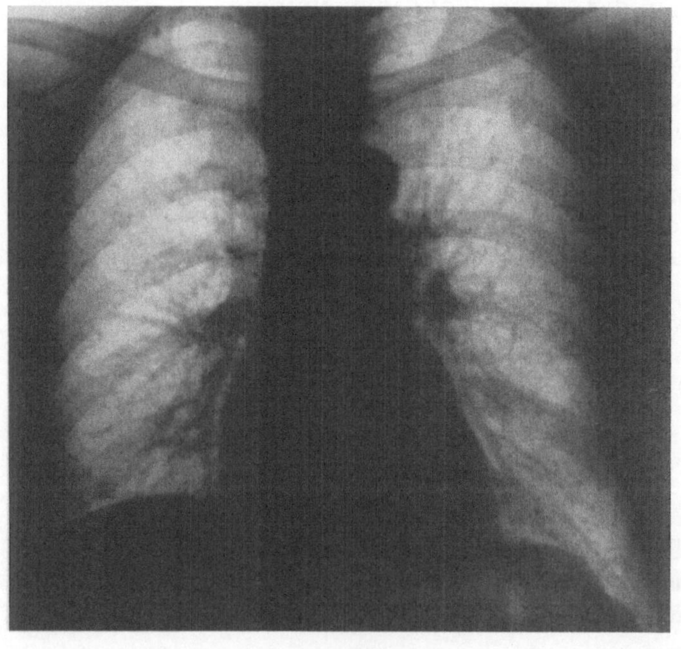

Abb. 29c

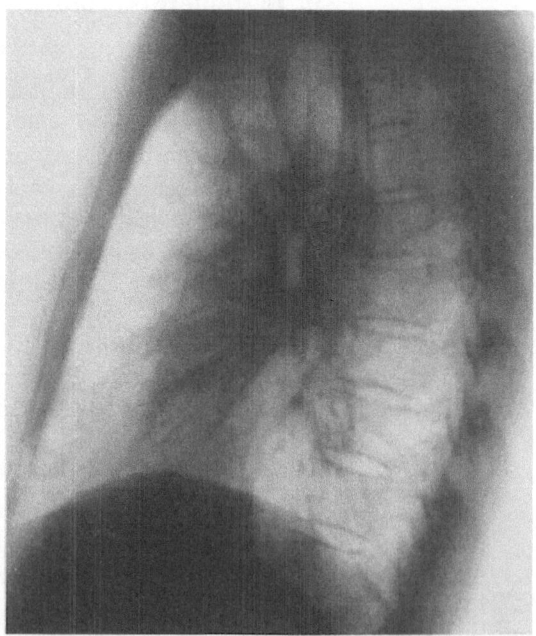

Abb. 29d

Abb. 29c. Derselbe Kranke nach 7 Tagen (20. 2. 61). Vermehrte Lungenzeichnung links, aber keine Infiltrationszeichen mehr

Abb. 29d. Linkes Seitenbild. Oberlappenverschattung zurückgegangen

Es handelt sich hier um eine Form der Pneumonie, bei der die Infiltration die Lungenperipherie nicht erreicht. Dementsprechend sind die physikalischen Zeichen gering. Zentrale Pneumonien sind vorwiegend bei Kindern anzutreffen. In ihrem Verlauf brauchen sie sich von der üblichen Lappenpneumonie nicht zu unterscheiden (Abb. 29a—d).

d) Die Wanderpneumonie

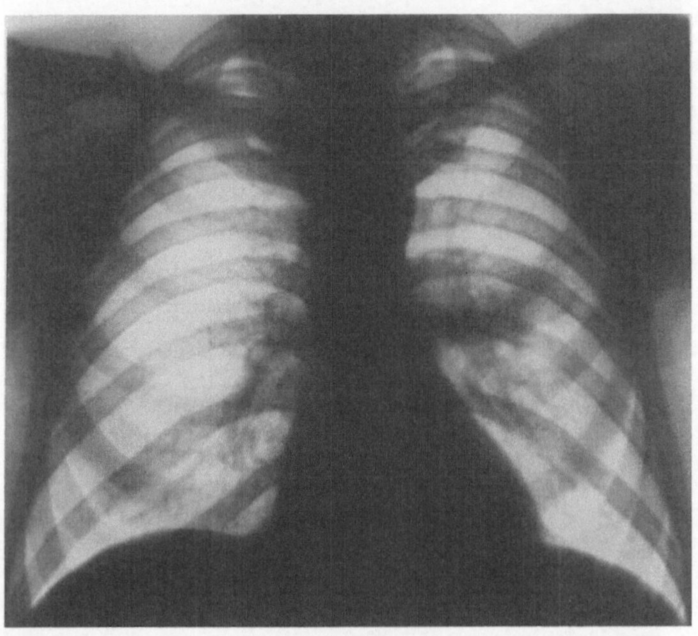

Abb. 30a. Chronische Wanderpneumonie bei Panmyelopathie. Unscharf begrenzte Verschattung im anterioren Oberlappensegment links. (10. 9. 59; R. L., 53jähriger Mann)

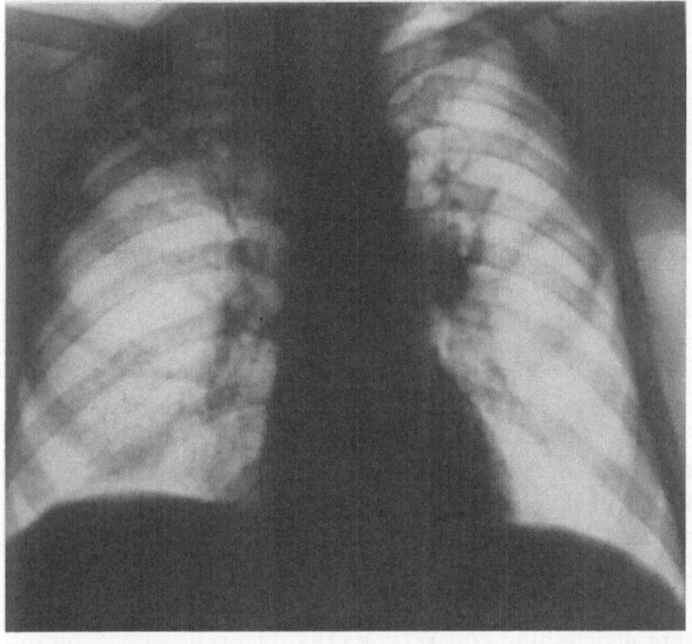

Abb. 30b. Derselbe Kranke wie bei Abb. 30a. Infiltrative Verschattung in der rechten Spitze. (11. 2. 59; R. L., 53jähriger Mann)

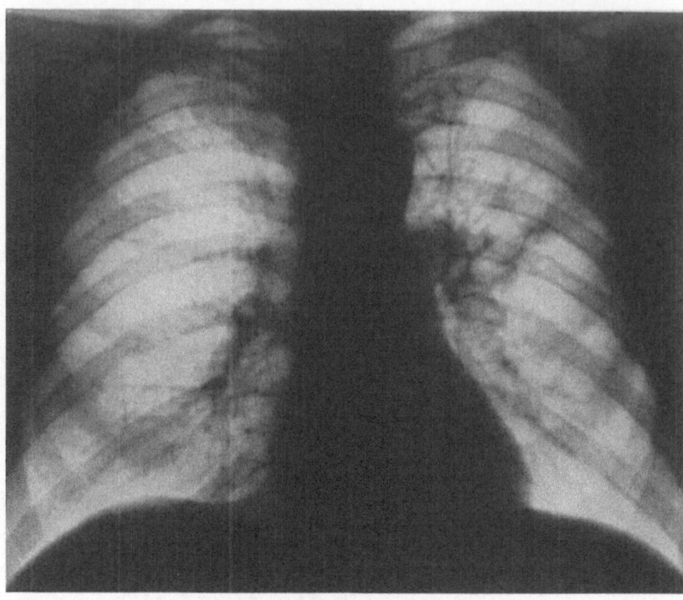

Abb. 30c. Derselbe Kranke wie bei Abb. 30a. Infiltration im anterioren Oberlappensegment links und im lateralen Mittellappensegment rechts. (7. 7. 60)

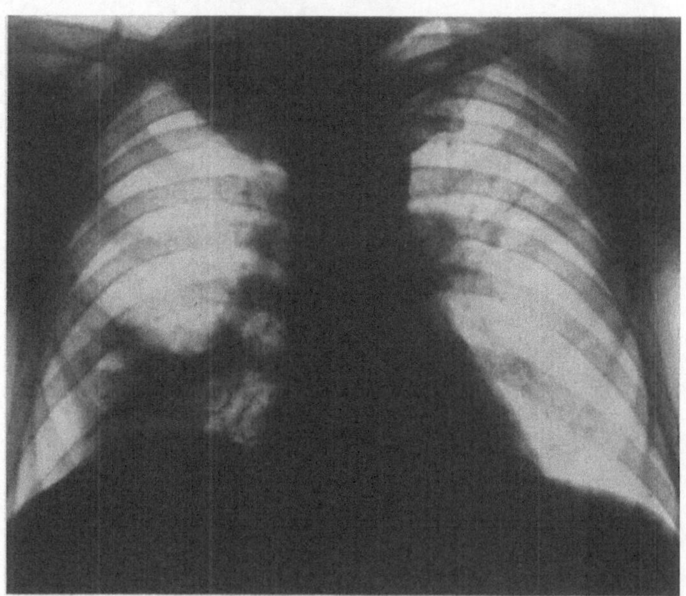

Abb. 30d. Derselbe Kranke wie bei Abb. 30a. Abscedierende Pneumonie im lateralen Mittellappensegment. (26. 6. 61)

Werden mehrere Lappen nacheinander infiltriert, spricht man von einer Wanderpneumonie. Es können nacheinander alle Lappen erkranken und sogar einige von ihnen mehrmals nacheinander. Auf diese Weise ist die Krankheitsdauer entsprechend verlängert. Die Wanderpneumonie ist Ausdruck einer schlechten Abwehrlage des Organismus. Sie weist daher auch häufig Komplikationen auf.

Nach einer Zusammenstellung von WIELE (1940) traten bei 363 symptomatisch behandelten, croupösen Pneumonien 97 (23,9%) Wanderpneumonien mit einer Mortalität von 41% auf (Abb. 30a—e).

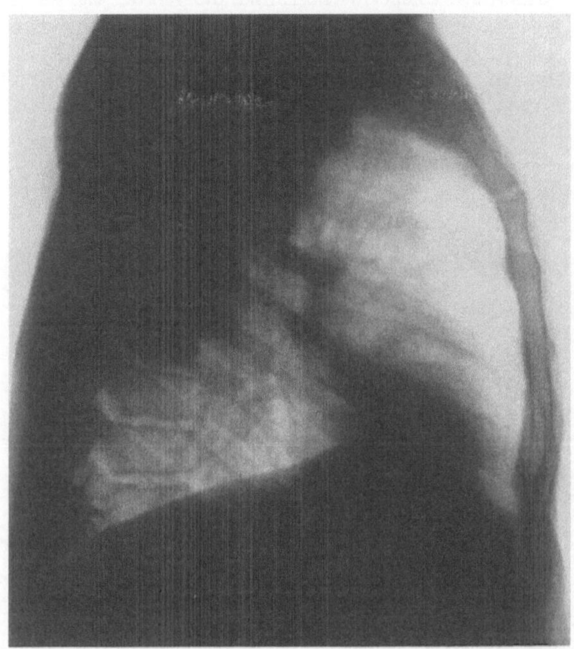

Abb. 30e. Rechtes Seitenbild zu Abb. 30d

10. Komplikationen innerhalb der Lungen

a) Pneumonierezidiv

Setzt wenige Tage nach Entfieberung erneut Fieber ein und sind klinisch und röntgenologisch in demselben oder in einem anderen Lungenlappen Infiltrationszeichen nachweisbar, so handelt es sich um ein Pneumonierezidiv. Es unterscheidet sich von den Wanderpneumonien durch das fieberfreie Intervall vor dem erneuten Krankheitsbeginn. Bei einem größeren Zeitintervall zwischen zwei Pneumonieerkrankungen — von Wochen oder Monaten — spricht man von *rekurrierenden Pneumonien.*

Die Rezidivhäufigkeit hat seit der Einführung der Chemotherapie zugenommen.

b) Verzögerte Lösung

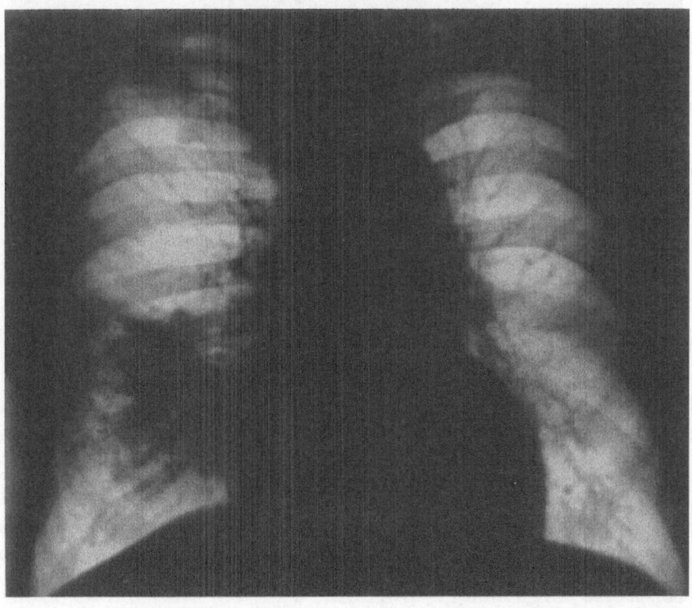

Abb. 31a. Croupöse Pneumonie des rechten Mittellappens. (25. 1. 61)

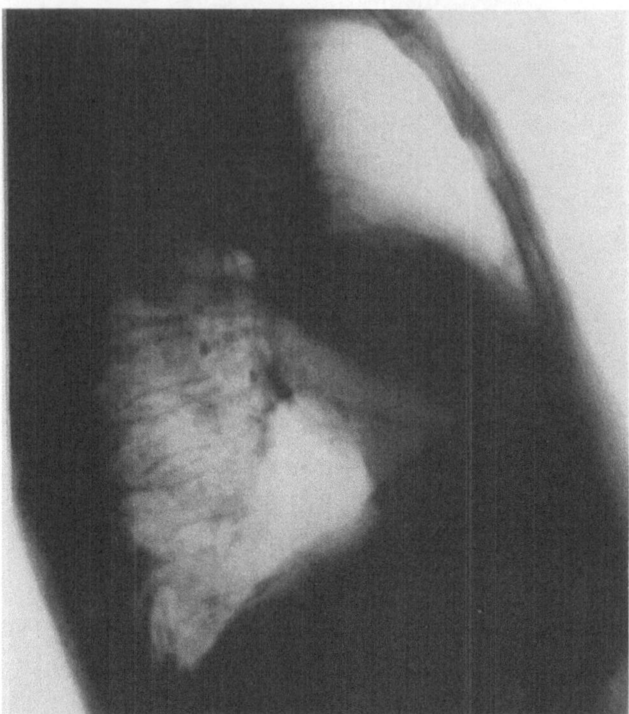

Abb. 31 b. Rechtes Seitenbild zu Abb. 31 a

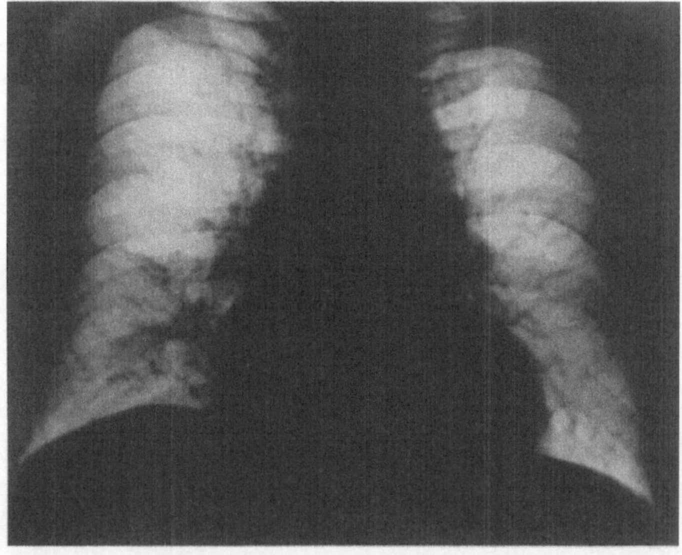

Abb. 31 c. Derselbe Kranke wie bei Abb. 31 a am 6. 4. 61: Noch immer streifige Verschattung durch restliche Infiltrate. (J. N., 61jähriger Mann)

Der Zeitraum für die Lösung und Resorption des Alveolarexsudates ist in einzelnen Fällen um einige Wochen verzögert, am ehesten trifft man eine verzögerte Lösung bei schwerem Krankheitsverlauf an (HEGGLIN, 1956). Aber auch andere Faktoren wie z.B. chronischer Alkoholismus, Herzdekompensation und höheres Lebensalter können Faktoren sein, die die zeitgerechte Lösung der Pneumonie verzögern. Bei verzögerter Lösung kann der Exsudatrest teilweise organisiert werden, und es entwickelt sich eine chronische Pneumonie (Abb. 31 a—c, 32 a—f, 33 a—c).

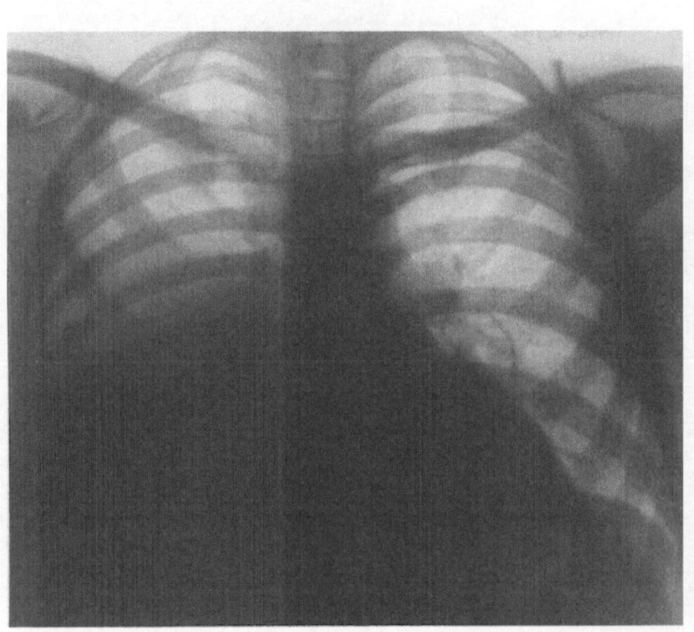

Abb. 32a

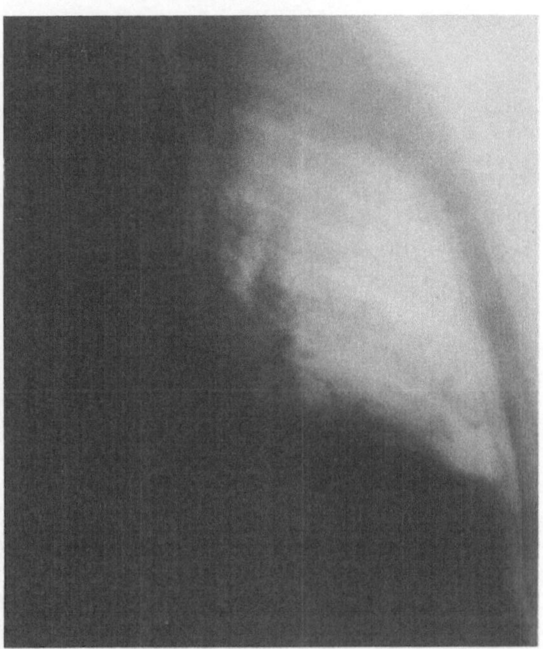

Abb. 32b

Abb. 32a. Unterlappenpneumonie rechts mit verzögerter Lösung. (1. 4. 61)

Abb. 32b. Rechtes Seitenbild zu Abb. 32a

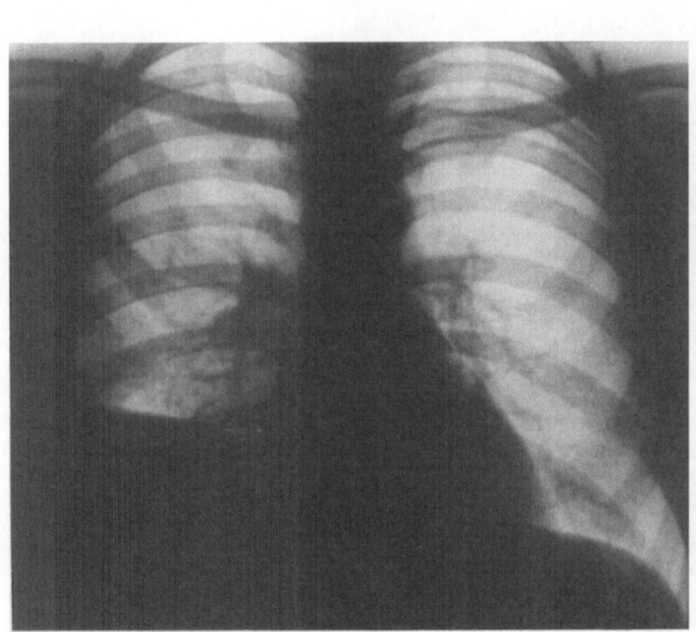

Abb. 32c

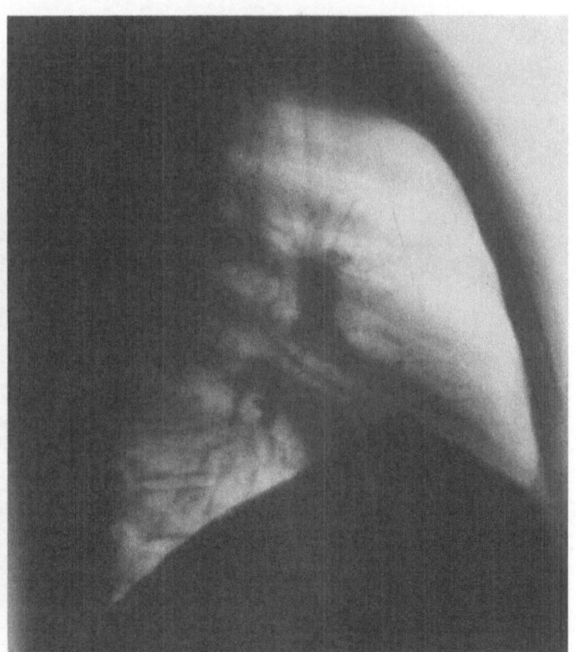

Abb. 32d

Abb. 32c. Derselbe Kranke wie bei Abb. 32a am 17. 4. 61: Streifige Verschattung des rechten Unterlappens. Verzögerte Lösung der Pneumonie

Abb. 32d. Rechtes Seitenbild zu Abb. 32c

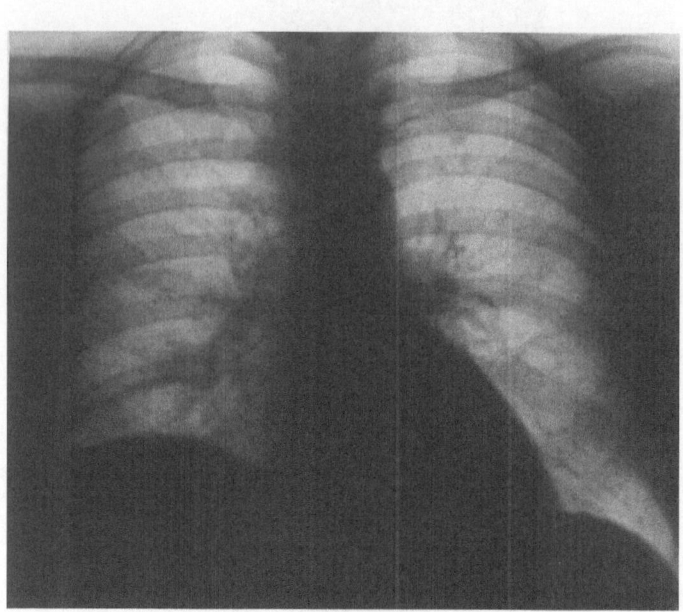

Abb. 32e

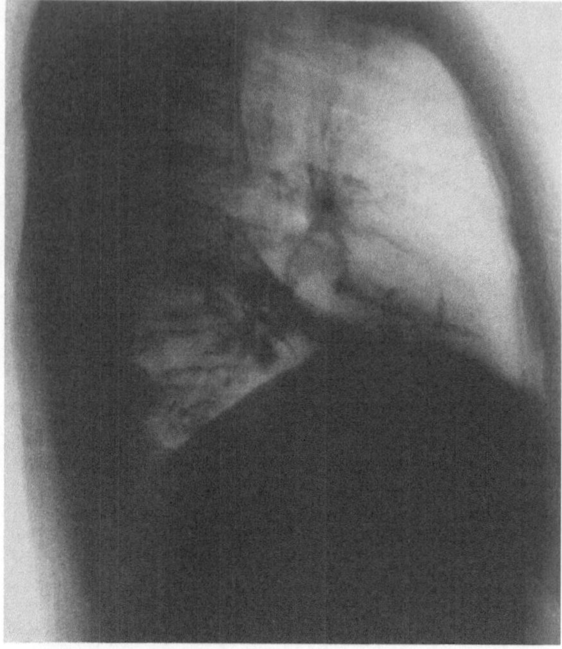

Abb. 32f

Abb. 32e. Derselbe Kranke wie bei Abb. 32a am 21. 6. 61: Noch immer streifige Verschattung vorwiegend der apikalen, medio- und anterobasalen Segmente des Unterlappens durch Infiltrationsreste

Abb. 32f. Rechtes Seitenbild. (W. K., 24jähriger Mann)

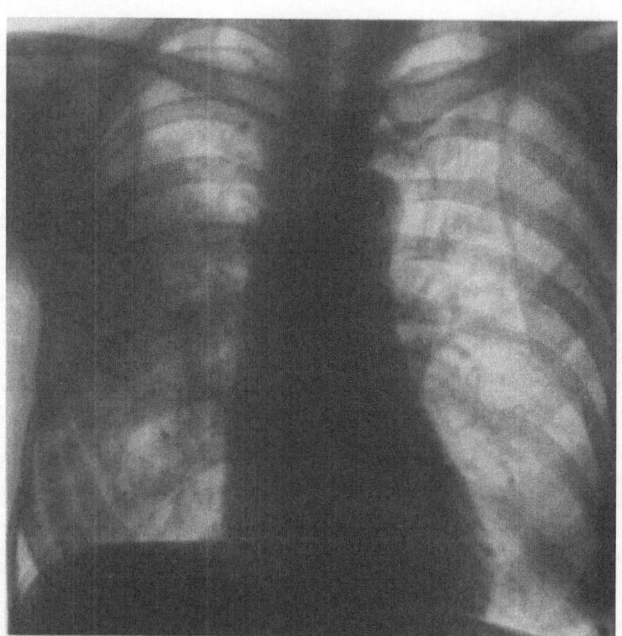

Abb. 33a. Carnifizierte Pneumonie im rechten Oberlappen

In den Bezirken schlecht gelöster oder chronischer Lungenentzündung sind Bronchiektasen nachzuweisen (ACKERMAN u. Mitarb. 1954; FISCHEDICK und SIECKEL 1957; RUBERMAN u. Mitarb. 1957). Durch Ernährungsstörungen des Gewebes kann es aber auch zu Einschmelzungen und Absceßbildungen kommen.

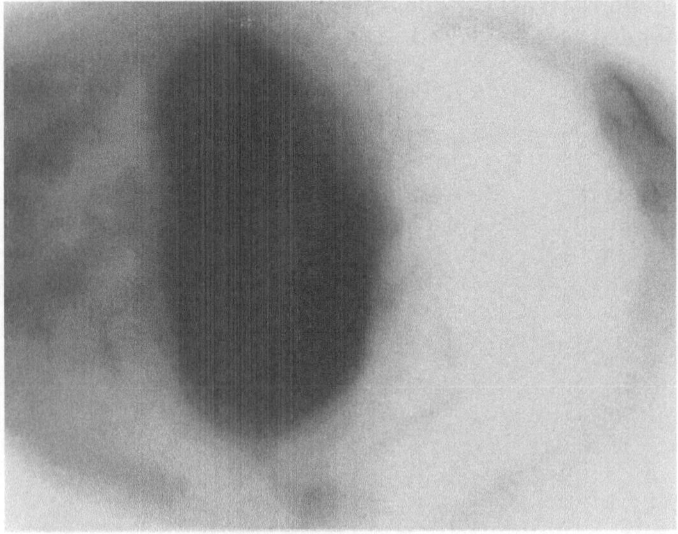

Abb. 33 b. Transversales Schichtbild zu Abb. 33 a. Im infiltrierten Lungengewebe sind lufthaltige Bronchuslumina zu erkennen. (Schichthöhe 6. Brustwirbelkörper)

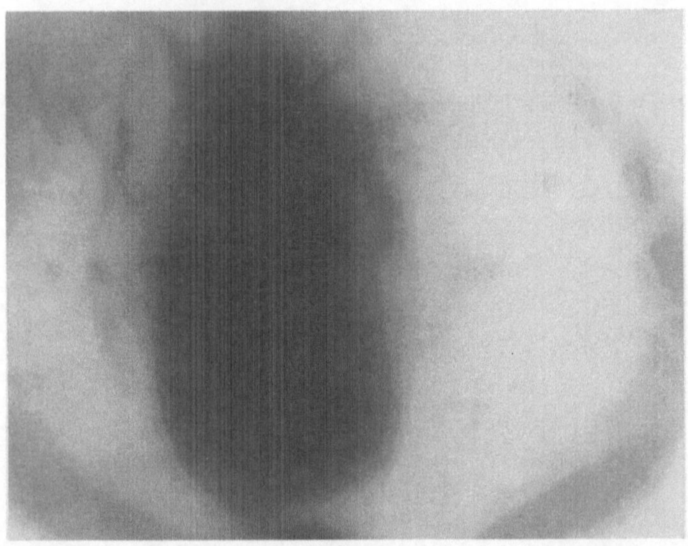

Abb. 33 c. Transversales Schichtbild zu Abb. 33 a (Schichthöhe 8. Brustwirbelkörper). Spindel- und traubenförmige Bronchiektasen im infiltrierten dorsalen Segment des rechten Oberlappens. (M. H., 65jährige Frau)

c) Lungenabsceß und Gangrän

Während des febrilen Stadiums der Erkrankung, aber auch nach der Entfieberung, treten etwa bei 1% der Pneumonien Abscesse auf (MUSSER und NORRIS 1907; VÖLKLE, zit. bei HEGGLIN, 1956). Die tödlich verlaufenden Erkrankungen zeigen einen höheren Prozentsatz an Abscessen (CECIL und PLUMMER 1930, 1932; FINLAND und SUTLIFF 1934).

Für die Entwicklung eines Lungenabscesses bei einer primären, croupösen Pneumonie sind wohl auch zusätzliche Schädigungen mit verantwortlich, wie z. B. Kreislaufschädigungen, Herzinsuffizienz, Bronchiektasen, Asthma bronchiale, Diabetes und chronischer

Alkoholismus. Über die röntgenologischen Zeichen des Lungenabscesses wird an anderer Stelle zusammenhängend berichtet (Abb. 34a—c).

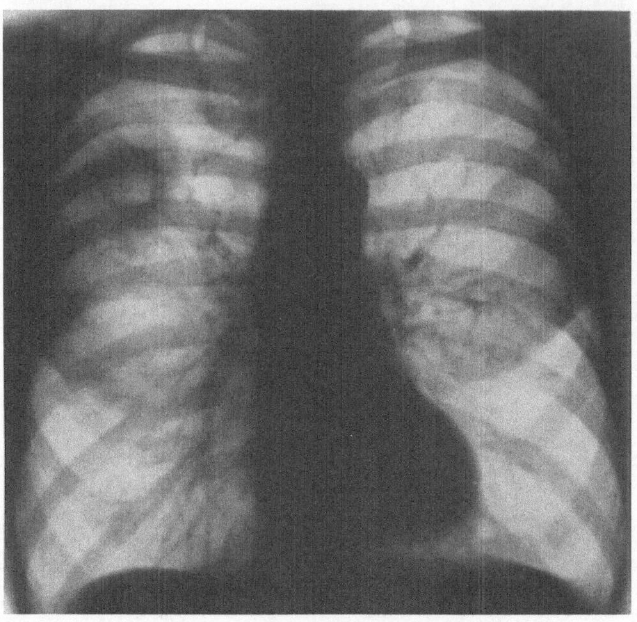

Abb. 34a. Metapneumonischer Absceß im rechten Oberlappen. (25. 3. 61)

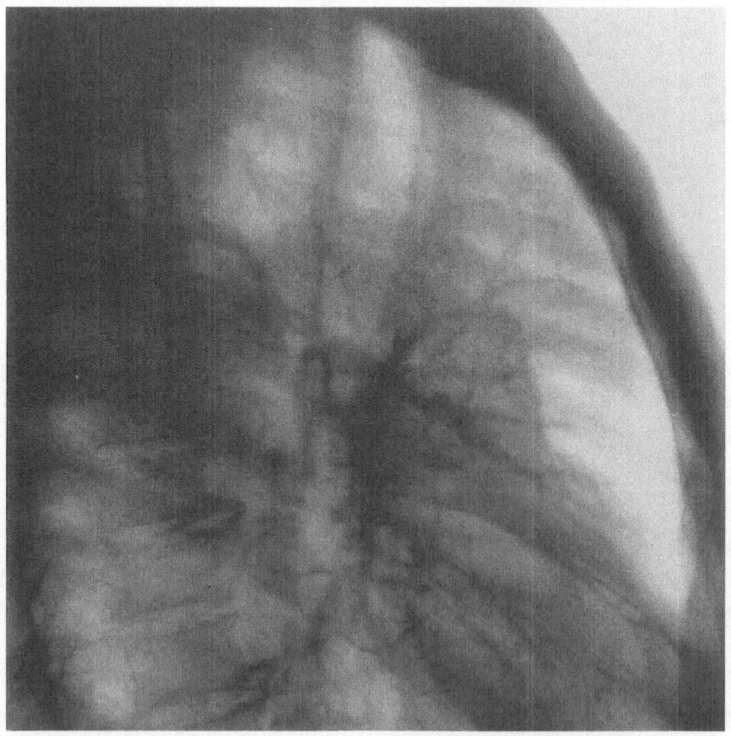

Abb. 34b. Rechtes Seitenbild zu Abb. 34a. (A. E., 62jähriger Mann)

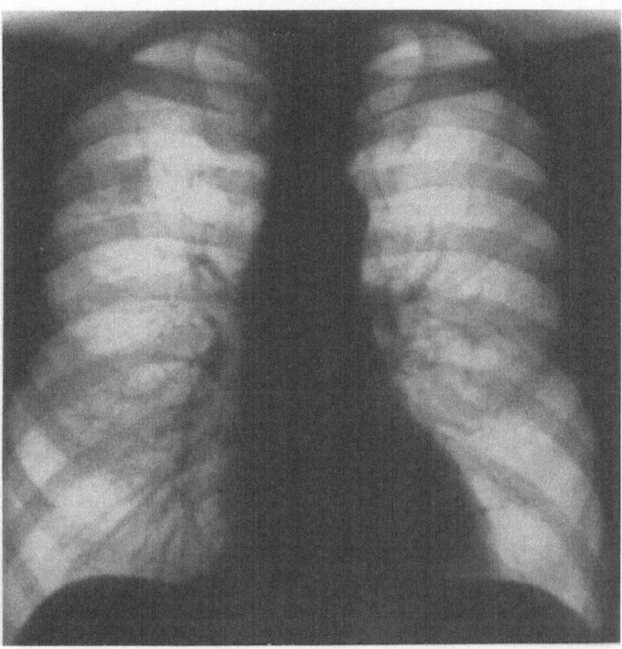

Abb. 34c. Derselbe Kranke wie bei Abb. 34a am 3. 5. 61: Absceßhöhle noch nachweisbar. Perifocale Infiltration fast vollständig zurückgebildet

11. Extrapulmonale Pneumoniekomplikationen

a) Pleuraerguß

Unter den röntgenologisch faßbaren Pneumoniekomplikationen ist der Pleuraerguß wohl die häufigste. MUSSER und NORRIS (1907) konnten bei 15000 Pneumonieerkrankungen in 6,3 % Ergüsse feststellen.

Sie können sich auf der Höhe der pneumonischen Erkrankung, parapneumonisch, und nach der Entfieberung, postpneumonisch, entwickeln. In diesen Fällen, die etwa die Hälfte der großen Ergüsse darstellen, kommt es zu einem erneuten Ansteigen der Temperaturen bis auf 38° C. Die Blutkörperchensenkung bleibt beschleunigt. Nehmen die Ergüsse ein großes Ausmaß an, können sie teilweise durch Kompression von außen her die Lungenlappen zur Atelektase bringen und auch eine Verdrängung des Herzens und Mediastinums zur Gegenseite hin bewirken.

b) Empyem

Ein Teil der Ergüsse geht in Empyeme über. Aus amerikanischen Statistiken (3709 Fälle) geht hervor, daß vor Einführung der Chemotherapie etwa 2—5 % der Pleuraergüsse sich zu Empyemen entwickelten (COLE 1914; CECIL, BALDWIN und LARSEN 1926; KESSEL und HYMAN 1927). Wie bei den Ergüssen unterscheidet man para- und metapneumonische Empyeme. Während die metapneumonischen Empyeme durch erneuten Temperaturanstieg, Ansteigen der Leukocytenzahl, Dämpfung und abgeschwächtes Atmen klinisch leicht faßbar sind, können die parapneumonischen Empyeme klinisch durch den Krankheitsablauf der Pneumonie selbst überdeckt sein, besonders — was bei parapneumonischen Empyemen häufiger der Fall ist — wenn sie klein und evtl. auch noch abgekapselt sind (Abb. 35a u. b).

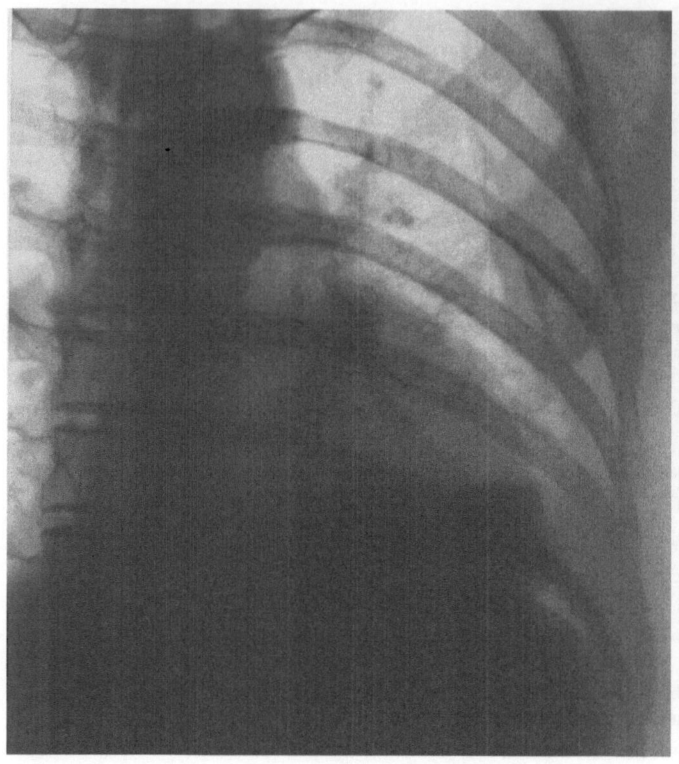

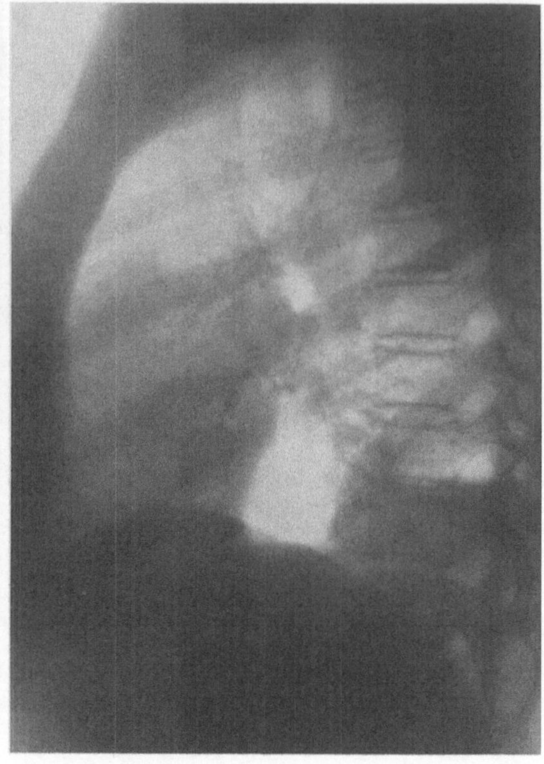

Abb. 35a Abb. 35b

Abb. 35a. Postpneumonisches Empyem links

Abb. 35b. Seitenbild zu Abb. 35a. (M. K., 60jährige Frau)

c) Pericarditis

Eine Komplikation, die auf dem Röntgenbild noch zum Ausdruck kommen und faßbar werden kann, ist die Pericarditis. Sie ist keine so seltene Komplikation und wird bei Sektionen in 4—24% gefunden (Fabyan 1910; Feinblatt 1923; Berry 1920 u.a.). Sie entwickelt sich als fibrinöse oder serofibrinöse Pericarditis. Große Ergüsse sind allerdings selten.

Weitere *Komplikationen*, die röntgenologisch aber keine Erscheinungen machen, sind Bacteriämie, Meningitis, Phlebitis, Thrombose, Neuritis, Arthritiden, Otitis media, Parotitis, Peritonitis, eitrige Strumitis, eitrige Mediastinitis, Nieren- und Pankreasschädigungen.

d) Die Prognose

Die Prognose der Pneumokokkenpneumonie hat sich unter der Chemotherapie ganz wesentlich geändert. Sie stellte vorher eine ernste Erkrankung dar mit einer Letalität von 16—37% und ist seit Einführung der Chemotherapie unter 10% abgesunken.

12. Herdförmige Pneumonien, Bronchopneumonien

Die pathogenen Pneumokokkenstämme erzeugen nicht nur Lobär- und Segmentpneumonien, sondern auch herdförmige Lungenentzündungen. Warum es in dem einen Fall zur Entwicklung einer Lappen-, im anderen Fall einer Herdpneumonie kommt, ist nicht bekannt, wie auch das Röntgenbild keine Rückschlüsse auf den die Entzündung

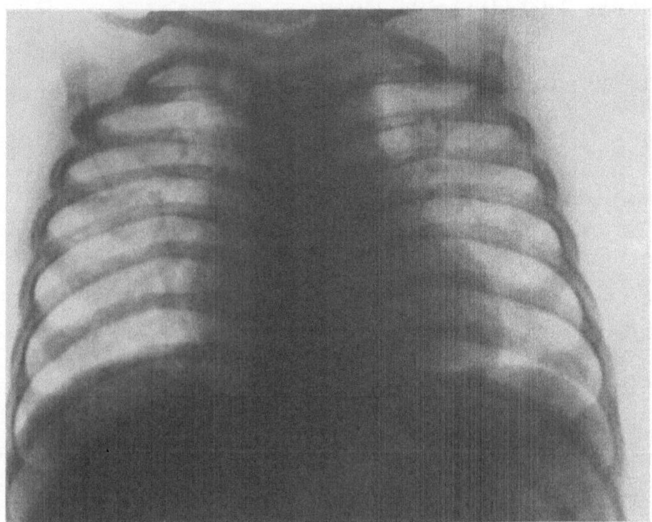

Abb. 36a

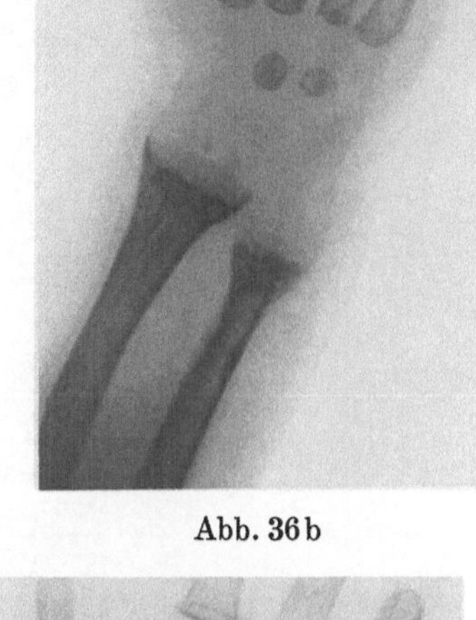

Abb. 36b

Abb. 36a. Beiderseits fleckförmige und streifige Verschattungen in den Ober- und Mittelfeldern durch bronchopneumonische Infiltrate bei florider Rachitis. Kolbige Auftreibungen der Rippenenden (rachitischer Rosenkranz). (K. B., $1^1/_2$jähriger Knabe)

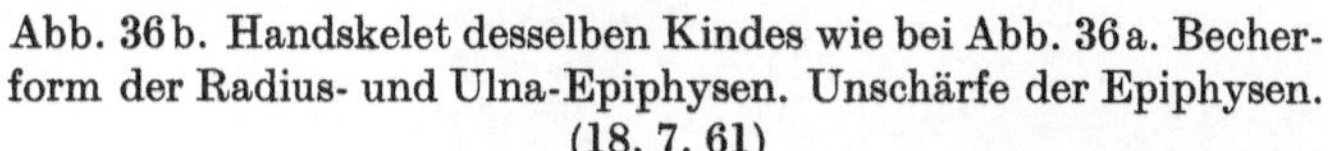

Abb. 36b. Handskelet desselben Kindes wie bei Abb. 36a. Becherform der Radius- und Ulna-Epiphysen. Unschärfe der Epiphysen. (18. 7. 61)

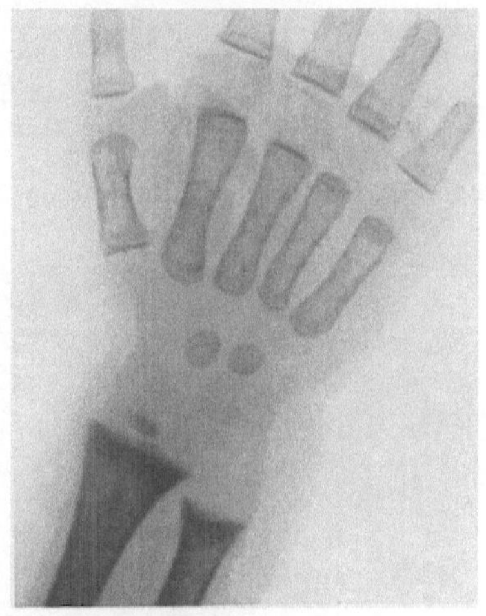

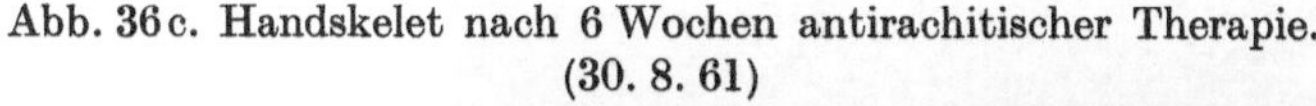

Abb. 36c. Handskelet nach 6 Wochen antirachitischer Therapie. (30. 8. 61)

Abb. 36c

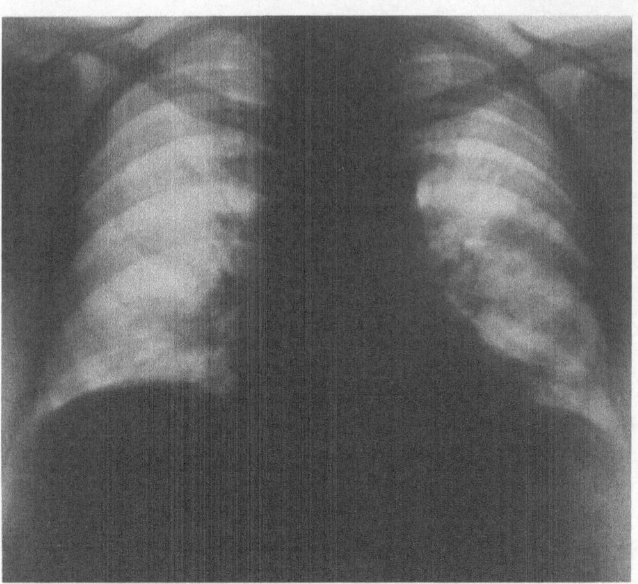

Abb. 37. Bronchopneumonie bei chronischer Myelose. Mehrere unscharfe Schattenherde in beiden Lungenunterlappen. (A. F., 61jähriger Mann)

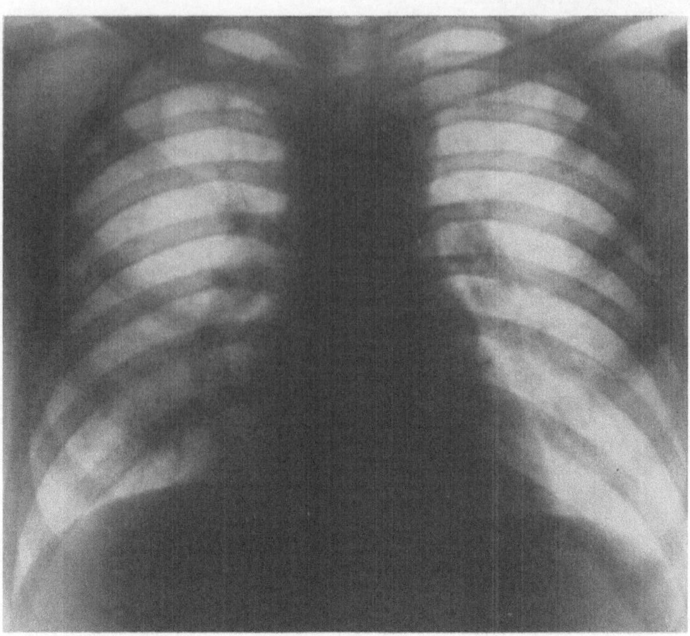

Abb. 38a. Konfluierende Bronchopneumonie im Mittellappen (8. 6. 55). Kompensatorisches Emphysem links

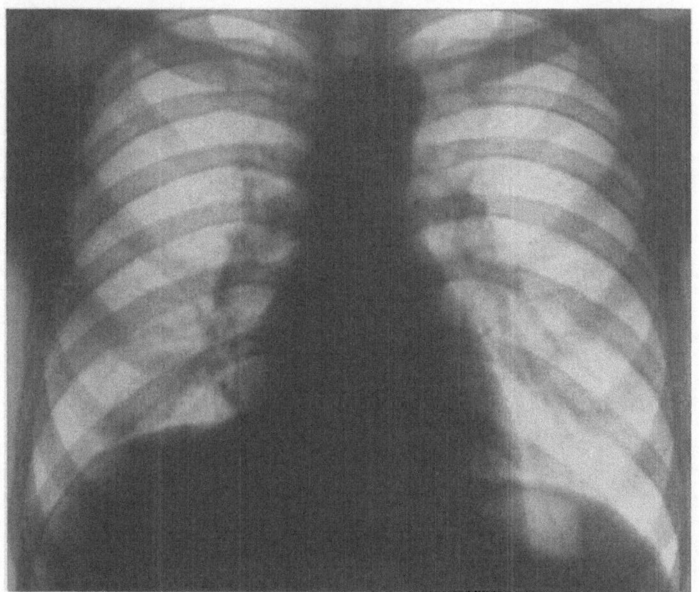

Abb. 38b. Derselbe Kranke wie bei Abb. 38a am 14. 6. 55: Im Mittellappen nur noch vermehrte Lungenzeichnung. (E. B., 33jähriger Mann)

verursachenden Pneumokokkentyp erlaubt. Bronchopneumonien können auch von einer Reihe anderer Krankheitserreger erzeugt werden.

Im Säuglings- und Kleinkindesalter sind Bronchopneumonien, besonders bei gleichzeitiger florider Rachitis, ernste und gefürchtete Komplikationen (Abb. 36a—c).

Die Krankheit kann akut mit hohem Fieber und Schüttelfrost, aber auch mit allmählich ansteigendem Fieber beginnen. Kopfschmerzen, Mattigkeit, Husten, Auswurf, evtl. pleuritische Beschwerden, Herpes labialis sind je nach Art des Erregers und Schwere der Erkrankung in verschiedener Kombination und Ausprägung vorhanden. Der Fiebertyp ist meist remittierend, eine Continua weitaus seltener als bei der croupösen Pneumonie.

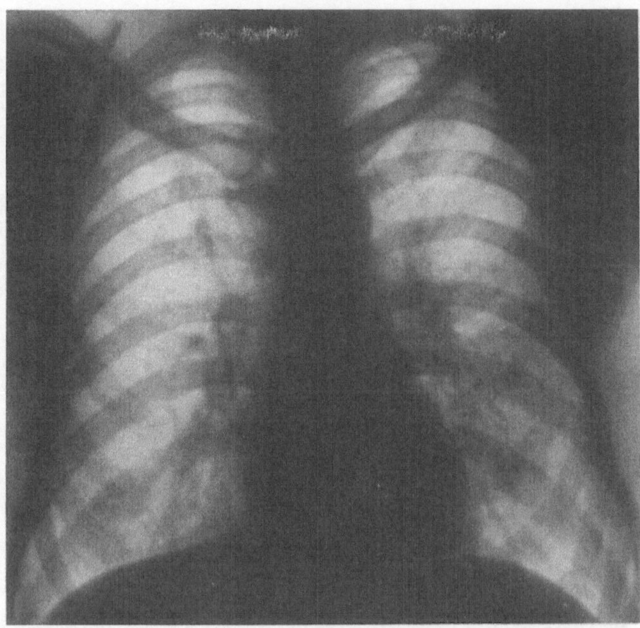

Abb. 39a. Miliare Form der Bronchopneumonie. (23. 3. 60)

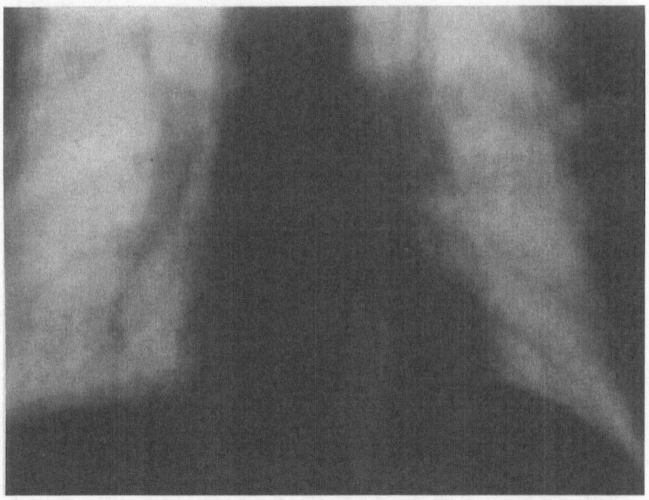

Abb. 39b. Schichtbild zu Abb. 39a in 10,5 cm Tiefe: Miliare Schattenherde in beiden Lungen, Schwellung der Hiluslymphknoten

Der physikalische Befund über den Lungen kann ganz normal sein, aber auch in umschriebenen Bezirken verschärftes oder bronchiales Atemgeräusch mit feuchten Rasselgeräuschen und satter Dämpfung — dies besonders bei begleitenden Pleuraergüssen — aufweisen. Er ist im allgemeinen weitaus geringer und auch uncharakteristischer als bei Lobärpneumonie.

Im *Röntgenbild* findet man solitäre oder multiple Schatten von Linsen- bis Walnußgröße im Lungenkern und in der Mantelzone. Alle Lungenlappen, die Unterlappen aber bevorzugt, können befallen werden. Form und Schattendichte der Herde sind sehr stark variabel, die Schattengrenzen aber zumeist unscharf, zerfließend, verwaschen (Abb. 37, 38a u. b).

Liegen die Herde subpleural, im Lungenmantel, ist häufig ein begleitender Pleuraerguß nachweisbar.

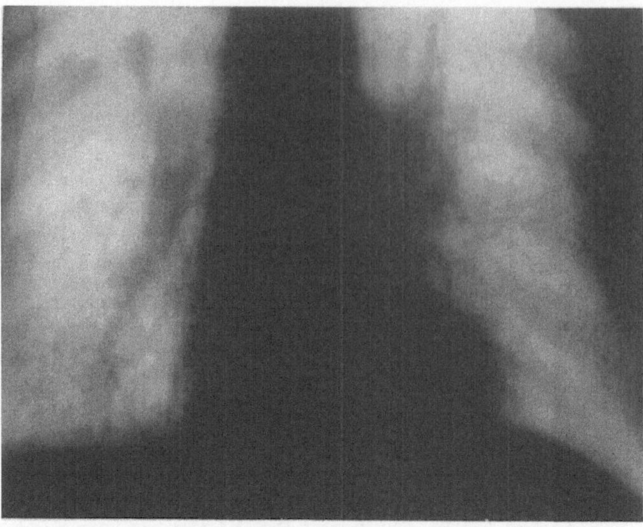

Abb. 39c. Schichtbild in 9 cm Tiefe

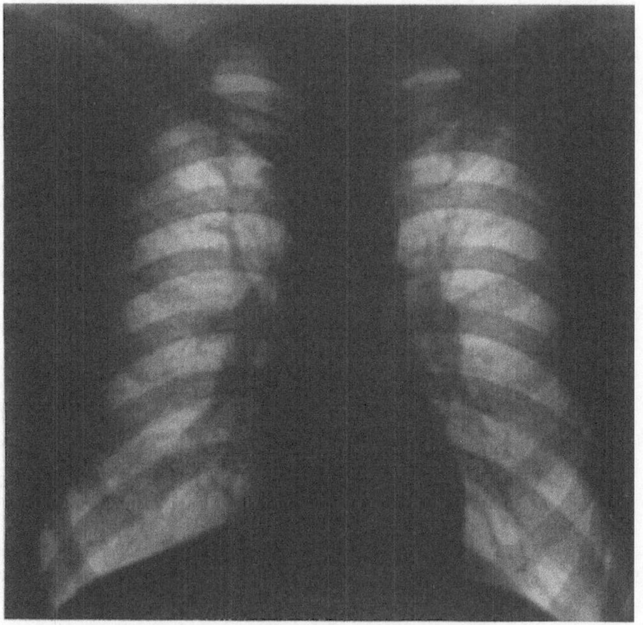

Abb. 39d. Derselbe Kranke wie bei Abb. 39a am 24. 4. 61: Rückbildung der Veränderungen. (H. D., 33jähriger Mann)

Die Hiluslymphknoten sind oft entzündlich geschwollen und führen zu einer Verbreiterung des Hilusschattens. Die Grenzen des Hilusschattens sind hierbei etwas verwaschen, nicht so scharf wie z. B. bei Lymphknotenmetastasen oder Lymphogranulomatose (Abb. 39a—d).

13. Die Friedländerpneumonie

Die Klebsiella pneumoniae oder das Bacterium mucosum capsulatum ist 1882 als Erreger der akuten, fibrinösen Pneumonie erkannt worden. Es ist ein gramnegatives, stark schleimbildendes, in eine Kapsel eingeschlossenes Stäbchen. Die von ihm verursachten Lungenentzündungen haben eine schlechte Prognose und sind mit einer Mortalität von 70—80% belastet. Friedländerpneumonien sind aber weitaus seltener als Pneumokokkenpneumonien. Sie betragen etwa 0,5—1 % aller Pneumonien, scheinen aber nach HEYMER (1960) zuzunehmen. Sie treten vorwiegend im höheren Lebensalter zwischen 40 und 65 Jahren auf und befallen Männer fünf- bis siebenmal häufiger als Frauen (SOLOMON 1937). Aber auch junge Menschen können erkranken (MILLER u. Mitarb. 1947; GROTTS 1949; GRUBER u. Mitarb. 1950). Besonders gefährdet sind Alkoholiker (SOLOMON 1940, 1937).

Friedländerpneumonien sind immer nur sporadisch anzutreffen, lediglich ZANDER (1919) hat über eine Epidemie unter Kriegsgefangenen des ersten Weltkrieges von 411 Erkrankungen mit 144 Todesfällen berichtet. HEGGLIN (1956) meint, daß hier wohl Unterernährung und Kriegsgefangenschaft begünstigende Faktoren für das epidemische Auftreten waren.

Klinisches Bild. Der Krankheitsbeginn ist akut und dramatisch, meist mit Schüttelfrost, Husten, schleimigem, fadenziehendem Auswurf, der rostfarben und blutig werden kann. Die Temperaturkurve steigt steil an und besteht als Continua mehrere Tage. Bei reduzierten Kranken und schlechtem Allgemeinzustand ist die Fieberreaktion geringer und die Temperaturen sind nur wenig erhöht (BULLOWA u. Mitarb. 1937; SOLOMON 1937, 1940). Im Blutbild ist eine Leukocytose mit Linksverschiebung zu finden, die Blutsenkung ist stark erhöht. In einem Teil der Fälle tritt ein Herpes labialis auf. Oft bestehen schon bei Krankheitsbeginn pleurale Beschwerden, und es ist pleuritisches Reiben zu hören. Über den Lungen sind feuchte, teils klingende, teils nichtklingende Rasselgeräusche bei verschärftem bis bronchialem Atmen und perkutorisch über den entsprechenden Lungenabschnitten Dämpfungen festzustellen.

Das *Röntgenbild* zeigt auf einer, aber auch auf beiden Lungenseiten herdförmige oder lobäre Schatten. Kombinationsformen zwischen lobären und herdförmigen Infiltraten sind auch zu beobachten. Die Oberlappen werden am häufigsten befallen (nach SOLOMON bis zu 82%). Wenn beide Oberlappen erkrankt sind (SWEANY u. Mitarb. 1931; WESTERMARK 1926) und die Verschattungen nicht flächenhaft, sondern mehr fleckförmig sind, ist eine differentialdiagnostische Abgrenzung gegen eine Tuberkulose besonders dann schwierig, wenn Einschmelzungshöhlen zu erkennen sind (APELT 1908; HYDE und HYDE 1943, 1948; SWEANY u. Mitarb. 1931; BROCH 1946) (Abb. 40a—c).

Die Diagnose wird durch die bakteriologische Untersuchung des Sputums gestellt. Die typischen plumpen, gramnegativen Stäbchen mit weiter Schleimhülle und abgerundeten Ecken können im Nativpräparat gleichsam in Reinkultur gefunden werden. Kulturell gelingt allerdings der Nachweis von Friedländerbakterien häufiger. Ist eine Penicillinbehandlung der Sputumuntersuchung vorausgegangen, dann ist Zurückhaltung mit der Diagnose „Friedländerpneumonie" ratsam, da Friedländerbakterien als Saprophyten im Sputum von Bronchiektatikern und Lungentuberkulösen häufig nachzuweisen sind (BASSALEK 1951).

Ein typisches Röntgenbild der Friedländerpneumonie gibt es nicht, aber es wird von den verschiedenen Autoren immer wieder darauf hingewiesen, daß eine scharfe Begrenzung der Schattenherde evtl. mit einer konvexbogigen Ausbuchtung der Lappengrenzen, große Schattendichte, die sogar die Schattenintensität des Herzschattens übertreffen kann (FELSON u. Mitarb. 1949), und frühzeitige Anzeichen für Einschmelzungen in den Entzündungsherden sehr verdächtig sind (BULLOWA u. Mitarb. 1937; RITVO und MARTIN 1949; BULGRIN 1948; BROCH 1946; WESTERMARK 1926; SWEANY u. Mitarb. 1931; SWARTZ und ROHDE 1946; HYDE und HYDE 1943; COLLINS 1936; COLLINS und KORNBLUM 1929; SWITZER u. Mitarb. 1950; PERLMAN und BULLOWA 1943; KORNBLUM 1928; HEGGLIN 1942, 1956; COCCHI 1952; HIRSCH 1957; TESCHENDORF 1958).

Die Absceßbildungen können in der Einzahl (APELT 1908; BROCH 1946) und multipel auftreten (SWEANY u. Mitarb. 1931).

Pathologisch-anatomisch erstrecken sich die entzündlichen Veränderungen über ganze Lappen oder über Segmente. Auf der Schnittfläche quillt schleimig-klebriges, gelblich gefärbtes Exsudat hervor. Nicht selten ist eine fibrinöse oder eitrig-fibrinöse Pleuritis vorhanden. Histologisch sind die Alveolen mit einem schleimigen, fibrinarmen Exsudatschleier überzogen, in dem mehr oder minder zahlreich segmentkernige Leukocyten zu finden sind.

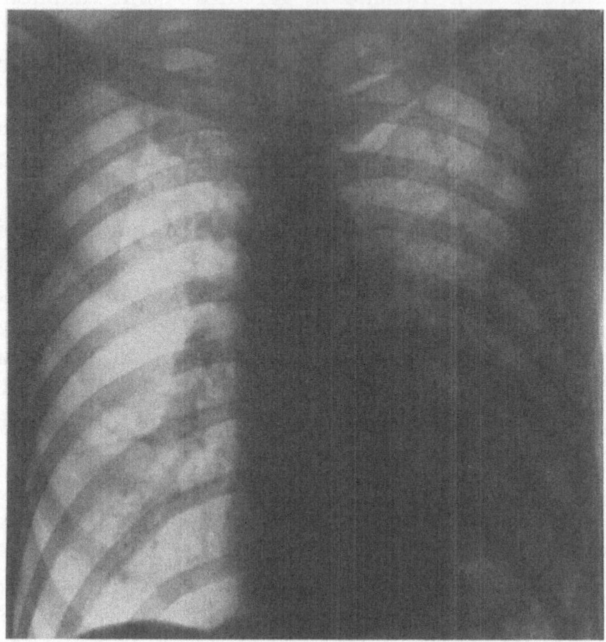

Abb. 40a. Friedländer Pneumonie im linken Ober- und Unterlappen. (29. 4. 54)

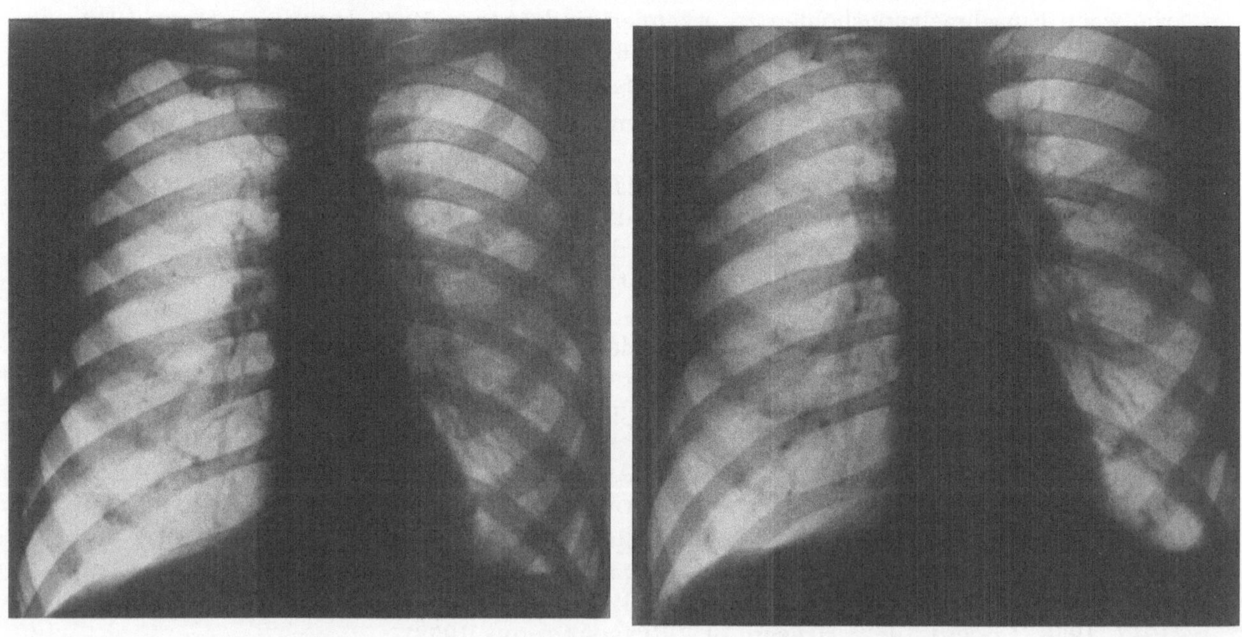

Abb. 40b Abb. 40c

Abb. 40b. Derselbe Kranke wie bei Abb. 40a am 19. 5. 54

Abb. 40c. Derselbe Kranke wie bei Abb. 40a am 10. 6. 54: Restliche Infiltrationen in der Spitze des Unterlappens. (A. L., 50jähriger Mann)

Therapeutisch spricht die Friedländerpneumonie noch am besten auf Sulfonamide an (Bassalek 1951). Streptomycin kann dabei eine unterstützende Wirkung haben (Bassalek 1951; Bishop und Rasmussen 1946; Bulgrin 1948). Neuerdings berichten Nataro u. Mitarb. (1950) über gute Erfolge mit Aureomycin.

Die Krankheit zeigt drei Verlaufsformen: entweder die entzündlichen Lungenprozesse heilen innerhalb weniger Wochen meist unter lytischer Entfieberung ab, oder es entwickelt sich bei unzureichender Resorption eine chronische Friedländerpneumonie mit einem monatelangen Krankenlager. Schließlich gibt es noch foudroyant verlaufende Friedländerpneumonien, die innerhalb weniger Tage zum Tode führen.

Differentialdiagnostisch ist die Friedländerpneumonie gegen Pneumokokkenpneumonien, besonders aber gegen Tuberkulose, bakterielle Bronchopneumonien durch andere Erregertypen und gegen bronchiektasenbedingte Lungenentzündungen abzugrenzen. Der Bakteriennachweis vor Einleitung einer Chemotherapie ist, wie bereits oben erwähnt, für die Diagnose der Friedländerpneumonie besonders wertvoll (Bassalek 1951).

14. Die Streptokokkenpneumonie

Streptokokkenpneumonien entstehen meistens nicht durch eine primäre Infektion der Lunge, sondern häufiger sekundär (Scadding 1937, 1952), z.B. auf dem Boden einer Grippe- oder Masernpneumonie, im Verlaufe einer Streptokokken-Allgemeininfektion als metastatische Lungenherde oder als absteigende Infektion von den oberen Luftwegen in die Bronchien, Bronchiolen und Alveolen. Als Erreger kommen in Frage: Streptococcus viridans (Solomon 1945; Reinhardt und Venning 1945), Streptococcus α- und β-haemolyticus (Erikson 1946) und die der Lancefields-Gruppe A.

a) Klinisches Bild

Die Krankheit beginnt nicht schroff, meistens ohne Schüttelfröste, aber mit leichtem Frösteln, Mattigkeit. Schließlich setzen Husten, beschleunigte Atmung und hohes Fieber ein. Der Auswurf ist schleimig-eitrig, teilweise mit Blutbeimengungen, aber nicht rostfarben. Im Sputum sind massenhaft Streptokokken zu finden. Das Blutbild weist häufig eine Leukocytose und eine Linksverschiebung auf. Die Leukocyten zeigen toxische Granulationen. Physikalisch sind je nach der Ausdehnung des Befundes Schallverkürzungen oder Dämpfungen über den erkrankten Lungenpartien zu perkutieren. Entsprechend der Infiltration hört man verschärftes oder bronchiales Atmen, aber nicht so ausgeprägt wie bei der lobären Pneumokokkenpneumonie. Es sind häufig feuchte, feinblasige Rasselgeräusche über den infiltrierten Lungenbezirken festzustellen.

Röntgenologisch herrschen multiple, kleinere, lobuläre Herde gegenüber größeren konfluierenden Schatten vor. Die einzelnen Schatten sind meist rund und etwas unscharf begrenzt, die Veränderungen sind häufiger beid- als einseitig. Hilusverbreiterungen als Ausdruck von Lymphknotenschwellungen kommen gelegentlich vor. Die Rundherde können einschmelzen, aber doch seltener als bei der Staphylokokkenpneumonie (Iversen 1948).

Pathologisch-anatomisch sind zwei Pneumonieformen zu unterscheiden:

1. Die interstitielle und
2. die lobuläre, konfluierende.

Die Befunde beim Menschen stimmen makroskopisch und histologisch weitgehend mit den tierexperimentellen Untersuchungen von Blake und Cecil (1920) überein.

b) Komplikationen

Häufig findet man Ergüsse, zum Teil sogar erheblichen Ausmaßes, die zu einem großen Prozentsatz in Empyeme übergehen (Keefer u. Mitarb. 1941). Eine gefürchtete Komplikation mit schlechter Prognose ist die Bacteriämie. Da die meisten Streptokokkenpneumonien sekundär einen bereits durch eine Vorkrankheit geschwächten Organismus treffen, ist die Mortalität bei Streptokokkenpneumonien hoch, bis zu 32% (BULLOWA und GLEICH 1938 sowie MILLER und LUSK 1918).

Die Behandlung besteht in massiven Penicillingaben, sofern nicht durch die Resistenzbestimmung der Erreger ein anderes Antibioticum sich wirksamer zeigt.

15. Die Staphylokokkenpneumonie

Eine *primäre* Staphylokokkenpneumonie ist bei Erwachsenen ebenso selten wie die Streptokokkenpneumonie (REIMANN 1933; KIRKETREPP 1942; GIBSON und BELCHER 1951), bei Säuglingen und Kleinkindern dagegen schon häufiger (BLUMENTHAL und NEUHOF 1946; BINDER 1955). Am häufigsten wird der Staphylococcus aureus gefunden und als Erreger angeschuldigt. Er dringt, vor allem bei einem vorgeschädigten Organismus, von den oberen Luftwegen in die Lungen ein. Zweifelsohne haben in den letzten Jahren die Staphylokokkenpneumonien besonders bei Kindern und Säuglingen, aber auch ganz allgemein zugenommen (SCHOENMACKERS 1960). Sie betragen etwa 10% aller Pneumonien.

Wie bereits erwähnt, sind die Staphylokokkenpneumonien meist Sekundärinfektionen, wobei häufig vorausgegangene Virusinfekte, besonders durch Schädigung des Tracheal- und Bronchialepithels, die Leitschiene für den Staphylokokkeninfekt darstellen. Dies ist besonders bei der Grippe der Fall (BURGESS und GORMLY 1930; FINLAND u. Mitarb. 1942). Aber auch bei allgemeinen Staphylokokkenpyämien nach Furunculose, Osteomyelitis (BEAU u. Mitarb. 1953) und selbst bei nur oberflächlichen Hautinfekten kann es zu metastatisch bedingten Staphylokokkenpneumonien kommen. Die Staphylokokkenpneumonie beginnt häufig zunächst schleichend, gelegentlich aber auch abrupt, aus heiterem Himmel mit hohen Temperaturen und Schüttelfrost, schwerem allgemeinen Krankheitsgefühl. Es folgen Kurzatmigkeit, Husten, Auswurf, gelegentlich auch Pleuraschmerzen und Cyanose. Die Temperaturen zeigen größere Remissionen, und die Fieberkurve kann septischen Charakter haben. Im Blutbild besteht eine Leukocytose mit toxischen Granulationen der Neutrophilen. Der Perkussionsbefund ist davon abhängig, ob ein größerer Bezirk infiltriert ist oder mehrere kleine Herde vorliegen. In dem einen Fall ist eine Dämpfung nachweisbar, im anderen Fall kann der Klopfschall regelrecht sein. Das gleiche gilt für die Auskultationsphänomene. Bei der zusammenhängenden Infiltration und flächenhaften Verschattung kann Bronchialatmen mit feinblasigen, klingenden Rasselgeräuschen zu hören sein. Liegen multiple, kleine Herde vor, braucht das Atemgeräusch nicht verändert zu sein. Rasselgeräusche können dabei aber wahrgenommen werden. Im Gegensatz zu den Viruspneumonien geht also der physikalische Befund mit dem röntgenologischen weitgehend parallel.

Im *Röntgenbild* findet man zusammenhängende, flächenhafte Verschattungen (Abb. 41a u. b), häufiger aber multiple, kleinere Herde, dann meist rundlich mit unscharfen Grenzen und nicht auf einen Lappen beschränkt (Abb. 42). Die Staphylokokkenpneumonien neigen zu Absceßbildung, die für sie geradezu charakteristisch ist. Man sieht häufig multiple, kleine Abscesse, aber auch nur Solitärhöhlen (Abb. 43). Die Absceßmembran kann sehr dünn sein, so daß der Eindruck lufthaltiger Lungencysten entsteht (CHICKERING und PARK 1919; KANOF u. Mitarb. 1934; SMITH 1935; MCGREGOR 1936; TROISIER u. Mitarb. 1936; NICHOLSON 1950; DEBRÉ u. Mitarb. 1952; BROCK 1945; BOULOUYS u. Mitarb. 1953; KEIZER 1952; FELSON 1952; KLAMI 1953; CAMPBELL u. Mitarb. 1954; MEYER 1955; ROCCO und ROTTINI 1955; SCHMID 1955; VIALLARD und HÉLLE 1955; BOSSI 1957; MORIN u. Mitarb. 1957; KREPLER 1958; SCHULTZE 1959; ODENTHAL 1960). Im Sputum sind dann reichlich Staphylokokken nachweisbar. Das mengenmäßig reichliche Sputum ist eitrig, gelegentlich auch blutig tingiert. Da Staphylokokkenpneumonien als Nachkrankheit bei der Grippe ein häufiges Ereignis sind (FINLAND u. Mitarb. 1942; ODENTHAL 1960), andererseits infizierte Lungenembolien eine Staphylokokkenpneumonie vortäuschen können, ist eine differentialdiagnostische Abgrenzung gegen diese Erkrankungen notwendig (ODENTHAL 1960).

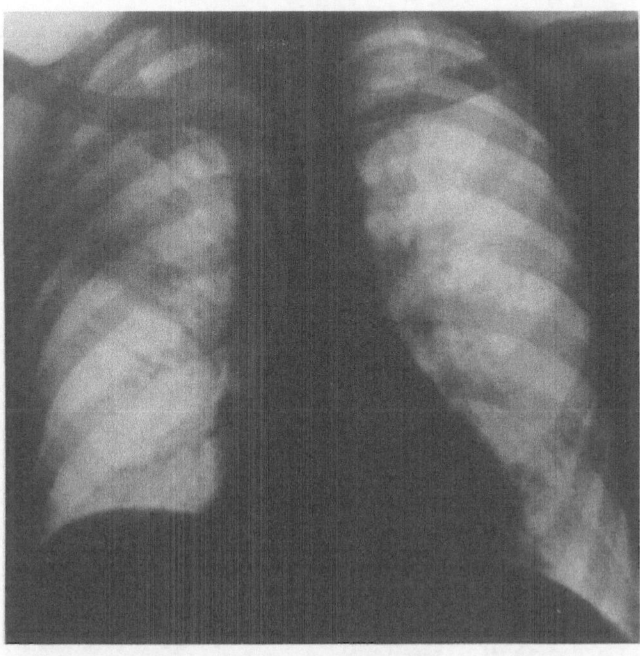

Abb. 41 a. Staphylokokkenpneumonie im rechten Oberlappen. (6. 3. 61)

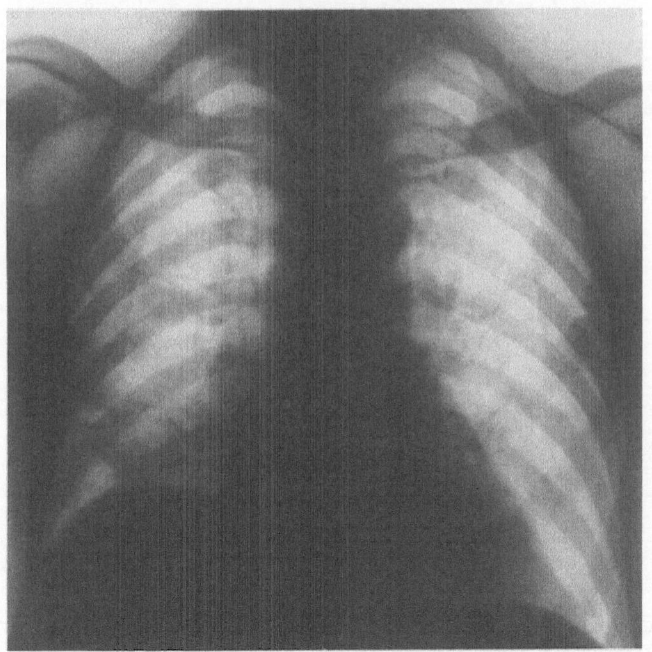

Abb. 41 b. Derselbe Kranke wie bei Abb. 41 a am 23. 3. 61: Mittellappenpneumonie. (G. K., 50jähriger Mann)

Im *Blutbild* bestehen eine Leukocytose von 15000—30000, eine Linksverschiebung und toxische Granulation der Neutrophilen. Kurzatmigkeit, Husten, Cyanose und Brustschmerzen sind obligate Symptome bei Pneumonie, daher auch bei der Staphylokokkenpneunomie vorhanden.

Die *Prognose* der Erkrankung ist dubiös, da bei schweren Fällen schon innerhalb weniger Tage nach Krankheitsbeginn der Exitus letalis eintreten kann. BULLOWA und

GLEICH (1938) geben die Mortalität vor Einführen der Sulfonamide und Penicilline mit 50% an. Sie ist unter der modernen Therapie sogar noch weiter angestiegen (FINLAND u. Mitarb., 1959) (Abb. 44).

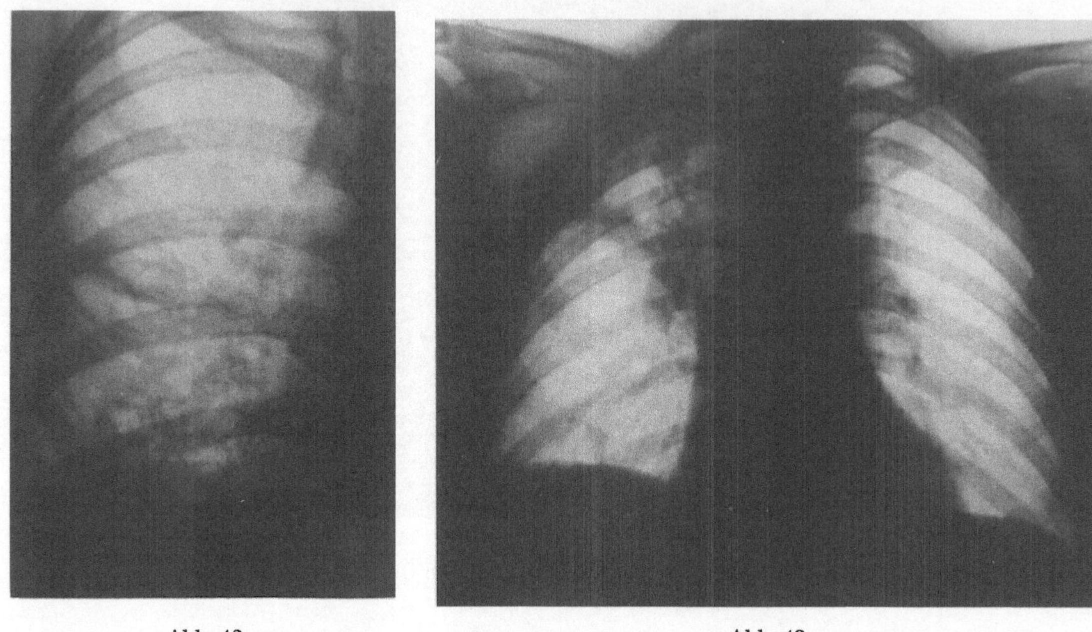

Abb. 42 Abb. 43

Abb. 42. Staphylokokkenpneumonie mit multiplen, kleinen Abscessen im rechten Unterlappen. (M. H., 25jährige Frau)

Abb. 43. Staphylokokkenpneumonie im rechten Oberlappen mit solitärer Absceßhöhle. (E. St., 73jährige Frau)

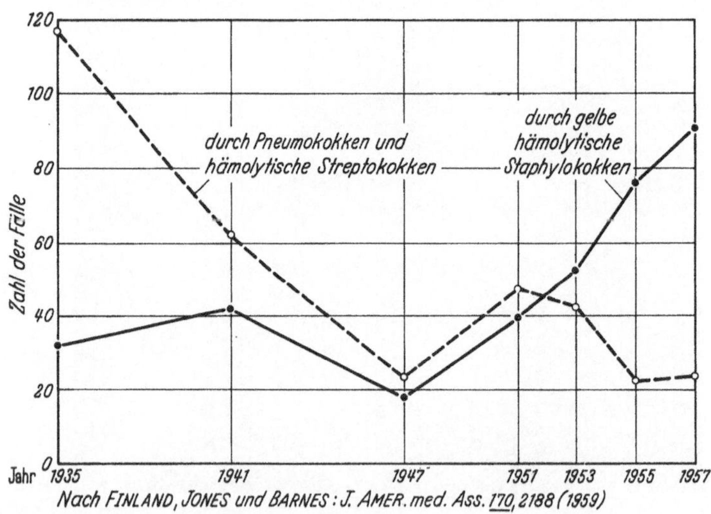

Abb. 44. Tödliche septische Erkrankungen am Boston City Hospital in den Jahren seit Einführung der Sulfonamide und Antibiotica

Komplikationen. Es treten, ähnlich wie bei der Streptokokkenpneumonie, häufig auch Ergüsse auf, die in Empyeme übergehen können (BENWARD 1947).

Die *Diagnose* stützt sich auf den massenhaften Befund von Staphylokokken im Sputum. Unter den Antibiotika hat sich neuerdings Ilothycin in hoher Dosierung als wirksam erwiesen.

16. Die Enterokokkenpneumonie

1945/46 hat LÜDIN an Hand eigener Beobachtungen und der Literatur die Enterokokkenpneumonie beschrieben. Die Enterokokken gehören zu den polymorphen Streptokokken. Das Röntgenbild der Enterokokkenpneumonie unterscheidet sich nicht von dem der Streptokokken- und Staphylokokkenpneumonien. Außer LÜDIN (sieben Fälle) haben noch weitere Autoren über Enterokokkenpneumonien (GERHARTZ 1933, 1934; HEESEN 1934; D'ANTONA 1934; KOCH 1935) berichtet. Die Enterokokkenpneumonien befallen meist beide Lungen und wahren dabei eine gewisse Symmetrie. Im Sputum sind bakteriologisch Enterokokken in Reinkultur, aber auch gemeinsam mit Staphylokokken und Streptokokken zu finden. Das Sputum ist eitrig, häufig hämorrhagisch und mengenmäßig reichlich. Es besteht in den meisten Fällen eine Leukocytose mit Linksverschiebung. Pleuraergüsse kommen offenbar etwas seltener vor als bei den anderen bakteriellen Infektionen. Die Enterokokken sind gegenüber Sulfonamiden wenig empfindlich.

17. Haemophilus influenzae (Pfeiffer)-Pneumonie

Der Bacillus Pfeiffer kann als harmloser Saprophyt in den oberen Luftwegen gesunder Menschen, häufig auch bei entzündlichen Prozessen der Luftwege und des Lungenparenchyms im Sputum neben anderen, eindeutig pathogenen Keimen (Pneumo-, Strepto-, Staphylokokken) gefunden werden. Es ist aber noch nicht eindeutig, ob und welche pathogene Rolle der Pfeiffersche Bacillus für entzündliche Erkrankungen des Bronchialsystems und Lungenparenchyms spielt.

Soviel gilt aber heute als gesichert, daß der Haemophilus influenzae, der von PFEIFFER, seinem Entdecker, für den Erreger der Grippe gehalten wurde, nicht der primäre Erreger der Grippe ist. Wird er bei einer Virusgrippe gefunden, hat er die Bedeutung eines Sekundärinfektes, für den das Grippevirus Wegbereiter war. Eine primäre Pfeiffersche Influenza-Pneumonie ist beim Menschen wohl sehr selten. Die Diagnose kann nur dann als gesichert gelten, wenn neben dem Bacillennachweis im Sputum der Haemophilus influenzae auch und als einziger Erreger im Pleuraerguß nachgewiesen wird und die serologischen Untersuchungen positiv sind.

Immerhin gelingt es im Tierversuch durch intratracheale Übertragung des Pfeiffer-Bacillus eine Influenzapneumonie zu induzieren (BLAKE und CECIL 1920), und beim Menschen kann der Bacillus haemophilus influenzae eine Influenza-Meningitis, -Endocarditis und -Pyämie hervorrufen.

Im *Röntgenbild* sind fleckförmige, unscharfe, nicht sehr dichte Verschattungen zu sehen (COCCHI 1952; HEGGLIN 1956).

18. Pneumonien durch Brucella Bang

Die Infektion mit Brucella abortus Bang oder Melitensis führt bei Rindern und Schweinen zum seuchenhaften Verwerfen. Sie kann auch auf den Menschen durch Milch und Milchprodukte, die von Bang-infizierten Kühen stammen, oder durch direkten Kontakt mit kranken Tieren übertragen werden. Daher erkranken meist Landwirte, Melker, Abdecker, Fleischer und Tierärzte an Morbus Bang.

Die Inkubationszeit beträgt im Durchschnitt 3 Wochen, gelegentlich auch mehrere Monate.

Das *klinische Bild* ist im Beginn uncharakteristisch mit Kopfschmerzen, Gliederschmerzen, Magen- und Darmbeschwerden. Das Fieber steigt allmählich an. Plötzlicher Fieberbeginn mit Schüttelfrost ist selten. Die Fieberkurve zeigt einen wellenförmigen Verlauf; Temperatursteigerungen bis 40° C kommen vor, klingen allmählich wieder ab, und nach einem fieberfreien Intervall steigt das Fieber wiederum allmählich an und so fort.

Solche Fieberwellen (Febris undulans) können sich über Wochen und Monate hin erstrecken. Auffallend und zugleich charakteristisch für Morbus Bang ist der Gegensatz von hohem Fieber zu gutem Allgemeinbefinden und geringer subjektiver Beeinträchtigung. Die Kranken können trotz des hohen Fiebers sogar noch arbeitsfähig sein. Das Sensorium ist klar, der Kreislauf nicht irritiert, der Puls normal oder gering erhöht, sodaß eine relative Bradykardie vorliegt.

Im Blutbild finden sich, wenn Komplikationen fehlen, fast stets eine Leukopenie und relative Lymphocytose. Die Monocyten sind meist vermehrt, während Eosinophile oft fehlen. Die Blutsenkung ist nur mäßig beschleunigt. Der Krankheitsablauf ist abhängig von der Virulenz der Erreger und dem Grad der Antikörperbildung im Organismus. Die Erkrankung kann nach einigen Fieberschüben spontan zur Ausheilung kommen (chronische benigne Form), kann aber auch zur metastatischen Absiedlung in der Milz, in der Leber, im Skelet, in der Schilddrüse und in den Lungen führen (chronische maligne Form). Das Krankheitsbild hat dann septischen Charakter und führt häufig zum Tode. Schließlich gibt es akute, foudroyant-septische Krankheitsabläufe mit tödlichem Ausgang.

Eine Lungenbeteiligung bei Morbus Bang ist von einer Reihe von Autoren beobachtet worden (BASTAI 1927; HARDY 1929; BEATTY 1937; GRIESEMER 1942; CHASSOT 1940; ELSOM 1942; HARVEY 1948; MARKOFF 1940; ORIE 1951; STETTBACHER und WEGMANN 1949; COCCHI 1952; SHAHIN 1960). Obwohl bronchopulmonale Prozesse beim Morbus Bang häufig sind, führen sie selten im klinischen Bild zu markanten Symptomen, sondern werden durch die allgemeinen Krankheitserscheinungen des Morbus Bang überdeckt. MARKOFF (1940) hat bei seinem Krankengut folgende Lokalisationsmöglichkeiten entzündlicher Veränderungen der Respirationsorgane beobachtet:

1. Rhinitis, Pharyngitis, Laryngitis.

2. Eine Bronchitis der großen und kleinen Bronchien mit Bevorzugung der Spitzenfelder. Im Röntgenbild ist dabei eine vermehrte Lungenzeichnung wahrzunehmen.

3. Eine Lymphknotenschwellung am Hilus beiderseits. Entsprechend im Röntgenbild eine doppelseitige, nach lateral zu polycyclisch begrenzte, dichte Hilusverschattung. Die Rückbildung der Lymphome erfolgt entsprechend dem protrahierten Krankheitsverlauf langsam.

4. Die Lymphknotenschwellung im Hilus mit perihilärem Bang-Infiltrat. Sie ist die häufigste Erscheinungsform und muß differentialdiagnostisch gegen Viruspneumonien und Tuberkulose abgegrenzt werden.

5. Die Bang-Bronchopneumonie geht häufig auch vom Hilus aus und ist nach den Mittel- und Unterfeldern entwickelt, sie kann aber auch peripher vom Hilus abgesetzt in einem oder mehreren Herden gleichzeitig und nacheinander angetroffen werden. Der Auskultationsbefund ist meist gering, die Körpertemperatur kann subfebril, aber auch hochfieberhaft sein. Im weißen Blutbild bleiben Leukopenie und Lymphocytose trotzdem erhalten.

Einen 6. Typ, die miliare Bang-Bronchopneumonie, haben STETTBACHER und WEGMANN (1949) beobachtet. Sie konnten dabei im Sternalmark als Ausdruck des Generalisationsstadiums der Erkrankung Bang-Granulome nachweisen, die in Milz, Leber, Lymphknoten, Knochenmark und in den Lungen zur Entwicklung kommen. Im Lungenröntgenbild erzeugen sie miliare Schattenherde.

Die Entwicklung der entzündlichen Lungenherde erfolgt rasch. Ihre Rückbildung erfordert mitunter Wochen oder Monate.

Außer den pulmonalen Prozessen ist auch häufig eine fibrinöse oder serofibrinöse Bang-Pleuritis vorhanden, die sich im Röntgenbild als Sinus- oder Interlobärerguß nachweisen läßt. Schließlich muß noch das Empyem erwähnt werden.

Die Bang-Bronchopneumonie ähnelt röntgenologisch der Grippepneumonie und der Ornithose (GSELL 1954).

Pathologisch-anatomisch findet man einzelne Entzündungsherde, die histologisch ein leukocytenarmes, großzelliges, flüssigkeitsreiches Alveolarexsudat aufweisen. Es handelt sich bei den großen Zellen wohl um Alveolarwandzellen und Zellen aus dem Zwischengewebe. Die Hiluslymphknoten sind hyperämisch, die Sinusendothelien geschwollen. Vereinzelt sind im Lungengewebe lymphatische Knötchen zu finden, die typischen, epitheloidzelligen Bang-Granulome.

Die *Diagnose* wird durch die Agglutination, die Komplementablenkungsreaktion und den Hauttest, evtl. mit einer Bang-Vaccinesalbe, gesichert.

Komplikationen. Im Verlauf der Erkrankung, die sich über 3—4 Monate hinzieht, können eine Thrombophlebitis, Orchitis und Mastitis auftreten. Heftige Knochenschmerzen weisen auf eine Bang-Osteomyelitis hin, wobei die Wirbelkörper eine Lieblingslokalisation sind. Die Bang-Spondylitis ist außerordentlich schmerzhaft.

Die *Prognose* der Erkrankung ist relativ günstig, die Mortalität wird mit 0,7 bis höchstens 14 % angegeben.

Therapeutisch ist Aureomycin mit gutem Erfolg angewendet worden.

Differentialdiagnostisch ist die Bang-Bronchopneumonie gegen die Tuberkulose abzugrenzen, da bei der Bang-Bronchopneumonie wohl als Folge toxischer Gefäßschädigung Lungenbluten auftreten kann (MARKOFF 1940). Die herdförmigen Schatten in der Peripherie, perihilär und die Lymphknotenschwellungen ähneln den Lungenveränderungen bei der Grippepneumonie und den Viruspneumonien. Die differentialdiagnostische Trennung muß serologisch erfolgen.

19. Tularämie

Die Tularämie hat ihren Namen von der kalifornischen Landschaft Tulare. Sie tritt in Nordamerika, Japan und Europa auf, vorwiegend in Rußland, wo größere Epidemien während des letzten Krieges bei den russischen Armeen, aber auch bei deutschen Soldaten beobachtet wurden. Einzelerkrankungen, wie auch Epi- und Endemien, sind in Norwegen, Schweden, in der Türkei und im Marchfeld bei Wien vorgekommen. Der Erreger ist das Bakterium tularense. Erregerreservoire sind infizierte Nagetiere, Kröten und Wildvögel. Als Überträger spielen die Pferdefliegen, Zecken und Bettwanzen eine Rolle, in denen sich die Erreger bis zu $1^1/_2$ Jahren virulent erhalten können.

a) Klinisches Bild

Nach einer Inkubationszeit von 4—5 Tagen beginnt die Krankheit akut mit hohem Fieber, häufiger aber subakut mit allmählich ansteigenden Temperaturen. Die Krankheit tritt — offenbar in Abhängigkeit von der Eintrittspforte des Erregers —

1. als typhoide Form,
2. als Hauttularämie,
3. als Augentularämie und
4. als Drüsentularämie auf.

RANDERATH (1944) teilt die Tularämieformen ein:

A. Der tularämische Primärkomplex.

  I. Die äußeren tularämischen Primärkomplexe.
    1. Die cutano-glanduläre Form.
    2. Die oculo-glanduläre Form.
    3. Die tonsillo-glanduläre Form.

  II. Die inneren tularämischen Primärkomplexe.
    1. Die thorakale (pulmonale) Form der Tularämie.
    2. Die abdominale (intestinale) Form der Tularämie.

SCHULTEN (1952) gibt eine eingehende Darstellung der Bakteriologie, Serologie, Epidemiologie, des klinischen Bildes und der pathologischen Anatomie der Tularämie.

b) Röntgenbild

Für den Röntgenologen ist besonders die thorakale bzw. pulmonale Form der Tularämie von Bedeutung. Die auskultatorischen und perkussorischen Befunde sind geringfügig. Röntgenologisch findet man beim inneren Primärkomplex, der thorakalen Form, eine Verbreiterung und Verdichtung des Hilusschattens als Ausdruck tracheobronchialer und bronchopulmonaler Lymphknotenschwellungen. Bei der sekundären Generalisation sind herdförmige und flächenhafte Verschattungen in der Lunge vorherrschend. Sind nur die Lungen betroffen, kann die Diagnose erhebliche Schwierigkeiten bereiten. Besteht aber eine Kombination mit anderen Formen der Tularämie, was meistens der Fall ist, dann ist — besonders unter Berücksichtigung der geographischen Anamnese (IMHÄUSER 1953) — die diagnostische Abklärung leichter. Darstellungen der Veränderungen des Lungenröntgenbildes bei der Tularämie finden wir im deutschen Schrifttum bei SCHULTEN (1952), HEGGLIN (1956), COCCHI (1952), TESCHENDORF (1958), MIKAT und KUHLMANN (1944), GUTZEIT (1944) und IMHÄUSER (1953). Während, besonders nach den Beobachtungen von SCHULTEN (1952), die Lungenveränderungen im allgemeinen nach wenigen Wochen ausheilen, weisen amerikanische Autoren (SANBORN und PURCELL 1957; BLACKFORD und CASEY 1941; FOSHAY 1937; KENNEDY 1942; MORGAN 1947; STUART und PULLEN 1945; THOMAS 1942; IVIE 1955) auf die schlechte Prognose der tularämischen Pneumonie hin. Sie beobachten bei den peripheren Infiltraten Cavernenbildungen (IVIE 1955; SANBORN und PURCELL 1957; OVERHOLT 1960), die in der differentialdiagnostischen Abgrenzung gegen Tuberkulose Schwierigkeiten bereiten. Im sekundären Stadium der Generalisation treten miliare Aussaaten in den Lungenfeldern auf.

Von der 2. Woche ab sind bronchopneumonische Herde nachweisbar, die konfluieren können und dann im Röntgenbild als Lappenverschattung zur Darstellung kommen. Die tularämische Bronchopneumonie beginnt meistens subakut und nicht so stürmisch wie die croupöse Pneumonie. Klinisch tritt sie in Erscheinung durch Atemnot, Husten mit glasigem, aber auch rostfarbenem Sputum, Stechen auf der Brust. Die Schattenherde sind ein- oder beidseitig in der Ein- oder Mehrzahl. Die basalen Lungenabschnitte werden bevorzugt befallen. Die Herde können ovale (SCHULTEN 1952) oder rundliche Formen (BLACKFORD und CASEY 1941; IMHÄUSER 1953) haben. IVIE (1955) hält sphärisch-homogene Verschattungen für typisch für Pneumonia tularense. Besenreiserförmige, vom Hilus ausgehende Schatten sind auch oft zu beobachten (MIKAT und KUHLMANN 1944).

Häufig sind klinisch Bronchitiden zu hören, die sich röntgenologisch in einer Betonung der Lungenzeichnung mit retikulärer Struktur manifestieren.

Eine Lungenbeteiligung wird bei der typhoiden Form in 50—77%, bei den anderen Formen in 8—26% der Fälle festgestellt, während die primär-pulmonale Form selten ist (DENNIS und BOUDREAU 1957).

Die Rückbildung der Herdschatten kann innerhalb weniger Tage einsetzen, aber auch bis zu Wochen und Monaten anhalten (VOGT 1944; SCHULTEN 1952; STUART und PULLEN 1945).

Eine Pleurabeteiligung ist röntgenologisch in 50—69% als Ergußschatten oder Verdichtung eines Interlobärspaltes nachzuweisen (DENNIS und BOUDREAU 1957).

Pathologisch-anatomisch liegen bei dem im allgemeinen gutartigen Verlauf der Erkrankung (NORDMANN und DOERR 1944) wenig Mitteilungen vor. RANDERATH (1944) und später STARCK (1952) beschreiben herdförmige Pneumonien, teilweise mit Einschmelzungen, die von Monocyten und Epitheloidzellen wallartig umschlossen und später von einer bindegewebigen fibrösen Kapsel umgeben sind. Sie finden aber auch in den Alveolen Exsudate mit Leukocyten, Lymphocyten, Plasmazellen und Alveolarzellen.

Die *Diagnose* wird serologisch durch die Agglutination, die von der 2. Woche ab positiv werden kann, durch Komplementablenkung und durch die Intracutanprobe gesichert. Verwertbar ist aber nur ein Agglutinationstiter in einer Verdünnung von mindestens 1:80.

20. Anthrax-Pneumonie

(Lungenmilzbrand, Hadernpneumonie)

Im allgemeinen erfolgt die Anthrax-Infektion des Menschen durch die Haut. Arbeiter, die mit anthraxinfizierten Tieren, Wolle, Fellen oder Lumpen hantieren, können die Milzbranderreger mit dem infizierten Staub inhalieren und einen Lungenmilzbrand acquirieren.

Klinisch stehen Cyanose und Dyspnoe im Vordergrund der Erscheinungen, die durch eine schwere Bronchitis mit eitrigem Sputum verursacht werden. Es entwickeln sich rasch pneumonische Infiltrate. Der Auswurf ist dann schaumig-eitrig. Im Auswurf ist Bacterium anthracis nachzuweisen (MOHR, 1952).

Die *Prognose* ist schlecht. Von 113 Lungen- und Darmmilzbrandfällen starben 108 (LOMMEL 1934, 1939).

Röntgenologisch sind Fleck- und Streifenschatten vorwiegend in den basalen Lungenpartien zu sehen.

21. Pestpneumonie

Pasteurella pestis kann durch Tröpfcheninfektion von Mensch zu Mensch übertragen werden und tritt nur in endemischen Pestgebieten auf. Die Pestpneumonien entstehen häufiger sekundär durch Aspiration von Eiter zerfallender Bubonen der Tonsillen oder metastatisch.

Man sieht im *Röntgenbild* zahlreiche, unterschiedlich große, meist im Lungenmantel lokalisierte Schattenherde (HORMANN 1952).

Die Lungenpest ist seltener als die Bubonenpest. Das Krankheitsbild gleicht dem schwerer, bakterieller Lungenentzündungen.

Die *Prognose* ist sehr ernst. Setzt aber innerhalb von 20 Std nach Krankheitsbeginn eine kombinierte Behandlung mit Chloromycetin, Terramycin und Streptomycin ein, sind die Kranken zu retten (MCCRUMB jr. 1953).

22. Toxoplasmose

Beim Erwachsenen sind chronische Erkrankungen der Lunge bei Toxoplasmose von MOHR und WESTPHAL (1950), FRANKE (1955), ESPERSEN (1957) und SIIM (1960) beobachtet worden, die sich über 1—5 Jahre erstrecken. Klinisch hatten die Kranken Husten, teilweise mit sanguinolentem Auswurf, Fieber bis 39° C, vereinzelt auch Exanthem (MOHR und WESTPHAL 1950). Die Diagnose wurde durch die stark positive Toxoplasmose-Komplementbindungsreaktion und den Neutralisationstest gestellt. Nachweis von Toxoplasmen im Sputum gelang nicht. Eine sichere Diagnose ist intra vitam nur durch den direkten Nachweis des Toxoplasma gondii im Sputum zu stellen, da die serologischen Methoden unsicher sind und nur bei wiederholt positiven Ergebnissen einen diagnostischen Wert besitzen. MOHR (1961) vertritt daher die Ansicht, daß von den in Deutschland mitgeteilten Beobachtungen einer Lungentoxoplasmose bei Erwachsenen die von GOMBERT (1953) serologisch am besten fundiert ist.

Röntgenologisch treten streifige, vom Hilus ausgehende Schatten auf, die als interstitielle Pneumonie gedeutet wurden. Die Hiluslymphknoten sind geschwollen und führen zu einer Verbreiterung der Hilusschatten (FRANKE 1955). Rezidivierende Pneumonien rufen immer an der gleichen Lungenpartie Infiltrationen unter Pleuramitbeteiligung hervor (MOHR und WESTPHAL 1950). In beiden Lungen unregelmäßig verlaufende Streifen können auch in umschriebenen Bezirken flächenartig konfluieren (GOMBERT 1953).

THALHAMMER (1957) weist darauf hin, daß bei der erworbenen Toxoplasmose eine disseminierte, streifige Verschattung beider Lungen bald nach Exanthemausbruch als toxoplasmotische Manifestation im Interstitium der Lungen aufzufassen ist. Dabei besteht fast stets eine Diskrepanz zwischen klinischem Bild, physikalischem Befund und Lungenröntgenbefund.

Bei Neugeborenen und im frühen Säuglingsalter neigt die connatale Toxoplasmose zur Generalisation mit Lungenbeteiligung (Callahan u. Mitarb. 1946; Piekarski und von Törne 1950; Fasser 1955). Das Lungenröntgenbild ist uncharakteristisch und gleicht im akuten und chronischen Stadium dem einer Bronchiolitis, Bronchopneumonie, Viruspneumonie, Histoplasmose oder Miliartuberkulose (Paul 1954).

Die röntgenologischen Lungenveränderungen bei der connatalen Toxoplasmose konnten häufig post mortem histologisch als interstitielle Pneumonie ausgewiesen (Callahan u. Mitarb. 1946; Piekarski und von Törne 1950; Schrick 1951) und durch den Erregernachweis als spezifisch toxoplasmatische Prozesse gesichert werden (Strobel 1951; Siim 1960).

23. Die Viruspneumonie im engeren Sinne

(Primär-atypische Pneumonie unbekannter Ätiologie)

a) Nomenklatur

In den Veröffentlichungen besonders des anglo-amerikanischen Schrifttums finden sich für die gleiche Krankheitsgruppe verschiedene Bezeichnungen, die Verwirrung stiften, so z.B. Influenzapneumonia (Arrasmith 1930), Bronchopneumonia in adolescence (Gallagher 1934), acute influenza pneumonitis (Bowen 1935), acute pneumonitis (Allen 1936; Gallagher 1941), disseminated focal pneumonia (Scadding 1937), acute infection of the respiratory tract with atypical pneumonia, Typ A (Reimann 1938), pneumonitis (Maxwell 1938), acute interstitial pneumonitis (Smiley u. Mitarb. 1939), benign bronchopulmonary inflammations (Ramsay und Scadding 1939), atypical pneumonia with leucopenia (Maxfield 1939), bronchopneumonia of unknown etiology, Variety X (Longcope 1940), primary virus pneumonitis (Adams 1941) und silent bronchopneumonia (Andrews 1942).

Die amerikanische Kommission zur Erforschung der Erkrankungen des Respirationstraktes schlug nun 1942 für diese Krankheitsgruppe als gemeinsame Bezeichnung „primary atypical pneumonia, etiology unknown“ vor, die sich im deutschen Schrifttum nur schwer durchsetzen kann, da hierunter im allgemeinen alle nicht bakteriellen Pneumonien zusammengefaßt werden. Die Krankheitsgruppe der primären atypischen Pneumonien wird im deutschen Sprachraum als Viruspneumonie bezeichnet. Dabei ist aber zu bedenken, daß einerseits die Virusätiologie der primär atypischen Pneumonie nicht absolut sicher bewiesen ist und andererseits viele eindeutig bestimmte Viruspneumonien damit nicht gemeint sind.

b) Geschichtliches

Die primär atypische (Virus-)Pneumonie ist keine neue Krankheitsgruppe. Woillez hat schon 1872 in seinen „Traité des maladies des organes respiratoires“ Pneumonien beschrieben, deren Symptomatologie dem Erscheinungsbild der primär atypischen Pneumonie ähnlich ist. 1890 beobachtete Finkler in Bonn im Verlauf einer Grippeepidemie Pneumonien, welche kaum pathologische Auskultationsphänomene boten und mit trockenem Husten, wenig ergiebigem, uncharakteristischem Auswurf, profusem Schweiße einhergingen. Vereinzelt bestand eine Adynamie oder ein Ikterus.

Die herdförmigen Pneumonien unbekannter Ätiologie verdanken der Einführung der Sulfonamide, speziell der Sulfapyridine, in die Behandlung der bakteriellen Pneumonien ihre Entdeckung als Sonderform der Lungenentzündungen. Es fiel nämlich amerikanischen Ärzten (Reimann 1938; Kneeland und Smetana 1940; Longcope 1940) auf, daß in verschiedenen Städten der Ostküste Nordamerikas eine sehr große Zahl infektiöser Erkrankungen der Respirationsorgane mit geringfügigem oder fehlendem physikalischen Befund über den Lungen auftraten, bei denen röntgenologisch herdförmige Lungenverschattungen ein- und zweiseitig nachweisbar waren und bei denen die bei bakteriellen Pneumonien so erfolgreichen Sulfonamide und Sulfapyridine wirkungslos blieben.

Im deutschen Sprachgebiet sind sulfonamidresistente, herdförmige Pneumonien von Gsell und Engel (1942), Löffler und Moeschlin (1946) und Meythaler u. Mitarb. (1949, 1952) beobachtet worden. Die Zahl der Mitteilungen über kleine und größere Epidemien der primär atypischen (Virus-)Pneumonien ist in den letzten Jahren aus allen Teilen der Erde sehr zahlreich geworden und kaum übersehbar. Eine übersichtliche Darstellung der Viruspneumonien, ihrer klinischen Verlaufsformen, ihrer virologischen, serologischen und epidemiologischen Besonderheiten verdanken wir Rivers und Horsfall (1959).

c) Ätiologie

Reimann (1938) konnte aus einer Gruppe von acht ungewöhnlich schweren Erkrankungen an primärer atypischer Pneumonie bei zwei Kranken ein *filtrierbares Virus* einmal aus dem Nasenrachenraum, ein anderes Mal aus dem Blute nachweisen. Weir und Horsfall (1940) gelang die Isolierung eines Virus aus den Lungenveränderungen und seine Übertragung auf wilde Mungos. Eaton u. Mitarb. (1941, 1947 und 1950) fanden im Sputum und in den entzündlich veränderten Lungenabschnitten einen Erreger, der zu den großen Virusarten gehört und — auf Mäuse übertragen — Lungenentzündungen bei den geimpften Tieren erzeugt, die histologisch denen beim Menschen ähneln. Eine reproduzierbare Isolierung des Virus ist trotz vieler Versuche bisher nicht geglückt.

Übertragungsversuche auf Freiwillige, die die Kommission zur Untersuchung von Respirationskrankheiten in Amerika durchgeführt hat, ergaben die Übertragbarkeit der Krankheit durch filtriertes Material auf den Menschen und machen somit die Virusätiologie wahrscheinlich.

Der häufige Nachweis des *Streptococcus MG 344* in den Lungen von Leichen (75%), im Rachen von Kranken mit atypischer Pneumonie (55%) gegenüber Gesunden (12%) und andersartigen Erkrankungen der Atemwege (25%) veranlaßte einige Autoren (Thomas 1943; Curnen 1944; Horsfall u. Mitarb. 1943, 1946, 1947), den Streptococcus MG 344 für die atypische Pneumonie ätiologisch anzuschuldigen, da auch die Agglutinine auf Streptococcus MG 344 gelegentlich bei der Erkrankung erhöht waren. Er ist aber nicht filtrierbar.

Die positiven Übertragungsversuche mit filtriertem Material machen daher die Virusätiologie wahrscheinlicher. Vielleicht stellt der Streptococcus MG 344 nur eine häufige Sekundärinfektion bei der primär atypischen (Virus-)Pneumonie dar.

d) Epidemiologie

Die Krankheit tritt sporadisch, dann meist schwer (Reimann, 1950) und unabhängig von der Jahreszeit oder häufig endemisch in der kalten Jahreszeit (Reimann und Havens 1940; Young u. Mitarb. 1943) in allen Erdteilen auf, bevorzugt offenbar junge, verschont aber alte Menschen nicht und verläuft bei ihnen meist schwer. Die Übertragung erfolgt fast ausschließlich von Mensch zu Mensch durch Tröpfcheninfektion, sie soll aber auch durch Gegenstände möglich sein (Ferreira 1950; Tumulty 1944).

Auf Grund der amerikanischen Übertragungsversuche auf Freiwillige kann die Inkubationszeit mit 12—19 Tagen angenommen werden.

Ob das Überstehen der Krankheit Immunität hinterläßt, ist noch fraglich. Jedenfalls hat Berryhill (1943) mehrere Rückfälle innerhalb von Monaten bis zu 2 Jahren beobachtet.

e) Symptomatologie und klinischer Verlauf

Die primär atypische (Virus-)Pneumonie ist im allgemeinen eine gutartige Erkrankung. Prädisponierende Faktoren (körperliche Anstrengungen, stärkere Abkühlungen) waren bisher nicht sicher nachzuweisen. Der Krankheitsverlauf ist im allgemeinen leicht bis mittelschwer. In der Mehrzahl der Epidemien betrug die Inkubationszeit 7—21 Tage. Dingle und Finland (1942) sowie Reimann (1943) teilten aber Erkrankungen mit, bei denen die Inkubation nur 1—2 Tage betragen haben soll, Goodrich (1942) dagegen solche mit einer Inkubationszeit von 28 Tagen. Die Krankheit beginnt gewöhnlich mit einem mittelhohen Fieber zwischen 38 und 39°, das aber auch bis 40° ansteigen kann. Häufig ist der Fieberverlauf doppelgipflig (Reimann 1938). Es bestehen am Anfang sehr oft Rhinitis, Pharyngitis und starke Schweiße. Die regelmäßigsten und beständigsten Symptome während der febrilen Periode der Erkrankung sind Husten und meist wenig Auswurf. Das Sputum ist zäh, kann häufig schlecht abgehustet werden, ist glasig, farblos bis leicht gelblich. Gelegentlich ist es etwas blutig, aber nie rostbraun. Kulturell wird die übliche Bakterienflora des Respirationstraktes nachgewiesen.

Der physikalische Befund über den Lungen ist meist spärlich. Manchmal sind über einzelnen Lungenabschnitten Dämpfungen zu perkutieren und wenige, feuchte, teilweise auch trockene Rasselgeräusche zu hören. Der geringe physikalische Befund über den Lungen steht oft in einem krassen Gegensatz zu dem röntgenologischen Befund, auf den später noch eingegangen wird.

Subjektiv wird oft über Brustschmerzen, besonders retrosternale Schmerzen, Kopfschmerzen, Abgeschlagenheit und Mattigkeit geklagt. Gelegentlich treten Pleuraschmerzen oder Leibschmerzen auf, die als Appendicitis fehlgedeutet werden und zur Appendektomie führen (Owen 1944).

Ein Herpes labialis ist sehr selten, ein Milztumor kann in 10% der Fälle beobachtet werden (Zimmermann 1953).

Herz und Kreislauf werden durch die Erkrankung wenig beeinträchtigt. Der Puls ist häufig bradykard. Bei schwerem Krankheitsverlauf und Komplikationen sind auch Tachykardien von 100—135 Pulsschlägen/min mitgeteilt worden. Die Atemfrequenz ist regelrecht. Bei älteren Menschen und Komplikationen kommt es zur Tachypnoe und Cyanose.

Jüngere Menschen, die am häufigsten von der Erkrankung befallen werden, bieten einen meist milden bis mittelschweren Krankheitsverlauf. Das Fieber hält gewöhnlich 5—8 Tage an und klingt bei 85% der Erkrankungen lytisch und in 15% kritisch ab. Die Krankheitszeichen und physikalischen Befunde gehen langsam zurück. Die Rekonvaleszenz ist protrahiert. Husten, geringer Auswurf und Müdigkeit bestehen oft noch einige Wochen nach Abklingen des akuten Infektes fort. In dieser Zeit ist der Appetit noch vermindert, und es kommt zu Gewichtsverlust von 5—30 Pfund.

Somnolenz, Desorientierung und delirante Zustände sind selten und treten nur bei schweren Erkrankungsfällen auf.

f) Laboratoriumsbefunde

Die *Blutkörperchensenkungsgeschwindigkeit* ist zumeist leicht oder gar nicht erhöht. Das *rote Blutbild* bietet keine Auffälligkeiten. Die Zahl der *weißen Blutkörperchen* ist normal, häufig aber auch vermindert (Dingle 1947; Glendy u. Mitarb. 1945; Longcope 1940; Maxfield 1939; McKinlay 1942; Murray 1940; Reimann 1938, 1943, 1944, 1945, 1947, 1950; Reimann u. Mitarb. 1939 1940, 1942; Zimmermann, zit. bei Hegglin 1956). Leukocytosen sind selten (Adams 1941; Reimann 1938; Murray 1940).

Im Differentialblutbild sind die Stabkernigen teilweise leicht, die Eosinophilen nur selten erhöht. Die Lymphocytenzahl ist im Beginn der Erkrankung normal bis erhöht (Moeschlin 1943) und steigt in der postinfektiösen Phase zu einer so starken Lymphocytose an, wie sie nach anderen Erkrankungen nicht zu beobachten ist.

Die *Kälteagglutination* der Erythrocyten ist bei der primär atypischen (Virus-)Pneumonie in 50—60% positiv und gilt für die Erkrankung als charakteristisch. Peterson u. Mitarb. (1943) haben auf den Zusammenhang der positiven Kälteagglutination mit der primär atypischen Pneumonie und ihre große Bedeutung für die Diagnose hingewiesen. Turner (1943), Horstmann und Tatlock (1943) fanden sogar in 80—93% der Erkrankungsfälle während einer Epidemie eine positive Kälteagglutination. Sie braucht zu ihrer Entwicklung im Serum einige Tage. Der Titer steigt im allgemeinen von der 2. bis zur 4. Woche stärker an, um dann wieder allmählich zurückzugehen. Er kann aber auch über mehrere Monate erhöht bleiben. Von den meisten Autoren werden positive Kälteagglutinationen in 30—50% der Erkrankungen gefunden (Commission on A.R.D., 1944; Finland u. Mitarb. 1945; Freedman und Mirsky 1944; Horstmann und Tatlock 1943; McCarty und Infield 1944; Meiklejohn 1943; Peterson u. Mitarb. 1943; Streeter u. Mitarb. 1944; Turner 1943; Turner u. Mitarb. 1943).

Das Auftreten der Kälteagglutination und die Höhe des Titers sollen in Beziehung zu der Schwere der Erkrankung und der Ausdehnung der entzündlichen Lungenveränderungen stehen (Commission on A.R.D., 1944; Finland u. Mitarb. 1945; McNeill 1945). Die Kälteagglutination ist aber für die atypische Pneumonie nicht streng spezifisch. Sie wurde auch im Serum von Patienten mit Trypanosomen-, Lebererkrankungen und hämolytischen Anämien positiv gefunden (Dammin und Weller 1945; Favour 1944; Fetter-

MAN u. Mitarb. 1944; FREEDMAN und MIRSKY 1944; ROSE 1945; SINGARN u. Mitarb. 1944; STRATTON 1943; VISWANATHAN und NATARAJAN 1945).

Die Agglutination auf Streptococcus MG schwankt in der Häufigkeit der positiven Ergebnisse noch stärker als die Kälteagglutination bei den einzelnen Epidemien. Dies beruht aber wahrscheinlich darauf, daß die Agglutination auf Streptococcus MG noch später auftritt als die Kälteagglutination (JORDAN u. Mitarb. 1951).

Bei stark erhöhtem Kälteagglutinationstiter kann es zu klinischen Symptomen durch die Agglutination kommen (HELLWIG u. Mitarb. 1943; HEGGLIN 1946; MCNEILL 1945). So ist unter Einwirkung von kalter Luft eine dunkelblau-rote Verfärbung der Hände, Füße, Ohren und Nase zu beobachten. Wahrscheinlich kommt es durch die Abkühlung der Haut zu Erythrocytenagglutinationen in den peripheren Gefäßen und zu teilweiser Verstopfung der Gefäße mit Verlangsamung der Zirkulation in der Peripherie. Infarzierungen an Extremitäten sind aber sehr selten. HEGGLIN (1956) sah einmal eine Gangrän der Fingerspitzen und MCNEILL (1945) eine Lungenembolie.

g) Der Röntgenbefund der primär atypischen (Virus)-Pneumonie

Da der physikalische Befund über den Lungen in einem hohen Prozentsatz der Erkrankung keine oder nur sehr geringfügige pathologische Perkussions- und Auskultationsphänomene bietet, gelingt im allgemeinen nur durch das Röntgenbild der Nachweis einer

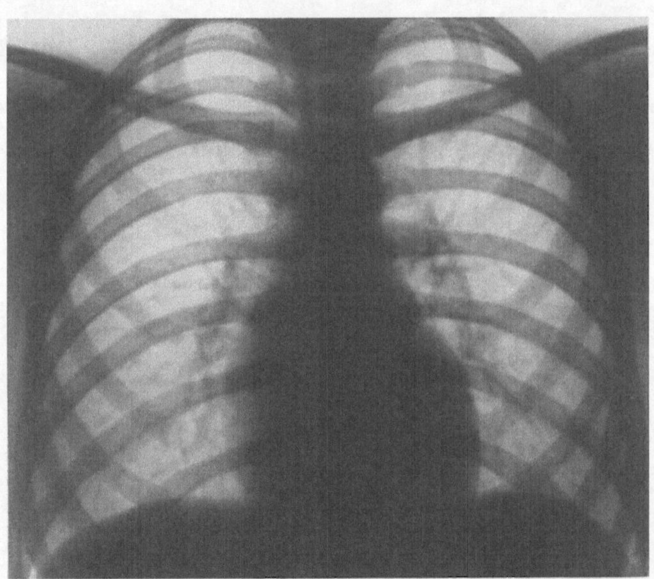

Abb. 45. Primär atypische Pneumonie. Hilusverbreiterung links mit deutlich vermehrter, perihilärer, streifiger Lungenzeichnung. (E. A., 15jähriges Mädchen)

entzündlichen Lungenerkrankung. Man kann röntgenologisch vier verschiedene Typen von Veränderungen unterscheiden (HEGGLIN 1956), und zwar:

1. verstärkte Hiluszeichnung,
2. Hilusverbreiterungen mit deutlich vermehrter perihilärer streifiger Lungenzeichnung (Abb. 45),
3. Fleck- und Flächenschatten häufig homogen, milchglasartig, von geringer Dichte, und
4. dichte flächenhafte Verschattungen (Abb. 46a u. b, 47a u. b, 48).

Die pathologischen Schatten zeigen sich im Röntgenbild schon sehr früh, vom 2. und 3. Erkrankungstag ab. Man kann einen Schattenherd oder eine Ansammlung sehr vieler Herde finden, die nur auf einen Lungenlappen beschränkt, aber auch in mehreren Lappen und in beiden Lungen lokalisiert sein können. Ihre Flächenausdehnung ist unterschiedlich.

Einige Herde haben die Größe von miliaren Knoten, andere erfassen einen ganzen Lappen (ALLEN 1936; HAERING und HEYDEN 1942; DINGLE 1944, 1947; CARNIEL 1953; GUNDERSEN 1944; HARTWEG 1952; HEGGLIN 1954, 1956, 1960; HORNIBROOK und NELSON

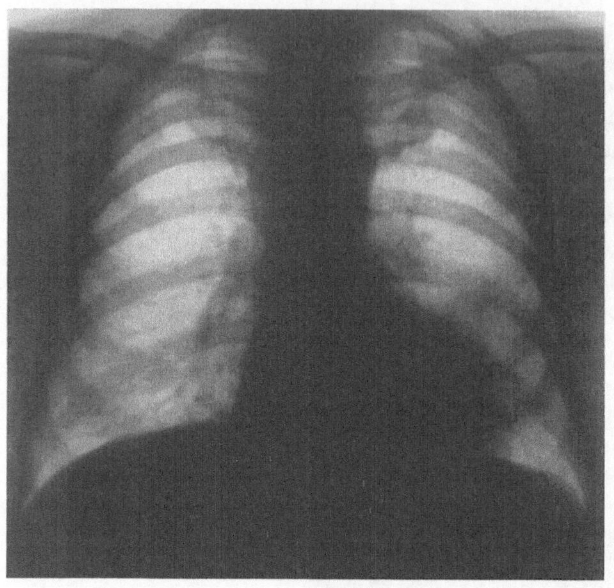

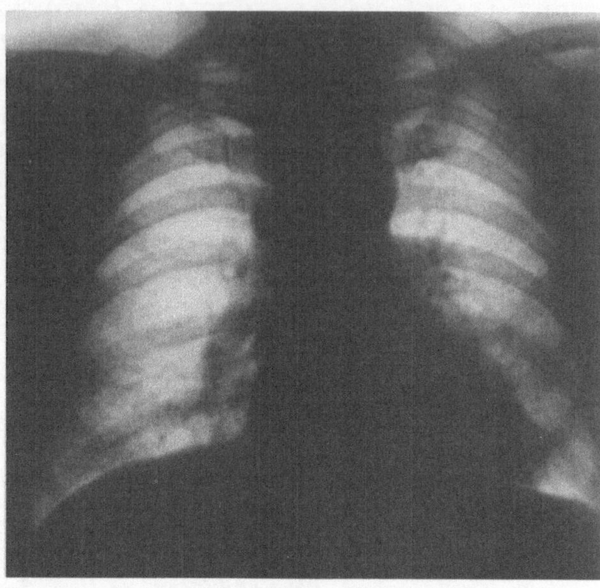

Abb. 46a Abb. 46b

Abb. 46a. Primär atypische Pneumonie, linker Unterlappen und Lingula. (G. W., 56jähriger Mann.) Kälteagglutination 1:256. (22. 12. 55)

Abb. 46b. Derselbe Kranke wie bei Abb. 46a am 4. 1. 56

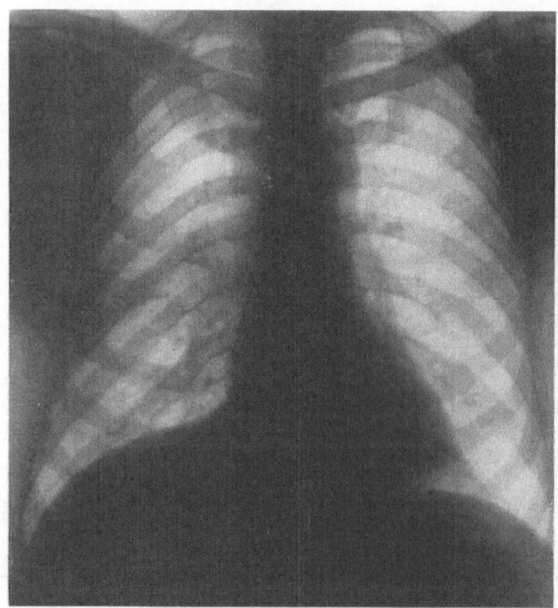

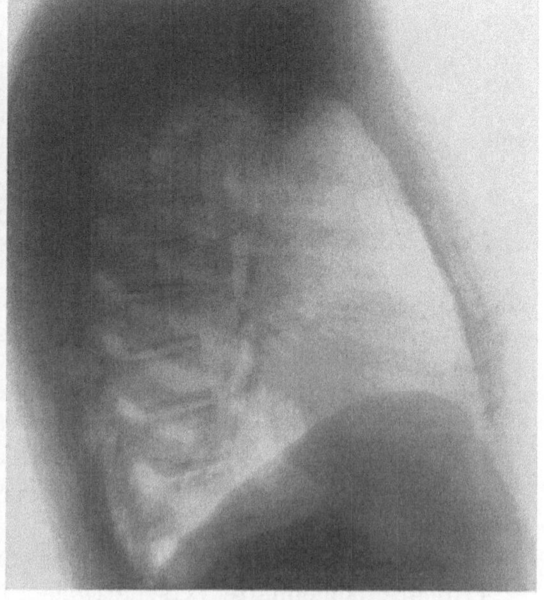

Abb. 47a Abb. 47b

Abb. 47a. Primär atypische Pneumonie rechter Oberlappen. (L. G., 59jähriger Mann.) Kälteagglutination 1:256

Abb. 47b. Rechtes Seitenbild zu Abb. 47a

1940; Imhäuser 1949, 1951; Jennings 1952; Jordan u. Mitarb. 1951; Kühn und Gericke 1948; Laurell 1948; Lasch 1950; Levene und Sterman 1944; Maret 1947; Maxwell 1938; Needles und Gilbert 1944; Owen 1944; Reich u. Mitarb. 1947;

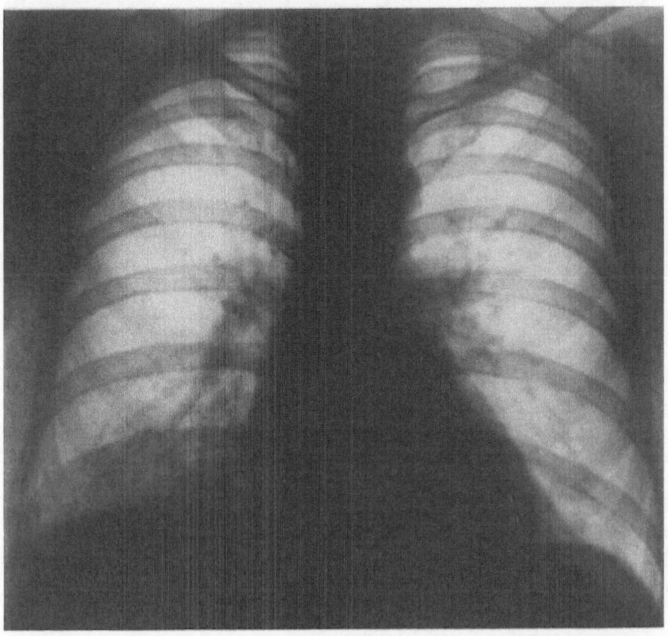

Abb. 48. Primär atypische Pneumonie rechter Unterlappen. (G. W., 44jähriger Mann.) Kälteagglutination negativ

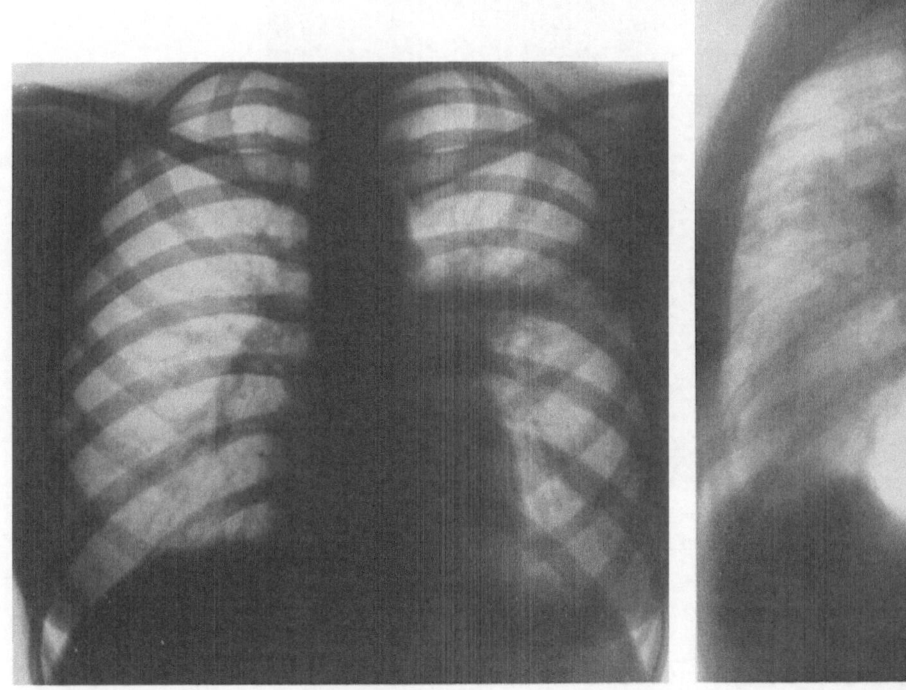

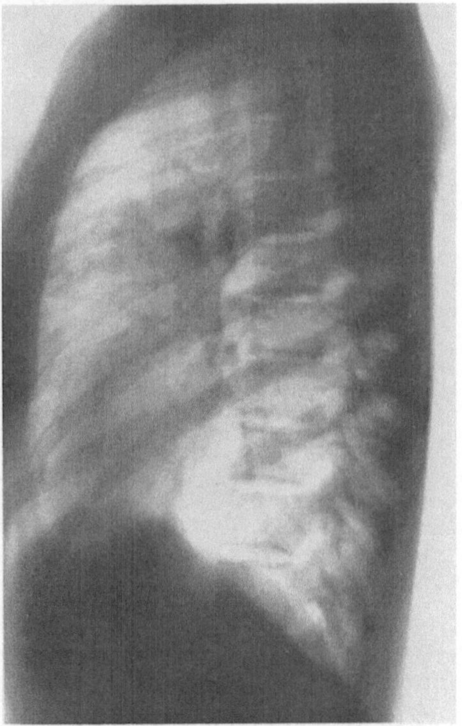

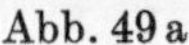

Abb. 49 a Abb. 49 b

Abb. 49 a. Primär atypische Pneumonie linker Oberlappen. (G. T., 19jähriges Mädchen.) Kälteagglutination 1:1024

Abb. 49 b. Linkes Seitenbild zu Abb. 49 a

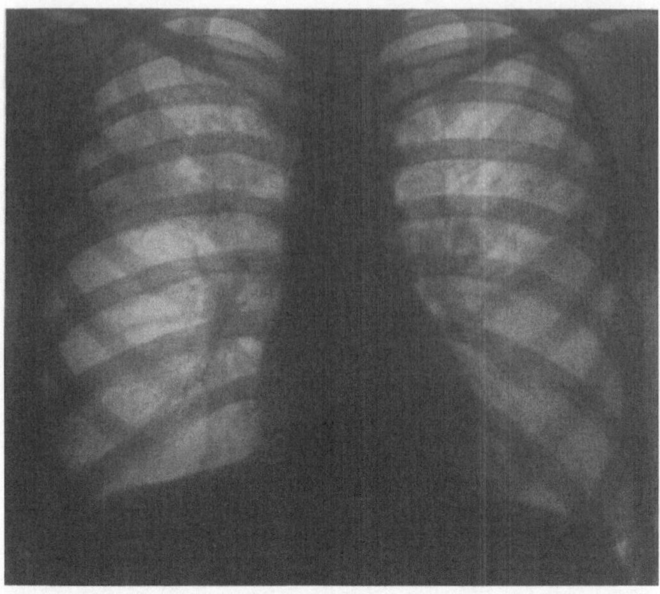

Abb. 50a. Chr. Sch., 29jährige Frau. Akut erkrankt. Trockener Husten, kein Auswurf, 40° Fieber, Penicillin ohne Erfolg. Auskultatorisch über beiden Oberfeldern vereinzelt fein bis mittelblasige Rasselgeräusche. Kälteagglutination innerhalb von 20 Tagen von 1:8 auf 1:256 angestiegen. Röntgenbild vom 30. 10. 61: Wolkig-fleckige und streifige, teilweise konfluierende Verschattungen infraclaviculär beiderseits

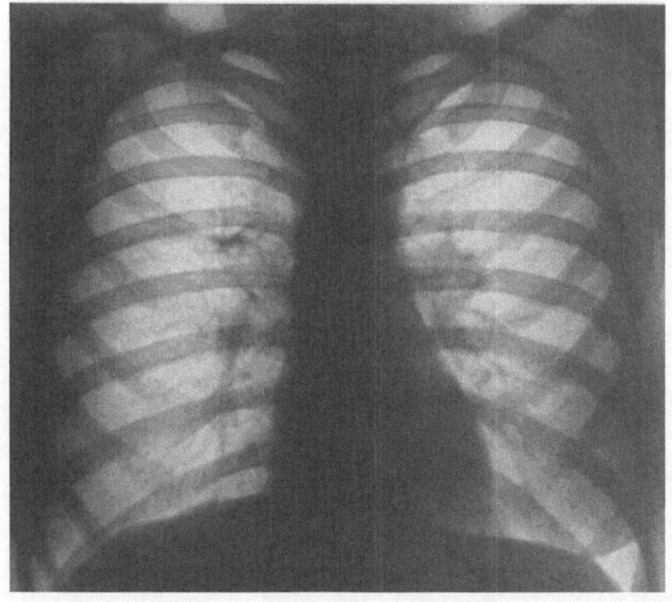

Abb. 50b. Röntgenbild derselben Kranken wie bei Abb. 50a. Am 13. 11. 61 Rückbildung der Infiltrationen bis auf einen kleinen Rest im 2. ICR rechts

SANTE 1947; SEEDS und MAZER 1943; SMILEY u. Mitarb. 1939; STEIN und KRESKY 1944; STUART-HARRIS 1950; STURM 1950; TÜNNERHOFF 1949; UTHGENANNT und GLAWATZ 1960; VEIEL 1949; TURIAF 1954; BOUCHER 1954; SANO und HAYASHI 1953; BUSER 1953; DE BENEDETTI u. Mitarb. 1952; GERNEZ-RIEUX u. Mitarb. 1957). Die Vielfalt dieser Schattenformationen werden verständlich, wenn man die pathologische Anatomie dieser Erkrankung berücksichtigt. Die anfängliche Entzündung der oberen Luftwege steigt in die Trachea herab, verursacht den Retrosternalschmerz und trockenen

Husten, ergreift die großen Bronchien, die Bronchiolen und schließlich die Alveolen. Reimann (1938) sah bronchoskopisch eine Hyperämie in allen Tracheobronchialverzweigungen und einen Verschluß kleiner Bronchiolen durch glasiges Exsudat. Die Folge der obliterierenden Bronchiolitis ist eine Atelektase in dem von den Bronchiolen versorgten Gebiet. Dadurch kommt es zu den großen Variationen und zu einem raschen Wechsel der Lungenverschattungen (Campbell u. Mitarb. 1943). Eine weitere Ursache der röntgenologischen Lungenveränderungen sind Exsudationen eines glasigen, zellarmen Sekretes in die Alveolen, wie es die Autopsien zeigen (Pfister und Mach 1947). Am häufigsten sind

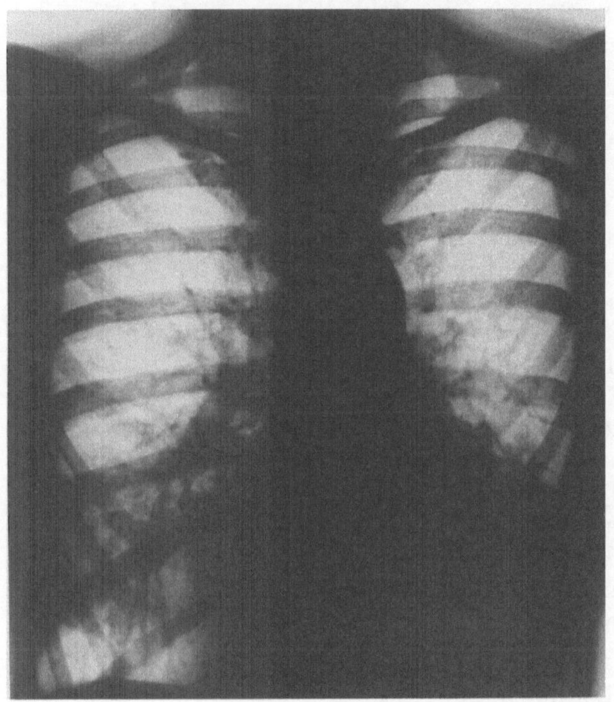

Abb. 51a

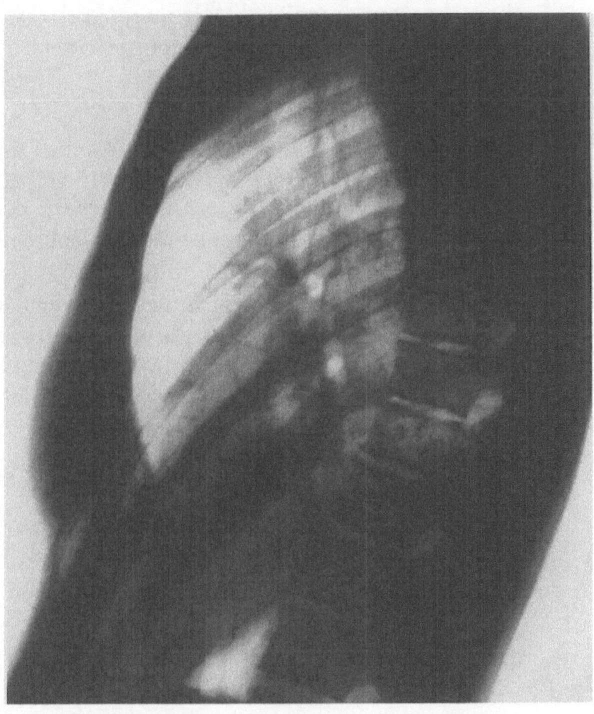

Abb. 51b

Abb. 51a. Primär atypische Pneumonie beiderseits. Rechts: Peribronchitische Phase. Links: Bronchoalveoläre Phase. (M. Z., 46jährige Frau.) Kälteagglutination Titer 1:512

Abb. 51b. Linkes Seitenbild zu Abb. 51a

die Schattenherde in den Unterlappen zu beobachten. Sie sind niemals so dicht wie bei der croupösen Pneumonie und sind meist unscharf begrenzt. Nach Bowen (1935) ist die linke Seite in 83 % betroffen (Abb. 49a u. b). Doppelseitigkeit ist bei 40 % der Kranken zu beobachten. Neben zarten, milchglasartigen, flächenhaften Schatten kommen auch mehr fleckige, flockige, körnige, streifige und in seltenen Fällen miliare Fleckschatten (McCarthy 1943; Löffler und Moeschlin 1946) vor. Die miliaren Formen haben meist auch einen besonders schweren Krankheitsverlauf. Die Mannigfaltigkeit des Röntgenbefundes läßt daher keine Artdiagnose zu (Heni 1950; Glauner 1951) (Abb. 50a u. b).

Bei der Durchleuchtung imponieren die Schattenherde häufig stärker als auf den Röntgenbildern.

Lusk (1944) teilt die röntgenologischen Veränderungen in eine bronchitische Phase mit Vergrößerung und Verdichtung eines oder beider Hilusschatten, in eine peribronchitische Phase mit Verdichtung der Hilusschatten und Verstärkung der Lungengefäßzeichnung in beiden herz-zwerchfellnahen Abschnitten sowie in eine alveoläre Phase, bei der man fleckförmige, teilweise konfluierende Schatten in der Lungenperipherie findet.

Schließlich nennt er noch die bronchoalveoläre Phase, in der fleckförmige Infiltratschatten und Streifenschatten kombiniert sind (Abb. 51a u. b).

Joo (1952) beobachtete bei einer Viruspneumonie ein pseudocavernöses bullöses Emphysem.

h) Pathologische Anatomie

Die entzündlichen Veränderungen bei der primär atypischen Pneumonie sind analog dem Röntgenbefund herdförmig in der Ein- und Mehrzahl in einem oder in mehreren Lungenlappen, im Lungenkern und im Lungenmantel zu finden. Die Entzündungsherde überschreiten zumeist die Segmentgrenzen. Die fleckförmigen Verschattungen sind pathologisch-anatomisch gekennzeichnet durch graue und rote Infiltrationen in beiden Lungen, aus denen viel grau-rote und eitrige Flüssigkeit herauszupressen ist (Gundersen 1944). Das Infiltrat ist meist zellarm, enthält wenig Erythrocyten, Leukocyten und Alveolarzellen. Zahl und Art der Zellen wechseln von Alveole zu Alveole. Man findet segmentkernige Leukocyten und große, mit Pigment gefüllte Makrophagen. Die Lungen sind histologisch in allen Abschnitten hyperämisch. Ein Teil der Alveolen ist mit einem roten amorphen Material gefüllt, andere weisen dazwischen Fibrinablagerungen und schließlich auch Fibroblasten auf. Die Hiluslymphknoten sind fast regelmäßig geschwollen. Durch den Wechsel der Exsudatzusammensetzung resultiert ein buntes histologisches Bild. Das Gewebe zwischen einzelnen Entzündungsherden ist oft ödematös verändert. Das interstitielle Gewebe zeigt in den Entzündungsbereichen lympho-plasmacelluläre Infiltration (Saphir 1943). Die Fibrinarmut des interalveolären Exsudates und die Verbindung einzelner Entzündungsherde durch ödemreiche, aber nicht entzündlich veränderte Lungenbezirke machen die rasche Entstehung, Rückbildung und die röntgenologischen Befundänderungen der Verschattungsfelder verständlich. Die Hyperämie aller Lungenabschnitte (Gundersen 1944) erklärt die diffuse Vermehrung der Lungenzeichnung im Röntgenbild. Auerbach u. Mitarb. (1952) fanden in 38 Fällen von 307 Sektionen sekundäre Pulmonalfibrosen nach Viruspneumonie. Nekrosen und Abscedierungen fehlen praktisch. Gundersen (1944) sah einmal eine hämorrhagische Encephalitis und petechiale Blutungen der Nieren.

i) Komplikationen

Bei der primär atypischen (Virus-)Pneumonie sind Komplikationen seltener als bei Pneumokokkenpneumonien. Campbell u. Mitarb. (1943) sahen in 6% der Fälle, Owen (1944) in 4% einen serösen Pleuraerguß.

Pleuraempyem (Ravensway u. Mitarb. 1944), Otitis media, Sinusitis, Tonsillitis (Lyght und Cole 1941) kommen nur bei bakterieller Superinfektion vor. Gundersen (1944) und Kay (1945) beobachteten als späte Komplikation die Entwicklung von Bronchiektasen. Blades und Dugan (1943) erwähnen pseudobronchiektatische Veränderungen und Glendy u. Mitarb. (1945) sowie Hegglin (1956) teilen je einen Fall mit Lungenabsceß und Leukopenie mit.

Kreislaufstörungen sind viel seltener als bei bakteriellen Pneumonien. Hegglin (1956) sah in 15% elektrokardiographische Veränderungen. Natürlich können im fieberhaften Stadium auf der Höhe der Erkrankung und in der Rekonvaleszenz periphere Kreislaufkollapse auftreten und sogar tödlich verlaufen (Reimann 1950; Moore u. Mitarb. 1942).

Encephalitis und Meningomyelitis sind relativ häufiger (Reimann 1938; Kneeland und Smetana 1940; Gundersen 1944; Goldstein 1953). Helmes (1947) beobachtete eine toxische Neuritis.

j) Letalität

Die Letalität ist gering. Sie wird von Francis (1944) mit 0,1%, von Hufford und Appelbaum (1943) mit 2% und von Lyght und Cole (1941) mit 3% angegeben. Hegglin (1956) hält diese Prozentsätze sogar für zu hoch. Lediglich die miliare Form (Löffler und

MOESCHLIN 1946) hat eine höhere Letalität. Jugendliche Kranke überstehen die Krankheit fast stets, während ältere und durch eine Vorkrankheit geschädigte Menschen stärker gefährdet sind.

k) Differentialdiagnose

Die primär atypische (Virus-)Pneumonie ist gegen Ornithose, Q-Fieber, Adenovirusinfektion, bakterielle Pneumonien und Bronchopneumonien, aber auch gegen Tuberkulose und Atelektasen bei Bronchialneoplasmen (CRAWSHAW 1952) abzugrenzen.

l) Therapie

Eine wirkungsvolle spezifische Therapie gegen die primär atypische Pneumonie gibt es bisher noch nicht. Man hat Rekonvaleszentenserum und γ-Globulin ohne nennenswerten Effekt gegeben. Sulfonamide und Penicilline sind wirkungslos, man kann sie lediglich zur Vorbeugung von sekundären Komplikationen und bei bereits bestehenden sekundären Infektionen mit Aussicht auf Erfolg anwenden. Aureomycin scheint einen gewissen Einfluß auf den Ablauf der Erkrankung zu haben (DINGLE 1947; DINGLE u. Mitarb. 1949; FINLAND u. Mitarb. 1949; FERREIRA 1950; KNEELAND u. Mitarb. 1949; REIMANN 1940; SCHOENEBACH und BRYER 1949; SCHOENBACH u. Mitarb. 1950; BIELING und IMHÄUSER 1950). Ein Vergleich der therapeutischen Wirksamkeit von Chlorotetracyclinhydrochlorid, Erythromycin, Oxytetracyclin-hydrochlorid und Tetracyclinhydrochlorid bei einer Gruppe von Kranken mit einer Patientengruppe ohne spezifische Therapie bei atypischer, nichtbakterieller Pneumonie zeigte, daß die mit Antibiotica behandelten Patienten etwa die gleiche Krankheitsdauer aufweisen, wie die ohne Antibiotica (WOLF und BROWN 1956).

24. Febris eosinophilica monocytaria

(MAGRASSI-LEONARDI)

Eine Viruspneumonie, die initial eine Monocytose, dann eine Eosinophilie bis zu 36% hat, teilten MAGRASSI und LEONARDI (1947) mit. Der klinische Verlauf glich weitgehend dem der primär atypischen Pneumonie. Bei den Erkrankungen mit Lungenbeteiligung war auch die Kälteagglutination positiv. MAGRASSI und LEONARDI konnten von den 23 Fällen drei verschiedene Typen unterscheiden:

1. eine Abortivform ohne Fieber,
2. eine tracheale und
3. eine pleuropulmonale Form.

Bei der pleuropulmonalen Form fanden sie meistens in mehreren Lappen gleichzeitig mehrere Herdschatten, die teils milchglasartig durchsichtig, teils dichter waren. Möglicherweise handelte es sich hier nicht um ein besonderes Virus und eine eigene Erkrankung, sondern um eine Abart der primär atypischen Pneumonie. MAGRASSI und LEONARDI (1947) konnten die Krankheit durch intravenöse Injektionen von Blut und durch Inhalation von Sputum auf Menschen und Meerschweinchen übertragen (GSELL 1954).

25. Masern und Keuchhusten

KOHN und KOIRANSKY (1929, 1931) haben bei 130 masernkranken Kindern systematisch Röntgenbilder der Lungen gemacht und dabei über 50% pneumonische Veränderungen nachweisen können. Physikalisch war, wie so häufig, bei den virusbedingten Pneumonien kein Befund zu erheben. Die ersten Verschattungen sind häufig schon zum Zeitpunkt des abblassenden Exanthems vorhanden und nehmen nach der Entfieberung und dem Abblassen des Exanthems an Größe, Zahl und Ausdehnung zu. Bei 27 Masernkranken sah WILLI (1932) sogar 23 infiltrative Lungenveränderungen.

Pathologisch-anatomisch (FEYRTER 1925) liegt eine schwerste, eitrige Bronchiolitis vor mit gelapptkernigen Leukocyten und Flimmerepithelien im Bronchiallumen. Die Bron-

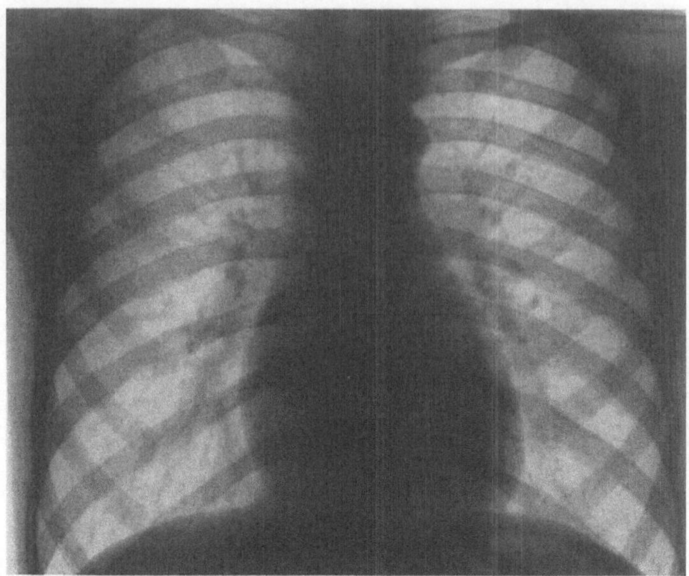

Abb. 52. Geringe Lymphknotenschwellung im Hilus, vermehrte Lungenzeichnung im Lungenkern, Mantelzone o. B. Klinisch: Masern, Bronchitis. (K. Sch., 9jähriges Mädchen, Universitäts-Kinderklinik Frankfurt a. M.; damaliger Direktor: Professor Dr. DE RUDDER)

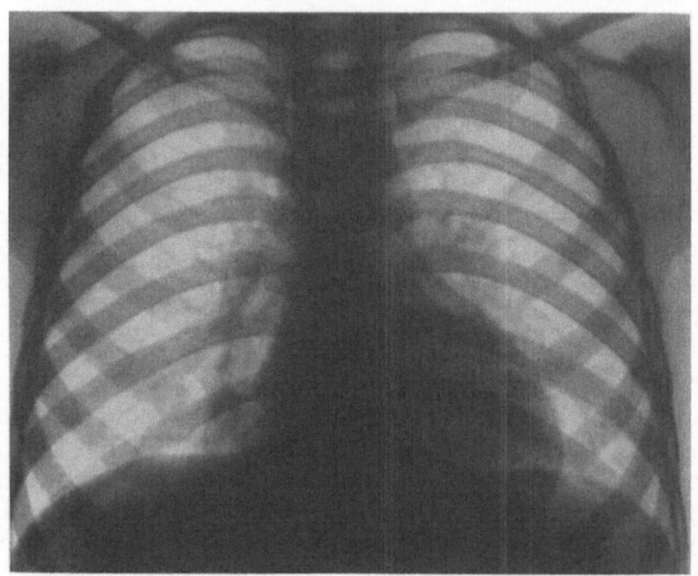

Abb. 53a. Masernbronchopneumonie rechter Unterlappen, Hiluslymphknoten geschwollen, vermehrte reticuläre Zeichnung im Lungenkern, Lungenmantel frei. (A. v. d. B., 7jähriges Mädchen; 19. 5. 53.) (Universitäts-Kinderklinik, Frankfurt a. M.; damaliger Direktor: Professor Dr. DE RUDDER))

chialwand zeigt eine zellige Infiltration von Leukocyten, Lymphocyten und Plasmazellen; auch interstitiell sind eine zellige Infiltration und ein Ödem zu sehen. Die Infiltrate greifen auf die angrenzenden Alveolarsepten über.

Röntgenologisch findet man miliare Schattenherde (PISANI und TOSCANO 1953; LASSRICH u. Mitarb. 1955). Ähnlich wie bei der Grippe führt die Bronchiolitis zu einer erschwerten Exspiration und damit zum akuten Lungenemphysem. Es ist daher neben einem Zwerchfelltiefstand und einer eingeschränkten Zwerchfellbeweglichkeit eine vermehrte Strahlentransparenz der Lungenfelder vorhanden. Die miliaren Fleckschatten haben un-

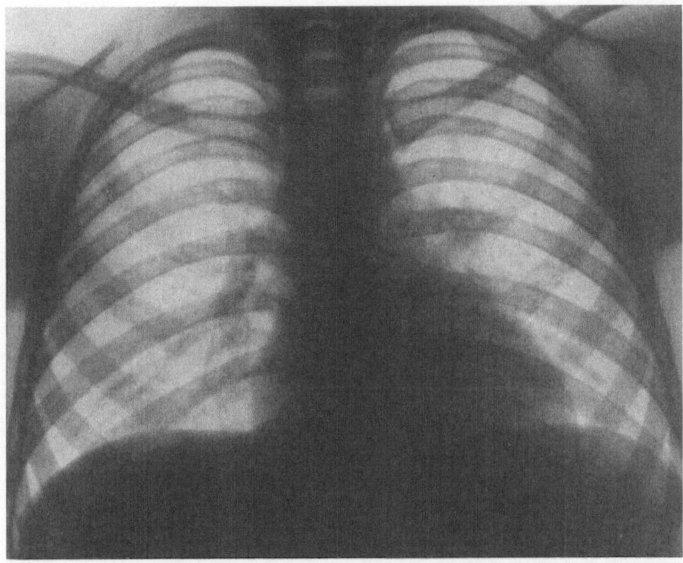

Abb. 53b. Dasselbe Mädchen wie bei Abb. 53a am 9. 6. 53: Bronchopneumonie zurückgebildet, Peribronchitische Veränderungen im Lungenkern noch nachweisbar

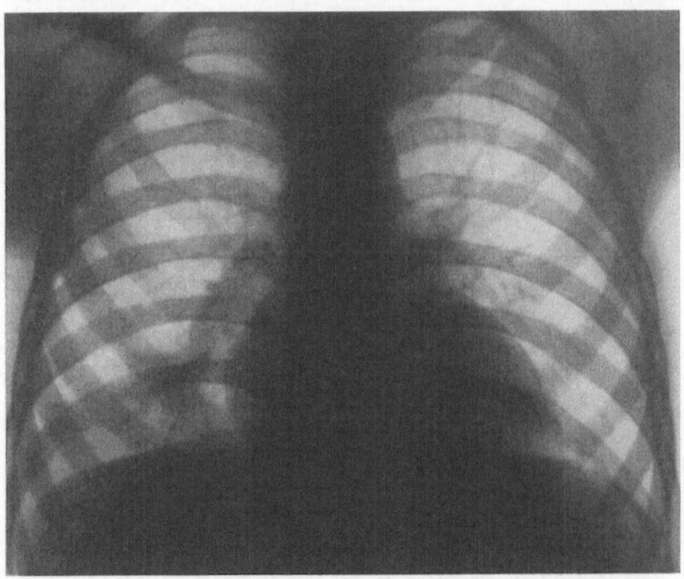

Abb. 54. Masernpneumonie rechter Unterlappen (basales Maserndreieck). R. E., 2jähriger Knabe (Universitäts-Kinderklinik, Frankfurt a. M.; damaliger Direktor: Professor Dr. DE RUDDER)

scharfe Grenzen und neigen zum Konfluieren, so daß besonders in den Mittel- und Unterfeldern auch größere Schattenherde auftreten können (HAUSMANN und SEYSS 1953). Perihilär stehen die Schattenherde dichter als im peripheren Lungenmantelgebiet. Die Hiluslymphknoten sind vergrößert und der Hilusschatten verbreitert (KAPLAN u. Mitarb. 1952). Die röntgenologische Symptomatologie der Lungenveränderungen ist von COCCHI (1952), PAUL (1941), WEINSTEIN und FRANKLIN (1949), KAPLAN u. Mitarb. (1952) und BARNHARD und KNIKER (1960) erarbeitet worden (Abb. 52, 53a u. b, 54—56).

Dem Masernvirus offenbar verwandt, vielleicht sogar mit ihm identisch, ist der Erreger der sog. Riesenzellenpneumonie (HECHT 1910) des frühen Kindesalters (HARTENSTEIN 1960).

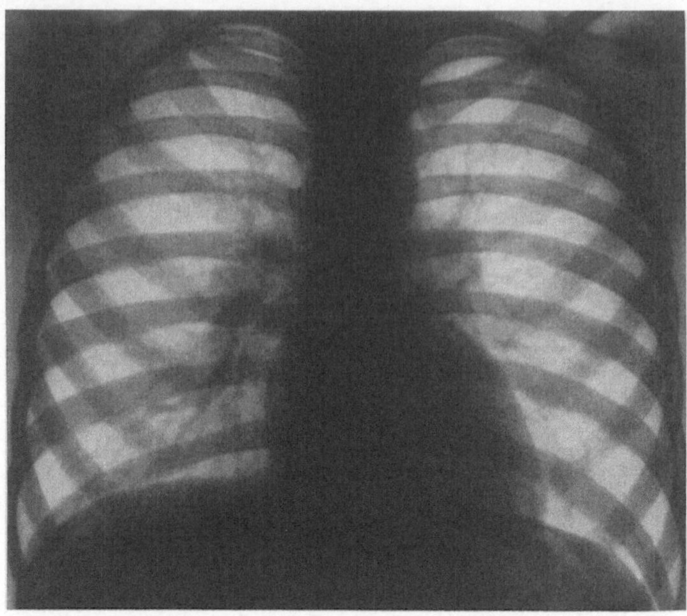

Abb. 55. Miliare Masernbronchopneumonie, Hiluslymphknoten geschwollen. Stark vermehrte Zeichnung im Lungenkern, besonders des rechten Mittel- und Unterlappens. Miliare Schattenherde parahilär beiderseits. Mantelzone frei. (E. B., 5jähriges Mädchen; Universitäts-Kinderklinik, Frankfurt a. M.; damaliger Direktor: Professor Dr. DE RUDDER)

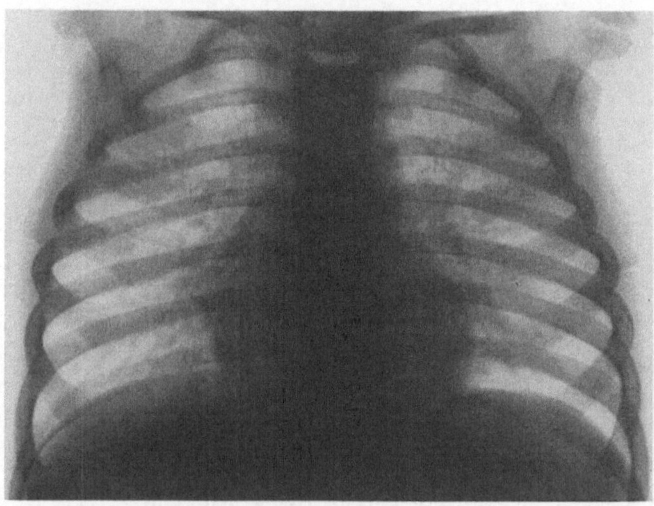

Abb. 56. Miliare, hilifugale Masernpneumonie bei einem $1^3/_4$ Jahre alten Mädchen. Unscharfe stecknadel- bis pfefferkorngroße Fleckschatten und stark vermehrte Streifenzeichnung im Lungenkern. Die Mantelzone ist frei von krankhaften Verschattungen und wegen eines Lappenrandemphysems sogar vermehrt strahlendurchlässig

Beim Keuchhusten beobachteten AUGUSZTIN und BINDER (1955) bei Röntgenuntersuchungen von 4313 tuberkulinnegativen, keuchhustenkranken Kindern in 312 Fällen segmentale Lungenverschattungen in allen Lungenlappen, bevorzugt im rechten Mittellappen. Sie halten die Verschattungen für Atelektasen und diskutieren als Ursache ihrer Entstehung Bronchusverschlüsse durch Schleimpfröpfe, durch Kompression geschwollener Hiluslymphknoten oder auch durch nerval-reflektorische Vorgänge, die von SEYSS (1954) auch im Schichtbild nachgewiesen wurden. Sie sind reversibel, können aber auch bestehen bleiben, organisiert werden und später als schmaler Streifenschatten (Narben) erscheinen.

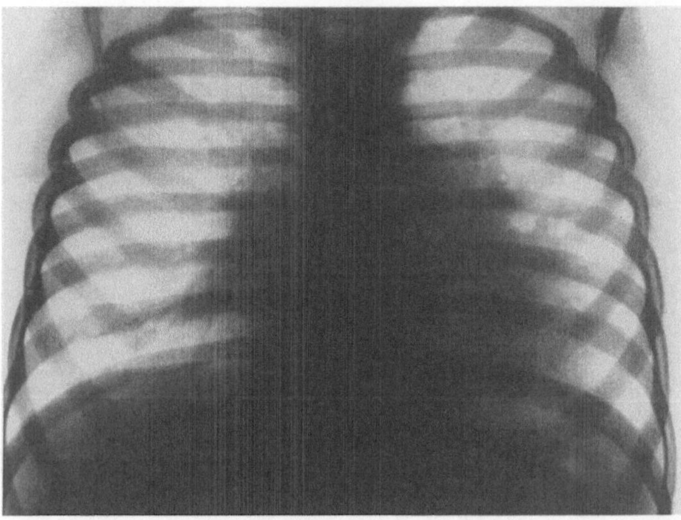

Abb. 57a. Pertussis. Basales Schattendreieck von beiden Hili ausgehend. Vermehrte Zeichnung im Lungenkern. Teilweise bullöses Emphysem im Lungenmantel beiderseits. (14. 8. 61.) (I. M., 3jähriges Mädchen, Universitäts-Kinderklinik, Frankfurt a. M.; damaliger Direktor: Professor Dr. DE RUDDER)

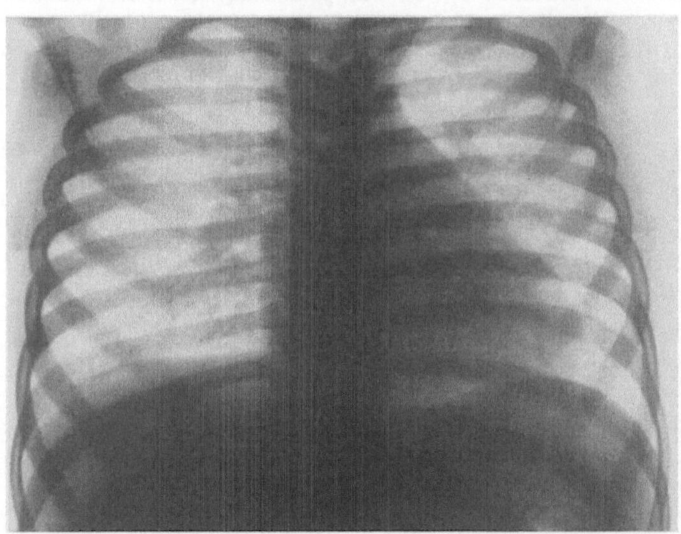

Abb. 57b. Am 12. 9. 61 dasselbe Mädchen wie bei Abb. 57a: Basale Schattendreiecke zurückgebildet. Hiluslymphknoten noch geschwollen. Verstärkte Zeichnung im Lungenkern. Emphysem in der Mantelzone zurückgegangen

Die von GÖRGÉNYI-GÖTTCHE und ERÖS (zit. bei AUGUSZTIN und BODA 1954) getroffene Einteilung der röntgenologischen Lungenveränderungen bei Keuchhusten ist allgemein übernommen worden. Sie unterscheiden:

1. ein basales Dreieck, von beiden Hili ausgehend, streifig verschattet (Abb. 57a u. b);

2. pseudolobäre Veränderungen als scharf abgesetzte, dichte, homogene Verschattungen, die auf ganze Lappen ausgedehnt sein können, aber rasch rückbildungsfähig sind;

3. das lange Dreieck mit beiderseitigen paravertebralen Verschattungen, evtl. von den Lungenspitzen bis zu den Zwerchfellen herab (Abb. 58a u. b).

Alle röntgenologischen Veränderungen sind Ausdruck interstitieller Entzündungen und blander oder infizierter Atelektasen.

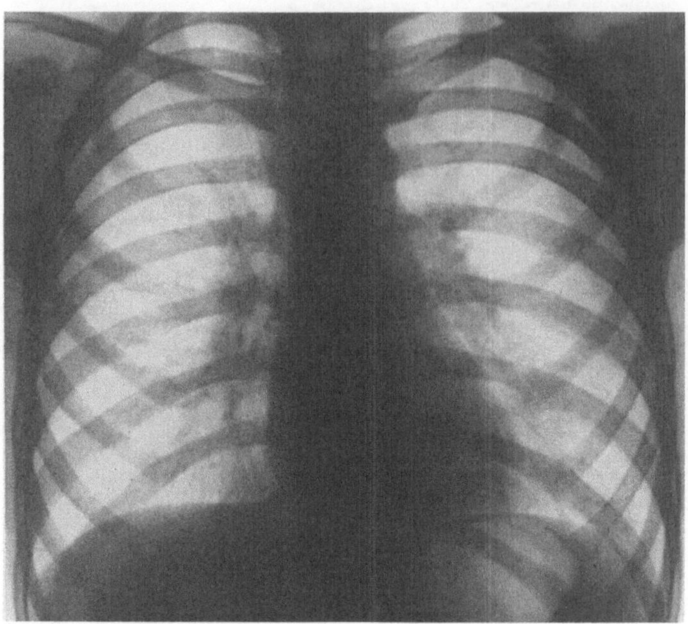

Abb. 58a. Pertussis: Langes Schattendreieck, von den paramediastinalen Infraclavicularfeldern bis zum Zwerchfell. Starke Schwellung der Hiluslymphknoten. Vermehrte Zeichnung im Lungenkern. Geringes Emphysem der Mantelzone (14. 8. 61). (R. M., 9jähriges Mädchen; Universitäts-Kinderklinik, Frankfurt a. M.; damaliger Direktor: Professor Dr. DE RUDDER)

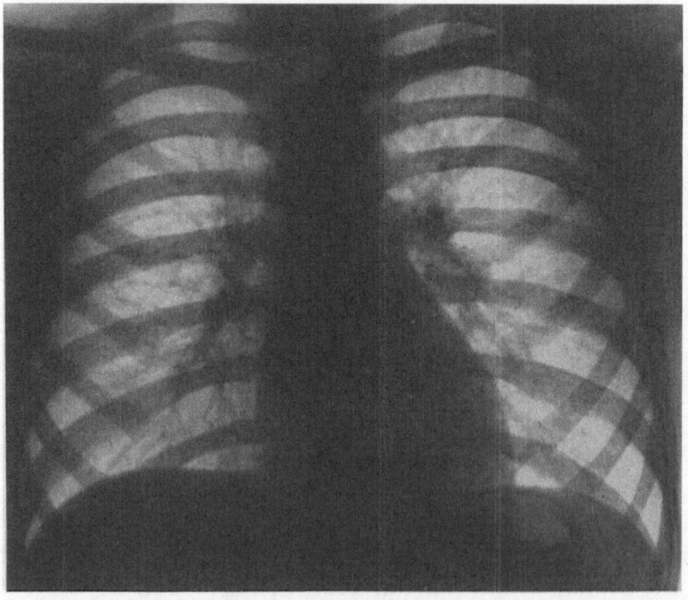

Abb. 58b. Lungenaufnahme am 12. 9. 61 desselben Mädchens wie bei Abb. 58a. Hilus- und Lungenveränderung weitgehend zurückgegangen

26. Pneumonie bei Pfeifferschem Drüsenfieber

Bei der Mononucleosis infectiosa finden sich röntgenologisch gar nicht so selten fleckförmige Schatten über die Lungenfelder verteilt, meist feinfleckig und die Unterfelder bevorzugend. Die Ursache dieser Entzündungsherde wird durch das Blutbild mit einer starken Vermehrung der mononucleären Zellen und einer lymphatischen Reaktion wie auch durch die positive Paul-Bunnelsche Reaktion geklärt (GSELL 1947, 1954; GLANZMANN 1952; COCCHI 1952; BOGSCH 1955) (Abb. 59).

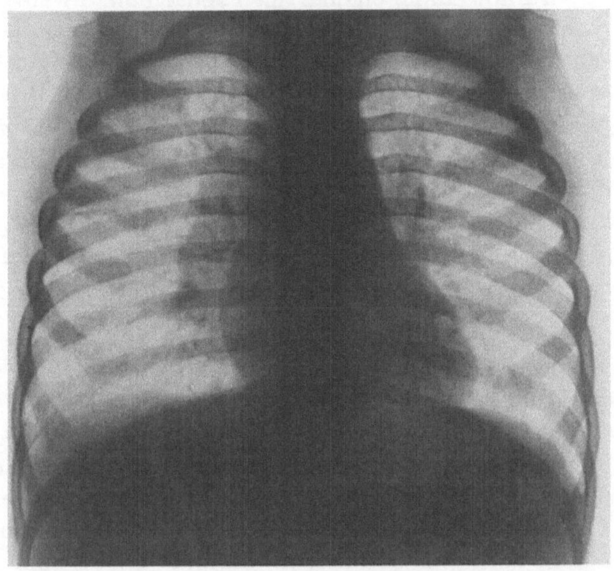

Abb. 59. Pfeiffersches Drüsenfieber bei einem 3jährigen Knaben. Starke Schwellung der Hiluslymphknoten. Vermehrte Zeichnung im Lungenkern mit vereinzelten, kleinen, unscharfen Fleckschatten. Emphysem der Mantelzone. (H.-R. M., 3jähriger Knabe; Universitäts-Kinderklinik, Frankfurt a. M.; damaliger Direktor: Professor Dr. DE RUDDER)

27. Interstitielle plasmacelluläre Pneumonie

Das eigenartige Krankheitsbild wurde zuerst 1940 von NITSCHKE als Krankheit sui generis abgegrenzt, aber vorher schon von pathologischen Anatomen (FEYRTER 1927, 1939, 1941; AMMICH 1938; BENECKE 1938) als Sonderform einer Pneumonie beschrieben. Dem entspricht auch ein wohlabgrenzbares, charakteristisches klinisches Bild. Die Krankheit befällt vorwiegend Frühgeburten, untergewichtige, lebensschwache Säuglinge im 2.—3. Lebensmonat. Sie tritt endemisch besonders in Kinderheimen auf, oder es erkranken die Kinder während und kurz nach einem Klinikaufenthalt.

Die Ätiologie ist noch unklar. Als Erreger sind Hefepilze (BAUCH u. LADSTÄTTER 1953), Protozoen (BRUNS und BÖTTGER 1954, 1955) und Blastomyceten (GIESE 1953) angeschuldigt worden (WILLICH 1960). GRÜNHOLZ (1950) nimmt ein pneumotropes Virus an, da Symptomatologie, Epidemiologie und Pathogenese für einen Virusinfekt sprechen. TOBLER (1945) dagegen lehnt jede infektiöse Ursache ab und glaubt, daß alterskonstitutionelle Faktoren von ausschlaggebender Bedeutung seien. FEYRTER (1941) schuldigt eine pathologische Veränderung in der Serum-Eiweißstruktur für die Entstehung des Krankheitsbildes an.

VANEK und JIROVEK (1952) bzw. GIESE (1953) haben in den Lungenalveolen bei interstitieller plasmacellulärer Pneumonie einen Parasiten gefunden, den VANEK und JIROVEK (1952) Pneumocystis Carinii nennen und damit für ein Lebewesen halten. Durch systematische serologische Untersuchungen konnte GOETZ (1960) wahrscheinlich machen, daß Pneumocystis Carinii der Erreger der interstitiellen plasmacellulären Pneumonie ist, da die Größe des Erregers weit über der von Viren liegen muß.

Pathologisch-anatomisch liegen — wie schon oben erwähnt — von FEYRTER (1927, 1939, 1941), AMMICH (1938), BENECKE (1938), ferner von MURALTER (1942, 1943), von BOEMKE und PIROTH (1952) Beschreibungen vor. Es handelt sich bei der interstitiellen, plasmacellulären Pneumonie um eine obliterierende Bronchiolitis und sublobuläre Bronchopneumonie. Die ganze Lunge kann dabei gleichmäßig fest von leberähnlicher Konsistenz sein. Histologisch fällt eine gewaltige Wucherung von Plasmazellen im interstitiellen Gewebe auf. Hierdurch sind die Alveolen weithin komprimiert, atelektatisch. Ein anderer Teil der Lungenbläschen wird mit einem eigenartigen zellarmen, eiweiß- und fibrinreichen, lipoidhaltigen Körper ausgefüllt. Bei dem eiweißreichen, hochmolekularen Exsudat handelt es sich nicht um ein reines Stauungsödem auf Grund einer Kreislaufschwäche. Die offenbar reticulo-histiocytäre Abstammung der Plasmazellen läßt BOEMKE und PIROTH (1952) auf einen Erreger schließen, der einen besonderen Tropismus zum reticulo-endothelialen System haben müßte. Das Exsudat in den Alveolen wird organisiert, so daß es zu einer völligen Carnifikation der Lunge kommt.

Außer den Veränderungen in der Lunge sind auch universelle Lymphdrüsen- und Milzschwellungen, pathologisch-anatomische Veränderungen am Herzen und an der Leber nachzuweisen.

a) Das klinische Bild

Die Erkrankung ist durch ihre Symptomarmut und ihren sehr gleichmäßigen, fast starren, komplikationslosen Verlauf gekennzeichnet. Die hervorstechendsten Krankheitszeichen sind: Dyspnoe, Cyanose und Husten. Pathologische Auskultations- oder Perkussionsphänomene fehlen meist, obwohl im Röntgenbild Hilusschwellungen und diffuse Verschattungen beider Lungen vorhanden sind. Das Fieber ist nicht sehr hoch und zeigt einen zweiphasischen Charakter. Der schwere Krankheitszustand steht in einem offenkundigen Kontrast zu dem geringen objektiven Befund. Die Klinik der interstitiellen plasmacellulären Pneumonie ist von NITSCHKE (1940, 1944), ADAMS (1941, 1943, 1948), BOTSZTEJN (1941), GRÜNHOLZ (1950), TOBLER (1945), VOSS (1944), WEISSE (1949, 1951), WISCOTT (1932) und einigen anderen beschrieben worden.

b) Der Röntgenbefund

Im Gegensatz zu dem geringen objektiven, klinischen Befund steht der ausgeprägte Röntgenbefund an den Lungen. Ausführliche Schilderungen der röntgenologischen Symptomatik, der Verlaufsbeobachtungen mit entsprechenden Bilddemonstrationen verdanken wir RASPE (1939), NITSCHKE (1940, 1944), ADAMS (1941, 1943, 1948), TOBLER (1945), WEISSE (1949, 1951), GARSCHE (1951), PISANI und TOSCANO (1952), KELLER (1952), TORRICELLI u. Mitarb. (1953), JACOB (1954, 1955), ROWE (1960), PALAZZO (1957). LASSRICH u. Mitarb. (1955) haben mehrere Verlaufstypen herausgestellt, die aber von der Krankheit nicht immer in allen Stufen durchlaufen werden müssen. Die Krankheit kann in jeder Entwicklungsphase zum Stillstand kommen. Die entzündliche Schwellung in den Bronchiolen und Sekretabsonderung in ihr Lumen führt durch einen Ventilmechanismus zur Überdehnung der Alveolen und zu einem Emphysem. Die entzündlichen Prozesse beginnen am Hilus mit feinster, etwas verschwommener Faserzeichnung (BOGOJAVLENSKIJ 1954). Dadurch ist der Hilus gegenüber der Lunge schlecht abzugrenzen. Die infiltrativen Prozesse und damit die Verschattungen in den Lungenfeldern breiten sich nun vom Hilus nach der Peripherie hin aus. Die Verschattungen sind stets doppelseitig, aber häufig weniger ausgedehnt als pathologisch-anatomisch die Infiltrationen in der Lunge. Dies beruht wohl auf dem starken, peripheren Emphysem, das einen Teil der Verschattungen überdeckt. Die Schattensubtraktion durch das Emphysem des Lungenmantels ist die Ursache dafür, daß im Röntgenbild immer nur die paravertebralen und hilusnahen Lungenteile beiderseits verschattet sind. Nach der Peripherie hin nehmen die Verschattungen an Intensität ab, haben milchglasartigen Charakter. Bei Lupenvergrößerung zeigen diese milchglasartigen Trübungen kleinste, feinste Knötchen ohne verdickte, strangartige Züge (WEISSE 1949, 1951) (Abb. 60). In einzelnen Fällen kann die Verschattung der Lungen miliaren Charakter haben und sich aus zahlreichen, kleinsten Fleckschatten zusammensetzen. Obwohl beide Lungen erkranken, sind die Verschattungen nicht immer streng symmetrisch angeordnet. In den hilusnahen Verschattungen tritt die streifige Struktur stärker hervor. Auffallend ist auch noch die dachfirstartige Abschrägung der Zwerchfellhälften, die wiederum eine Folge des diffusen, substantiellen Emphysems ist. Durch Entwicklung einzelner Emphysemblasen kann die Lungenzeichnung in den Verschattungen einen wabigen Charakter annehmen. Beim Platzen der Lungenblasen kommt es zum Spontanpneumothorax. Sitzen die Blasen medial, entwickelt sich ein Pneumomediastinum, unter Umständen so hochgradig, daß es zum Hautemphysem kommt (WILLICH 1960). Nach Überstehen der Erkrankung ist eine völlige restitutio ad integrum röntgenologisch zu beobachten. In den letzten Jahren ist bei dieser Erkrankung im klinischen Bild insofern

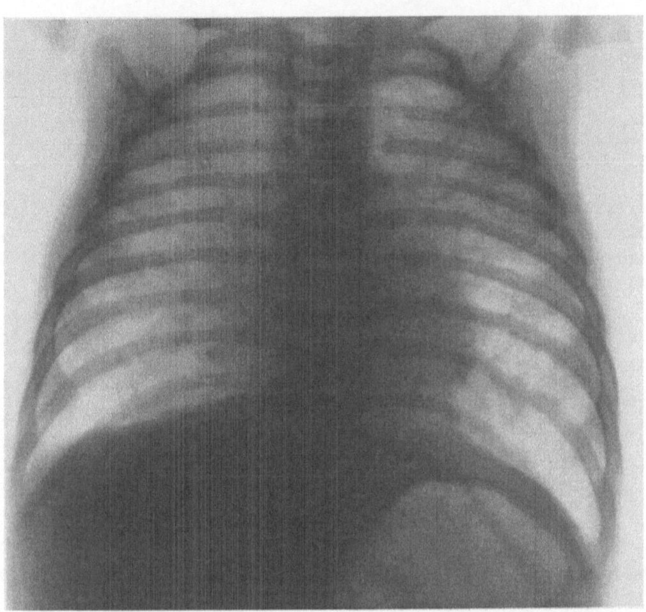

Abb. 60. Interstitielle, plasmacelluläre Pneumonie bei einem 3 Monate alten Knaben. (P. H.; Beobachtung Professor Dr. H. FETZER, München)

eine Wandlung zu beobachten, als nicht nur frühgeborene und dystrophe Säuglinge, sondern auch reifgeborene Kinder bis zu einem Alter von $2^1/_2$ Jahren erkranken können (STIRNIMANN 1942; BAXHMANN 1954). Auch röntgenologisch wird die milchglasartige Trübung in zunehmendem Maße durch streifig-fleckige Verschattungen und Mischformen von Trübungen und Verschattungen ersetzt (LADSTÄTTER 1954).

Die Prognose ist schlecht. Von allen Behandlungsmethoden hat die Röntgenbestrahlung noch die besten Erfolge (FETZER 1946, 1957).

28. Grippeviruspneumonie

Die Grippe wird durch vier serologisch voneinander zu trennende Typen A, B, C und D (SENDAI) verursacht. Der Typ A hat die Fähigkeit, außerordentlich zahlreiche, serologisch differente Varianten zu entwickeln (sog. Antigentrift). Die Variantenbildung und die streng subtypenspezifische Immunität erlaubt den Grippe A-Viren den Einbruch in die durch andere Grippe A-Stämme bereits durchimmunisierte Bevölkerung und erklärt die immer wieder neuen Grippewellen, die als Pandemien über ganze Erdteile hinwegziehen. Das von FRANCIS und MAGILL (1940) isolierte Virus B hat weitaus weniger bekannte Varianten, und Infektionen mit dem Virus C und D sind in Deutschland bisher nicht beobachtet worden (VIVELL u. Mitarb., 1959).

Das Virus schädigt gezielt die Epithelzellen des Respirationstraktes. Es verursacht eine Nekrobiose des Flimmerepithels, der Trachea und Bronchien (2.—3. Krankheitstag) und führt zur Abstoßung der Schleimhautnekrosen (3.—5. Krankheitstag, flammende Röte der Trachea). In den ersten 2 Krankheitstagen ist es möglich, das Virus aus Rachenspülwasser oder Sputum zu isolieren.

Die Schädigung der Bronchialschleimhaut durch das Grippevirus ist der Wegbereiter für die Entwicklung von Sekundärinfektionen und Mischinfektionen mit Pneumokokken, Staphylokokken, Streptokokken und Influenzabacillus. Die häufigste Mischinfektion stellt wohl die mit Staphylococcus aureus haemolyticus dar (GALLOWAY und MILLER 1959).

Auf das *klinische Bild* der Grippe soll hier nicht näher eingegangen werden. SCHER und JARUSCHEWSKI (1951) haben die Symptome von 76 Grippekranken mit und ohne Lungeninfiltration in einer Tabelle zusammengestellt.

Tabelle 2. *Symptome bei 76 Influenzakranken*

	Mit Infiltration		Ohne Infiltration	
	Anzahl	%	Anzahl	%
Husten	24	100,0	37	71,1
Kopfschmerzen	8	33,3	21	40,4
Retroorbitale Schmerzen	11	45,8	19	36,5
Muskelschmerzen	16	66,7	29	55,7
Nausea	3	12,5	3	5,8
Erbrechen	1	4,2	1	1,9
Schnupfen	9	37,5	31	59,6
Retrosternalschmerz	3	12,5	4	7,6
Brustfellschmerzen	9	37,5	6	11,5
Frösteln	18	75,0	22	42,3
Fieber	24	100,0	45	86,5
Blutig-tingiertes Sputum	7	29,2	2	3,8
Lichtscheu	1	4,2	1	1,9
Anorexie	21	87,5	38	73,0
Allgemeines Unwohlsein	20	95,8	49	94,2
Allgemeine Schwäche	21	87,5	42	80,7
	18	75,0	46	88,5
Nasenbluten	—	—	1	1,9
Total	24		52	

Sie haben bei den Grippepneumonien stets kleinblasige Rasselgeräusche, bei 58% der Fälle auch grobes Rasseln, aber nur in 16% Bronchialatmen gehört. In 75% konnte perkutorisch eine Dämpfung festgestellt werden.

Dabei ist bis heute nicht eindeutig zu klären gewesen, ob es reine, durch das Grippevirus bedingte Pneumonien gibt oder ob alle entzündlichen Lungenveränderungen während einer Grippe durch Sekundär- und Mischinfektionen hervorgerufen werden (GALLOWAY u. Mitarb., 1959; LIEBMANN und SCHINZ, 1919). So vertreten auch HEGGLIN (1956), JENNINGS (1952), KIPPING (1950), GSELL (1932) und andere die Auffassung, daß die entzündliche Lungeninfiltration bei Grippe wohl häufig durch eine bakterielle Superinfektion verursacht ist, daß aber andererseits sehr wohl auch reine Grippeviruspneumonien vorkommen. Pathologisch-anatomische Belege für eine echte Grippeviruspneumonie fehlen allerdings, da sie wohl — ähnlich wie Pneumonien anderer Virusarten — leicht verläuft und abheilt (BÉTHOUX u. Mitarb. 1954; ARRASMITH 1930; BOWEN 1935; JENNINGS 1952; KIPPING 1950, u.a.). Bei den klinisch schwer verlaufenden Pneumonien und denen mit letalem Ausgang war aber stets eine bakterielle Mischinfektion vorhanden.

Die entzündlichen Veränderungen an den Bronchien und den Lungen werden in ihrer Umgebung regelmäßig von einem mehr oder minder starken Emphysem begleitet. Es bildet sich regelmäßig im Verlauf der Erkrankung, spätestens aber nach Abklingen der Lungenveränderungen zurück. Es kann sehr hochgradig sein und einen Teil der entzündlich bedingten Lungenverschattungen überdecken. In allen Arbeiten mit röntgenologischen Beschreibungen der Lungenveränderungen wird — zwar mit unterschiedlicher Betonung — auf dieses Emphysem hingewiesen (GSELL 1932; MISSKE und SYLLA 1930; GLAUNER und FREEB 1949; ZDANSKY 1958; STRAT u. Mitarb. 1955; UTHGENANNT und GLAWATZ 1960).

Es kann generalisiert und mehr umschrieben, dann meistens bullös sein. Es ist wohl in der überwiegenden Zahl der Fälle als ein kompensatorisches Emphysem aufzufassen. Seine Entstehungsmöglichkeit über eine Art Ventilmechanismus in den durch entzündliche Schleimhautschwellung eingeengten Bronchiallumina ist weiter oben bereits besprochen worden.

a) Röntgenbefunde

Die röntgenologischen Veränderungen an den Lungen wurden bei den großen Epidemien von 1918/19 durch LIEBMANN und SCHINZ (1919), MACCALLUM (1921), bei der Epidemie der Jahre 1929 und 1930 von MISSKE und SYLLA (1930), GSELL (1932), TESCHENDORF (1933), SCADDING (1937), bei der von 1948/49 durch SARASIN und LUDIN (1951), GLAUNER und FREEB (1949), der von 1957/58 von DEL BUONO (1959), ZDANSKY (1958) mitgeteilt. Vergleicht man die Beobachtungen und veröffentlichten Röntgenbilder der einzelnen Epidemien untereinander, so kann man feststellen, daß bei den Lungenveränderungen keine grundsätzlichen Unterschiede vorliegen. Lediglich die Häufigkeit und Art der einzelnen Lungen- und Pleurakomplikationen sind bei den Epidemien unterschiedlich.

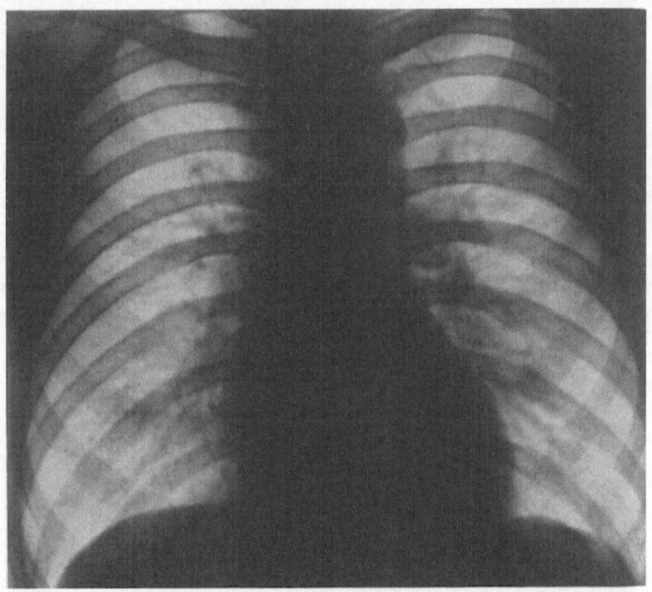

Abb. 61. Virus-Grippe, Influenza B. Hilusschatten dicht, stark vermehrte Streifenzeichnung perihilär, im Lungenkern. Emphysem in der basalen Mantelzone beiderseits. (R. P., 45jähriger Mann)

Übereinstimmend stellen alle Autoren fest, daß es bei der Grippe mit entzündlichen Lungenveränderungen kein typisches Lungenröntgenbild gibt. Das röntgenologische Erscheinungsbild ist auch innerhalb einer Epidemie außerordentlich bunt (MACCALLUM 1921; GLAUNER und FREEB 1949; COCCHI 1952; BRECKOFF und LOHMANN 1952; LANARI 1952; WESTERKAMP 1952; BRAIBANTI und MIGLIO 1957; STOPPANI 1957; ZDANSKY 1958; RÜRCHER 1958; GALLOWAY und MILLER 1959, u.a.). Das häufigste und regelmäßigste Röntgensymptom bei der Grippe ist die Verbreiterung und Verdichtung der Hilusschatten (DALE 1934; JENNINGS 1952; WESTERKAMP 1952; STRAT u. Mitarb. 1955). Vom Hilus aus kann eine vermehrte Streifenzeichnung beiderseits bis in die Peripherie vorhanden sein, die — nach eigenen Verlaufsbeobachtungen — vorübergehend in der Lungenperipherie wieder verschwindet, um nach wenigen Tagen verstärkt und zugleich mit fleckförmigen und kleinflächigen Schatten vorwiegend in den Unterfeldern in Erscheinung zu treten (Abb. 61, 62). Die anfänglich vermehrte Zeichnung ist wohl durch die Grippebronchiolitis und interstitielle Peribronchitis bedingt. Ihr Verschwinden erklären wir durch das Auftreten eines Emphysems mit der Zunahme der entzündlichen Veränderungen. Es

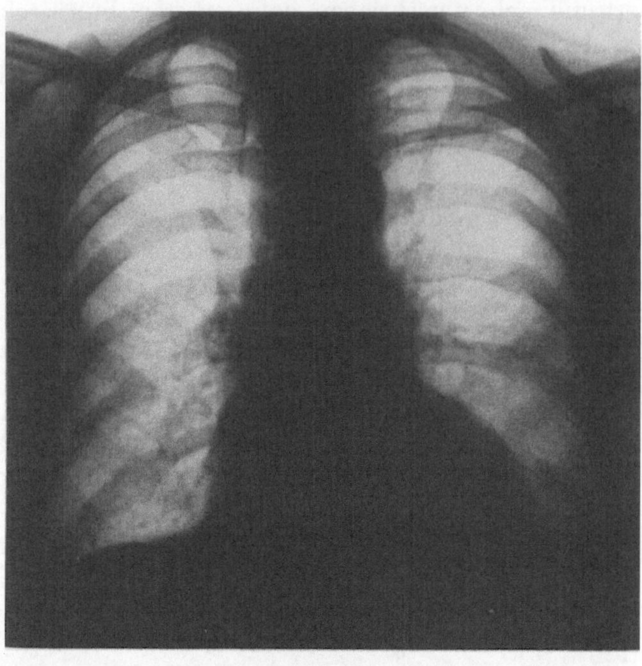

Abb. 62. Influenza B-(Virus-)Grippe. Streifig, fleckige Verschattungen beiderseits bis in die Mantelzone beiderseits basal. Interstitielle Pneumonie und Bronchopneumonie. (L. O., 64jährige Frau)

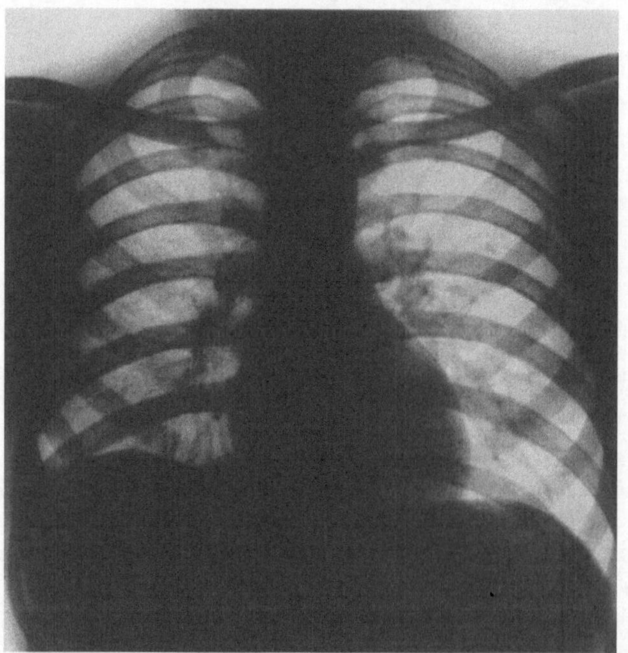

Abb. 63. Influenza B-(Virus-)Grippe; K. K., 19jähriger Mann. Streifige Verschattung im Herzzwerchfellwinkel rechts (sog. „Grippe-Dreieck"). Kompensatorisches Emphysem links

kommt durch die entzündliche Schleimhautschwellung und Sekretansammlung in den kleinen Bronchien und Bronchiolen zu einer Art Ventilverschluß, bei dem inspiratorisch Luft in die Alveolen einströmt, exspiratorisch aber nicht abströmen kann. Bei Zunahme der entzündlichen Schleimhautschwellung quillt das Bronchuslumen zu. Die von ihm belüfteten Lobuli werden atelektatisch oder durch entzündliche Anschoppung bzw. kollaterales

Ödem ausgefüllt. Jetzt tritt die interstitielle Zeichnung wieder, und zwar verstärkt in Erscheinung (Summationseffekt). Häufig sind bei der Grippe nur Verbreiterung und Verdichtung des Hilusschattens und Vermehrung der Lungenzeichnung, speziell der Unterfeldzeichnung zu beobachten. Der rechte Herz-Zwerchfellwinkel zeigt besonders häufig eine vermehrte Zeichnung. DITTMAR und RUPPERT (1941) haben daher diesen Bezirk als „Grippedreieck" bezeichnet (Abb. 63, 64). Zwischen den retikulären Streifen sind häufig milchglasartige Trübungen zu sehen (GLAUNER und FREEB 1950); es gibt aber auch strukturlose, zarte Verschattungen, deren Flächenausdehnung lobulär, segmental und lobär sein kann. Die Intensität der Schatten kann von der zartesten Trübung bis zur dichten, kompakten Verschattung alle graduellen Unterschiede aufweisen. Die Schatten haben häufig auch eine zum Hilus gerichtete Keilform und nehmen vom Hilus zur Peripherie an Intensität ab (LIEBMANN und SCHINZ 1919; GLAUNER und FREEB 1950; ZDANSKY 1958). Es werden

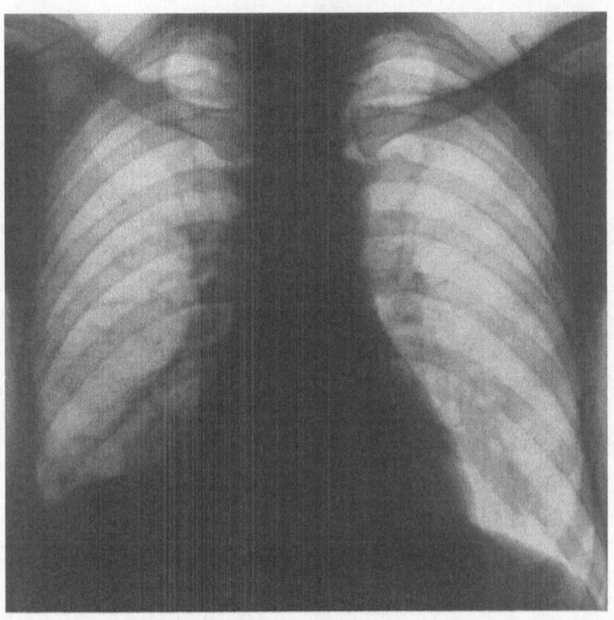

Abb. 64. Influenza A-(Virus-)Grippe; A. T., 36jähriger Mann. Segmentpneumonie im „Grippe-Dreieck", kompensatorisches Emphysem links. Influenza A-Titer 1:1280, Kälteagglutination 1:256

aber auch mikronoduläre Verschattungen (BETHOUX u. Mitarb. 1954), kleine lobuläre Herde (JAGIĆ 1949) und miliare Herdchen (GSELL und ENGEL 1942) beobachtet. Die zarten, milchglasartigen, strukturlosen oder von reticulären Streifenschatten durchsetzten Verschattungen, die miliaren und sublobulären Pneumonien und die Hilusverschattungen mit vermehrter, meist reticulärer Lungenzeichnung werden von den meisten Autoren als Ausdruck einer echten Grippeviruspneumonie angesehen, während die dichteren, wolkigen Schatten wohl mehr auf eine mischinfizierte Entzündung der entsprechenden Lungenbezirke hinweisen. Meistens trifft man aber Kombinationsformen der einzelnen Verschattungstypen an. Eine Einteilung der Lungenröntgenbilder nach rein röntgenologischen Gesichtspunkten ist daher wenig sinnvoll. Die Einteilung muß wohl nach röntgenologischen und klinischen Gesichtspunkten erfolgen, wie sie COCCHI im Lehrbuch von SCHINZ (1952) und HEGGLIN im Handbuch für innere Medizin (1956) vorgenommen haben:

1. Das perakute hämorrhagische Lungenödem gleicht röntgenologisch dem toxischentzündlichen Lungenödem nach Inhalation von Nitrosegasen. Man sieht beiderseits, vorwiegend in den Mittel- und Unterfeldern, klein- bis mittelgroße, konfluierende Schattenflecke. Die Spitzen sind im allgemeinen nicht betroffen. Die Intensität dieser Schattenherde ist nicht sehr groß, ihre Grenzen sind unscharf. Die Kranken sterben meist innerhalb von 3 Tagen nach Krankheitsbeginn.

Pathologisch-anatomisch sind herdförmige entzündliche Infiltrationen, aber auch — als Ausdruck der toxischen Gefäßschädigung — Blutstasen mit hämorrhagischem Ödem in den Alveolen zu finden (GSELL 1932).

2. Die hämorrhagische Bronchopneumonie ist eine Spielart des perakuten hämorrhagischen Ödems. Sie ist klinisch durch eine Kreislaufschwäche und Capillarschädigung mit hämorrhagischer Diathese und schaumig-blutigem Auswurf gekennzeichnet (GSELL 1932). Der Krankheitsverlauf ist protrahiert und hat nicht immer einen letalen Ausgang. Das röntgenologische Erscheinungsbild gleicht weitgehend dem des perakuten hämorrhagischen Ödems.

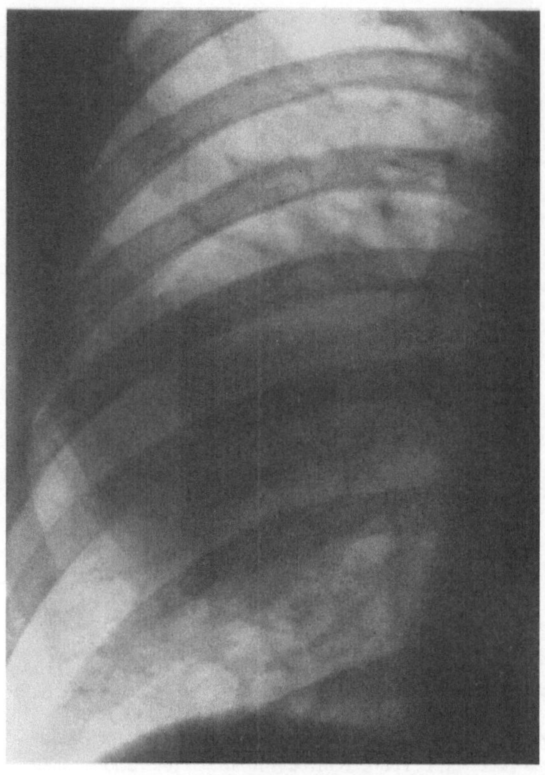

Abb. 65a

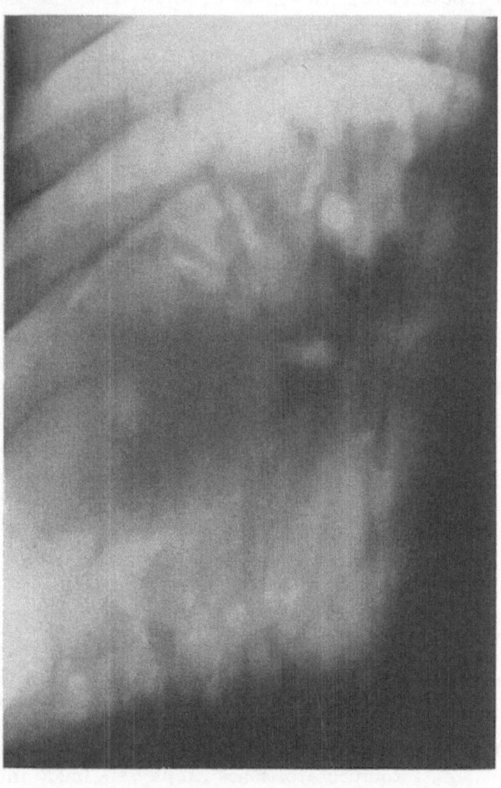

Abb. 65b

Abb. 65a. Influenza A-(Virus-)Grippe; K. A., 53jähriger Mann. Croupöse Pneumonie des rechten Unterlappens. Bakterielle Mischinfektion

Abb. 65b. Schichtbild in frontaler Ebene zu Abb. 65a. Schichttiefe 5,5 cm: Mehrere kleine, unscharf begrenzte Aufhellungen in der infiltrierten Unterlappenspitze. Multiple kleine Abscesse

3. Die Grippetracheobronchitis weist im Röntgenbild vermehrte Lungenzeichnung und Verdichtung der Hilusschatten auf. Die Lungenzeichnung ist besonders in den Unterfeldern vermehrt und hat netzförmig-retikuläre Struktur. Die Diskrepanz zwischen Auskultationsbefund und Röntgenbild ist bei diesem Infektionstypus charakteristisch.

Eine Untergruppe dieser Tracheobronchitis ist die diffuse Bronchiolitis. Hier tritt im Röntgenbild aber mehr die kleinfleckige Schattenstruktur, vor allem auch in der Peripherie der Lungen auf, so daß eine differentialdiagnostische Abgrenzung gegenüber einer Miliartuberkulose Schwierigkeiten bereiten kann. Bei der Grippebronchiolitis sind die einzelnen Schattenflecke etwas größer, weicher und unschärfer begrenzt als bei der Miliartuberkulose. Die Lungenspitzen zeigen im allgemeinen keine Fleckschatten.

4. Die Grippebronchopneumonie ist die häufigste Erscheinungsform der pulmonalen Grippe. Klinisch können bei diskretem Auskultationsbefund die entzündlichen Lungen-

veränderungen übersehen werden. Eine zunehmende Leukocytose, Beschleunigung der Blutsenkungsgeschwindigkeit, erneuter Temperaturanstieg (doppelgipflige Fieberkurve) oder Fortbestehen der Temperaturen über den 5.—7. Tag hinaus müssen den Verdacht einer Lungenbeteiligung erwecken. Der Variationsbereich der Lungenverschattungen ist bei der Grippepneumonie am größten. Unterschiedlich große, dichte und lokalisierte Schattenherde sind anzutreffen, wobei die Lieblingslokalisation allerdings die Unterlappen sind. WESTERKAMP (1952) beobachtete auch häufig die Lokalisation entzündlicher Lungenveränderungen bei der Grippe in allen Lungensegmenten (fibrinöse Lungenherde). Passagere, pseudocavernöse Aufhellungen in Lungeninfiltraten grippalen Ursprungs haben SIMONEL u. Mitarb. (1958) gesehen. Eine Lieblingslokalisation grippaler Lungenveränderungen ist der Herz-Zwerchfellwinkel, den DITTMAR und RUPPERT (1941) daher als „Grippedreieck" bezeichnet haben. Bei der unkomplizierten Grippebronchopneumonie ist eine Pleurabeteiligung, jedenfalls mit größerer Exsudatbildung, selten. Kleinere Pleuraergüsse, insbesondere interlobäre pleuritische Veränderungen, sind von GSELL (1932), WESTERKAMP (1952); GALLOWAY und MILLER (1959), UTHGENANNT und GLAWATZ (1960) beschrieben worden.

Treten größere, pleurale Exsudate auf, so sind sie ein Hinweis auf das Vorliegen einer Mischinfektion. Bei älteren Menschen und durch Vorkrankheiten resistenzgeschwächten Patienten sind sie häufiger anzutreffen (GSELL 1932).

5. Die Grippecrouposa zeigt im klinischen und röntgenologischen Erscheinungsbild große Ähnlichkeit mit den bakteriell bedingten, lobären Pneumonien. Sie ist auch meistens durch Pneumokokken verursacht, tritt am 3.—13. Tag der Grippeerkrankung auf (MISSKE und SYLLA 1930; GSELL 1932), beginnt aber mehr schleichend und nicht dramatisch wie die primäre Pneumokokkenpneumonie (Abb. 65a u. b).

6. Die miliare Grippepneumonie (MISSKE und SYLLA 1930; GSELL 1932; JAGIĆ 1949; HARRISON 1951; BÈTHOUX u. Mitarb. 1954; HIRSCH 1957) ist eine seltene Erscheinungsform der Grippebronchopneumonie. Sie ist auch nicht für die Grippe spezifisch, sondern bei anderen Virus- und bei Streptokokkenpneumonien zu beobachten (LOEFFLER und MOESCHLIN 1946).

b) Komplikationen

Es sollen hier nur die pulmonalen und pleuralen Komplikationen der Grippe besprochen werden. Die wohl häufigste Komplikation ist die Misch- oder Sekundärinfektion, die zu bakteriellen Bronchopneumonien oder Lappenpneumonien führt. Diese sind klinisch durch ein allgemein schwereres Krankheitsbild gekennzeichnet als die unkomplizierte Grippe und Grippepneumonie, haben einen protrahierten Krankheitsverlauf mit einem langen, febrilen Krankheitsstadium, starker Beeinträchtigung des Herz- und Kreislaufes, Leukocytose und starker Beschleunigung der Blutkörperchensenkungsgeschwindigkeit. Die sekundären, bakteriellen Bronchopneumonien neigen zu Einschmelzung und Absceßbildung (WESTERKAMP 1952; ANGELONI und SCOTT 1958; ZDANSKY 1958; GALLOWAY und MILLER 1959).

Pleuraergüsse sind bei der reinen Grippepneumonie nicht häufig, bei der sekundär- und mischinfizierten dagegen häufiger anzutreffen. Sie gehen nicht selten in Pleuraempyeme über (MISSKE und SYLLA 1930).

Als Folge eines starken, während der Grippe entstandenen, bullösen Emphysems kann es zur Entwicklung eines Spontanpneumothorax kommen.

Von COCCHI (1952) und HEGGLIN (1956), in ähnlicher Weise früher schon von MISSKE und SYLLA (1930), ist eine Einteilung der Lungenveränderungen bei der Grippe nach röntgenologischen und klinischen Merkmalen, von GLAUNER und FREEB (1949) nach morphologischen und pathogenetischen Gesichtspunkten vorgenommen worden. Die verschiedenen Erscheinungsformen entzündlicher Lungenveränderungen bei Grippe im Röntgenbild stellen aber keine scharf umrissenen regelmäßig wiederkehrenden Typen dar. Sehr häufig sind Kombinationen zweier oder dreier solcher Grundtypen zu beobachten.

Treten jetzt noch Veränderungen durch sekundäre Infektionen oder Pleurabeteiligungen hinzu, dann wird die bunte Struktur des Lungenröntgenbildes verständlich. Es gibt kein charakteristisches Röntgenbild, das die Diagnose grippebedingter Lungenveränderungen gestattet. Dem Röntgenbild fällt bei der Grippe die Aufgabe der Bestätigung oder des Nachweises, der Lokalisation und Ausdehnung von Lungenprozessen zu. Da die Lungenveränderungen im Röntgenbild den klinischen Erscheinungen vorauseilen können, empfiehlt es sich, bei stationären Patienten frühzeitig Lungenaufnahmen anzufertigen. Bei den häufig fehlenden oder geringfügig ausgeprägten pathologischen Auskultationsbefunden der Grippebronchopneumonien ist es zweckmäßig, wiederholt röntgenologisch zu untersuchen, dies besonders bei protrahiertem Verlauf oder verzögerter Rekonvaleszenz. In all diesen Fällen kann die Röntgenuntersuchung klinisch nicht faßbare Infiltrationen aufdecken.

Pathologisch-anatomisch bietet die Grippepneumonie mit einem leukocytenreichen, hämorrhagischen Alveolarexsudat, mit fleckförmigen Nekrosen, entzündlichen Gefäßprozessen und Gefäßthrombosen ein vielgestaltiges, buntes Bild. Die Schleimhaut der größeren und feinsten Bronchien ist regelmäßig erheblich geschädigt, die Bronchialepithelien sind teilweise abgestoßen. Die Bronchialwand ist lymphoplasmacellulär infiltriert. In den Lichtungen der Bronchien ist ein fibrinreiches, hämorrhagisches oder leukocytenreiches Exsudat vorhanden. Das interstitielle Gewebe um die Gefäße, Bronchien und Alveolen weist eine serofibrinöse Durchtränkung und Aufquellung, wie auch vorwiegend perivasculäre, leukocytäre Infiltrationen auf. Die toxische Gefäßschädigung, besonders auch der Endothelien durch das Grippevirus, führt zu Permeabilitätsstörungen, die für die Entwicklung des perakuten, toxischen Lungenödems verantwortlich sind.

Die *Prognose* der reinen, nicht mischinfizierten Grippepneumonie ist gut. Das Hinzutreten von Misch- und Sekundärinfektionen trübt die Prognose ganz allgemein, besonders aber bei älteren Kranken. Die Häufigkeit bakterieller Infektionen bei der Grippe im Verhältnis zu anderen atypischen Pneumonien geht aus der Tabelle von JENNINGS hervor.

Tabelle 3. *Häufigkeit der bakteriellen Infektionen bei verschiedenen atypischen Pneumonien.* (Nach JENNINGS)

Organismen	Grippe	Kälteagglutination +	Unklassifiziert
Staphylococcus aureus	11	1	5
Pneumokokken	9	1	13
Hämolytische Streptokokken	3	1	4
Haemophilus influenzae	1	0	3
Bacterium coli und Proteus vulgaris	2	0	3
Normale Bakterienflora (einschließlich Streptokokken-Virus)	9	6	11
Total der Fälle in den verschiedenen Gruppen	56	22	79

c) Therapie

Wie bei den anderen Viruspneumonien sind mit Sulfonamiden und Antibiotica keine Erfolge zu erwarten. Da aber die Grippepneumonie weitaus häufiger Sekundärinfektionen aufweist als andere atypische Pneumonien, sind bei Pneumonien mit Sekundärinfekten die Antibiotica zu empfehlen (FREY, 1951).

Die *Diagnose* ist in Epidemiezeiten nicht schwierig. Sie wird durch den Hirst-Test mit ansteigender Titerkurve gestützt. Außerhalb von Epidemiezeiten bei sporadischen Erkrankungen ist die Grippepneumonie gegen andere Viruspneumonien (primär atypische Pneumonie — Kälteagglutination, Psittakose — Ornithose — Virusnachweis — Tierversuch, Komplementbindungsreaktion), gegen Rickettsiosen (Q-Fieber — Rickettsiennachweis, Komplementbindungsreaktion), Leptospirosen (Leptospirennachweis, Komplementbindungsreaktion), gegen Morbus Bang (Nachweis der Brucella abortus Bang, Komplementbindungsreaktion), bakteriell bedingte Bronchopneumonien, die miliaren Formen gegen Bronchiolitiden anderer Genese, Miliartuberkulose, Morbus Besnier-Boeck-Schaumann abzugrenzen. Es muß schließlich auch an die Möglichkeit einer Adeno-Virusinfektion mit Pneumonie gedacht werden.

29. Adenovirusinfektion mit Pneumonie

In jüngster Zeit sind auch herdförmige Pneumonien beschrieben worden bei einer Gruppe von Virusinfekten (A.R.D. oder R.I. oder APC-Virus), die unter dem Sammelbegriff „Adenovirus" zusammengefaßt sind. Das Auftreten von Lungeninfiltraten bei der Adenovirusinfektion wird in amerikanischen Arbeiten (Hillemann und Werner 1954; Dingle u. Mitarb. 1954; Ginsberg u. Mitarb. 1955) mit 10—16% der hospitalisierten Krankheitsfälle angegeben. In Deutschland berichten über solche Adenovirusinfektionen mit Pneumonien Vivell u. Mitarb. (1959), Heymer (1958 und 1960), in der Schweiz Hegglin (1960), Wegemann u. Mitarb. (1959), Kaufmann u. Mitarb. (1959).

Klinisch hat die Adenovirusinfektion große Ähnlichkeit mit der Grippe. Im Gegensatz zur Grippe stehen aber eine Pharyngitis und Conjunctivitis, sowie entzündliche Lymphknotenschwellungen im Vordergrund der Erscheinungen. Daher hat die Infektion auch ihren Namen als „adenoidal-pharyngeal-conjunctival-Infekt" = APC erhalten. Man kann heute 18 Typen unterscheiden, von denen die Typen 3, 4, 7, 7a und 14 am häufigsten angetroffen werden. Sie sind serologisch zu trennen und kommen bei Rekruten und Schulkindern epidemisch vor.

Es erkranken vorwiegend jugendliche Menschen. Der Krankheitsbeginn ist akut, anfänglich sind die Temperaturen über 39 und 40° C. Die durchschnittliche Fieberdauer beträgt etwa 6 Tage. In dieser Zeit bestehen Kopfschmerzen und Meningitis, im Liquor finden sich normale Zellzahl und Eiweißwerte. An weiteren Symptomen sind Erbrechen, Durchfälle, Bindehautkatarrh, Lymphdrüsenschwellung und gelegentlich Milzvergrößerung vorhanden. Im weißen Blutbild findet man häufig Leukopenien, normale Leukocytenwerte und seltener auch Leukocytosen. Im akuten Krankheitsstadium ist eine Vermehrung der Stabkernigen und eine deutliche Linksverschiebung zu sehen. Der Beginn einer Lungeninfiltration kann meist zeitlich scharf begrenzt angegeben werden, obwohl die Fälle mit Lungeninfiltraten häufig einen blanderen, klinischen Verlauf bieten als die Adenovirusinfektionen ohne Lungenbeteiligung. Die Temperaturen sind häufig nicht so hoch und die Allgemeinbeschwerden geringer. Husten und bronchitische Geräusche sind vorhanden. Die Beschwerden können im ganzen so gering sein, daß die Veränderungen bei Röntgenreihenuntersuchungen oder Routineröntgenaufnahmen entdeckt werden. Im *Röntgenbild* werden vorwiegend kleinfleckige Verschattungen gesehen. Wegemann u. Mitarb. (1959) beobachteten ein Infiltrat bis Handgröße mit unscharfen Grenzen. Die streifige Struktur der Lungenverschattungen ist vorherrschend. Eine Unterscheidung der röntgenologischen Veränderungen gegenüber Pneumonien bei Ornithose und anderen Viruserkrankungen ist nicht möglich. Heymer (1958, 1960) sah in einigen Fällen eine Vergrößerung des Hilus und streifige Veränderungen in der Umgebung des Hilus. Der Verlauf der Adenovirusinfektion ist harmlos und Hegglin (1960) vermutet, daß die Pneumonien durch das Adenovirus selbst und nicht durch eine Superinfektion hervorgerufen werden. Die Infektiosität ist groß. Es erkranken gleichzeitig meist größere Gruppen von Jugendlichen in Schulen oder in militärischen Einheiten.

Pathologisch-anatomische Beobachtungen liegen nicht vor bzw. sind bei der Gutartigkeit der Erkrankung noch nicht veröffentlicht. Man geht aber wohl in der Annahme nicht fehl, daß den röntgenologisch nachgewiesenen Lungenveränderungen ähnliche pathologisch-anatomische Substrate zugrunde liegen, wie sie bei den Viruspneumonien der anderen Virusarten beobachtet wurden. Vereinzelt sind außer den Lungeninfiltraten auch kleine Interlobärexsudate zu finden gewesen.

30. Psittakose — Ornithose

(Papageienkrankheit, Faröerkrankheit, Sturmvogelkrankheit)

a) Geschichtliches

1879 beobachtete Ritter in der Schweiz, daß in einer Familie sieben Angehörige an einer Lungenentzündung mit Magen-Darmerscheinungen und cerebralen Störungen erkrankten. Drei von ihnen starben. Alle erkrankten annähernd gleichzeitig und waren einige Zeit vor Krankheitsbeginn mit frisch importierten Papageien in Berührung gekommen. Bakteriologische Untersuchungen der Papageien verliefen negativ. Ritter (1879) hielt die menschlichen Erkrankungen für einen Pneumotyphus. Ähnliche endemisch auftretende Pneumonien nach Kontakt mit Papageien wurden auch in verschiedenen europäischen Ländern beobachtet, und Morange (1895) schlug für diese Art der Erkrankung den Namen „Psittakose" vor. Größere Epidemien waren 1892 in Paris (Nocard 1897, zit. nach Morange) und 1897 in Köln aufgetreten. Über eine größere und schwerere Epidemie wird dann wieder im Jahre 1929 aus Argentinien berichtet. In den folgenden Jahren kommt es zu Endemien in Nord- und Südamerika, in allen europäischen Ländern, in Australien und Algier. 1930 wurde in Deutschland die Einfuhrsperre für Papageien eingeführt. Die Seuche konnte daraufhin allmählich eingedämmt werden, obwohl — worauf Meyer in Kalifornien 1933 hinwies — die Krankheit nicht nur durch Papageien und Wellensittiche, sondern auch durch eine ganze Reihe von anderen Vogelarten (Kanarienvögel, Sperlinge, Reisvögel, Zeisige, Finken, Hänflinge, Drosseln, Amseln, Sturmvögel, Stieglitze und besonders Tauben) auf den Menschen übertragen werden kann. Meyer und Eddie (1942) wiesen nach, daß Tauben zwischen 10% und 90% eine positive Komplementfixation mit einem Antigen der Ornithose haben. Meyer (1941, 1942, 1948) empfahl daher, für diese Krankheitsgruppe die Bezeichnung „Ornithosis", aber nur für die durch Papageien verursachten Erkrankungen den Namen „Psittakose" zu wählen.

Das Virus der Ornithose und Psittakose ist wahrscheinlich identisch und konnte 1930 von Levinthal in Deutschland, Lillie (1930) in USA und Coles (1930) in England isoliert und dargestellt werden. Das Virus der Psittakose und Ornithose ist aber wahrscheinlich nicht ein einzelnes, sondern es handelt sich wohl um eine ganze Gruppe verwandter Vira. So konnten auch Haagen und Mauer (1939) nachweisen, daß die 1938 von Rasmussen beschriebene „Faröerkrankheit" oder „Sturmvogelkrankheit", die bei Frauen im Herbst auftritt, wenn sie junge Sturmvögel rupfen, mit der Ornithose identisch ist. Die steigende Erkrankungshäufigkeit in den letzten Jahren an Ornithose ist durch die steigende Ziervogelhaltung und -zucht nach dem zweiten Weltkrieg zu erklären. Nach Glawatz und Uthgenannt (1960) sind allein beim Ordnungsamt Lübeck 147 private Sittichzüchter offiziell gemeldet. Der Bestand an Sittichen in Lübeck beträgt 25000—35000. Die Zahl der Wellensittiche in der Bundesrepublik wird auf 1 Million geschätzt. Der Personenkreis, der mit Ziervögeln, insbesondere mit Wellensittichen und Papageien, in den letzten Jahren engen Kontakt bekommen hat, ist also außerordentlich groß.

b) Ätiologie

Das Virus findet sich im Darm, aber auch im Speichel der Vögel. Der Staub des Vogelgefieders ist besonders infektiös. Häufig bleibt die Infektion der Vögel latent. Sie sind aber Dauerausscheider. Erst wenn Menschen in ihrer Umgebung erkranken und ärztlicherseits an diese Infektionsmöglichkeit gedacht wird, kann die Infektionsquelle aufgedeckt werden. Übertragungen von Mensch zu Mensch sind zwar selten, aber doch schon mitgeteilt.

Die Inkubationszeit beträgt 10—14 Tage mit einer Streubreite von 7—30 Tagen (Favour 1943; Levinson u. Mitarb. 1944; Meyer und Eddie 1933; Vieuchange 1948, zit. bei Levaditi und Lépine; Rosebury u. Mitarb. 1947).

c) Krankheitsbild

Die Krankheit beginnt mit einem subfebrilen Vorstadium und Allgemeinsymptomen wie Kopf- und Gliederschmerzen, Abgeschlagenheit, Appetitlosigkeit, Schweißneigung, Frösteln und gelegentlich Nasenbluten. Innerhalb von 2—4 Tagen erreichen die Temperaturen ihr Maximum von 39—40° C und bleiben dann häufig als Continua für 2—3 Wochen bestehen. Danach gehen die Temperaturen meist lytisch zurück. Schon in der 1. Woche zeigen die Kranken häufig schwere Intoxikationszeichen mit Benommenheit, nervöser Reizbarkeit, Meningismus, Delirien und schweren cerebralen Störungen. Es bestehen häufig Abdominalbeschwerden und Obstipation, gelegentlich aber auch Durchfälle. Die Pulsfrequenz ist anfangs deutlich verringert, der Blutdruck erniedrigt, die Leukocytenzahl absolut, mindestens aber relativ vermindert; Reizerscheinungen von seiten der oberen Luftwege fehlen anfänglich. In dieser Phase der Erkrankung kann die Abgrenzung gegen einen Typhus Schwierigkeiten machen (Lépine, 1949, 1950). Am Ende der 1. Woche weisen bei zunächst noch negativem Perkussions- und Auskultationsbefund Husten und pleuritische Beschwerden auf eine Erkrankung der Lungen hin. Zu diesem Zeitpunkt sind im Röntgenbild bereits deutliche, häufig parahilär sitzende Verschattungen nachweisbar.

Der Husten ist meist trocken, wenig produktiv (sputumarme Pneumonie). Zunächst wird ein spärliches, schleimig-eitriges oder schleimiges Sputum gefördert, das in den folgenden Tagen reichlicher werden und feine Blutbeimengungen enthalten kann. Die eitrige Beschaffenheit des Sputums weist bereits auf Sekundärinfektion in den Bronchien und Lungen hin. Die Atmung wird frequent. Gesicht und Lippen werden cyanotisch. Allmählich sind auch physikalische Befunde über den erkrankten Lungenabschnitten zu erheben, am häufigsten feinblasige, nicht klingende Rasselgeräusche; das Atemgeräusch ist normal oder unbestimmt, selten bronchial. Perkussorisch sind über den erkrankten Lungenabschnitten gelegentlich Schallverkürzungen festzustellen. Massive Dämpfungen sind außerordentlich selten.

Bei Jugendlichen kann der Krankheitsverlauf kürzer und leichter sein und mehr den Charakter eines grippalen Infektes annehmen. Kinder erkranken kaum oder so leicht, daß sie die Infektion ambulant überstehen (Weisse 1951; Strobel 1954; Willich 1960).

d) Röntgenologische Befunde

Im allgemeinen kommen erst auf dem Höhepunkt der Erkrankung, d.h. im hochfieberhaften Stadium der 2.—3. Krankheitswoche, die Kranken zur klinischen Untersuchung und Behandlung, damit auch zur Röntgenuntersuchung. Obwohl selbst zu diesem Zeitpunkt physikalische Befunde über den Lungen noch fehlen oder nur gering ausgeprägt sind, können in den meisten Fällen schon röntgenologische Veränderungen nachgewiesen werden. Sie treten bereits im subfebrilen Vorstadium der Erkrankung am 5.—8. Tag nach

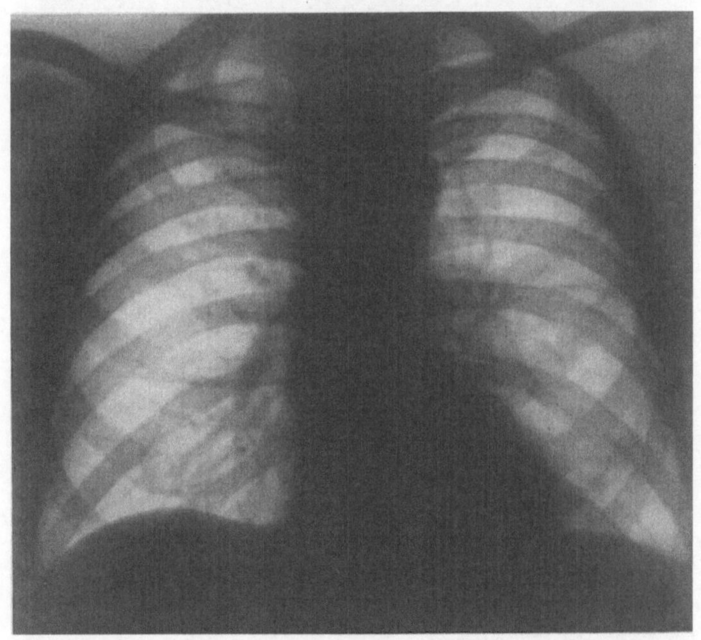

Abb. 66a. Interstitielle Pneumonie bei Ornithose. Titer 1:160. (W. M., 51jähriger Mann; 9. 3. 61)

Einsetzen der ersten Krankheitszeichen auf. Strobel (1954) sah die ersten röntgenologischen Veränderungen bei einem 5jährigen Knaben 4 Tage vor dem Fieberausbruch. Da nach den Erfahrungen der meisten Autoren die pneumonischen Verschattungen bei der Ornithose recht uncharakteristisch sind (Cocchi 1952; Hegglin 1956; Gsell 1954; Adamy 1930; Boucher u. Mitarb. 1952; Cox 1947; Glawatz und Uthgenannt 1960; Imhäuser 1930, 1951; Melzer 1959; Strobel 1954; Rejnberg u. Mitarb. 1955; Teschendorf 1958; Stehr 1935), ist bei unklaren Infekten mit röntgenologischen Lungenveränderungen eine gezielte Befragung des Kranken und evtl. seiner Angehörigen nach einem möglichen Kontakt mit Vögeln aller Art erforderlich. Es genügt oft nur ein

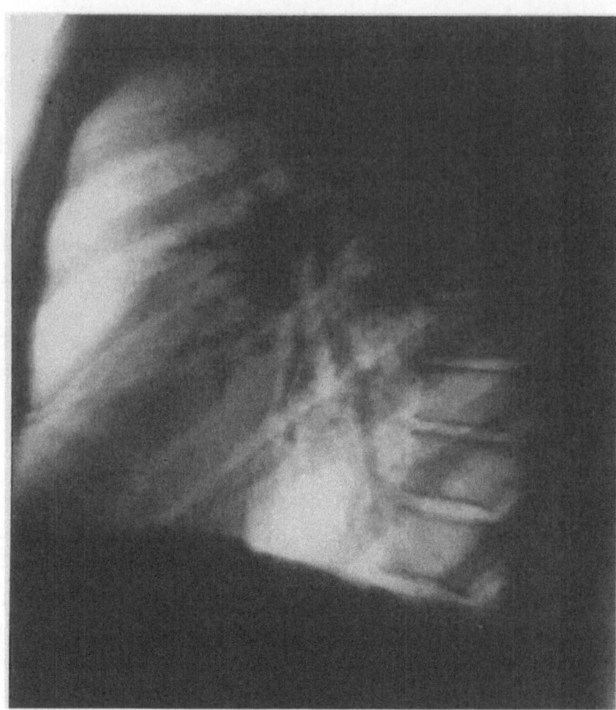

Abb. 66b. Linkes Seitenbild zu Abb. 66a

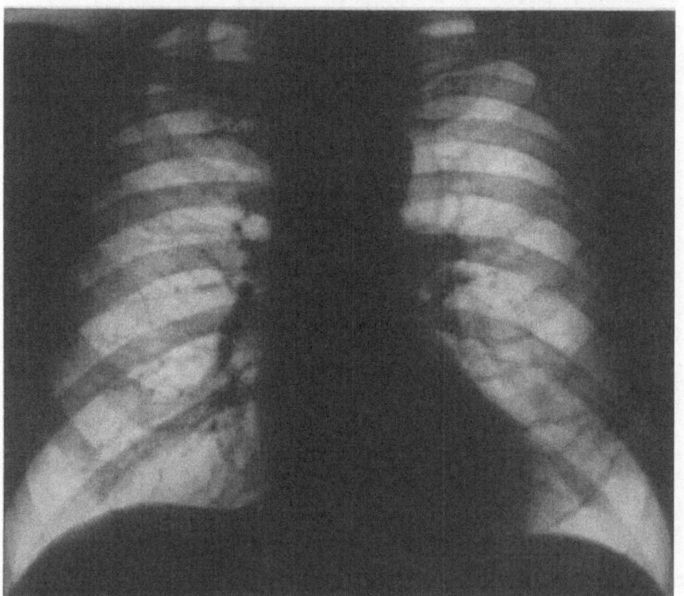

Abb. 66c. Lungenaufnahme am 5. 4. 61 desselben Kranken wie bei Abb. 66a

flüchtiger Kontakt (Kemmerer u. Mitarb. 1956; Strobel 1954; Melzer 1959), wobei die Berührung mit kranken oder verendeten Vögeln bereits fast beweisend für das Vorliegen einer Ornithose ist. Außer einer Reihe von Einzeldarstellungen haben sich in größerem Umfange mit den röntgenologischen Lungenveränderungen bei der Ornithose in früheren Jahren Adamy (1930), Gutzeit und Johannsen (1934), Stehr (1935), späterhin Fallet (1953), Fallet u. Mitarb. (1950), Fitz u. Mitarb. (1955), Favour (1943), Rejnberg u. Mitarb. (1955), Smadel (1943), Teschendorf (1958), Melzer (1959), Uthgenannt und Glawatz (1959, 1960) beschäftigt.

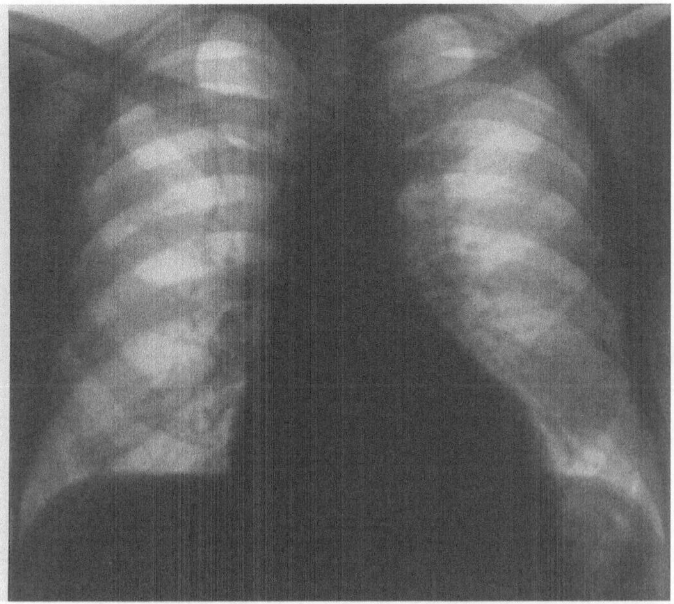

Abb. 67a. Ornithose. Titer 1:160 mit interstitiellen, lobulären Pneumonien im rechten Unterlappen und im Lingulasegment links. (H. R., 60jähriger Mann)

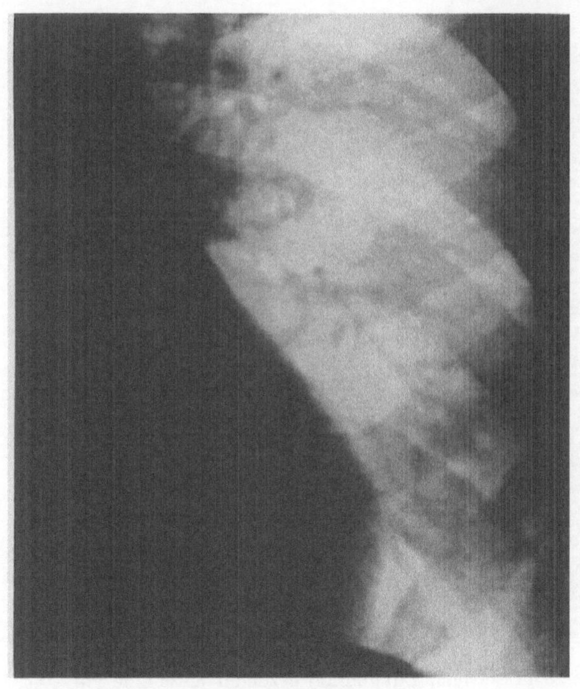

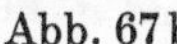

Abb. 67b

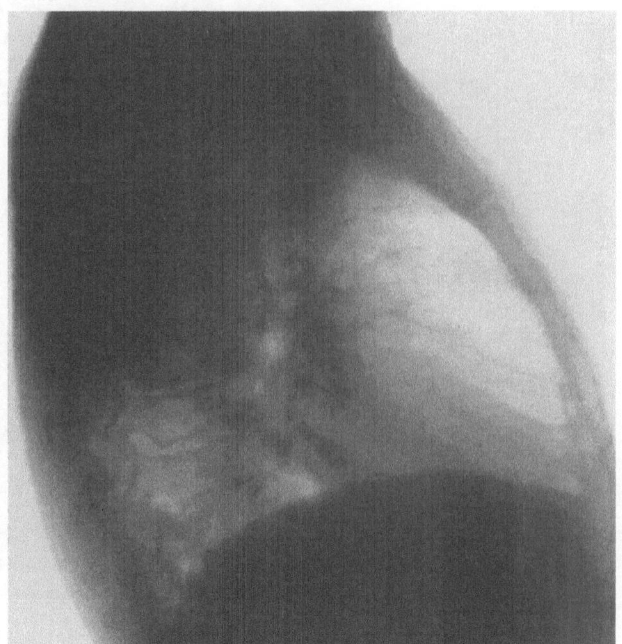

Abb. 67c

Abb. 67b. Zielaufnahme der linken Lunge. Retikuläre Zeichnung im Lungenkern. Konfluierende Infiltrate in den Lingulasegmenten

Abb. 67c. Rechtes Seitenbild zu Abb. 67a

Das wesentlichste Merkmal der Ornithose-Psittakoseverschattungen ist bei Verlaufskontrollen der stark wechselnde Charakter der Lungenveränderungen, die sog. Pneumonia migrans. Dabei sind meistens mehrere Schattenherde gleichzeitig vorhanden, aber ohne

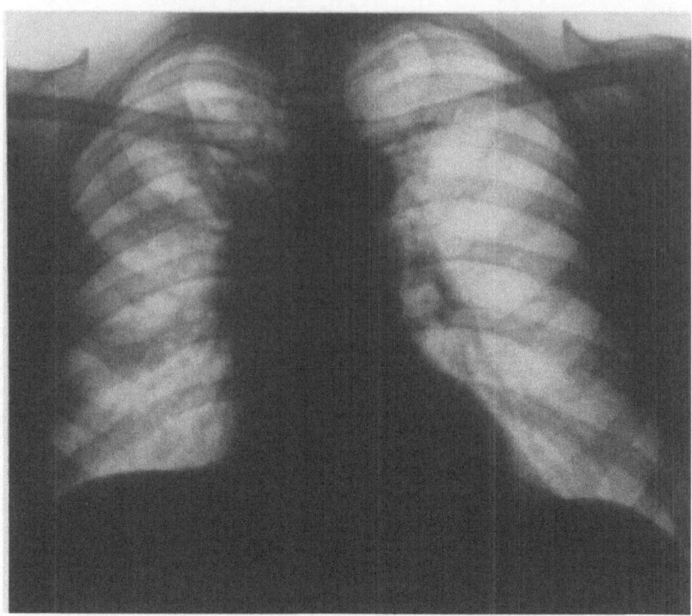

Abb. 68a. Ornithose. Titer 1:320; H. K., 53jähriger Mann. Am 10. 7. 61 mehrere interstitielle, sublobuläre Infiltrationen in der rechten Lunge. Kompensatorisches Emphysem links. Patient hat bei Waldspaziergängen Vögel gefüttert und aus der Hand fressen lassen

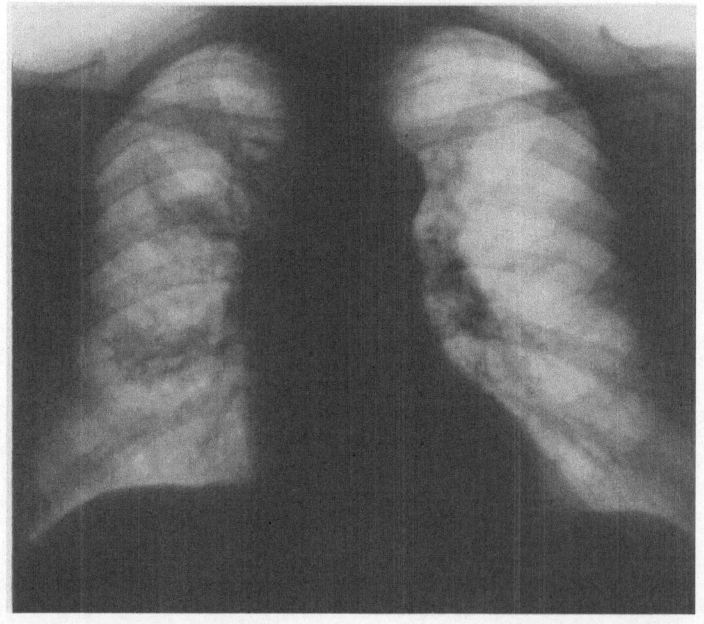

Abb. 68b. Aufnahme am 18. 7. 61 desselben Kranken. Die rechtsseitigen Lungenherde zeigen jetzt eine vorwiegend streifige Struktur. Vermehrte reticuläre Lungenzeichnung. Verbreiterter und dichter Hilusschatten links, streifige Verschattung im apikalen Segment des linken Oberlappens

Tendenz zu konfluieren. Ihrer Ausdehnung nach handelt es sich um lobuläre, segmentale und lobäre Entzündungsbezirke (Abb. 66a—c). Bei der Psittakose-Ornithose-Pneumonie besteht die Neigung zu großflächigen Prozessen von der Größenordnung eines Lungenlappens (MAUÉ 1940). Die Lappengrenzen können dabei auch überschritten werden. Die Schattendichte der einzelnen Lungenherde ist nicht nur analog ihrer Größenordnung unterschiedlich. Man trifft kleine, schattendichte und große, milchglasartige Verschattungen

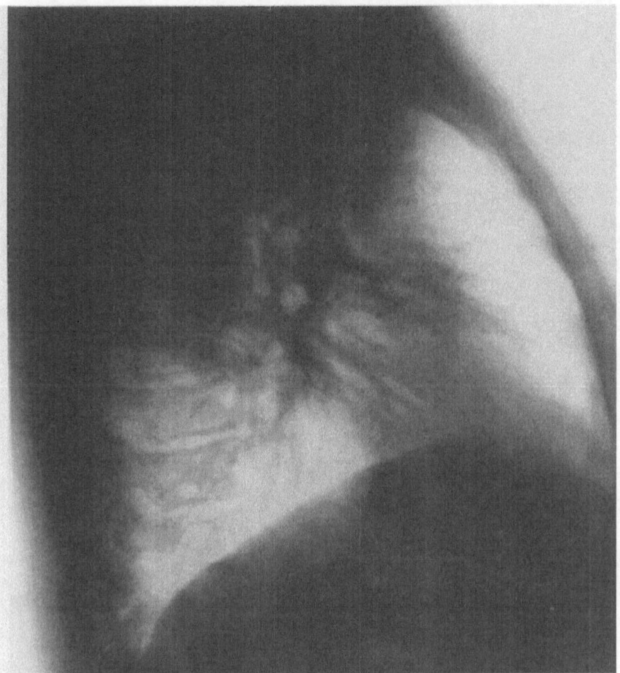

Abb. 68 c. Rechtes Seitenbild zu Abb. 68 b. Der streifige Charakter der Infiltrationen tritt deutlich in Erscheinung

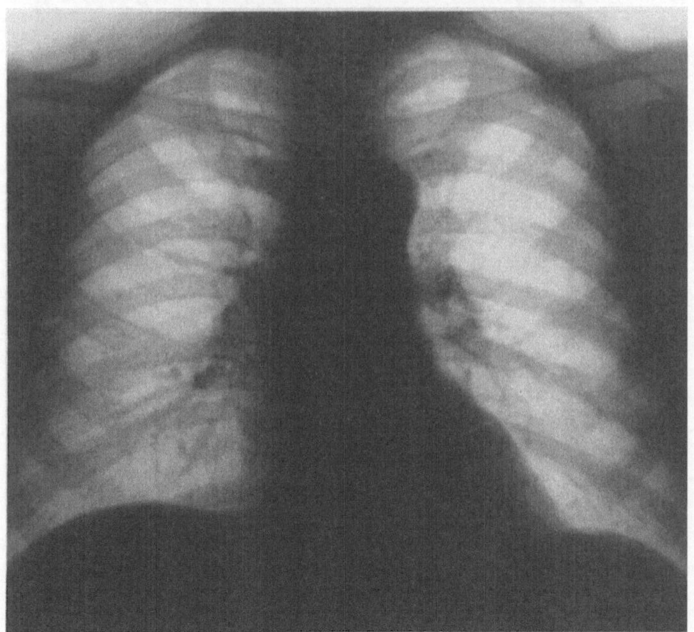

Abb. 68 d. Aufnahme am 24. 8. 61 desselben Kranken wie bei Abb. 68 a. Zurückbildung der interstitiellen Pneumonien

an und auch umgekehrt. Die Struktur der Schatten kann entsprechend dem interstitiell entwickelten, entzündlich-ödematösen Prozeß streifig-netzförmig, aber auch homogen sein. Die homogene Schleierung und auch dichte Verschattungen lösen sich bei genauer Betrachtung in eine feine „grießartige Körnelung" auf (GUTZEIT und JOHANNSEN 1934; STEHR 1942). Da nicht alle Entzündungsherde offenbar gleichzeitig aufschießen, kann man zu gleicher Zeit unterschiedlich strukturierte Verschattungsbezirke beobachten (Abb. 67 a—c).

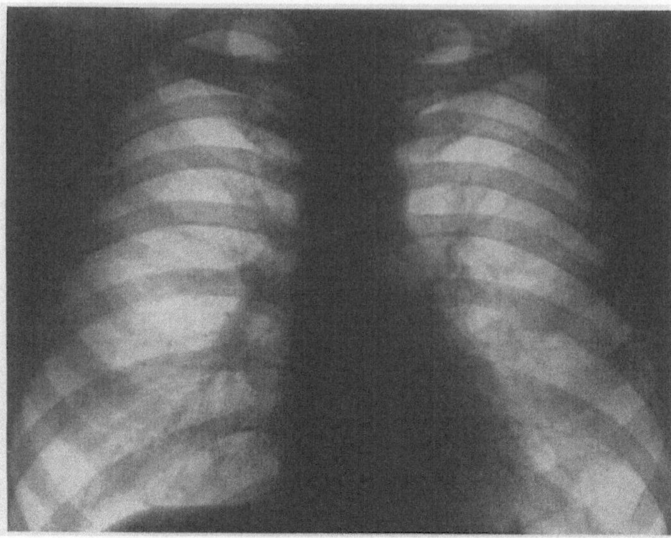

Abb. 69a. Psittakose. L. R., 36jähriger Mann. Interstitielle Pneumonie. Vermehrte, reticuläre Zeichnung im Lungenkern. Sublobuläres Infiltrat in der Spitze des linken Unterlappens

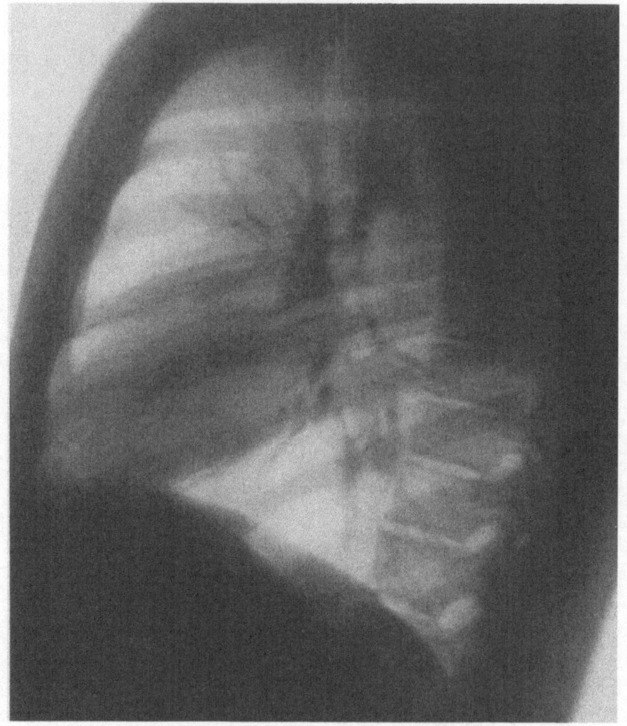

Abb. 69b. Linkes Seitenbild zu Abb. 69a

In der Anschoppung und Lösungsphase überwiegt aber stets der streifig-netzförmige Charakter in den Schattenherden. Von fast allen Autoren werden dreieckförmige Verschattungen beschrieben, die mit ihrer Spitze hiluswärts und der Basis zur Lungenperipherie ausgerichtet sind. UTHGENANNT und GLAWATZ (1960) vermuten, daß es sich hierbei um Segmentatelektasen handelt, die durch Druck der oft erheblichen, entzündlichen Lymphome im Hilus auf die entsprechenden Bronchen entstanden sind. MELZER (1959) sah allerdings die vielerwähnten keilförmigen Lungenverschattungen bei seinen Kranken nur

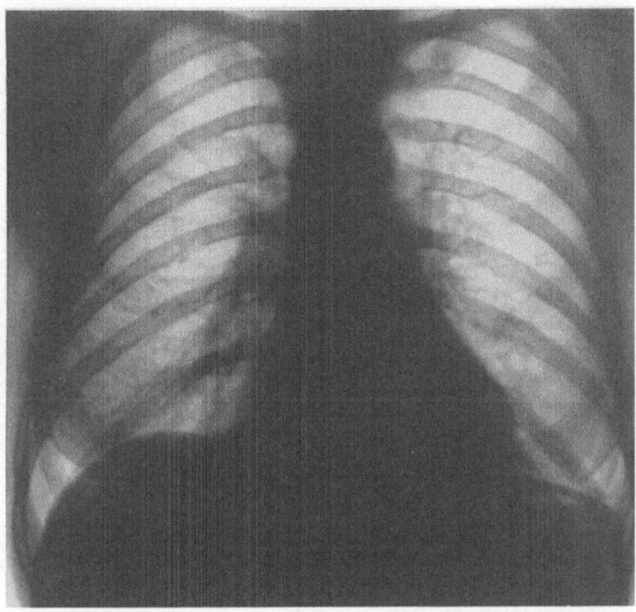

Abb. 70a. Psittakose. Th. S., 39jährige Frau. Hilifugale reticuläre Zeichnung durch interstitielle Pneumonie. Lappenrandinfiltrat im linken Unterlappen und pleuritische Veränderungen am linken Zwerchfell mit kleinen Winkelergüssen. (13. 2. 54)

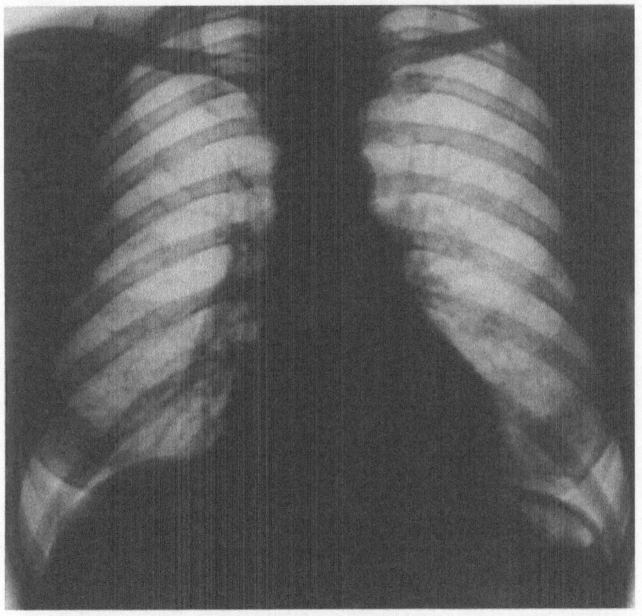

Abb. 70b. Aufnahme am 25. 2. 54 desselben Patienten wie bei Abb. 70a. Rückbildung der pulmonalen und pleuralen Veränderungen

in einem ganz kleinen Teil, während er entzündliche Lymphknotenschwellungen ganz regelmäßig beobachten konnte. Die Ausdehnung der Lungenveränderungen geht nicht mit der Schwere des Krankheitsbildes parallel (MOHR 1955; MUMME 1955). So kann bei klinisch schwerer Erkrankung der röntgenologische Befund gering sein. Das umgekehrte Verhalten ist allerdings seltener anzutreffen. Bei ausgedehnten Lungenveränderungen ist die Gesamterkrankung meist auch schwer. Die Schattenherde sind dann nicht mehr transparent, sondern organdicht auch bei reiner, nicht mischinfizierter Psittakose-Ornithose.

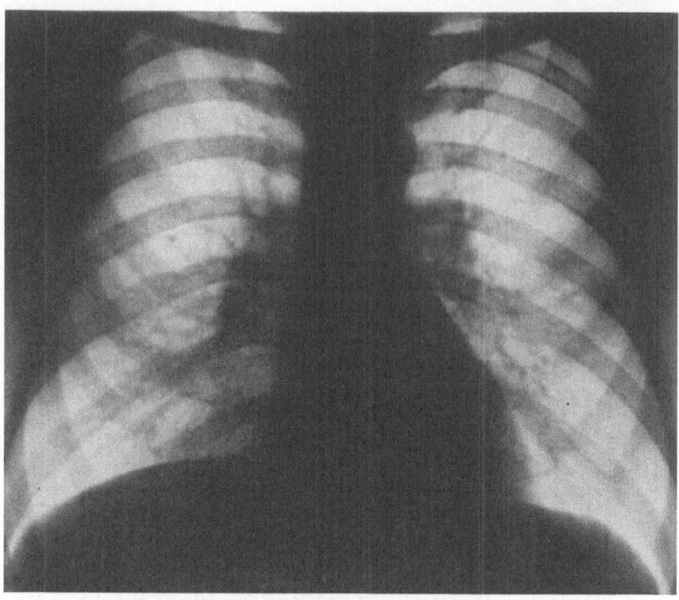

Abb. 71. Lobäre, interstitielle Pneumonie des rechten Mittellappens und des Lingulasegmentes des linken Oberlappens. (G. L., 24jähriger Mann)

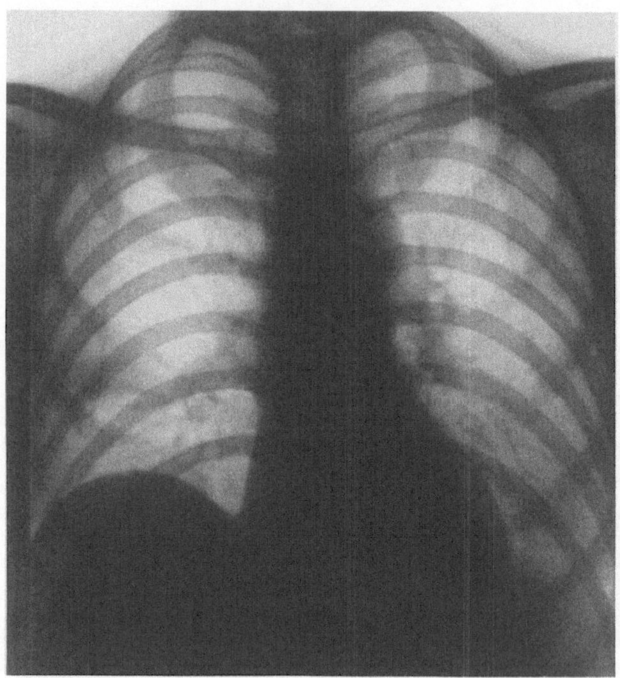

Abb. 72. Segment-Pneumonie rechts, Unterlappen-Pneumonie links bei Psittakose. (H. M., 49jährige Frau †)

Misch- und Sekundärinfektionen der pulmonalen Läsionen sind bei der Psittakose-Ornithose im übrigen seltener als bei der Grippepneumonie. Wesentliche Unterscheidungsmerkmale gegenüber den übrigen virusbedingten Pneumonien bestehen also nicht (Abb. 68a—d).

Die Pleura ist am Krankheitsgeschehen nicht häufig beteiligt. Uthgenannt und Glawatz (1960) sahen allerdings bei der Hälfte ihres Krankengutes Pleuraergüsse. Dabei ist die Interlobärpleuritis etwas häufiger anzutreffen als die Pleuritis parietalis. Die pleuritischen Prozesse können diskret sein und leicht übersehen werden. Mit dem Abklingen

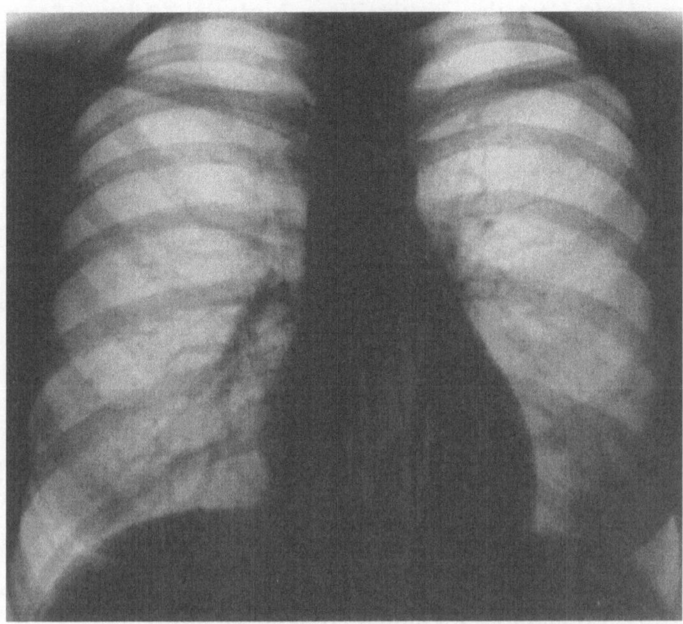

Abb. 73a. Segment-Pneumonie linker Unterlappen. Psittakose, Laborinfektion. (U. K.-H., 26jährige Ärztin)

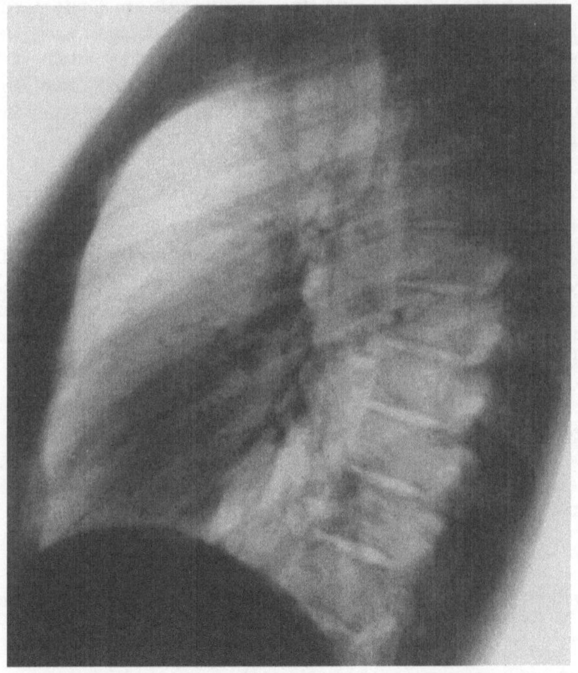

Abb. 73b. Linkes Seitenbild zu Abb. 73a

der Erkrankung gehen auch diese Veränderungen bis auf kleine Zwerchfell- oder Mediastinaladhäsionen völlig zurück. Größere Exsudatausschwitzungen sind extreme Seltenheiten. Die Rückbildung der Lungen- und Pleuraveränderungen geht nicht mit dem Fieberverlauf parallel. Vermehrte reticuläre Zeichnung ist oft Wochen nach Abklingen der akuten Krankheitserscheinungen in der Rekonvaleszenz noch vorhanden. Daran hat auch die Behandlung mit Aureomycin, Terramycin und Achromycin nichts geändert (Abb. 69a u. b, 70a u. b, 71, 72, 73a u. b).

Pathologisch-anatomisch ist das Interstitium blutreich, ödematös, mit Lymphocyten, Makrophagen, Mastzellen und nur wenigen polymorphzelligen Leukocyten durchsetzt. Mit Zunahme der interstitiellen, entzündlichen Infiltration vermindert sich der Luftgehalt der Lunge. Es wechseln atelektatische Alveolen mit überblähten. Teilweise sind die Alveolen mit einem fibrin- und zellarmen Serum angefüllt. Im weiteren Verlauf wird das zellarme Exsudat in den Alveolen durch große mononucleare Zellen ersetzt (LILLIE 1930; WEYER 1955; OBERNDORFER 1930; BOEMKE und PIROTH 1952).

Es handelt sich bei der Psittakose-Ornithose also um eine exsudativ-proliferative Lungengerüsterkrankung, für deren röntgenologisch reinste Ausdrucksform FANCONI (1959) gleichsam als Modellfall das Lungenröntgenbild eines vom Tode des Ertrinkens geretteten Kindes demonstriert und interpretiert: „Das in die Alveolen eingedrungene Flußwasser wird von der salzhaltigen, interstitiellen Flüssigkeit durch Osmose angezogen, und das ganze Interstitium quillt auf, während das wenige, in den Alveolen verbleibende Wasser durch die Wiederbelebungsversuche und den Husten nach außen befördert wird."

Im Röntgenbild erzeugen die interstitiellen Prozesse nur eine Verschleierung, weil die Alveolen zum großen Teil noch lufthaltig sind. Dabei zeigen die scheinbar strukturlosen Schleier meist eine feine reticuläre Zeichnung mit windfahnenartigen oder sternförmigen Verdichtungen an den Kreuzungsstellen des Gerüstnetzes. In Hilusnähe tritt die Streifenzeichnung deutlicher hervor als in der Peripherie, weil hier das interstitielle Gerüst dichter und die durchstrahlte Lungengewebsschicht dicker ist (Abb. 71).

e) Herz und Kreislauf

Im Beginn der Erkrankung besteht häufig eine Bradykardie, die am Ende der 2. und Anfang der 3. Woche in eine Tachykardie mit Kreislaufkrise und Temperaturabfall umschlagen kann. Ältere Menschen können zu diesem Zeitpunkt unter den Zeichen eines Kreislaufkollapses und Lungenödems ad exitum kommen. Bei den schweren Erkrankungsfällen sind Herzjagen, Herzstechen, Atemnot und Cyanose häufig zu beobachten. Im Elektrokardiogramm können Veränderungen am Kammerendteil im Sinne einer infektiös-toxischen Myokardschädigung, ferner Reizbildungs- und Reizleitungsstörungen auftreten.

f) Zentralnervensystem

Die Psittakose—Ornithose macht häufig zentralnervöse Störungen, besonders wiederum in schweren Erkrankungsfällen und bei älteren Menschen. Man findet schwere depressive Verstimmungen, Somnolenz, Sopor, aber auch heftige Erregungszustände mit großer, motorischer Unruhe. MOHR (1955) sah mehrfach deliröse Zustände, HEGLER (1930) beobachtete als Ausdruck encephalitischer Prozesse Pupillenstörungen, ferner Facialislähmungen, Sehstörungen, Hörstörungen, gesteigerte oder abgeschwächte Sehnenreflexe, Pyramidenzeichen (HEGLER 1930; ADAMY 1930).

g) Verdauungskanal

Zu den initialen, allgemeinen Beschwerden gehören Inappetenz, im weiteren Krankheitsverlauf können Brechreiz, Erbrechen, Meteorismus hinzutreten. Ähnlich wie beim Typhus sind die Kranken zunächst obstipiert, bekommen zum Teil im weiteren Verlauf der Erkrankung Durchfälle; bei einem Teil der Kranken ist die Leber vergrößert, die Milz ist meist nur unwesentlich geschwollen.

h) Blutbild

Das Verhalten der weißen Blutzellen ist unterschiedlich. Die Zahl der Leukocyten ist meist normal oder leicht vermindert, selten erhöht. Eine beständige Leukocytose oder das Ansteigen der Leukocytenzahlen im Krankheitsverlauf läßt auf eine Sekundärinfektion schließen. Es besteht eine Linksverschiebung mit Vermehrung der Stabkernigen und Verminderung der Lymphocyten. Häufig ist initial wie beim Typhus eine Eosinopenie vorhanden. Die Blutkörperchensenkungsgeschwindigkeit ist nur mäßig erhöht von 20—60 mm in der 1. bzw. 2. Std.

i) Diagnose und Differentialdiagnose

Da — wie bereits oben ausgeführt — nicht nur Papageien und Wellensittiche (Psittakose), sondern alle Arten von Zier-, Haus- und Wildvögeln (Ornithose) als kranke oder scheinbar gesunde Tiere Virusträger und -ausscheider sein können und ganz besonders auch das Psittakose-Ornithosevirus im Staub ihres Gefieders beherbergen, ist die Kontaktmöglichkeit für den Menschen mit diesem Krankheitserreger außerordentlich groß. Die Erkrankung kann beim Menschen unter der Maske einer Grippe, eines Typhus und einer

„atypischen Pneumonie" verlaufen. Daher sollte bei jedem unklaren Infekt, insbesondere wenn röntgenologische Lungenveränderungen vorhanden sind, die Psittakose-Ornithose in den Kreis der diagnostischen Überlegungen einbezogen werden. Eine eingehende und gerichtete Befragung des Kranken und seiner Umgebung nach einem möglichen Kontakt mit Vögeln kann in vielen Fällen schon auf den richtigen Weg führen.

Bei einer eigenen Beobachtung hatte ein 53jähriger Mann (Abb. 68a—d) den einzigen Kontakt mit Vögeln bei seinen Spaziergängen durch den Wald während seines Urlaubs. Er fütterte sie. Die Tiere waren teilweise so zutraulich, daß sie aus seiner Hand pickten. Er erkrankte noch im Urlaub an einer fieberhaften „banalen Erkältung", hatte aber eine Ornithose acquiriert.

Da aber selbst ein flüchtiger Kontakt schon eine Infektionsmöglichkeit schafft (KEMMERER u. Mitarb. 1956), sollte auch bei leerer Anamnese der Ornithoseverdacht nicht fallengelassen werden, sondern durch wiederholtes Anstellen der Komplementbindungsreaktion, besser noch durch den Virusnachweis im Blut, Sputum, Erbrochenen oder Nasen-Rachenspülwasser kulturell und im Tierversuch erhärtet werden. Der Virusnachweis gelingt am besten zwischen dem 4. und 10. Krankheitstag, ist im Sputum aber während der ganzen akuten Phase etwa bis Ende der 4. Woche möglich.

Die Komplementbindungsreaktion ist nicht streng spezifisch, ein ansteigender und nach Abklingen der Erkrankung wieder absinkender Titer ist aber auch dann beweisend, wenn die absolute Titerhöhe nicht erheblich ist. Gelegentlich sind bei eindeutig diagnostisch gesicherten Ornithosen auch positive Kälteagglutinationen gefunden worden. Es handelte sich hierbei wohl um eine passagere Störung der Plasmaglobuline. Der Agglutinationstiter war nie hoch und die Reaktion stets nur einmal positiv. Andererseits erhielten GLAWATZ und UTHGENANNT (1960) bei 50 Kranken ohne Ornithose 21mal eine positive Komplementbindungsreaktion, allerdings mit niedrigem Titer. Die Untersuchungen von MOHR (1955) und WEYER (1955) zeigen aber, daß nach Überstehen der Erkrankung die Komplementbindungsreaktion mit niedrigem Titer länger als 2 Jahre positiv bleiben und bei Infekten aller Art die Reaktion wieder positiv werden kann (anamnestische Reaktion). Personen, die z.B. berufsmäßig viel mit Vögeln in Berührung kommen (z.B. Taubenzüchter, Vogelhändler), haben häufig auch ohne das Überstehen einer Ornithose positive Reaktionen (stumme Feiung).

Bei einer Reihe von Kranken ist auch die Wassermannsche Reaktion positiv und kann es über Wochen und Monate bleiben (BRAND und LIPPELT 1955). Nachdem WIESMANN und KAUFMANN (1959) bei drei Wassermann-positiven, pseudoluischen Lungeninfiltraten (FANCONI 1959; HEGGLIN 1958) aus dem Sputum das Ornithosevirus züchten konnten und auch andere Autoren (MUMME 1955) bei virologisch und serologisch gesicherten Ornithosen positive Wassermannsche Reaktionen fanden, ist das bis vor einigen Jahren als selbständiges Krankheitsbild angesehene pseudoluische Lungeninfiltrat FANCONI-HEGGLIN als Ornithose aufgefaßt worden. Aber auch diese Annahme muß wohl revidiert werden, da WIESMANN (1958) auch bei Adenovirusinfektion positive Luesreaktionen gefunden hat.

j) Therapie

Vor der Antibioticaära erhielten die Psittakose-Ornithosekranken intraglutaeal 50 bis 100 cm^3 Psittakoserekonvaleszentenserum. Überzeugende Resultate brachte diese Behandlung nicht. Sie ist inzwischen durch Tetracycline, insbesondere das Aureomycin, abgelöst worden. Hiermit ist eine rasche Entfieberung und Besserung des Allgemeinbefindens zu erreichen. Wie bereits erwähnt, gehen die röntgenologisch nachweisbaren Lungenveränderungen aber erst Tage und Wochen nach der Entfieberung völlig zurück.

k) Prognose

Vor Einführung der Antibiotica in die Therapie betrug die Letalität 20—40%. Sie ist jetzt durch die Aureomycinbehandlung auf etwa 10% abgesunken und ist bei Jugendlichen und Kindern noch geringer. Das Überstehen der Erkrankung führt zur völligen Ausheilung. Rezidive sind beobachtet worden, wenn die Therapie mit Aureomycin zu früh beendet wurde. Es wird daher empfohlen, auch nach der Entfieberung noch einige Tage 1 g Aureomycin zu verabfolgen.

31. Die Wassermann-positive, pseudoluische Bronchopneumonie

(FANCONI-HEGGLIN)

1936 teilte FANCONI vier Fälle mit hilusnahen, bronchopneumonischen Prozessen bei Kleinkindern mit reduziertem Allgemeinzustand und gleichzeitigen positiven Luesreaktionen mit. HEGGLIN fand 1940 bei Soldaten in gutem Ernährungszustand eine atypische Pneumonie mit positiver Wa.R. Er fand kurz darauf noch bei zehn weiteren

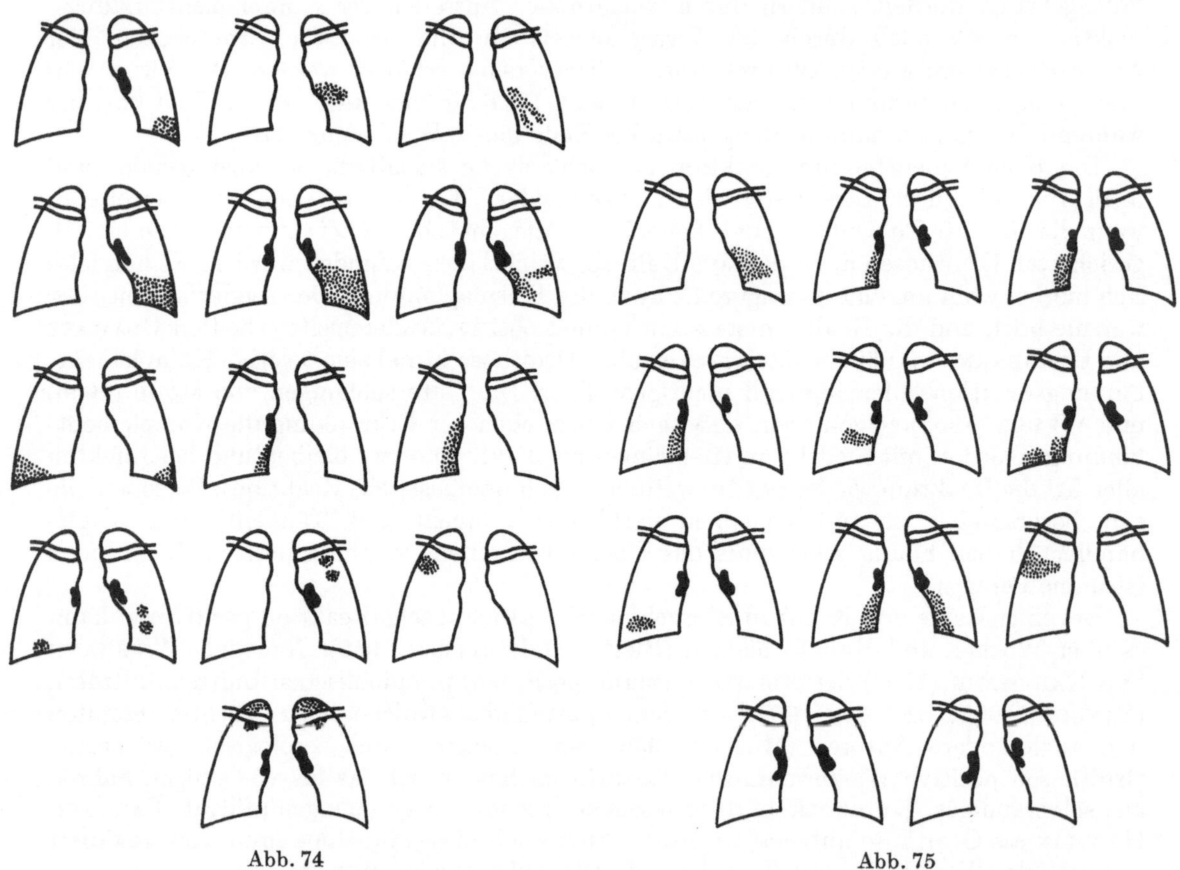

Abb. 74 Abb. 75

Abb. 74. Schematische Darstellung von Hilusvergrößerungen und Lokalisationen der Infiltrate. Rekrutenschule „X". (Nach HEGGLIN u. GRUMBACH)

Abb. 75. Schematische Darstellung von Hilusvergrößerungen und Lokalisationen der Infiltrate. Rekrutenschule „Y". (Nach HEGGLIN u. GRUMBACH)

Kranken mit herdförmigen Lungenentzündungen eine positive Wa.R. und teilte gemeinsam mit GRUMBACH (1945) diese Beobachtungen mit, wobei er empfahl, der neuen Krankheit die Bezeichnung „Wassermann-positives Lungeninfiltrat" zu geben. In den folgenden Jahren sind Einzelbeobachtungen von JAHNEL (1941), MARTIN (1943), STEINMANN (1943), ROSSIER (1945) und GEBHARDT (1944) gemacht worden, während HERZOG und PULVER (1953), PFISTERER (1945) sowie FRANÇOIS (1950) kleine Endemien beobachteten. Die klinische Symptomatologie entsprach weitgehend den genauer definierbaren virus- oder rickettsienbedingten atypischen Pneumonien.

Röntgenologisch waren ein- und mehrherdige, unscharf begrenzte Verschattungen geringer Schattenintensität zu sehen. Bei Kleinkindern beobachtete FANCONI (1936) häufig eine hilusfugale Entwicklung der Verschattung. Eine Hilusbeteiligung ist besonders bei Kindern hervortretend, bei Erwachsenen sind verdichtete Hili noch nach Rückbildung der Lungeninfiltrate nachweisbar.

HERZOG und PULVER (1953), MARTIN (1943), PFISTERER (1945) und STEINMANN (1943) beobachteten auch pleuritische Veränderungen, obwohl sie im ganzen nicht sehr häufig auftreten. Das Besondere dieser Erkrankungen war der positive Ausfall der Wassermann-, Kahn- und Citochol-Reaktion. Die Meinicke-Reaktion war dagegen häufig negativ. Im Verlauf der Erkrankung wurde auch die Wassermann-, Kahn- und Citochol-Reaktion wieder negativ. Die Kälteagglutination war nur gelegentlich positiv (FANCONI 1950; HEGGLIN 1946; GASSER 1947). HEGGLIN (1946) folgerte daraus die nahe Verwandtschaft der pseudoluischen, Wa.R.-positiven Infiltrate mit den sog. primär atypischen Pneumonien (Abb. 74, 75).

Ätiologie. BRAND und LIPPELT (1956) fanden bei 144 Ornithosefällen, die serologisch und epidemiologisch teilweise auch durch den Erregernachweis im Tierversuch diagnostisch gesichert waren, 40mal (28%) eine meist stark positive Wa.R. Dabei handelte es sich mit Sicherheit um unspezifische Reaktionen, denn bei der Meinicke-Klärungsreaktion II und der Pallida-Reaktion nach GAEHTGENS blieben die Seren stets negativ. Die Cardiolipin- und Citochol-Reaktionen waren nur gelegentlich schwach positiv. Klinische und anamnestische Anhaltspunkte für eine Lues ließen sich nicht erbringen. Diese Beobachtungen wurden inzwischen von anderen Autoren bestätigt (WIESMANN 1958, 1959). Damit ist die Selbständigkeit der pseudoluischen hilifugalen Bronchopneumonien (Fanconi-Hegglin-Syndrom) in Frage gestellt. HEGGLIN (1946) selbst vertritt allerdings die Auffassung, daß die Wa.R.-positiven, atypischen Pneumonien Ornithosen sind. HEGGLINs Ansicht (1957, 1958, 1960), daß das Wa.R.-positive Lungeninfiltrat eine von Tauben acquirierte, besonders benigne Verlaufsform der Ornithose sei, ist allerdings nicht unwidersprochen geblieben (GLAWATZ und UTHGENANNT, 1960). Schließlich hat WIESMANN (1958) jüngst positive Luesreaktionen auch bei Adenovirusinfektionen (Typ 4) gefunden, so daß möglicherweise auch andere Viruspneumonien mit positiven Luesreaktionen verlaufen können. Vielleicht lösen nicht die Erreger an sich die positiven Luesreaktionen aus, sondern die in den Lungen lokalisierte, virusbedingte Entzündung (WIESMANN und KAUFMANN 1959). LÖFFLER (1959) hält das Wa.R.-positive Lungeninfiltrat aus virologischen Überlegungen für eine Ornithose; während HEGGLIN (1960) auf Grund seiner klinischen Beobachtungen die Möglichkeit einer Doppelinfektion mit Adenovirus und Ornithose diskutiert, zumal LÖFFLER u. Mitarb. (1956) in Rekrutenschulen — Wa.R.-positive Lungeninfiltrate sind fast ausschließlich bei Rekruten anzutreffen — gehäuft sowohl Adenovirus als auch Ornithoseinfektionen festgestellt haben. LÓPEZ-SENDÓN (1958) hält die positive Wa.R. für eine Störung der Plasmaglobuline. Es handelt sich um zwei Antikörper mit bekannten Globulin-Molekulargewichten, die bei jeder Erkrankung mit positiver Wa.R. im Serum nachzuweisen sind. Die Ursachen für diese Globulinveränderungen können dabei ganz verschiedener Art sein.

Die Diagnose „Wa.R.-positives Lungeninfiltrat" sollte schon aus epidemiologischen Gründen nicht gestellt werden, bevor eine Ornithose ausgeschlossen wurde (BRAND 1955).

32. Q-Fieber (Queenslandfieber)

a) Geschichtliches

Die Bezeichnung „Q-Fieber" bezog sich ursprünglich nicht auf Queensland, dem Ort der ersten Beobachtung und Beschreibung einer Epidemie febriler Bronchopneumonien bei Schlachthaus- und Fleischfabrikarbeitern durch DERRICK im Jahre 1937, sondern auf ihre ungeklärte Ätiologie. Das Q ist die Abkürzung für Querry = Fragezeichen und soll auf die ungeklärte Ätiologie dieser fieberhaften Erkrankung hinweisen. Im gleichen Jahr konnten BURNET und FREEMANN (1937) einen Erreger isolieren und ihn als Rickettsie identifizieren. Auf DERRICKs Vorschlag wurde sie Rickettsia Burneti genannt. DAVIS und COX (1938) fanden 1 Jahr später in einer amerikanischen Holzzecke eine der Rickettsia Burneti identische Rickettsie und gaben dieser Erkrankung den Namen „amerikanisches Q-fever". DYER beschrieb 1939 eine Laborinfektion, wodurch die Pathogenität der amerikanischen Rickettsie für den Menschen erwiesen wurde. Die morphologische und serologische Identität des amerikanischen und australischen Q-Fiebererregers konnten durch Untersuchungen von BURNET (zit. nach DYER) und DYER (1939) nachgewiesen werden.

In Europa ist das Q-Fieber im zweiten Weltkrieg seit 1941 in kleineren und größeren Epidemien bei deutschen Truppen auf dem Balkan aufgetreten. Allerdings wurden die Erkrankungen damals nicht als Q-Fieber erkannt, sie wurden als „Balkanfieber" bzw. „Balkangrippe" bezeichnet, da man eine Virusätiologie vermutete. Beobachtungen derartiger Erkrankungen wurden mitgeteilt von BECKMANN (1941) in Rumänien, DENNIG (1942) in Bulgarien, HIRT und BAUER (1941) sowie WEILER (1941) in Serbien, IMHÄUSER (1943), MEYTHALER (1944) und HORSTER (1945) in Griechenland, GUTZEIT (1944) in Italien, von WALTHER u. Mitarb. (1943) auf der Krim, von MARET (1943) in Afrika. MEYTHALER und BETZ (1952) vermuten, daß damals nicht nur Q-Fiebererkrankungen, sondern auch Viruspneumonien anderer Ätiologie unter dem Begriff der Balkangrippe beschrieben worden sind.

Beim Vormarsch amerikanischer und englischer Truppen im Frühjahr 1945 in Italien wurden Erkrankungen gleicher Art gehäuft bei den alliierten Truppen beobachtet (ROBINS und RAGAN 1946; FEINSTEIN u. Mitarb. 1946; SMADEL 1948; DINGLE 1946). Die bei diesen Erkrankungen gefundenen Erreger waren mit der Rickettsia Burneti identisch. Ebenso gelang der Identitätsnachweis für die von HERZBERG (1946) aus dem Blut erkrankter Soldaten in Griechenland (IMHÄUSER 1943, 1949; CAMINOPETROS 1948, 1949) und Italien (HORSTER 1945) gezüchteten Rickettsien mit der Rickettsia Burneti.

Bei der Zivilbevölkerung sind auch epidemische Erkrankungen in verschiedenen Ländern Europas und Amerikas aufgetreten (KÜHN und GERICKE 1948). In Deutschland sind in der Nähe von Heilbronn kleine Epidemien durch HENI und GERMER (1949), in Südwestdeutschland durch HENGEL u. Mitarb. (1950), in Hessen durch IMHÄUSER (1949, 1951), in Nordwürttemberg durch FREYGANG (1949), in der Schweiz durch GSELL (1948) und WEGMANN (1948) beschrieben worden, sowie durch STOKER (1947) in Amerika und TOPPING u. Mitarb. (1946) in Texas. Laborepidemien wurden in Hamburg und Elberfeld von NAUCK und WEYER (1949) sowie von KIKUTH (1947) mitgeteilt.

b) Ätiologie

Die Übertragung erfolgt wahrscheinlich durch staubförmigen rickettsienhaltigen Zeckenkot. Wie die Rickettsien in den Zeckenkot gelangen, ist noch nicht sicher geklärt. In Australien ist das Q-Fieber eine häufige Infektion wilder Tiere, auf welche sie von Zecken übertragen wird. Das Hornvieh zeigt häufig Zeckenbefall, und Berufsgruppen wie Viehzüchter, Landwirte, Schlachthaus- und Laboratoriumsarbeiter werden bevorzugt von der Krankheit befallen (IRONS und HOOPER 1947). Aber auch Milch von verseuchtem Vieh kann für die Infektion eine Rolle spielen. In roher Milch sind reichlich Rickettsiae Burneti gefunden worden (HUEBNER 1947). Ob die menschliche Erkrankung vorwiegend durch Rohmilch oder Tierhäute übertragen wird, ist noch nicht genügend geklärt. In seltenen Fällen sind Kontaktinfektionen von Mensch zu Mensch (STRÖDER u. Mitarb. 1949; McCALLUM u. Mitarb. 1949) und bei Pflegepersonal (STRÖDER u. Mitarb. 1949) beobachtet worden.

Die Inkubationszeit schwankt zwischen 8 und 25 Tagen und beträgt im Mittel 14 Tage.

In Epidemiezeiten wird die Zahl der erkrankten Personen von MEYTHALER und BETZ (1952) mit 30—40% angegeben. Von den gleichen Autoren ist auch eine Familieninfektion beobachtet worden, bei der alle fünf Familienmitglieder erkrankten.

Obwohl Männer im allgemeinen häufiger erkranken als Frauen, besteht doch keine besondere Geschlechtsdisposition und Altersabhängigkeit. Die häufigere Erkrankung von Männern beruht wohl auf der vermehrten beruflichen Exposition. Das gleiche dürfte für die häufigere Erkrankung der Land- gegenüber der Stadtbevölkerung zutreffen. Eine eingehende klinische, epidemiologische und serologische Darstellung des Q-Fiebers geben RIVERS und HORSFALL (1959).

c) Das Krankheitsbild

Die Krankheit beginnt meist plötzlich mit Fieberanstieg innerhalb weniger Stunden auf 39—40° C, ein ausgesprochenes Prodromalstadium fehlt zumeist (VEIEL 1949). MEYTHALER und BETZ (1952) heben hervor, daß ein längeres Prodromalstadium bei differentialdiagnostischen Erwägungen gegen eine Q-Fiebererkrankung spricht.

Kurze Zeit vor dem Fieberanstieg verspüren die Kranken ein allgemeines Unbehagen, Gliederschmerzen. Es bestehen Inappetenz, Durst und während des meist raschen Temperaturanstieges Frösteln, seltener dagegen ausgesprochener Schüttelfrost. In den ersten 3—6 Krankheitstagen bleibt das Fieber meist kontinuierlich hoch oder zeigt leicht remittierenden Verlauf. Der febrile Krankheitsverlauf kann bis 12 Tage anhalten, ist aber auch häufig kürzer. Entfieberung erfolgt meist lytisch. Der Kopfschmerz, insbesondere auch der Retroorbitalschmerz, herrscht in den ersten Krankheitstagen als subjektives Symptom vor.

Trockener Reizhusten, zum Teil auch pleurale, häufiger retrosternale Schmerzen weisen auf eine pulmonale Erkrankung mit pleuraler Beteiligung hin. Diese Symptome treten aber meist gegenüber den Allgemeinerscheinungen, besonders in den ersten Krankheitstagen, zurück. Der Auswurf ist spärlich, glasig, schleimig, selten etwas blutig tingiert, niemals rostfarben.

Der perkussorische und auskultatorische Befund über den Lungen ist im allgemeinen sehr gering, das Atemgeräusch zumeist regelrecht. Es kann aber bei massiven Infiltrationen bronchovesiculären und sogar bronchialen Charakter annehmen. Am ehesten sind noch bei sorgfältiger Auskultation — auch in den Achselhöhlen — feinblasige, feuchte Rasselgeräusche an umschriebener Stelle zu hören. Im Bereich des pathologischen Auskultationsbefundes geben die Kranken gelegentlich auch Schmerzen an, die auf eine Pleuramitbeteiligung hinweisen (HEGGLIN 1956). Manifeste Pleuraerkrankungen sind allerdings beim Q-Fieber ungleich seltener als bei der Pneumokokkenpneumonie (SIEGERT u. Mitarb. 1950).

Die Mitbeteiligung anderer Organe ist meist von der Schwere der Erkrankung abhängig. GSELL (1948) und WEGMANN (1948) haben vereinzelt Exantheme, insbesondere Begleitexantheme mit Roseolen und morbilliformem Charakter beobachtet, SIEGERT u. Mitarb. (1950) einen Ikterus bei einer latenten Lebercirrhose.

Lippencyanose deutet häufig auf eine schwere Erkrankung hin, bei der dann auch elektrokardiographische Veränderungen im Sinne einer Myokardschädigung auftreten können. Bei einem Teil der Kranken weisen eine ausgesprochene Apathie oder motorische Unruhe und delirante Zustände auf eine Mitbeteiligung des Zentralnervensystems hin

Tabelle 4. *Differentialdiagnose — primäre Viruspneumonie: Q-Fieber.*
(Aus: MEYTHALER u. BETZ: Die Viruspneumonien des Menschen. Stuttgart: Ferdinand Enke 1952)

Symptome	Primäre Viruspneumonie	Q-Fieber
Inkubationszeit	5—22 Tage / Durchschnitt 14 Tage	10—20 Tage / Durchschnitt 14 Tage
Prodromalstadium	1—4 Tage	fehlt
Beginn	febriles Vorstadium, allmählicher Beginn	meist plötzlicher Beginn
Fieberverlauf	Continua von 7—8 Tagen mit Remissionen	Continua von 8—10 Tagen mit Remissionen
Knochen- und Gliederschmerzen	vorhanden	vorhanden
Stirn- und Kopfschmerz	vorhanden	vorhanden
Übelkeit — Erbrechen	vorhanden	(vorhanden)
Rhinitis — Tracheitis — Bronchitis	oft vorhanden	fehlen
Lungenveränderungen	interstitielle Bronchopneumonie	ebenso
Exanthem	sehr selten	ebenso
Puls	relativ bradykard	ebenso
Blutbild	relative Leukopenie, Mono-Lymphocytose	fast ebenso
Milztumor	oft vorhanden	(vorhanden)
Diazo	oft vorhanden	fehlt
Herpes	oft vorhanden	selten (?)
Kälteagglutination	oft vorhanden	fehlt
Agglutination auf Streptokokken M.G.	oft vorhanden	fehlt
Epidemiologie	Übertragung von Mensch zu Mensch	durch tierische Zwischenträger

(Gsell 1948; Heni und Germer 1949), Nackensteifigkeit auf meningeale Reizzustände (Siegert u. Mitarb. 1950). Der Liquordruck ist bei den Kranken normal oder nur leicht erhöht, das gleiche gilt für den Eiweißgehalt und die Zellzahl im Liquor (Meythaler und Betz 1952). Bei den meisten Kranken fehlen aber neurologische Symptome.

Störungen von seiten des Magen-Darmkanals sind selten. Die Milz ist nach Hegglin (1956) in über 50% der Erkrankungsfälle tastbar, andere Autoren (Imhäuser 1949; Dennig 1947; Horster 1945; Veiel 1949) geben geringere Prozentzahlen an.

d) Laborbefunde

Die Blutkörperchensenkungsgeschwindigkeit ist anfangs leicht bis etwa 30 mm in der 1. Std, späterhin etwa auf das Doppelte erhöht. Sie erreicht nach der Resorption der Lungeninfiltrate wieder die Norm.

Das rote Blutbild erfährt keine Veränderung. Die Leukocyten sind kaum oder nur leicht erhöht; steigen sie aber über die Zahl von 10000 hinaus, muß an eine Komplikation bzw. eine bakterielle Sekundärinfektion gedacht werden. Im Differentialblutbild sieht man anfänglich eine leichte Linksverschiebung. Toxische Granulierung der Neutrophilen ist nach den Beobachtungen von Hegglin und Zimmermann (1956) selten. Das Verhalten der Eosinophilen ist uncharakteristisch und kann differentialdiagnostisch nicht verwertet werden. Zu Beginn der Erkrankung besteht eine absolute und relative Lymphopenie, die etwa von der 2. Krankheitswoche an in eine erhebliche Lymphocytose bis zu 50% umschlägt. Es sind auch große, plasmareiche jugendliche Lymphocyten im Ausstrich zu finden.

Im Urin tritt zum Teil eine geringe febrile Albuminurie auf, und es sind dann auch vereinzelt granulierte Zylinder zu finden. Sofern diese Befunde erhoben werden, sind sie gradmäßig stets geringer als bei Pneumokokkenpneumonien.

Wenn das klinische Bild und der Krankheitsverlauf in den meisten Fällen schon eine Abklärung der Diagnose gestatten, so wird sie durch den Erregernachweis aus Blut, Sputum, Liquor oder Urin während der ersten Krankheitswoche erhärtet. Das Untersuchungsmaterial wird auf Meerschweinchen überimpft. Der Erregernachweis ist schwierig und nur in besonders eingerichteten Laboratorien zu führen. Eine weitere Sicherung der Diagnose erfolgt durch die Rickettsienagglutination. Die direkte Agglutination wird aber erst in der 3.—4. Krankheitswoche positiv, am Ende der 4. Woche geben 90% der Erkrankten eine positive Reaktion.

Die Komplementbindungsreaktion ist dagegen schon zwischen dem 7. und 15. Tag positiv und ist beim Q-Fieber sehr zuverlässig (Hegglin 1956).

e) Der Lungenröntgenbefund

Die Angaben über die Häufigkeit krankhafter Lungenveränderungen im Röntgenbild bei Q-Fieber sind unterschiedlich. Während Weiler (1941), Horster (1945), Kollmeier (1946), Imhäuser (1949), Dennig (1947) und Tünnerhoff (1949) mitteilen, daß nach ihren Beobachtungen bis zu 50% der Erkrankten keinerlei röntgenologisch sichtbare Lungenveränderungen aufweisen, haben Feinstein u. Mitarb. (1946) in 90% der Fälle Lungenverschattungen im Röntgenbild gesehen. Sie meinen sogar, daß Q-Fieberpneumonien klinisch symptomlos verlaufen und bei Röntgenreihenuntersuchungen zufällig entdeckt werden können (Abb. 76a u. b).

Die Lungenveränderungen werden am 2.—4. Tag im Röntgenbild sichtbar. Es treten in der Ein- oder Mehrzahl runde oder polygonale, kirsch- bis handtellergroße Verschattungen von lobulärer, segmentärer und lobärer Ausdehnung auf. Die Verschattungen befinden sich vorwiegend in den peripheren Abschnitten der Mittel- und Unterfelder, die großfleckigen sind häufiger als kleinfleckige. Die Infiltratschatten wachsen durch Apposition und nicht durch Konfluenz (Cocchi 1952). Nur bei einem kleinen Teil der Kranken sind verstärkte perihiläre oder lobäre Bronchialzeichnung oder eine miliare Marmorierung der Lungenfelder ohne weitere Veränderungen im Röntgenbild zu sehen. Die Begrenzung der Herde ist meist nicht scharf, die Dichte zeigt gradmäßige Unterschiede von einer leichten Schleierung bis zum intensiven Infiltrationsschatten. Die zarten, milchglasartigen, homogenen Trübungen sind häufiger als dichte Verschattungen und lassen daher auch bei einer größeren, flächenhaften Ausdehnung eine Abgrenzung gegen eine Pneumokokkenpneumonie aus dem Röntgenbild weitgehend zu (Glauner 1951). Im all-

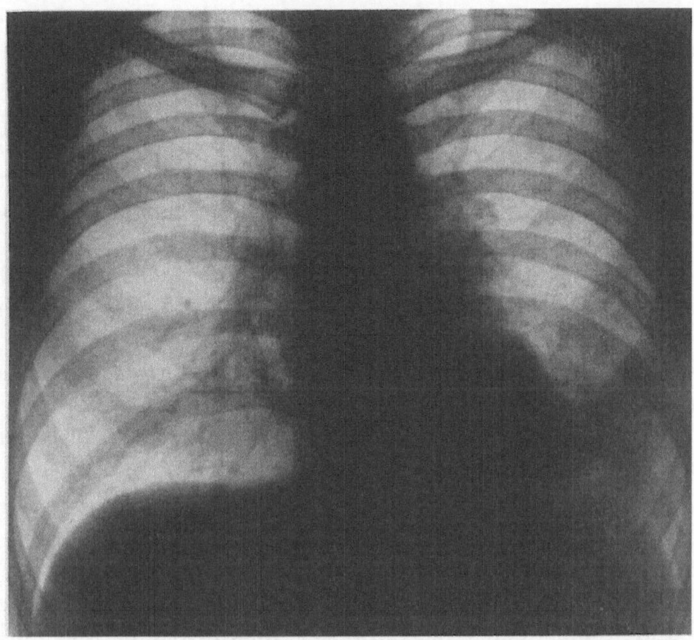

Abb. 76a. Q-Fieber-Pneumonie in beiden Unterlappen. (W. G., 44jähriger Mann)

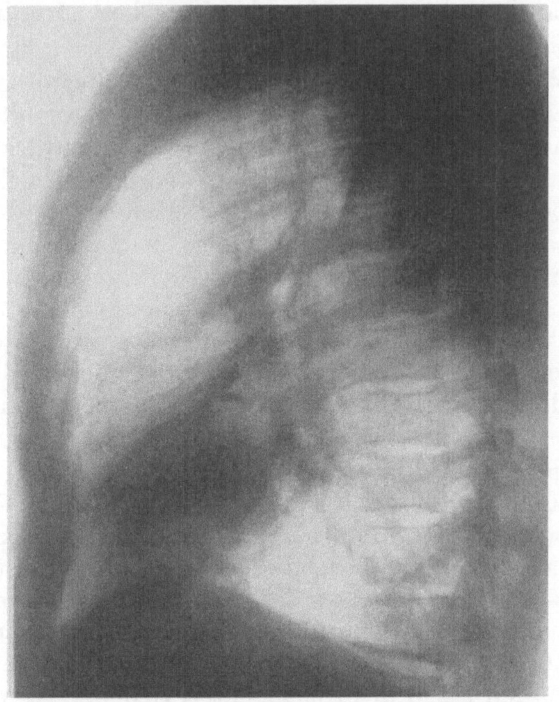

Abb. 76b. Linkes Seitenbild zu Abb. 76a

gemeinen erkrankt beim Q-Fieber nur eine Lungenseite. Man kann dann hier allerdings zwei bis drei, ja bis zu fünf Herde finden. Das Wandern der Herde, wie es gelegentlich bei der atypischen (Virus-)Pneumonie zu beobachten ist, kommt beim Q-Fieber praktisch nicht vor (Cocchi 1952). Während Tünnerhoff (1949) die röntgenologische Trias: Hilusdrüsenschwellung, Streifenzeichnung, Zwerchfellhochstand als Charakteristikum der

Q-Fieberpneumonie bezeichnet, weist GLAUNER (1951) darauf hin, daß eine Vergrößerung des Hilusschattens auf der erkrankten Seite keineswegs zur Regel gehört. Diese Beobachtung stimmt mit den Mitteilungen von JAKOBSON u. Mitarb. (1949) überein. Nach MEYTHALER und BETZ (1952) weisen auch die homogenen, diffus schleierartigen Trübungen der Lungenfelder bei Lupenbetrachtung eine netzartige, wabige Struktur auf. Sie schließen daraus auf die peribronchiale, peribronchioläre und perialveoläre Lokalisation der entzündlichen Lungenveränderungen. Als Folge der interstitiellen, interalveolären Entzündung füllen sich schließlich die Alveolen mit einem zellarmen Ödem oder werden durch Verklebung und Luftresorption atelektatisch. Im Röntgenbild kommt dies durch weiche Herde und milchglasartige Trübungen zum Ausdruck. Die Rückbildung der Lungeninfiltrate verläuft nicht parallel mit der Entfieberung, sondern erstreckt sich auf mehrere Wochen. Man beobachtet zunächst eine Auflockerung und Aufhellung und schließlich eine konzentrische Verkleinerung der Schatten. In dieser Phase treten die Streifenschatten stärker hervor, bis sie sich schließlich etwa gleichzeitig mit den breiten und dichten Hilusschatten auflösen und zurückbilden (NARDI und FOLTRANI 1952).

Findet man im Röntgenbild dichtere Herdschatten mit wolkiger Struktur, dann handelt es sich um bakterielle bronchopneumonische Infiltrate durch Misch- oder Sekundärinfektion entstanden. Klinisch äußert sich das in einer Erhöhung der Leukocytenzahl über 12000, der Blutkörperchensenkung über 60 mm in der 1. Std, ferner im Auftreten eitrigen Sputums und zumeist eines ausgeprägten Auskultations- und Perkussionsbefundes über den erkrankten Lungenpartien.

Pleuraexsudate sind selten. Dagegen sind kleine Interlobärergüsse häufiger. TÜNNERHOFF (1949) sah sie bei 22,3% seiner Kranken. Sie stellen somit immerhin die häufigste Komplikation dar (SCHUBERT 1947), werden aber ohne besondere Maßnahmen wieder von selbst resorbiert.

Pathologisch-anatomisch liegen nur wenige Befunde mit histologischen Untersuchungen vor. BENECKE (zit. bei TÜNNERHOFF 1949) fand die größeren Septen des peribronchialen Gewebes und die feineren Wandungen der Alveolarwände verdickt. Im Interstitium war eine Anhäufung von Histiocyten, Lymphocyten und Plasmazellen zu sehen, während gelapptkernige Leukocyten nur in geringer Zahl vorhanden waren. Die Alveolen waren teils atelektatisch, teils gebläht oder mit einem leukocytenarmen Ödem angefüllt. BENECKE faßte die spärliche Anschoppung in den Alveolen als ein kollaterales Ödem auf. Im Vordergrund des histologischen Bildes steht jedenfalls die starke Beteiligung des Zwischengewebes mit vorwiegend serofibrinösen Infiltraten. Die interlobären Pleurablätter waren häufig hyperämisch und mit einer dünnen Fibrinschicht bedeckt. Die pathologisch-anatomischen Befunde stimmen mit den röntgenologischen Lungenveränderungen gut überein und machen sie uns verständlich.

Komplikationen sind beim Q-Fieber nicht häufig. Wie bereits erwähnt, sind sekundäre, bakterielle Lungenentzündungen — dies besonders bei älteren Kranken — und Interlobärexsudate noch am häufigsten. Wesentlich seltener sind extrapulmonale Komplikationen, von denen wiederum die Thrombophlebitis am häufigsten auftritt. Vereinzelt traten in der Rekonvaleszenz eine Pankreatitis, Orchitis, Epididymitis oder Parotitis auf. Diese extrapulmonalen Komplikationen können gelegentlich sehr spät in Erscheinung treten (IRONS und HOOPER 1947; GSELL 1948; HENI und GERMER 1949; VEIEL 1949). Zweiterkrankungen wurden bisher nicht beobachtet. In der Rekonvaleszenz besteht häufig eine vegetativ bedingte Pulslabilität, wie sie in Umfang und Ausmaß auch nach anderen Infektionskrankheiten vorkommt. SMADEL (1948) sah bei seinen Kranken häufig einen Gewichtsverlust, zum Teil bis zu 10 kg, der aber wieder rasch ausgeglichen werden konnte.

Die Prognose ist gut. Die Therapie mit Antibiotika (Aureomycin, Chloromycetin und Terramycin) kürzt im wesentlichen nur die Krankheitsdauer ab. Die Resorption der Lungeninfiltrate wird dadurch nicht beschleunigt. Die oft quälenden Kopfschmerzen im

Krankheitsbeginn werden symptomatisch durch Antineuralgika gelindert. Bei der allgemein guten Prognose der Erkrankung ist die Letalität gering und beträgt weniger als 1%. Bei den wenigen Todesfällen handelt es sich meistens um Menschen in höherem Lebensalter. Die Laboratoriumsinfektionen verlaufen dagegen manchmal schwerer als die Spontanerkrankungen. LILLIE u. Mitarb. (1940) haben Todesfälle mitgeteilt, STRÖDER u. Mitarb. (1949) sahen langwierige, chronische Verlaufsformen.

33. Sekundäre Pneumonien

a) Die Aspirationspneumonie

Gelangt infiziertes sowie mechanisch oder chemisch die Schleimhaut reizendes Material in die Bronchien, dann entwickelt sich um die Schädigung herum eine Entzündung der betroffenen Bronchien, des peribronchialen Gewebes und auch in den Alveolen. Wir

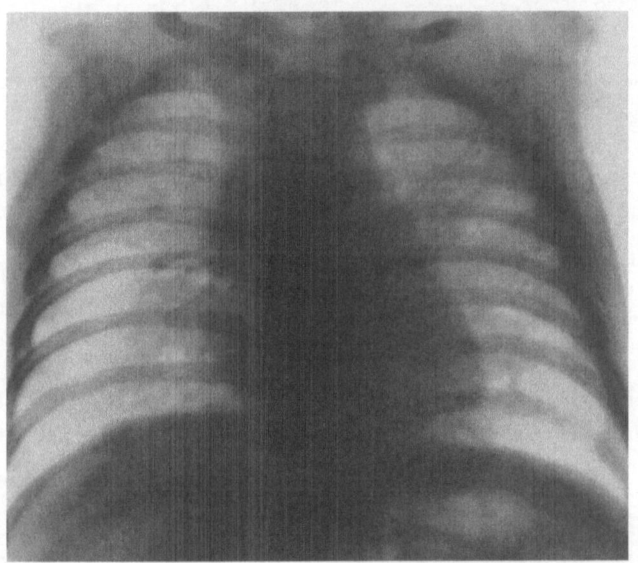

Abb. 77a. Vermehrte Zeichnung im Lungenkern durch Milchaspiration. (7. 9. 61)

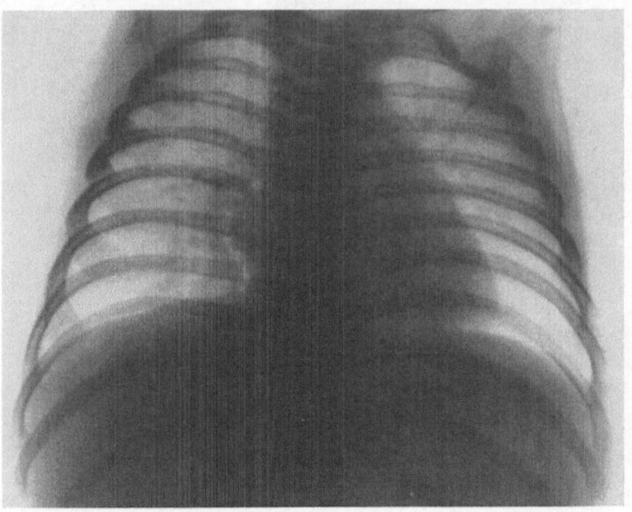

Abb. 77b. Lungenbild desselben Kindes am 18. 9. 61. Vollständige Rückbildung links, unvollständige Rückbildung der interstitiellen Anschoppung rechts

sprechen bei diesem Entstehungsmechanismus der Lungenentzündung von einer Aspirationspneumonie (Abb. 77a u. b). Die Aspiration von Fremdkörpern, Flüssigkeiten oder infektiösem Material aus den oberen Luft- und Speisewegen ist möglich bei Kindern, bei Bewußtlosen und Schwerkranken mit herabgesetzter Reflexerregbarkeit, in der Narkose oder bei Schlafmittel-, Morphin- und Leuchtgasvergiftungen, bei Koordinationsstörungen des Schluckaktes durch Parese der Pharynxmuskulatur [z. B. bei postdiphtherischer Lähmung (BELCHER 1949), Poliomyelitis acuta, aber auch bei Geschwülsten des Schlundes und Kehlkopfes] und bei Fistelbildungen zwischen dem Oesophagus und der Trachea bzw. den großen Bronchien durch Tumoren oder Verletzungen. Schließlich sind auch die Lungenentzündungen der vom Ertrinkungstod Geretteten zu den Aspirationspneumonien zu rechnen (STRANG 1957) (Abb. 78). Es handelt sich bei den Aspirationspneumonien fast ausschließlich um Herdpneumonien, die überwiegend im rechten Unterlappen oder im Mittellappen wegen des steileren Verlaufes des rechten Stammbronchus und des größeren Lumens lokalisiert sind (URBAN 1952). Eine Ausnahme hiervon machen die Entzündungsherde der Ertrinkenden. Man findet bei ihnen auch in den Oberlappen unscharfe, wolkige Verschattungen.

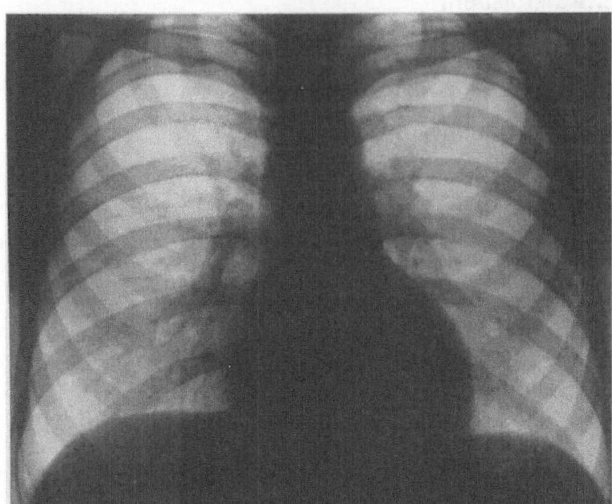

Abb. 78. Wasseraspiration bei einem 19jährigen Mann, H. Z., der vor dem Ertrinken gerettet wurde. Hilusschatten verbreitert. Vermehrte retikulär-streifige Zeichnung im Lungenkern, vorwiegend der basalen Lungenteile. Mantelzone überbläht

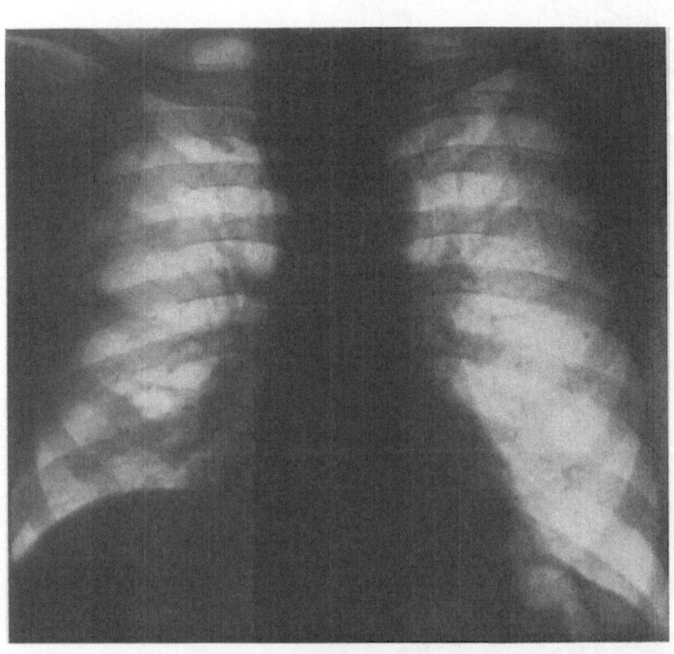

Abb. 79a

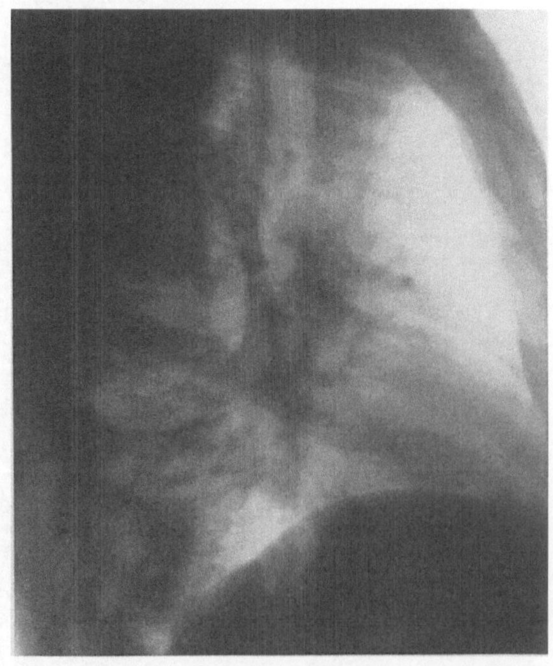

Abb. 79b

Abb. 79a. Eitrige Bronchopneumonie nach Aspiration einer Wurmpille. (J. St., 40jähriger Mann)

Abb. 79b. Rechtes Seitenbild zu Abb. 79a

Der *klinische Verlauf* und auch der *Röntgenbefund* entsprechen im wesentlichen dem einer bakteriellen Bronchopneumonie. Je nach der Art des aspirierten Materials kommt es relativ häufig bei Aspirationspneumonien zur Gewebseinschmelzung und zur Ausbildung eines Lungenabscesses oder einer Gangrän.

Die *postoperative Pneumonie* ist auch zu den Aspirationspneumonien zu rechnen. Von den frisch Operierten kann — wegen Schmerzen in der Operationswunde, Zwerchfellhochstand, besonders nach abdominellen Operationen, Meteorismus usw. — der Schleim in der Trachea und den Bronchien nicht abgehustet werden. Dadurch werden Bronchuslumina verschlossen oder so stark eingeengt, daß in den entsprechenden Lungenbezirken die Belüftung ungenügend ist und es zur Atelektasenbildung kommt. Längeres Krankenlager begünstigt auch noch eine Anschoppung in den abhängigen Lungenpartien (Fehr u. Mitarb. 1942). Bei der Entwicklung der postoperativen Pneumonien wirken also mehrere Schädlichkeiten zusammen. Zur Entstehung einer postoperativen Pneumonie ist eine vorausgegangene Vollnarkose nicht unbedingt erforderlich. Nach Operationen im Nasenrachenraum mit Lokalanaesthesie tritt nicht selten eine Bronchopneumonie auf, wobei allerdings herabfließendes, infiziertes Wundsekret aspiriert und zur Infektionsquelle wird (Gerlinp 1932; Henschen 1934; Iglauer 1937; Schütz 1935; Waldapfel 1934).

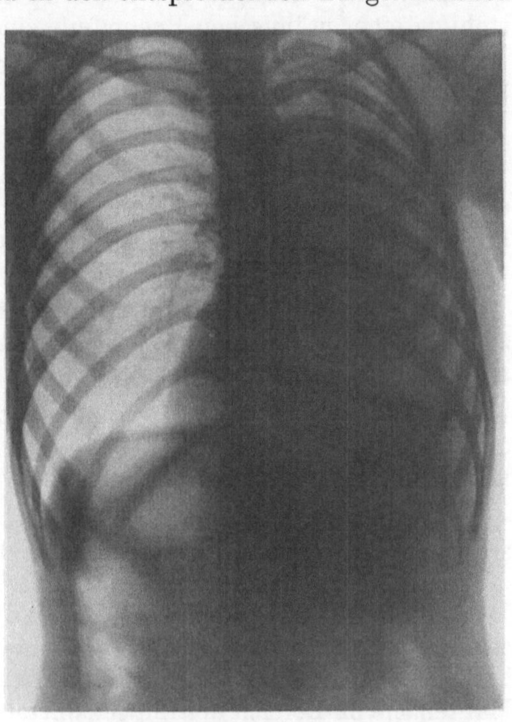

Abb. 80. Totalatelektase und Aspirationspneumonie der rechten Lunge nach Aspiration von Gemüsesuppe. (U. H., 4jähriges Kind; Universitäts-Kinderklinik, Frankfurt a. M.; damaliger Direktor: Professor Dr. de Rudder)

Regelmäßig gehen den entzündlichen Veränderungen an der Lunge Atelektasenbildungen voraus, die röntgenologisch als zarte, fleckförmige oder streifenförmige Trübungen zu sehen sind (Fleischner 1936).

Röntgenologisch dokumentiert sich die Aspirationspneumonie als solitärer Herd oder als multiple Fleckschatten mit unscharfen Grenzen. Die Lungenzeichnung nach den Unterfeldern ist meist gleichzeitig allgemein vermehrt (Abb. 79a u. b). Während die Narkoseart auf die Entwicklung der postoperativen Pneumonie keinen nennenswerten Einfluß hat, spielt die Art der Operation für die Ausdehnung, Lokalisation und den Grad der Veränderung eine Rolle. Dabei ist die häufigste Veränderung bei allen Operationstypen die atelektatische Anschoppung, die — wie bereits ausgeführt — wohl überhaupt die Voraussetzung für die Entwicklung einer postoperativen Pneumonie ist. Weitaus seltener sind dann horizontalgestellte oder schräg verlaufende Streifenbildungen zu sehen, deren pathologisch-physiologische Grundlage wohl eine seröse und hämorrhagische Durchtränkung einzelner atelektatischer Abschnitte ist. Diese beiden Verschattungsformen sind bei Oberbauchoperationen ungleich häufiger als bei Unterbauch- und den übrigen Operationen anzutreffen. Dichte, unscharf begrenzte Herdschatten als Ausdruck der floriden Entzündung sind ebenfalls bei Oberbauchoperationen häufiger als bei Unterbauchoperationen (Fehr u. Mitarb. 1942; Cocchi 1952; Hegglin 1956; Baker und Heublein 1958) (Abb. 80).

Klinisch. Die Prophylaxe und Behandlung der postoperativen Bronchopneumonie besteht in einer frühzeitigen und konsequenten Atemgymnastik und einer Beseitigung des Schleimes aus den Bronchien. Unterstützend wirken Chemotherapie und Antibiotika.

Die *Prognose* der Aspirationspneumonie im allgemeinen und der postoperativen Pneumonie im besonderen ist weitgehend abhängig von dem Alter des Patienten und den Kreislaufverhältnissen.

b) Die urämische Pneumonie

Bei einer Urämie können entzündliche Infiltrationen in den Lungen auftreten. Das zur Urämie führende Grundleiden hat auf die Entwicklung infiltrativer Lungenherde keinen Einfluß, lediglich die Rest-Stickstofferhöhung und die Azotämie führen zu Gefäßwandnekrosen und Störungen der Capillarpermeabilität. Zwei Faktoren spielen für die Entstehung einer urämischen Pneumonie eine Rolle:

1. die Schädigung der Capillaren und Veränderung der Capillarpermeabilität durch harnpflichtige Stoffe und
2. ein Erlahmen der Kraft der linken Herzkammer.

Es ist demnach auch eine Rückbildung der Lungenveränderungen zu erreichen, wenn es gelingt, die Herzkraft zu bessern. Das erlahmte Herz begünstigt die Exsudatansammlung in den Alveolen, und man sieht daher auch röntgenologisch Verschattungen, vorwiegend in den Mittelfeldern, die denen bei einem Lungenödem sehr ähneln (MERRILL 1955).

Aber auch bei ausreichender Herzkraft sind entzündliche Lungenveränderungen festzustellen, wie andererseits selbst bei sehr hohen Rest-Stickstoffwerten bronchopneumonische Herde fehlen können.

Physikalisch sind über den Lungenmittel- und Untergeschossen mittel- bis feinblasige, ohrnahe Geräusche zu hören. Der auskultatorische Befund kann aber auch sehr gering und diskret sein. Gelegentlich weist Pleurareiben auf eine gleichzeitige Pleuritis hin.

Röntgenologisch findet man in den Mittel- und Unterfeldern unscharfe, weiche Fleckschatten. Die Veränderungen können beiderseits auftreten. Sind sie nur einseitig, dann ist die rechte Seite vorzugsweise befallen. Die Verschattungen sind parahilär am dichtesten. Hier konfluieren die Fleckschatten. Die Lungengefäßzeichnung ist verstärkt, eine unscharfe, feinretikuläre Struktur parahilär und in den Mittelfeldern deutet auf das kardial bedingte Begleitödem hin. Das Herz ist links verbreitert und hat Hypertonieform. Die Mantelzone im Bereich der Lungenspitzen, oberhalb des Zwerchfelles und an der seitlichen Brustwand bleibt frei von Verschattungen. Sie sind durch erfolgreiche Herztherapie und bei Besserung der Herzkraft rasch rückbildungsfähig. Die röntgenologischen Veränderungen stehen in einem gewissen Gegensatz zu der geringen Dyspnoe und den geringen physikalischen Zeichen über den betroffenen Lungenabschnitten (BASS und SINGER 1950) (Abb. 81a—c, 82).

Hält der urämische Zustand längere Zeit an und gelingt es nicht, die Linksinsuffizienz zu bessern, dann tritt im Röntgenbild eine grobstreifige Schattenstruktur hervor, die durch die Entwicklung hyaliner Streifen entlang der Alveolarscheidewände und durch bindegewebige Organisation des Exsudates verursacht ist. Die röntgenologischen Symptome der urämischen Pneumonie sind von BARDEN und COOPER (1948), BASS und SINGER (1950), DONIACH (1947), RENDICH u. Mitarb. (1941), ROUBIER und PLAUCHU (1934), KLIMA und ROSEGGER (1936), SCHINZ (1952), COCCHI (1952), ROUBIER (1938), HEDVALL (1959), RUBIN (1956) beschrieben worden.

Pathologisch-anatomisch sind die Lungen voluminös, schwer, und auf der Schnittfläche tritt ein solides Ödem aus dem Parenchym, histologisch ist vorwiegend um die Hiluslymphknoten herum im Lungengewebe ein sehr fibrinreiches, zunächst fast zellfreies Exsudat sowohl im Lungenzwischengewebe wie in den Alveolen zu finden. Das fibrinreiche Exsudat kleidet tapetenartig die Alveolarscheidewände aus. Das Fibrinnetz wird innerhalb kurzer Zeit mit Leukocyten und Alveolarwandzellen angefüllt, die bei Besserung der Stoffwechsellage und der Kreislaufverhältnisse wiederum innerhalb rascher Zeit das Alveolarexsudat auflösen (DONIACH 1947; ZETTERGREN 1955). Halten die urämischen Stoff-

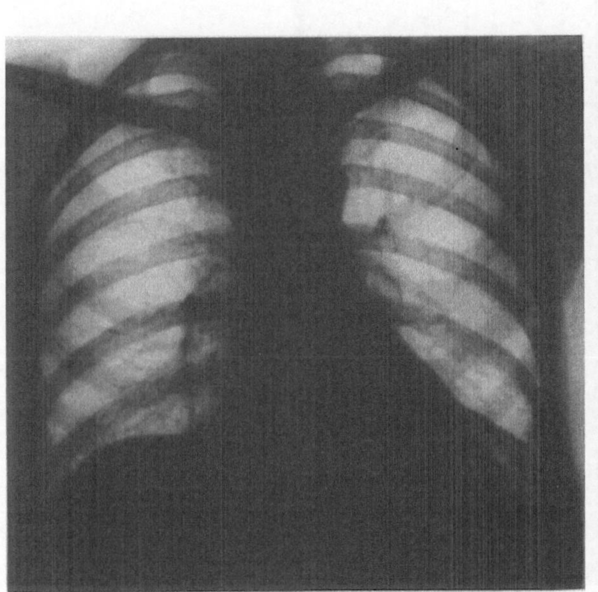

Abb. 81 a

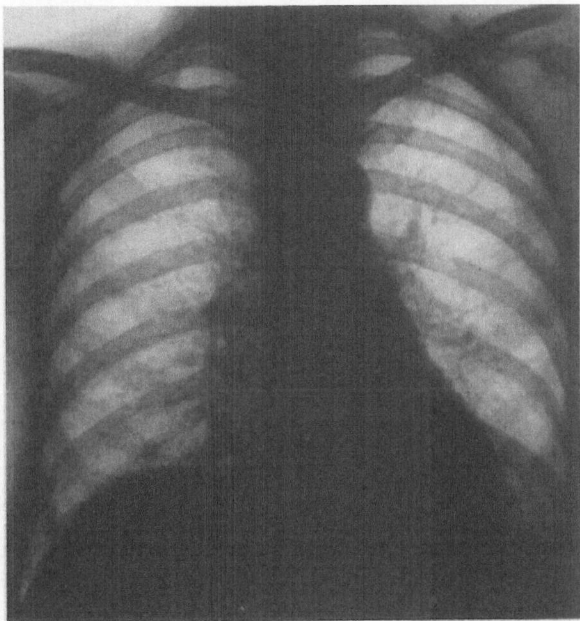

Abb. 81 b

Abb. 81 a. Urämische, interstitielle Pneumonie bei nephrotischer Verlaufsform einer chronischen Nephritis. Hilusschatten breit und dicht. Vermehrte, reticuläre Zeichnung im Lungenkern. (K. R., 61jährige Frau.) (4. 3. 60)

Abb. 81 b. Röntgenbild derselben Kranken wie bei Abb. 81 a am 20. 1. 61: Zunahme der reticulären Lungenzeichnung. In den Unterfeldern, vorwiegend rechts, unscharf begrenzte Fleckschatten

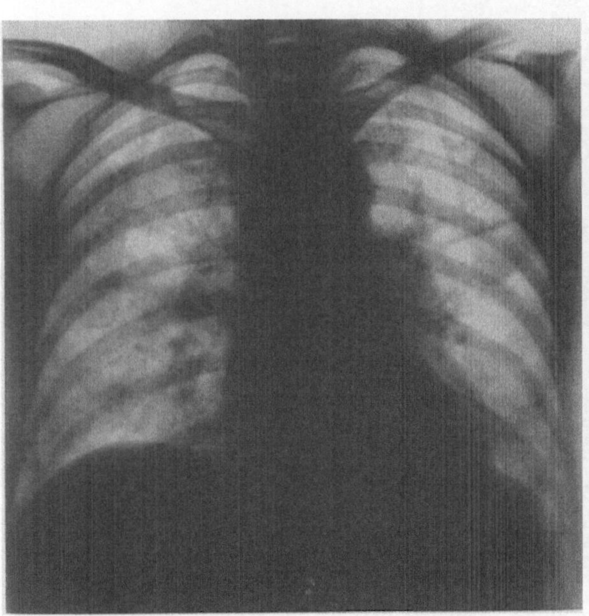

Abb. 81 c

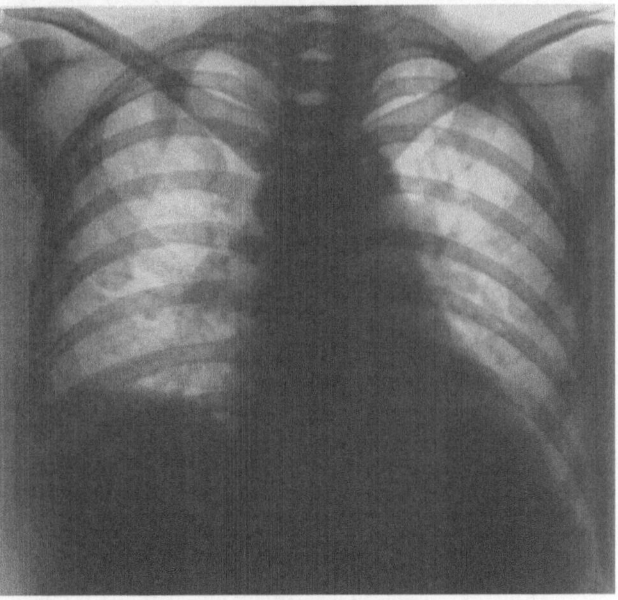

Abb. 82

Abb. 81 c. Röntgenbild derselben Kranken wie bei Abb. 81 a am 10. 3. 61: Die Fleckschatten haben weiter zugenommen, sind größer und unscharf. Linker Hilus breit und dicht. Urämische, interstitielle und bronchoalveoläre Pneumonie. Gerichtete Atelektase im linken Oberlappen

Abb. 82. „Fluid lung", Flüssigkeitslunge mit rechtsseitigem Pleuraerguß. Starke Linksdilatation des Herzens. Chronische Nephritis. (M. K., 30jährige Frau †.) Klinisch: Akute Nephrose durch septischen Abort. Irreversible Anurie

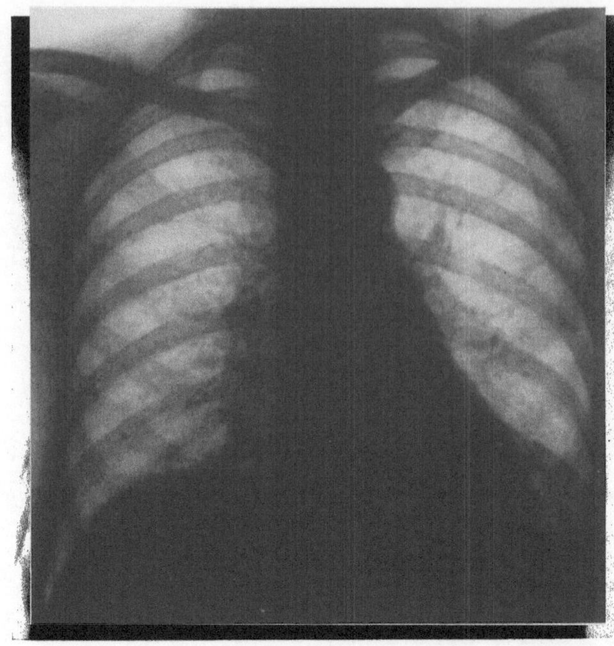

Abb. 83. „Fluid lung“, Flüssigkeitslunge, in charakteristischer Ausprägung. Flügelförmige, flächenhafte und streifige, netzförmige Verschattung der Mittelfelder. Lungenspitzen, zwerchfellnahe Lungenbezirke — der Lungenmantel also — sind weitgehend frei von Schatten. (L. Z., 35jährige Frau †.) Anurie nach Transfusion von gruppenfremdem Blut. Rest 190-mg-%. Therapeutisch: Flüssigkeitsüberflutung

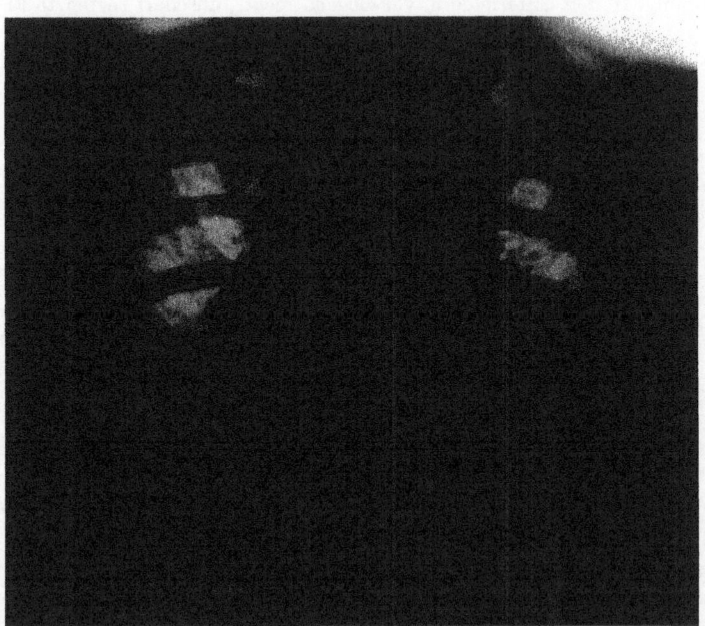

Abb. 84. „Fluid lung“. Hiläre und parahiläre Lugenzeichnung, besonders in den Unterfeldern vermehrt. (U. F., 22jährige Frau.) Klinisch: Akute tubuläre Niereninsuffizienz nach Seifenabort

wechselstörungen an, wird das Alveolarexsudat bindegewebig organisiert; das Fibrinnetz in und zwischen den Alveolen wird von den Fibroblasten als Leitschiene benützt (EHRICH und MCINTOSH 1932). In diesem Stadium tritt röntgenologisch die streifige Struktur der Verschattung stärker hervor.

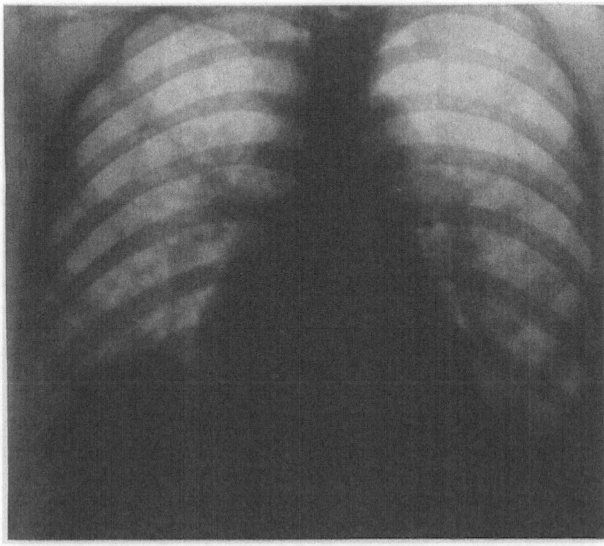

Abb. 85a. „Fluid lung", Verlaufserie (R. R., 46jährige Frau) Anurie nach Transfusionszwischenfall. Reststickstoff 240 mg-%. Große Infusionen zur Überwindung der Harnsperre. Aufnahme am 3. 11. 60. Streifige und fleckförmige Verschattungen beiderseits im Lungenkern. Dichte Hilusschatten. Großer Herzschatten

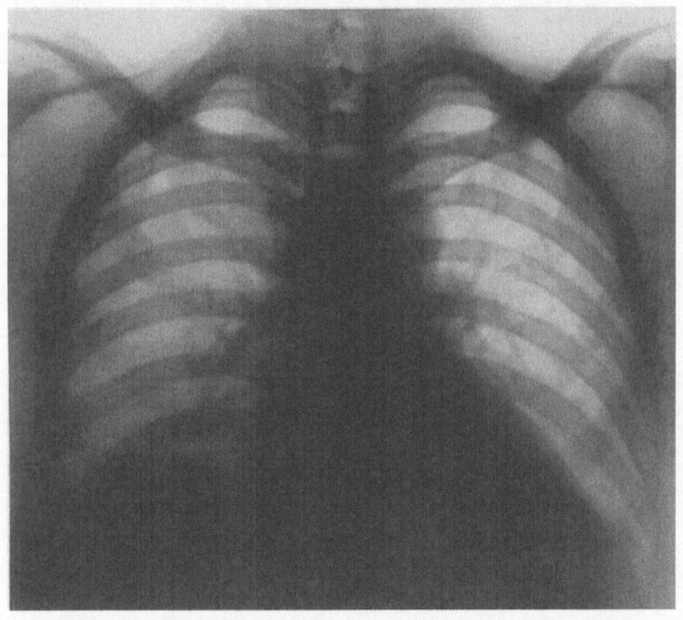

Abb. 85b. Aufnahme am 12. 12. 60. Anschoppung in der linken Lunge zurückgegangen

Die *röntgenologischen* Veränderungen bei der urämischen Pneumonie sind gegen die Erscheinungen der sog. „fluid lung" abzugrenzen (SARRE 1958; HEDVALL 1959), die zum Teil eine Therapiefolge ist (ALWALL u. Mitarb. 1953). Dem Kranken wird, um die Ausscheidung harnpflichtiger Stoffe zu fördern, reichlich Flüssigkeit zugeführt. Dabei kann es zu einer Überflutung der Gewebe mit Ödembildung in der Haut, im Gehirn, in den Abdominalorganen und in den Lungen kommen (BOYD 1953). Man sieht dann in den Lungen parahilär in den Mittel- und Unterfeldern unscharf begrenzte, schmetterling-

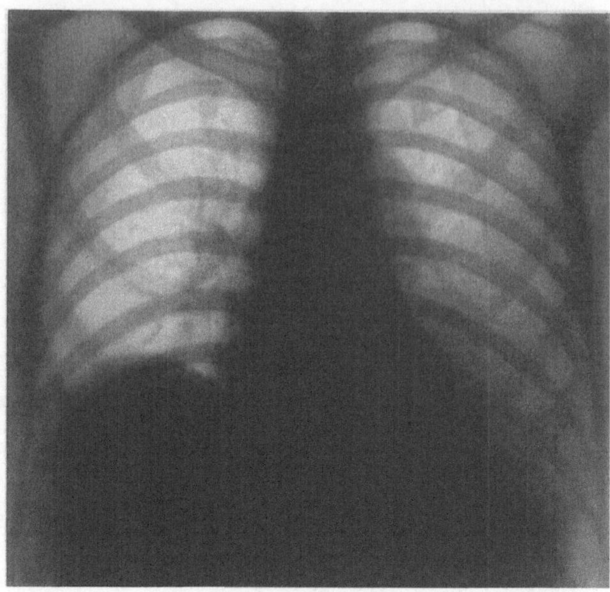

Abb. 85c. Aufnahme am 27. 12. 60. Rechte Lunge weitgehend frei, linke Lunge verschattet

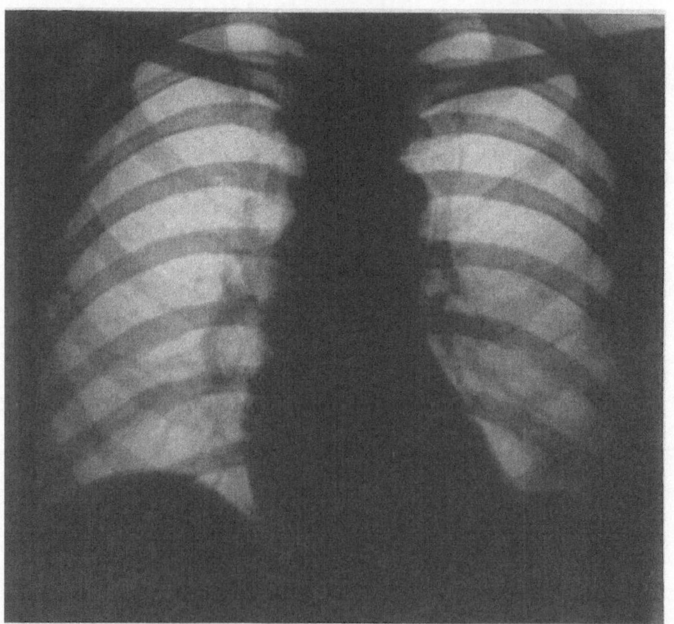

Abb. 85d. Aufnahme am 23. 1. 61. Lungenveränderungen beiderseits fast vollständig zurückgegangen. Herzschatten kleiner geworden. Patient wurde durch extracorporale Dialyse geheilt

förmige Trübungen, die mit Einsetzen der Harnflut und gleichzeitiger Einschränkung der Flüssigkeitszufuhr rasch wieder schwinden. Die Lungenspitzen, sowie ein schmaler Saum oberhalb des Zwerchfelles und der seitlichen Brustwand, der Lungenmantel, bleiben frei von Veränderungen (MERRILL 1955; ALWALL u. Mitarb. 1953). Häufig können auch gleichzeitig kleine Pleuraergüsse als schmale Begleitschatten der Rippen in rechter oder linker Seitenlage nachgewiesen werden (OLSSON 1954; ALWALL u. Mitarb. 1953; ALWALL 1960, 1961; HEDVALL 1961) (Abb. 83, 84, 85a—d, 86a u. b, 87).

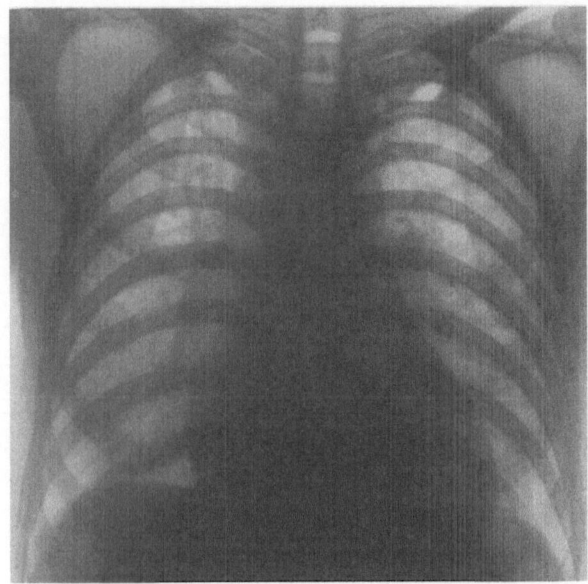

Abb. 86a

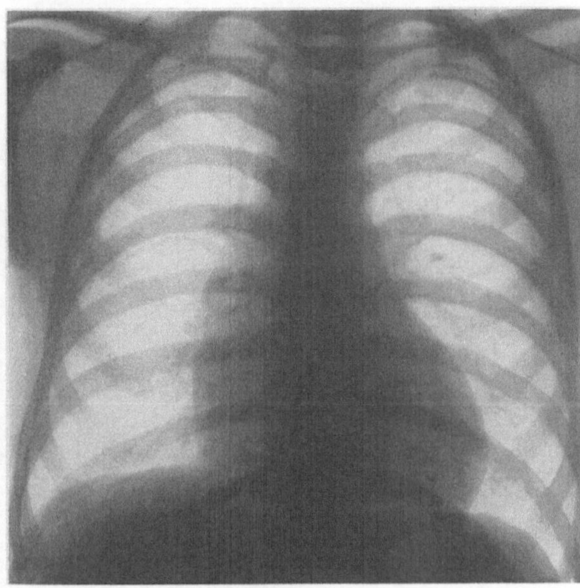

Abb. 86b

Abb. 86a. „Fluid lung“. Flügelförmige, streifige Verschattung des Lungenkerns beider Lungen. Herzschatten vergrößert. Mantelzone frei. (A. V., 36jähriger Mann; 15. 2. 61)

Abb. 86b. Aufnahme desselben Kranken am 2. 3. 61 nach Überwindung der Anurie

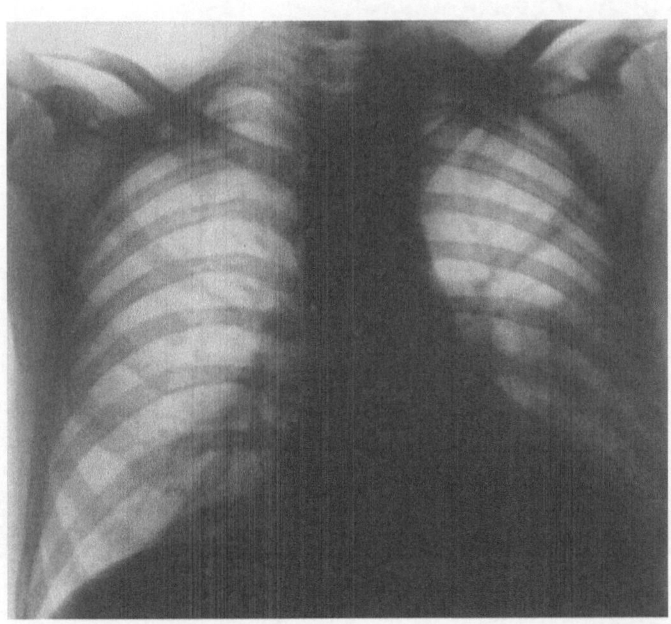

Abb. 87. „Fluid lung“, links stärker ausgeprägt als rechts. Pleuraerguß links. Herz links verbreitert. (H. B., 21jähriger Mann.) Klinisch: Diabetes mellitus seit 1956. 7. 8. 61 akutes Erbrechen, Sommolenz, Makrohämaturie, Oligurie. Rest-N 243 mg-%, 3,5‰ Eiweiß im Urin. Wegen präcomatösem Zustand erhielt Patient i.v. Traubenzucker-, gegen das Erbrechen Kochsalz-Infusionen

c) Die Infarktpneumonie

Entzündliche Prozesse in oder um einen frischen hämorrhagischen Lungeninfarkt können auf zwei Arten verursacht sein:

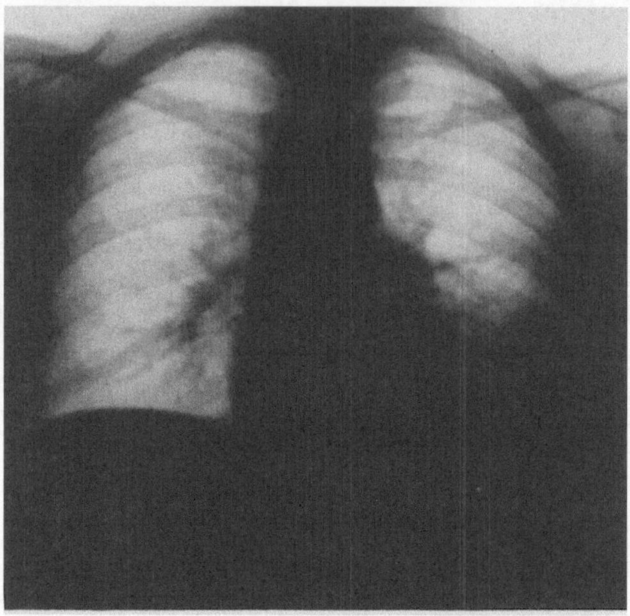

Abb. 88a. Infarkt-Pneumonie linker Unterlappen. Dichte, fast homogene Verschattung des linken Unterlappens. (E. B., 43jähriger Mann; 13. 3. 61)

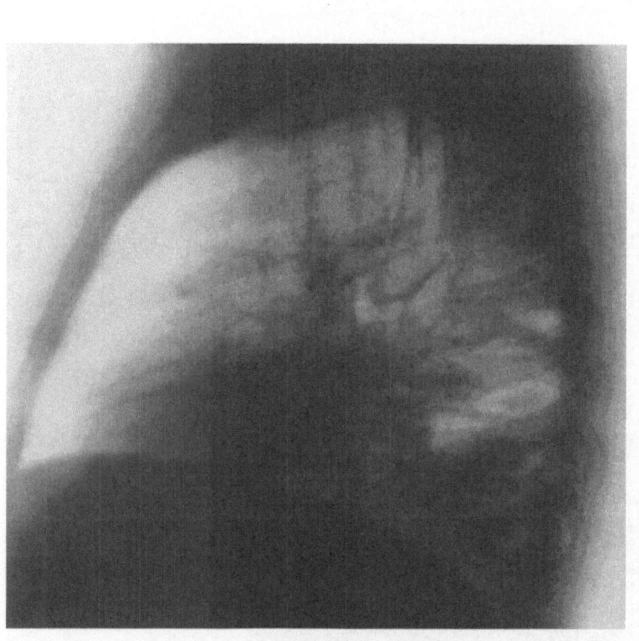

Abb. 88b

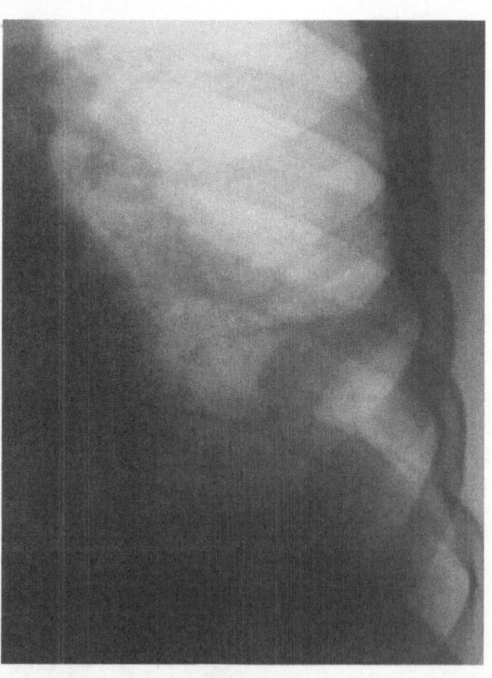

Abb. 88c

Abb. 88b. Linkes Seitenbild zu Abb. 88a

Abb. 88c. Ausschnittaufnahme am 22. 3. 61. Deutliche Aufhellung der linken Unterlappenverschattung bis auf einen kleinen Rest. Die Aufhellung innerhalb der kurzen Zeit ist wahrscheinlich durch Belüftung atelektatischer Unterlappensegmente bedingt

1. — und das ist die häufigere Entstehungsursache einer Infarktpneumonie — kann der hämorrhagische Infarktbezirk von den Bronchien her infiziert werden und

2. — das ist bei eitrigen Thrombophlebitiden und septischen Prozessen der Fall — kann der gefäßverschließende Embolus bereits infiziert sein. Die Infarktpneumonie ist fast ausschließlich eine Herdpneumonie.

Röntgenologisch findet man eine mehr oder minder große Verschattung mit unscharfen Grenzen in der Lungenperipherie, bevorzugt in den Unterfeldern (Abb. 88a—c, 89).

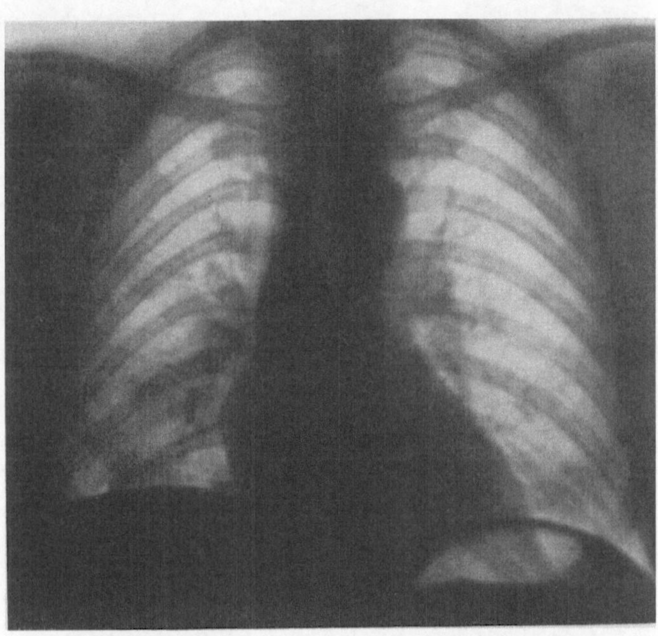

Abb. 89. Infarktpneumonie in beiden Unterlappen, rechts ausgeprägter als links. (K. K., 47jähriger Mann)

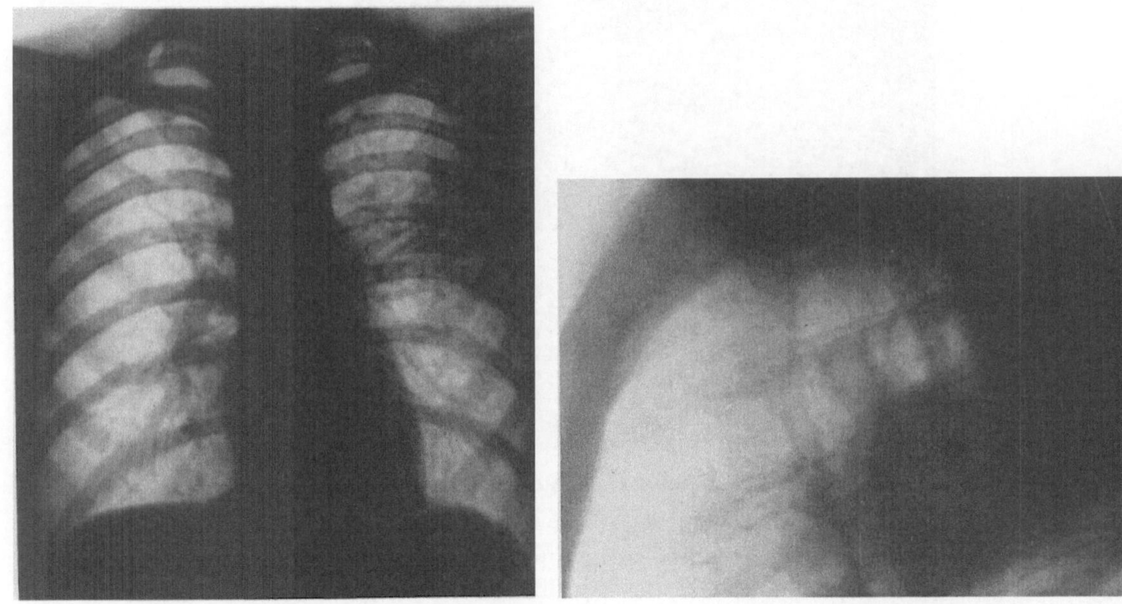

Abb. 90a

Abb. 90b

Abb. 90a. Infarktpneumonie linker Oberlappen mit Absceßhöhle. (E. B., 45jährige Frau; 5. 2. 57)

Abb. 90b. Linkes Seitenbild zu Abb. 90a. Höhlenbildung im infiltrierten Lungenbezirk

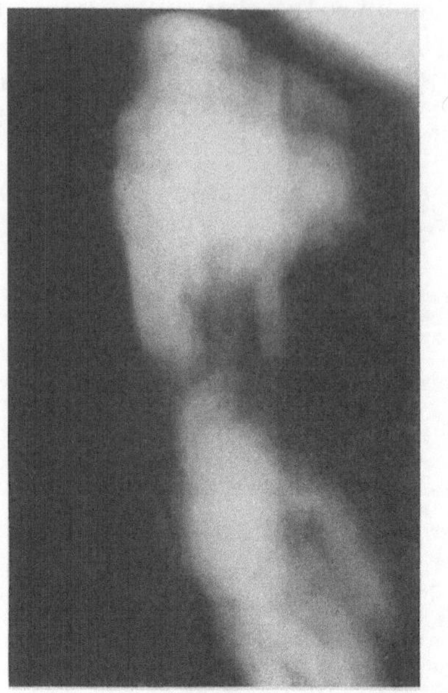

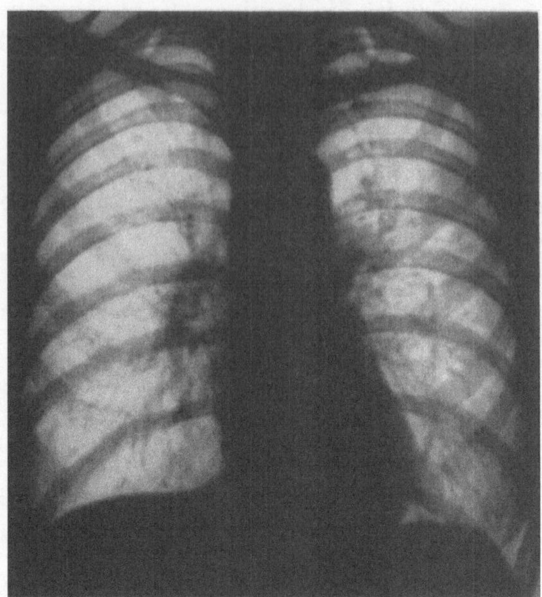

Abb. 90c Abb. 90d

Abb. 90c. Schichtbild zu Abb. 90a. Unregelmäßig begrenzte Höhlen

Abb. 90d. Dieselbe Kranke wie bei Abb. 90a am 2. 4. 57

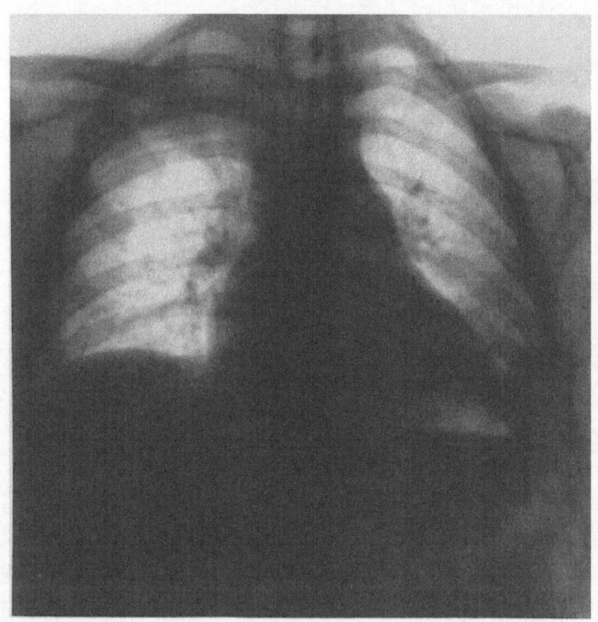

Abb. 91. Infarktpneumonie rechte Spitze, linker Unterlappen. Autoptisch bestätigt. (G. M., 15jähriger Knabe †)

Infarktpneumonien neigen zu Einschmelzung, und es entwickeln sich Infarktcavernen. Je ausgedehnter die Infarktpneumonie ist, desto größer ist die Gefahr eines Gewebszerfalls und einer Höhlenbildung. Besondere Zerfallsneigung zeigen die in den Spitzen der Ober- und Unterlappen lokalisierten Infarktpneumonien (AUFDERMAUR 1944). Wahrscheinlich sind die schlechte Blutversorgung und die relativ geringe respiratorische Verschieblichkeit bzw. geringere Belüftung dieser Lungenabschnitte begünstigende Faktoren (Abb. 90a—d).

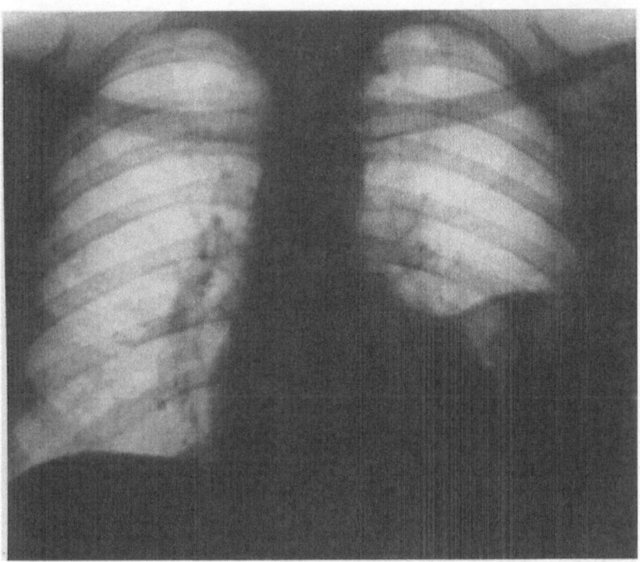

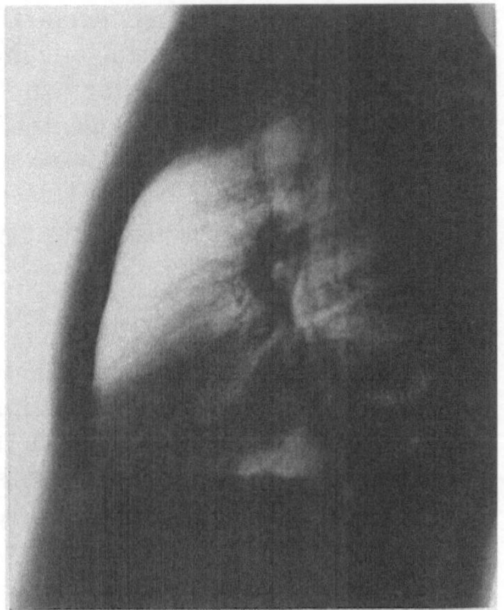

Abb. 92a Abb. 92b

Abb. 92a. Infarktpneumonie im linken Unterlappen mit Interlobärerguß. (M. C., 26jähriger Mann)

Abb. 92b. Linkes Seitenbild zu Abb. 92a

Die klinischen Erscheinungen der Infarktpneumonie und Cavernen sind von GSELL (1935), die röntgenologischen Veränderungen von KRAUSE und CHESTER (1941), COCCHI (1952), die pathologisch-anatomischen Befunde von 74 Autopsien durch DEHLINGER und RIEMENSCHNEIDER (1949) beschrieben worden (Abb. 91, 92a u. b).

d) Die hypostatische Pneumonie

Akute und chronische Insuffizienz des Herzens führt zu Zirkulationsstörungen in den Lungen. Der Rückfluß des Blutes zum Herzen ist verzögert, es kommt zu Stauungs-

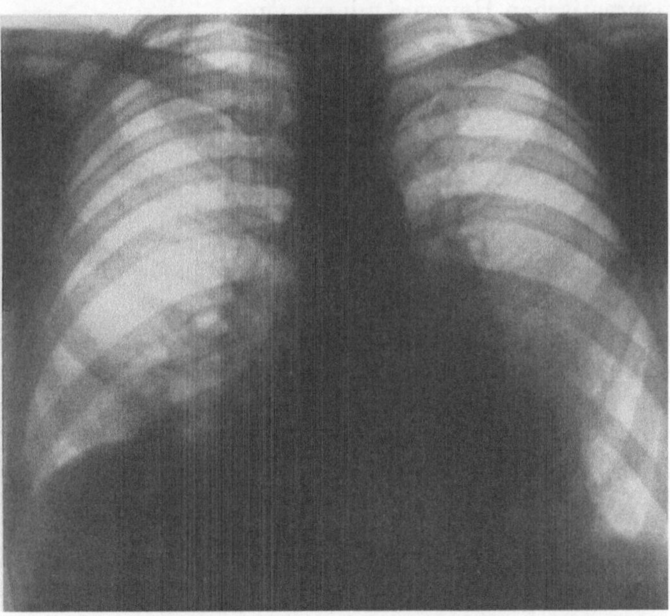

Abb. 93. Hypostatische Pneumonie bei dekompensiertem Hypertonieherzen. Streifige Verschattung im Lungenkern der basalen und dorsalen Lungensegmente. Konfluierende, unscharfe Fleckschatten, vorwiegend links. Pleuraergüsse beiderseits. (E. G., 53jähriger Mann)

zuständen in den Lungenvenen. Die Stauungen sind in den basalen Lungenabschnitten und — besonders bei bettlägerigen Kranken — dorsal am stärksten. Die Stauungshyperämie schafft günstige Bedingungen für das Angehen von Infektionen. Es entwickelt sich in den blutüberfüllten Lungenteilen eine *hypostatische Pneumonie*. Ein ganzer Lappen kann entzündlich infiltriert werden, häufiger aber ist die hypostatische Pneumonie herdförmig in einem oder beiden Unterlappen entwickelt.

Das röntgenologische Bild der hypostatischen Pneumonie (DRINKER 1945; GROSS und MÜLLER 1929; ZDANSKY 1929, 1933; COCCHI 1952; HIRSCH 1957; TESCHENDORF 1958) unterscheidet sich kaum von dem der Lungenhypostase. Es zeigt eine Herabsetzung der Strahlendurchlässigkeit, besonders der basalen Lungenfelder, breite, dichte und unscharf begrenzte Hilusschatten, vermehrte Streifen- und netzförmige Lungenstruktur, pleurale Ergüsse, rechts meist größer als links, und eine Verbreiterung des Herzschattens, häufig mit vitiumkonfigurierter Silhouette. Umschriebene Verdichtungsherde in den Unterfeldern können bei reiner Hypostase durch Atelektasen bedingt sein; besteht aber gleichzeitig Fieber um und über 38°, eine mäßige Leukocytose und eine Senkungsbeschleunigung, dann muß man die Diagnose einer hypostatischen Pneumonie stellen (Abb. 93).

Ältere kachektische und längere Zeit bettlägerige Kranke sind besonders gefährdet, an einer hypostatischen Pneumonie zu erkranken. Bei ihnen ist auch die Prognose besonders ernst.

e) Die rheumatische Pneumonie

Im Verlauf eines Rheumatismus sind — meist gleichzeitig mit rheumatischen Prozessen an anderen Organen — an den Lungen im Röntgenbild Veränderungen zu beobachten, die als rheumatische Pneumonien bezeichnet und als pulmonale Form des visceralen Rheumatismus aufgefaßt werden. Die Veränderungen sind häufig im Zusammenhang mit einer Endocarditis rheumatica festzustellen, während sie bei einer Polyarthritis rheumatica ohne Herzbeteiligung fehlen (COCCHI 1952).

Die Angaben über die Häufigkeit der rheumatischen Pneumonie schwanken zwischen 2—60%. Ätiologie und Pathogenese sind noch unklar. Es wird diskutiert, daß die Pneumonie

a) Teilgeschehen des rheumatischen Prozesses,
b) Folge der rheumatischen Herzveränderungen,
c) durch interkurrente, sekundäre Infekte verursacht ist (BROWN u. Mitarb. 1958).

Das *klinische* Bild entwickelt sich rasch innerhalb weniger Stunden. Es ist durch Hustenreiz mit wenig Auswurf, Dyspnoe und Tachypnoe sowie Cyanose gekennzeichnet. Der auskultatorische Befund ist meist gering, man hört gelegentlich an umschriebener Stelle feuchte Rasselgeräusche. Das Atemgeräusch ist dabei wenig verändert oder hat unbestimmten Charakter. Eine Pleuramitbeteiligung ist selten. Die Temperaturen sind leicht gesteigert. Im Blutbild findet man gewöhnlich eine leichte, seltener eine starke Leukocytose. Die Neutrophilen zeigen vereinzelt toxische Granulationen, aber auch grobe Granula und basophile Schlieren (HEGGLIN 1956).

Röntgenologisch werden breite und dichte Hilusschatten und perihilär zahlreiche, weiche, stecknadelkopf- bis linsengroße, unscharf begrenzte Fleckschatten gefunden. Die Schatten konfluieren untereinander, aber auch mit dem Hilus- und Herzschatten. Häufig sind die Schatten im Mittel- und Unterfeld, das bevorzugt befallen wird, symmetrisch angeordnet und geben in Verbindung mit dem Mittelfeldschatten eine Schmetterlingsfigur (Abb. 94a u. b, 95a u. b). Die Mantelzone der Lungen weist keine Schattenherde auf. Die Schattenintensität der einzelnen Herde ist unterschiedlich, ihre Anordnung hält sich nicht an die Segmentgrenzen. Es werden meistens gleichzeitig mehrere Lappen befallen (GRIFFITH u. Mitarb. 1946). Der rasche Wechsel der Verschattungen, der wandernde Charakter ist für die primär-akute, rheumatische Pneumonie kennzeichnend. Bessert sich die Herztätigkeit, können die Verschattungen innerhalb von kürzester Zeit schwinden. Ist dies nicht der Fall, entwickelt sich die chronische Verlaufsform der rheumatischen

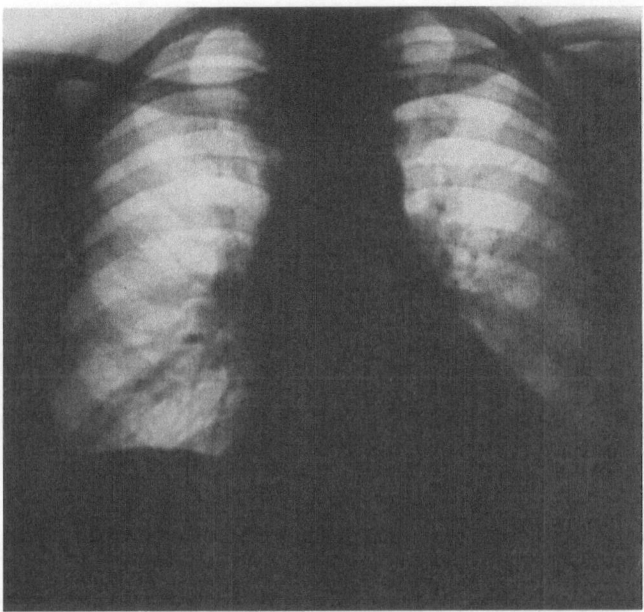

Abb. 94a. Rheumatische Pneumonie. Streifige Verschattung im Lungenkern des linken und rechten Unterlappens und des Lingulasegmentes. Klinisch: Polyarthritis rheumatica. Kombinierter Mitral-Aortenfehler. (A. K., 59jährige Frau)

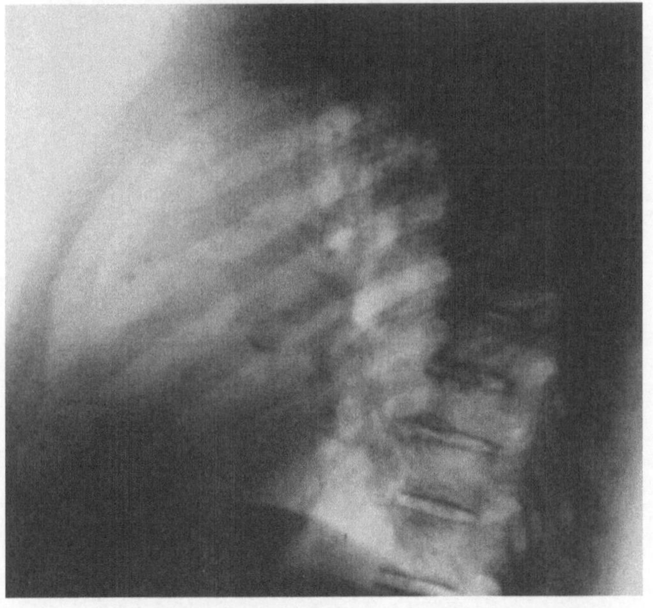

Abb. 94b. Linkes Seitenbild zu Abb. 94a

Pneumonie. Die diffuse Trübung der Lungenfelder wird aufgehellt. Man sieht zunächst eine miliare Granulierung der befallenen Lungenabschnitte, und schließlich entwickeln sich dichtere Konglomeratschatten.

GRIFFITH u. Mitarb. (1946) teilen die rheumatische Pneumonie in drei Typen ein:

1. die primär-akute, rheumatische Pneumonie,
2. die sekundäre, akute, rheumatische Pneumonie,
3. die subklinische, rheumatische Pneumonie.

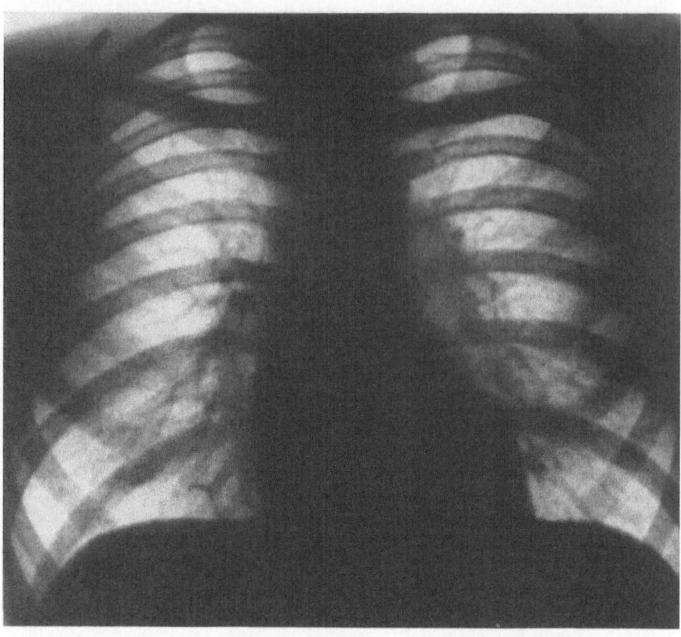

Abb. 95a. Rheumatische Pneumonie. Im Lungenkern beiderseits streifige Verschattungen. Klinisch: Subakute Polyarthritis rheumatica. (A. M., 23jähriger Mann)

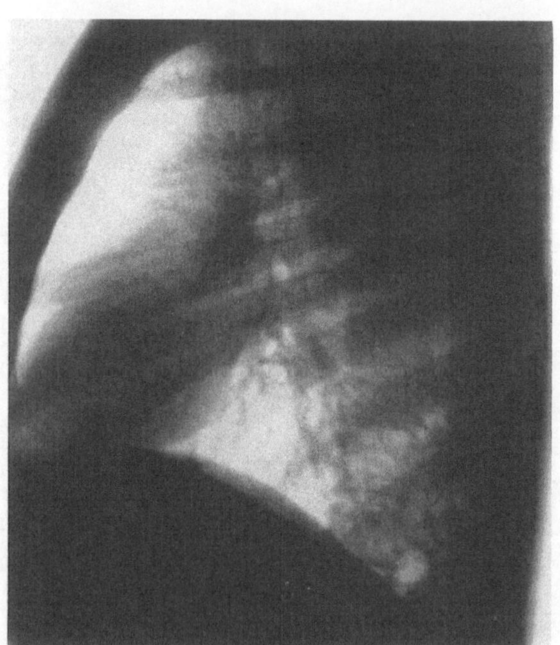

Abb. 95b. Linkes Seitenbild zu Abb. 95a: Streifige Verschattung in den Unterlappen

Die akute Form tritt im allgemeinen gleichzeitig mit der Erkrankung anderer Organe auf, geht mit den oben erwähnten klinischen Erscheinungen einher und weist röntgenologisch Verschattungen großen Ausmaßes auf, die sich rasch entwickeln, aber ebenso schnell wieder zurückbilden können. Die sekundäre, akute, rheumatische Pneumonie entwickelt sich erst im Verlauf einer rheumatischen Erkrankung, nachdem bereits andere Organe erkrankt sind. Sie unterscheidet sich sonst weder klinisch noch röntgenologisch von der primären, akuten, rheumatischen Pneumonie. Die subklinische, rheumatische Pneumonie macht keine Erscheinungen, die auf eine Erkrankung der Lungen hinweist. Sie ist nur durch Röntgenaufnahmen nachzuweisen. Während GSELL (1954) die rheumatische Pneumonie für eine seltene Organlokalisation hält, ist NOVACKOVA (1955) der Ansicht, daß sie nicht so selten sei, aber ihre röntgenologischen Erscheinungen fehlgedeutet und nicht erkannt worden seien. GSELL (1946) vertritt die Auffassung, daß der Beweis für die rheumatische Pneumonie nur retrospektiv durch histologische Untersuchungen erbracht werden kann. Intra vitam kann aber nur eine Verdachtsdiagnose gestellt werden (STRICKLAND 1955; BREDNOW 1961), da die nachweisbaren Lungenveränderungen durch einen sekundären Kokkeninfekt, eine Sepsis oder einen Lungeninfarkt bei Endomyocarditis verursacht sein können. Eine gute Darstellung der klinischen und röntgenologischen Erscheinungen, sowie der pathologisch-anatomischen Befunde bei rheumatischen Lungenveränderungen gibt LUTEMBACHER (1947).

Pathologisch-anatomisch sind die charakteristischen Aschoffschen Rheumaknötchen zu sehen (EIMAN und GOULEY 1926; GOULEY 1938; NAISH 1928; FRASER 1930; HOWARD 1933; HADFIELD 1938; MASSON u. Mitarb. 1937; NEUBUERGER u. Mitarb. 1944; SCHMIDT 1951), während andere Autoren (EPSTEIN und GREENSPAN 1941; COBURN 1933; COOK 1932; TRAGERMAN 1936; FORBUS 1943; HERBUT und MANGES 1945) daran zweifeln oder es sogar entschieden ablehnen, daß es sich um echte rheumatische Knötchen handelt. Der histologische Befund in der akuten Phase weist herdförmige, fibrinoide Alveolarwandnekrosen, Wucherungen des Endothels und Monocytenanhäufungen auf. Im subakuten Stadium sind perivasculäre Infiltrationen und große basophile Zellen zu sehen, während im chronischen Stadium im interstitiellen Gewebe reichlich Lymphocyten und Plasmazellen anzutreffen sind und die Alveolarwände bindegewebig verdickt sind.

Die Prognose der rheumatischen Pneumonie ist ernst, da sie vorwiegend bei Kranken mit stark geschädigtem Herzen auftritt.

Die Therapie besteht daher hauptsächlich in einer Besserung der Herzkraft durch Strophantin, Digitalis und diätetische Maßnahmen. Eine gute Übersicht über die Literatur der rheumatischen Pneumonie geben BROWN u. Mitarb. (1958).

f) Die interstitielle Pneumonie

Die interstitielle Pneumonie ist beim Erwachsenen kein selbständiges Krankheitsbild. Sie ist durch eine Leukocyteninfiltration, Ödembildung bzw. Exsudatabscheidung in das peribronchiale und interalveoläre Gewebe gekennzeichnet. Ihre röntgenologischen Symptome sind vermehrte, meist vom Hilus ausgehende Streifenzeichnungen, die nach der Peripherie zunehmend reticulären Charakter annehmen. Diese Erscheinungen sind bei einer Reihe von Viruserkrankungen im Röntgenbild zu beobachten. Man kann eine interstitielle Pneumonie bei Mononucleosis infectiosa (GSELL 1954), bei Rickettsiosen (HEGGLIN 1956; GLAUNER und FREEB 1949; LÜHR 1955), bei Toxoplasmose (MOHR und WESTPHAL 1950; FRANKE 1955, 1960; ESPERSEN 1957) feststellen. JUROW und DOLGOPOL (1953) konnten bei 121 Poliomyelitiskranken 18mal eine interstitielle Pneumonie allein und 13mal in Verbindung mit anderen Pneumonieformen beobachten. Sie vertreten die Auffassung, daß die interstitielle Pneumonie bei der Polyomyelitis durch das Virus verursacht ist, weisen aber auch auf Tierversuche von TEABEAUT (1952) an Ratten hin, der nach intratrachealer Verabfolgung von Magensaft bei den Tieren die Entwicklung einer interstitiellen Pneumonie nachweisen konnte. JUROW und DOLGOPOL (1953) meinen, daß bei den Poliomyelitiskranken durch Aspiration von Magensaft auch diese Entstehungsursache der interstitiellen Pneumonie zu erwägen sei.

g) Die traumatische Pneumonie

Durch stumpfe Gewalteinwirkung (Druck, Schlag, Stoß, Fallen) kann Stunden bis Tage nach dem Unfallereignis entweder auf der Seite der Gewalteinwirkung oder auf der anderen Thoraxseite (Contrecoup) und schließlich auch in beiden Lungen eine Pneumonie

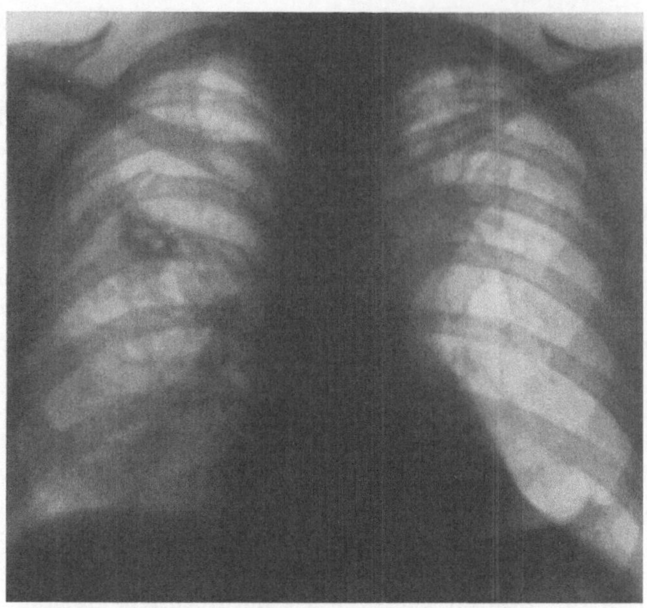

Abb. 96a. Traumatische Pneumonie der rechten Lunge nach Pfählungsverletzung (U. F., 25jähriger Mann; 7. 9. 59). Alte fibröse Spitzenherde links

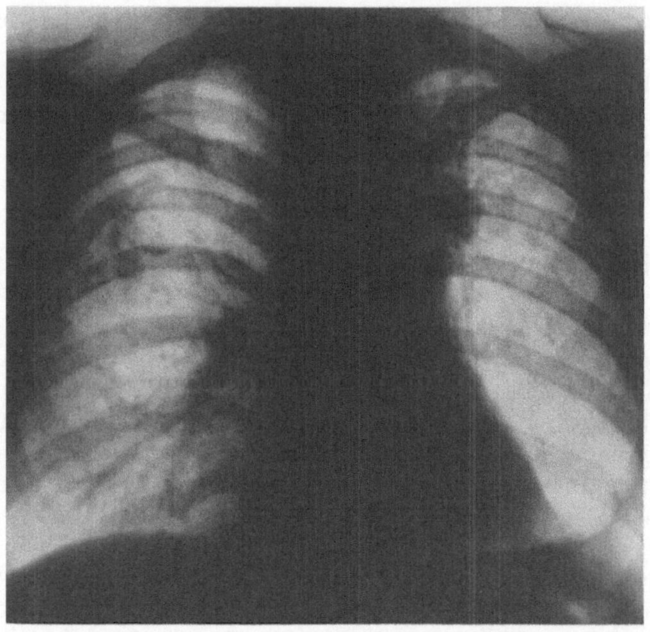

Abb. 96b. Aufnahme derselben Kranken wie bei Abb. 96a am 13. 11. 59: Rückbildung der traumatischen Pneumonie

auftreten. Ob es nun durch das Trauma zu einer Rippenfraktur gekommen ist oder nicht, hat auf die Entstehung einer Lungenentzündung keinen wesentlichen Einfluß. Lungenentzündungen bei offenen Thoraxverletzungen fallen dagegen nicht unter den Begriff der traumatischen Lungenentzündung. Je nach dem Mechanismus der Gewalteinwirkung spricht man von einer Kontusions- und einer Prellungspneumonie. Für die Entstehung einer Pneumonie nach Trauma spielen wahrscheinlich Blutungen in das Lungengewebe eine wichtige Rolle (BEUTL 1948). Sie können erstens als kleine Blutungen aus den Capillaren, zweitens als massivere Blutungen aus größeren Gefäßen ins Lungengewebe und drittens bei Zerreißungen des Lungengewebes auftreten.

Bestehen Rippenfrakturen, dann wird die betreffende Lungenseite durch Ruhigstellung schlechter beatmet. Schlecht belüftete Lungenteile stellen ebenso wie Blutextravasate einen guten Nährboden für Bakterien dar und schaffen die Voraussetzungen für die Entwicklung einer Pneumonie (BURFORD und BURBANK 1945) (Abb. 96a u. b).

Klinisch treten mit Einsetzen der entzündlichen Veränderungen stechende Schmerzen in der Brust, Atemnot und Fieber auf. Die Angaben über die Häufigkeit der traumatischen Pneumonie schwanken zwischen 0,13 und 4,4% aller Pneumonien (LAUCHE 1937; ZOLLINGER 1951). LÖHR und SODER (1955) beschreiben sogar in 60% aller Thoraxkontusionen eine Pneumonie, die 2—3 Tage nach dem Unfall nachweisbar ist. LINIGER und MOLINEUS (1940) nennen als obere Grenze des Pneumoniebeginns bzw. der röntgenologisch nachweisbaren Veränderungen den 4. Tag nach dem Unfall. SCHÜRMANN (1933) gibt den 4.—5. Tag an. Das längste Intervall zwischen Thoraxkontusion und Pneumonie teilt ABPLANALP (1950) mit 35 Tagen mit. Durch das Trauma kann die Reaktionslage des Körpers verändert werden (LAUCHE 1937), und ursprünglich harmlose Keime erzeugen auf der Bronchialschleimhaut Lungenentzündungen (PANZRAM 1954). Von 28 traumatischen Pneumonien waren 50% auf der Seite der Gewalteinwirkung. Viermal war eine Contrecoup-Wirkung mit nachfolgender Pneumonie zu beobachten, und in drei Fällen entwickelte sich die Lungenentzündung doppelseitig. Eine allgemeine Erschütterung des Körpers war siebenmal die Ursache für eine traumatische Pneumonie. Rippenfrakturen konnten bei 25% der Verunglückten nachgewiesen werden.

Je nach Sitz und Ausdehnung der Pneumonie sind auch die perkutorischen und auskultatorischen Phänomene mehr oder minder ausgeprägt.

Röntgenologisch können bei herdförmigen Entzündungen Fleckschatten gesehen werden. Die Schatten sind unterschiedlich dicht. Bei geringen Verschattungen, in denen man auch die Gefäße noch erkennen kann, muß man an das Vorliegen einer reflektorisch bedingten Atelektase denken. Aber auch ein interstitielles Ödem oder eine interstitielle Pneumonie können röntgenologisch die gleichen Erscheinungen machen (TESCHENDORF 1958). Hierfür spricht besonders die rasche Rückbildungsfähigkeit dieser zarten Verschattungen.

h) Die chronische Pneumonie

Die chronische Pneumonie stellt kein einheitliches Krankheitsbild dar. Sie entwickelt sich sekundär aus akuten Herd-, Segment- und Lappenpneumonien, bei denen die Lösung verzögert ist oder gar nicht einsetzt. Das Exsudat in den Alveolen oder im Interstitium wird organisiert. In dem erkrankten Gebiet kommt es zur Entwicklung von Bronchiektasen, die nun ihrerseits wiederum peribronchiektatische Entzündungen verursachen können und für das Weiterschwelen des Prozesses verantwortlich sind.

Fremdkörper, chronische cardiale Lungenstauung, Lungenabscesse, Bronchiektasen, carcinombedingte Atelektasen können Ursache für den Ablauf chronisch entzündlicher Lungenprozesse sein. Die pseudoluische, Wassermann-positive Pneumonie hat auch eine protrahierte, oft über Monate sich erstreckende Verlaufsform, ebenso die Friedländer-Pneumonie und die durch Pneumococcus Typ III verursachte Lungenentzündung.

i) Die Cholesterinpneumonie

Schließlich zeigt die akut oder schleichend beginnende Cholesterinpneumonie (ROBBINS und SNIFFEN 1949) einen außerordentlich chronischen Verlauf. Es handelt sich hierbei um eine Cholesterin- und Cholesterinesterspeicherung in den Lungen an umschriebener Stelle ohne eine Cholesterinstoffwechselstörung und einen Bronchialverschluß.

Die *klinischen Symptome* sind Reizhusten, Brustschmerzen und fortschreitende Gewichtsabnahme, gelegentlich Nachtschweiße. Der meist spärliche Auswurf ist gelegentlich rostbraun bis blutig. Im Ausstrich sind manchmal *Schaumzellen* zu sehen. Der Prozeß kann einen ganzen Lappen ergreifen und zu einer gleichmäßigen, nicht sehr dichten Verschattung dieses Bezirkes führen oder auch herdförmig begrenzt sein. Die Abgrenzung gegen ein Bronchialcarcinom kann Schwierigkeiten bereiten. Die Diagnose der Cholesterinpneumonie ist praktisch nur durch histologische Untersuchungen möglich.

Gegenüber diesen chronischen Pneumonien ist die primär-chronische Pneumonie herauszustellen, für die eine altersbedingte Störung der Lungenlüftung ursächlich in Frage kommt (chronisch-deformierende Bronchitis, starrer Thorax, ausgedehnte Zwerchfelladhäsionen).

Die klinischen Zeichen sind Husten mit reichlich schleimig-eitrigem, zähen Sputum, Atemnot, leichte Cyanose und gelegentlich Schmerzen in der Brust.

Physikalisch ist in den basalen Lungenabschnitten manchmal eine Schallverkürzung nachzuweisen, und an den entsprechenden Stellen sind trockene und feuchte Rasselgeräusche zu hören. Häufig überdeckt aber ein ausgeprägtes Emphysem den physikalischen Befund.

Röntgenologisch sind vorwiegend in den Mittel- und Unterfeldern wolkig-fleckige und streifige Schatten zu sehen, die häufig oberhalb des Zwerchfelles am dichtesten sind. Die Veränderungen sind nicht streng symmetrisch. Im Herz-Zwerchfellwinkel konfluieren die Herde oft zu dichteren Schatten. Die Hilusschatten können durch Lymphknotenschwellungen vergrößert sein. Die Zwerchfellhälften stehen meist tief, sind abgeflacht, die Sinus nicht entfaltet. Die Lungenverschattungen haben keine Beziehung zur Gefäßzeichnung und weisen über Monate eine große Konstanz ihrer Schattenformen auf. Diese beiden Beobachtungen sind ein charakteristisches Merkmal und erlauben die Diagnose der primär-chronischen Pneumonie (GOETTE 1927; SANDERSON 1936; BAUER 1937; CELAYA und OLGUIN 1939; SCADDING 1938; CARTA 1942; SCHNEIDER 1948, WADDELL u. Mitarb. 1949).

Differentialdiagnostisch muß an ein Carcinom (RUBINO 1956) und eine Tuberkulose (CARTA 1942) gedacht werden.

j) Lungenabsceß, Lungengangrän

Lungenabscesse und Gangrän entwickeln sich unter Einwirkung proteolytischer Bakterienfermente und lokaler Zirkulationsstörungen durch Auflösung und Einschmelzung entzündlich veränderten Lungengewebes. Bei Anwesenheit von aeroben Bakterien (Pneumokokken, Streptokokken, Staphylokokken, Influenzabacillen) kann es zu umschriebener Absceßbildung oder diffuser Eiterung kommen. Lungengangrän dagegen wird durch Anaerobier (Bacillus fusiformis, Kommabacillen, Spirochäten, Streptococcus pyogenes, Clostridium histolyticum, Fuso-Bacterium Plaut-Vincenti) erzeugt. Eine Kombination von Lungenabsceß und Gangrän ist möglich. Röntgenologisch sind Absceß und Gangrän nicht voneinander zu trennen.

Der Infektionsweg der Erreger in das Lungenparenchym ist bronchogen, hämatogen, aus der Nachbarschaft per continuitatem oder traumatisch bei Schußverletzungen, Stichwunden und stumpfen Traumen mit Quetschung des Gewebes. Die Abscesse können primär im gesunden Lungengewebe und sekundär in einer bereits bestehenden Lungenentzündung sich entwickeln. Für die Entstehung eines Abscesses oder einer Gangrän ist die Abwehrlage des Organismus von wichtiger Bedeutung. Fördernde Faktoren und Vorkrankheiten sind Stoffwechselstörungen, konsumierende Infektionskrankheiten, chronische Infektionskrankheiten und chronische Intoxikationen. Für die Entstehung einer Gangrän sind alle Faktoren förderlich, die für anaerobe Bakterien ein günstiges Milieu darstellen, wie z.B. schlecht belüftete oder schlecht durchblutete Lungenbezirke.

Beim bronchogenen Infektionsweg spielen entzündliche Erkrankungen der Bronchien, die zur Sekretstauung und Bronchusstenose führen, ferner Bronchiektasen, Aspiration von Fremdkörpern, Bluteiter, Speisen und Magensaft ursächlich eine Rolle. Eine hämatogene Lungenabsceßentstehung ist bei eitriger Thrombophlebitis, Puerperalsepsis, bei allen eitrigen Herderkrankungen, bei Bacteriämien und Pyämien möglich.

An erster Stelle der Absceßursachen stehen aber entzündliche und neoplastische Prozesse in der Lunge, bei denen es sekundär zur Absceß- und Gangränbildung kommt. In diese Gruppe gehören auch die Staublungenerkrankungen, der Echinococcus und als Anlagestörung die Wabenlunge.

Eine Durchwanderung eitriger Prozesse aus der Bauchhöhle [subphrenischer Absceß, Leberabsceß oder von der Brustwand her aus dem Mediastinum oder der Pleura (Aktinomykose!)] sind seltener Ursachen für einschmelzende Prozesse in den Lungen.

In Kriegszeiten kommen Schußverletzungen als traumatische Ursache für den Lungenabsceß in Frage. Sie haben entweder direkt infektiöses Material in die Lunge hineingerissen oder über ein Hämatom bzw. eine blutige Durchtränkung der verletzten Lungenabschnitte sekundär durch Zirkulationsstörungen und Infektionen die Gewebseinschmelzung in Gang gebracht.

Zusammenstellungen über die Entstehungsursachen von Lungenabscessen und Gangrän finden sich bei SCHUBERT und JAHN (1955), ONAT u. Mitarb. (1954), TANNER (1956) und bei STAEHELIN (1930).

Klinisches Bild. Der Krankheitsbeginn bei Lungenabsceß und Gangrän kann akut, scheinbar aus voller Gesundheit, erfolgen, aber auch schleichend sein. Dies ist der Fall, wenn eine Vorkrankheit (Pneumonie, Bronchiektasen) bestanden hat. Das häufigste und regelmäßigste Symptom am Beginn des Lungenabscesses ist eine Temperaturerhöhung auf 40° C. Es treten heftige Schmerzen im Brustkorb hinzu, besonders wenn der Absceß pleuranah gelegen ist. Sind größere Lungenabschnitte ergriffen, stellt sich auch eine Tachy- und Dyspnoe ein. Dies ist vor allem auch der Fall beim Hinzutreten eines größeren Pleuraergusses, bei pleuranaher Lage des Abscesses. Als Ausdruck der infektiös-toxischen Allgemeinschädigung ist der Puls tachycard, weich, der Blutdruck hypoton. Im Blutbild bestehen häufig eine hypochrome Anämie, Leukocytose bis 30000 und 40000 mit einer Linksverschiebung im Differentialblutbild.

Die Urinuntersuchung ergibt febrile Albuminurie, im Sediment einzelne Erythrocyten, Leukocyten, Urate und Phosphate.

Ein regelmäßiges Symptom ist der Husten. Er kann der Absceßentwicklung vorausgehen (z.B. bei Bronchiektasenpneumonie) und Sputum fördern. Liegt der Absceß pleuranah und hat er zu einer Pleurareizung geführt, ist der Husten trocken, schmerzhaft und quälend. Mit zunehmender Einschmelzung wächst die Sputummenge.

Das Sputum ist eitrig, die Sputummenge reichlich (mundvolle Expektoration). Die Farbe des Sputums beim Absceß ist gelblich-grünlich, die Konsistenz rahmig, der Geruch fade-süßlich. Bei der Gangrän wird das Sputum flüssiger, braun-schwarz verfärbt, schmutzig, häufig finden sich Blutbeimengungen. Es ist eine deutliche Schichtung des Sputums zu beobachten. Beim Absceß kommt dies seltener vor. Das Gangränsputum riecht penetrant und füllt mit seinem Geruch den Krankenraum. Mikroskopisch findet man beim Lungenabsceß Leukocyten, Erythrocyten, Alveolarepithelien, Fettsäurenadeln und elastische Fasern, die bei der Gangrän aufgelöst sind und daher fehlen; dagegen sieht man Dittrichsche Pfröpfe, die bei dem dreigeschichteten Gangränsputum in der untersten Schicht liegen (TANNER 1956).

Die Befunde bei der Perkussion und Auskultation hängen von der Ausdehnung des Prozesses ab. Im Beginn der Erkrankung sind sie oft noch uncharakteristisch, insbesondere wenn die Prozesse zentral liegen. Bei peripheren, pleuranahen Einschmelzungen ist perkutorisch eine Dämpfung festzustellen. Bricht der Absceß in einen Bronchus durch und entleert er sich zum größten Teil, dann kann die Dämpfung nicht mehr so ausgeprägt sein. Man hört aber Bronchialatmen, evtl. mit amphorischem Beiklang.

Der Röntgenbefund. Da Absceß und Gangrän mit einem pneumonischen Infiltrat beginnen oder sich aus einem pneumonischen Infiltrat entwickeln, sieht man im Röntgenbild zunächst oft nur eine — meist inhomogene — Verschattung. Solange das einschmelzende Infiltrat, das häufig eine rundliche Form annimmt, nicht nach einem Bronchus durchgebrochen ist, kann die Gewebsnekrose röntgenologisch nicht nachgewiesen werden

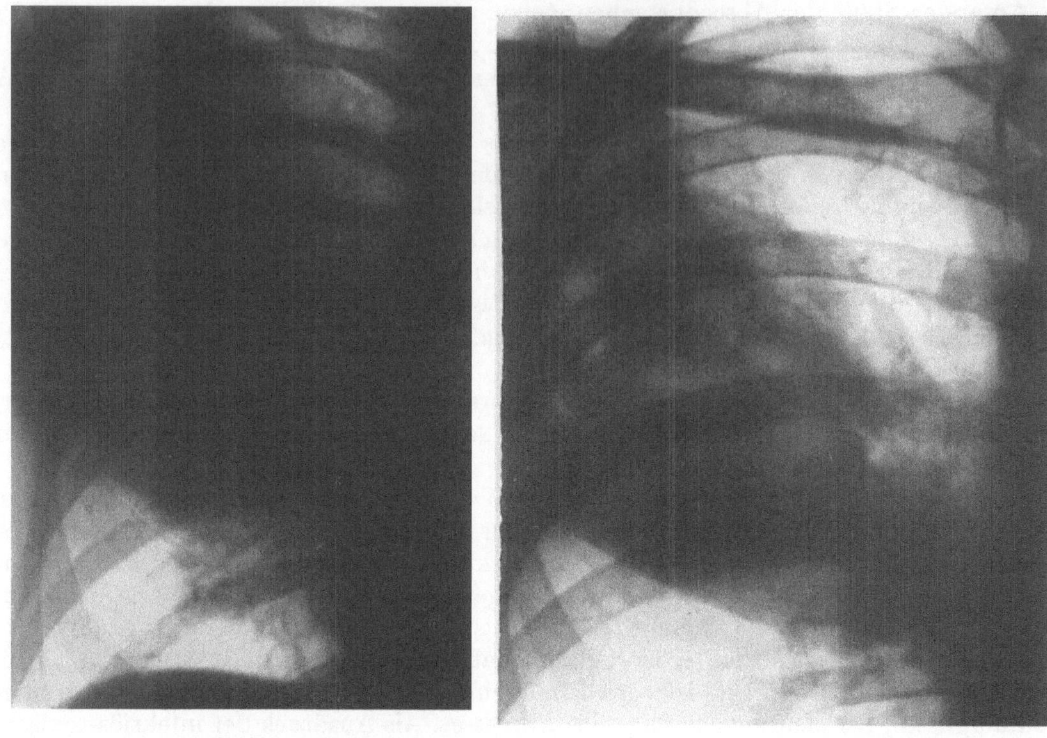

Abb. 97a Abb. 97b

Abb. 97a. Pneumonie des rechten Oberlappens. (H. F., 62jähriger Mann; 13. 2. 59)

Abb. 97b. Aufnahme am 16. 3. 59 desselben Kranken wie bei Abb. 97a. Mehrere Absceßhöhlen mit horizontal gestelltem Flüssigkeitsspiegel

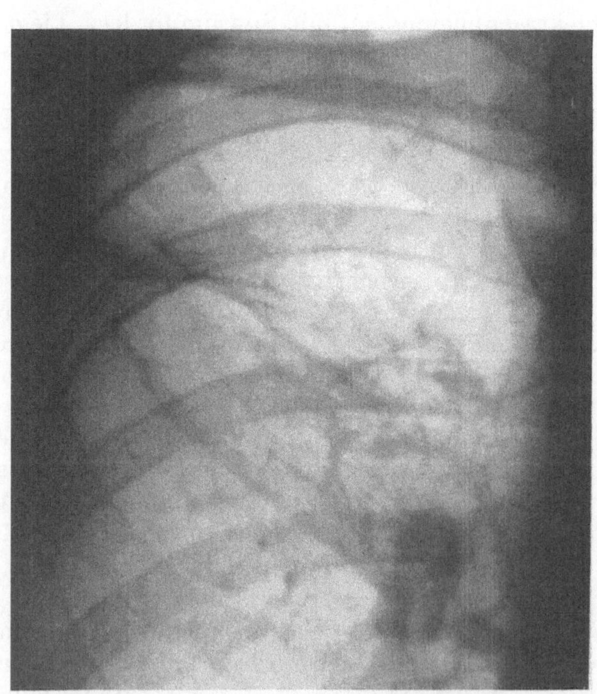

Abb. 97c. Aufnahme am 12. 1. 60 desselben Kranken wie bei Abb. 97a. Abheilung der pneumonischen Infiltration und des Abscesses. Fibröses Narbengewebe

(Abb. 97a—c). Nach erfolgtem Durchbruch und Entleerung, zumindest eines Teiles der eitrigen Einschmelzung, strömt Luft in die Höhle. Dadurch wird sie röntgenologisch nachweisbar (Abb. 98a u. b). Liegt der ableitende Bronchus nahe dem unteren Pol der Einschmelzungshöhle, kann der größte Teil des Eiters entleert werden. Man sieht dann eine mehr oder minder große, runde oder ovale Aufhellung mit einem schattendichteren Saum, der entzündlichen Absceßwand (Abb. 99a—c). Sie ist bei frisch entleerten Abscessen häufig noch etwas bogig begrenzt, besonders aber dann, wenn mehrere kleine Abscesse zusammengeflossen sind. Späterhin glättet sich die Wand durch Abstoßen weiterer nekrotischer Gewebsteile (Abb. 100a u. b). Besteht im Drainagebronchus durch Sekret oder

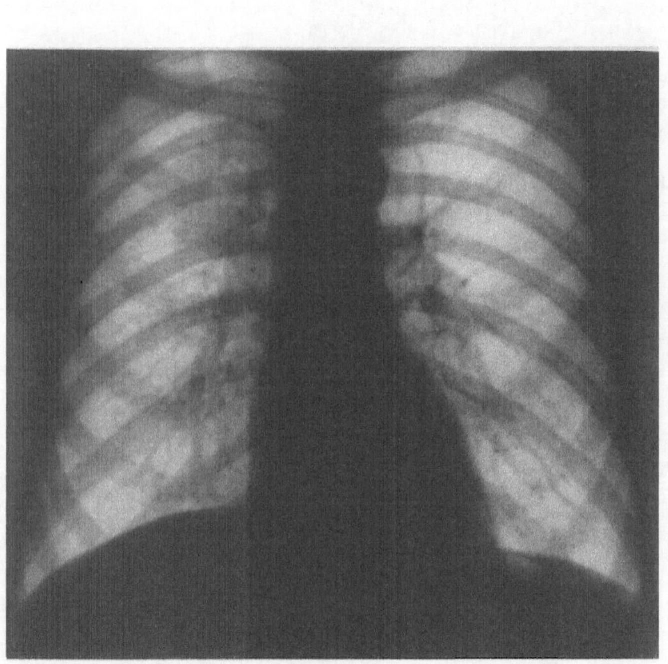

Abb. 98a

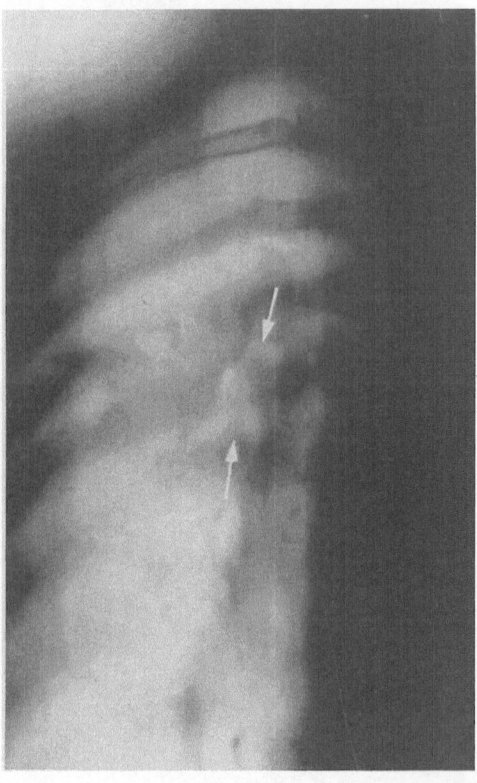

Abb. 98b

Abb. 98a. Absceßhöhle im pneumonischen Restinfiltrat. (F. B., 34jähriger Mann)

Abb. 98b. Schichtbild in frontaler Ebene, 6,5 cm Tiefe: Bogig begrenzte Absceßhöhle. An der medialen Wand kleines Gewebssequester

flottierende Gewebsreste ein Ventilverschluß, kann eine Absceßhöhle in zunehmendem Maße aufgebläht werden. Der im Absceß befindliche Eiter ist an einem horizontalgestellten Flüssigkeitsspiegel (Halbmondschatten) zu erkennen, der sich bei der Durchleuchtung und bei Lagewechsel des Oberkörpers frei verschiebt und jeweils wieder horizontal einstellt. Nicht alle Zerfallshöhlen sind röntgenologisch sichtbar. Hierfür sind eine bestimmte Größe und eine bestimmte Wandbeschaffenheit der Höhle Voraussetzung (Abb. 101a u. b). Sind die Höhlen kleiner als eine Kirsche und ist der Absceßwall nicht glatt und fest gefügt, sondern durch nekrotische Gewebsfetzen ausgefranst und unscharf, so kann die Höhle dem röntgenologischen Nachweis entgehen. Das gleiche gilt für kleinere Höhlen in großen dichten Infiltrationsbezirken. Muß man auf Grund des klinischen Bildes Einschmelzungen erwarten und sind sie auf dem Nativröntgenbild nicht zu sehen, so gelingt ihr Nachweis gelegentlich noch mit ausgeblendeten Hartstrahlaufnahmen.

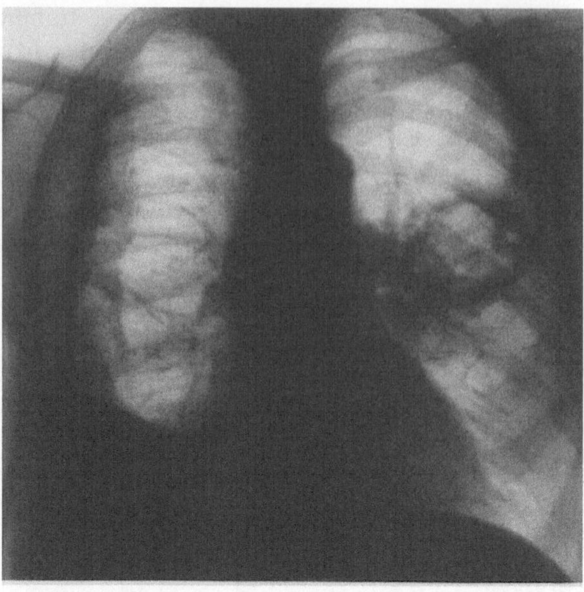

Abb. 99a. Großer, gekammerter Lungenabsceß in der Lingula. Verkalkende Pleuraschwarte nach Schußverletzung rechts. (W. W., 63jähriger Mann; 18. 5. 61)

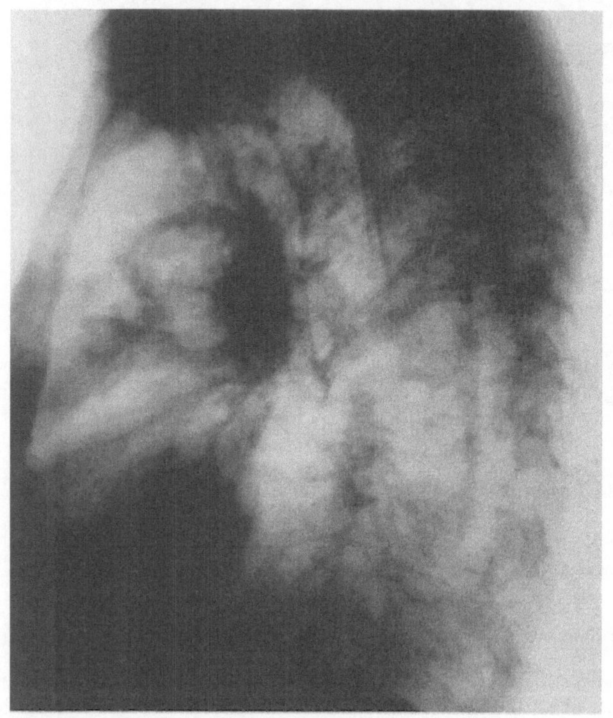

Abb. 99b. Linkes Seitenbild zu Abb. 99a

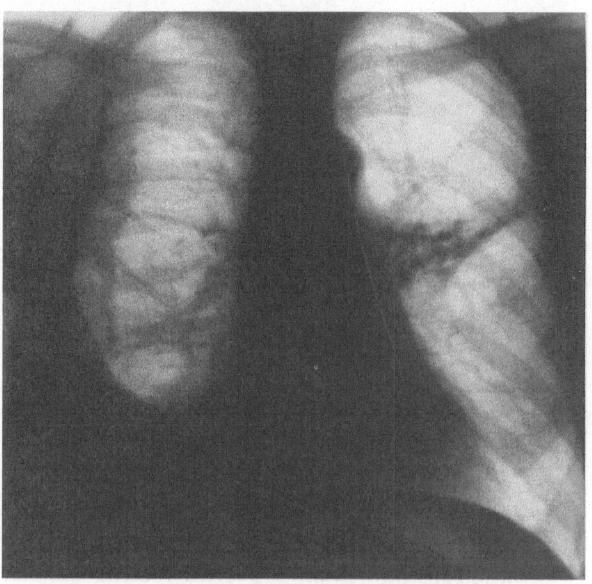

Abb. 99c. Narbige Ausheilung. (12. 7. 61)

In Zweifelsfällen kann man durch Schichtbilder, besonders am sitzenden Patienten, auch in dicht infiltrierten Lungenbezirken die Absceßhöhlen nachweisen. Die sitzende Aufnahmeposition hat gegenüber der liegenden den Vorteil, daß hierbei die Flüssigkeitsspiegel zur Darstellung kommen und damit das Auffinden der Caverne erleichtert wird (Abb. 102a—e). Sind die Höhlen schon im Nativbild zu erkennen, kann auf die Schichtuntersuchung verzichtet werden. Aber das Verfahren leistet dann noch für die Lokali-

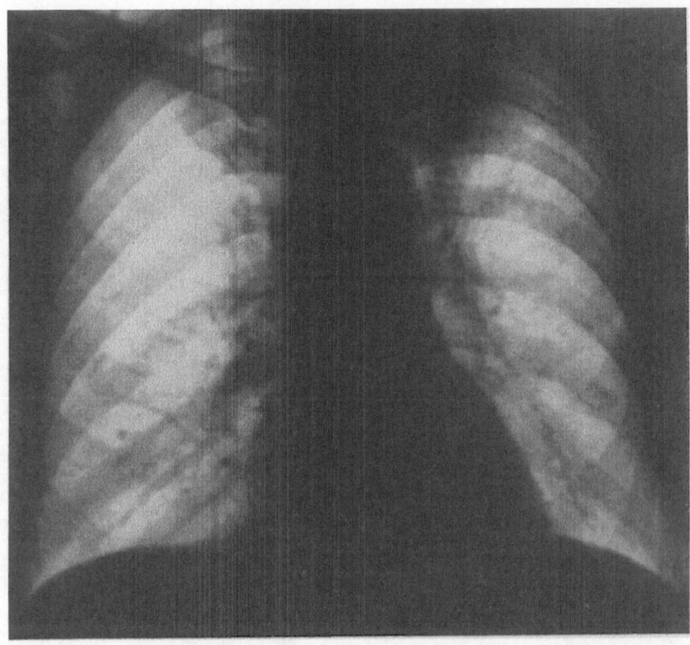

Abb. 100a. Coli-Absceß in der linken Spitze. (L. B., 62jähriger Mann)

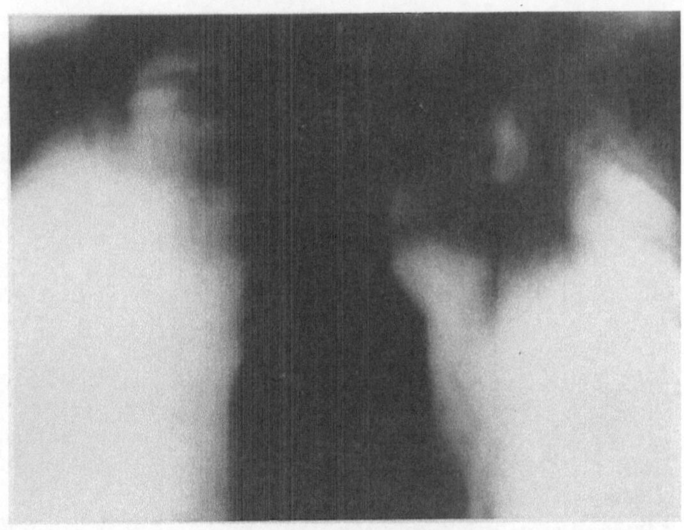

Abb. 100b. Schichtbild in frontaler Ebene, 7,5 cm Tiefe: Eine große Absceßhöhle mit mehreren kleinen Höhlen

sation und die Bestimmung der Absceßausdehnung gute Dienste, insbesondere sind weitere kleine, auch versteckt liegende Höhlen auf diese Weise zu erfassen (CHAOUL u. GREINEDER 1936). Für die Beurteilung der topographischen Beziehungen des Abscesses zu den Nachbarschaftsorganen eignen sich besonders Schichtaufnahmen in transversalen Ebenen (GEBAUER u. Mitarb. 1955, 1959; VALLEBONA u. Mitarb. 1952; HAMMER 1959; TAKAHASHI 1957) (Abb. 103a u. b).

Bei diffuser Eiterung und diffuser Gangrän der Lunge fehlen umschriebene Einschmelzungen mit scharf begrenzter Demarkation. In diesen Fällen erlaubt das Röntgenbild keine Differenzierung zu den gewöhnlichen Entzündungen der Lunge. Die meist inhomogene Verschattung weist lediglich auf eine entzündliche Infiltration der Lunge hin, und nur das rasche Fortschreiten der Verschattung, die Entwicklung eines Pleuraergusses

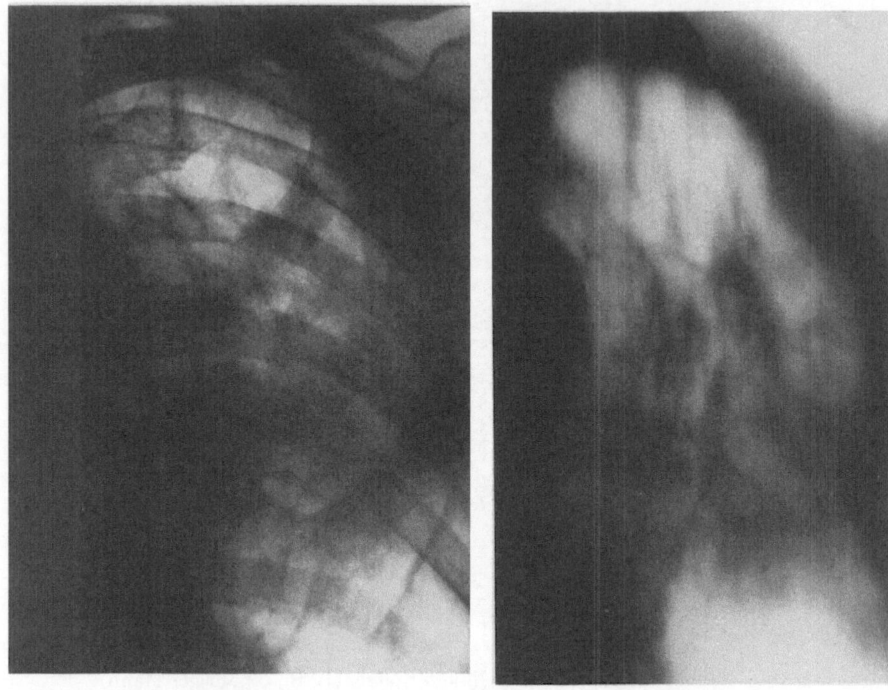

Abb. 101 a Abb. 101 b

Abb. 101 a. Multiple Abscesse bei Aktinomykose. (A. Sch., 64jähriger Mann)

Abb. 101 b. Schichtbild in (8 cm) frontaler Ebene: Multiple, dünnwandige Absceßhöhlen

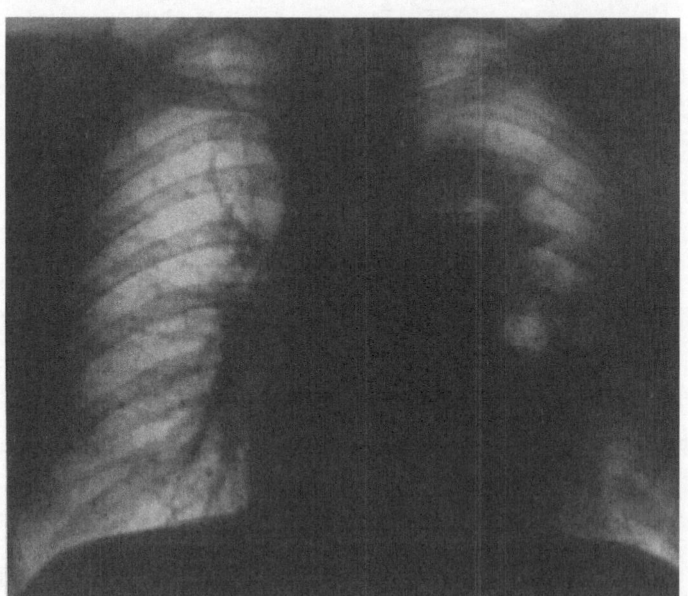

Abb. 102 a. Absceßhöhlen im linken Oberlappen. (W. K., 49jähriger Mann)

und evtl. eines Seropneumothorax lassen den eitrigen oder gangräneszierenden Lungenprozeß vermuten.

Die mit Zerfall und Höhlenbildung einhergehenden Eiterungen und Gangrän der Lungen sind in der überwiegenden Mehrzahl der Fälle im Lungenmantel lokalisiert und zum kleineren Teil im Lungenkern. Aus mehreren kleinen Höhlen kann eine große Höhle

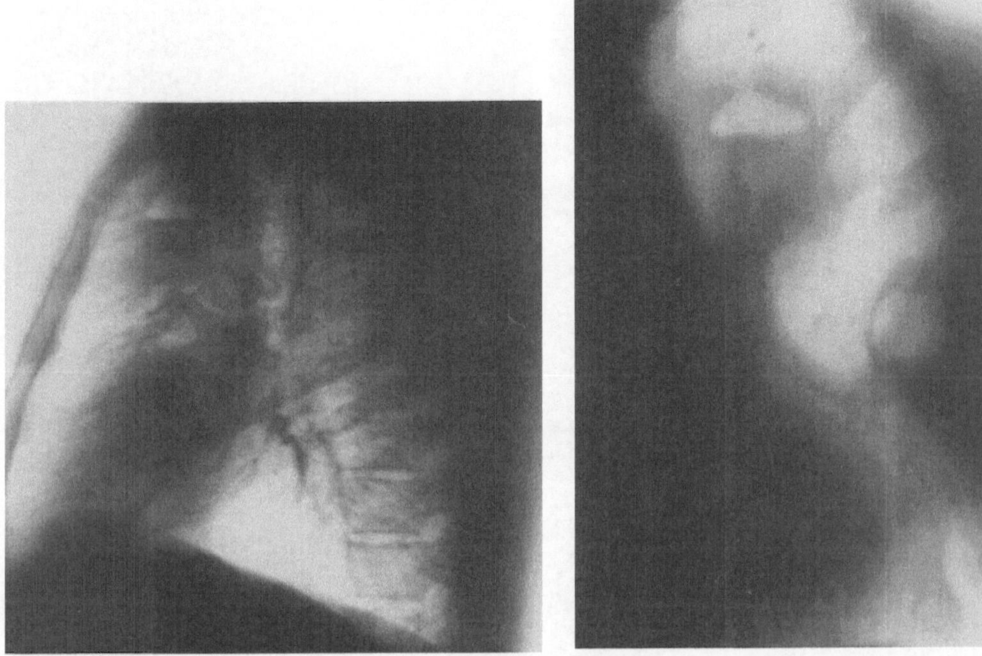

Abb. 102b Abb. 102c

Abb. 102b. Linkes Seitenbild zu Abb. 102a

Abb. 102c. Schichtbild in (16 cm) frontaler Ebene: Beide Höhlen in den vorderen Lungenbezirken in der Mantelzone

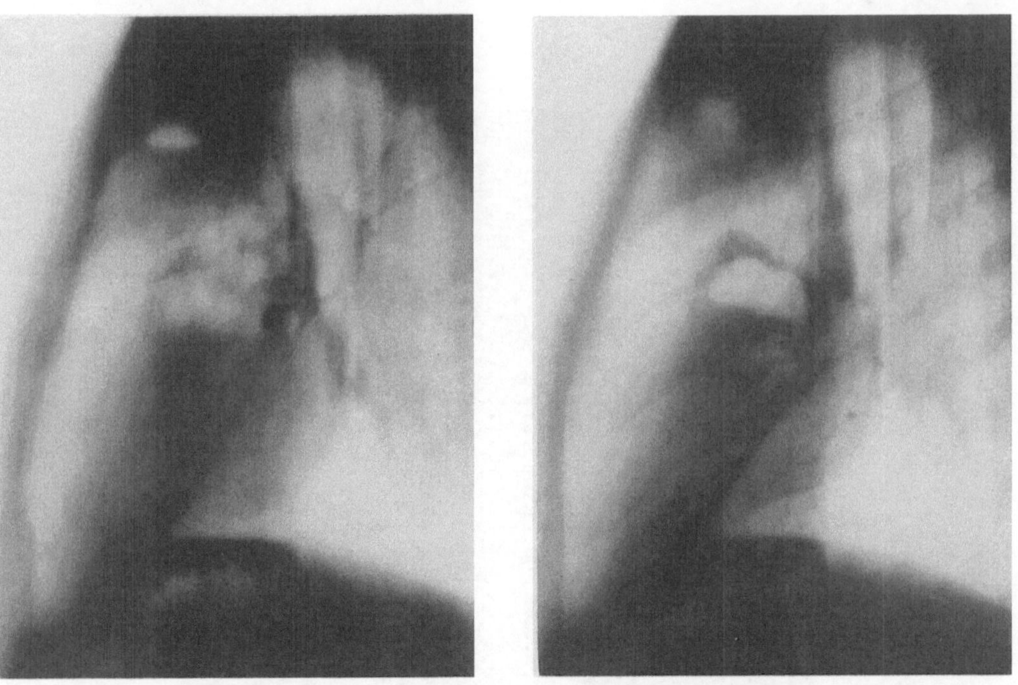

Abb. 102d Abb. 102e

Abb. 102d u. e. Schichtbild in (9 cm) sagittaler Ebene: Die eine Höhle subpleural vorn, die zweite nahe am Lappenspalt (7 cm)

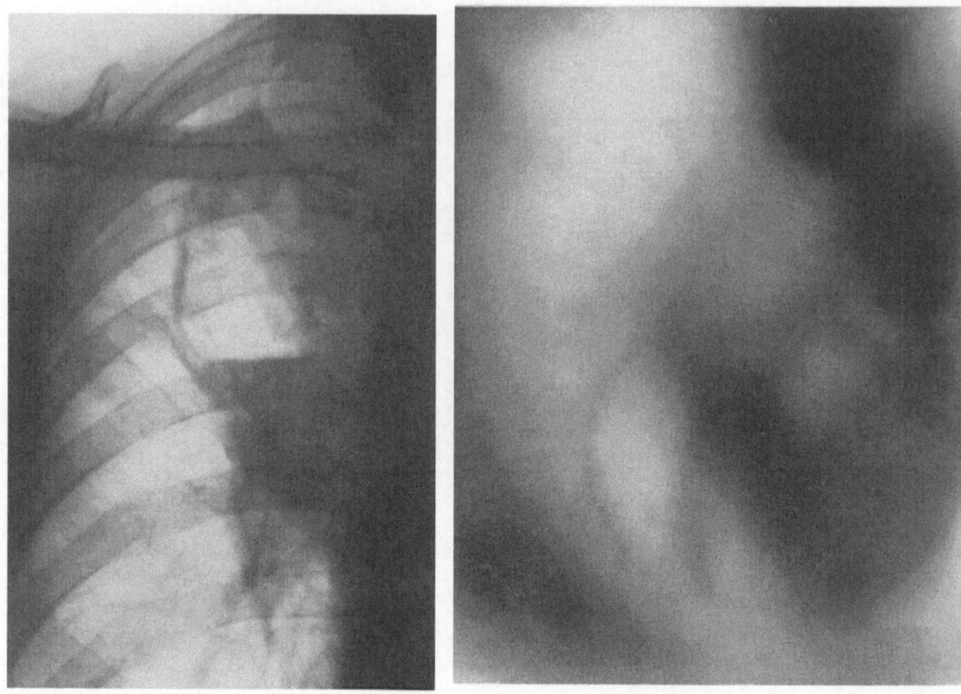

Abb. 103a Abb. 103b

Abb. 103a. Absceß im rechten Oberlappen mit Sekretspiegel. (H. K., 64jähriger Mann)

Abb. 103b. Transversales Tomogramm in Höhe von Brustwirbelkörper 5, rechte Thoraxseite: Absceßhöhle paramediastinal im anterioren Segment. Trachea im Querschnitt getroffen

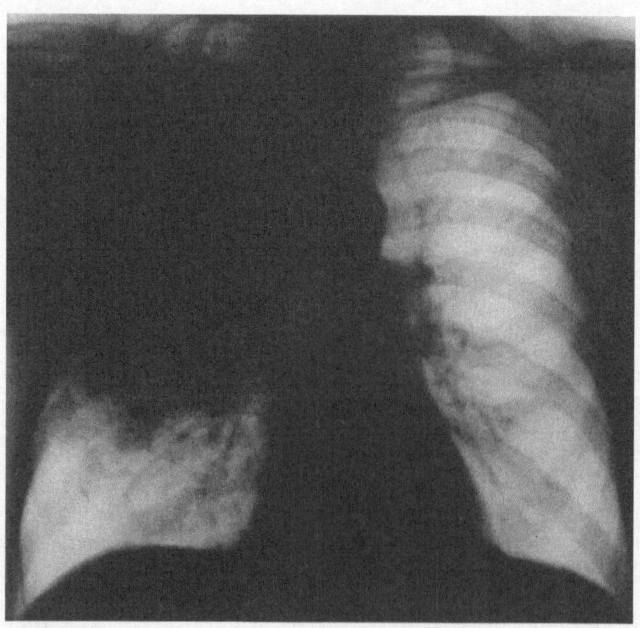

Abb. 104a. Parapneumonisches Lungengangrän im rechten Oberlappen. Inhomogene Verschattung des Oberlappens. Aufhellungsstreifen im basalen Infiltrationsgebiet. (1. 4. 61; A. A., 54jähriger Mann)

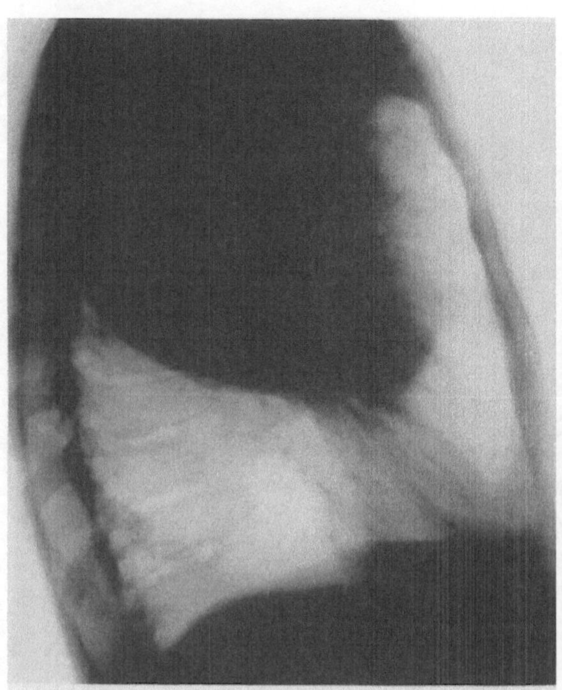

Abb. 104b

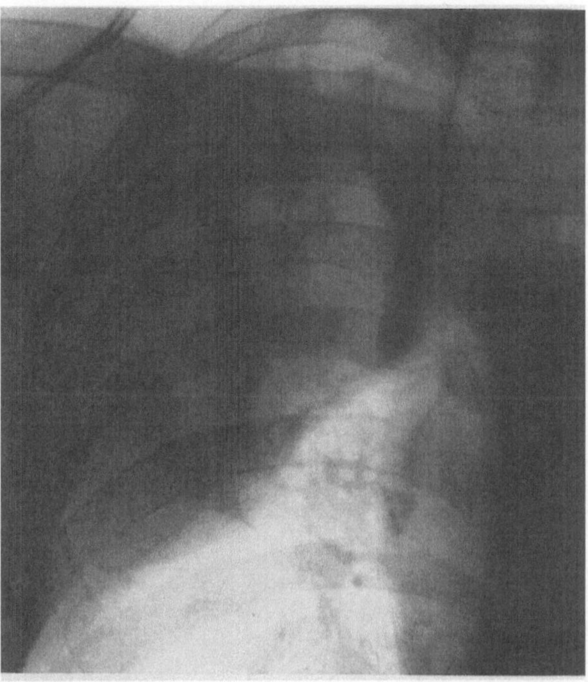

Abb. 104c

Abb. 104b. Rechtes Seitenbild zu Abb. 104a

Abb. 104c. Aufnahme am 15. 5. 61 desselben Kranken wie bei Abb. 104a. Infiltration kleiner geworden. Mehrere Aufhellungen durch Einschmelzungen bedingt, beginnende Abscedierung

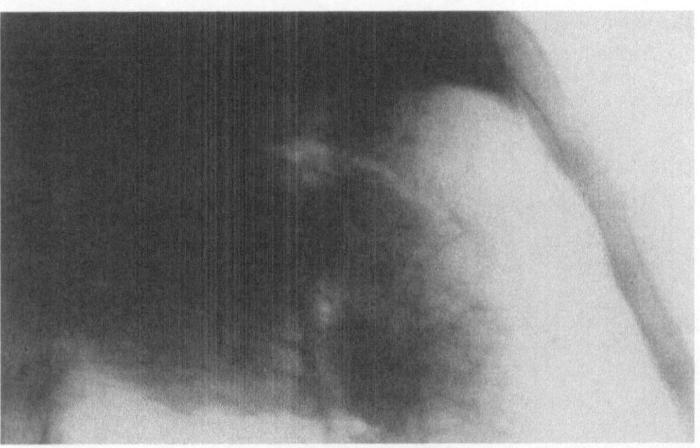

Abb. 104d. Seitenbild zu Abb. 104c. Bogenförmiger Aufhellungsstreifen in der Verschattung. Demarkationszone

entstehen. Sie sind häufiger im Unterlappen und zwar im Spitzensegment der Unterlappen zu finden. Im Oberlappen liegen sie vorwiegend im dorsalen und axillären Segment (SCHWEPPE 1961). Die Größe der Höhlen wechselt von Kirsch- bis Mannsfaustgröße. Am häufigsten sind kastaniengroße Höhlen anzutreffen (Abb. 104a—g).

Der Bronchographie kommt für den Nachweis der Höhlen keine Bedeutung zu. Bei akuter Lungeneiterung und Einschmelzung ist sie sogar kontraindiziert (HUIZINGA und SMELT 1949). Sie ist nur als vorbereitende Maßnahme vor einem geplanten, operativen Eingriff angezeigt, um die topographischen Verhältnisse des Drainagebronchus und der

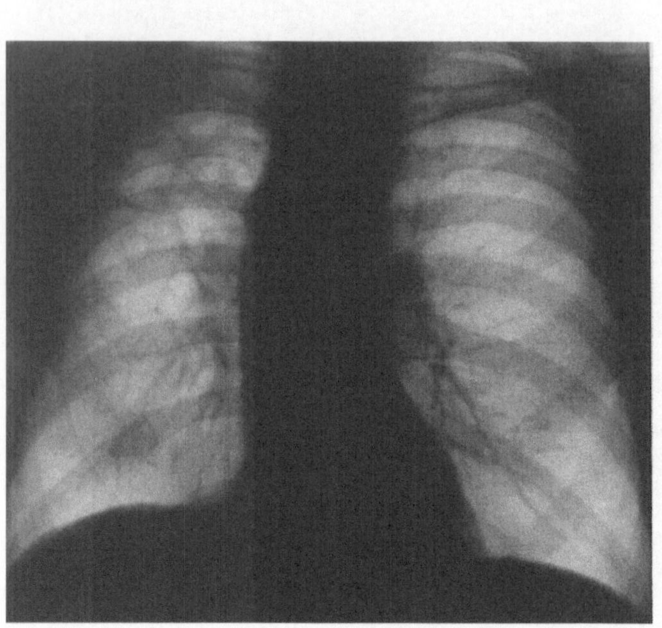

Abb. 104e

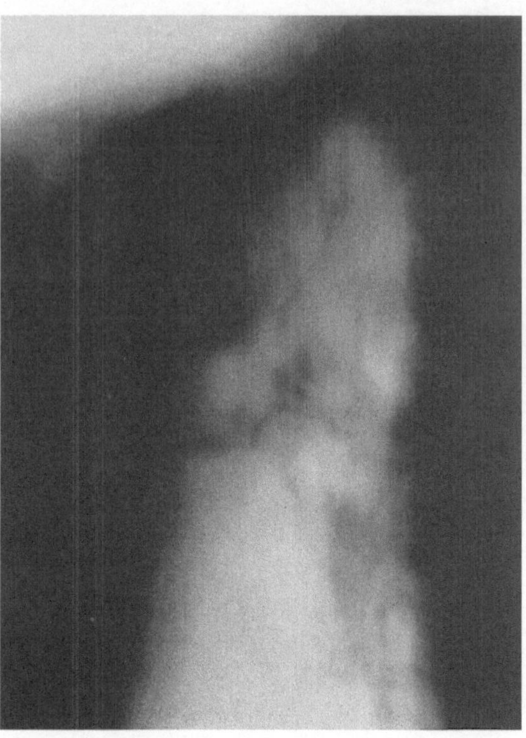

Abb. 104f

Abb. 104e. Weitgehende Rückbildung der Infiltration. Mehrere Ringschatten im Oberlappen. Absceßhöhlen? (17. 7. 61)

Abb. 104f. Schichtbild in (9 cm) frontaler Ebene: Weitgehende Rückbildung der Infiltration. Fünfmarkstückgroße, absceßverdächtige Aufhellung, die aber nicht allseitig von einem Schattenrand begrenzt ist. (2. 8. 61)

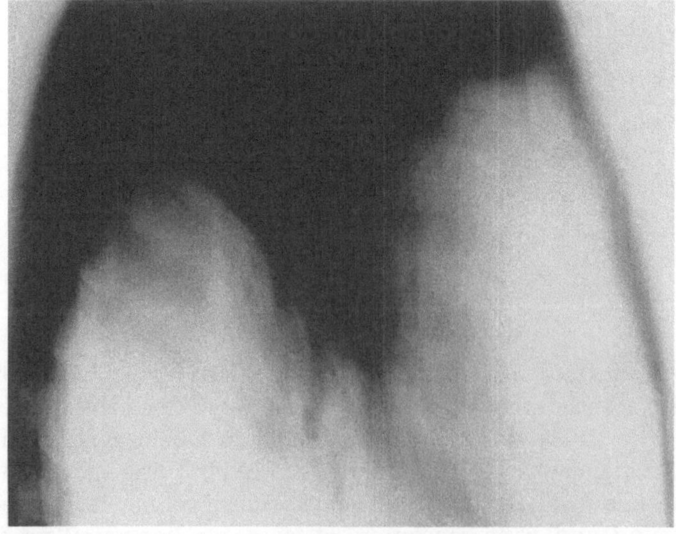

Abb. 104g. Schichtbild in (10 cm) sagittaler Ebene: Mehrere, aber nicht vollständig geschlossene Ringschatten zu sehen. (2. 8. 61)

dem Absceß benachbarten Bronchien beurteilen zu können. Dabei gelingt die Auffüllung der Absceßhöhle mit Kontrastmittel wegen entzündlicher Schleimhautschwellung im Drainagebronchus nur in einem geringen Teil der Fälle (Abb. 104h u. i).

Pathologisch-anatomisch hat das von Eiterungen befallene Lungengewebe eine gelblich-grüne Farbe. Der Eiter in der Zerfallshöhle ist geruchlos.

Bei der Lungengangrän sind die erkrankten Gewebsabschnitte schwärzlich-bräunlich verfärbt, die Konsistenz ist weich, breiig; gangränöses Lungengewebe riecht äußerst penetrant und übel. Die schwarz-braune Verfärbung des gangräneszierten Gewebes kommt durch eine Verbindung von Hämosiderin mit schwefelwasserstoffhaltigen Fäulnisprodukten

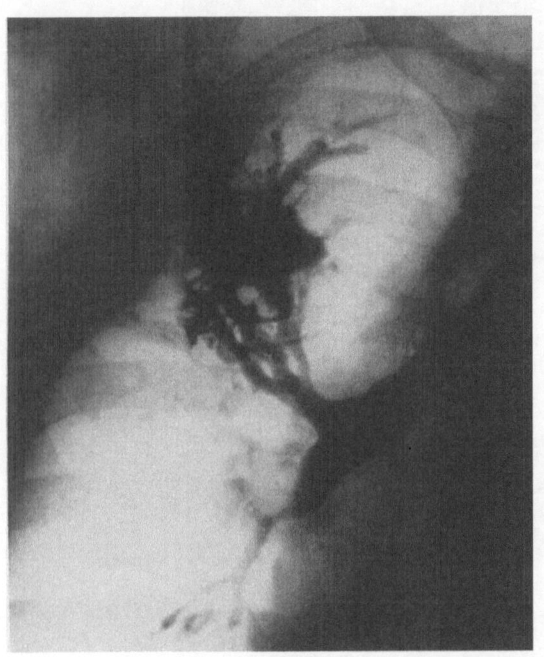

Abb. 104h

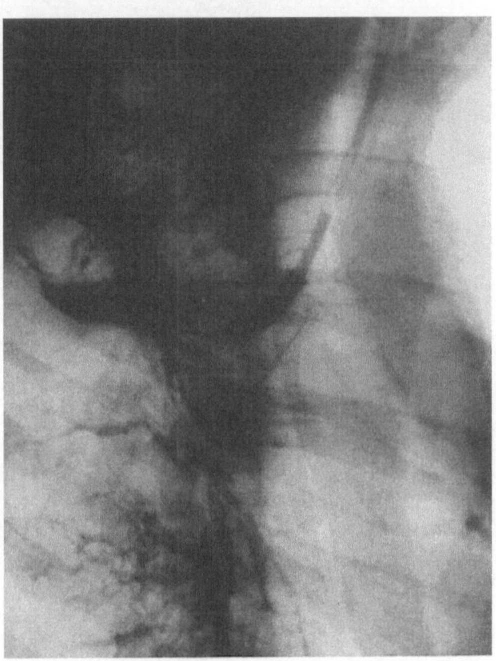

Abb. 104i

Abb. 104h. Bronchogramm: 4. 8. 61. Große gekammerte Absceßhöhle im rechten Oberlappen

Abb. 104i. Bronchogramm (4. 8. 61). 1. ∅: Kontrastmittelspiegel in Absceßhöhle

zustande (E. Kaufmann 1907). Mikroskopisch sind Leukocyten und noch erhaltene elastische Fasern beim Lungenabsceß bzw. bei der diffusen Lungeneiterung zu sehen. Sie fehlen oder sind nur in geringer Zahl bei der Gangrän vorhanden, da sie hier von Fermenten der Aerobier und Anaerobier aufgelöst werden. In den Randgebieten der Eiterung und der Gangrän finden sich Thrombosierungen kleiner Venen (Borst 1938) (Abb. 105a—c).

Die Virulenz der Erreger und die Abwehrkraft des Organismus bestimmen den Ablauf und die Ausdehnung des Prozesses. Kommt es am Rande des Krankheitsprozesses, der Eiterung oder der Gangrän zur Ausbildung einer Zone entzündlichen Granulationsgewebes, so ist der Prozeß abgegrenzt. Es entwickelt sich ein Lungenabsceß oder eine umschriebene Gangrän. Fehlt diese Neigung zu einer Wallbildung aus Granulationsgewebe, dann breiten sich die Veränderungen über einen ganzen Lappen oder sogar über eine ganze Lunge aus. Dies ist bei marantischen Kranken, bei Diabetikern und Alkoholikern möglich. Die Entwicklung einer diffusen Gangrän ist häufiger als die einer diffusen Eiterung.

Die Diagnose. Im Beginn der Erkrankung ist das klinische Bild uncharakteristisch. Die Zeichen der Einschmelzung und Höhlenbildung fehlen im Röntgenbild. Daher ist zu diesem Zeitpunkt die Diagnose schwierig zu stellen.

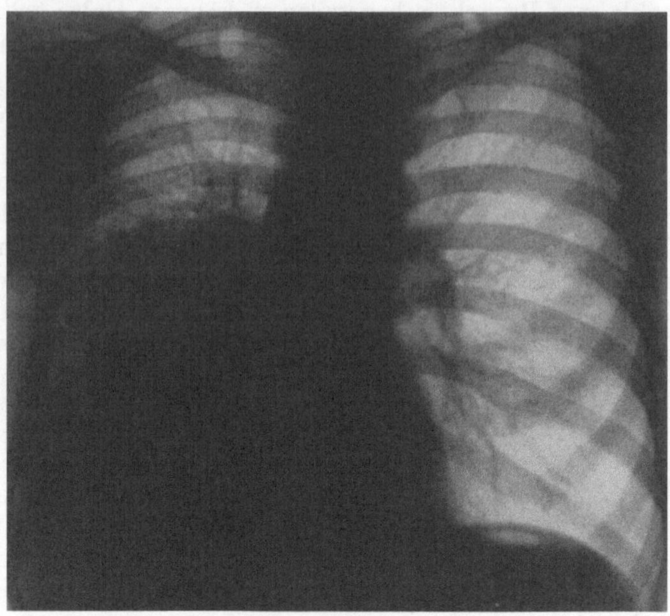

Abb. 105a. Lungengangrän des rechten Ober-, Mittel- und Unterlappens. Inhomogene Verschattung der rechten Lunge. (J. A., 58jähriger Mann; 22. 2. 52)

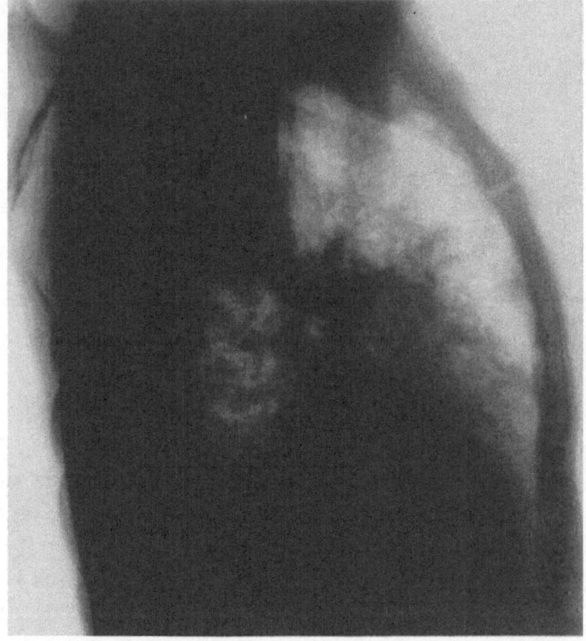

Abb. 105b. Rechtes Seitenbild zu Abb. 105a

In manchen Fällen kann man aus der Anamnese die Entwicklung eines Lungenabscesses oder einer Gangrän vermuten, wenn z. B. eine Operation, Tonsillektomie, eine Lungenentzündung oder ein Trauma (Fremdkörperaspiration) vorausgegangen sind.

Ist es zur Einschmelzung gekommen und hat die Einschmelzungshöhle Anschluß an einen Bronchus gewonnen, wird das reichlich entleerte Sputum zur richtigen Diagnose führen. Dabei kann die massenhafte, eitrige Expektoration plötzlich einsetzen. Der Geruch und die dreifache Schichtung des Sputums im Spitzglas sind so richtungsweisend, daß der Röntgenuntersuchung nur die Aufgabe der genauen Lokalisation und der Ausdehnung des Prozesses zufällt. Das Nativbild deckt meist schon die Höhlenbildung auf. In Zweifelsfällen wird sie durch das Schichtverfahren nachgewiesen.

Differentialdiagnose. Die eitrige Einschmelzung der Absceß- oder Gangränhöhle ist gegen eine große Zahl ätiologisch andersartiger Höhlenbildungen in der Lunge abzugrenzen. Es kommen in erster Linie die solitären, tuberkulösen Cavernen und das zerfallende Bronchialcarcinom in Frage. Weiterhin sind in den Kreis der differentialdiagnostischen Überlegungen noch bronchiektatische Cavernen, Lungencysten, Emphysemblasen, Interlobärergüsse, abgekapselte und gekammerte Pleuraergüsse einzubeziehen.

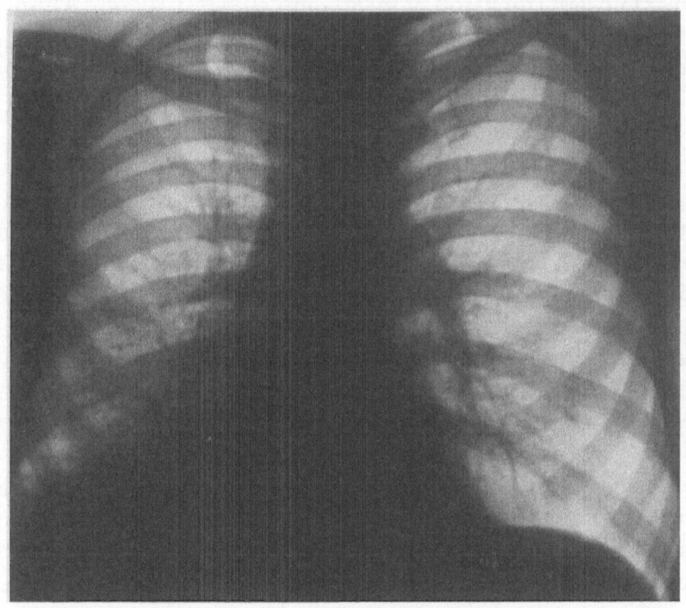

Abb. 105c. Rückgang der Infiltrationen

In differentialdiagnostisch schwierigen Fällen müssen evtl. die Bronchographie, die Bronchoskopie und sogar die Probethorakotomie zu Hilfe genommen werden.

Komplikationen. Durch Aspiration des Absceßeiters von der kranken auf die gesunde Seite besteht die Gefahr einer Absceßmetastase in der anderen Thoraxhälfte. Durch zweckentsprechende Lagerung des Kranken kann diese Komplikation vermieden werden.

Die weiteren Komplikationen sind abhängig von der Lage des Prozesses. So kann ein pleuranaher Absceß zunächst zu einer Reizung der Pleura mit fibrinöser oder serofibrinöser Ausschwitzung in die Pleura führen. Diese Entzündungsprodukte können durch die Eitererreger des Lungenabscesses in der Pleura infiziert werden und so die Entwicklung eines Empyems einleiten. Ein Absceßdurchbruch in die Pleura hat einen Pyopneumothorax zur Folge.

Liegt der Absceß in enger Nachbarschaft zum Mediastinum, ist eine prognostisch sehr ernste, eitrige Mediastinitis als Komplikation zu fürchten.

In alten Absceßhöhlen können sich Pilze ansiedeln und die Höhle wieder ausfüllen.

Durch die narbige Abheilung des Abscesses entstehen als häufigste lokale Komplikation sackförmige und cylindrische Bronchiektasen (Léon-Kindberg und Monod 1932).

Außer den lokalen Komplikationen ist auch mit Fernkomplikationen zu rechnen. 1. ist innerhalb der Lungen selbst auf bronchogenem Wege eine zweite Herdbildung in einem anderen Lungenlappen oder auf der anderen Lungenseite möglich. 2. können sich durch Einschwemmen von Eitererregern in die Blutbahn metastatische Entzündungsherde und Abscesse in anderen Organen entwickeln, z.B. ein Hirnabsceß. 3. sind als infektiös-toxisch bedingte Komplikationen Leberschädigungen mit Ödembildung des Parenchyms (R. KAUFMANN 1945), hypochrome Anämien als Ausdruck toxischer Markschädigung und erhöhten Blutzerfalls, Herzrhythmusstörungen, insbesondere paroxysmale Tachycardien, zu fürchten (LÉON-KINDBERG und MONOD 1932). Bei chronischem Lungenabsceß droht die Gefahr einer Amyloidose.

Therapie. In den Jahren vor der Sulfonamid- und Antibioticatherapie schrieb man dem Neosalvarsan (SCHUBERT und JAHN 1955), dem Natrium benzoicum (R. KAUFMANN 1945) und der intravenösen Injektion von 80 cm³ eines 10%igen Alkohols eine günstige Wirkung auf den Krankheitsablauf des Lungenabscesses zu. Diese Behandlungsarten sind aber jetzt im wesentlichen zugunsten der Sulfonamide und insbesondere der Antibiotica verlassen worden. Dagegen hat die Lagerung des Kranken, die den Abfluß des Absceßeiters begünstigt, auch heute noch Bedeutung. Vor Beginn der Antibioticabehandlung wird durch eine Resistenzbestimmung der im Sputum nachgewiesenen Erreger das wirksamste Antibioticum festgestellt. Die Verabfolgung erfolgt im allgemeinen parenteral, d.h. intramusculär, aber auch lokal entweder durch Inhalation mit Aerosol oder endobronchial mit Hilfe des Bronchuskatheters oder des Bronchoskopes. Dabei hat die Einführung des Medikamentes durch das Bronchoskop den Vorteil, daß bei der Instillation des Medikamentes eine Absaugung des Absceßeiters und, durch lokale Adrenalinanwendung an der geschwollenen Bronchialschleimhaut, eine sichere Einbringung des Medikamentes in die Absceßhöhle möglich ist. Die endobronchiale Medikation wird vorwiegend in Frankreich geübt, während im deutschen Sprachgebiet die Aerosolverabreichung häufiger ist (SCHUBERT und JAHN 1955).

Nach Untersuchungen von ONAT und MOESCHLIN (1954) an der Züricher Klinik sind nach Einführung der Sulfonamid- und Penicillinbehandlung, die auch kombiniert durchgeführt werden können, die Heilungen von 28% auf 85,7% gestiegen, die Letalität von 24% auf 3,6% zurückgegangen, bzw. nach SCHWEPPE (1961) von 75% bis zum Jahre 1925 auf 5% seit 1956.

Wichtig ist auch der Zeitpunkt des Behandlungsbeginns. Je früher die Behandlung einsetzt, desto günstiger sind die Ergebnisse. Bei frühzeitiger, kombinierter, parenteraler und endobronchialer Verabreichung von Antibiotica hat KOURILSKY (1950) bei seinem Krankengut 90% Heilungen zu verzeichnen, während Lungenabscesse, die bereits älter als 3 Monate waren, nur noch in 53% mit konservativer Behandlung zur Abheilung gebracht werden konnten. Versagt die konservative Therapie oder treten Komplikationen auf, so ist die chirurgische Behandlung angezeigt. Dies gilt auch für jene Fälle, bei denen zwar die Eiterung beherrscht werden kann, aber die gereinigte Absceßhöhle sich nicht schließt. Sie wird dann rasch epithelialisiert. Es droht aber ein Rezidiv durch Reinfektion oder Ansiedlung von Pilzen in der gereinigten Absceßhöhle (KOURILSKY 1950).

Prognose. Die Heilungschancen eines Lungenabscesses und einer Lungengangrän sind weitgehend abhängig von dem Zeitpunkt des Behandlungsbeginnes mit gezielter Antibioticamedikation. JACKSON (1950) nimmt eine spontane Heilungstendenz von 30—40% der unkomplizierten Lungenabscesse an. Nach Ansicht anderer Autoren sind Spontanheilungen zwar möglich und auch beobachtet, aber doch nicht so häufig wie von JACKSON (1950) angegeben.

Die Lungeneiterung und Gangrän sind eine prognostisch ernst zu beurteilende Erkrankung, deren Heilungsaussichten aber — wie oben bereits ausgeführt — durch die moderne Antibioticabehandlung sich ganz wesentlich gebessert haben.

Gefährdet bleiben trotz der Antibioticabehandlung ältere Menschen, hinfällige und durch Vorkrankheiten stark geschwächte Patienten.

Literatur

ANDRUS, P. M.: Bronchiectasis. An analysis of its causes. Amer. Rev. Tuberc. **36**, 46—81 (1937).

BALLON, H., J. H. SINGER, and E. A. GRAHAM: Bronchiectasis. J. thorac. Surg. **1**, 154—193 (1931/32).

BARD, L., et G. LEMOINE: De la maladie kystique essentielle des organes glandulaires ou angiome des appareils sécrétoires. Arch. gén. Méd. **1890 II**, 151—169, 313—341.

BAUMGARTNER, U., u. K. DE VOOGD: 2 Fälle von Mucoviscidosis im Erwachsenenalter. Schweiz. med. Wschr. **89**, 130—132 (1959).

BIERMER: Zur Theorie und Anatomie der Bronchienerweiterung. Virchows Arch. path. Anat. **19**, 94—170, 241—287 (1860).

BLAHA, H.: Schichtbilder von Bronchialveränderungen bei der Lungentuberkulose. Stuttgart: Georg Thieme 1954.

BRAUER, F.: Pathologie und Therapie der Bronchiektasien. Verh. dtsch. Ges. inn. Med. (37. Kongr.) 1925, S. 95—149.

— Kollapstherapie der Bronchiektasen. Fortschr. Ther. **2**, 1—5 (1926).

—, u. A. LOREY: Die röntgenologische Darstellung der Bronchien mittels Kontrastfüllung. Ergebn. med. Strahlenforsch. **3**, 115—174 (1928).

BROCK, R. C.: Discussion of the role of sinusitis in bronchiectasis. Proc. roy. Soc. Med. **43**, 1095—1097 (1950).

BROMANN, I.: Zur Kenntnis der Lungenentwicklung. Verh. Anat. Ges. (Jena) **32**, 83—95 (1923).

CHRISTIE, A. C.: Bronchiectasis — diagnosis and treatment. Radiology **26**, 138—145 (1936).

CORRIGAN, D. J.: Dublin med. J. **13**, 270 (1838). Zit. nach L. FINDLARY and S. GRAHAM. Arch. Dis. Childh. **2**, 71 (1927).

DEBRÉ, R., et E. GILBRIN: Sur les kystes gazeux du poumon et les bronchiektasies. Presse méd. **42**, 1113—1116 (1934).

DEY, H.: Pathologisch-anatomische Untersuchungen über die Pathogenese der Bronchiektasien. Frankfurt. Z. Path. **53**, 347—373 (1939).

DUKEN, J., u. VON DEN STEINEN: Das Krankheitsbild der Bronchiektasie im Kindesalter. Ergebn. inn. Med. Kinderheilk. **34**, 457—566 (1928).

ENGEL, ST.: The child's lung. London: E. Arnold & Co. 1947.

— Die Lunge des Kindes. Stuttgart: Georg Thieme 1950.

ERB, I. H.: Pathology of bronchiectasis. Arch. Path. **15**, 357—386 (1933).

EVANS, W. A., and L. J. GALINSKI: The diagnosis of bronchiektasis in young adults: Prebronchographie roentgen manifestations observed among military personnel. Amer. J. Roentgenol. **51**, 537—547 (1944).

FANCONI, G.: Die pseudoluetische, subakute, hilifugale Bronchopneumonie des heruntergekommenen Säuglings. Schweiz. med. Wschr. **1936**, 821—826.

—, u. A. BOTSZTEJN: Die familiäre Pankreasfibrose mit Bronchiektasien. Schweiz. med. Wschr. **1944**, 85—89.

FANCONI, G., u. A. BOTSZTEJN: Einige besondere Verlaufsformen der Pankreasfibrose mit Bronchiektasien. Helv. paediat. Acta **2**, 279—288 (1947).

FARBER, S.: Pancreatic function and disease in early life. V. Pathologic changes associated with pankreatic insufficiency in early life. Arch. Path. **37**, 238—251 (1944).

FISCHER, F. K.: Die Darstellung des Bronchialbaumes mit wasserlöslichem Kontrastmittel. Schweiz. med. Wschr. **1948**, 1025—1033.

— Bronchialerkrankungen. In: SCHINZ/BAENSCH/FRIEDL/UEHLINGER, Lehrbuch der Röntgendiagnostik, V. Aufl. Stuttgart: Georg Thieme 1952.

FLEISCHNER, F.: Atelektaseproblem. Fortschr. Röntgenstr. **50**, 518—519 (1934).

— Atelektase und gerichteter Kollaps der Lunge. Fortschr. Röntgenstr. **53**, 607—625 (1936).

— Reversible bronchiectasis. Amer. J. Roentgenol. **46**, 166—172 (1941).

— The pathogenesis of bronchiectasis. A roentgen contribution. Radiology **53**, 818—833 (1949).

GEBAUER, A., u. A. SCHANEN: Das transversale Schichtverfahren. Stuttgart: Georg Thieme 1955.

— E. MUNTEAN, E. STUTZ u. H. VIETEN: Das Röntgenschichtbild. Stuttgart: Georg Thieme 1959.

GLADNIKOFF, H.: Genesis of bronchiectasis an unappreciated broncho-dilating force. Acta med. scand. **126**, 411—425 (1946).

GRAWITZ, P.: Über angeborene Bronchiektasie. Virchows Arch. path. Anat. **82**, 217—237 (1880).

GREINEDER, K.: Das Schichtbild der Lunge, des Tracheobronchialbaumes und des Kehlkopfes. Leipzig: Georg Thieme 1941.

GUDBJERG, C. E.: Roentgenologic diagnosis of bronchiectasis. Acta radiol. (Stockh.) **43**, 209—226 (1955a).

— Bronchiectasis, radiological diagnosis and prognosis after operativ treatment. Acta radiol. (Stockh.), Suppl. **143**, 11—119 (1957).

HART, C., u. E. MAYER: Kehlkopf, Luftröhre und Bronchien. In: HENKE-LUBARSCH' Handbuch der pathologischen Anatomie, Bd. III/1. Berlin: Springer 1928.

HOGG, J. C.: Discussion on the role of sinusitis in bronchiectasis. Proc. roy. Soc. Med. **43**, 1089—1095 (1950).

HUETER, C.: Über angeborene Bronchiektasien und angeborene Wabenlunge. Beitr. path. Anat. **59**, 520—538 (1914).

HUTINEL, J.: Contribution à l'étude anatomo-pathologique et clinique de la dilatations des bronches. Thèse de Paris 1922.

JACKSON, C., u. C. L. JACKSON: The bronchiactatic septic tauk. Its prophylaxis and treatment. Amer. Rev. Tuberc. **30**, 599—606 (1934).

JACOBAEUS, H. C.: Über Lungenkollaps. Verh. dtsch. Ges. inn. Med. 44, 161—179 (1932).

— Der Lungenkollaps bei Lungenkrankheiten. Med. Klin. **1932 I**, 673—675.

JANKER, R.: Die Röntgenkinematographie. Stuttgart 1939.

JEX-BLAKE, A. J.: A lecture on bronchiektasis. Brit. med. J. **1920 I**, 591—594.

KARTAGENER, M.: Die Bronchiektasien. In: Handbuch der inneren Medizin, Bd. IV/2, S. 364—462. Berlin-Göttingen-Heidelberg: Springer 1956.

— u. GRUBER: Bronchiektasien und Dilatationen anderer glandulärer und kavitärer Organe. Schweiz. Z. Path., Suppl. **4**, 130—136 (1947).

— u. MÜLLY: Bronchiektasien bei Situs viscerum inversus. Schweiz. Z. Tuberk. **13**, 166—191 (1956).

—, u. ULRICH: Bronchiektasien und Veränderungen der Nasennebenhöhlen. Beitr. Klin. Tuberk. **86**, 349—357 (1935).

KAUTZKY, A.: Neuere bronchographische Ergebnisse bei Ektasien der Bronchien. Fortschr. Röntgenstr. **54**, 219—223 (1936).

— Grenzen bronchographischer Diagnostik der beginnenden Bronchiektasenbildung. Fortschr. Röntgenstr. **57**, 168—174 (1938).

KERLEY, P.: Bronchiectasis. Brit. J. Radiol. **7**, 531—537 (1934).

KLINE, B. S.: The pathology of bronchiectasis and lungabscess. Amer. Rev. Tuberc. **24**, 626—635 (1931).

KISSLING, G.: Bronchiektasien, Diagnose und Behandlung. Klin. Wschr. **1925**, 832—836.

KNAUER, C.: Über die Coeliakie und zwei Fälle von Coeliakie mit Pankreasentartung und Bronchiektasien. Diss. Zürich 1835.

KOCH, E., H. BOHN, W. RICK u. W. HARTUNG: Die erbliche Mucoviscidosis der Erwachsenen als unerwartet häufige Ursache chronischer Bronchialleiden und ihrer Folgen. Internist (Berl.) **1960 I**, 35—44.

KOONTZ, A. R.: Congenital cystes of the lung. Bull. J. Hopkins Hosp. **37**, 340—361 (1925).

LAËNNEC: Traité de l'auscultation médiate, seconde édition. Paris 1926.

LANDER, F. P. L., and M. DAVIDSON: The aetiology of bronchiectasis (with special reference to pulmonary atelectasis). Brit. J. Radiol. **11**, 65—89 (1938).

— — The pathogenesis of bronchiektasis. Brit. med. J. **1938 I**, 1047—1048.

LICHTWITZ, L.: Die Eiterungen der Nebenhöhlen der Nase und ihre Folgezustände in anderen Körperteilen. Samml. Abh. Nasen-, Ohren- usw. Kr. 1895, H. 6.

MARQUÉZY, R. A., et P. RENAULT: Les dilatations bronchiques fonctionelles ou distensions bronchiques. Bull. Acad. Méd. 15, **1947**, 415—419.

MARX, H. H.: Lungenemphysem und Bronchitis. Stuttgart: Georg Thieme 1963.

MAYER, E., and J. RAPPAPORT: Developmental origin of cystic, bronchiectatic and emphysematous changes in the lungs. A new concept. Dis. Chest **21**, 146—157 (1952).

— — Clinical observations and interpretations of abnormal air spaces in the lungs. A new concept of their origin. J. Amer. med. Ass. **153**, 700—703 (1953).

MEDLAR, E. M.: The behavior of pulmonary tuberculous lesions. A pathological study. Amer. Rev. Tuberc. **71**, 1—244 (1955).

MILLER, J. H.: The pathogenesis of bronchiectasis. J. thorac. Surg. **3**, 246—254 (1934).

MÜLLER, F. v.: Die Erkrankung der Bronchien. In: Deutsche Klinik, Bd. IV, S. 223—304. Wien: Urban & Schwarzenberg 1907.

MÜLLIN, W.: Relationship of paranasal sinus-infection to diseases of lower respiratory praet. J. Amer. med. Ass. **87**, 739—741 (1926).

OGILVIE, A. G.: The natural history of bronchiectasis. A clinical, roentgenologic and pathologic study. Arch. intern. Med. **68**, 395—465 (1941).

PERONI, A.: Le infiammazioni czoniche dei seni paranasali nei loro rapporti con le laringiti chriniche con le bronchiectasie l'asmar. Arch. ital. Otol. **54**, 123—131 (1933).

POLICARD, A., et P. GALY: Les bronches. Structures et mécanismes à l'état normal et pathologique. Paris: Masson & Cie. 1945.

RIENZO, S. DI: Radiologic exploration of the bronchus. Springfield (Ill.): Ch. C. Thomas 1949.

RIST, E.: Un cas de bronchiectasie juxta diaphragmatique guérie par la phrénicotomie. Bull. Soc. méd. Hôp. Paris **1924**, 1672—1675.

ROLES, F. C., and G. S. TODD: Bronchiectasie. Diagnosis and prognosis in relation to treatment. Brit. med. J. **1933 II**, 639—643.

SALZER, G., M. WENZEL, R. H. JENNY u. A. STANGL: Das Bronchuskarzinom. Wien: Springer 1952.

SANT AGNESE, P. A. DI, and A. M. VICTAURETTA: Cystic fibrosis of the pancreas. J. Amer. med. Ass. **172**, 135—143 (1960).

SAUERBRUCH, F.: Zur Frage der Entstehung und der chirurgischen Behandlung von Bronchiektasen. Dtsch. Arch. klin. Med. **148**, 721—727 (1927).

— Die operative Behandlung der kongenitalen Bronchiektien. Langenbecks Arch. klin. Chir. **180**, 312—320 (1934).

SAUPE, E.: Über die Röntgenuntersuchung der Bronchiektasien. Med. Klin. **1939**, 10—14.

SCHENK, S. G., and M. SELDOWITZ: Sinobronchitis in children. Amer. J. Roentgenol. **67**, 240—258 (1952).

SCHNEIDER, H.: Über erworbene Bronchiektasien. Beitr. path. Anat. **79**, 466—496 (1928).

SCHNEIDER, P.: Die Mißbildungen der Atmungsorgane. In: E. SCHWALBE, Die Morphologie der Mißbildungen des Menschen und der Tiere, Teil III, S. 763—875. Jena: Gustav Fischer 1909.

— Die Mißbildungen der Atmungsorgane. In: E. SCHWALBE, Die Morphologie der Mißbildungen des Menschen und der Tiere. Jena 1912.

SELLORS, T. H.: A case of congenital cystic disease of the lung removed by operation. Tubercle (Edinb.) **19**, 65—71 (1937/38).

SERGENT, E.: Bronchiectasis abcédées; abcês bronchiectasiants et abcès bronchiectasiques. Presse méd. **1932**, 273—276.

—, et KOURILSKY: Les kystes congénitaux isolés et suppurés du poumon. Bull. Soc. méd. Hôp. Paris **1937**, 514—516.

SICARD et FORRESTIER: Méthode generale d'exploration radiologique par l'huile iodée (Lipoiodol). Bull. Soc. méd. Hôp. Paris **1922**, 463—468.

SINGER, S.: Die Bronchographie. Ergebn. inn. Med. Kinderheilk. **35**, 429—464 (1929).

SOULAS, A., et P. MOUNIER-KUHN: Bronchologie. Paris: Masson & Cie. 1949.

STAEHELIN, R.: Die Bronchiektasie. In: Handbuch der inneren Medizin, 2. Aufl., Bd. II/2. Berlin: Springer 1930.

STEPP: Eiterungen der Nebenhöhlen der Nase als Ursache von Erkrankungen der tieferen Luftwege. Dtsch. med. Wschr. **1921**, 1328—1329.

STUTZ, E., u. H. VIETEN: Die Bronchographie. Stuttgart: Georg Thieme 1955.

TANNENBERG, J., and M. PINNER: Atelectasis and bronchiectasis. An experimental study concerning their relationship. J. thorac. Surg. **11**, 571—616 (1941).

THOMSON, S.: Some of the symptoms and complications of sinusitis. Practitioner **92**, 745—754 (1914).

TOUSSAINT et DERSCHEID: Essai de classification clinique des bronchiektasies. Leur traitement médical, chirurgical et broncho thérapique. Presse méd. **1933**, 283—287.

VALLEBONA, A.: Stratigrafia. Genova: Libreria Universitaria Pacetti 1950.

WASSON, W. W.: Bronchosinusitis disease. J. Amer. med. Ass. **93**, 2018—2020 (1929).

WEINBERG, J.: Experimental production of bronchiectasis. Study based on pulmonary changes occuring with bronchial obstruction. J. thorac. Surg. **6**, 402—413 (1937).

WHITWELL, F. A.: A study of the pathology and pathogenesis of bronchiectasis. Thorax **7**, 213—239 (1952).

WIESE, O.: Die Bronchiektasienkrankheit. Ein Übersichtsbericht über das Schrifttum der Jahre 1927—1936 und den derzeitigen Stand der Frage nebst eigenen Erfahrungen. Zbl. ges. Tuberk.-Forsch. **46**, 113—142 (1937).

WILLSON, H. G.: Postnatal development of the lung. Amer. J. Anat. **41**, 97—109 (1928).

ZAPEL, E.: Lungenschichtaufnahmen zur Diagnose der Bronchiektasien. Dtsch. med. Wschr. **1938II**, 1183—1184.

Bronchitis

AUER, K. H.: Zur Bronchitis circumscripta non specifica. Fortschr. Röntgenstr. **82**, 209—212 (1955).

BOHNENKAMP, H.: Sonderformen der Bronchitis als Präkanzerose. Krebsarzt **11**, 129—132 (1956).

BREDNOW, W.: Bronchitis und Bronchiektasen. Dtsch. med. J. **1954**, 292—296.

CASE, R. A. M., and A. J. LEA: Mustard gas poisoning, chronic bronchitis, and lung cancer. An investigation into the possibility that poisoning by mustard gas in the 1914—18 war might be a factor in the production of neoplasia. Brit. J. prev. soc. Med. **9**, 62—72 (1955).

COCCHI, U.: In: SCHINZ-BAENSCH-FRIEDL-UEHLINGER, Lehrbuch der Röntgendiagnostik. Berlin-Göttingen-Heidelberg: Springer 1956.

DARKE, CHR. S., and A. J. N. WARRACK: Bronchiolitis from nitrous fumes. Thorax **13**, 327—333 (1958).

ENGEL, ST.: Die Lunge des Kindes. Stuttgart: Georg Thieme 1950.

FISCHER, F. K.: Beitrag zur Kenntnis der Veränderungen im Bronchogramm bei chronischer Bronchitis. Fortschr. Röntgenstr. **72**, 653 (1950).

FISCHER, F. K.: Bronchialbaum, Technik der Bronchographie. In: SCHINZ-BAENSCH-FRIEDL-UEHLINGER, Lehrbuch der Röntgendiagnostik, Bd. II. Stuttgart: Georg Thieme 1952.

FRAENKEL, A.: Ein weiterer Beitrag zur Lehre von der Bronchiolitis obliterans fibrosa acuta. Berl. klin. Wschr. **1909 I**, 6—9.

GANDINI, D., e G. L. SANNAZZARI: L'indagine radiologica nelle broncorree. I. Le bronchit croniche. Radiol. med. (Torino) **45**, 420—442 (1959).

GIESE, W.: Bronchiolitis, Bronchiektasen und Pneumonie. Eine pathologisch-anatomische Betrachtung. Dtsch. med. J. **1954**, 279—283.

GUDBJERG, C. E., and G. THOMSEN: Inflammatory changes in the bronchial glands in chronic bronchitis, demonstrated bronchographically. Acta radiol. (Stockh.) **42**, 269—275 (1954).

HERZOG, H.: Neue Aspekte der chronischen Bronchitis. Dtsch. med. Wschr. **85**, 2269—2276 (1960).

HUEBSCHMANN, P.: Über Influenzaerkrankungen der Lunge und ihre Beziehungen zur Bronchiolitis obliterans. Beitr. path. Anat. **63**, 202—258 (1917).

KADRNKA, S.: Signes stratigraphiques de la bronchite caséeuse. Radiol. clin. (Basel) **23**, 348 (1954).

KARTAGENER, M.: Handbuch der inneren Medizin, S. 320. Berlin-Göttingen-Heidelberg: Springer 1956.

KOHN, J., and H. KOIRANSKY: The successive roentgenograms during measels. Amer. J. Dis. Child. **38**, 258 (1929).

— — Roentgenographic reexamination of the chests of children from 6 to 10 month after measels. Amer. J. Dis. Child. **41**, 500 (1931).

LA DUE, J. S.: Bronchiolitis fibrosa obliterans. Report of a case. Arch. intern. Med. **68**, 663—673 (1941).

LICHTWITZ, L.: Die Eiterung der Nebenhöhlen der Nase und ihre Folgezustände in anderen Körperteilen. Samml. zwangloser Abh. aus dem Gebiete der Nasen-, Ohren- usw. Krankheiten, Nr 6 (1895).

MUELLER, F.: Die Erkrankungen der Bronchien. Dtsch. Klin. **4**, 466—480 (1907).

PAGÈS, F., et J. HUBERT: Infiltrat pulmonaire labile d'allure excavée. Presse méd. **1956**, 1422.

PAUL, L. W.: Roentgenologic diagnosis of acute bronchiolotis (Capillary bronchitis) in infants. Amer. J. Roentgenol. **45**, 41 (1941).

REBOUL, J., P. L. MARTIN et R. CASTAING: Les signes bronchographiques des bronchites segmentaires. J. Radiol. **31**, 225 (1950).

RIENZO, S. DI: Dinamismo bronquial. Rev. méd. Córdoba **34**, 487 (1946).

— Radiologic exploration of the bronchus. Springfield (Ill.): Ch. C. Thomas 1949.

— Bronchial dynamism. Radiology **53**, 168 (1949).

— Physiopathologie des Hustens. Fortschr. Röntgenstr. **78**, 1 (1953).

RIST, E.: Le diagnostic différentiel de la tuberculose pulmonaire et les affections chronique des fosses nasales. Presse méd. **1916**, 321—323.

— P. AMEUILLE et J. M. LEMOINE: Bronchite segmentaire. Presse méd. **1947**, 173—175.

ROOSENBURG, J. G.: Les opacites pulmonaires par bronchite circonscripte. Bronches **7**, 139—142 (1957).

ROSSIER, P. H.: L'épreuve à l'adrénaline, un test de fonction bronchique. Rev. méd. Suisse rom. **69**, 9, 686—696 (1949).
—, et H. MÉAN: Bronchialspasmen und Adrenalinversuch. Bull. Soc. méd. Hôp. Paris **33**, No 49, 893—897 (1944).
ROTH, O.: Zur Pathogenese und Behandlung der Bronchitis fibrinosa. Klin. Wschr. **1938 II**, 1798—1800.
RÜEDI, L.: Die Erkrankungen der Nasennebenhöhlen im Kindesalter. Schweiz. med. Wschr. **1953**, 1247—1253.
SAMMONS, B. P., W. O. PISCHNOTTE, and J. R. WILLIAMS: A bronchographic sign of chronic bronchitis. Radiology **69**, 389—392 (1957).
SCARINCI, C.: Syndrome del lobo medio „ad eclissi" da bronchite circoscritta ostruttiva recidivante. Minerva med. **1953 I**, 1581—1582.
— Fausses images cavitaires par bronchite dispersée. Presse méd. **1955**, 193—194.
SCHWENKENBECHER, A.: Der eosinophile Bronchialkatarrh. Z. phys. Ther. **37**, 181—194 (1929).
SEILER, S.: Über Bronchitis plastica. (Mit Mitteilungen eines durch Kollapstherapie geheilten Falles.) Schweiz. med. Wschr. **1942**, 86—90.
SERGENT, E.: Histoire suagestive de quelques faux tuberculeux. Diagnostic différentiel de la tuberculose pulmonaire et des affections des voies respiratoires supérieurs. Bull. Soc. méd. Hôp. Paris **11**, 1424—1434 (1916).
SIMON, G., and H. J. B. BALBRAITH: Radiology of bronchitis. Lancet **1953 I**, 850.
STEPP: Eiterungen der Nebenhöhlen der Nase als Ursache von Erkrankungen der tieferen Luftwege. Dtsch. med. Wschr. **1921**, 1328—1329.
STUTZ, E.: Ein neuartiger bronchographischer Befund bei der chronischen eitrigen Bronchitis. Röntgenpraxis **17**, 91 (1948).
—, u. H. VIETEN: Die Bronchographie, Bd. VIII. Stuttgart: Georg Thieme 1955.
TEICHMUELLER, W.: Das Vorkommen und die Bedeutung der eosinophilen Zellen im Sputum. Dtsch. Arch. klin. Med. **60**, 576—606 (1898).
TESCHENDORF, W.: Über Bronchitis. Dtsch. med. Wschr. **1953**, 1009—1013, 1025.
WÄTJEN, J.: Zur Pathologie der trachealen Schleimdrüsen. Beitr. path. Anat. **68**, 58 (1921).
WEBER, H.: Basedowsche Krankheit und Bronchitis fibrinosa. Med. Klin. **1953**, 1143—1144.
WEINSTEIN, L., and W. FRANKLIN: The pneumonia of measels. Amer. J. med. Sci. **217**, 314 (1949).
WILLI, H.: Röntgenbefunde bei Masernpneumonie. Fortschr. Röntgenstr. **45**, 34 (1932).
WINCKEL, H. VAN, et R. MAERTENS: Les sinus maxillaires voilés chez l'enfant: leur rapport avec les bronchites subaigues et chroniques. Acta paediat. belg. **12**, 78—92 (1958).
WOERNER, H.: Bronchitis chronica pseudomembranacea und Gravidität. Münch. med. Wschr. **1922**, 1412.

Pneumonien

ACKERMAN, L. V., G. V. ELLIOTT, and M. ALANIS: Localized organizing pneumonia: its resemblance to carcinoma. A review of its clinical, roentgenographic and pathologic features. Amer. J. Roentgenol. **71**, 988—996 (1954).
ANDERSON, T.: Pneumonia — a survey past and present. Brit. med. J. **1948 I**, 705—720.
ASSMANN, H.: Klinische Röntgendiagnostik der inneren Erkrankungen, Teil I, S. 291. Berlin 1934.
AUFRECHT, E.: Die Lungenentzündungen. In: NOTHNAGELs Spezielle Pathologie und Therapie, Bd. 14/I. Wien: Alfred Hölder 1899.
BERRY, F. B.: Lobar pneumonia: analysis of 400 autopsies. Med. Clin. N. Amer. **4**, 571 (1920).
BITTNER: Beitrag zur Röntgendiagnose der Pneumonie. Prag. med. Wschr. **1910**, 29.
BÜRGER, M.: Einführung in die innere Medizin. Berlin: W. de Gruyter & Co. 1951.
CAMP, DE LA: Was lehrt uns die radioskopische Untersuchung über die Lösungsvorgänge bei der kruppösen Pneumonie? Fortschr. Röntgenstr. **8**, 323 (1904/05).
CECIL, R. L., H. S. BALDWIN, and N. P. LARSEN: Clinical and bacteriologic study of 2000 typed cases of lobar pneumonia. Trans. Ass. Amer. Phycns **41**, 208 (1926).
—, and N. PLUMMER: Pneumococcus type I pneumonia. Study of 1161 cases with special reference to specific therapy. J. Amer. med. Ass. **95**, 1547 (1930).
— — Pneumococcus type II pneumonia. A clinical and bacteriologic study of 1000 cases, with especial reference to serum therapy. J. Amer. med. Ass. **98**, 779 (1932).
CHATARD, J. A.: An analytical study of acute lobar pneumonia in the Johns Hopkins Hospital from May 15, 1889 to May 15, 1905. Johns Hopk. Hosp. Rep. **15**, 55 (1910).
COHN, A. E., and W. H. LEWIS jr.: Lobar pneumonia and digitalis. Amer. J. med. Sci. **189**, 457 (1935).
COLE, R. I.: Pneumococcus infection and lobar pneumonia. Arch. intern. Med. **14**, 56 (1914).
— Pneumonia. Prevention, management and serum treatment. N. Y. St. J. Med. **36**, 1699 (1936).
COCCHI, U.: In: SCHINZ-BAENSCH-FRIEDL-UEHLNGER, Lehrbuch der Röntgendiagnostik. Stuttgart: Georg Thieme 1952.
COOPER, G. M., M. EDWARDS, and C. ROSENSTEIN: Separation of types among pneumococci hitherto called group IV and the development of therapeutic antiserums for these types. J. exp. Med. **49**, 461 (1929).
— P. GROSS, and R. R. MELLON: Action of p-aminobenzenesulfonamide in type III pneumococcus infections in mice. Proc. Soc. exp. Biol. (N. Y.) **36**, 148 (1937).
— L. MISHULOW, and N. E. BLANC: Studies on acute respiratory infections. II. A study of the serological relationship of pneumococci from the upper respiratory tract with special reference to common colds and influenzal conditions. J. Immunol. **6**, 25 (1921).
— C. ROSENSTEIN, A. WALTER, and L. PEIZER: Further separation to types among pneumococci hitherto includes in group IV and development of therapeutic antisera for these types. J. exp. Med. **55**, 531 (1932).
—, and A. WALTER: Application of the Neufeld reaction to identification of types of pneumococci. Amer. J. publ. Hlth **25**, 469 (1935).

CORYLLOS, P. N.: Lobar pneumonia. Arch. Surg. **18**, 190 (1929).
—, and G. L. BIRNBAUM: Lobar pneumonia, pneumococcic lobar atelectasis. Arch. Surg. **18**, 127—135 (1929); — Amer. J. Roentgenol. **22**, 401 (1929).
COULOMA, P.: Zones pulmonaires et zonites. Schweiz. med. Wschr. **74**, 886 (1944).
DAVIES, D., H. HODGSON, GRAHAM, and L. E. WHITBY: Study of pneumococcal pneumonia. Lancet **1935 I**, 791, 849, 919.
DAVIES, D. T., H. G. HODGSON, and L. E. H. WHITBY: A study of pneumococcal pneumonia. I, II, III. Lancet **1935 II**, 791, 849, 919.
DOCHEZ, A. R., and O. T. AVERY: Elaboration of specific solible substance by pneumococcus during growth. J. exp. Med. **26**, 477 (1917).
DOWLING, H. F., G. ROTMAN-KAVKA, H. H. HUSSEY, and H. L. HIRSH: Treatment of pneumococcic pneumonia with oral and intramuscular penicillin. Amer. J. med. Sci. **213**, 413—417 (1947).
ENGEL, ST.: Die Lunge des Kindes. Stuttgart: Georg Thieme 1950.
FABYAN, M.: Pathological analysis of 195 cases of lobar pneumonia. Johns Hopk. Hosp. Rep. **15**, 81 (1910).
FEINBLATT, H. M.: Analysis of one hundred and eighty necropsied cases of pneumonia, with reference to anatomic complications and bacterial causes. Boston med. J. **189**, 136 (1923).
FELSON, B., and H. FELSON: Acute diffuse pneumonia of asthmatics. Amer. J. Roentgenol. **74**, 235—241 (1955).
FINLAND, M., and W. D. SUTLIFF: Infections with pneumococcus type III and type VIII: Characterization of pneumonia caused by pneumococcus type III and that associated with a biologically closely related organism pneumococcus type VIII. Reprinted with additions from Arch. intern. Med. **53**, 481 (1934).
FISCHEDICK, O., u. L. SIECKEL: Bronchographische Befunde bei Pneumonien mit verzögerter Lösung. Fortschr. Röntgenstr. **86**, 203—210 (1957).
FLEISCHNER, F.: Der sichtbare Bronchialbaum, ein differential-diagnostisches Symptom im Röntgenbild der Pneumonie. Fortschr. Röntgenstr. **36**, 319 (1927).
FOSSATI, F.: Segmenti e affezioni segmentarie del polmone. Radiol. med. (Torino) **36**, 449 (1950).
FRIEDMANN, L. L.: The diagnosis of bronchopulmonary disease. Amer. J. Surg. **89**, 141—149 (1955).
GASSER, C.: Ergebnisse der Pneumokokkentypisierung. Schweiz. Z. allg. Path. **1**, 3 (1938).
GRAFF, A. C. DE, J. G. TRAVELL, and J. A. YAGER: Electrocardiagraphic study of the heart in lobar pneumonia. J. clin. Invest. **10**, 633 (1931).
GUGLIELMO, L. DI: Le zone polmonari. Napoli 1950.
GUNDEL, M.: Pneumokokken und Pneumonieproblem (bakt. epidemiologische und immunologische Grundlagen). Ergebn. inn. Med. Kinderheilk. **70**, 270 (1933).
HEGGLIN, R.: Die Chemotherapie der Pneumonien. Leipzig: Georg Thieme 1942.
— Ätiologie und Erscheinungsformen der Pneumonie. Ärztl. Mh. berufl. Fortb. **27**, 115 (1945).
HEGGLIN, R.: Über den Stand der Chemotherapie von Lungenentzündungen mit Sulfonamiden. Ärztl. Mh. berufl. Fortb. **27**, 430 (1945).
— Handbuch der inneren Medizin, IV. Aufl., Bd. I. Stuttgart: Georg Thieme 1956.
—, u. M. HOLZMANN: Abnorme Vorzeitigkeit des 2. Herztones bei verlängerter QT-Distanz im EKG. Z. klin. Med. **132**, 315 (1937).
— — Die klinische Bedeutung der verlängerten Q-T-Distanz im Elektrokardiogramm. Z. klin. Med. **132**, 1 (1937).
HESSE, W.: Über zentrale Pneumonien und ihre Bedeutung für die zentrale Entstehung der Pneumonie. Münch. med. Wschr. **1918**, 1125.
HEYMER, A.: Die Pneumonie. In: Klinik der Gegenwart. München u. Berlin: Urban & Schwarzenberg 1958.
HIRSCH, W.: Lungenkrankheiten im Röntgenbild. Leipzig: VEB Georg Thieme 1957.
JAKSCH V. u. ROTKY: Die Pneumonie im Röntgenbild. In: Archiv und Atlas der normalen und pathologischen Anatomie. Leipzig: Gräfe & Sillem 1908.
KALBFLEISCH, H.: An die physiologischen Segmente der Lunge gebundene Vorgänge des Organs. Allg. path. Schriftenreihe 1943, H. 3/4.
KESSEL, L., and H. T. HYMAN: The treatment of lobar pneumonia in a general hospital. J. Amer. med. Ass. 88, 1703 (1927).
LAUCHE, A.: Die Entzündungen der Lunge und des Brustfells. In: Handbuch der speziellen pathologischen Anatomie und Histologie, Bd. 3, Teil I, S. 701. Berlin 1928.
— Über das Problem der lobären Pneumonie vom Standpunkt des Pathologen. Klin. Wschr. **1928**, 2421.
— Über die Beziehungen der verschiedenen Formen der Lungenentzündungen zu der Reaktionslage im Körper. Dtsch. med. Wschr. **1937**, 165.
LEVY, R. L.: The size of the heart in pneumonia. A teleroentgenographic study, with observations on the effect of digitalis therapy. Arch. intern. Med. **32**, 359 (1923).
LOESCHCKE: Die Pathologie der Kinderpneumonie. Mschr. Kinderheilk. **41**, 135 (1928).
LORD, F. T.: Factors influencing recovery and resolution in lobar pneumonia. With special reference to the chemistry of the pneumonie exsudate. J. Amer. med. Ass. **73**, 1420 (1919).
MENETRIER, M. P.: Relevé statistique de 400 autopsies de pneumonie. Bull. Soc. méd. Hôp. Paris III, **43**, 679 (1919).
MUSSER, J. H., and G. W. NORRIS: Lobar pneumonia. In: Modern medicine, its theory and pratice in original contributions by American and foreign authors (Wm. OSLER), vol. 2, p. 537. Philadelphia and New York: Lea Brothers & Co. 1907.
PELIZZA, A., e G. VILLA VENZANO: L'enfisema cistico nel corso delle broncopolmoniti dell'infanzia. Nunt. radiol. (Firenze) **24**, 545—556 (1958).
PERRY, C. B.: Peripheral circulation in acute lobar pneumonia. Quart. J. Med. **27**, 273 (1934).
POHL, R., u. O. SCHARFF: Das kleine Bronchuskarzinom unter dem Bilde der rezidivierenden Bronchopneumonie. Res. med. (Roma) **2**, 57—65 (1959).

RABIN, C. B.: Radiology of the chest. In: ROSS-GOLDEN, Diagnostic roentgenology. New York and Edinburgh 1936.

RIEDER: Der Wert der Thoraxdurchleuchtung bei der Pneumonie, namentlich bei zentraler Lokalisation. Münch. med. Wschr. **1906**, 41.

ROBERTSON, O. H., J. B. GRAESER, L. T. COGGESHALL, and M. A. HARRISON: The relation of circulating antipneumococcal immune substances to the course of lobar pneumonia. I. Natural immune substance. J. clin. Invest. **13**, 621 (1934).

— — — — The relation of circulating antipneumococcal immune substance to the course of lobar pneumonia. II. Asquired immune substances. J. clin. Invest. **13**, 633 (1934).

— E. E. TERRELL, J. B. GRAESER, and M. A. CORNWELL: Relation of natural humoral antipneumococcal immunity to the inception of lobar pneumonia. J. exp. Med. **52**, 421 (1930).

RUBERMAN, W., I. SHAUFFER, and TH. BIONDO: Bronchiectasis and acute pneumonia. Amer. Rev. Tuberc. **76**, 761—769 (1957).

SANTE, L. R.: Lobar pneumonia. New York: Hoeber 1928.

SCHMID, P. CH.: Interlobär begrenzte schrumpfende Lungenprozesse bei Kindern. Mschr. Kinderheilk. **102**, 359—366 (1954).

SCHULZE, W.: Schichtuntersuchungen über das Substrat der röntgenologischen Lungenveränderungen bei kruppöser Pneumonie. Kongreßber. 1. Tagg med.-wiss. Ges. Röntgenol. DDR v. 24.—26. III. 1955 in Leipzig, S. 110—120 (1957).

SCOTT, W. F.: Bacterial pneumonia. S. Afr. med. J. **1952**, 334—339, 358—361.

SEARS, G. G., and R. C. LARRABEE: Analysis of nine hundred and forty-nine cases of pneumonia. Med. a. Surg. Rep. Boston City Hosp., Ser. XII, 1901, 1.

SPÜHLER, O.: Pneumonische Herzschädigung. Schweiz. med. Wschr. **72**, 1099 (1942).

— Kreislaufstörungen bei der Pneumonie. Ergebn. inn. Med. Kinderheilk. **62**, 320 (1942).

STAEHELIN, R.: Die Lungenentzündungen. In: Handbuch der inneren Medizin von BERGMANN-STAEHELIN, Bd. 2/II. Berlin 1930.

SYLLA, A.: Über die Entstehung der Lungenentzündungen. Klin. Wschr. **1943 I**, 9.

— Lungenkrankheiten, einschließlich der Erkrankungen der oberen Luftwege und des Brustfells. Berlin u. München: Urban & Schwarzenberg 1952.

— Die Lungenentzündung unter den gegenwärtigen veränderten ätiologischen Bedingungen. Z. ges. inn. Med. **13**, 744 (1958).

TESCHENDORF, W.: Lehrbuch der röntgenologischen Differentialdiagnostik, Bd. I. Erkrankungen der Brustorgane. Stuttgart: Georg Thieme 1958.

TWINING: A text book of radiology. London: H. K. Lewis 1938.

VÖLKLE: Zit. bei HEGGLIN, Handbuch der inneren Medizin, IV. Aufl., S. 1132. Stuttgart: Georg Thieme 1956.

WIELE, G.: Die Prognose der Pneumonie. Dtsch. med. Wschr. **1940**, 1233—1236.

ZIMMERMANN, E.: Ätiologie, Verlauf und Therapie der akuten Lungeninfiltrate (ohne Tbc) der Jahre 1949/50/51 an der med. Univ.-Klinik Zürich. Inaug.-Diss. Zürich 1953.

Friedländer-Pneumonie

APELT, F.: Über die durch den Bacillus „Friedländer" hervorgerufene Pneumonie. Münch. med. Wschr. **1908**, 833.

BASSALEK, H.: Probleme und Ergebnisse kombinierter antibiotischer Behandlung. Dtsch. med. Wschr. **1951**, 1373.

BISHOP, C. A., and R. F. RASMUSSEN: Klebsiella pneumonia treated with streptomycin. J. Amer. med. Ass. **131**, 821 (1946).

BROCH, R. C.: Studies in lung abscess. Guy's Hosp. Rep. **95**, 40 (1946).

BULGRIN, J. G.: Unusual Friedländer's bacillus pneumonia associated with septicemia; case report and brief review of literature. Radiology **50**, 526 (1948).

BULLOWA, J. G. M., J. CHESS, and N. B. FRIEDMAN: Pneumonia due to bacillus Friedländeri. A report on forty patients with consideration of specific serum therapy. Arch. intern. Med. **60**, 735 (1937).

COCCHI, U.: Lehrbuch der Röntgendiagnostik, S. 2186—2187. Stuttgart: Georg Thieme 1952.

COLLINS jr., H. L.: Chronic pulmonary infections due to Friedländer's bacillus; further observations. Arch. intern. Med. **58**, 235 (1936).

—, and K. KORNBLUM: Chronic pulmonary infections due to the Friedländer bacillus. A clinical and roentgenologic study. Arch. intern. Med. **43**, 351 (1929).

FELSON, B., L. S. ROSENBERG, and M. HAMBURGER jr.: Roentgen findings in acute Friedländer's pneumonia. Radiology **53**, 559 (1949).

GROTTS, B. F.: Pneumonia in infancy caused by Friedländer's bacillus. J. Pediat. **34**, 174 (1949).

GRUBER, S., R. T. TURIN, S. D. STERNBERG, and H. RASCOFF: Friedländer's pneumonia with multiple lung abscesses. Recovery following the use of streptomycin and aureomycin. J. Pediat. **36**, 237 (1950).

HEGGLIN, R.: Chemotherapie der Pneumonien. Leipzig 1942.

— Handbuch der inneren Medizin, S. 1197—1201. Stuttgart: Georg Thieme 1956.

HEYMER, A.: Pneumonieprobleme. Internist (Berl.) **1**, 44—54 (1960).

HIRSCH, W.: Lungenkrankheiten im Röntgenbild. Leipzig: VEB Georg Thieme 1957.

HYDE, L., and B. HYDE: Primary Friedländer pneumonia. Amer. J. med. Sci. **205**, 660 (1943).

— — Friedländer bacillus meningitis. Calif. Med. **69**, 229 (1948).

KORNBLUM, K.: The roentgen-ray diagnosis of pulmonary infections with Friedländer-bacillus. Amer. J. Roentgenol. **19**, 6 (1928).

MILLER, B. W., H. W. ORRIS, and H. H. TAUS: Friedländer's pneumonia in infancy. J. Pediat. **31**, 521 (1947).

NATARO, M., D. SHAPIRO, and A. GORDON: Acute primary Klebsiella pneumonia. Amer. J. med. Ass. **144**, 12 (1950).

PERLMAN, E., and J. G. M. BULLOWA: Primary bacillus Friedländer (Klebsiella pneumoniae) pneumonia. Arch. intern. Med. **67**, 907 (1943).

RITVO, M., and F. MARTIN: The clinical and roentgen manifestations of pneumonia due to bacillus mucosus capsulatus (primary Friedländer pneumonia). Amer. J. Roentgenol. **62**, 211 (1949).

SOLOMON, S.: Primary Friedländer pneumonia. J. Amer. med. Ass. **108**, 937 (1937).

— Chronic Friedländer infections of the lungs. Report of seventeen cases and observations on therapy with sulfapyridine and sulfanilamide. J. Amer. med. Ass. **115**, 1527 (1940).

— Wound infections with Friedländer bacillus followed by meningitis. New Engl. J. Med. **237**, 149 (1947).

SWARTZ, E. P., and P. A. ROHDE: Klebsiella (Friedländer's bacillus). Infections in army hospital. Amer. J. clin. Path. **16**, 88 (1946).

SWEANY, H. C., A. STADNICHENKO, and J. K. HENRICHSEN: Multiple pulmonary abscesses simulating tuberculosis. Arch. intern. Med. **47**, 565 (1931).

SWITZER, J. L., J. COHEN, and L. A. BAKER: Chronic primary Friedländer pneumonia. Amer. Practit. **1**, 941 (1950).

TESCHENDORF, W.: Lehrbuch der Röntgen-Differentialdiagnose. Stuttgart: Georg Thieme 1958.

WESTERMARK, N.: Ein Tuberkulose vortäuschender Fall von Friedländers Pneumonie mit lange sich hinziehendem Verlauf. Acta radiol. (Stockh.) **7**, 626 (1926).

ZANDER, A.: Ausgedehnte Endemie von Lungenentzündungen durch Infektion mit Friedländerschen Pneumobacillen unter Zivilarbeitern. Dtsch. med. Wschr. **1919**, 1180.

Streptokokken-Pneumonie, Staphylokokken-Pneumonie, Enterokokken-Pneumonie, Haemophilus influenzae

BEAU, H., P. DORLAND et MAGNET: Un cas de staphylococcie pulmonaire à foyers multiples, associé à une ostéomyélite massive de l'os coxal et à une arthrite aiguë coxofémorale. J. Radiol. Électrol. **34**, 364—366 (1953).

BENWARD, J. H.: Staphylococcus pneumonia and empyema. Lancet **1947 I**, 434—436.

BINDER, L.: Über die Röntgensymptome der primären Staphylokokkenpneumonie im Säuglings- und Kleinkindesalter. Fortsch. Röntgenstr. **82**, 585—590 (1955); — Magy. Radiol. **7**, 16—22, u. dtsch. Zus.fass. **22**, (1955) [Ungarisch].

BLAKE, F. G., and R. L. CECIL: Experimental streptococcus haemolyticus pneumonia in monkeys. J. exp. Med. **32**, 401 (1920).

BLUMENTHAL, S., and H. NEUHOF: Staphylococcis (suppurative) pneumonias in infancy and childhood and its surgical aspects. Amer. J. Dis. Child. **72**, 691 (1946).

BOSSI, R.: Evoluzione dei quadri anatomo-radiologici nelle pneumopatie stafilococciche. Minerva med. **1957**, 3770—3779.

BOULOUYS, J., F. LEVÈRE, M. PÉLISSIER, P. LEENHARDT et J. BRUSCHET: Quelques aspects des staphylococcies pulmonaires. J. Radiol. Électrol. **34**, 385—387 (1953).

BROCK, R. C.: Studies in lung abscesses. Guy's Hosp. Rep. **94**, 115 (1945).

BULLOWA, J. G. M., and M. GLEICH: The aetiology, deathrates and bacteriaemie incidence in the more frequent primary pneumonias of infants, children and adults. Amer. J. med. Sci. **196**, 709 (1938).

BURGESS, A. M., and C. F. GORMLY: Pneumonia in relation to an epidemic of "mild" influenza with the report of three fulminating cases apparently due to staphylococcus aureaus. New Engl. J. Med. **202**, 261 (1930).

CAMPBELL, J. A., D. C. GASTINEAU, and F. VELIOS: Roentgen studies in suppurative pneumonia of infants and children. J. Amer. med. Ass. **154**, 468—472 (1954).

CHICKERING, H. T., and J. H. PARK: Staphylococcus aureus pneumonia. J. Amer. med. Ass. **72**, 616 (1919).

D'ANTONA, L.: Pneumonite enterococcia. Zbl. Bakt., I. Abt. Ref. **112**, 184 (1934).

DEBRÉ, R., P. MOZZICONACCI et P. BLONDET: Les images bulleuses polmonaires au cours des staphylococcies du nourrisson. Sem. Hôp. Paris **1952**, 595—604.

ERIKSON, J.: Streptococcal pneumonia. Four cases presenting specific clinical and bacteriological pictures due to alpha-streptococci. Acta med. scand. **124**, 126 (1946).

FELSON, B.: Acute miliary diseases of the lung. Radiology **59**, 32—48 u. Diskussion 48 (1952).

FINLAND, M., W. F. JONES, and M. W. BARNES: Occurence of serious bacterial infections since introduction of antibacterial agents. J. Amer. med. Ass. **170**, 2188 (1959).

— O. L. PETERSON, and E. STRAUSS: Staphylococcic pneumonia occuring during an epidemic of influenza. Arch. intern. Med. **70**, 183 (1942).

GERHARTZ, H.: Enterokokkeninfiltration der Lunge. Med. Klin. **1933**, 387.

— Akute Enterokokkenpneumonie unter dem Bilde des Thyphus. Dtsch. med. Wschr. **1934 I**, 206.

— Chronische Enterokokkenentzündung der Lunge. Med. Klin. **1934**, 54.

GIBSON, M. O., and L. R. BELCHER: Primary staphylococcal pneumonia. Quart. J. Med. **20**, 43 (1951).

HEESEN, W.: Ein Fall von atypischer chronischer Entzündung der Lunge (zugleich ein Beitrag zur Frage der Enterokokkenpneumonie). Beitr. Klin. Tuberk. **84**, 583 (1934).

IVERSEN, K.: Streptococcal pneumonia. Acta med. scand. **213**, 200 (1948).

KANOF, A., B. KRAMER, and M. CARNES: Staphylococcus pneumonia. J. Pediat. **14**, 712 (1934).

KEEFER, C. S., L. A. RANTZ, and C. H. RAMMELKAMPF: Hemolytic streptococcal pneumonia and empyema. Study of 55 cases with special reference to treatment. Ann. intern. Med. **14**, 1533 (1941).

KEIZER, L. P. R.: La pneumonie à staphylocoques et la radiologie. Acta paediat. belg. **6**, 125—128 (1952).

KIRKETREPP, P.: Über primäre Staphylokokkenpneumonien. Kongr.-Zbl. ges. inn. Med. **112**, 584 (1942).

KLAMI, P.: Multiple, flüchtige Ringschatten der Lungen bei Staphylokokkeninfektionen. Bericht eines Falles. Ann. Med. intern. Fenn. **42**, 126—132 (1953).
KOCH, E. F.: Enterokokkenstudien. Elektro- und Differenzierungsnährböden für Enterokokken, Tierpathogenität, Vorkommen und Pathogenität der Enterokokken. Zbl. Bakt., I. Abt. Orig. **134**, 548 (1935).
KREPLER, P.: Zur diagnostischen Bedeutung der Röntgenaufnahme des Thorax in kaudo-kranialer Hängelage, insbesondere bei der Staphylokokkenpneumonie des Säuglings. Fortschr. Röntgenstr. 88, 357—359 (1958).
LÜDIN, H.: Über Enterokokkenpneumonie. Ein Beitrag zur Frage der chemotherapieresistenten Pneumonien. Schweiz. med. Wschr. **1945**, 1058.
— Über Enterokokkenpneumonie. Ein Beitrag zur chemotherapieresistenten Pneumonie. Klin. Wschr. **1946**, 8.
MACGREGOR, A. R.: Staphylococcal pneumonia. Arch. Dis. Childh. **11**, 195 (1936).
MEYER, A.: Les staphylococcies pulmonaires. Quelques aspects radiologiques. Sem. Hôp. Paris **1955**, 1753—1759.
MILLER, J. L., and F. B. LUSK: Epidemic of streptococcus pneumonia, and empyema at Camp Dodge. J. Amer. med. Ass. **71**, 702 (1918).
MORIN, G., R. MALLET, R. BUCHET, CL. HERNANDEZ et A. COMBES: Staphylococcies pleuropulmonaires du nourrisson. J. Radiol. Électrol. **38**, 822—827 (1957).
NICHOLSON, H.: Suppurative pneumonia. Lancet **1950 I**, 549.
ODENTHAL, H.: Probleme der Staphylokokken-Infektionen im Bereich der inneren Medizin. Dtsch. med. Wschr. **85**, 2098 (1960).
REIMANN, H. A.: Primary staphylococcic pneumonia. J. Amer. med. Ass. **101**, 514 (1933).
REINHARDT, J. B., and W. L. VENNING: Pneumonia due to streptococcus viridans. J. Pediat. **27**, 480 (1945).
ROCCO, L., e G. ROTTINI: Il piopneumatocele stafilococcico. Minerva pediat. **7**, 116—121 (1955).
— — Le pneumopatie stafilococciche del lattante. Parte II. Minerva pediat. **7**, 337—353 (1955).
SCADDING, J. G.: Disseminated focal pneumonia. Brit. med. J. **1937 II**, 956.
— The pneumonias associated with epidemic respiratory infections. Lancet **1948 I**, 89.
— The pneumonias. Diseases of the chest, vol. I. London 1952.
SCHMID, F.: Verlaufsformen der Staphylokokkenpneumonie im Röntgenbild. Arch. Kinderheilk. **151**, 43—52 (1955).
SCHOENMACKERS, J.: Zur Pathologie der heutigen Staphylokokken-Infektion. Dtsch. med. Wschr. **85**, 2093 (1960).
SCHULTZE, G.: Unusual roentgen manifestations of primary stapholococcal pneumonia in infants and young children. Amer. J. Roentgenol. **81**, 290—295 (1959).
SMITH, C. M.: Staphylococcal pneumonia among infants in a maternity hospital. Lancet **1935 II**, 1204—1207.
SOLOMON, S.: Case of streptococcus viridans pneumonia successfully treated with penicillin. Amer. J. med. Sci. **210**, 431 (1945).
TROCMÉ, P., G. CARRÉ et J. CHEDAL: Sur quelques formes de staphylococcies pulmonaires et leur traitement. J. franç Méd. Chir. thor. **7**, 365—375 (1953).
TROISIER, J., M. BARIÈTY et H. BROCARD: La staphylococcie pleuro-pneumonie primitive. Ann. Méd. **39**, 189—210 (1936).
VIALLARD, Y., et J. HÉLIE: Du poumon staphylococcique. Valeur diagnostique de ses aspects radiologiques. France méd. **18**, No 3, 15—27 (1955).
WOODLEY, D. W., and W. H. HALL: The treatment of severe staphylococcal infections with vancomycin. Ann. intern. Med. **45**, 317 (1956).

Brucella, Bang-Pneumonien

BASTAI, R.: Über die Frage der Bang-Infektion beim Menschen, Abortus-Infektion oder Melitensisinfektion beim Rind? Münch. med. Wschr. **1927**, 2141—2142.
BEATTY, O. A.: Manifestations of undulant fever in respiratory tract. Amer. Rev. Tuberc. **36**, 283—289 (1937).
CHASSOT, F.: Étude clinique et anatomo-pathologique d'un cas de maladie de Bang avec atteinte rénale. Rév. méd. Suisse rom. **60**, 791—814 (1940).
COCCHI, U.: In: SCHINZ-BAENSCH-FRIEDL-UEHLINGER, Lehrbuch der Röntgendiagnostik, Bd. III, S. 2194—2196. Stuttgart: Georg Thieme 1952.
ELSOM, K., and F. J. INGELFINGER: Eosinophilia and pneumonitis in chronic brucellosis. Report of 2 cases. Ann. intern. Med. **16**, 955 (1942).
EVANS, A. C.: Brucellosis in United States. Amer. J. publ. Hlth **2**, 139 (1947).
GRIESEMER, G.: Über Veränderungen der Atmungsorgane bei Bangscher Krankheit. Dtsch. Arch. klin. Med. **188**, 312 (1942).
GSELL, O.: Die Differenzierung der atypischen Pneumonien. Dtsch. med. Wschr. **1954**, 1683.
HARDY, A. V.: Undulant fever, etiology, epidemiology and laboratory diagnosis. J. Amer. med. Ass. **92**, 891 (1929).
HARVEY, W. A.: Pulmonary brucellosis. Ann. intern. Med. **28**, 768 (1948).
MARKOFF, N.: Die pulmonale Form der Bangschen Krankheit. Praxis **5**, 72 (1940).
— Über die pulmonale Form der Bangschen Krankheit. Helv. med. Acta **7**, 536 (1940/41).
ORIE, N. G. M., and E. H. EMBDEN ANDRES: Pulmonary changes in brucellosis. Ned. T. Geneesk. **95**, 447 (1951).
SHAHIN, N.: Roentgenologic findings in familial mediterranean fever. Amer. J. Roentgenol. **84**, 281 (1960).
STETTBACHER, H. R., u. T. WEGMANN: Beitrag zur Klinik der Brucellosen. Ein Fall von miliarem Maltafieber. Schweiz. med. Wschr. **1949**, 337.
WALTHER, K.: Latente Bang-Krankheit im Heere. Dtsch. Milit.-Arzt **2**, 1 (1937).

Tularämie

BIHSS, F. E., and H. I. BERLAND: Roentgenological manifestations of pleuropulmonary involvement in tularemia. Radiology **41**, 431 (1943).

BLACKFORD, S. D., and C. J. CASEY: Pleuropulmonary tularemia. Arch. intern. Med. **67**, 43 (1941).

COCCHI, U.: Tularämie. In: SCHINZ-BAENSCH-FRIEDL-UEHLINGER, Lehrbuch der Röntgendiagnostik, Bd. III, S. 2191. Stuttgart: Georg Thieme 1952.

DENNIS, J. M., and R. P. BOUDREAU: Pleuropulmonary tularemia: its roentgen manifestations. Radiology **68**, 25—30 (1957).

FOSHAY, L.: Cause of death in tularemia. Arch. intern. Med. **60**, 22 (1937).

GUTZEIT, K.: Taschenbuch der ansteckenden Krankheiten des Menschen. Berlin u. Wien: Urban & Schwarzenberg 1944.

HEGGLIN, R.: Tularämie. In: Handbuch der inneren Medizin, Bd. IV, S. 1213. Berlin-Göttingen-Heidelberg: Springer 1956.

HIRSCH, W.: Lungenkrankheiten im Röntgenbild. Leipzig: VEB Gustav Thieme 1957.

IMHÄUSER, K.: Über eine Spätform der pulmonalen Tularämie. Dtsch. med. Wschr. **1953**, 1021—1022.

IVIE, J.: Roentgenological observations on pleuropulmonary tularemia. Amer. J. Roentgenol. **74**, 466—471 (1955).

KAVANAUGH, C. N.: Tularemia. Arch. intern. Med. **60**, 22 (1937).

KENNEDY, J. A.: Pulmonary tularemia: A discussion of the disease as a clinical entity, with report of three cases. J. Amer. med. Ass. **118**, 781 (1942).

MIKAT, B., u. F. KUHLMANN: Über Lungenbeteiligung bei der Tularämie. Dtsch. med. Wschr. **70**, 302—304 (1944).

MORGAN, H. J.: Pleuropulmonary tularemia. Ann. intern. Med. **27**, 519 (1947).

NORDMANN, M., u. W. DOERR: Die pathologische Anatomie der Tularämie mit besonderer Berücksichtigung primärer Lungenbefunde. Virchows Arch. path. Anat. **313**, 66 (1944).

OVERHOLT, E. L.: Roentgenographic manifestations of pulmonary tularemia. Brit. J. Radiol. **33**, 758 (1960).

PARKER, R. T., L. M. LISTER, R. E. BAUER, H. E. HALL, and T. E. WOODWARD: Use of chloramphenicol in experimental and human tularemia. J. Amer. med. Ass. **143**, 7 (1950).

POST, R. B., S. C. PERCEFULL, and H. E. LEMING: Tularemia in the Ozarks region. J. Amer. med. Ass. **137**, 352 (1948).

RANDERATH, E.: Die mikroskopischen Befunde in den Lymphknoten bei der Tularämie mit besonderer Berücksichtigung der Differentialdiagnose zwischen Tularämie und Tuberkulose. Virchows Arch. path. Anal. **312**, 165 (1944).

SANBORN, E. B., and E. M. PURCELL: Pleuropulmonary complications of tularemia: two reports of tularemic lung abscesses. J. thorac. Surg. **34**, 85—94 (1957).

SCHULTEN, H.: Tularämie. In: Handbuch der inneren Medizin, Bd. 1, Infektionskrankheiten, S. 223—242. Berlin-Göttingen-Heidelberg: Springer 1952.

STARCK, H. J.: Sektionsbefunde bei Tularämie nach lympho-hämatogener Generalisation. Zbl. allg. Path. path. Anat. **89**, 233 (1952).

STUART, B. M., and R. L. PULLEN: Tularemic pneumonia; review of american literature and report of 15 additional cases. Amer. J. med. Sci. **210**, 223 (1945).

TESCHENDORF, W.: Lehrbuch der Röntgen-Differentialdiagnose, Bd. I. S. 155. Stuttgart: Georg Thieme 1958.

THOMAS, H. B.: Tularemia. A report of three fatal cases. Ann. intern. Med. **17**, 659 (1942).

TUREEN, L.: Tularemic pneumonia. J. Amer. med. Ass. **99**, 212 (1932).

VOGT, K. E.: Beitrag zur inneren Verlaufsform der Tularämie. Klin. Wschr. **1944**, 370.

WOODWARD, T. E., W. T. RABY, W. EPPES, W. A. HOLBROOK, and J. A. HIGHTOWER: Aureomycin in the treatment of experimental and human tularemia. J. Amer. med. Ass. **139**, 830 (1949).

Anthrax-Pneumonie, Pest-Pneunomie

HORMANN, H.: Die Pest. In: Handbuch der inneren Medizin, Infektionskrankheiten, Bd. I/2, S. 214. Berlin-Göttingen-Heidelberg: Springer 1952.

LOMMEL, F.: Milzbrand. In: Handbuch der inneren Medizin. Berlin: Springer 1934.

— Über den Milzbrand des Menschen. Med. Welt **13**, 1569—1571 (1939).

MCCRUMB jr., F. R., S. MERCIER, J. ROBIC, M. BOUILLAT, J. SMADEL, T. WOODWARD, and K. GOODNER: Chloramphenicol and terramycin in the treatment of pneumonic plague. Amer. J. Med. **14**, 284—293 (1953).

MOHR, W.: Seltene Infektionskrankheiten. In: Handbuch der inneren Medizin, Infektionskrankheiten, Bd. I, S. 810. Berlin-Göttingen-Heidelberg: Springer 1952.

Primär-atypische (Virus-) Pneumonie

ABERNETHY, TH. J.: Trans. Coll. Phycns Pbilad. **14**, 98 (1946).

ADAMS, J. M.: A new form of virus pneumonitis occuring epidemically among newborn infants. Proc. Soc. exp. Biol. (N.Y.) **46**, 114 (1941).

ALLEN, W. H.: Acute pneumonitis. Ann. intern. Med. **10**, 441—446 (1936).

ANDREWS, P. M.: Silent bronchopneumonia. Canad. med. Ass. J. **47**, 339 (1942).

ASCHENBRENNER, R.: Zur differentiellen Therapie der sogenannten atypischen Pneumonien. Ther. d. Gegenw. **90**, 137—145 (1951).

AUERBACH, S. H., O. M. MIMS, and E. W. GOODPASTURE: Pulmonary fibrosis secondary to pneumonia. Amer. J. Path. **28**, 69—87 (1952).

BAUM, O. S., and J. B. AMBERSON: Nontuberculous pulmonary infections complicating pulmonary tuberculosis. Amer. Rev. Tuberc. **45**, 243 (1942).

BEDSON, S. P.: Primary atypical pneumonia. Brit. med. J. **1950 I**, No 4695, 1461—1463.

BENEDETTI, V. DE, MAGGIA, NISSIM e BOARIO: Polmonite primaria atipica da virus. Caratteristiche cliniche e diffusione nel Canavese. Minerva med. **1952 II**, 349—358.

BERRYHILL: Primary atypical pneumonia etiology unknown. N.C. med. J. **4**, 421 (1943).

BIELING, R., u. H. HEINLEIN: Virus diseases of man. (Viruskrankheiten.) Fiat Rev. of German Sci. Wiesbaden 1947, p. 53.

—, u. K. IMHÄUSER: Zur Diagnose und Therapie der Viruspneumonien. Dtsch. med. Wschr. **75**, 804—806 (1950).

BLADES, B., and D. J. DUGAN: Pseudobronchiectasis following atypical pneumonia. Bull. U.S. Army med. Dep. **70**, 60 (1943).

BOUCHER, H.: Les pneumonies à virus. Sem. Hôp. Paris **1954**, 1258—1269.

— Aspects actuels des pneumopathies virales chez l'adulte et l'adolescent. Sem. Hôp. Paris **1954**, 4358—4368.

BUSER, F.: Zur Diagnose der sogenannten primären atypischen Pneumonie im Kindesalter. Schweiz. med. Wschr. **1953**, 822—825.

CAMPBELL, T. A., P. S. STRONG, G. S. GRIER, and R. J. LUTZ: Primary atypical pneumonia. A report of 200 cases at Fort Eustis, Virginia. J. Amer. med. Ass. **122**, 723—729 (1943).

CARNIEL, M.: Klinische Bewertung der Kälteagglutination für die Differentialdiagnose atypischer Pneumonien. Wien. klin. Wschr. **65**, 268—271 (1953).

CHANG, H. T.: Studies an primary atypical pneumonia in Peking. 1. Clinical analysis of 42 cases and the report of a case with neurological complication. Chin. med. J. **69**, 455—469 (1951).

CLOUGH, M. C., and I. M. RICHTER: A study of an autoagglutinin occurring in a human serum. Johns Hopk. Hosp. Bull. **29**, 86—93 (1918).

Commission on Acute Respiratory Disease, Fort Bragg, North Carolina: Cold hemagglutinins in primary atypical pneumonia and other respiratory infections. Amer. J. med. Sci. **208**, 742 (1944).

— Primary atypical pneumonia. Amer. J. publ. Hlth **34**, 347 (1944).

— Atypical pneumonia. By the commission on acute respiratory diseases. Amer. J. med. Sci. **209**, 55—58 (1945).

CRAWSHAW, O. R.: The diagnosis of virus pneumonia. S. Afr. med. J. **1952**, 413—416.

CRYSLER, W. E.: Primary atypical pneumonia. A disease of segmental distribution. Amer. J. Roentgenol. **56**, 324—336 (1946).

CURNEN, E. C.: Symposium on primary atypical pneumonia. Soc. Amer. Bacteriologists, General Meeting, New York, May 1944.

CURTZWILER, F. C., and B. E. MOORE: Primary atypical pneumonia of unknown etiology. Radiology **40**, 347 (1943).

DAMMIN, G. J., and T. H. WELLER: Hetherophile agglutinins and cold autohemagglutinins in schistosomiasis, filariasis, malaria and leprosy. Amer. J. trop. Med. **25**, 97 (1945).

DINGLE, J. H.: Atypical pneumonia. Advanc. Pediat. (N.Y.) **2**, 194—237 (1947).

— Common virus infections of the respiratory tract. Diagnosis and etiology. J. Amer. med. Ass. **136**, 1084, 1088 (1948).

— T. J. ABERNETHY, G. F. BADGER, G. J. BUDDINGH, A. F. FELLER, A. D. LANGMUIR, J. M. RUEGSEGGER, and W. B. WOOD jr.: Primary atypical pneumonia, etiology unknown. Amer. J. Hyg. **39**, 67 (1944).

—, and M. FINLAND: Virus pneumonias. II. Primary atypical pneumonias of unknown etiology. New Engl. J. Med. **227**, 378 (1942).

DINGLE, J. H., R. F. WILLIAMS and J. P. CRAIG: The diagnosis and management of atypical or virus pneumonia. Ann. int. Med. **30**, 1134—1142 (1949).

EATON, M. D.: Un virus dans quelques cas de pneumonie atypique primitive. Ses ressemblances avec les virus de la méningo-pneumonie et de la psittacose. J. exp. Med. **46**, 21 (1941).

— Viruspneumonia and pneumonitis viruses of man and animals. In: Handbuch der Virusforschung, II. Erg.-Bd. Wien: Springer 1950.

—, and W. VAN HERICK: Serological and epidemiological studies on primary atypical pneumonia and related acute upper respiratory disease. Amer. J. Hyg. **45**, 82—95 (1947).

ESSER, C.: Atypische Pneumonien und Infiltrate. Beitr. klin. Tuberk. **104**, 182—189 (1950).

FAVOUR, C. B.: Autohemagglutinins — "Cold agglutinins". J. clin. Invest. **23**, 891 (1944).

FERREIRA, C.: Les pneumonies atypiques primaires d'origine indéterminée. Arch. franç. Pédiat. **7**, 113—130 (1950).

FETTERMAN, G. H., T. J. MORAN, and W. R. HESS: The cold agglutination test: I. Studies on naval hospital patients. II. Studies on natives in yaws-endemic aera. U.S. nav. med. Bull. **43**, 1128 (1944).

FINKELSTEIN, D., and M. J. KLAINER: Pericarditis associated with primary atypical pneumonia. Amer. Heart J. **28**, 385 (1944).

FINKLER: Zit. bei C. E. PFISTER et R. S. MACH, Les pneumonies atypiques dites à virus. Praxis **36**, 227—233 (1947).

FINLAND, M., H. S. COLLINS, and E. B. WELLS: Aureomycin in the treatment of primary atypical pneumonia. New Engl. J. Med. **1949**, ccxl, 241—246.

— O. L. PETERSON, H. E. ALLEN, and B. A. SAMPER: Cold agglutinins. I. Occurrence of cold isohemagglutinins in various conditions. J. clin. Invest. **24**, 451 (1945).

— — — —, and M. W. BARNES: Cold agglutinins. II. Cold isohemagglutinins in primary atypical pneumonia of unknown etiology with a note on the occurrence of hemolytic anemia in these cases. J. clin. Invest. **24**, 458 (1945).

FRANCIS, T.: Virus pneumonia. Canad. J. publ. Hlth **35**, 49 (1944).

FREDD, H.: Atypical pneumonia. N.Y. St. J. Med. **41**, 34 (1941).

FREEDMAN, A. M., and I. A. MIRSKY: Cold agglutinins in respiratory disease. Milit. Surg. **95**, 512 (1944).

FRENKEL, J. K., and H. C. NAFFZIGER: Eachy fatal case of infantile toxoplasmosis in California. Calif. Med. **72**, 174 (1950).

GALLAGHER, J. R.: Bronchopneumonia in adolescence. Yale J. Biol. Med. **7**, 23—40 (1934).

— Acute pneumonitis. A report of 87 cases among adolescents. Yale J. Biol. Med. **13**, 663 (1941).

GERNEZ-RIEUX, C., C. VOISIN, E. HOUCKE, E. SAVINEL et G. PIAT: Les opacites pulmonaires d'origine bronchique au cours des pneumopathies a virus. Bronches **7**, 134—138 (1957).

GLENDY, C., H. S. BEASER, and B. M. HANKINS: Primary atypical pneumonia of unknown cause with unusual manifestations and complications. Arch. intern. Med. **75**, 30 (1945).

GOLDSTEIN, R.: Myelitis nach atypischer Pneumonie. Helv. paediat. Acta 8, 107—110 (1953).

GOODRICH, F. B.: The recognation of virus typ pneumonia. J. Med. Sci. **204**, 163 (1942).

GRIER, G. S.: Importance of bronchography in cases of unresolved pneumonia. Arch. intern. Med. **73**, 444—448 (1944).

GRIMM, H. W., and J. DENTON: Atypical pneumonia with roentgen and pathologic findings. Radiology **44**, 151 (1945).

GUNDERSEN, S.: Primary atypical pneumonia of unknown etiology. New Engl. J. Med. **231**, 697 (1944).

HAIGHT, W. L., and J. H. TROLINGER: Primary atypical pneumonia, etiology unknown. U.S. nav. med. Bull. **41**, 988 (1943).

HARTWEG, H.: Neuere Forschungsergebnisse bei Viruspneumonien und ihre Auswirkung auf die Deutung des Röntgenbildes bei diesen Krankheiten. Fortschr. Röntgenstr. **76**, 70—77 (1952).

HAUSMANN, E., u. R. SEYSS: Die Veränderungen der kindlichen Lunge bei Masern im Röntgenbild unter Berücksichtigung der Klinik. Öst. Z. Kinderheilk. 8, 206—218 (1953).

HEARING, E., u. W. HEYDEN: Influenzaartige Epidemie mit gehäuften Lungeninfiltraten (Viruspneumonie) in einem Füsilier-Bataillon. Schweiz. med. Wschr. **1942**, 1113.

HEGGLIN, R.: Die klinische Bedeutung der Kälteagglutination. Diagnostischer Test und Hämolysefaktor. Schweiz. med. Wschr. **1946**, 105.

— Viruspneumonien. Dtsch. med. J. **5**, 289—292 (1954).

— Handbuch der inneren Medizin, Bd. IV, Teil II. Berlin-Göttingen-Heidelberg: Springer 1956.

— Viruspneumonie. Münch. med. Wschr. **102**, 181—190 (1960).

HELLWIG, F. C., and E. E. FRICE: Cold auto-hemagglutinins following atypical pneumonia producing the clinical pictures of acrocyanosis. J. Amer. med. Ass. **121**, 369 (1943).

HELMES, J. M.: Neurological complication in atypic pneumonia. Brit. med. J. **1947I**, 218.

HENI, F.: Viruskrankheiten mit Pneumonien. Klin. Wschr. **28**, 250—254 (1950).

HENNEMANN, H. H.: Viruspneumonie mit positiver Kälteagglutination (primär-atypische Pneumonie). Ärztl. Wschr. **1951**, 1025.

HORNIBROOK, J. W., and K. R. NELSON: An institutional outbreak of pneumonitis. I. Epidemiological and clinical studies. Publ. Hlth Rep. (Wash.) **55**, 1936 (1940).

HORSFALL, F. L.: Primary atypical pneumonia. N.Y. St. J. Med. **46**, 1810 (1946).

— Primary atypical pneumonias. Ann. intern. Med. **27**, 275 (1947).

— E. C. CURNEN, MIRICK, THOMAS, and ZIEGLER: A virus recovered from-patient with primary atypical pneumonia. Science (Lancaster, Pa.) **97**, 289 (1943).

HORSTMANN, D. M., and H. TATLOCK: Cold agglutinins: a diagnostic aid in certain types of primary atypical pneumonia. J. Amer. med. Ass. **122**, 369 (1943).

HUFFORD, C. E., and A. A. APPELBAUM: Atypical pneumonia of probable virus origin. Radiology **40**, 351 (1943).

IMHÄUSER, K.: Viruspneumonien: Q-Fieber und Virusgrippe. Klin. Wschr. **1949**, 571.

— Zur Klinik der Viruspneumonien. Ärztl. Wschr. **1951**, 433.

JENNINGS, G. H.: The clinical features of the pneumonias undergoing virus tests. Brit. med. J. **1952I**, 123.

JOO, G.: Enfisema bolloso pseudocavitario nel decorso di pneumopatie virali. Minerva pediat. **4**, 737—738 (1952).

JORDAN, W. S., W. ALBRIGHT, F. H. MCCAIN, and J. H. DINGLE: Clinical variations in primary atypical pneumonia. Amer. J. Med. **10**, 3—20 (1951).

KAY, E. B.: Bronchiectasis following atypical pneumonia. Arch. intern. Med. **75**, 89—104 (1945).

KIKUTH, W., u. R. GÖNNERT: Zur Ätiologie der primären atypischen Pneumonie oder Viruspneumonie. Klin. Wschr. **27**, 185—188 (1949).

KNEELAND, Y., and E. H. SMETANA: Current bronchopneumonia of unusual character and indetermindes etiology. Bull. Johns Hopk. Hosp. **56**, 229 (1940).

KNEELAND jr., Y., H. M. ROSE, and C. D. GIBSON: Aureomycin in the treatment of primary atypical pneumonia. Amer. J. Med. **1949**, vi, 41—50.

KÜHN, R., u. W. GERICK: Das epidemische Vorkommen von Viruspneumonie. Dtsch. med. Wschr. **73**, 194 (1948).

LANDSTEINER, K.: Über Serumagglutinine. Münch. med. Wschr. **1902**, 1905—1908.

— Über Beziehungen zwischen dem Blutserum und den Körperzellen. Münch. med. Wschr. **1903**, 1812—1814.

—, u. N. JAGIĆ: Über die Verbindungen und die Entstehung von Immunkörpern. Münch. med. Wschr. **1903**, 764—768.

LASCH, F.: Über primäre atypische Pneumonien (Virusinfekte ?). Wien. med. Wschr. **100**, 88—92 (1950).

LAURELL, G.: Primary atypical pneumonia. Acta med. scand. **130**, No 3, 299—315 (1948).

— Agglutinines froides. Acta med. scand. **130**, 841 (1948).

LEVENE, G., and I. A. STERMAN: Roentgen study of primary atypical virus pneumonia. Radiology **42**, 446 (1944).

LEVINE, S. Z., A. M. BUTLER, L. E. HOLT jr., and A. A. WECH: Advances in pediatrics. New York: Interscience Publ., Inc. 1953.

LILLIE, R. D., T. L. PERRIN, and CH. ARMSTRONG: An institutional outbreak of pneumonitis. III. Histopathology in man and rhesus monkeys in the pneumonitis due to the virus of Q-fever. Publ. Hlth Rep. **56**, 149 (1941).

LÖFFLER, W.: Zur Differentialdiagnose der Lungeninfiltrate. Schweiz. med. Wschr. **75**, 22 (1945).

—, u. S. MOESCHLIN: Über miliare Pneumonie von eigenartig schwerem Verlauf. Schweiz. med. Wschr. **76**, 815—818 (1946).

LONGCOPE, W. T.: Bronchopneumonia of unknown etiology (variety X). Bull. Johns Hopk. Hosp. **67**, 268 (1940).

Lusk, F. B.: Roentgendiagnosis of primary atypical pneumonia. Radiology **42**, 425 (1944).
—, and E. K. Lewis: Atypical pneumonia of unknown etiology. A clinical, roentgenological, and pathological correlation. Dis. Chest **10**, 19 (1944).
Lyght, C. E., and L. R. Cole: Pneumonia as it affects young adults. 300 consecutive cases at the University of Wisconsin. Ann. intern. Med. **14**, 2246 (1941).
Maret, F.: Über die Viruspneumonie des Menschen. Ärztl. Wschr. **1947**, 777—782.
Maxfield, J. R.: Atypical pneumonia with leukopenia. Tex. St. J. Med. **35**, 340 (1939).
Maxwell, J.: Pneumonitis. Lancet **1938 II**, 239.
Mayer, J. B.: Infantile Toxoplasmosis Encephalitis. Ärztl. Wschr. **4**, 36 (1949).
McCarthy, P. V.: Primary atypical pneumonia of unknown etiology. Radiology **40**, 344 (1943).
McCarty, A. C., and G. L. Infield: Poor diagnostic value of cold agglutinins in primary atypical pneumonia. Kentucky med. J. **42**, 317 (1944).
McKinlay: Pneumonia associated with rheumatic endocarditis. J. Lancet **62**, 75—79 (1942).
McNeil, C.: Relationship of cold agglutinins to course of primary atypical pneumonia. Amer. J. med. Sci. **209**, 48 (1945).
Meiklejohn, G.: The cold agglutination test in the diagnosis of primary atypical pneumonia. Proc. Soc. exp. Biol. (N.Y.) **54**, 181 (1943).
Meythaler, F., u. H. Fischer: Zur Klinik und Röntgendiagnostik der Viruspneumonien. Med. Klin. **1953**, 1259.
—, u. K. E. Schmid: Atypische Pneumonie infolge virusbedingter Lungeninfektionen. Dtsch. Arch. klin. Med. **195**, 297—302 (1949).
Mobitz, W.: Zur Differentialdiagnose der Lungeninfiltrate. Tuberk.-Arzt **1**, 87—91 (1947).
Moeschlin, S.: Die lymphatische Reaktion der Viruspneumonie. Schweiz. med. Wschr. **24**, 1540 (1943).
Moore, G. B., A. J. Tannenbaum, and T. G. Smoha: Atypical pneumonia in an army camp. War Med. (Chic.) **2**, 615 (1942).
Mormile, G.: La polmonite da virus della varicella. Nunt. radiol. (Firenze) **23**, 818—821 (1957).
Murray, M. E.: Atypical bronchopneumonia of unknown etiology, possibility dure a filtrable virus. New Engl. J. Med. **222**, 565 (1940).
Needles, R., and P. D. Gilbert: Primary atypical pneumonia. Arch. intern. Med. **73**, 113—122 (1944).
Owen, C. A.: Primary atypical pneumonia: analysis of 438 cases occuring during 1942 at Scotfield. Arch. intern. Med. **73**, 217 (1944).
— Primary atypical pneumonia. Arch. intern. Med. **73**, 217—231 (1944).
Peterson, O. L., T. H. Ham, and M. Finland: Cold-agglutinins (auto-hemagglutinins) in primary atypical pneumonias. Science **97**, 167 (1943).
Pfister, C. E., et R. S. Mach: Les pneumonies atypiques dites à virus. Praxis **36**, 227—233 (1947).
Pisani, G., e F. Toscano: Aspetti radiologici delle complicazioni polmonari del morbillo. Ann. Radiol. diagn. (Bologna) **26**, 287—302 (1953).
Press, P.: Pneumonies atypiques ou pneumonies par aspiration? Praxis **43**, 517—521 (1954).
Ramsay, H., and J. G. Scadding: Benign bronchopulmonary inflammations associated with transient radiographic shadows. Quart. J. Med. **32**, 79 (1939).
Ravensway, A. C. van, E. P. Erickson, J. M. Rah, R. Siekiersky, R. Pottash, and B. Gumbiner: Clinical aspect of primary atypical pneumonia: A study based on 1862 cases seen at station hospital Jefferson Barracks. J. Amer. med. Ass. **124**, 1 (1944).
Reich, N. E., L. F. Ciaicolo, and J. B. Reinhart: Primary atypical pneumonia: The diagnosis and treatment of 440 consecutive cases without a fatality. Amer. Practit. **2**, 85—98 (1947).
Reimann, H. A.: The pneumonias. Philadelphia: W. B. Saunders Co. 1938.
— An acute infection of the respiratory tract with atypical pneumonia: a disease entity probably caused by a filterable virus. J. Amer. med. Ass. **111**, 2377—2384 (1938).
— Viral pneumonia. Bull. N.Y. Acad. Med. **19**, 177 (1943).
— Primary atypical pneumonias of unknown cause: "virus" or "viral" pneumonias. J. Mich. med. Soc. **43**, 147 (1944).
— Atypical pneumonia, viral pneumonia or viroid pneumonia? J. Amer. med. Ass. **127**, 543 (1945).
— The viral pneumonias and pneumonies of probable viral origin. Medicine (Baltimore) **26**, 167 (1947).
— Severe, sporadic virus pneumonias. J. Amer. med. Ass. **144**, 81—85 (1950).
—, and W. P. Havens: An epidemic disease of the respiratory tract. Arch. intern. Med. **65**, 138—150 (1940).
— Havens and Price: Etiology of atypical ("virus") pneumonias with a brief resume of recent discoveries. Arch. intern. Med. **70**, 513 (1942).
—, and J. Stokes: An epidemic infection of the respiratory tract in 1938—39. A newly recognized entity. Trans. Ass. Amer. Phycns **54**, 123 (1939).
Rhoads, P. S.: The probable incidence and clinical features of "virus" pneumonia. Radiology **40**, 327 (1943).
Rivers, Th. M., and F. L. Horsfall jr.: Viral and rickettsial infections of man. Philadelphia and Montreal: J. B. Lippinscott Co. 1959.
Rose, H. M.: Cold hemagglutinins in visceral leishmaniasis (kala-azar). Proc. Soc. exp. Biol. (N.Y.) **58**, 93 (1945).
Sano, I., and Y. Hayashi: A study on primary atypical pneumonia and pulmonary temporary infiltration. Iryo (Tokyo) **7**, 600—604 u. engl. Zus.fass. 605 (1953) [Japanisch].
Sante, L. R.: Roentgenologic findings in atypical pneumonia. Mississippi V. med. J. **69**, 70—72 (1947).
Saphir, O.: Pathological changes in so called atypical pneumonia. Radiology **40**, 339 (1943).
Scadding, J. G.: Disseminated focal pneumonia. Brit. med. J. **1937 II**, 956.
Schoenbach, E. B., and M. S. Bryer: Treatment of primary atypical nonbacterial pneumonia with aureomycin. J. Amer. med. Ass. **139**, 275—280 (1949).

SCHOENBACH, E. B., A. SWEED, B. TEPPER, and M. S. BRYER: An evaluation of aureomycin therapy in primary atypical pneumonia. N. Engl. J. Med. **243**, 799—806 (1950).

SEEDS, A. E., and M. L. MAZER: Virus pneumonia; roentgenographic characterization of recent virus pneumonitis with bronchopneumonia. Amer. J. Roentgenol. **49**, 30 (1943).

SINGARN, C. L., J. P. JONES, and B. OWRUTZKY: Cold hemagglutinins in infectious mononucleosis. U.S. nav. med. Bull. **43**, 717 (1944).

SMILEY, D. F., E. G. SHOWACRE, W. F. LEE, and H. W. FERRIS: Acute interstitial pneumonitis: a new disease entity. J. Amer. med. Ass. **112**, 1901—1904 (1939).

SCHIER, R., M. MOREL et A. DARBON: Sur l'origine virale possible d'une pleurésie séro-fibrineuse lymphocytaire primitive (localisation probable d'un virus de la pneumopathie primitive atypique). Bull. Soc. méd. Hôp. Paris **67**, 1230—1237 (1951).

STEIN, G. H., and PH. I. KRESKY: A comparative roentgen study of primary atypical and bacterial pneumonia. Radiology **42**, 435 (1944).

STRATTON, F.: Some observations on auto-haemagglutination. Lancet **1943 I**, 613.

STREETER, G. A., T. W. FARMER, and G. S. HAYES: Cold hemagglutination in primary atypical pneumonia. Bull. Johns Hopk. Hosp. **75**, 60 (1944).

STUART-HARRIS, C. H.: Atypical pneumonia. Brit. med. J. **1950 I**, No 4695, 1457—1461.

STURM, A.: Atypische Pneumonien und Infiltrate. Med. Klin. **1950**, 785—790.

THOMAS jr., H. M.: The role of alpha-hemolytic streptococcus in pneumonia. Bull. Johns Hopk. Hosp. **72**, 218 (1943).

TIEDEMANN, R.: Beitrag zur Morphologie, unter besonderer Berücksichtigung des Verhaltens der Erreger am Gefäßsystem. Z. Kinderheilk. **72**, 658 (1953).

TÜNNERHOFF, F.: Zur Frage der Viruspneumonien. Dtsch. Arch. klin. Med. **75**, 195 (1949).

TUMULTY: Atypical pneumonia a diagnostic problem in the tropics. Bull. Johns Hopk. Hosp. **75**, 269 (1944).

TURIAF, J.: Diagnostic clinique, radiologique et biologique des pneumonies atypiques. Rev. Prat. (Paris) **1954**, 1441—1450.

—, et Y. JEANJEAN: Le syndrome ≪ pneumo-ganglionaire ≫ de la pneumonie atypique de la lymphoréticulose bénigne d'inoculation (maladie des griffes du chat.). Bull. Soc. méd. Hôp. Paris **69**, 914—920 (1953).

TURNER, J. C.: Development of cold agglutinins in atypical pneumonia. Nature (Lond.) **151**, 419 (1943).

— S. NISNEWITZ, E. B. JACKSON, and R. BERNEY: Relation of cold agglutinins to atypical pneumonia. Lancet **1943 I**, 765.

UTHGENANNT, H., u. K. GLAWATZ: Zur klinisch-röntgenologischen Differentialdiagnose der Viruspneumonie. Fortschr. Röntgenstr. **92**, 246—266 (1960).

VEIEL, K.: Beitrag zur Klinik und Röntgendiagnose der Viruspneumonie. Klin. Wschr. **1949**, 189.

VISWANATHAN, R., and B. NATARAJAN: Cold agglutination in tropical eosinophilia. Lancet **1945 I**, 148.

WEIR, J. M., and F. L. HORSFALL: The recovery from patients with acute pneumonitis of a virus causing pneumonia in the mongoose. J. exp. Med. **72**, 595 (1940).

WOILLEZ: Zit. bei C. E. PFISTER et R. S. MACH: Les pneumonies atypiques dites à virus. Praxis **36**, 227—233 (1947).

WOLF, R. L., and L. T. BROWN: Primary atypical nonbacterial pneumonia. Arch. intern. Med. **97**, 593—598 (1956).

YOUNG, L. E., M. STOREY, and A. J. REDMOND: Clinical and epidemiological features of an outbreak of primary atypical pneumonia of unknown etiology among hospital and medical school personnel. Amer. J. med. Sci. **206**, 756—769 (1943).

ZIMMERMANN, E.: Ätiologie, Verlauf und Therapie der akuten Lungeninfiltrate (ohne Tbc) der Jahre 1949/50/51 an der med. Univ.-Klinik Zürich. Inaug.-Diss. Zürich 1953.

Febris ecosinophilica monocytaria
(MAGRASSI-LEONARDI)

GSELL, O.: Die Differenzierung der atypischen Pneumonien. (Akute nichttuberkulöse pneumonische Infiltrate.) Dtsch. med. Wschr. **79**, 1683—1689 (1954).

MAGRASSI, F., e G. LEONARDI: Identificazione di una nuova entità nosologica od eziologica infettiva: la febbre eosinofilomonocitaria. Boll. Soc. ital. Biol. sper. **23**, 733 (1947).

Masern und Keuchhusten

AUGUSZTIN, V., u. L. BINDER: Segmentale Röntgenschatten bei Pertussis. Mschr. Kinderheilk. **103**, 409—411 (1955).

AUGUSZTIN, V., u. D. BODA: Das spätere Schicksal der Röntgenveränderungen in der Pertussislunge. Magy. Radiol. **6**, 110—115, u. dtsch. Zuss.-fass. 115 (1954) [Ungarisch].

BARNHARD, H. J., and W. T. KNIKER: Roentgenologic findings in pertussis. Amer. J. Roentgenol. **84**, 445 (1960).

BARTELS, P.: Bemerkungen über eine im Frühjahre 1860 in der Poliklinik in Kiel beobachtete Masernepidemie, mit besonderer Berücksichtigung der dabei vorgekommenen Lungenaffectionen. Virchows Arch. path. Anat. **21**, 65—84 (1861).

BORST, M.: Pathologische Histologie, S. 98. Berlin: Springer 1938.

CARTAGENOVA, L., e F. COPELLO: Sulle polmoniti atipiche primarie nel morbillo e nella varicella. Minerva pediat. **4**, 740—742 (1952).

CHAOUL, H., u. K. GREINEDER: Lungenkarzinom und Lungenabszess im tomographischen Bild. Fortschr. Röntgenstr. **53**, 232 (1936).

FEYRTER, F.: Über die Masernpneumonie. Virchows Arch. path. Anat. **255**, 753 (1925).

GEBAUER, A., E. MUNTEAN, E. STUTZ u. H. VIETEN: Das Röntgenschichtbild. Stuttgart: Georg Thieme 1959.

—, u. A. SCHANEN: Das transversale Schichtverfahren. Stuttgart: Georg Thieme 1955.

GLANZMANN, E.: Infektionskrankheiten. Masern, Windpocken. In: Handbuch der inneren Medizin, S. 100—149, 269—286. Berlin-Göttingen-Heidelberg: Springer 1952.

GÖRGENYI-GÖTTCHE u. ERÖS: Zit. bei V. AUGUSZTIN u. D. BODA, Das spätere Schicksal der Röntgenveränderungen in der Pertussislunge. Magy. Radiol. **6**, 110—115 (1954).

HAMMER, F.: Transversale Tomographie. Wien-Bonn-Bern: Wilhelm Maudrich 1959.

HARTENSTEIN, H.: Masernvirus, Riesenzellpneumonie und Hundestaupe. Dtsch. med. Wschr. **85**, 1769—1771 (1960).

HUIZINGA, E., and G. J. SMELT: Bronchography, Assen. London: Van Gorcum & Co. 1949.

MckIVIE, J.: Roentgenological observations on pleuropulmonary tularemia. Amer. J. Roentgenol. **74**, 466—471 (1955).

JACKSON, C. A.: The influence of chemotherapy on the management and treatement of lung abscess. Med. Press **1950**, 375—378.

KAPLAN, M., A. FISCHGRUND, R. BLANGUERNON et CH. BALDINO: L'image radiologique pulmonaire au cours de la rougeole non compliquée chez l'enfant. Presse méd. **1952**, 1428—1431.

KAUFMANN, E.: Lehrbuch der speziellen pathologischen Anatomie für Studierende und Ärzte, S. 244ff. Berlin: Georg Reimer 1907.

KAUFMANN, R.: Abcés et gangrene pulmonaires. Étudechinique, Thése Genéve 1945.

KOHN, J., and H. KOIRANSKY: The successive roentgenograms during measels. Amer. J. Dis. Child. **38**, 258 (1929).

— — Roentgenographic reexamination of the chests of children from 6 to 10 month after measels. Amer. J. Dis. Child. **41**, 500 (1931).

KONRILSKY, R.: Les suppurations pulmonaires. J. franç. Méd. Chir. thor. **4**, 113 (1950).

LASSRICH, M. A., R. PRÉVÔT u. K. H. SCHÄFER: Pädiatrischer Röntgenatlas. Stuttgart: Georg Thieme 1955.

LEON-KINDBERG et R. MONOD: Les abces des poumon. Paris: Masson & Cie. 1932.

ONAT, A., u. S. MOESCHLIN: Ergebnisse der antibiotischen Behandlung der Pleuraempyeme und Lungenabszesse. Inaug.-Diss. Zürich 1954. Zit. bei E. TANNER, Handbuch der inneren Medizin, Bd. IV/2, S. 1397. Berlin-Göttingen-Heidelberg: Springer 1956.

PAUL, L. W.: Roentgenologic diagnosis of acute bronchiolitis (Capillary bronchitis) in infants. Amer. J. Roentgenol. **45**, 41 (1941).

SCHWARTZ, L.: Flüchtige nichttuberkulöse Lungeninfiltrate. Rev. méd.-chir. (Jassi) **61**, 31—35 (1957) [Rumänisch].

SCHUBERT, R., u. G. JAHN: Der Lungenabszess. Stuttgart: Ferdinand Enke 1955.

SEYSS, R.: Zur Schichtuntersuchung der Pertussislunge. Mschr. Kinderheilk. **102**, 243—244 (1954).

STAEHELIN, R.: Die Erkrankungen der Trachea, der Bronchien, der Lungen und der Pleuren. In: Handbuch der inneren Medizin, Bd. II/2, S. 1327. Berlin: Springer 1930.

TAKAHASHI, S.: Rotation radiography. Jap. Soc. for the Promotion of Science 1957.

TANNER, E.: Lungenabszess und Lungengangrän. In: Handbuch der inneren Medizin, Bd. IV/2, S. 1375—1397. Berlin-Göttingen-Heidelberg: Springer 1956.

VALLEBONA, A.: Trattato di stratigrafia. Casa Editrice Dott. Francesco Vallardi, Milano 1952.

WEINSTEIN, L., and W. FRANKLIN: The pneumonia of measels. Amer. J. med. Sci. **217**, 314 (1949).

WILLI, H.: Röntgenbefunde bei Masernpneumonie. Fortschr. Röntgenstr. **45**, 34 (1932).

Pneumonie bei Pfeifferschem Drüsenfieber

BOGSCH, A.: Röntgenologische Beobachtungen bei infektiöser Mononukleose. Fortschr. Röntgenstr. **82**, 785—789 (1955).

COCCHI, U.: SCHINZ-BAENSCH-FRIEDL-UEHLINGER, Lehrbuch der Röntgendiagnostik. Stuttgart: Georg Thieme 1952.

GLANZMANN, E.: Infektionskrankheiten. In: Handbuch der inneren Medizin, S. 1233. Berlin-Göttingen-Heidelberg: Springer 1952.

GSELL, O.: Lymphocytosis infektiosa acuta. Schweiz. med. Wschr. **1947**, 77.

— Die Differenzierung der atypischen Pneumonien. (Akute nichttuberkulöse pneumonische Infiltrate.) Dtsch. med. Wschr. **79**, 1683—1689 (1954).

Interstitielle Pneumonie

CROSS, K. R.: Diffuse interstitial pneumonitis; acute, fibrosing, and focal healing patterns. Etiology and malignant potentiality. Arch. Path. **63**, 132—148 (1957).

ESPERSEN, E.: Toxoplasmosis. A survey and a case of acquired pulmonary toxoplasmosis. Acta tuberc. scand. **34**, 163—172 (1957).

FANCONI, G.: Infektionskrankheiten. Poliomyelitis. In: Handbuch der inneren Medizin, S. 514. Berlin-Göttingen-Heidelberg: Springer 1952.

FRANKE, H.: Toxoplasmose. Klin. d. Gegenw. **1**, 1—14 (1955).

GLAUNER, R., u. E. FREEB: Über Lungenverschattungen bei Grippe. Fortschr. Röntgenstr. **72**, 282—288 (1949).

GSELL, O.: Die Differenzierung der atypischen Pneumonie. (Akute nichttuberkulöse pneumonische Infiltrate.) Dtsch. med. Wschr. **79**, 1683—1689 (1954).

HEGGLIN, R.: Handbuch der inneren Medizin. Berlin-Göttingen-Heidelberg: Springer 1956.

JUROW, S. S., and V. P. DOLGOPOL: Interstitial pneumonia and focal myocarditis in poliomyelitis. Amer. J. med. Sci. **226**, 393 (1953).

MOHR, W., u. A. WESTPHAL: Zur Klinik der Toxoplasmose. Med. Klin. **45**, 1167—1168 (1950).

SIIM, J. CH.: Human toxoplasmosis. Kopenhagen: Munksgaard 1960.

TEABEAUT II, J. R.: Aspiration of gastric contents. An experimental study. Amer. J. Path. **28**, 51 (1952).

TÜNNERHOFF, K.: Die interstitielle Lungenentzündung. Tuberk.-Arzt **6**, 272—283 (1952).

Grippe

ANGELONI, J. M., and G. W. SCOTT: Lung abscess and pneumonia complicating influenza. Lancet **1958 I**, 1254—1256.

ARRASMITH, T. M.: Influenzal pneumonia — A clinical report with special reference to diagnosis. U.S. nav. med. Bull **28**, 796 (1930).

BÉTHOUX, L., M. MERLE et P. MARTIN-NOËL: Cœur pulmonaire aigu au cours d'une pneumonie atypique grippale et image radiologique micronodulair. Bull. Soc. méd. Hôp. Paris 70, 695—698 (1954).

BIELING, R.: Balkangrippe und Virusgrippe. Verh. dtsch. Ges. inn. Med. 54, 309—313 (1949).

BOWEN, A.: Acute influenza pneumonitis. Amer. J. Roentgenol. 34, 168—174 (1935).

BRAIBANTI, T., e M. MIGLIO: Gli aspetti radiologici delle complicanze polmonari intervenute nel corso dell'attuale pandemia influenzale. G. Clin. med. 38, 1793—1816 (1957).

BRECKOFF, K., u. V. O. B. LOHMANN: Röntgenologische Beobachtungen während der Grippeepidemie im Jahre 1951. Fortschr. Röntgenstr. 67, 728—736 (1952).

BURNET, F. M., and CLARK: Influenza. A survey of the last 50 years. Melbourne: Macmillan & Co., Ltd. 1942.

COCCHI, U.: SCHINZ-BAENSCH-FRIEDL-UEHLINGER, Lehrbuch der Röntgendiagnostik, Bd. III, S. 2166—2220. Stuttgart: Georg Thieme 1952.

CORDA, R., e A. CAO: Aspetti clinici e radiologici delle pneumopatie influenzali nell'infanzia. Ann. ital. Pediat. 12, 43—72 (1959).

DALE, T.: Bronchopneumonien bei Erwachsenen und Kindern. Acta radiol. (Stockh.), Suppl. 16, 76—90 (1934).

DEL BUONO, M. S.: Zur Röntgenologie der sog. asiatischen Grippepneumonie. Fortschr. Röntgenstr. 90, 171—178 (1959).

DITTMAR, F., u. V. RUPPERT: Über charakteristische Röntgenbilder bei Grippepneumonien („Grippedreieck" und „Schwammstruktur" bei Grippe). Dtsch. Arch. klin. Med. 187, 577—591 (1941).

FINLAND, M., M. W. BARNES, and D. A. SAMPER: Influenza virus isolations and serological studies made in Boston during the winter of 1943/44. J. clin. Invest. 24, 193 (1945).

—, and J. H. DINGLE: Virus pneumonias. I. Pneumonia associated with known nonbacterial agents: Influenza, Psittacosis and Q-fever. New Engl. J. Med. 227, 342 (1942).

— E. M. ORY, M. MEADS, and W. BARNES: Influenza and pneumonia. J. Lab. clin. Med. 33, 32 (1948).

— F. PARKER, W. BARNES, and L. S. JOLIFFE: Acute myocarditis in influenza A infections. 2 cases of nonbacterial myocarditis, with isolation of virus from the lungs. Amer. J. med. Sci. 209, 455 (1945).

FRANCIS jr., TH.: A new type of virus from epidemic influenza. Science 92, 405—408 (1940).

FREY, J.: Lungenbeteiligung bei Grippe. Brit. med. J. 1951 II, No 4744, 1374.

GALLOWAY, R. W., and R. S. MILLER: Lung changes in the recent influenza epidemic. Brit. J. Radiol. 32, 28—31 (1959).

GLAUNER, R., u. E. FREEB: Über Lungenverschattungen bei Grippe. Fortschr. Röntgenstr. 72, 282—288 (1949).

GSELL, O.: Die Grippe. (Erkrankungen in den Jahren 1920—1932.) Ergebn. ges. Med. 17, 455—500 (1932).

—, u. ENGEL: Sulfonamidresistente Pneumonien. Schweiz. med. Wschr. 1942, 35.

HAEMIG, E. u. W. HEYDEN: Influenzaartige Epidemie mit gehäuften Lungeninfiltraten (Viruspneumonie) in einem Füs.Bat. Schweiz. med. Wschr. 72, 1113 (1942).

HARRISON, B. B.: Influenzal pneumonia-recent experiences. Brit. J. Radiol. 24, 392—397 (1951).

HEGGLIN, R.: Viruspneumonien. Dtsch. med. J. 5, 289—292 (1954).

HIRSCH, W.: Lungenkrankheiten im Röntgenbild, Bd. I, Pneumonische Lungenerkrankungen, S. 105—219. Leipzig: VEB Georg Thieme 1957

HÖRING, F. O.: Grippe und grippeartige Krankheiten. Stuttgart: Ferdinand Enke 1948.

HORSFALL jr., F. L., E. H. LENNETTE, E. R. RICKARD, C. H. ANDREWES, W. SMITH, and C. H. STUART-HARRIES: The nomenclature of influenza. Lancet 1940 II, 413.

IMHÄUSER, K.: Viruspneumonien: Q-Fieber und Virusgrippe. Klin. Wschr. 27, 353—360 (1949).

— Zur Klinik der Viruspneumonien. Ärztl. Wschr. 1951, 433—437.

JAGIĆ, N.: Über Grippe (Influenza). Wien. klin. Wschr. 61, 177 (1949).

JENNINGS, G. H.: The clinical features of the pneumonias undergoing virus tests. Brit. med. J. 1952 II, No 4750, 123—129.

KIPPING, H.: Zur Klinik und Ätiologie der sog. Grippepneumonien. Berl. med. Z. 1, 317—321 (1950).

LANARI, C. F.: Neumonitis focales agudas. Segunda parte. Pren. méd. argent. 1952, 185—194.

LEVINTHAL, W., M. H. KUCZYNSKI u. E. WOLFF: Ätiologie, Epidemiologie, pathologische Morphologie und Pathogenese der Grippe. In: LUBARSCH-OSTERTAG, Ergebnisse der allgemeinen Pathologie, S. 848. Berlin: Springer 1924.

LIEBMANN, E., u. H. R. SCHINZ: Über das Röntgenbild der Influenzapneumonie. Münch. med. Wschr. 66, 611—614 (1919).

— — Über das Röntgenbild der Influenzapneumonie. Z. klin. Med. 90, 345—375 (1921).

LÓPEZ-SENDÓN, J. L.: Infiltraciones pulmonares Wassermann positivas en la Provincia de Orenge (Estudios clinico y estadistico). Enferm. d. Tórax 7, 367 (1958). Ref. Kongr.-Zbl. ges. inn. Med. 205, 252 (1959).

MACCALLUM, W. G.: Pathological anatomy of pneumonia associated with influenza. Bull. Johns Hopk. Hosp. 20, 149 (1921).

— Pathology of pneumonia following influenza. J. Amer. med. Ass. 72, 720 (1919).

MAGILL, TH. P.: A virus from cases of influenza-like upper-respiratory infection. Proc. Soc. exp. Biol. (N.Y.) 45, 162 (1940).

MASSINI, R., u. H. BAUR: Infektionskrankheiten I. Grippe (Influenza). In: Handbuch der inneren Medizin, S. 406—409. Berlin-Göttingen-Heidelberg: Springer 1952.

MISSKE, B., u. A. SYLLA: Röntgenologische Studien des Lungenbildes bei Grippekranken der Epidemie 1928/29. Fortschr. Röntgenstr. 42, 4—18 (1930).

MULDER, J., et C. H. STUART-HARRIS: Influenzae pneumonia: Causation and treatment. Bull. Org. mond. Santé 8, 743 (1953).

POTTE, N. W.: Über die röntgenologischen Bilder der Lobulärpneumonien. Fortschr. Röntgenstr. **42**, 69—81 (1930).

SARASIN, PH., u. H. LUDIN: Zum Röntgenbild der Grippepneumonie. Schweiz. med. Wschr. **49**, 1209 (1951).

SCADDING, J. G.: Lung changes in influenza. Quart. J. Med. **6**, 425 (1937).

SCHER, J. M., and E. JARUSZEWSKI: Virus Influenza A.—Infection with pulmonary manifestation. Arch. intern. Med. 88, 201 (1951).

SIMONEL, A., J. NIVIÈRE et A. LARCAN: Infiltrata pulmonaires labiles pseudo-cavitaires d'origine grippale. A propos de deux observations. J. Radiol. Électrol. **39**, 49—50 (1958).

STENSTRÖM, R.: Pneumonia in adults during the influenza epidemic of 1957. Roentgenological observations. Ann. Med. intern. Fenn. **48**, Suppl. 28, 243—251 (1959).

STOPPANI, F.: Osservazioni radiologiche su alcune pneumopatie in corso di pandemia influenzale. G. Accad. Med. Torino **120**, 112—113 (1957).

STRAT, C., S. ZONENREICH, GH. CHISLEAG, E. IOAN u. D. EISENFELD: Klinische Aspekte der Grippeepidemie des Winters 1953—1954. Med. interna (Buc.) 7, 48—58 (1955).

TESCHENDORF, H. J.: Über besondere Erscheinungsformen der Grippepneumonie im Röntgenbild. Fortschr. Röntgenstr. **48**, 541—547 (1933).

VIVELL, O., F. SCHRÖPL, G. REIMOLD u. S. RICHTER: Die Häufung von Grippe- und Adenovirusinfektionen in Südwestdeutschland im Jahre 1957. Dtsch. med. Wschr. **84**, 510—516 (1959).

WEISSE, K.: Über Viruspneumonien und ihre Bedeutung für die Kinderheilkunde. Kinderärztl. Prax. **19**, 221—230, 279—290 (1951).

WESTERKAMP, H.: Berliner Virusgrippe im Röntgenbild. Dtsch. med. J. **1952**, 570—571.

WEYER, F.: Einige Betrachtungen beim Nachweis von Psittakose oder Ornithose im Tierversuch. Schweiz. Z. Path. **18**, 1104 (1955).

ZDANSKY, E.: Die Lungenröntgenbefunde bei der Grippe 1957. Praxis **6**, 150 (1958).

ZÜRCHER, W. O.: Atypische Verlaufsformen der Grippe 1957. Radiol. clin. (Basel) **27**, 341—347 (1958).

Adenovirus

DINGLE, J. H., H. S. GINSBERG, G. F. BADGER, W. S. JORDAN jr., and S. KATZ: Evidence for specific etiology of "acute respiratory disease" (ARD). Trans. Ass. Amer. Phycns **67**, 149—155 (1954).

GINSBERG, H. S., G. F. BADGER, J. H. DINGLE, W. S. JORDAN, and S. KATZ: Etiology relationship of R 1—67 agent to "acute respiratory disease" (ARD). J. clin. Invest. **34**, 820—831 (1955).

HEYMER, A.: Über die bakterielle Pneumonie. Dtsch. med. J. **5**, 283—289 (1958).

— Die Pneumonien. Klin. d. Gegenw. **7**, 1—44 (1958).

— Pneumonieprobleme. Internist (Berl.) **1**, 44—54 (1960).

HILLEMANN, M. R., and J. H. WERNER: Recovery of new agent from patients with acute respiratory illness. Proc. Soc. exp. Biol. (N.Y.) **85**, 183—188 (1954).

KAUFMANN, G., T. WEGMANN, M. RENTSCH u. E. WIESMANN: Adenovirusinfektionen Typ 4 und 7a in der Ostschweiz 1958. Schweiz. med. Wschr. **89**, 877 (1959).

WEGEMANN, T., G. KAUFMANN u. E. WIESMANN: Lungeninfiltrate bei Adenovirusinfektionen. Schweiz. med. Wschr. **89**, 882—887 (1959).

Psittakose — Ornithose

ADAMY, G.: Klinische Studien über die Psittakose. Dtsch. Arch. klin. Med. **169**, 301—336 (1930).

— Klinische Erfahrungen über die Papageienkrankheit. Dtsch. med. Wschr. **6**, 217 (1930).

BEDSON, S. P., G. T. WESTERN, and S. LEVY SIMPSON: Observation on the aetiology of psittacosis. Lancet **1930 I**, 235, 345.

BOEMKE, F., u. M. PIROTH: Vergleichende Untersuchungen über die Histologie der Psittakosepneumonie und der interstitiellen plasmacellulären Pneumonie. Frankfurt. Z. Path. **63**, 593—605 (1952).

BOUCHER, H., J. HUSON et J. THIÉBAULT: Les faux aspects radiologiques de primo-infection créés par les pneumonies a virus. Presse méd. **60**, 425—427 (1952).

BRAND, G.: Unspezifische positive WaR. bei Ornithose. Dtsch. med. Wschr. **80**, 60 (1955).

—, u. H. LIPPELT: Untersuchungen über den unspezifischen Wassermann-Antikörper bei Ornithose. Arch. ges. Virusforsch. **6**, 65 (1956).

COCCHI, U.: Lungenerkrankungen. In: SCHINZ-BAENSCH-FRIEDL, Bd. III, S. 2085—2220. Stuttgart: Thieme 1952.

COLES, A. C.: Micro-organisms in psittacosis. Lancet **1930 II**, 1011—1012.

COX, H. R.: Psittacosis, ornithosis and related viruses. Ann. N.Y. Acad. Sci. **48**, 393—414 (1947).

EATON, M. D., M. D. BECK, and H. E. PEARSON: A virus from cases of atypical pneumonia. J. exp. Med. **73**, 641—653 (1941).

ELKELES, G.: Zur Ätiologie der Psittakose. Dtsch. med. Wschr. **15**, 620 (1930).

— Über die Berliner Fälle von Papageienkrankheit und den derzeitigen Stand der Psittakoseforschung. Münch. med. Wschr. **4**, 139 (1930).

EMBDEN, H., u. G. ADAMY: Über Hamburger Fälle von Papageienkrankheit. Münch. med. Wschr. **4**, 140 (1930).

FALLET, G. H.: L'ornithose. Paris: Masson & Cie. 1953.

— R. S. MACH et J. WIRTH: Une variété nouvelle de pneumonie atypique, l'ornithose. Praxis **46**, 988—996 (1950).

FANCONI, G.: Zur Differentialdiagnose der Lungengerüsterkrankungen im Kindesalter. Dtsch. med. Wschr. **84**, 709—712 (1959).

FAVOUR, C. B.: Ornithosis (psittacosis): A report of 3 cases and a historical, clinical and laboratory comparison with human atypical (virus) pneumonia. Amer. J. med. Sci. **205**, 162—187 (1943).

FITZ, R. H., G. MEIKLEJOHN, and M. D. BAUM: Psittacosis in Colorado. Amer. J. med. Sci. **229**, 252—261 (1955).

Gernez-Rieux, Ch., C. Voisin, J. Méreau, J. Leblois et P. Ramon: Manifestations broncho-pulmonaires de l'ornithose. Aspect radiologique. J. Radiol. Électrol. **38**, 580—584 (1957).

Glawatz, K., u. H. Uthgenannt: Das Krankheitsbild der Psittakose-Ornithose. Dtsch. Arch. klin. Med. **206**, 140—185 (1960).

Gsell, O.: Die Differenzierung der atypischen Pneumonien. Dtsch. med. Wschr. **79**, 1683—1689 (1954).

Günther, F.: Verlauf und Epidemiologie der Psittakose. Klin. Wschr. **1930**, 203.

Gulland, G. L.: A note of psittacosis. Brit. med. J. **1953I**, No 3321, 308.

Gutzeit, K., u. Johannsen: Beitrag zur Frage der Psittakose. Münch. med. Wschr. 81, 1337—1339 (1934).

Haagen, E., u. G. Mauer: Über eine auf den Menschen übertragbare Virus-Krankheit bei Sturmvögeln und ihre Beziehung zur Psittakose. Dtsch. med. Wschr. **1939**, 13—15.

Haedke, M.: Über endemische Pneumonie. Dtsch. med. Wschr. **14**, 220 (1898).

Hegglin, R.: Die Pneumonien. In: Handbuch der inneren Medizin, Bd. IV/2, S. 1077—1284. Berlin-Göttingen-Heidelberg: Springer 1956.

— Die Ornithose. Schweiz. med. Wschr. 88, 64—68 (1958).

Hegler, C.: Psittakose. Dtsch. med. Wschr. **4**, 168 (1930).

Heinlein, H.: Die Pathogenese und Morphologie der virus- und rickettsienbedingten menschlichen Pneumonien. Ärztl. Wschr. **1955**, 270—275.

Heymann, B.: Über die Psittakose. Klin. Wschr. **5**, 193 (1930).

Heymer, A.: Pneumonieprobleme. Internist (Berl.) **1**, 44—54 (1960).

Hrúzik, J., and R. Škoda: A case of pulmonary form of ornithosis. Bratisl. lek. Listy **39**, 108—113 mit engl. Zusfass. (1959) [Slowakisch].

Hutchinson, R., R. A. Rowlands, and S. L. Simpson: A study of psittacosis. Brit. med. J. **1930I**, 512.

Imhäuser, K.: Beitrag zur Psittakose. Med. Klin. **20**, 487 (1930).

— Zur Klinik der Viruspneumonien. Ärztl. Wschr. **1951**, 433.

Kemmerer, G., H. G. Haussmann, G. Schoop u. E. Kauker: Zur Klinik und Epidemiologie der durch Tauben übertragenen menschlichen Ornithose. Dtsch. med. Wschr. 81, 930—933 (1956).

Krumeich, A.: Beobachtungen über der sog. Papageienkrankheit. Münch. med. Wschr. **10**, 401 (1930).

Leichtenstern: Über infektiöse Lungenentzündungen und den heutigen Stand der Psittakosisfrage. Monographie Bonn 1899. Ref. Zbl. inn. Med. **1899**, 1252.

Lépine, P.: Qu'est-ce que la pneumonie atypique? Les aquisitions médicales récentes, p. 197—201. Paris: Ed. médicales Flammarion 1949.

— L'Ornithose (étiologie, symptomatologie et diagnostic). Rapport du ler Congrès international de Médicine interne, Paris, 1950. Sem. Hôp. Paris **1950**, 3376—3385.

Levinson, D. C., J. Gibbs, and J. Z. Beardwoord: Ornithosis as a cause of sporadic atypical pneumonia. J. Amer. med. Ass. **126**, 1079—1084 (1944).

Levinthal, W.: Die Ätiologie der Psittakosis. Med. Welt **1930**, 713.

Lillie, R. D.: Rickettsia-like inclusions in man and in experimental animals. Publ. Hlth Rep. (Wash.) **45**, 773—778 (1930).

Lippelt, H., u. G. Brand: Die Komplementbindungsreaktion in der Diagnostik der Ornithose (Psittakose). Dtsch. med. Wschr. **80**, 110—114 (1955).

Maué, R.: Zur Diagnose der Papageienkrankheit unter Berücksichtigung des Röntgenbildes. Fortschr. Röntgenstr. **61**, 180—186 (1940).

Melzer, H.: Zur Epidemiologie und Klinik der Ornithose. Dtsch. med. Wschr. **84**, 664—675 (1959).

Meyer, F., u. G. Grunwald: Klinische Beobachtungen bei Papageienkrankheit. Dtsch. med. Wschr. **5/6**, 174 (1930).

Meyer, K. F.: Pigeons and barnyards fowls as possible sources of human psittacosis or ornithosis. Schweiz. med. Wschr. **1941**, 1377.

— The ecology of psittacosis and ornithosis. Medicine (Baltimore) **21**, 175 (1942).

— Psittacosis (ornithosis). Diseases of poultry, p. 513. Baltimore: Ed. Biester. Iowa State College Press 1948.

—, and B. Eddie: Spontaneous psittacosis infections of the canary and butterfly finch. Proc. Soc. exp. Biol. (N.Y.) **30**, 481—482 (1933).

— — L'ornithose chez les pigeons et ses relations avec la pneumonie humaine. Proc. Soc. exp. Biol. (N.Y.) **39**, 609 (1942).

— — The knowledge of human virus infections of animal origin. J. Amer. med. Ass. **133**, 822 (1947).

Mohr, W.: Psittacosis. In: Handbuch der inneren Medizin. Infektionskrankheiten, S. 788. Berlin-Göttingen-Heidelberg: Springer 1952.

— Untersuchungen und Beobachtungen zur Verbreitung und Klinik der Ornithose (Psittakose) in Deutschland. Z. ges. inn. Med. **9**, 1005—1010 (1954).

— Über das Vorkommen der Ornithose in Deutschland. Verh. Dtsch. Ges. inn. Med. 61. Kongr. Wiesbaden vom 18.—21. 4. 1955, S. 224—228.

Morange, A.: De la psittacose ou infection spéciale déterminée par des perruches. Thèse de Paris 1895.

Mumme, C.: Zur Epidemiologie und Klinik der Ornithose. Verh. Dtsch. Ges. inn. Med., 61. Kongr. Wiesbaden vom 18.—21. 4. 1955. 1956, S. 244—250.

Nocard, E.: Conseil d'hygiène publique et de Salubrité du Département de la Seine, séance du 14 avril 1893. In: F. Drujon, Rapport général sur les Traveaux d'Hygiène publique et de Salubrité du Département de la Seine, de 1890 à 1894. Paris 1897. Zit. nach Morange.

Oberndorfer, S.: Pathologisch-anatomische Befunde bei Psittakosis. Münch. med. Wschr. **8**, 311 (1930).

Rasmussen, R. F.: Über eine durch Sturmvögel übertragbare Lungenerkrankung auf den Färöern. Zbl. Bakt., I. Abt. Orig. **143**, 89—94 (1938).

Rejnberg, S. A., T. K. Rozental u. D. E. Kaplunova-Sergeeva: Das röntgenologische Bild der Lungen bei Ornithose. Klin. Med. (Mosk.) **33**, 41 (1955).

Ritter, J.: Beitrag zur Frage des Pneumotyphus. Dtsch. Arch. klin. Med. **25**, 53 (1879).

Rosebury, Th., H. V. Ellington, G. Meiklejohn, and F. Schabel: A laboratory infection with psittacosis virus, treated with penicillin and suladiazine, and experimental data bearing on the mode of infection. J. infect. Dis. **80**, 64—77 (1947).

Siegmund, H.: Zur pathologischen Anatomie der Psittakose. Münch. med. Wschr. **1930**, 223.

Smadel, J. E.: Atypical pneumonia and psittacosis. J. clin. Invest. **22**, 57—65 (1943).

Stehr, L.: Zum Röntgenbild der Psittakosis-Pneumonie. Dtsch. med. Wschr. **61**, 1429—1432 (1935).

— Die Psittakose-Pneumonie. Münch. med. Wschr. **89**, 311—313 (1942).

Strobel, W.: Beitrag zum Krankheitsbild der Ornithose im Kindesalter. Dtsch. med. Wschr. **79**, 176—178 (1954).

Teschendorf, W.: Erkrankungen der Brustorgane. In: Lehrbuch der röntgenologischen Differentialdiagnostik, Bd. I. Stuttgart: Georg Thieme 1958.

Trüb, P.: Wiederauftreten der Papageienkrankheit (Psittakosis). Münch. med. Wschr. **92**, 702—706 (1950).

Uthgenannt, H., u. K. Glawatz: Zur klinisch-röntgenologischen Differentialdiagnose der Viruspneumonie. Fortschr. Röntgenstr. **92**, 246—266 (1960).

Vieuchange, J.: Psittacose et ornithose. In: G. Levaditi et P. Lépine, Les ultra-virus des maladies humaines, toxine 2, p. 1150—1198. Paris: Maloine 1948.

Weltmann, O.: Über eine kleine Endemie von Psittakose in Wien (August 1929). Wien. klin. Wschr. **1930**, 7.

Weyer, F.: Einige Beobachtungen beim Nachweis von Psittakose oder Ornithose im Tierversuch. Schweiz. Z. allg. Path. **18**, 1105—1111 (1955).

Widowitz, J.: Über 3 Fälle von Psittakose. Wien. klin. Wschr. **7**, 195 (1930).

Wiesmann, E.: Serologische Befunde bei Adeno-Virus-Infektion. Schweiz. Z. Path. **21**, 935 (1958).

Willich, E.: Der Wandel im Röntgenbild der Kinderpneumonie. Fortschr. Röntgenstr. **92**, 508 (1960).

Wa.-R.-positive Pneumonie

Boas, H., u. Neergard: Kommt eine positive Wassermann-Reaktion gelegentlich bei febrilen Lungenaffektionen vor? Derm. Z. **71**, 540 (1935).

Brand, G.: Unspezifische positive Wa.R. bei Ornithose. Dtsch. med. Wschr. **80**, 60 (1955).

—, u. H. Lippelt: Untersuchungen über den unspezifischen Wassermann-Antikörper bei Ornithose. Arch. ges. Virusforsch. **6**, 65 (1956).

Fanconi, G.: Die pseudoluische, subakute hilifugale Bronchopneumonie des heruntergekommenen Kindes. Schweiz. med. Wschr. **1936 II**, 821.

François, R.: Pneumonie à virus et pneumonie primitive atypique. Paris: Vigot Frères 1950.

Gasser, G.: Wassermann-positive Bronchopneumonien im Kindesalter und ihre verschiedenen Manifestationen (Fanconi-Hegglinsches Syndrom). Beitrag zur Frage der miliaren Bronchopneumonie und Viruspneumonie. Helv. paediat. Acta **2**, 185 (1947).

Gebhardt, F.: Über das Wassermann (Wa.R.)-positive Lungeninfiltrat. Münch. med. Wschr. **1944**, 230.

Hegglin, R.: Das Wassermann (Wa.R.)-positive Lungeninfiltrat. Helv. med. Acta **7**, **497** (1940/41).

— Das Wassermann-positive Lungeninfiltrat. Beitrag zur Klinik atypischer Pneumonien. Schweiz. med. Wschr. **1941**, **777**.

— Pneumonia and respiratory disease with a positive Wassermann-test. J. Amer. med. Ass. 8, 214 (1945).

— Die klinische Bedeutung der Kälte-Agglutination, diagnostischer Test und Hämolysefaktor. Schweiz. med. Wschr. **1946**, 438.

— Liquorveränderungen bei der pseudoluetischen Wassermann-positiven Bronchopneumonie. Schweiz. med. Wschr. **1947**, 588.

— Wandlungen im Krankheitsbild und von der Behandlung der Pneumonie. Medizinische **1957**, 1199—1203.

— Viruspneumonie. Münch. med. Wschr. **102**, 181—190 (1960).

—, u. Grumbach: Das Wassermann (Wa.R.)-positive Lungeninfiltrat. Schweiz. med. Wschr. **1945**, 578.

Herzog, H., u. W. Pulver: Die pseudoluische (Wassermann-positive) Viruspneumonie. Schweiz. med. Wschr. **1953**, 227.

Jahnel, F.: Stark positive, nicht auf Syphilis beruhende Luesreaktionen im Blute bei einer bestimmten Erkrankung der Atmungsorgane und ihre praktische Bedeutung. Klin. Wschr. **1941**, 1089.

Löffler, H.: Ist das pseudoluetische (Wa.R.positiv) Lungenfiltrat eine Ornithose? Persönliche Mitteilungen. Zit. bei Hegglin, Viruspneumonie. Münch. med. Wschr. **1960**, 181—190.

— G. A. Spengler, G. Riva, P. Stucki u. R. Mangold: Über gehäuftes Vorkommen von Lungeninfiltraten in Rekrutenschulen. Schweiz. med. Wschr. **86**, 967—975 (1956).

López-Sendón, J. J.: Infiltraciones pulmonares Wassermann positivas en la Provincia de Orenge (Estudios clinico y estadistico). Enferm. d. Tórax **7**, 663—674 (1958). Ref. Kongr.-Zbl. ges. inn. Med. **205**, 252 (1959).

Martin, H.: Über zwei Fälle von Wassermann-positivem Lungeninfiltrat. Klin. Wschr. **1943**, 184.

Meyer, K. F.: Pigeons and Barnyard fowls as possible sources of human psittacosis or ornithosis. Schweiz. med. Wschr. **1941**, 1377—1379.

— Ecology of psittacosis and ornithosis. Medicine (Baltimore) **21**, 175—206 (1942).

—, and B. Eddie: Latent psittacosis and salmonella psittacosis infection in South America Parrotlets and Conures. Science (Lancaster, Pa.) **79**, 546 (1934).

— — Über Papageienpest. Auf Grund von epidemiologischen und experimentellen Studien in Kalifornien. Klin. Wschr. **1934**, 865—870.

— — Psittacosis in the native Australian Budgarigars, Californie. Proc. Soc. exp. Biol. (N.Y.) **31**, 917—920 (1934).

PFISTERER, G.: Das Wassermann (Wa.R.)-positive Lungeninfiltrat. Schweiz. Z. Tuberk. **2**, 139 (1945).

POLICARD, GALY et MARAL: Pneumopathie à réaction de Bordet-Wassermann transitoirement positive. J. Méd. et Chir. thor. **4**, 257 (1947).

RIST, E., P. VÉRAN et M. GEFFRIAND: Bronchopneumopathies à sérologic pseudo-syphilitique transitoirement positive. Presse méd. **1949**, 1075.

ROSSIER, P. H.: Syndrome catarrhal. des voies respiratoires avec réaction de Wassermann positive. Praxis **1945**, 6.

SIRAND, L.: Affections des voies respiratoires sérologie syphilitique transitoirement positive. Thèse de Lyon 1948.

STAEHELIN, R.: Die flüchtigen Lungeninfiltrate. Schweiz. med. Wschr. **1942**, 785.

STEINMANN, J.: L'infiltrat pulmonaire Wa.R.-positif (Syndrome de Fanconi-Hegglin). Rev. méd. Suisse rom. **35**, 338 (1943).

WIESMANN, E.: Serol. Befunde bei Adeno-Virus-Infektionen. Schweiz. Z. Path. **21**, 935—939 (1958).

— Die spezif. Laboratoriumsdiagnostik bei Adeno-Virus-Infektionen. Schweiz. med. Wschr. **1959**, 928.

—, u. G. KAUFMANN: Serologische Befunde bei Adenovirus-Infektionen, Ornithose und Lues. Schweiz. Z. Path. **22**, 653—657 (1959).

Q-Fieber

ASCHENBRENNER, R., u. H. EYER: Rickettsiosen. In: Handbuch der inneren Medizin, Infektionskrankheiten. I. S. 638—761. Berlin-Göttingen-Heidelberg: Springer 1952.

BECKMANN, K.: Fiatbericht inn. Med. **74**, I, 116, 134 (1941).

BRÖSAMLEN,: Bericht der beratenden Fachärzte. Berlin 1941.

BURNET, F. M., and M. FREEMAN: Experimental studies in the virus of Q-fever. Med. J. Aust. **2**, 299 (1937).

CAMIOPETROS, J.: La Q-fever en crice, le lait source de l'infection pour l'homme et les animaux. Ann. Parasit. hum. comp. **23**, 107 (1948).

— Q-fever respiratory human epidemic disease in Mediterranean area, determined mille-borne infection from goats and sheep. Proc. Int. Congr. Trop. Med. et Malaria **1**, 441 (1948).

— Q-Fieber-Studien. 4. Int. Kongr. für Tropenmed., Washington 1948.

— Serological evidence of Q-fever. Lancet **1949 I**, 887.

COCCHI, U.: In: SCHINZ-BAENSCH-FRIEDL-UEHLINGER, Lehrbuch der Röntgendiagnostik, Bd. III, S. 2187—2194. Stuttgart: Georg Thieme 1952.

DAVIS, G. E., and H. R. COX: A filter passing infectious agent isolated from ticks. Publ. Hlth Rep. (Wash.) **53**, 2259 (1938).

DENNIG, H.: Über eine eigenartige Grippe-Epidemie auf dem Balkan. Wien. med. Wschr. **92**, 335 (1942).

— Q-Fieber (Balkangruppe). Dtsch. med. Wschr. **72**, 369 (1947).

DERRICK, E. H.: "Q-fever", a new fever entity: clinical features, diagnosis and laboratory investigation. Med. J. Aust. **2**, 281 (1937).

DINGLE, J. H.: The Commission on acute respiratory disease. Amer. J. Hyg. **44**, 110 (1946).

DINGLE, J. H.: Commission on A. R. D.: A laboratory outbreak of Q-fever caused by the Balkangrippe strain of rickettsia burneti. Amer. J. Hyg. **44**, 123 (1946).

DYER, R. E.: Similarity of Austrian "Q-fever" and a disease caused by an infectious agent isolated from ticks in Montana. Publ. Hlth Rep. (Wash.) **54**, 1229 (1939).

FÄNNRICH, W. H.: Über atypische Pneumonien (Viruspneumonien). Dtsch. med. Wschr. **71**, 169 (1946).

FEINSTEIN, M., R. YESNER, and J. L. MARKS: Epidemics of Q-fever among troops returning from Italy in the spring of 1945. I. Clinical aspects of the epidemic at camp Patrick Henry, Virginia. Amer. J. Hyg. **44**, 72 (1946).

FREYGANG, F.: Klinische, epidemiologische und serologische Beobachtungen bei einer Q-Fieber Epidemie 1948/49 in Nord-Württemberg. Dtsch. med. Wschr. **48**, 1457 (1949).

GLAUNER, R.: Über Lungenverschattungen bei Q-Fieber. Fortschr. Röntgenstr. **74**, 411—415 (1951).

GSELL, O.: Queensland-Fieber-Studien. (Rickettsia-Burneti-Erkrankungen in Mitteleuropa 1947/48.) Helv. med. Acta **15**, 372—385 (1948).

— Q-fever (Queenslandfieber) in der Schweiz. Schweiz. med. Wschr. **1948**, 1—8.

— Die Differenzierung der atypischen Pneumonien. (Akute nichttuberkulöse pneumonische Infiltrate.) Dtsch. med. Wschr. **1954**, 1683—1689.

GUTSCHER, V., u. K. NUFFER: Über eine Queensland-fever-Epidemie in Bremgarten (Kt. Aargau). Schweiz. med. Wschr. **43**, 1064 (1948).

GUTZEIT, K.: Bericht der beratenden Fachärzte. Berlin 1944.

— Zit. bei MEYTHALER u. BETZ. Die Viruspneumonie des Menschen. Stuttgart: Ferdinand Enke 1952.

HARTWEG, H.: Neuere Forschungsergebnisse bei Viruspneumonien und ihre Auswirkung auf die Deutung des Röntgenbildes bei diesen Krankheiten. Fortschr. Röntgenstr. **76**, 70—77 (1952).

HENGEL, R., G. A. KAUSCHE u. E. SHERIS: Über zwei dörfliche Q-Fieberepidemien in Baden. Dtsch. med. Wschr. **75**, 1505 (1950).

HENI, F., u. GERMER: Beobachtung des Verlaufs einer Epidemie von Q-Fieber in einem geschlossenen Siedlungskreis. Verh. dtsch. Ges. inn. Med. **54**, 306—309 (1949).

HERZBERG, K.: Isolierung und Identifizierung eines zweiten Stammes von epidemischer Bronchopneumonie (Viruspneumonie) des Menschen. Dtsch. Gesundh.-Wes. **1**, 137 (1946).

— Epidemische Bronchopneumonie des Menschen; Kultur und Darstellung des Erregers. Zbl. Bakt., I. Abt. Orig. **152**, 1—14 (1947).

— Neue epidemiologische Ergebnisse aus dem Virusgebiet. Z. ges. inn. Med. **3**, 257 (1948).

HESDORFFER, M. B., and J. A. DUFFALO: American Q-fever. J. Amer. med. Ass. **116**, 1901 (1941).

HIRT, W., u. F. BAUER: Beobachtungen bei gehäuften Grippe-Pneumonien, die bei deutschen Truppenleitern in Serbien auftraten. Milit.-Arzt **6**, 628—630 (1941).

HORSTER, W.: 5. ärztlicher Feldpostbrief 1945, Juni. Med. Z. **5**, 164 (1945).

HUEBNER, R. J.: Report of outbreak of Q-fever at National Institute of Health: Epidemiological features. Amer. J. publ. Hlth **37**, 431 (1947).

IMHÄUSER, K.: Viruspneumonien: Q-Fieber und Virusgrippe. Klin. Wschr. **27**, 353—360 (1949).

IRONS, I. V., and J. M. HOOPER: Q-fever in the United States Clinical data on an outbreak among stock handlers and slaughtershouse workers. J. Amer. med. Ass. **133**, 815 (1947).

JAKOBSON, G., R. B. DENTLINGER, and R. A. CARTER: Roentgenmanifestations of Q-fever. Radiology **53**, 739 (1949).

KIKUTH, W.: Zit. bei MEYTHALER u. BETZ. Die Viruspneumonie des Menschen. Stuttgart: Ferdinand Enke 1952.

—, u. M. BOCK: 23 Fälle von Laborinfektionen mit Q-Fieber. Med. Klin. **44**, 1056 (1949).

KOLLMEIER, K.: Über Viruspneumonien. Ärztl. Wschr. **1/2**, 334 (1946).

KÜHN, R., u. W. GERICKE: Das epidemische Vorkommen von Viruspneumonien. Dtsch. med. Wschr. **73**, 194 (1948).

LAUR, A., u. K. RABENSCHLAG: Über Pneumonien bei Q-Fieber. (Ein Röntgenbeitrag.) (1) Dtsch. med. Wschr. **76**, 443—445 (1951).

— — (2) Ergebn. inn. Med. Kinderheilk. **5**, 219 (1954).

LILLIE, R. D., T. L. PERRIN, and C. ARMSTRONG: Institutional outbreak of pneumonitis: histopathology in man and rhesus monkeys in pneumonitis due to virus of 2 Q-fever. Publ. Hlth Rep. (Wash.) **55**, 149 (1940).

LÜHR, K.: Rickettsiosen. Klin. d. Gegenw. **1**, 59—74 (1955).

MCCALLUM, F. O., B. P. MARMION, and M. G. P. STOKER: Q-fever in Great Britain. Isolation of cases of rickettsia burneti from an indigenous case. Lancet **1949 II**, 1027.

MARET, F.: Zit. bei MEYTHALER u. BETZ. Die Viruspneumonie des Menschen. Stuttgart: Ferdinand Enke 1952.

MEYTHALER, F., u. D. BETZ: Die Viruspneumonie des Menschen. Stuttgart: Ferdinand Enke 1952.

MOESCHLIN, S., u. B. J. KOSZEWSKI: Komplikationen des Q-Fiebers. Schweiz. med. Wschr. **80**, 1103—1117 (1950).

NARDI, F. L., e A. FOLTRANI: Rilievi clinico-radiologici su i casi di febbre Q ricoverati presso l'Ospedale Civile di Macerata. Accad. med. **67**, 179—183 (1952).

NAUCK, E. G.: Verhandlungen der Frankfurter Med. Ges. vom 8. VI. 48. Viruspneumonie und Q-Fieber. Klin. Wschr. **1949**, 350.

—, u. F. WEYER: Laboratoriums-Infekt bei Q-Fieber. Dtsch. med. Wschr. **1949**, 198.

RIVERS, TH. M., and F. L. HORSTFALL jr.: Viral and rickettsial infections of man. Philadelphia and Montreal: J. B. Lippincott Co. 1959.

ROBINS, F. C., and CH. A. RAGAN: Q-fever in the mediterranean area. Report of its occurrence in allied troops. I. Clinical features of the disease. Amer. J. Hyg. **44**, 6 (1946).

—, and R. RUSTIGIAN: "Q-fever" in mediterranean aera: report of its occurence in allied troops: laboratory outbreak. Amer. J. Hyg. **44**, 123 (1946).

RUPP, M.: Bericht über eine Viruspneumonie epidemischen Charakters. Med. Klin. **1947**, 144—145.

SCHUBERT, R.: Zur Klinik der Viruspneumonie. Med. Klin. **42**, 485 (1947).

SIEGERT, R., W. SIMROCK u. U. STRÖDER: Über einen epidemischen Ausbruch von Q-Fieber in einem Krankenhaus. Z. Tropenmed. Parasit. **2**, 1—40 (1950).

SMADEL, I. E.: Rivers virus and rickettsial infections of man. Philadelphia: J. B. Lippincott Co. 1948.

STOKER, M. G. P.: Q-fever in the mediterranean aera: a report of its occurence in allied troops. Amer. J. Hyg. **44**, 1 (1946).

— Q-fever in the United States. J. Amer. med. Ass. **133**, 813 (1947).

— Serological evidence of Q-fever in Great Britain. Lancet **1949 I**, 178.

STRÖDER, U., R. SIEGERT u. W. SIMROCK: Neue Gesichtspunkte zur Klinik und Ätiologie des Q-Fiebers. Verh. dtsch. Ges. inn. Med. **55**, 643—646 (1949).

TOPPING, N. H., C. C. SHEPARD, and H. J. HUEBNER: Q-fever: immunological comparison of strains. Amer. J. Hyg. **44**, 173—182 (1946).

TÜNNERHOFF, F.: Zur Frage der Viruspneumonien. Verh. dtsch. Ges. inn. Med. 54. Tagung. Karlsruhe 1948.

— Zur Frage der Viruspneumonien. Dtsch. Arch. klin. Med. **195**, 302—309 (1949).

VEIEL, K.: Beitrag zur Klinik und Röntgendiagnose der Viruspneumonie. Klin. Wschr. **27**, 188—195 (1949).

VISCHER, W. A.: Gehäuftes Auftreten von Q-Fieber in einer Rekrutenschule. Schweiz. med. Wschr. **1949**, 137.

WALTHER, TIEFENSEE, MRUGOWSKI u. BRÖSAMLEN: Zit. bei MEYTHALER u. BETZ, Die Viruspneumonie des Menschen. Stuttgart: Ferdinand Enke 1952.

WEGMANN: Über eine Q-Fieber (Queenslandfieber)-Epidemie in Graubünden. Schweiz. med. Wschr. **1948**, 529.

WEILER, E.: Erfahrungen bei der Grippe- und Grippepneumoniebehandlung in einem Feldlazarett. Milit.-Arzt **6**, 631—633 (1941).

Sekundäre Pneumonien

AMBERSON, J. B.: A clinical consideration of abscesses and cavities of the lung. Bull. Johns Hopk. Hosp. **94**, 227—237 (1954).

AUFDERMAUR, M.: Über die Infarktkaverne der Lungen. Schweiz. med. Wschr. **1944**, 1191.

BAKER, G. L., and G. W. HEUBLEIN: Postoperative aspiration pneumonitis. Amer. J. Roentgenol. **80**, 42—48 (1958).

BELCHER, J. R.: The pulmonary complications of dysphagia. Thorax **4**, 44 (1949).

BORST, M.: Pathologische Histologie, S. 98. Berlin: Springer 1938.

BROCARD, H., Mme. HENAUT et C. LAPLANCHE: Le traitement antibiotique général des abcès du poumon. J. franç. Méd. Chir. thor. **5**, 494 (1951).

CERIANA, G., e L. TENTI: La broncografia negli esiti degli ascessi polmonari a guargione clinica conseguita. Studio comparativo di tali esiti ottenuti sia con cure mediche endoscopiche sia con drenaggio transtoracico con sonda. Minerva med. **1958**, 1194—1211.

CHARPIN, J., H. MÉTRAS e C. GAILLARD: La broncografia guidata negli ascessi polmonari. G. ital. Tuberc. 6, 301—308 (1952).

COCCHI, U.: In: SCHINZ-BAENSCH-FRIEDL-UEHLINGER, Lehrbuch der Röntgendiagnostik, S. 2109. Stuttgart: Georg Thieme 1952.

DEHLINGER, K., and P. RIEMENSCHNEIDER: Pulmonary embolism. Analysis of 74 autopsy cases since 1941. New Engl. J. Med. **240**, 497 (1949).

DRINKER, C. K.: Pulmonary edema an inflammation. Cambridge, Mass.: Harvard University Press 1945.

FEHR, A., CL. MOLO u. O. WALTHER: Beitrag zur Frage der postoperativen Lungenkomplikationen. Dtsch. Z. Chir. **255**, 732 (1942).

FLEISCHNER, F.: Atelektase und gerichteter Kollaps der Lunge. Fortschr. Röntgenstr. **53**, 607 (1936).

GEBAUER, A., E. MUNTEAN, E. STUTZ u. H. VIETEN: Das Röntgenschichtbild. Stuttgart: Georg Thieme 1959.

—, u. A. SCHANEN: Das transversale Schichtverfahren. Stuttgart: Georg Thieme 1955.

GERLINP, P. G.: Lungenkomplikationen im Anschluß an Tonsillektomien. Acta oto-laryng. (Stockh.) **18**, 26 (1932).

GITTENS, S. A., and J. P. MIHALY: Acute lung abscess. With emphasis on medical aspects. Amer. J. Surg. **89**, 986—994 (1955).

GROSS, A., u. P. MÜLLER: Röntgenologische Beobachtungen bei kardialen Stauungslungen, insbesondere bei chronischen Zuständen. Fortschr. Röntgenstr. **59**, 428 (1939).

GSELL, O.: Der haemorrhagische Lungeninfarkt und seine Komplikationen. (Infarktpleuritis, Infarktpneumonie, Infarktkaverne.) Dtsch. med. Wschr. **1935**, 1317.

HEGGLIN, R.: Handbuch der inneren Medizin. Berlin-Göttingen-Heidelberg: Springer 1956.

HENSCHEN, C.: Die postoperativen Pneumonien. Basel 1934.

HIRSCH, W.: Lungenkrankheiten im Röntgenbild. Leipzig: VEB Georg Thieme 1957.

HUIZINGA, E., and G. J. SMELT: Bronchography. Assen: Van Gorcum & Co. 1949.

IGLAUER, S.: Pulmonary collapse of lung following tonsillectomy under localanaesthesie. Arch. Otolaryng. **25**, 382 (1937).

JACKSON, C. A.: The influence of chemotherapy on the management and treatment of lung abscess. Med. Press **1950**, 375—378.

JACOB, P., A. FOURES, R. LOUIS, M. LOUTAN, H. MILHIET et P. TREPS: Volumineuse masse incluse dans la cavité d'un ancien abscès du poumon, simulant un aspergillome. J. franç. Méd. Chir. thor. 8, 432—439 (1954).

KAUFMANN, E.: Lehrbuch der speziellen pathologischen Anatomie für Studierende und Ärzte, S. 244. Berlin: Reimer 1907.

KAUFMANN, R.: Abcès et gangrène pulmonaires. Étude clinique. Thèse Genève 1945.

KISHIDA, S.: Lung abscess [Japanisch]. Iryo (Tokyo) **11**, 1—2 (1957).

KOURILSKY, R.: Les suppurations broncho-pulmonaires (Données actuelles sur l'étiologie, le mécanisme et le traitement médical). J. franç. Méd. Chir. thor. **4**, 113 (1950).

KRAUSE, G. R., and E. M. CHESTER: Infarction of the lung, clinical and roentgenologic study. Arch. intern. Med. **67**, 1144 (1941).

LÉON-KINDBERG et R. MONOD: Les abcès du poumon. Paris: Masson & Cie. 1932.

ONAT, ALTAN u. S. MOESCHLIN: Ergebnisse der antibiotischen Behandlung der Pleuraempyeme und Lungenabszesse. Inaug.-Diss. Zürich 1954.

PAZ-ESPESO, F.: Sobre algunos aspectos del diagnóstico y tratamiento precoces de los abcesos pulmonares. Consejo gen. Col. méd. Esp. **17**, No 83, 45—55 (1954).

RODOLICO, A., e R. MANNINO: Visualizzazione broncografica stereoscopica di bronchiectasie ed ascessi polmonari. Radiol. prat. **6**, 379—385 (1956).

SCARINCI, C.: Una sindrome pseudotubercolare relativamente frequente nell'età infantile: l'addensamento atelettasico lobare da bronchite circoscritta ostruttiva subacuta. Minerva med. **1952**, I, 59—63.

SCHUBERT, R., u. G. JAHN: Der Lungenabszeß. Stuttgart: Ferdinand Enke 1955.

SCHÜTZ, W.: Verschiedene Formen der Lungenbeteiligung nach Tonsillektomie. Beitrag zur Frage der postoperativen Pneumonie. Arch. Ohr.-, Nas.- u. Kehlk.-Heilk. **139**, 369 (1935).

SENIS, F.: La topografia zonale degli ascessi polmonari. (Rilivie radiologici.) Arch. Tisiol. **14**, 683—695 (1959).

STAEHELIN, R.: Handbuch der inneren Medizin, Bd. 2, Teil 2, S. 1374. Berlin: Springer 1930.

STRANG, CH.: Aspiration pneumonia. Med. Press **238**, 182—187 (1957).

TANNER, E.: Handbuch der inneren Medizin, 4. Aufl., Bd. 4, S. 1374. Berlin-Göttingen-Heidelberg: Springer 1956.

TESCHENDORF, W.: Lehrbuch der röntgenologischen Differentialdiagnostik. Stuttgart: Georg Thieme 1958.

URBAN, N.: Röntgenbefunde nach Aspiration. Kinderärztl. Prax. **20**, 503—511 (1952).

WALDAPFEL, R.: Über Lungenkomplikationen nach Tonsillektomie. Mschr. Ohrenheilk. **68**, 143 (1934).

ZDANSKY, E.: Beiträge zur Kenntnis der kardialen Lungenstauung auf Grund röntgenologischer, klinischer und anatomischer Untersuchungen. Wien. Arch. inn. Med. **18**, 461 (1929).

— Über das Röntgenbild des Lungenödems, gleichzeitig ein Beitrag zur Frage der Pathogenese des Lungenödems. Röntgenpraxis **5**, 248 (1933).

Urämische Pneumonie

ALWALL, N.: Erfahrungen mit der künstlichen Niere. Langenbecks Arch. klin. Chir. **287**, 579 (1957).

— Die aktive Therapie der Niereninsuffizienz. Dtsch. med. Wschr. **83**, 950—958, 1008—1014 (1958).

— "Fluid lung" in anuria-oliguria. A study of 607 cases. Pathogenese und Therapie der Ödeme. Vorträge des 6. Int. Kongr. für Innere Medizin, Basel 1960. Basel u. Stuttgart: Benno Schwabe & Co. 1961, S. 107—118.

— "Fluid lung" in anuria-oliguria. Monographie. Stockholm: Scandinavian University Books 1961 (im Druck).

ALWALL, N., A. LUNDERQUIST, and O. OLSSON: Uremic edema of lungs. Acta med. scand. **146**, 157 (1953), — Nord. Med. **49**, 211 (1953).
BARDEN, R. P., and D. A. COOPER: The roentgen appearance of the chest in diseades affecting the peripheral vascular system of the lungs. Conditions associated with increased vascular permeability. Radiology **51**, 44 (1948).
BASS, H. E., D. GREENBERG, E. SINGER, and M. A. MILLER: Pulmonary images in uremia. J. Amer. med. Ass. **148**, 724—726 (1952).
—, and E. SINGER: Pulmonary changes in uremia. J. Amer. med. Ass. **144**, 819 (1950).
BOYD, W.: A text-book of pathology, sixth ed., p. 560. Philadelphia: Lea & Febiger 1953.
COCCHI, U.: In: SCHINZ-BAENSCH-FRIEDL-UEHLINGER, Lehrbuch der Röntgendiagnostik. Stuttgart: Georg Thieme 1952.
DONIACH, I.: Uremic edema of the lungs. Amer. J. Roentgenol. **58**, 620 (1947).
EHRICH, W., and J. F. MCINTOSH: The pathogenesis of bronchiolitis obliterans: observations in cases of Bright's disease. Arch. Path. **13**, 69 (1932).
HEINTZ, R.: Crushsyndrom. Ärztl. Fortbild. **12**, 430 (1956).
HEDVALL, E.: Uremic lung or fluid lung. Acta tuberc. scand., Suppl. **47**, 168—174 (1959).
KLIMA, R., u. H. ROSSEGER: Eigenartige Krankheitsbilder zufolge von Lungenödem bei Niereninsuffizienz. Med. Klin. **32**, 85 (1936).
MERRILL, J. P.: The treatment of renal failure. New York and London: Grune & Stratton 1955.
OLSSON, O.: Some radiological problems connected with Bright's disease. Brit. J. Radiol. **27**, 86 (1954).
RENDICH, R. A.. A. H. LEVY, and A. M. COVE: Pulmonary manifestations of azotemia. Amer. J. Roentgenol. **46**, 802 (1941).
ROUBIER, C., et M. PLAUCHU: Sur certain aspects radiographiques de l'oedème pulmonaire chez les cardiorénaux azotémiques. Arch. méd.-chir. Appar. resp. **9**, 189 (1934).
ROUBIER, M. CH.: Le puomon azotémiqué. J. Méd. Lyon **19**, 467 (1938).
SARRE, H.: Nierenkrankheiten, S. 212, 390. Stuttgart: Georg Thieme 1958.
SCHINZ, H. R.: Lehrbuch der Röntgendiagnostik. Stuttgart: Georg Thieme 1952.
ZETTERGREN, L.: Uremic lung, report of 4 cases reaching autopsy. Acta Soc. med. upsalien. **60**, 161—171 (1955).

Rheumatische Pneumonien

BROWN, G., D. GOLDRING, and M. R. BEHRER: Rheumatic pneumonia. J. Pediat. **52**, 598—619 (1958).
CAUSSAGE, G., et A. TARDIEU: Manifestation pleuropulmonaire et thérapeutique du rheumatisme articulaire aigue. Médication salizylée. Paris: G. Doin & Co. 1931.
COBURN, A. F.: Relationship of the rheumatic process to the development of alterations in tissues. Amer. J. Dis. Child. **45**, 933 (1933).
COCCHI, U.: SCHINZ-BEENSCH-FRIEDL-UEHLINGER, Lehrbuch der Röntgendiagnostik. Stuttgart: Georg Thieme 1952.
COOK, S. T.: On the association of pulmonary changes with rheumatic pericarditis. Brit. J. Child. Dis. **29**, 264 (1932).
EIMAN, J., and B. A. GOULEY: Rheumatic pneumonia. J. Amer. med. Ass. **87**, 142 (1926).
ELLMAN, P., and R. E. BALL: "Rheumatoid disease" with joint and pulmonary manifestations. Brit. med. J. **1948 I**, 816.
EPSTEIN, E. Z., and E. B. GREENSPAN: Rheumatic pneumonia. Arch. intern. Med. **68**, 1074 (1941).
FARBER, S., and J. L. WILSON: The hyaline membrane in the lungs: experimental study. Arch. Path. **14**, 450 (1932).
FORBUS, W. D.: Reaction to injury. Baltimore: Williams & Wilkins Co. 1943.
FRASER, A. D.: The Aschoff nodule in rheumatic pneumonia. Lancet **1930 I**, 70.
GAMMA, C.: Gibt es eine rheumatische Pneumonie? Med. Klin. **1940 I**, 122.
GREGORY, J. E., and A. R. RICH: The role of hypersensitivity in the pathogenesis of rheumatic fever and periarteritis nodosa. Proc. Inst. Med. Chic. **15**, 270 (1945).
— — Experimental production of anaphylactic pulmonary lesions with basic characteristics of rheumatic pneumonitis. Bull. Johns Hopk. Hosp. **78**, 1 (1946).
GRIFFITH, G. C., A. W. PHILIP, and C. ASHER: Pneumonitis occuring in rheumatic fever. Amer. J. med. Sci. **212**, 22 (1946).
GSELL, O.: Die Differenzierung der atypischen Pneumonien. (Akute nichttuberkulöse pneumonische Infiltrate.) Dtsch. med. Wschr. **79**, 1683—1689 (1954).
GOULEY, A. B.: The acute and subacute pulmonary involvement in rheumatic fever with notes on the complication of basal pulmonary collapse. Ann. intern. Med. **11**, 626 (1937).
— The evolution of the parenchymal lung lesion in rheumatic fever and their relationship to mitral stenosis and passiv congestion. Amer. J. med. Sci. **196**, 1 (1938).
— The role of mitral stenosis of the post-rheumatic pulmonary fibrosis in the evolution of chronic rheumatic heart disease. Amer. J. med. Sci. **196**, 11 (1938).
HADFIELD, G.: The rheumatic lung. Lancet **1938 II**, 710.
HAMMON, L., and A. R. RICH: Acute diffuse interstitial fibrosis of the lungs. Bull. Johns Hopk. Hosp. **74**, 177 (1944).
HEGGLIN, R.: Handbuch der inneren Medizin. Berlin-Göttingen-Heidelberg: Springer 1956.
HERBUT, P. A., and W. E. MANGES: The "Masson body" in rheumatic pneumonia. Amer. J. Path. **21**, 741 (1945).
HOWARD, C. P.: The rheumatic lung. Amer. int. Med. **7**, 165 (1933).
JENSEN, C. R.: Non suppurative post streptococcic (rheumatic) pneumonitis: pathological anatomy and clinical differentiation from primary atypical pneumonia. Arch. intern. Med. **77**, 137 (1946).
MARTIN, E., et G. E. FALLET: Pneumopathies chronique et rhumatisme. Schweiz. med. Wschr. **1953**, 776.

MASSON, P., J. L. RIOPELLE et P. MARTIN: Poumon rhumatisme. Ann. Anat. path. **14**, 359 (1937).
MCCLENAHAN, W., and J. R. PAAL: A review of the pleural and pulmonary lesions in twenty eight fatal cases of active rheumatic fever. Arch. Path. 8, 895 (1929).
MELNICK, P. J.: Pulmonary changes in rheumatic fever. Illinois med. J. **73**, 336 (1938).
MUIRHEAD, E. E., and A. E. HALEY: Rheumatic pneumonitis: A case of widespread chronic (proliferative) type with acute (exudative) foci. Arch. intern. Med. **3**, 328 (1947).
NAISH, A. E.: The rheumatic lung. Lancet **1928I**, 10.
NEUBUERGER, K. T., E. F. GEEVER, and E. K. RUTLEDGE: Rheumatic pneumonia. Arch. Path. **37**, 1 (1944).
NOVÁČKOVÁ, D.: X-ray appearance of rheumatic pneumonia. Čs. Rentgenol. **9**, 122—125, u. engl. Zus.fass. 125 (1955) [Tschechisch].
PAUL, J. R.: Lesions in the pulmonary artery in rheumatism. Arch. Path. **3**, 354 (1927).
— Pleural and pulmonary lesions of rheumatic fever. Medicine (Baltimore) **7**, 383 (1928).
RABINOWITZ, M. A.: Rheumatic pneumonia. J. Amer. med. Ass. **87**, 142 (1926).
SCHMIDT, H.: Zur Kenntnis der rheumatischen interstitiellen Pneumonie. Dtsch. med. Wschr. **1951**, 365.
SELDIN, D. W., H. S. KAPLAN, and H. BUNTING: Rheumatic pneumonia. Ann. intern. Med. **26**, 496 (1947).
STRICKLAND, B.: Pulmonary appearances in polyarteritis nodosa. J. Fac. Radiol. (Lond.) **6**, 201—208 (1955).
SWIFT, H. F.: Rheumatic fever: Hekzoen Lecture, Billings Foundation. J. Amer. med. Ass. **92**, 2071 (1929).
TRAGERMAN, L. J.: Rheumatic pneumonia. Arch. Path. **22**, 566 (1936).
VEIL, W. H.: Der Rheumatismus und die streptomykotische Symbiose. Stuttgart: Ferdinand Enke 1939.

Traumatische Pneumonie

ABPLANALP, A.: Über einen Fall von Thoraxkontusion mit Hamman-Syndrom und konsekutiver Pneumonie, als Beitrag zur Frage der Kontusions-Pneumonie. Schweiz. med. Wschr. **1950**, 1139.
BEUTL, W.: Die intrathorakalen Verletzungen. Medizinisch-statistische Mitteilungen über die von der Schweiz. Unfallversicherungsanstalt im Jahre 1945 angemeldeten Fälle von Verletzungen der Brustorgane. Diss. Zürich 1948.
BINER. In: Zit. bei R. HEGGLIN in Handbuch der inneren Medizin, Bd. I, S. 1295. Berlin-Göttingen-Heidelberg: Springer 1956.
BURFORD, T. H., and B. BURBANK: Traumatic wet lung. Observations on certain physiologic fundamentales of thoracic trauma. J. thorac. Surg. **14**, 415 (1945).
LAUCHE, A.: Über die Beziehungen der verschiedenen Formen der Lungenentzündungen zu der Reaktionslage im Körper. Dtsch. med. Wschr. **1937I**, 165.
LINIGER, H., u. G. MOLINEUS: Der Unfallmann. Vademekum für begutachtende Ärzte, Berufsgenossenschaften und Spruchbehörden in medizinischen Fragen, 4. umgearb. u. ergänzte Aufl. Leipzig 1940.
LÖHR, B., u. E. SODER: Über das Kontusionssyndrom und die funktionellen Spätschäden nach stumpfen Thoraxtraumen. Langenbecks Arch. klin. Chir. **281**, 10 (1955).
PANZRAM, G.: Über traumatische Pneumonie. Dtsch. Gesundh.-Wes. **9**, 875 (1954).
SCHÜRMANN, J.: Die Beziehungen zwischen Unfall und Pneumonie. Bearbeitet an Hand des Materials der Schweiz. Unfallversicherungsanstalt aus den Jahren 1927—1931. Diss. Zürich 1933.
TESCHENDORF, W.: Lehrbuch der röntgenologischen Differentialdiagnostik, Bd. I.: Erkrankungen der Brustorgane. Stuttgart: Georg Thieme 1958.
ZOLLINGER, F.: Medizinisch-statistische Mitteilungen über die von der Schweiz. Unfallversicherungsanstalt im Jahre 1945 anerkannten Unfälle und Berufskrankheiten. Unter Mitwirkung der Anstaltsärzte F. LANG, R. BENTELE u.a. Luzern 1951.

Chronische Pneumonie und Cholesterin-Pneumonie

BAUER, H.: Beitrag zur Kenntnis der chronischen Pneumonie. Fortschr. Röntgenstr. **56**, 443 (1937).
CARTA, R.: Su un caso di polmonite cronica simulante la tubercolosi. Arch. Med. e Chir. **11**, 51 (1942).
CELAYA, M., u. V. OLGUIN: Die gegenwärtige Auffassung von den chronischen Pneumonien. Rev. méd. lat.-amer. **24**, 1087 (1939).
GOETTE, K.: Über atypische Pneumonien und den Ausgang in chronische Pneumonien. Dtsch. Arch. klin. Med. **155**, 71 (1927).
ROBBINS, L. L., and R. C. SNIFFEN: Correlation between the roentgenologic and pathologic findings in chronic pneumonitis of the cholesterol type. Radiology **53**, 187 (1949).
RUBINO, M.: La polmonite cronica simulante il carcinoma bronchiale. (Descrizione di un caso.) Gazz. int. Med. Chir. **61**, 2449—2458 (1956).
SANDERSON, ST. S.: Chronic pneumonia in young infants. Amer. J. Roentgenol. **36**, 757 (1936).
SCADDING, J. G.: The chronic pneumonias. Proc. roy. Soc. Med. **31**, 1259 (1938).
SCHNEIDER, L.: Chronic benign pneumonitis. N.Y. St. J. Med. **48**, 520 (1948).
WADDELL, W. R., R. C. SNIFFEN, and R. H. SWEET: Chronic pneumonitis: Its clinical and pathologic importance. J. thorac. Surg. 18, 707 (1949).

Lungenabscesse

ADAMS, J. M.: A new form of virus pneumonitis occurring epidemically among newborn infants. Proc. Soc. exp. Biol. (N.Y.) **46**, 114 (1941).
— Sudden deaths in infants due to pneumonia. J. Pediat. **23**, 189 (1943).
— Congenital pneumonitis in newborn infants. Amer. J. Dis. Child. **75**, 544—554 (1948).
AMMICH, O.: Über die nichtsyphilitische interstitielle Pneumonie des ersten Kindesalters. Virchows Arch. path. Anat. **302**, 539 (1938).

BACHMANN, K. D.: Bericht über 120 Fälle von frühkindlicher interstitieller Pneumonie. Z. Kinderheilk. **75**, 119—131 (1954).

BAUCH, R., u. L. LADSTÄTTER: Pneumocystis carinii und interstitielle plasmacelluläre Pneumonie der Frühgeburten. Klin. Wschr. **31**, 900 (1953).

BENECKE, R.: Eigenartige Bronchialerkrankung im ersten Lebensjahr. Verh. Dtsch. path. Ges., Tübingen **71**, 402 (1938).

BOEMKE, F., u. M. PIROTH: Vergleichende Untersuchungen über die Histologie der Psittakosepneumonie und der interstitiellen plasmacellulären Pneumonie. Frankfurt. Z. Path. **63**, 593—605 (1952).

BOGOJAVLENSKIJ, I. F.: Erfahrungen in der schichtweisen Röntgenuntersuchung bei akuten interstitiellen Pneumonien. Vestn. Rentgenol. **1954**, H. 1, 8—14 [Russisch].

BOTSZTEJN, A.: Die pertussoide eosinophile Pneumonie des Säuglings. Ann. paediat. (Basel) **157**, 28—46 (1941).

BRIEGER, H.: Die interstitielle plasmazelluläre Pneumonie der Frühgeburten, ein Beitrag zu ihrer Genese. Kinderärztl. Prax. **17**, 39—46 (1949).

BRUNS, G., u. D. BÖTTGER: Die Toluidenblau-Färbung der Pneumocystis Carinii. Acta histochem. (Jena) **1**, 25 (1954).

— — Ein Beitrag zur Histotopochemie der Pneumocystis carinii. Virchows Arch. path. Anat. **326**, 278 (1955).

FETZER, H.: Die Behandlung der interstitiellen (plasmazellulären) Pneumonie mit niedrig dosierten Röntgenstrahlen. Strahlentherapie **78**, 1, 35—54 (1946).

— Über die Bestrahlung der interstitiellen Säuglingspneumonie. Mschr. Kinderheilk. **105**, 337—339 (1957).

FEYRTER, F.: Über die pathologische Anatomie der Lungenveränderungen beim Keuchhusten. Frankfurt. Z. Path. **35**, 249 (1927).

— Über die diffuse Plasmocytose der Lungen frühgeborener und schwächlicher Kinder. Zbl. inn. Med. **62**, 1—11 (1941).

FREUDENBERGER, E., u. W. TOBLER: Die interstitielle Pneumonie der Frühgeburten. Ann. paediat. (Basel) **175**, 185 (1950).

GARSCHE, R.: Zur klinischen Bedeutung der Röntgendiagnostik bei der interstitiellen Pneumonie frühgeborener Kinder. Fortschr. Röntgenstr. **75**, 125—138 (1951).

GIESE, W.: Pathogenese und Ätiologie der interstitiellen plasmazellulären Säuglingspneumonie. Verh. dtsch. Ges. Path. **36**, 284 (1953).

— Die Ätiologie der interstitiellen plasmazellulären Säuglingspneumonie. Mschr. Kinderheilk. **101**, 147 (1953).

— Pathogenese und Ätiologie der interstitiellen plasmazellulären Säuglingspneumonie. Zbl. allg. Path. path. Anat. **90**, 54 (1953).

GOETZ, O.: Die Ätiologie der interstitiellen sogenannten plasmazellulären Pneumonie des jungen Säuglings. Arch. Kinderheilk., Beiheft 41 (1960).

GRÜNHOLZ, G.: Viruspneumonien bei Säuglingen. Arch. Kinderheilk. **140**, 8—28 (1950).

JACOB, G.: Gibt es ein typisches Röntgenbild der klinisch eben manifesten interstitiellen Pneumonie der Frühgeburten? Fortschr. Röntgenstr. **80**, 697—708 (1954).

— Die interstitielle Pneumonie der Frühgeburten im Röntgenbild. Radiol. Austriaca **8**, 147—157 (1955).

KELLER, P.: Über Säuglingspneumonieformen im Röntgenbild. Fortschr. Röntgenstr. **77**, 684—690 (1952).

LADSTÄTTER, L.: Kulturversuche bei interstitieller plasmacellulärer Pneumonie. Klin. Wschr. **32**, 1044—1046 (1954).

LAFORET, E. G., and M. T. LAFORET: Non-tuberculous cavitary disease of the lungs. Dis. Chest **31**, 665—679 (1957).

LASSRICH, M. A., R. PREVOT u. K. H. SCHÄFFER: Pädiatrischer Röntgenatlas. Stuttgart: Georg Thieme 1955.

MALOSSI, M., G. GOLFIERI e A. VIANELLO: Aspetti radiologici e considerazioni clinico-anatomo-patologiche sulla polmonite interstiziale plasmacellulare. Clin. pediat. (Bologna) **37**, 682—711 (1955).

—, e A. VIANELLO: Osservazioni su alcuni casi di pneumopatia interstiziale (plasmacellulare) dell' immaturo. Importanza della Pneumocystis Carinii nella eziopatogenesi della malattia. Clin. pediat. (Bologna) **37**, 112—136 (1955).

MURALTER, H.: Über die Frühgeburtenpneumonie. Arch. Kinderheilk. **125**, 198 (1942).

— Zur interstitiellen, plasmacytären Pneumonie im Säuglingsalter. Arch. Kinderheilk. **129**, 104 (1943).

NITSCHKE, A.: Über die interstitielle (plasmazelluläre) Pneumonie der frühgeborenen und schwächlichen Kinder. Z. Kinderheilk. **62**, 200—222 (1940).

— Über die interstitielle (plasmacelluläre) Pneumonie. Z. Kinderheilk. **64**, 404—412 (1944).

PALAZZO, E.: Rilievi anatomo-clinici e radiologici sulla polmonite interstiziale plasmacellulare. Riv. pediat. sicil. **12**, 97—114 (1957).

PISANI, G., e F. TOSCANO: Il quadro radiologico della pneumopatia da virus sconosciuti (P.V.S.) nell' infanzia. Riv. ital. Radiol. clin. **2**, 99—139 (1952).

RASPE, H.: Eigenartige Bronchiolenerkrankung im Säuglingsalter. (Interstitielle Ödempneumonie.) Arch. Kinderheilk. **117**, 145 (1939).

ROWE, C. W.: Pneumocystis carinii pneumonia. Radiology **75**, 257 (1960).

RUMBAUGH, I. F., and J. A. PRIOR: Lung abscess. Ann. intern. Med. **74**, 712 (1953).

SANTAGATI, F., N. CALVI e G. RIVOLTA: Studio clinico-radiologico degli esiti dell'ascesso polmonare. Milano: Ist. Psichiatrici Provinciali o. J., 56 S. u. 88 Abb.

SCHMID, F., u. G. WEBER: Röntgendiagnostik im Kindesalter. München: J. F. Bergmann 1955.

STIRNIMANN, F., u. W. STIRNIMANN: Über die sog. interstitielle plasmazytäre Pneumonie des frühen Säuglingsalters. Schweiz. med. Wschr. **72**, 910—914 (1942).

TOBLER, W.: Zur Kenntnis der plasmazellulären interstitiellen Pneumonie. Schweiz. med. Wschr. **1945**, 201.

TOBLER, W.: Klinische Demonstrationen. Schweiz. med. Wschr. **1945**, 1068.

TORRICELLI, C., M. BERNARDI e E. GRASSO: Sulla polmonite interstiziale plasmacellulare. Minerva pediat. **5**, 1157—1168 (1953).

VANEK, J.: Parasitäre Pneumonie, verursacht durch Pneumoncystis carinii, bei einer 60jährigen Frau. Zbl. allg. Path. path. Anat. **90**, 424 (1953).

—, u. O. JIROVEC: „Interstitielle" Plasmazellenpneumonie der Frühgeborenen, verursacht durch Pneumocystis Carinii. Zb. Bakt., I. Abt. Orig. **158**, 120—127 (1952).

— —, and J. LUKES: Interstitial plasmacellpneumonia in infants. Ann. paediat. (Basel) **180**, 1 (1953).

VOSS, E. A.: Über Wesen und Entstehung der interstitiellen Pneumonie. Z. Kinderheilk. **64**, 95—100 (1944).

WEISSE, K.: Die Virusätiologie der interstitiellen, plasmacellulären Pneumonie lebensschwacher Kinder. Z. Kinderheilk. **67**, 54—84 (1949).

— Die frühkindliche, interstitielle plasmacelluläre Viruspneumonie. Ergebn. inn. Med. Kinderheilk. **1951**, 610—679.

WILLICH, E.: Der Wandel im Röntgenbild der Kinderpneumonie. Fortschr. Röntgenstr. **92**, 508—523 (1960).

WISCOTT, A.: Zur Pathogenese, Klinik und Systematik der frühkindlichen Lungenentzündungen. Berlin: S. Karger 1932; — Abh. Kinderheilk. I, 32 (1933).

WOODLEY, D. W., and W. H. HALL: The treatment of severe staphylococcal infections with vancomycin. Ann. intern. Med. **74**, 940 (1953).

Toxoplasmose

ARMSTRONG, M. G., and C. MCMURRAY: Toxoplasmosis found by recovery of Toxoplasma gondii from exsised axittary gland, report of case. J. Amer. med. Ass. **151**, 1103 (1953).

BINKHORST, C. D.: Toxoplasmosis. Leiden: H. E. Stenfert Kroese's Uitgevers-Maatschappoj N. V. 1948.

CALLAHAN jr., W. P., W. O. RUSSEL, and M. G. SMITH: Human toxoplasmosis, clinopathologic study with presentation of 5 cases an review of literature. Medicine (Baltimore) **25** 343 (1946).

ESPERSEN, E.: Toxoplasmosis. A survey and a case of acquired pulmonary toxoplasmosis. Acta tuberc. scand. **34**, 163—172 (1957).

FASSER, E.: Congenital toxoplasmosis in South Africa. A review and case report. S. Afr. med. J. **29**, 684—688 (1955).

FELDMAN, A.: The clinical manifestations and laboratory diagnosis of toxoplasmosis. Amer. J. trop. Med. Hyg. **2**, 420—428 (1953).

FRANKE, H.: Toxoplasmose. Klin. d. Gegenw. **4**, 1—14 (1955).

GOMBERT, H.-J.: Zum klinischen und röntgenolog. Bild einer chronischen Lungen-Toxoplasmose. Fortschr. Röntgenstr. **78**, 728—731 (1953).

KASS, A. C., W. D. ANDRUS, G. ADAMS, J. C. TURNER, and A. FELDMANN: Toxoplasmosis in human adult. Arch. intern. Med. **89**, 759 (1952).

MOHR, W.: Toxoplasmose. In: Handbuch der inneren Medizin, Bd. I, Infektionskrankheiten, S. 729—770. Berlin-Göttingen-Heidelberg: Springer 1952.

— Persönliche Mitteilung 1961.

—, u. A. WESTPHAL: Zur Klinik der Toxoplasmose. Med. Klin. **45**, 1167—1168 (1950).

PAUL, J.: Atypische Pneumonie bei Toxoplasmose. Beitr. Klin. Tuberk. **112**, 430—434 (1954).

PIEKARSKI, G., u. H. v. TÖRNE: Zur Parasitologie, Pathologie und Serologie tödlicher Infektionen mit Toxoplasma gondii. Klin. Wschr. **28**, 606 (1950).

PINKERTON, H., and R. C. HENDERSON: Adult toxoplasmosis previously unrecognized disease entity simulating typhus-spotted fever group. J. Amer. med. Ass. **116**, 807 (1941).

—, and D. WEINMAN: Toxoplasma infection in man. Arch. Path. **30**, 374 (1940).

SCHRADER, E.-A., u. A. WESTPHAL: Zur Ätiologie der Endangitis und Arteriosklerosis obliterans. Klin. Wschr. **29**, 19—20 (1951).

SCHRICK, E.: Congenital toxoplasmosis, case report with autopsy findings. Permanente Fdn med. Bull. **9**, 44 (1951).

SIIM, J. CH.: Human toxoplasmosis. Proceedings of the conference on clinical aspects and diagnostic problems of toxoplasmosis in pediatrics, Copenhagen 1960.

STROBEL, W.: Ein Beitrag zum Krankheitsbild der Säuglingstoxoplasmose und klinische Stellungnahme zum Sabin-Feldmann-Test. Dtsch. med. Wschr. **76**, 1433 (1951).

SYVERTON, J. T., and H. B. SLAVIN: Human toxoplasmosis. J. Amer. med. Ass. **131**, 957 (1946).

THALHAMMER, O.: Die Toxoplasmose bei Mensch und Tier. Wien u. Bonn: Wilhelm Maudrich 1957.

WESTPHAL, A.: Das Vorkommen von Toxoplasmose in Deutschland und ihre Behandlungsmöglichkeit mit Aureomycin. Z. Tropenmed. Parasit. **1**, 526—532 (1949/50).

WINSSER, J.: Die parasitologische und serologische Diagnose der Toxoplasmosis. Sitzung 24. 11. 48. S.-B. der niederrh. Ges. für Natur- und Heilkunde, Bonn. Med. Klin. **44**, 521 (1949).

Leptospirosen

GLATTKOWSKI, G.: Canicolafieber im Kreise Oldenburg (Holstein). Dtsch. med. Wschr. **75**, 857—860 (1950).

LITZNER, ST., u. H. HAHN: Klinische Beobachtungen bei einer Feldfieberepidemie. Dtsch. med. Wschr. **75**, 882—886 (1950).

Rheumatische Lungenveränderungen

BREDNOW, W.: Lungenveränderungen bei akutem und primär-chronischem Gelenkrheumatismus. Internist (Berl.) **2**, 420—425 (1961).

LUTEMBACHER, R.: Rhumatisme articulaire aigu (Maladie de Bouillaud). Paris: Masson & Cie. 1947.

SCHWEPPE, H. J.: Lung abscess. An analysis of the Massachusetts General Hospital cases from 1943 through 1956. New Engl. J. Med. **265**, 1039—1043 (1961).

II. Bronchiektasien

Von

H. Argenton und A. Gebauer

Mit 20 Abbildungen

Bronchiektasien sind eine definitive, nicht mehr rückbildungsfähige Erweiterung der Bronchien, bei der in der Regel akut- und chronisch-entzündliche Veränderungen der Bronchialwand und des umgebenden Lungengewebes nachzuweisen sind (KARTAGENER 1956). Nach der Definition sind vorübergehende Bronchuserweiterungen — Distensionen, Relaxationen oder Pseudobronchiektasien — nicht unter den Begriff Bronchiektasie mit einzubeziehen. Diese Exklusion, auf die KARTAGENER ausdrücklich hinweist, besteht u.E. zu Recht, auch wenn bei manchen Monographien diese funktionellen Bronchusveränderungen als akute Bronchiektasie den destruktiven, echten Bronchiektasien gleichgesetzt werden.

In der Geschichte der Bronchiektasieforschung unterscheidet KARTAGENER drei Phasen:

Die *klinisch-anatomische Periode* beginnt mit der ersten Beschreibung der Bronchiektasien durch LAENNEC (1819). In Deutschland verdanken wir BIERMER (1860) eine ausführliche Darstellung des Bildes, der Anamnese und pathologischen Anatomie der Bronchiektasien. Er hat auch an Hand der Literatur und einiger Beobachtungen ,,die Theorien der Bronchienerweiterung" kritisch abgehandelt.

Die *röntgenologisch-bronchographische* Periode beginnt mit der Einführung der Bronchographie durch SICARD und FORESTIER im Jahre 1922. Sie bringt entscheidende Fortschritte in der Erkennung, speziell der Frühdiagnose der Bronchiektasien, ihrer genauen Lokalisation und Ausbreitung. Durch die Kontrastdarstellung der Bronchien konnten grundlegend neue Erkenntnisse des klinischen Bildes, des Verlaufes, der Häufigkeit und Altersverteilung der Bronchiektasien gewonnen werden. Für die einzige radikale Therapie der Bronchiektasien, die chirurgische Entfernung des erkrankten Lungenbezirkes, bildet die systematische Kontrastuntersuchung des ganzen Bronchialbaumes die unerläßliche Voraussetzung.

Als weitere, spezielle Untersuchungsmethode ist die Tomographie hinzugekommen. Sie bringt nicht nur die Erweiterungen der Bronchiallumina zur Darstellung, sondern gibt auch Aufschluß über den Zustand des peribronchialen, interstitiellen Gewebes.

Der systematische Vergleich des pathologisch-morphologischen Befundes im Bronchogramm und Tomogramm mit dem pathologisch-anatomischen Zustand des Resektionspräparates hat die Kenntnis der pathogenetischen Vorgänge wesentlich gefördert (BRAUER 1925; BRAUER u. LOREY 1928; SAUERBRUCH 1927, 1934; BLAHA 1952, 1954; GUDBJERG 1955, 1957) und die röntgendiagnostische Sicherheit erhöht.

Die *bronchoskopisch-chirurgische* Periode ist nach KARTAGENER Folge der Zusammenarbeit von Laryngo- bzw. Bronchologen und Chirurgen. Die Bronchoskopie hat besonders die große Bedeutung stenosierender Prozesse (z.B. der Bronchus-Tuberkulose) in ihren verschiedenen Stadien, gut- und bösartiger Tumoren, sowie von Fremdkörpern für die Entwicklung von Bronchiektasien in atelektatischen Lungenlappen oder Segmenten erkennen lassen.

1. Häufigkeit

Die Häufigkeit der Bronchiektasien hat scheinbar zugenommen. Tatsächlich wird aber nur die Diagnose häufiger gestellt, da Bronchographie und Tomographie die röntgendiagnostischen Möglichkeiten so erweitert und verbessert haben, daß eine große Zahl der Kranken mit chronischem Husten und Auswurf mit der Diagnose „chronische Bronchitis" oder „Tuberkulose" als Träger von Bronchiektasien erkannt werden konnten. Selbst klinisch erscheinungsfreie, sog. stumme Bronchiektasien, werden jetzt mit diesen röntgendiagnostischen Spezialmethoden erfaßt. Die Angaben über die Häufigkeit der Bronchiektasien divergieren bei den verschiedenen Autoren je nach der Zusammensetzung des Krankengutes und der eingesetzten röntgenologischen Untersuchungsmethode nicht unerheblich.

Aus Tabelle 1 ist zu ersehen, daß die höchsten Prozentzahlen im pathologisch-anatomischen Untersuchungsgut auftreten. Die niedrigsten Prozentzahlen weisen Soldaten auf (Fliegerkandidaten, nicht Musterungspflichtige!). Diese Prozentzahlen lassen also keine

Tabelle 1. *Häufigkeit der Bronchiektasien.* (Aus M. KARTAGENER: Die Bronchiektasien)

Jahr	Autor	Absolute Zahlen	%	Material	Bemerkungen
1920	JEX-BLAKE	567/29700	1,9	klinisch	mit posttuberkulösen Bronchiektasien etwa 5%
1925	FRANK	501/34000	1,5	autoptisch	
1928	DUKEN u. VON DEN STEINEN		2,8—4,9	klinisch	Kinder, ♂ < ♀
1937	ADAMS u. CHURCHILL	712/232112	0,306	klinisch	
1940	H. E. MEYER		0,13	klinisch	in Bronchiektatikerfamilien 2,8%
1942	CAMPBELL u. MOERSCH	47/1191	3,9	autoptisch	
1943	OLSEN		< 0,5	klinisch	
1943	EHRLICH, SCHILLER u. EDWARDS	57/114130	0,05	Röntgenreihenuntersuchung	Soldaten (435 Tbc-Fälle)
1944	JORESS u. ROBINS	32/1753	2,0	klinisch	Armeespital
1946	FINE u. STEINHAUSEN	41/156000	0,026	Reihenuntersuchung	Fliegerkandidaten
1946	CLAGETT u. DETERLING jr.		etwa 2,0	autoptisch	
1947	KINNEY	59/9754	0,6	klinisch	Marinespital
1950	MACKENZIE		0,29	klinisch	Schulkinder ♀ > ♂
1951	CHATTAS, DI RIENZO u. PIANTONI	118/59000	0,2 1,0	klinisch autoptisch	Kinderklinik
1953	MACKENZIE		0,57	klinisch	Schulkinder
1953	WYNN-WILLIAMS	200/150000	0,13	klinisch	auf Gesamtbevölkerung berechnet
1953	SMITH	auf etwa 6888127 Einwohner	0,1	Schirmbilder	zit. nach WYNN-WILLIAMS

Schlüsse auf die Häufigkeit der Bronchiektasien in der Gesamtbevölkerung zu, da bei allen in der Tabelle aufgeführten Autoren im Untersuchungsgut, der Untersuchungsart und der Methodik eine teils positive, teils negative Selektion stattgefunden hat. So erklärt sich die hohe Prozentzahl der autoptisch festgestellten Bronchiektasien dadurch, daß es sich 1. um Krankenhausinsassen, 2. von diesen nur um die gestorbenen und von diesen wiederum nur um die sezierten handelt. Bei der sehr niedrigen Prozentzahl der untersuchten Soldaten ist zu berücksichtigen, daß dieser Personenkreis bereits durch Voruntersuchungen ausgemustert worden ist.

2. Die Röntgenuntersuchung

Häufig besteht eine auffällige Diskrepanz zwischen dem eindrucksvollen Auskultationsbefund bei Bronchiektasie und dem diskreten oder völlig negativen Befund im *Nativ-Röntgenbild.* „Die Bronchiektasie hört man besser, die Tuberkulose sieht man besser" (KARTAGENER).

Trotzdem gibt schon die konventionelle Röntgenaufnahme in zweierlei Richtungen wertvolle Aufschlüsse. Einmal ist durch sie eine aktive Tuberkulose auszuschließen, zum anderen weist sie vielfach doch für Bronchiektasien recht charakteristische Zeichen auf (EVANS u. GALINSKY 1944). Die häufigsten Symptome im Nativ-Röntgenbild sind:

1. Vermehrte, streifige Lungenzeichnung,
2. wabig-netzförmige Lungenstruktur,
3. Atelektasen,
4. pleurale Veränderungen.

Die *vermehrte, streifige Lungenzeichnung* zieht in unterschiedlich breiten und dichten Streifenschatten von der Lungenwurzel vorwiegend zwerchfellwärts in die basalen Lungenbezirke. Orthograd getroffene Bronchien erzeugen ringförmige Schatten. Schräg- und Seitenaufnahmen lassen dann erkennen, ob die Streifenschatten dem Unter-, dem Mittellappen oder dem Lingulasegment des Oberlappens zugehören. Sekretgefüllte Bronchiektasien geben breite, bandförmige Schatten, die gelegentlich kranialwärts gegen die Luftsäule des Bronchus mit scharfer, horizontal gestellter Kontur begrenzt sind. Beim Neigen des Rumpfes während der Röntgendurchleuchtung stellt sich der Sekretspiegel immer wieder horizontal ein. Damit ist der Nachweis sekretgefüllter Bronchiektasien erbracht. Bei sackförmigen Bronchiektasien sind die Sekretspiegel häufiger und leichter zu sehen als bei zylindrischen Bronchiektasien. Verlaufen die bandförmigen Schatten leicht geschwungen, sind sie differentialdiagnostisch gegen arterio-venöse Aneurysmen abzugrenzen.

Doppelkonturierte, streifige Aufhellungen weisen auf Verdickungen der Bronchialwände und peribronchiektatische Entzündungen hin. Die Konturen der Streifenschatten sind verwaschen. Projizieren sie sich bei posterior-anteriorem Strahlengang an den linken Herzrand, dann erscheint er grob und unscharf. Mit harter Aufnahmetechnik werden die Bronchiektasien des linken Unterlappens als Streifen im Schatten des linken Ventrikels sichtbar.

Bei der *wabig-netzförmigen Lungenstruktur* sind runde, ovale und polygonale, zarte Strichschatten und Fleckschatten bis zu Pfefferkorngröße zu finden. GUDBJERG (1955, 1957) sah als pathologisch-anatomisches Substrat dieser Röntgenbild-Strukturen im histologischen Präparat operativ entfernter Lungenlappen kleine Entzündungsherde um Bronchiolen herum, Vermehrung des interstitiellen Bindegewebes, vor allem aber kleine Emphysemblasen und auch teilweise organisierte Atelektasen infolge Obliterationen kleinster Bronchien. Sackförmige Bronchiektasien können ebenfalls eine wabige Lungenstruktur hervorrufen. Die Veränderungen sind meist auf einen Lappen beschränkt, können aber auch in beiden Lungen nachzuweisen sein.

Atelektasen einzelner Segmente oder ganzer Lungenlappen erzeugen dreieckige, meist scharf konturierte Schatten. Während Atelektasen des rechten Unter- und Mittellappens auf Lungenaufnahmen im posterior-anterioren Strahlengang dreieckförmige Schatten lateral vom rechten Herzrand hervorrufen, wird der atelektatische, linke Unterlappen durch den Schatten des linken Ventrikels verdeckt. Ein kleiner, linker Hilusschatten, gestreckt verlaufende Schatten der Pulmonalarterien und übermäßige Transparenz der zwerchfellnahen Lungenbezirke müssen den Verdacht auf eine Atelektase des linken Unterlappens wecken. Eine überexponierte Lungenaufnahme zeigt dann den dreieckigen Schatten des atelektatischen Unterlappens im Schatten des linken Ventrikels. Die Atelektase kann aber auch noch durch schräge oder seitliche Aufnahmeposition nachgewiesen werden. Bronchusobturationen durch Fremdkörper oder Tumoren sind als Ursache der Atelektase differentialdiagnostisch mit Hilfe der Tomographie und Bronchoskopie auszuschließen.

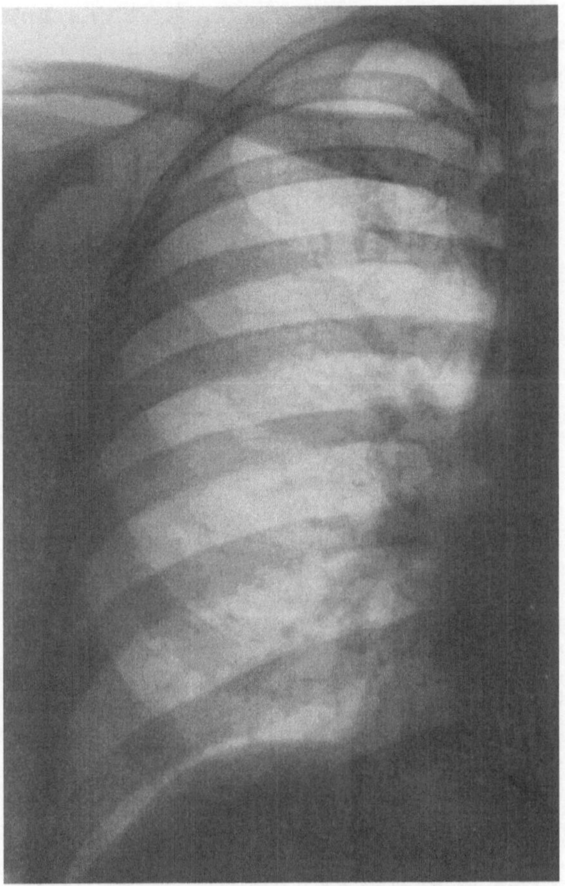

Abb. 1a. Geringfügig vermehrte, netzförmige Lungenzeichnung am rechten Herzrand

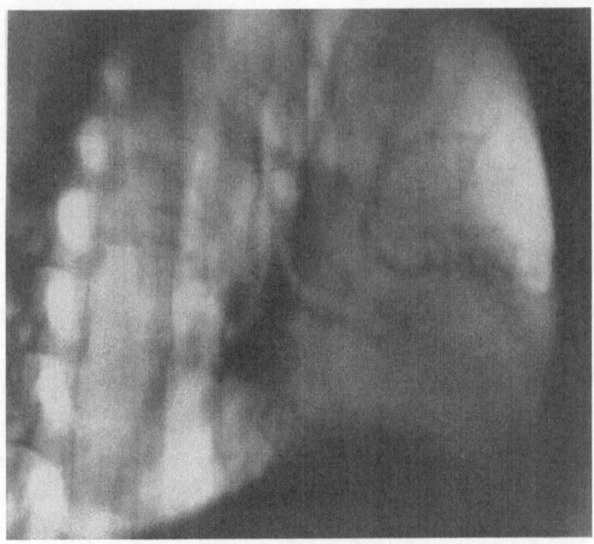

Abb. 1b. Schichtaufnahme in sagittaler Ebene: Zahlreiche Waben im Mittellappen und im anterobasalen Segment des Unterlappens

Die *pleuralen Veränderungen:* costale, mediastinale, diaphragmatikale oder interlobäre *Adhäsionen* und *Schwarten* sind bei der Bronchiektasie meist mit den oben beschriebenen Lungenbildveränderungen vergesellschaftet, aber nicht selten auch der einzige pathologische Befund auf dem Thoraxbild. Anderseits fand GUDBJERG bei der Operation zarte, schleierartige Schwarten, die röntgenologisch nicht zur Darstellung kamen. Jede dieser

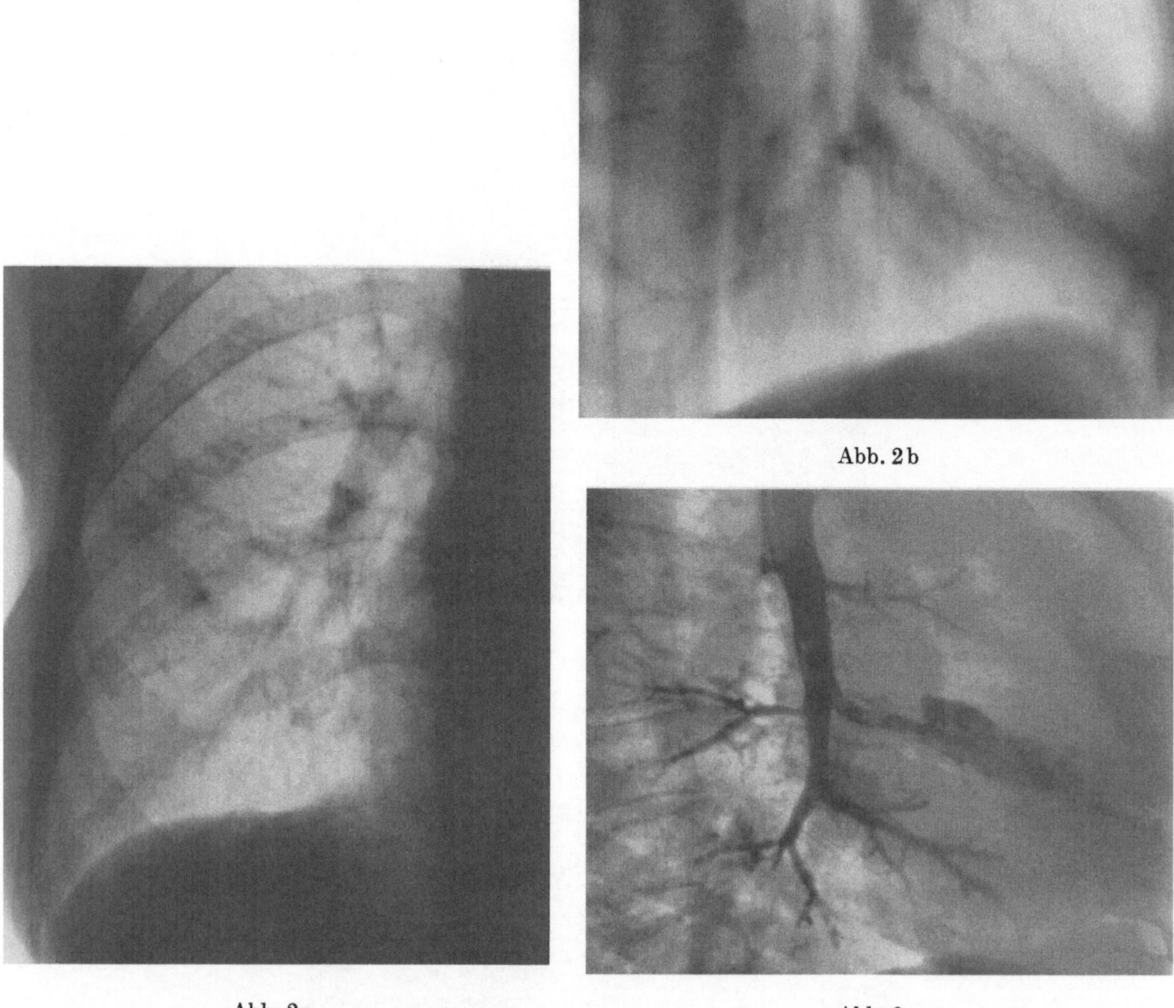

Abb. 2b

Abb. 2a

Abb. 2c

Abb. 2a. Herz-Zwerchfellwinkel rechts verstrichen. Leicht vermehrte Streifenzeichnung paracardial rechts

Abb. 2b. Schichtaufnahme in sagittaler Ebene: Mittellappen geschrumpft. Bündelung der Bronchien des Mittellappens und cylindrische Bronchiektasien

Abb. 2c. Bronchographie. Bestätigung des tomographischen Befundes

röntgenologischen Erscheinungsformen kann für sich allein vorkommen. In den meisten Fällen sind jedoch mehrere der vier Symptome gleichzeitig zu beobachten. Das Lungenbild ist dann sehr „bunt", vor allem, wenn peribronchiektatische, bronchopneumonische Prozesse ablaufen. Aber auch „normale" Lungenaufnahmen sind bei Kranken mit Bronchiektasien anzutreffen, wenn nämlich die Bronchialwand atrophisch, verdünnt ist, keine Sekretstauungen bestehen und komplizierende Entzündungen fehlen. Die Lungenüber-

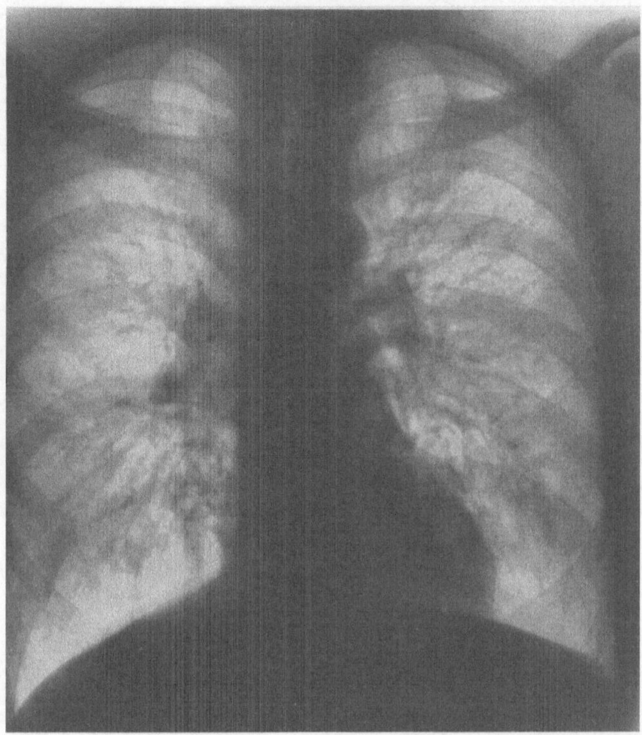

Abb. 3a. Strukturverarmung der zwerchfellnahen Lungenabschnitte durch Überblähung. Diffus vermehrte Lungenzeichnung in den übrigen Lungenabschnitten. Netzförmig-wabige Lungenstruktur im Mittellappen und Lingulabereich

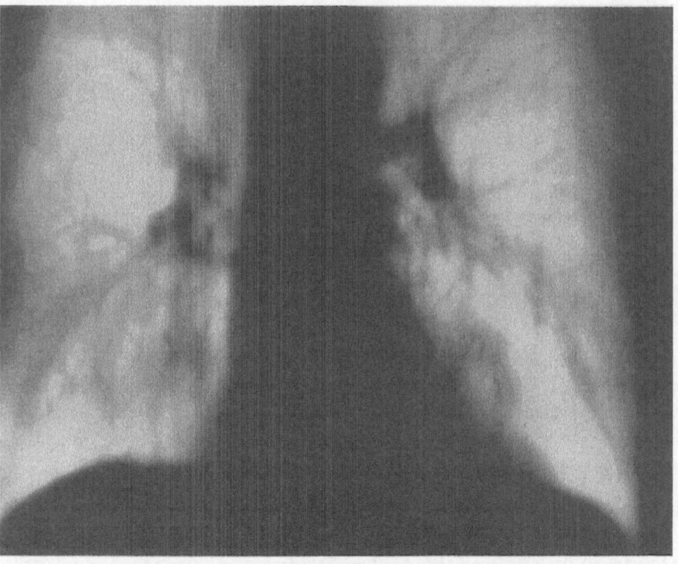

Abb. 3b. Tomogramm in frontaler Ebene: Streifenförmige und wabige Verschattungen im rechten und linken Unterlappen

sichtsaufnahme läßt uns in 10—15% bei Erwachsenen, in 50% bei Kindern mit Bronchiektasien im Stich (SAUPE 1939) (Abb. 1a und b).

In vielen Fällen weckt der Befund der Nativ-Aufnahmen den Verdacht auf Bronchiektasien. Die Diagnose kann meistens erst durch die Tomographie oder Bronchographie

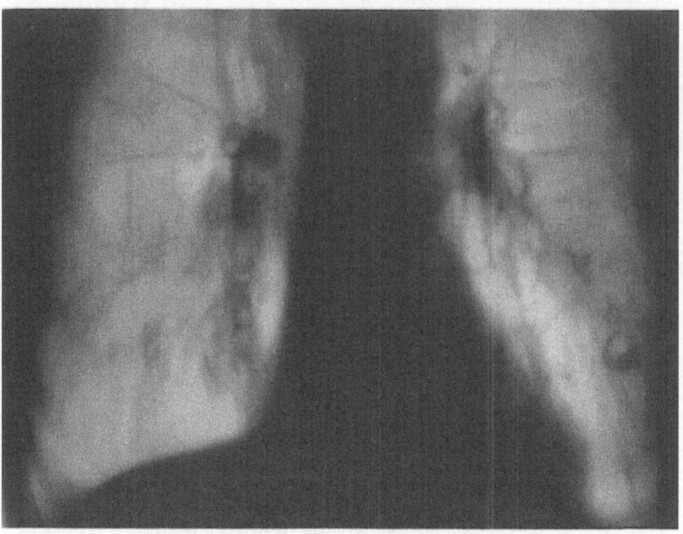

Abb. 3c. Tomogramm in frontaler Ebene, 17 cm Tiefe: Sekretgefüllte, traubenförmige Bronchiektasien im Lingulasegment. Wabige Bronchiektasien im Mittellappen

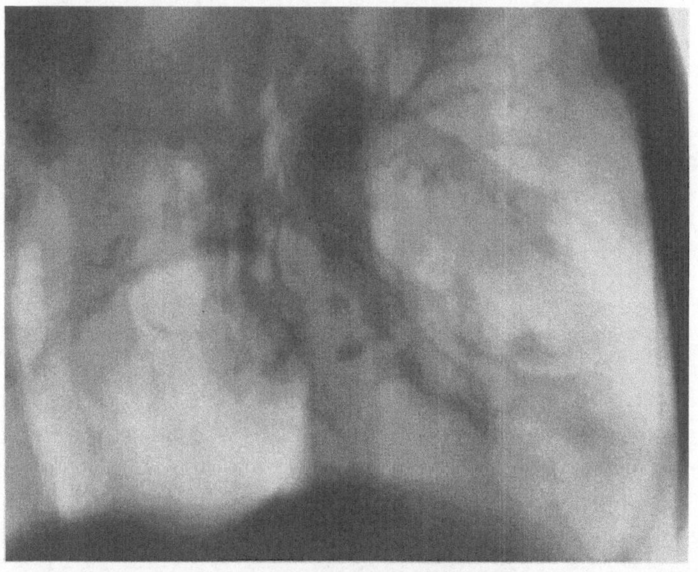

Abb. 3d. Tomogramm in sagittaler Ebene, rechts: Die Darstellung der traubenförmigen und cylindrischen Bronchiektasien des Mittel- und Unterlappens ist in diesen Schichtebenen übersichtlicher und zusammenhängender als in frontalen Ebenen

gesichert werden. Nur die Wabenlunge, die pathogenetisch der Bronchiektasie entspricht, weist einen geradezu pathognomonischen Röntgenbefund auf.

Von den zwei speziellen Untersuchungsverfahren zum Nachweis von Bronchiektasien ist die Tomographie die den Kranken weniger belästigende Methode. Komplikationen und Nebenerscheinungen sind nicht zu fürchten. Sie kann daher auch kleinen Kindern, Schwerkranken und alten Menschen zugemutet werden (Abb. 2a—c).

Die *Tomographie* hat gegenüber der Bronchographie noch den Vorteil, daß sie außer den Bronchiektasien auch das umgebende Gewebe gut zur Darstellung bringt (Abb. 3a bis d) (GREINEDER 1941). SALZER u. Mitarb. (1952) messen daher der Tomographie auch bei nicht tuberkulösen Bronchusveränderungen größeren Wert als der Bronchographie bei. Peribronchiektatische, entzündliche Infiltrationen heben sich im Tomogramm als

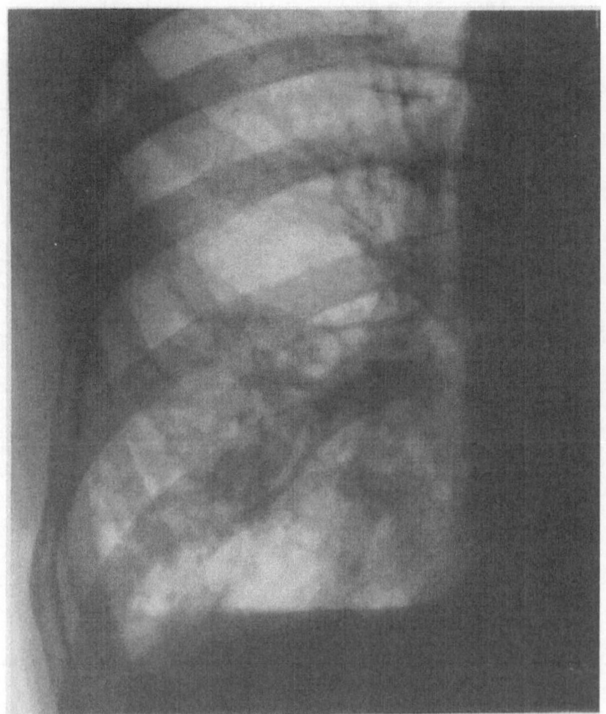

Abb. 4a. Teilatelektase des rechten Unterlappens bei Bronchialcarcinom

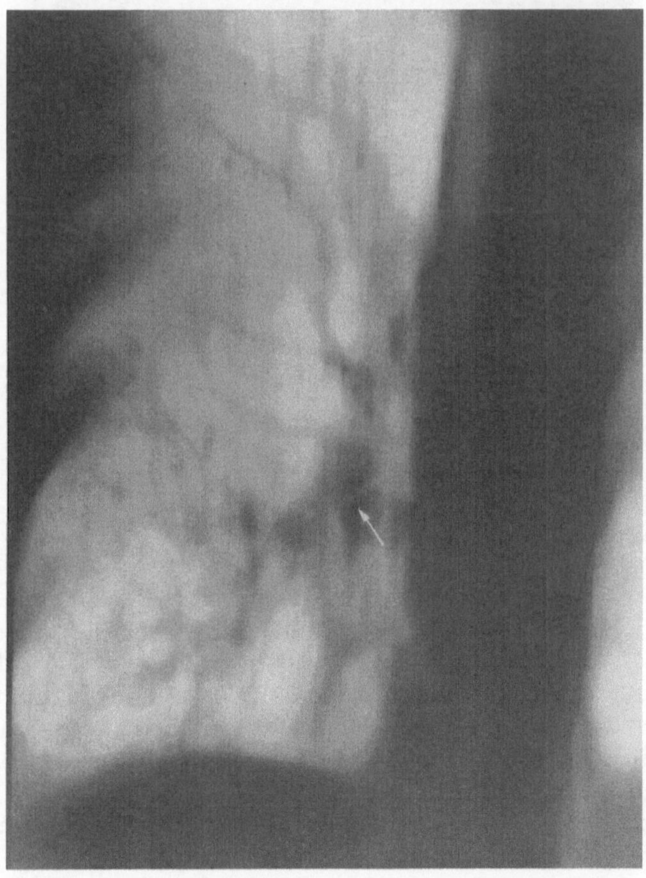

Abb. 4b. Tomogramm in 9 cm Tiefe: Darstellung der Bronchusstenose des rechten Unterlappens (Pfeil). Fleckig-streifige Schatten im rechten Unterlappen, die aber in dieser Ebene nicht als Bronchiektasien zu erkennen sind

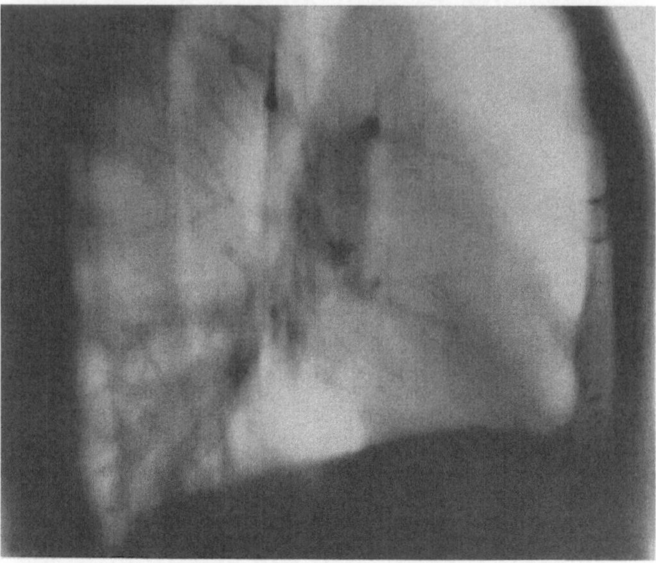

Abb. 4c. Tomogramm in sagittaler Ebene, 9 cm Tiefe: Breite, bandförmige Streifen im rechten Unterlappen durch sekretgefüllte Bronchiektasien

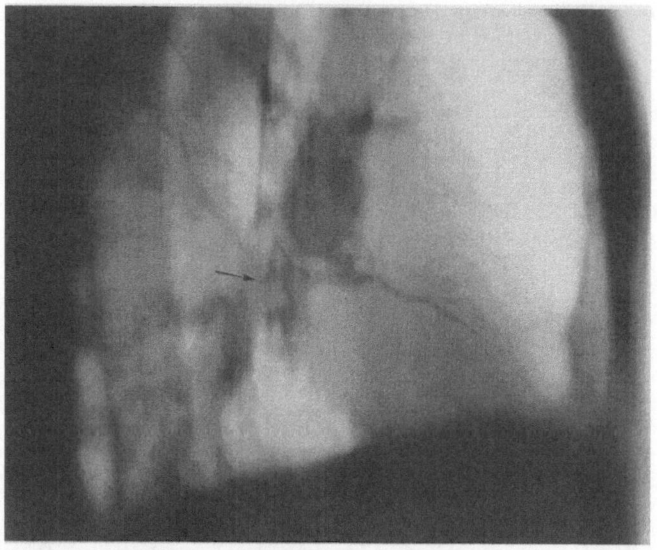

Abb. 4d. Tomogramm in sagittaler Ebene, 11 cm Schichttiefe: Tumorstenose des rechten Unterlappenbronchus (Pfeil) und Bronchiektasien in einer Schichtebene dargestellt

unscharfe, runde oder längliche Schatten gegen die Bronchuslumina und das noch lufthaltige Lungengewebe ab (Abb. 4a—e). Kleine Atelektasen sind als scharf begrenzte, kleinflächige, homogene, milchglasartige Trübungen zu sehen. Der dichte, bandförmige, scharf begrenzte Schatten sekretgefüllter Bronchien setzt sich meist mit scharfer, horizontal verlaufender Konturlinie gegen den lufthaltigen, proximalen Bronchusabschnitt ab. In vermindert lufthaltigen Lungenabschnitten ist die Aussagemöglichkeit des Tomogramms am größten (ZAPEL 1938). Fehlen entzündliche Prozesse der Bronchialwände oder des umgebenden Lungengewebes, dann läßt uns die Tomographie im Gegensatz zur Bronchographie im Stich.

Auf Tomogrammen in sagittalen Schichtebenen sind die Bronchialverzweigungen und die Bronchiektasien im allgemeinen besser zu erkennen als auf Tomogrammen in frontalen

Ebenen, denn die Störschatten der Leber rechts und des Herzens links überdecken die kleinen Bronchien, die ja vorwiegend in den postero-basalen Lungensegmenten gelegen und am häufigsten von Erweiterungen betroffen sind.

Die paravertebralen und paramediastinalen Lungenabschnitte werden dagegen am besten auf Transversaltomogrammen überlagerungsfrei dargestellt (VALLEBONA u. Mitarb. 1952; GEBAUER u. SCHANEN 1955; GEBAUER, MUNTEAN, STUTZ u. VIETEN 1959).

Ein Nachteil der Tomographie ist die Tatsache, daß der Bronchialbaum nicht auf einer einzigen Aufnahme zusammenhängend abgebildet werden kann, mehrere Aufnahmen in verschiedenen Schichttiefen und möglichst noch in zwei oder sogar drei Schnittebenen nötig sind.

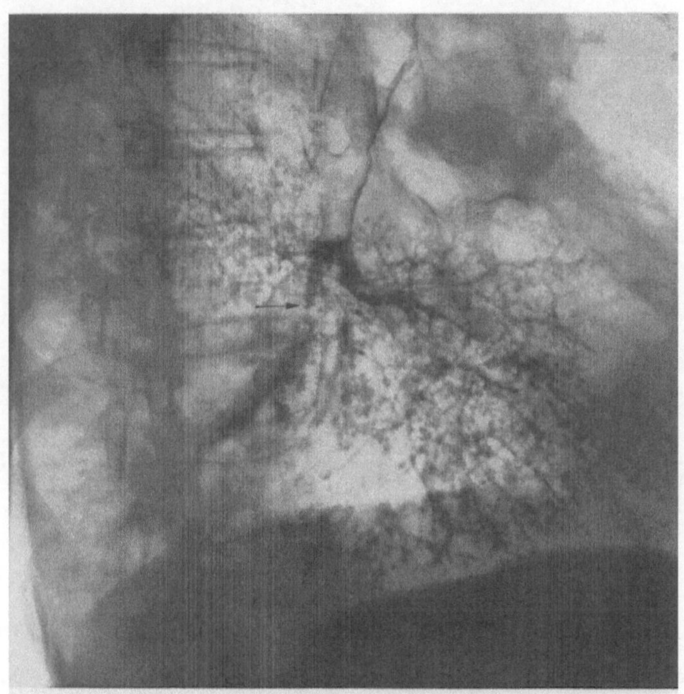

Abb. 4e. Bronchogramm: Die Tumorstenose ist im Bronchogramm gut zu erkennen (Pfeil). Distal von der Tumorstenose Auffüllung kolbenförmiger Bronchiektasien. Die Kontrastmittelfüllung erfaßt nicht die gesamte Ausdehnung der Bronchiektasie, da die peripheren Teile der Bronchiektasien sekretgefüllt sind

Die *Bronchographie* ist die beste Methode zur röntgenologischen Darstellung von Bronchiektasien. Sie unterrichtet uns sicher und zuverlässig über die Form und Ausdehnung der Bronchialerweiterungen. Vergleiche von Bronchogrammen mit Operationspräparaten resezierter Lungenlappen ergaben gute Übereinstimmung der Befunde (STUTZ und VIETEN; GUDBJERG). Die Bronchographie hat die Voraussetzungen für die schonendste chirurgische Therapie der Bronchiektasien, die Segmentresektion, geschaffen. Für die Indikationsstellung zur Operation ist daher eine bronchographische Untersuchung des Bronchialbaumes beider Lungen erforderlich. Sie allein gibt einwandfrei Aufschluß über die Lokalisation, die Ausdehnung und Form der Bronchiektasien. Dabei kann es vorkommen, daß innerhalb eines Segmentes nicht in alle Bronchiektasien Kontrastmittel einfließt, weil die Bronchien entweder mit Sekret angefüllt oder teilweise obliteriert sind (Abb. 5a und b). Außerdem ist infolge der peribronchialen Infiltrationen und Indurationen die Gewebselastizität verlorengegangen. Der inspiratorische Sog, der das Einfließen des Kontrastmittels in die kleinen Bronchien und Bronchiolen fördert, ist in den erkrankten Lungensegmenten vermindert oder fehlt völlig. Darauf beruht das Symptom des sog. „entlaubten Baumes" (Abb. 10).

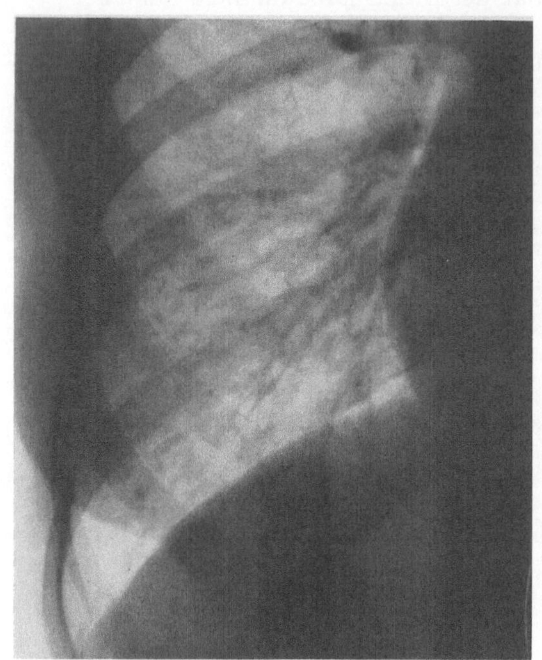

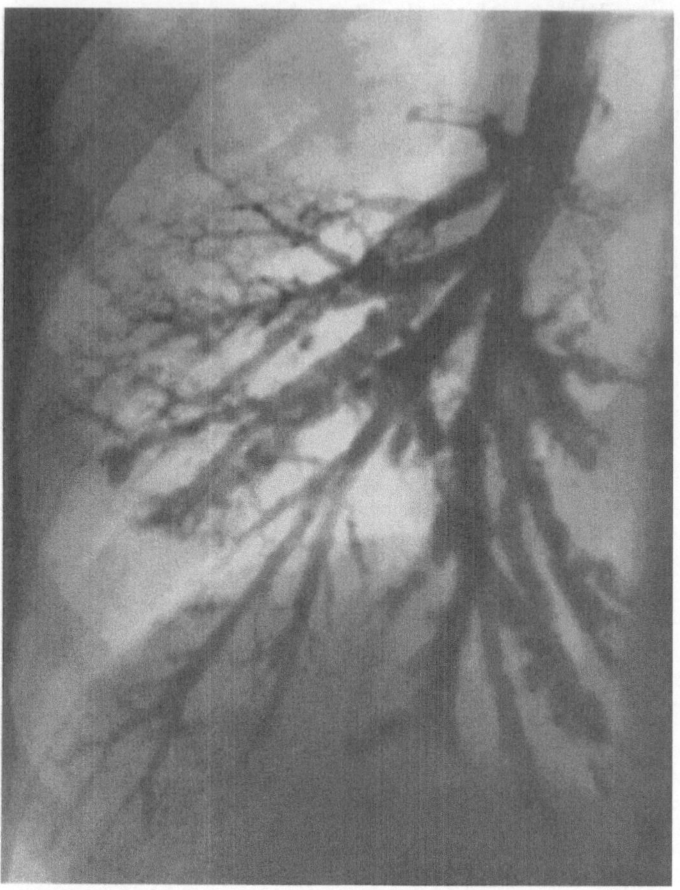

Abb. 5a

Abb. 5b

Abb. 5a. Doppelkonturierte, streifige Aufhellungen im rechten Mittel- und Unterlappen

Abb. 5b. Bronchographie: Cylindrische und traubenförmige Bronchiektasien im Mittel- und Unterlappen. In den proximalen Abschnitten der Segmentbronchien sägeförmige Konturen und säckchenförmige Ausstülpungen der Randkonturen durch deformierend-bronchitische Prozesse

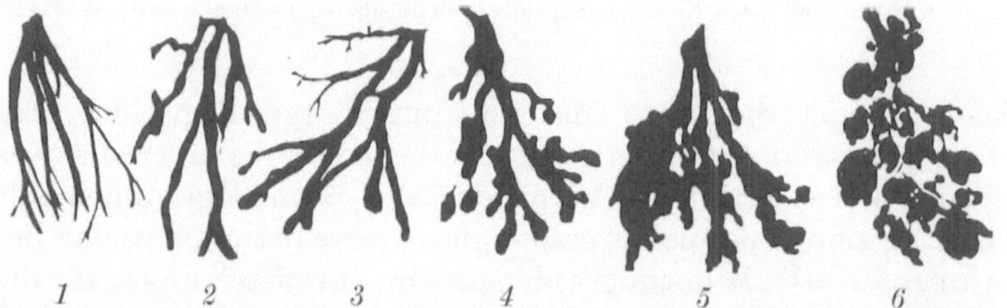

Abb. 6. Schematische Darstellung typischer Bronchogramme. *1* normal; *2* cylindrisch; *3* spindelförmig; *4* stärker spindelförmig, wenig sackförmig; *5* spindelsackförmig; *6* sackförmig congenital. (Nach ROLES und TODD)

Die verschiedenen Formen der Bronchiektasien, die im Bronchogramm zu beobachten sind (Abb. 6), zeigt eine schematische Skizze von ROLES und TODD (1933).

Es ist notwendig, vor der Durchführung einer Bronchographie sich ein Urteil über die vorhandene Atemreserve des Kranken zu verschaffen. Unkomplizierte Bronchiektasien weisen zwar in $^3/_4$ der Fälle einen normalen Gaswechsel auf; sind aber Bronchiektasien mit einem Lungenemphysem vergesellschaftet, dann ist die Lungenfunktion oft erheblich gestört (MARX 1963).

3. Lokalisation

Bronchiektasien sind in allen Lungenlappen und allen Bronchialsegmenten anzutreffen. Die linke Lunge wird aber bevorzugt befallen, etwa zwei- bis dreimal häufiger als die rechte (WIESE 1927, 1930, 1935, 1937; DUKEN u. VON DEN STEINEN 1928; BRAUER 1925; STUTZ und VIETEN 1955). Am häufigsten erkrankt nach den Untersuchungen von WHITWELL (1952) der linke Unterlappen, wie er an einer Zusammenstellung von 189 lobektomierten Lungen festgestellt hat.

Tabelle 2. *Lappenverteilung der Bronchiektasien.* (Nach WHITWELL)

	Zahl	%
Linke Lunge	19	9,5
Linker Oberlappen	6	3
Lingula	5	2,5
Linker Unterlappen	64	32
Basis linker Unterlappen	2	1
Linker Unterlappen und Lingula	50	25
Basis linker Unterlappen und Lingula	2	1
Total linker Unterlappen	137	68,5
Total linke Seite	148	74
Rechte Lunge	3	1,5
Rechter Oberlappen	6	3
Rechter Mittellappen	10	5
Rechter Unterlappen	14	7
Basis rechter Unterlappen	2	1
Rechter Mittel- und Unterlappen	14	7
Rechter Mittel- und Basis rechter Unterlappen	1	0,5
Rechter Unterlappen und ant. Segment rechter Oberlappen	1	0,5
Rechter Unter-, rechter Mittel- und ant. Segment rechter Oberlappen	1	0,5
Total rechter Unterlappen	36	18
Total rechte Seite	52	26

4. Bronchoskopie

Für die Diagnostik der Bronchiektasie ist die *Bronchoskopie* nicht von ausschlaggebender Bedeutung, da die bronchiektatischen Veränderungen die Bronchien III. und IV. Ordnung betreffen. Die großen Bronchien, in die das Bronchoskop Einblick gewährt, sind wegen der starken Knorpelringe selten erweitert. Bei Bronchusstenosen als Ursache der Bronchiektasien (Bronchustuberkulose, Narben, Tumoren, Fremdkörper) klärt sie aber die Art und beeinflußt evtl. die Therapie der Bronchusstenose (SOULAS u. MOUNIER-KUHN 1949). Mit Hilfe des Bronchoskopes werden auch therapeutische Maßnahmen an den erkrankten Bronchialsegmenten ausgeführt, z.B. die Extraktion aspirierter Fremdkörper, die Aspiration von Schleim und Eiter aus den betroffenen Segmenten und schließlich die gezielte Instillation von Antibiotica.

5. Pathogenese, Morphologie und Klinik der Bronchiektasien

Die Abklärung pathogenetischer Faktoren wurde durch den Fortschritt der diagnostischen und therapeutischen Technik vor etwa 40 Jahren ganz erheblich vorangebracht. Erst mit der Anwendung des Röntgenschichtverfahrens und der Bronchographie war ein richtiges Urteil über die Häufigkeit und die Topographie von Bronchiektasien zu gewinnen. Aufschlußreich wurde besonders die Untersuchung von Jugendlichen. Hier konnte man gerade auch mit Hilfe der neuen diagnostischen Technik die „ursprünglichen Befunde“ bei angeborenen Bronchiektasien kennenlernen und ihre Symptome von den entzündlichen

Komplikationen, die im fortgeschrittenen Lebensalter fast immer dominieren, abgrenzen. Zur gleichen Zeit erlaubte die damals entwickelte operative Therapie eine pathologisch-anatomische Untersuchung von bronchiektatischen Veränderungen in allen Stadien am frischen Operationspräparat. Im deutschen Sprachraum wurde die Forschung besonders von BRAUER (1925) und SAUERBRUCH (1927) vorangetrieben. Diese beiden Autoren sind auch die hervorragenden Vertreter der damals heftig aufeinanderprallenden Anschauungen über die Pathogenese der Bronchiektasien. SAUERBRUCH und seine Schule haben entschieden die Meinung vertreten, daß Bronchiektasien auf der Basis angeborener Strukturschwächen der Bronchuswand entstehen. BRAUER dagegen sah angeborene Anomalien im Bronchialbaum nicht als wesentliche pathogenetische Faktoren für das spätere Bild der Bronchiektasien an. Bis heute sind diese widerstreitenden Thesen die beiden Pole der Auseinandersetzung über die Pathogenese von Bronchiektasien; immer noch ist die Frage nach der Häufigkeit und der Wertigkeit angeborener Strukturanomalien bei der Genese von Bronchiektasien nicht eindeutig beantwortet. Unbestritten ist aber, daß Bronchiektasien als Folge von Hemmungsmißbildungen entstehen, und unbestritten ist andererseits, daß normal entwickelte Bronchialabschnitte allein durch exogene Schäden bronchiektatisch verändert werden können.

a) Angeborene Bronchiektasien

Hier sind die Bronchiektasien zu besprechen, an deren Entstehung Fehlentwicklungen des Bronchialbaums beteiligt sind. Der Begriff „angeborene Bronchiektasien“ charakterisiert diese Gruppe nicht ausreichend. Das hängt mit der ontogenetischen Entwicklung der Lungen zusammen; sie ist mit der Geburt noch nicht abgeschlossen. Wir kommen unten darauf zurück. Fehlentwicklungen in der Endverzweigung des Bronchialbaumes können offenbar auch postnatal entstehen; sie unterscheiden sich nach Ansicht vieler Autoren (MAYER und RAPPAPORT 1952, 1953) morphologisch grundsätzlich nicht von spätfetalen Mißbildungen.

Nach HART und MAYER (1928) sind angeborene Bronchiektasien als eine Störung der intrapulmonalen Bronchus- bzw. Alveolensprossung aufzufassen. Bei bestimmten Krankheitsprozessen werden wahrscheinlich die Bronchial- bzw. Alveolarknospen zerstört. An ihrer Stelle entwickelt überlebendes Bronchialgewebe ein überschießendes, cystisches Wachstum, dem die Fähigkeit zur dichotomen Teilung und zum Längenwachstum, eben zur Entwicklung einer normalen Bronchusverzweigung, fehlt. Aber auch die bereits formierten Bronchialabschnitte können offenbar durch die gleichen Noxen in ihrer Struktur so geschädigt werden, daß sie postnatal durch die physiologischen Druck- und Zugbelastungen bei der Atmung irreversible Formveränderungen erleiden.

Das Ausmaß der bronchialen Fehlentwicklung und das morphologische Substrat, das schließlich daraus entsteht, werden maßgeblich durch den Zeitpunkt bestimmt, an dem das fetale Bronchial- und Lungengewebe betroffen wird. In großen Zügen dargestellt, treten, in ontogenetischer Reihenfolge aufgeführt, folgende Mißbildungen auf: Bei Störungen zur Zeit der Lungenknospung am Ende des 1. Fetalmonats bleibt die Entwicklung des gesamten Atmungsapparates aus (SCHNEIDER 1909). Nach der Sprossung der primären Lungenbläschen kann eine Schädigung zur Aplasie oder Hypoplasie einer Lunge oder eines Lungenlappens führen. Wenn das Bronchialwachstum in späteren Stadien gestört wird, können größere oder kleinere Cysten ausgebildet werden, die den Abschluß der Fehlentwicklung eines Lungenlappens, eines oder mehrerer Lungensegmente oder kleinerer Einheiten der Lungenstruktur darstellen (HUETER 1914). Die Wandstruktur solcher Cysten ist histologisch ähnlich einer normalen Bronchuswand aufgebaut. Diese Fehlentwicklungen sind an anderer Stelle in diesem Handbuch ausführlich dargestellt (BLAHA).

Die angeborenen Bronchiektasien im engeren Sinne stehen pathogenetisch, im makroskopischen Aufbau und in der histologischen Struktur der fehlentwickelten Bronchialabschnitte den gerade erwähnten Cysten sehr nahe. Hier wie dort findet man eine gleichartige Erweiterung der bronchialen Endabschnitte eines Lungenlappens, eines oder mehrerer Lungensegmente oder kleinerer Einheiten. Der Unterschied gegenüber Cysten besteht in der Art der Verbindung zu den normal entwickelten Bronchialabschnitten. Bei Cysten fehlt die Kanalisation zum Bronchialbaum oft völlig, oder das Lumen ist am Cysteneingang stark eingeengt. Postnatal entsteht in diesen Fällen eine Ventilmechanik, die die Cyste unter einem erhöhten Druck bläht. Bei den angeborenen Bronchiektasien in engerem Sinne ist die Verbindung zum Bronchialbaum stets offen, allerdings ist sie mehr oder minder weit. Wenn man die Formen der angeborenen Bronchiektasien zusammenstellt, dann findet man alle Übergänge von der mehr cystischen Erweiterung der Bronchusendabschnitte mit

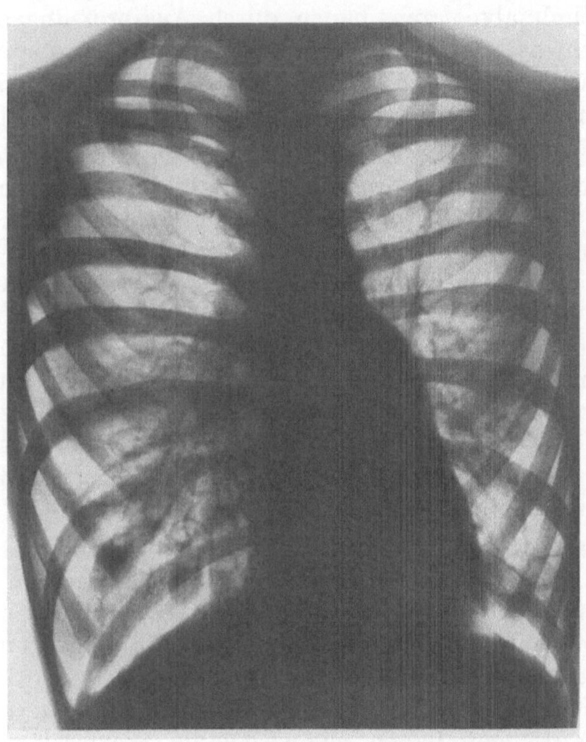

Abb. 7a

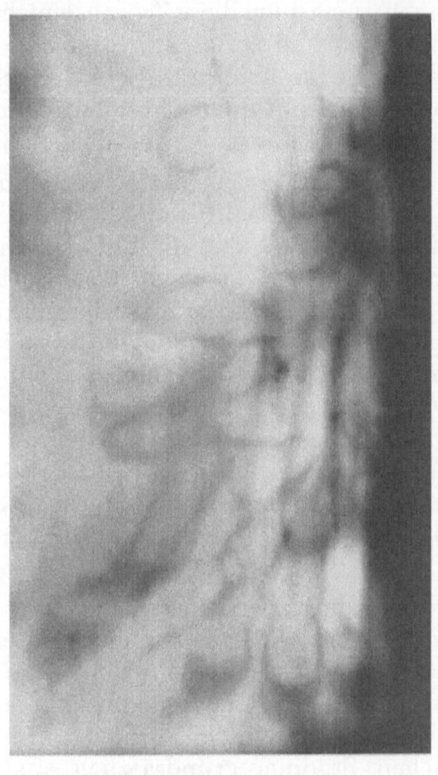

Abb. 7b

Abb. 7a. In beiden Lungen sackförmige, sekretgefüllte Bronchiektasien. Basale Lungenabschnitte überbläht

Abb. 7b. Tomogramm in 6 cm Tiefe: Sackförmige Bronchiektasien mit Sekretspiegelbildungen. Keine Gewebsreaktion in der Umgebung. Angeborene Bronchiektasien

einer eng-lumigen Verbindung zum Bronchialbaum bis zur breit geöffneten sackförmigen Bronchiektasie (Abb. 7a und b). Die Lungenabschnitte mit typischen, weit geöffneten, sackförmigen Bronchiektasen weisen allerdings in der Regel weit weniger dichotome Teilungen ihres Bronchialsystemes auf als analoge Lungeneinheiten mit kleincystischen, dünnwandigen Bronchiektasien. Man darf daraus den Schluß ziehen, daß sackförmige Bronchiektasien in der Regel aus einer Fehlbildung größerer Bronchusäste entstehen, während die dünnwandigen, kleincystischen Bronchiektasen mit ausgeprägtem Ventilmechanismus sich aus kleinen und kleinsten Bronchusästen entwickeln.

Schon in der ersten systematischen Beschreibung 1880 durch GRAWITZ war die enge Verwandtschaft dieser Mißbildung erkannt worden. GRAWITZ hat die „angeborenen Bronchiektasien" in zwei Hauptformen unterteilt:

1. Bronchiektasis universalis (allgemeine Dilatation der Hauptbronchien und ihrer Äste), das sind die angeborenen sackförmigen Bronchiektasen.

2. Bronchiektasis teleangiektatica (cystische Bronchuserweiterung in Bronchusabschnitten), das sind die kleincystischen Bronchiektasen.

Die Störung der Bronchialentwicklung, die dann zur Mißbildung der angeborenen Bronchiektasie führt, trifft das Lungenwachstum wahrscheinlich zu einem Zeitpunkt, an dem die Aussprossung des Bronchialbaumes schon weit fortgeschritten ist, etwa im 6. und 7. Fetalmonat (SCHNEIDER 1909). Die Struktur der Bronchialwände ist in diesem Entwicklungsstadium noch nicht endgültig ausgebildet; die glatte Muskulatur, das elastische Fasernetz und die Knorpelspangen haben sich noch nicht völlig entwickelt. Das sind die Elemente, die die Festigkeit der Bronchialwand garantieren. Aber auch das Lungenwachstum ist um diese Zeit noch nicht abgeschlossen; die feinsten Bronchialaufzweigungen, die Bronchuli terminales und die Bronchuli alveolares, bauen durch Aussprossungen laufend neue Acini auf. So ist es erklärlich, daß zur gleichen Zeit Defekte in den schon entwickelten Bronchialabschnitten entstehen können, wie auch Fehlentwicklungen an den gerade aussprossenden terminalen Bronchusabschnitten (KOONTZ 1925).

Postnatal, beim Neugeborenen und beim Kleinkind, ist die Situation gegenüber den spätfetalen Verhältnissen offenbar nicht grundsätzlich verändert. Neuere Untersuchungen haben erwiesen, daß die Entwicklung der terminalen Bronchialverzweigung auch bei der Geburt noch nicht abgeschlossen ist. BROMAN hat als erster schon 1923 auf Grund anatomischer Untersuchungen darauf hingewiesen, daß die Lungen von Neugeborenen nicht „Miniaturbilder von Lungen Erwachsener" sind. Neben dem Größenwachstum geht vielmehr nach der Geburt auch die Neubildung von Bronchiolen und Alveolen, also der Aufbau von Lungenacini, weiter. Von den insgesamt 25 dichotomen Bronchusaussprossungen zum völligen Ausbau der Lungenstruktur sind bei der Geburt erst etwa 18 erfolgt. Auch andere Autoren (KERLEY 1932; POLICARD u. GALY 1945; MEDLAR 1955) haben sich dieser Meinung angeschlossen. WILLSON (1928) und MILLER (1934, 1950) konnten zeigen, daß das Lungenwachstum bis ins 10. Lebensjahr anhalten kann.

Nach der Geburt treten die Luftwege mit der Außenwelt in Verbindung, und alle Noxen, die als Ursache für die Entstehung erworbener Bronchiektasien diskutiert werden, können nun wirksam werden. Die Reaktion auf exogene Schädigungen und die reparativen Vorgänge werden dabei im Stadium des postnatalen Lungenwachstums anders verlaufen als am ausgereiften Organ im späteren Lebensalter. Es ist sogar wahrscheinlich, daß nekrotisierende, entzündliche Prozesse im Bereich der Bronchiolen und Alveolen im frühkindlichen Stadium grundsätzlich analoge Wirkungen haben wie spätfetale Wachstumsstörungen (MAYER u. RAPPAPORT 1953). Nach dieser Darstellung wird die klinische Untersuchung kaum entscheiden können, ob eine „angeborene" oder eine frühkindlich erworbene Bronchiektasie vorliegt.

Zur *Pathogenese* der Hemmungsmißbildungen am Bronchialbaum liegen zahlreiche Untersuchungen vor, ohne daß es bisher zu einer endgültigen Klärung gekommen ist. Viele Fakten sprechen dafür, daß die Hemmungsmißbildungen, die zu Bronchiektasien führen, überwiegend nicht genetisch bedingt sind. In den meisten Fällen sind offenbar infektiöse Fetalerkrankungen und ihre Folgen der Ausgangspunkt. Man schuldigt interkurrente Viruserkrankungen während der Gravidität an, ohne daß man bisher sichere Beweise dafür erbringen konnte. Ob auch chemisch-toxische, z.B. medikamentöse Ursachen bei solchen Mißbildungen eine Rolle spielen, ist bis heute noch offen; der Nachweis wurde bisher nicht geführt. Über postnatale Erkrankungen, die Ursache für die Entstehung von Bronchiektasien im Säuglingsalter werden können, hat man konkretere Vorstellungen. Viele Autoren glauben, daß die Bronchopneumonien im Verlauf von Masern, Keuchhusten und Influenza eine solche postnatale Fehlentwicklung induzieren. Bei diesen Erkrankungen kommt es zu Nekrosen in den betroffenen Alveolargebieten. Der Prozeß greift von dort auch auf die terminalen Bronchiolen über. Nach der Abheilung können Reparationsvorgänge und das anhaltende Strukturwachstum der Lungen die Entzündungsfolgen wahrscheinlich so weit überdecken, daß der Endzustand den spätfetalen Hemmungsmißbildungen gleicht.

Genetisch bedingte Störungen, die zu Bronchiektasien führen können, werden ebenfalls diskutiert. So sind mehrfach Familien beschrieben worden, bei denen Bronchialmißbildungen in verschiedenen Generationen auftraten (KARTAGENER und MÜLLY 1956). Bei eineiigen Zwillingen wurde zehnmal ein konkordantes Verhalten, bei zweieiigen Zwillingen viermal ein diskordantes Verhalten festgestellt (KARTAGENER und MÜLLY). Es fällt aber auf, daß unter all diesen Fällen nur ganz selten cystische, also eindeutig durch Hemmungsmißbildung entstandene Bronchiektasien nachgewiesen wurden. Zum weitaus größten Teil ließen sich die Bronchiektasien von den aus exogener Ursache entstandenen nicht unterscheiden (KARTAGENER). Diese Bronchiektasien entstehen offenbar ganz in derselben Weise wie bei der „erworbenen Bronchiektasie" im Verlauf eines destruierenden Entzündungsprozesses der Bronchuswand, der sich als Folge von pathologischen Sekretionsverhältnissen der Bronchialschleimhaut und fehlerhaften Reaktionen der Bronchialmotorik entwickelt. Wahrscheinlich handelt es sich also auch bei diesen Bronchiektasien nicht um genetisch bedingte Mißbildungen. Diese Gruppe sollte eine Sonderstellung erhalten als „sekundäre Bronchiektasien, die auf der Basis von genetisch bedingten Stoffwechselanomalien, konstitutionell bedingten abnormen Reaktionen auf Umweltbedingungen oder als Folge topographischer Aberrationen in Zusammenhang mit der Entwicklung des Herzens und der großen Gefäße entstehen".

α) *Morphologische und histologische Charakteristika*

Es ist für angeborene Bronchiektasen bzw. für Bronchiektasien, die aus einer Hemmungsmißbildung heraus entstanden sind, charakteristisch, daß viele oder die meisten Äste eines Segmentes oder Lungenlappens eine gleichartige, oft harmonisch rundliche Excavation ihres Lumens aufweisen und in Trauben nebeneinander liegen. Gelegentlich findet man verschiedene Formen von Bronchusmißbildungen gleichzeitig nebeneinander in benachbarten Bronchialsegmenten; z.B. in einem Lungenabschnitt multiple, erbsgroße, dünnwandige Cysten (Abb. 8a und b), in einem anderen keulenförmige Bronchiektasen (Abb. 9). In vielen Fällen ist trotz entzündlicher Komplikationen die Diagnose der angeborenen Bronchiektasie möglich. Je mehr aber entzündliche Komplikationen die ursprünglich glattwandigen Bronchuserweiterungen destruieren, desto schwieriger wird die Entscheidung im Hinblick auf die Genese einer Bronchiektasie.

Da bei einer Hemmungsmißbildung die Entwicklung der Alveolen in den betroffenen Acini bzw. Lobuli ausbleibt, ist das Volumen des befallenen Lungenabschnitts im allgemeinen vermindert. Bei den traubenförmigen bzw. mehr den Cysten nahestehenden, dünnwandigen Bronchiektasien, die durch einen Ventilmechanismus gebläht werden, ist der betroffene Lungenabschnitt gegenüber der Norm deutlich volumenvermehrt. Bei diesen dünnwandigen, cystenähnlichen Bronchiektasien fehlen entzündliche Komplikationen oft bis ins höhere Alter. Bei weit geöffneten, sackförmigen Bronchiektasien ist die Selbstreinigung der Bronchialabschnitte schon früh insuffizient; oft fehlen aber auch hier entzündliche Bronchuswandveränderungen bis in das 2., bisweilen sogar auch noch im 3. Jahrzehnt. Die Bronchographie zeigt in solchen Fällen eine glatte, regelmäßig verlaufende Bronchuswandbegrenzung auf. Mit fortschreitendem Lebensalter treten aber immer mehr entzündliche Bronchusveränderungen hinzu, so daß dieses Kriterium für die Differenzierung der Bronchiektasie-Entstehung dann entfällt.

Histologisch weisen die durch Hemmungsbildung entstandenen Bronchiektasien charakteristische Befunde auf. In den „reinen, unkomplizierten Fällen" sieht man in der Bronchiektasenwand ein regelmäßiges, cylindrisches Epithel und gut erhaltene Basalmembranen. Das Stroma enthält Muskulatur, elastische Fasern, unsystematisch angeordnete und unregelmäßig geformte Knorpelinseln, reichlich Schleimdrüsen und ein normal ausgebildetes lymphatisches Gewebe ohne entzündliche Veränderungen (SELLORS 1938). Postnatale, exogene Schäden im frühen Kindesalter können durch das noch weitergehende Bronchial- und Alveolarwachstum vollkommen überdeckt werden; dann gleicht der Befund histologisch angeborenen Bronchiektasien weitgehend. Auf der anderen Seite zeigen Bronchial-

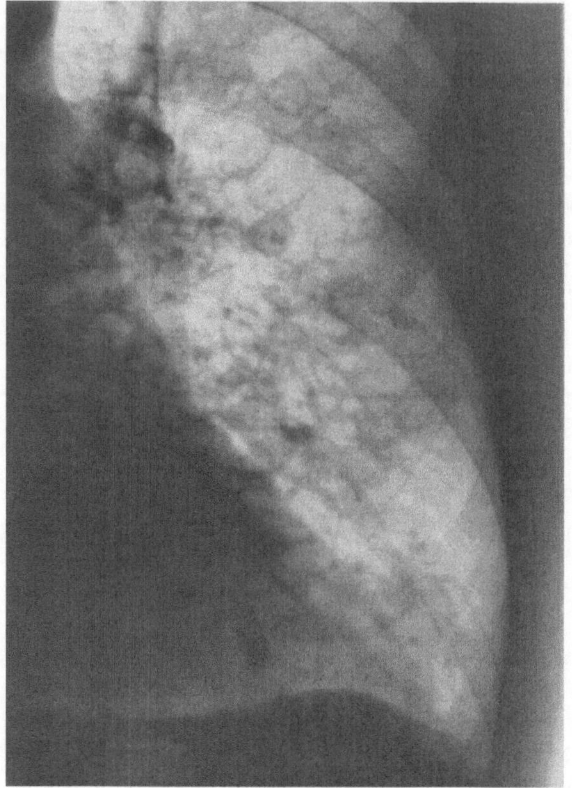

Abb. 8a

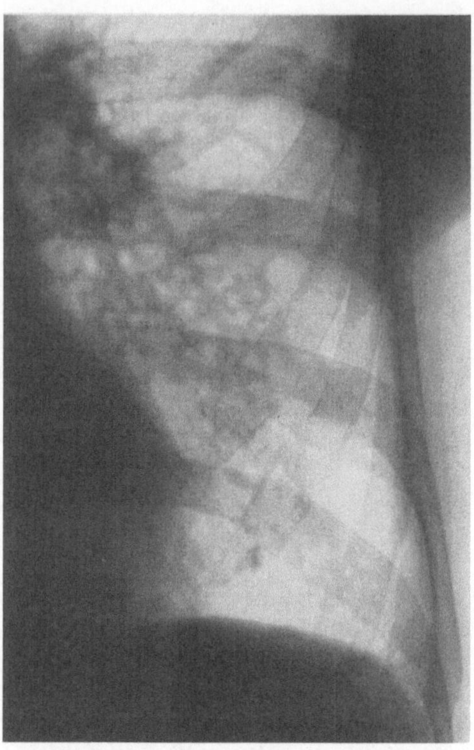

Abb. 8b

Abb. 8a. Vermehrte, wabige Lungenstruktur, die durch dünnwandige Lungencysten verursacht wird. Angeborene kleincystische Bronchiektasien

Abb. 8b. Streifige und überwiegend netzförmig-wabige Lungenstruktur bei Bronchiektasien im Lingulasegment des linken Oberlappens

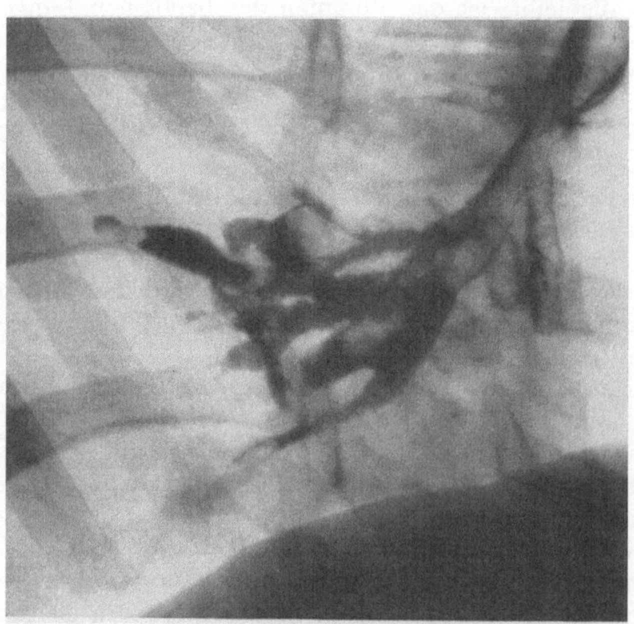

Abb. 9. Keulenförmige Bronchiektasien im rechten Unterlappen

wandstrukturen, die durch Hemmungsmißbildung entstanden sind, in späteren Lebensabschnitten infolge der fast immer hinzutretenden entzündlichen Prozesse, histologisch die gleichen Veränderungen wie die ausschließlich exogen entstandenen Bronchiektasien.

β) Die Beschwerden der Patienten

Angeborene Bronchiektasien sind in „reinen Fällen“ keine Erkrankungen. Der Befund wird oft durch Zufall bei einer Röntgenuntersuchung erhoben. Das gilt besonders für Jugendliche bis ins 2. Jahrzehnt, ist aber auch im 3. nicht selten. Die Entwicklung einer angeborenen Bronchiektasie wird weitgehend durch die Ausdehnung der Bronchialveränderung und durch die Art der Bronchiektasien bestimmt. Bei den dünnwandigen, kleincystischen Bronchiektasien, die durch einen Ventilmechanismus überbläht sind, treten nur selten entzündliche Komplikationen auf. Die Entwicklung der Lungen und die Beschwerden der Betroffenen sind die gleichen wie bei einem substantiellen Lungenemphysem. Es besteht ein je nach Ausdehnung der Lungenveränderung entsprechender funktionsloser Totraum der Lungen. Bei ausgedehnten Veränderungen an beiden Lungen sind auch die Endstadien die gleichen wie beim substantiellen Lungenemphysem: pulmonale Insuffizienz, Hypertonie im Lungenkreislauf, Cor pulmonale.

Auch bei ausgedehnten, sackförmigen Bronchiektasien haben wir Fälle mit einem ausgeprägten, vicariierenden Lungenemphysem gesehen. Die Beschwerden werden aber bei diesem Typ der Bronchiektasien fast ausschließlich durch sekundäre Komplikationen entzündlicher Art hervorgerufen. Bei Bronchialabschnitten, die sich vom Lungenhilus nach caudal hin ausdehnen, ist die Selbstreinigung der bronchiektatisch erweiterten Äste in vielen Fällen doch so stark gestört, daß Sekretverhaltungen mit konsekutiver Infektion auftreten. In der Folge entwickeln sich dann die typischen Zeichen der chronisch-eitrigen Bronchitis mit geballtem Auswurf; als Komplikationen sind rezidivierende Bronchopneumonien, meistens mit Pleurabeteiligung, nicht selten. Schließlich kommt es zu Schrumpfungen durch intrapulmonale Indurationen, wobei auch primär gesunde Lungenabschnitte mitbetroffen werden. Im fortgeschrittenen Lebensalter ist dann die pulmonale Insuffizienz und die kardiale Rechtsüberlastung auch in diesen Fällen fast regelmäßig zu finden.

b) Bronchiektasien als Folge konstitutioneller Anomalien des Stoffwechsels oder abnormer Reaktionen auf Umwelteinflüsse. Bronchiektasien als Folge topographischer Aberrationen im Zusammenhang mit der Entwicklung des Herzens und der großen Gefäße

Am Ende des vorigen Jahrhunderts haben Bard und Lemoine (1890) den Begriff der angeborenen, konstitutionellen Bronchuswandschwäche geprägt. Die Autoren glaubten, daß bei bestimmten Menschen eine strukturmäßig nicht eindeutig erfaßbare Minderwertigkeit der Bronchuswand vorhanden sei. In diesen Fällen sollen schon die physiologische Druckbelastung während der Atmung oder Infekte, die der normalen Bronchuswandstruktur nichts anhaben, Bronchusdeformierungen hervorrufen. Bisher ist es aber nicht gelungen, ein differenziertes Krankheitsbild darzustellen, das diesen Kriterien entspricht.

Bei den im folgenden aufgeführten Syndromen handelt es sich um das Zusammentreffen von Bronchiektasien mit Fehlentwicklung anderer Organe oder Organsysteme. Die Pathogenese dieser Syndrome ist noch nicht weiter geklärt.

Häufiger als ein zufälliges Zusammentreffen findet man Bronchiektasen beim Situs inversus. Dabei handelt es sich fast immer um Bronchuserweiterungen, die von erworbenen Bronchiektasien nicht zu unterscheiden sind. Nur ganz vereinzelt wurden beim Situs inversus cystische, also eindeutig durch Mißbildung entstandene Bronchiektasien beschrieben (Kartagener u. Mülly 1956). Dasselbe gilt auch für das Syndrom: Bronchiektasien, Situs viscerum inversus, entzündliche und polypöse Erkrankungen der Nasen-Nebenhöhlen, auf das Kartagener 1933 hingewiesen hat; Beziehungen zur Mucoviscidose werden vermutet. Die Abwägung der pathogenetischen Faktoren und der kausalen Zusammenhänge ist in diesen Fällen schwierig. So ist bei diesem Syndrom unter anderem auch eine Kausalkette von Nebenhöhlenerkrankungen und Bronchiektasien zu diskutieren: Nach der Meinung verschiedener Autoren (TOUSSAINT u. DERSCHEID 1933; MÜLLIN 1926; JACKSON 1934) können entzündliche Prozesse in den Nasen-Nebenhöhlen über eine canaliculäre und lymphogene Keimverschleppung Ursache für eine deformierende Bronchitis und für Bronchiektasien werden (s. auch S. 188).

Eine nahe Verwandtschaft oder Kongruenz mit der Mucoviscidose besteht sehr wahrscheinlich bei dem Syndrom von „Bronchiektasie und der Dilatation anderer glandulärer und kavitärer Organe" (KARTAGENER). Dieses Syndrom ist auch für den röntgenologischen Untersucher aufschlußreich; deswegen sei die Tabelle aus einer Arbeit von KARTAGENER und GRUBER (1947) über Untersuchungsergebnisse am Obduktionsmaterial des Züricher Pathologischen Institutes angeführt. Sie zeigt die Häufigkeit des Zusammentreffens von Bronchiektasien mit Dilatationen anderer Organe. Von 649 Fällen mit Bronchiektasien wiesen 237 Dilatationen mindestens noch eines anderen glandulären oder kavitären Organs auf.

Tabelle 3. *Gleichzeitige Dilatationen anderer Organe.* (Nach KARTAGENER und GRUBER)

Divertikel der Trachea	1	Gallenblasendivertikel	1
Cystadenoma Sinus Morgagni	1	Megagallenblase	1
Megaoesophagus	1	Gallenblasencyste	1
Oesophagusdivertikel, echte	3	Cystische Pankreasfibrose	16
Traktionsdivertikel des Oesophagus	11	Nierencysten	126
Gastromegalie	1	Cystennieren	6
Magendivertikel	1	Pyelektasie (ohne Strikturen!)	16 (17)
Dünndarmdivertikel, echte	5 (8)	Megaureter	3 (5)
Schleimhautdivertikel des Dünndarms	4	Blasendivertikel, echte	10 (11)
Meckeldivertikel	7	Blasenschleimhautdivertikel	17 (18)
Megacolon	5	Nierenbecken- und Ureterencysten	2
Colondivertikel, echte	17 (37)	Ovarialcysten	22 (23)
Lebercysten	7	Cystische Dilatation der Tuben	1
Cystenleber	3	Hypophysenvorderlappencysten	2
		Milzcyste	1
		Hidradenoma cysticum	1

(Die eingeklammerten Zahlen enthalten auch die fraglichen Befunde.)

Die *Mucoviscidose* ist das einzige Syndrom von Bronchiektasie und Erkrankungen anderer Organe, dessen Pathogenese weitgehend aufgehellt werden konnte. Das Krankheitsbild wurde zuerst als Kombination von Pankreasfibrose und Bronchiektasie bei Neugeborenen und Kleinkindern beschrieben (KNAUER 1935; FANCONI 1936). Schwerwiegende Komplikationen durch Meconiumileus mit anschließender Peritonitis sind häufig (Andersen-Syndrom). Die Patho-Physiologie wurde von FARBER 1944 weiter geklärt: Auf Grund einer genetischen Stoffwechselanomalie bilden die exkretorischen Pankreasdrüsen, die schleimbildenden Zellen der Bronchialwand und die Schleimdrüsen von Oesophagus, Magen, Dünndarm und Gallenblase ein abnormes, hochviscöses Sekret. 1953 fand DI SANT AGNESE, daß auch die Schweiß- und Speichelsekretion abnorme Verhältnisse aufweist. Er konnte eine erheblich erhöhte Elektrolytkonzentration in Schweiß und Speichel nachweisen, die — im Gegensatz zu Gesunden — auch veränderten äußeren Bedingungen nicht angepaßt werden kann. Das abnorme, viscöse Sekret führt offenbar zu einer mechanischen Obstruktion der exkretorischen Schleimdrüsen. Beim Pankreas entsteht das pathologisch-anatomische Bild der fibrösen, cystischen Degeneration. Im Bereich der Bronchien stört das viscöse Sekret die Reinigungsfunktionen. Es kommt zu sekundären Infektionen und zur destruktiven, chronischen Bronchitis, aus der sich besonders beim Kleinkind schnell Bronchiektasien entwickeln. Die Komplikationen, die aus der destruierenden Bronchitis, den Bronchiektasien und durch rezidivierende Bronchopneumonien entstehen, sind so schwerwiegend, daß die Kinder nur selten das Pubertätsalter erreichen. Das Syndrom ist offenbar recessiv vererblich. In den letzten Jahren wurden aber auch leichtere Verlaufsformen bei Erwachsenen beschrieben, bei denen entweder die Symptome der exkretorischen Pankreasinsuffizienz im Vordergrund des Krankheitsbildes standen (BOHN u. KOCH 1959, 1961), oder Verlaufsformen, bei denen fieberhafte, rezidivierende Bronchopneumonien und Bronchiektasien die führenden Symptome bildeten. In diesen Fällen können während der Fieberschübe durch Dehydrationen gefährliche Komplikationen entstehen (BAUMGARTNER u. DE VOOGD 1959). Die Krankheit wird oft erst im 2. oder 3. Lebensjahrzehnt manifest. BOHN und KOCH nehmen für diese Fälle einen dominanten Erbgang an.

c) Erworbene Bronchiektasien

Als erworbene Bronchiektasien definieren wir Bronchusdeformierungen, an deren Genese bronchiale Fehlentwicklungen keinen nachweisbaren Anteil haben. In der Praxis bereitet die Eingruppierung oft Schwierigkeiten. Im vorangehenden Abschnitt wurde dargestellt, daß die frühkindlich erworbenen Bronchiektasien Merkmale von Hemmungsmißbildungen aufweisen können (MAYER u. RAPPAPORT 1952, 1953). Ursprünglich destruktive Veränderungen der Bronchialwände und der Bronchusendabschnitte werden in diesem Entwicklungsalter durch das Aussprossen fehlgebildeter Bronchialstrukturen überdeckt. Mit dem Ausbau der endgültigen Lungenstruktur in den späteren kindlichen Entwicklungsjahren treten die Charakteristica der Mißbildung bei der Bronchiektasie zurück. Bei den Bronchuserkrankungen des ausgereiften Organes, bei den erworbenen Bronchiektasien reinen Typs, sind nur die Folgen der Bronchusdestruktion erkennbar. Neben den eindeutig differenzierbaren Bronchiektasien durch Fehlentwicklung und den typischen erworbenen Bronchiektasien überbrücken und durchbrechen Übergangsformen das aufgezeigte Einteilungsschema.

Die erworbene Bronchiektasie entsteht als Folge eines tiefgreifenden, entzündlichen Prozesses, der die Bronchuswand destruiert. Das ist immer die eigentliche und letzte Ursache. Viele andere Faktoren können dabei ebenfalls eine bedeutende Rolle spielen; mit wenigen Ausnahmen sind es aber nur additive Kräfte, meistens Wegbereiter der Entzündung. Diese Auffassung wurde schon von BRAUER (1925) vertreten, der die destruierenden Bronchialerkrankungen als Bronchitis und Peribronchitis deformans bezeichnete, im Gegensatz zur Bronchitis superficialis. Wie der Name aussagt, verändert dieser Prozeß die Struktur der Bronchialwand irreparabel. Bei chronischem Verlauf kommt es zur Atrophie, bei akuten, eitrigen Exacerbationen zu Nekrosen der Bronchuswandmuskulatur, der elastischen Fasern und bei größeren Bronchialästen bisweilen auch der Knorpelspangen. Damit werden die Elemente zerstört, die die Festigkeit der Bronchialwand garantieren. Am schwersten betroffen werden die kleinen distalen Bronchien, da ihre Wandfestigkeit geringer ist als die der proximalen mit ihrer starken Knorpelarmierung. Die Bronchialdeformierungen nehmen deshalb regelmäßig mit der Entfernung vom Lungenhilus zu (ENGEL 1931, 1954). Die großen zentralen Bronchien zeigen meistens nur die Schleimhautveränderungen der chronisch-deformierenden Bronchitis.

Besonders anfällig gegen deformierende Prozesse ist naturgemäß das kindliche Bronchialsystem, da die genannten Strukturelemente der Bronchuswand noch nicht voll entwickelt sind.

Die Charakteristica der eindeutig erworbenen Bronchiektasie sind die Negation der Merkmale, die für die angeborenen Bronchiektasien angeführt wurden: Die Deformierung der Bronchiallumina ist unregelmäßig; benachbarte Bronchialabschnitte sind oft sehr unterschiedlich betroffen, soweit sie nicht in einem engen Rahmen das gleiche Schicksal erleiden wie z.B. bei der Schrumpfung oder bei der Atelektase eines Lungensegmentes. Der entzündliche Prozeß steht im Vordergrund.

An dieser Stelle sollen auch nochmals die sog. akuten Bronchiektasien erwähnt werden. Dabei handelt es sich, worauf schon früher hingewiesen wurde, nicht um echte Bronchiektasen, sondern um funktionelle, passagere Bronchuserweiterungen. Sie können im Verlauf von pneumonischen Erkrankungen oder einer akuten Bronchitis auftreten. Dabei wird offenbar im Anfangsstadium dieser Erkrankungen die Bronchialmuskulatur atonisch, so daß die Bronchiallumina der betroffenen Lungenabschnitte auffallend stark weitgestellt sind. Mit dem Abklingen der Grunderkrankung tritt wieder eine Normalisierung der Bronchialformation ein. Da die Bronchialveränderungen nur für kurze Zeit nachweisbar sind, entgehen sie oft der Diagnostik (Franklin 1938; Fleischner 1941; Huizinga 1935; Stutz 1948). Das Phänomen der passageren, funktionellen Bronchuserweiterung wurde auch bei akut aufgetretenen Atelektasen beobachtet (Lander u. Davidson 1938; Finke 1951). Im Gegensatz zu den destruktiven, echten Bronchiektasien zeigen die akuten Bronchusrelaxationen bronchographisch stets glatte Füllungskonturen. Charakteristisch ist auch, daß die physiologischen Kalibermodulationen bei der Atmung und beim Hustenstoß normal erhalten bleiben (Stutz). Man wird bei der Beurteilung von Bronchuserweiterungen im Rahmen der oben genannten Erkrankungen die Möglichkeit einer solchen funktionellen Begleitsymptomatik berücksichtigen müssen, insbesondere wenn ein operativer, therapeutischer Eingriff zur Diskussion steht.

Bronchiektasien als Folge akuter Bronchus-destruierender Erkrankungen. Die Erkrankungen, die nach Anschauung der meisten Untersucher am häufigsten zu einer akuten Bronchusdestruktion führen können, sind die typischen Krankheiten des Kindesalters. Angeschuldigt werden die schweren Bronchopneumonien, die als Komplikation von Masern, Keuchhusten und Influenza auftreten (S. Müller 1907; MacNeil et al. 1929; Marquezy und Renault 1947). Diese Autoren sind auch der Meinung, daß die größte Zahl der Bronchiektasien, bei denen andere ätiologische Faktoren nicht erkennbar sind (s. unten), im Kindesalter entstehen.

Im Gegensatz zur lobären Pneumonie, deren charakteristische, alveolare Infiltrationen ohne tiefgreifende Strukturzerstörungen am Lungengewebe ausheilen, kommt es bei den genannten Bronchopneumonien zu nekrotisierenden Entzündungen. Die Infektausbreitung über die Lymphbahnen führt oft zu peribronchialen Entzündungen mit eitrigen Einschmelzungen und Nekrosen der Bronchialwand. Entzündliches Granulationsgewebe ersetzt schließlich die Nekrosen und infiltriert die schwer geschädigten terminalen Bronchiolen. Dabei kommt es zum irreversiblen Verschluß dieser kleinsten Bronchialäste. Nur die Lumina der Bronchien mit stabileren Wandstrukturen bleiben offen. Greift die Nekrose vom Bronchus auf die benachbarten Alveolargebiete über, so entstehen oft kleine Abscesse, die wiederum in den geschädigten Bronchus einbrechen können (Erb 1933; Kline 1931). Bei der Abheilung werden die entstandenen Exkavationen durch Granulationsgewebe und Epithelialisierung von der Nachbarschaft aus gedeckt. Die neue Begrenzung entspricht dann nicht mehr der ursprünglichen Bronchialwand, sondern gereinigten Ulcerationen bzw. gereinigten, kleinen Absceßhöhlen. Infolge des Elastizitätsverlustes in den betroffenen, zum Teil narbig-geschrumpften Lungenabschnitten sind die Bronchialwandungen verstärkten Druck- und Zugbelastungen bei der Atmung ausgesetzt. Ein additiver ätiologischer Faktor für die Bronchiektasenentstehung wird damit wirksam. Das Endresultat der gesamten Entwicklung ist schließlich das Symptom des „entlaubten Astes“: Ein dilatierter Bronchusstumpf mit distalem Narbenverschluß, dessen nachgeordnete Bronchial- und Alveolarverzweigungen obliteriert und induriert sind.

Wie schon erwähnt, entwickeln sich nach solchen nekrotisierenden Prozessen im frühen Kindesalter, wenn das Strukturwachstum der Lunge noch aktiv ist, offenbar Bronchusdeformierungen, die die Charakteristica von Hemmungsmißbildungen besitzen. Eine chronische Bronchitis ist bei diesen Erkrankungen nicht die Regel; nach Abheilung der Bronchopneumonie sind dann keine entzündlichen Bronchusveränderungen mehr erkennbar. Auf der anderen Seite kann die Reinigungsfunktion der veränderten Bronchialäste schon frühzeitig insuffizient werden; dann treten chronische Entzündungen der Bronchialwand auf, die die typischen Eigenschaften der deformierenden, chronischen Bronchitis aufweisen.

Aber auch bei Erwachsenen kann man nicht selten die Entstehung von Bronchiektasien nach Bronchopneumonien verfolgen, z. B. bei dem hier abgebildeten Fall, bei dem es zu einer Obliteration der distalen Bronchusendverzweigungen bei einer basalen Bronchopneumonie kam (Abb. 10). Am häufigsten werden solche Bronchiektasien jedoch erst dann entdeckt, wenn der aktuelle Lungenprozeß längst abgelaufen ist und der betroffene Lungenabschnitt durch ein schrumpfendes Narbengewebe eine auffallende Pulmonalverschattung verursacht.

Die Bronchialzerstörungen bei der Strahlenpneumonitis sind bei strenger Einteilung ebenfalls hier einzuordnen; den Bronchiektasien wird allerdings meistens erst dann eine größere Beachtung geschenkt, wenn sie im Rahmen des indurierenden Lungenprozesses stärker klinisch und röntgenologisch hervortreten.

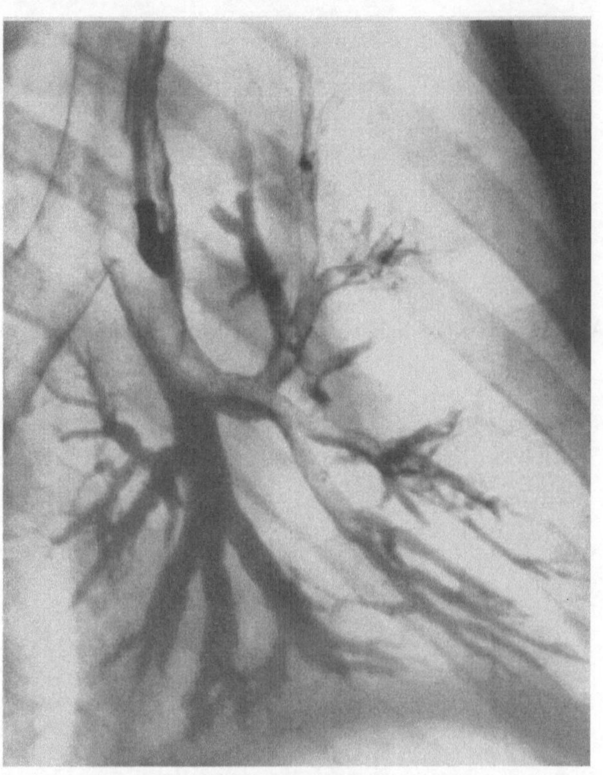

Abb. 10. Bronchogramm: Schmale cylindrische und kolbenförmige Bronchiektasien mit glatten Randkonturen

Bronchiektasien als Folge chronischer Bronchuswanddestruktion. Es ist unbestreitbar, daß Bronchiektasien aus einer chronischen Bronchitis entstehen können. Daran hat schon LAENNEC (1826) gedacht, als er auf die Bedeutung der Sekretverhaltung für die Bronchiektasie hinwies. STAEHELIN (1930) glaubt, daß dieses die häufigste Form der Bronchiektasie ist. Auch BRAUER (1925) hat bei seiner Konzeption über die Entstehung der Bronchiektasie die chronische Bronchitis als häufigste Ursache bezeichnet. Er beschrieb die Entwicklung in dem Schema: Bronchitis intramuralis — Peribronchitis — Bronchitis ulcerosa. DI RIENZO (1949) hat die destruierende, chronische Bronchitis ebenfalls in Stadien eingeteilt: Zunächst beherrschen die funktionellen Fehlleistungen das Bild. Es besteht eine vermehrte Sekretion, ferner eine verstärkte Irritation der peristaltischen Beweglichkeit auf äußere Reize (bronchospastisches Stadium). Die muskelkräftigen Bronchialabschnitte sind häufig enggestellt; dadurch entstehen funktionelle Ventilstenosen; die terminalen Bronchiolen und die Ductuli alveolares werden überbläht. Im Laufe der Zeit kommt es dadurch zum Schwund der glatten Muskulatur, der elastischen Fasern und des Capillarnetzes (K. FISCHER 1948). Histologisch findet man in diesem Stadium lymphocytäre Reaktionen in der Bronchialwand und eine cystische Hyperplasie der großen Schleimdrüsen. Die Ausführungsgänge dieser Drüsen sind destruktiv erweitert. Bei der Bronchographie erhält man dann ein typisches Füllungsbild mit multiplen, säckchenförmigen Ausbuchtungen der Bronchialbegrenzungen (Abb. 11a und b). Der entzündliche Prozeß gelangt über die eröffneten Drüsengänge von der Oberfläche direkt in die Nachbarschaft der Muskulatur und der elastischen Fasern. Die Folge ist der Schwund dieser Strukturelemente und damit der Verlust der Wandfestigkeit auch in diesen größeren Bronchialabschnitten. Im weiteren Verlauf flacht die hyperergische Reaktion der Bronchien ab; die Selbstreinigung funktioniert nun nicht mehr; das Sekret bleibt im Bronchus liegen (Zwischenstadium). Schließlich ist die Elastizität der Bronchuswand durch die Destruktion der Strukturelemente völlig geschwunden. Die Bronchien sind starr und funktionslos. Für

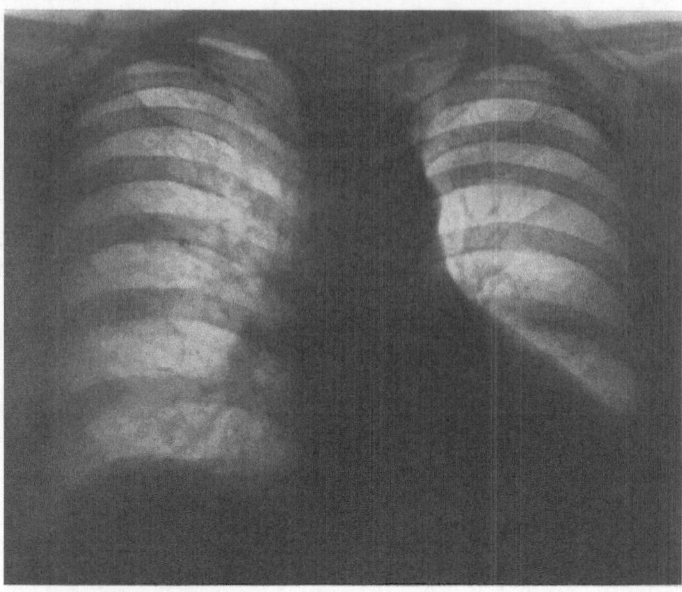

Abb. 11a. Kleiner linker Hilus. Strukturverarmung und übermäßige Strahlentransparenz der linken Lunge

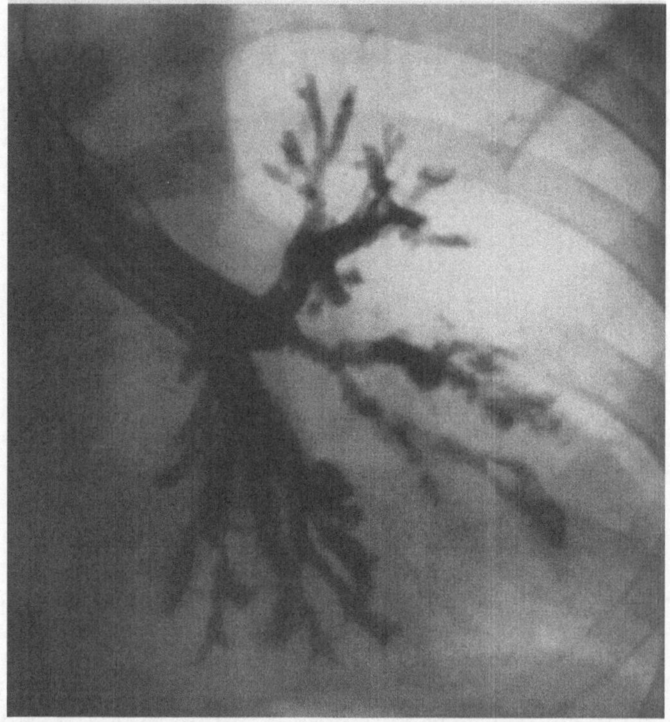

Abb. 11b. Bronchographie: Ausgedehnte Bronchiektasien in den Lingulasegmenten und im linken Unterlappen, der weitgehend atelektatisch ist. An den Lingulabronchien sind die säckchenförmigen Ausstülpungen an den Randkonturen durch deformierend-bronchitische Prozesse gut zu erkennen

die Lungenabschnitte, aus denen sich das entzündlich vermehrte Bronchialsekret ohne weitere Nachhilfe in Richtung Lungenhilus und Trachea entleert, hat diese Entwicklung keine weiteren destruktiven Folgen. Das gilt z.B. für die cranialen Segmente des Oberlappens. Dagegen entwickelt sich in anderen Bronchialgebieten, besonders in den basalen

Unterlappensegmenten, eine Sekretstase (Abb. 12a und b). Dort kommt nun ein Circulus vitiosus in Gang, der den Prozeß unterhält und gefährlich macht. Aus den infizierten Sekretverhaltungen entstehen rezidivierende Bronchopneumonien in den nachgeordneten Bronchiolen und Alveolargebieten. Nekrosen und reaktives Granulationsgewebe zerstören das Lungenparenchym und führen zur Obliteration der kleinsten Bronchialäste, die gegen die Destruktion am wenigsten resistent sind. Das Endresultat ist trotz der verschiedenen Reihenfolge des Krankheitsablaufes dasselbe wie bei der akuten Bronchuswanddestruktion im Rahmen einer nekrotisierenden Bronchopneumonie. Wir finden das Symptom des

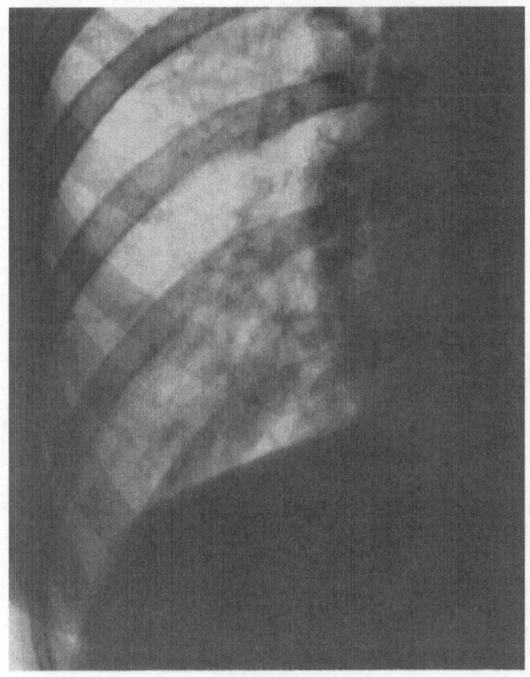

Abb. 12a. Breite Streifenschatten im Herz-Zwerchfellwinkel rechts

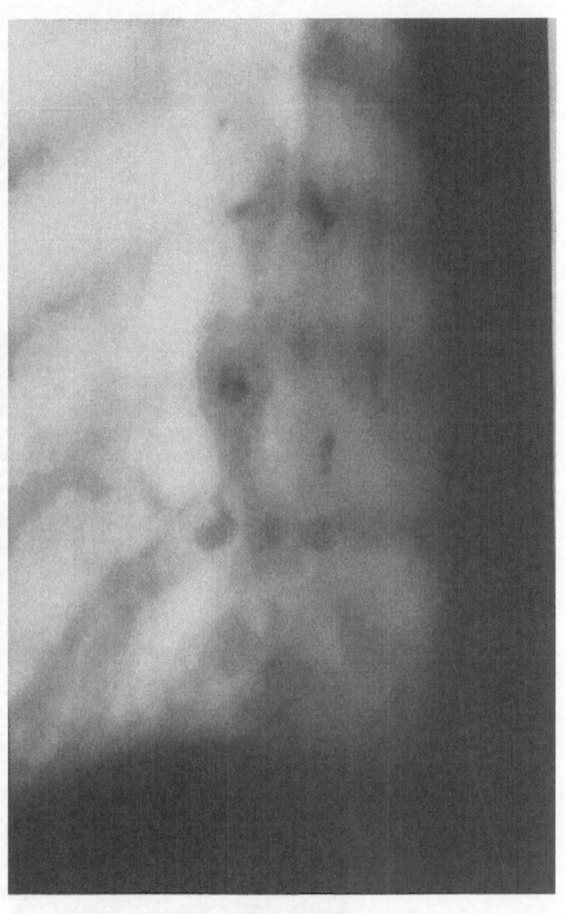

Abb. 12b. Tomogramm in frontaler Ebene, Schichttiefe 5,5 cm: Breite, bandförmige Streifen und rundliche Schatten durch sekretgefüllte Bronchiektasien

Abb. 12b

„entlaubten Baumes" (Abb. 13), nämlich den unregelmäßig erweiterten, distal obliterierten Bronchialstumpf, dessen nachgeordnetes Bronchiolen- und Alveolargewebe narbig induriert ist. Der befallene Lungenabschnitt ist geschrumpft, die Bronchialäste liegen dicht beieinander; im Zwischengewebe wechseln sich Narbenzüge und kompensatorisch überblähtes Lungenparenchym ab.

Als Folge solcher sekundären Bronchopneumonien, die oft mit pleuritischen Komplikationen verlaufen, treten schließlich noch weitere Faktoren hinzu, die die Bronchiektasienentwicklung fördern: Durch die Zug- und Druckkräfte, die von größeren, schrumpfenden Indurationsfeldern der Lunge und der Pleura ausgehen (s. S. 185), werden die Bronchiallumina an einigen Stellen erweitert, an anderen Stellen komprimiert; größere Bronchialäste werden verlagert und bisweilen an ihren proximalen Abgangsstellen abgeknickt. Diese zusätzlichen, regionalen Bronchusverlagerungen und Stenosen verstärken die Sekretanschoppung und verhindern das Abklingen der entzündlich-destruktiven Prozesse.

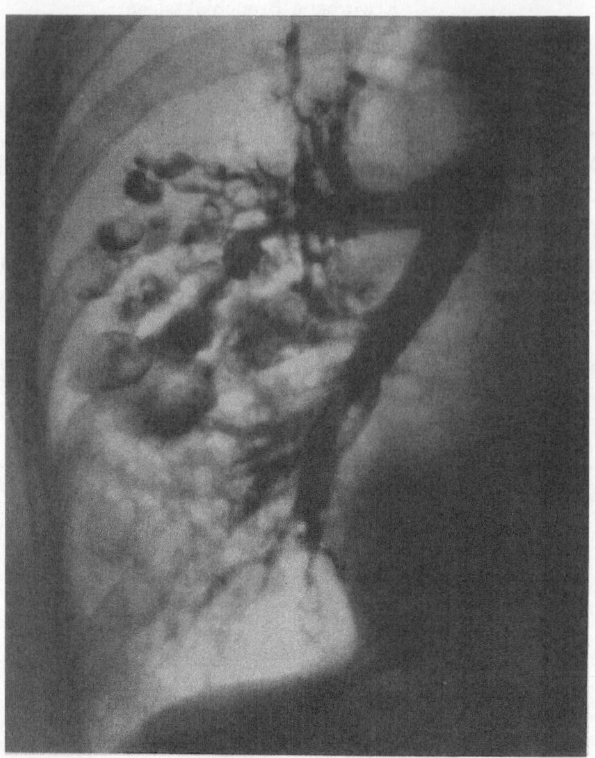

Abb. 13. Bronchiektasien mit Obstruktionen der kleinen Bronchien und Bronchiolen nach Bronchopneumonie

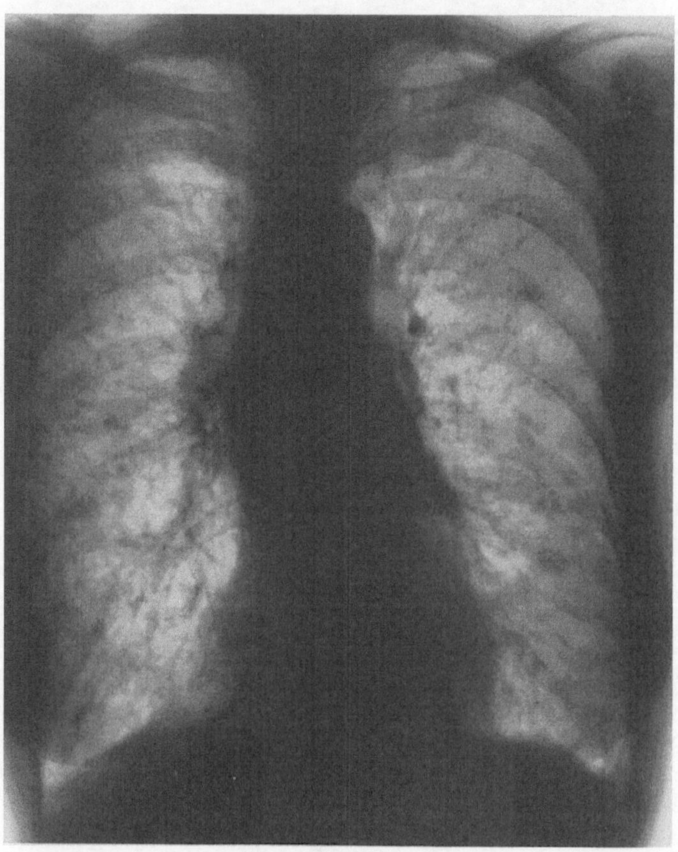

Abb. 14. Chronisch-deformierende Emphysembronchitis mit Bronchiektasien und peribronchiektatischen Indurationen

Daraus ergibt sich, daß die Bronchiektasie, selbst wenn sie sich aus einer chronischen Bronchitis entwickelt, niemals eine Krankheit der Bronchien alleine ist. Immer sind Lungenpartien mitbeteiligt; Lungengewebe wird zerstört und durch Narbengewebe ersetzt (Abb. 14). Die betroffenen Lungenpartien verlieren dadurch ihre natürliche Elastizität. Das erkennt man oft schon bei der Röntgendurchleuchtung: In solchen Fällen ist die inspiratorische Dehnbarkeit des betroffenen Lungenabschnittes manchmal bis zur vollkommenen Starre verlorengegangen. JANKER (1939) hat an Hand kinematographischer Röntgenuntersuchungen festgestellt, daß die normalen respiratorischen Veränderungen des Bronchialbaumes, nämlich die inspiratorische Erweiterung und Verlängerung, sowie die exspiratorische Verengung und Verkürzung, bei Bronchiektasien fehlen. Mit dem Verlust

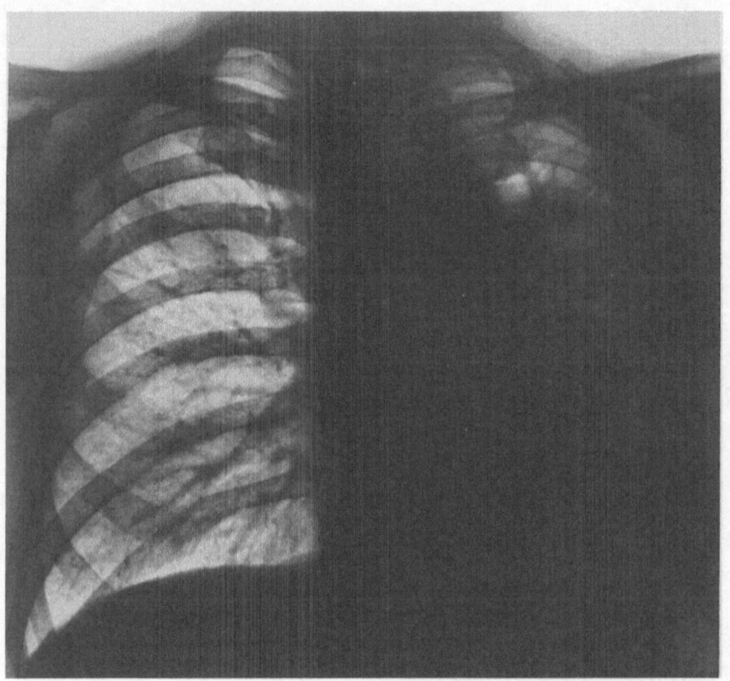

Abb. 15a. Schrumpfung der linken Lunge durch Carcinom-Stenose des linken Hauptbronchus

der Dehnbarkeit vermindert sich auch der inspiratorische, endobronchiale Sog im befallenen Lungenabschnitt. Damit hängt es zusammen, daß bei der Bronchographie einer bronchiektatischen Lunge das Kontrastmittel verzögert in die distalen Bronchusäste einläuft und die Alveolarfüllung ausbleibt (KAUTZKY 1936, u.a.).

Durch Bronchusstenose induzierte Bronchiektasie. Für den röntgenologischen Untersucher, der die zunehmende Zahl von Bronchialcarcinomen der letzten Jahrzehnte erlebt, ist die „poststenotische Bronchiektasie" ein geradezu regelhafter Befund. Besonders eindrucksvoll tritt hier die Wirkung der Sekretverhaltung für die entzündliche Destruktion des betroffenen Bronchialabschnittes in Erscheinung. Bei Carcinomen, die in den Proximalabschnitten des Unterlappens, des Mittellappens oder der Lingulaabschnitte entstehen, entwickeln sich schon bei relativ geringen Lumeneinengungen Bronchiektasien mit schweren, entzündlichen Wandveränderungen. Dagegen verursachen Carcinome, die die Bronchialäste der cranialen Oberlappensegmente mit einbeziehen, dort erst dann Bronchiektasien, wenn der Bronchusverschluß praktisch vollständig ist. Die Bronchiektasien entwickeln sich in der Folge von Bronchusstenosen besonders schnell, wenn die Stenose auf dem Boden einer lang andauernden, chronischen Bronchitis entstanden ist (Abb. 15a—c). Das charakteristische Beispiel dafür sind die Carcinomstenosen langjähriger Raucher. Hier ist die entzündliche Wanddestruktion der Bronchiektasien sehr eindrucksvoll. Bei der

Bronchographie findet man die typischen Zeichen der chronischen Bronchitis regelmäßig nicht nur im Bereich des stenosierten Bronchus, sondern auch in den übrigen Bronchialabschnitten.

Von einigen Autoren wurde die Meinung vertreten, daß die physikalischen Kräfte, die bei einem Bronchusverschluß wirksam werden, Bronchiektasien verursachen können. Insbesondere wurde der verstärkte negative intrapulmonale Druck, der als Folge der Atelektase auftritt, angeschuldigt (ANDRUS 1937; JACOBAEUS 1932; LANDER 1946; DAVIDSON 1938; FLEISCHNER 1930; GLADNIKOFF 1946). Eingehende, klinische Beobachtungen und Tierversuche (WEINBERG 1937; TANNENBERG 1914; PINNER 1941) haben jedoch

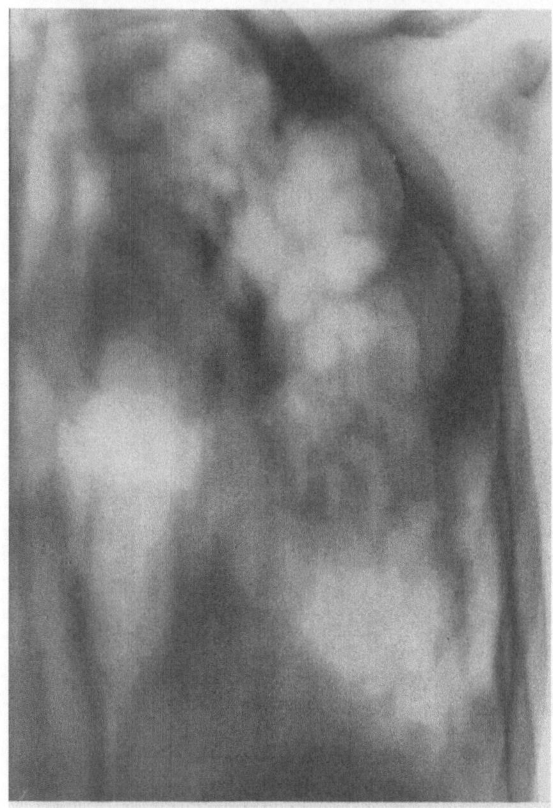

Abb. 15b

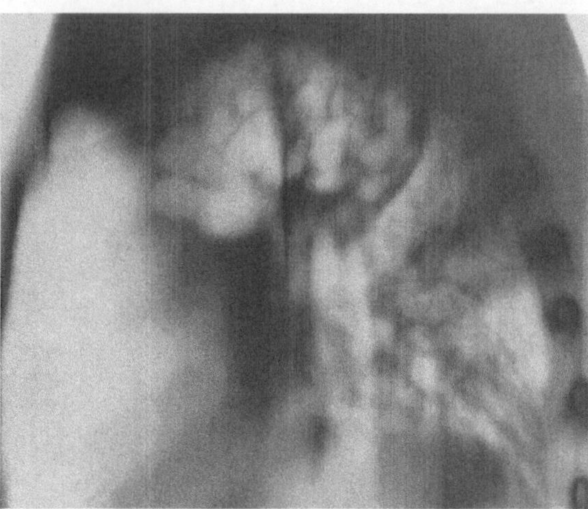

Abb. 15c. Tomogramm in sagittaler Ebene: Die cylindrische Form der Bronchiektasien im linken Unterlappen ist hier besser zu erkennen als im frontalen Tomogramm

Abb. 15b. Ausgedehnte Bronchiektasienbildung im Ober- und Unterlappen mit völliger Destruktion des Lungenparenchyms

klargestellt, daß durch Bronchusverschluß und Atelektase allein noch keine Bronchusdeformierungen entstehen. Die Veränderungen der physikalischen Druckverhältnisse spielen für die Pathogenese von Bronchiektasien also sicher keine allzu große Rolle. Die Voraussetzung für eine Bronchialdestruktion ist auch bei einer Stenose in jedem Fall der entzündliche Bronchuswandprozeß. Er kann, wie oben schon erwähnt, beim Eintritt der Stenose bereits vorhanden sein, oder er kann sekundär als Folge der Sekretverhaltung hinzutreten. Als eindrucksvolle Bestätigung dieser These haben wir den Verlauf einer Mittellappenstenose bei einer 70jährigen Patientin beobachtet. Die Atelektase des Mittellappens entstand wahrscheinlich infolge eines tuberkulösen Lymphknoteneinbruches. Sie bestand über 2 Jahre. Entzündliche Komplikationen traten während dieser Zeit nie auf. Als dann die Atelektase wieder aufging, waren weder eine Schrumpfung des Mittellappens noch eine Bronchusveränderung nachweisbar.

Die oben dargestellten Erwägungen gelten natürlich auch für die Bronchusstenosen bei Fremdkörperaspirationen. Die entzündliche Komplikation kommt oft erst spät. Wird der Fremdkörper rechtzeitig entfernt, dann bleibt das Bronchialsystem unversehrt. Entwickeln sich aber aus den infizierten Sekretverhaltungen Bronchopneumonien, dann entstehen irreparable Bronchusveränderungen, die schließlich in vielen Fällen die Resektion des betroffenen Lungenabschnittes erforderlich machen.

Die Bedeutung von Zugkräften bei schrumpfenden Lungen- und Pleuraprozessen für die Entstehung von Bronchiektasen. Schon im vorigen Jahrhundert war es bekannt, daß bei schrumpfenden Lungenprozessen und bei Pleuraerkrankungen fast regelmäßig Bronchiektasien entstehen (CORRIGAN 1838; BARTH 1856). In solchen Fällen wirken zweifellos stärkere physikalische Kräfte auf die Bronchialwand ein, als Lungenatelektasen an negativem Druck aufbringen können. Wenn das Lungengewebe zerstört ist und durch Narbengewebe ersetzt wird, dann ist die Elastizität des betroffenen Lungenabschnittes völlig geschwunden. Die Bronchialäste sind in festes Gewebe eingemauert. Zugkräfte, die bei der oft erheblichen Narbenschrumpfung entstehen, werden dann nicht mehr von elastischem Lungengewebe aufgefangen und neutralisiert. Sie sind bei dem noch am stärksten verformbaren Gewebe, also an den Bronchialwänden, ungeschwächt wirksam. Auch die Zug- und Druckbelastungen, die von der normalen respiratorischen Bewegung des Thorax ausgehen, treffen ohne Abmilderung auf das Bronchialsystem. Häufig werden im Verlauf eines Schrumpfungsprozesses größere Bronchialabschnitte verlagert. Je nach dem Zufall der Kräfterichtung kommt es dabei zu Abknickungen, zu Kompressions- und Narbenzugstenosen oder zu einer Bronchusausweitung. Die Kraft solcher Schrumpfungen ist erheblich; man kann sie abschätzen, wenn man sich die grobmorphologischen Folgen vor Augen hält, die Verlagerung des Mediastinums und die oft erhebliche Deformierung des Thoraxskelets. Bei schrumpfenden Lungenerkrankungen sind die resultierenden Zug- und Druckkräfte sicher ätiologische Faktoren für die Bronchiektasie-Entstehung. Damit ist auch erklärt, daß in solchen Fällen die Bronchiektasien nicht nur dort entstehen, wo Sekretverhaltungen aufkommen, sondern in allen von dem Indurationsprozeß erfaßten Lungenabschnitten. Die Sekretstauung ist also hierbei wahrscheinlich kein unabdingbarer, pathogenetischer Faktor, sondern bildet in den entsprechend verlaufenden Bronchialabschnitten ein zusätzliches Moment. Wir haben allerdings an Hand vieler Schichtuntersuchungen feststellen können, daß in den Bronchiektasien narbig-geschrumpfter und zerstörter Lungenabschnitte nur wenig Sekret in den Bronchien vorhanden ist. Sogar die caudalwärts verlaufenden Bronchiektasien sind meist trocken.

Die genannten physikalischen Kräfte sind aber nicht die einzige Ursache für die Bronchiektasie-Entstehung in Indurationsfeldern der Lungen. Immer ist die entzündliche Bronchusdestruktion ein wichtiger, mitwirkender, ätiologischer Faktor. Indurierende Lungenzerstörungen beschränken sich nie auf das Lungenparenchym, also auf das Alveolargewebe, sondern erfassen stets auch das Bronchialsystem. Dabei werden die kleineren und kleinsten Bronchialäste ebenso zerstört wie das Alveolargewebe. Entzündliches Granulationsgewebe infiltriert in die feinen Bronchiallumina und bildet bei der Abheilung einen soliden, narbigen Strang. Das gilt nicht nur für die akut-entzündlichen Erkrankungen, also für Bronchopneumonien, sondern auch für chronisch-entzündliche Prozesse. Der Prototyp für diese Gruppe ist die Lungentuberkulose. Kleinere Bronchialäste und die terminalen, feinen Bronchialverzweigungen werden im Rahmen der produktiven oder verkäsenden Parenchymtuberkulose mit zerstört, es bilden sich dabei ähnliche Formationen wie bei der Bronchiektasienentstehung im Rahmen unspezifischer, nekrotisierender Bronchopneumonien. Für die Tuberkulose ist es bekannt, daß die Abgrenzung von gereinigten Kavernen und Bronchiektasien in Indurationsfeldern oft unmöglich ist. Schon LAENNEC (1828) hat auf diese Schwierigkeit hingewiesen.

Dieselben Verhältnisse findet man auch bei den nekrotisierenden, bronchopneumonischen Prozessen, die im Rahmen einer „*Strahlenpneumonitis*“ auftreten. Bei diesen Erkrankungen werden in der akuten, oft hochfieberhaften pneumonitischen Phase das Lungenparenchym und die terminalen Bronchialverzweigungen zerstört, es resultieren stark schrumpfende Narbenindurationsfelder, in denen die überlebenden, mittleren und größeren Bronchialabschnitte zylindrisch erweitert und gebündelt nebeneinander liegen (Abb. 16a und b).

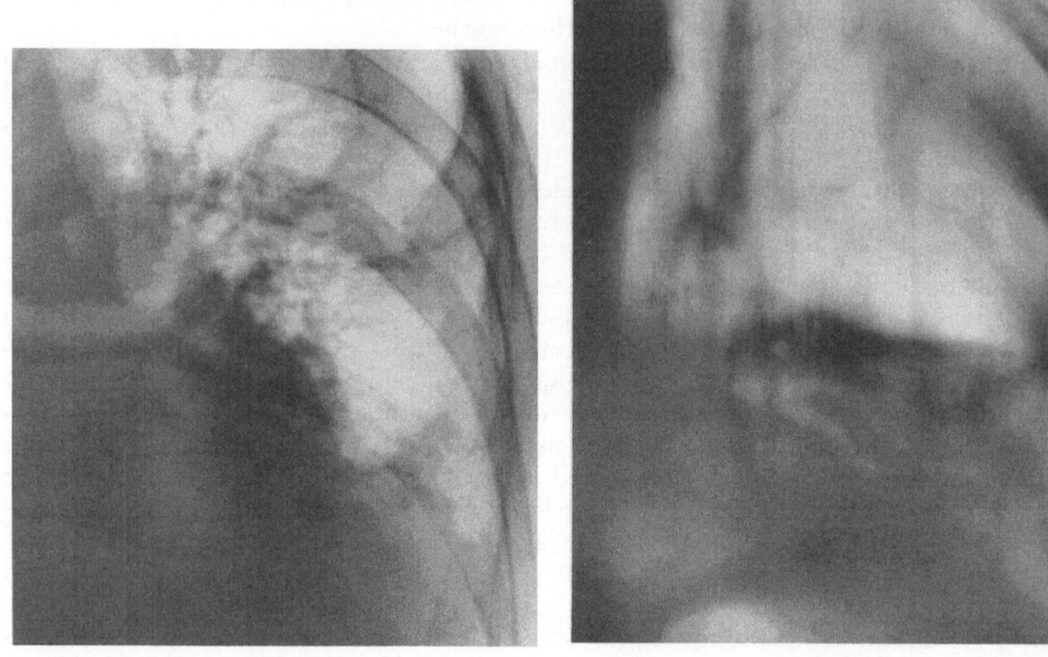

Abb. 16a Abb. 16b

Abb. 16a. Fibröse Induration der linken Lunge nach Strahlenpneumonitis

Abb. 16b. Tomogramm in frontaler Ebene: Bronchiektasien im linken Unterlappen durch den Schrumpfungsprozeß

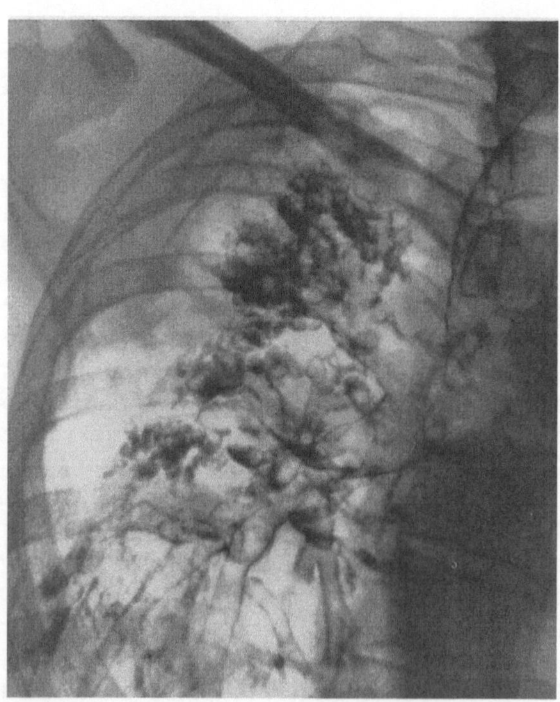

Abb. 17. Traubenförmige Bronchiektasien in chronischem, schrumpfenden, tuberkulösen Oberlappenprozeß rechts und unter einer breiten Pleuraschwarte

Schrumpfende Pleuraschwarten haben eine ähnliche Wirkung wie indurierende Lungenprozesse. Oft werden Lungenlappen oder Segmente durch Pleuraschwarten regelrecht eingemauert. Ausgedehnte Pleuraschwarten verursachen darüber hinaus noch eine Starre der betroffenen Thoraxseite. Die respiratorische Beweglichkeit wird dadurch stark eingeengt, und nun beginnt eine Kausalkette, zwar in einer anderen Folge als bei der „essentiellen" destruierenden Bronchitis, aber mit demselben Resultat. Der Verlust der respiratorischen Beweglichkeit ist hier der Ausgangspunkt. Die Selbstreinigung der betroffenen Bronchialabschnitte wird insuffizient: Sekret schoppt sich an, und damit entwickelt sich unaufhaltsam die destruierende Bronchitis mit dem Endstadium der Bronchiektasie.

Gleichartige Folgen haben plastische chirurgische Eingriffe an der Pleura und an der Thoraxwand. So führen Ölplomben genau wie Pleuraschwarten zu einer Einmauerung und damit zur respiratorischen Starre des angrenzenden Lungengewebes. Die Thoraxplastik blockiert durch die Rippenresektion die Atembeweglichkeit des Thorax und setzt damit ebenso den destruierenden bronchitischen Prozeß in Gang. Allerdings ist in allen Fällen, bei denen solche plastischen Eingriffe vorgenommen werden, das Lungengewebe bereits nicht mehr intakt. Im Gegenteil, ausgedehnte indurierende und schrumpfende Lungen- und Pleuraerkrankungen sind ja gerade der Anlaß für die chirurgische Intervention. In den meisten Fällen bestehen, schon auf Grund der Primärerkrankung, ausgedehnte Bronchiektasien. Der chirurgische Eingriff wird mit der Absicht vorgenommen, physikalische Druck- und Zugkräfte, die infolge des schrumpfenden Lungenprozesses entstanden sind, durch Resektion von Rippen abzumildern. Der Erfolg solcher Maßnahmen wird in den letzten Jahren aber eher negativ beurteilt.

Alle angeführten Faktoren, die zur respiratorischen Starre der Lunge führen, vereinigen sich am häufigsten bei der *Tuberkulose*. Hier entwickeln sich langsam oder schubweise fortschreitende, großflächige Lungenzerstörungen mit überaus starker Schrumpfung der betroffenen Lungenabschnitte. Gleichzeitig entstehen dabei breite, schrumpfende Pleuraschwarten, die die zerstörten Lungenpartien einmauern. Sie führen zu einer oft völligen Starre der betroffenen Thoraxseite. In diesen Fällen sind immer ausgedehnte Bronchiektasien nachweisbar. Die deformierten, teils geschrumpften, teils unregelmäßig erweiterten und oft stark verlagerten Bronchialäste sind dann oft die einzigen Überreste der völlig zerstörten Lungenpartien (Abb. 17).

α) *Histologische Veränderungen*

Die histologischen Befunde sind sehr variabel. Bei der aktuellen Bronchusdestruktion entsprechen sie im Frühstadium der akuten Bronchopneumonie mit Epithelnekrosen und Ulceration der Bronchiolenschleimhaut (Erb 1933; Ogilvie 1941). Im Abheilungsstadium findet man eine Epithelialisierung mit niedrigem Epithel. Die neugebildete Wand der Bronchien besteht aus gefäßreichem Granulationsgewebe ohne Muskulatur und elastische Fasern. Bei chronischer Bronchusdestruktion bleibt oft das cylindrische Epithel erhalten, die Bronchialwand ist durch lymphocytäre Infiltrationen verdickt (Pachybronchitis). Meistens ist die Atrophie der elastischen Fasern besonders stark. Weniger betroffen ist die Muskulatur. Das benachbarte Lungengewebe ist meist kollabiert, narbig induriert oder ebenfalls lymphocytär infiltriert (hypertrophische Form der destruierenden Bronchitis) (Ogilvie 1941; Marquezy und Renault 1946, 1947). In anderen Fällen finden sich dünne, atrophische Wandungen der Bronchiektasien; die Wand ist frei von lymphocytären Infiltrationen, die Muskulatur und die elastischen Fasern sind vollständig geschwunden. Das benachbarte Lungenparenchym kann in diesen Fällen normal lufthaltig bleiben und zeigt keine entzündlichen Infiltrationen (Schneider 1928; Dey 1939).

β) *Beschwerden der Patienten*

Bei den erworbenen Bronchiektasien handelt es sich klinisch stets um eine Krankheit. Leitsymptom ist der meist massive, eitrige Auswurf. Die oft als typisch beschriebene „maulvolle, morgendliche Expektoration", sowie die Drei- bis Vierschichtigkeit des Auswurfes findet man nur in den schwersten Fällen. Bakteriologisch findet man meistens eine Mischflora der verschiedensten Bakterien. Die charakteristischen Veränderungen der Finger („Trommelschlegelfinger" oder auch nur „Uhrglasnägel") sind ein häufiges Begleitsymptom, das beim ersten Aspekt auf die Diagnose hinweist. In vielen Fällen ist die Bronchiektasie nur ein Begleitsymptom anderer Erkrankungen, z. B. Carcinom oder Tuberkulose, die im Vordergrund des klinischen Bildes und der Therapiebemühungen stehen müssen. In anderen Fällen bringen erst die Komplikationen, ausgedehnte Bronchopneumonien, oft mit Pleurabeteiligung oder Abscessen, die Kranken in ärztliche Behandlung. Bei älteren Menschen besteht meistens noch ein hochgradiges, substantielles Lungenemphysem mit den klinischen Zeichen einer pulmonalen Insuffizienz oder mit kardialen Komplikationen.

6. Begleitkrankheiten

Die Bronchiektasie ist häufig mit einer Reihe von Krankheiten und Anlageanomalien vergesellschaftet. Es handelt sich hierbei um Zweitkrankheiten, die wahrscheinlich in einem pathogenetischen Zusammenhang mit der Bronchiektasie stehen. Die pathologischen Zustände können in den oberen Luftwegen, in den Lungen und in anderen Organsystemen lokalisiert sein.

Am häufigsten sind mit der Bronchiektasie *Veränderungen an den Nebenhöhlen der Nase* kombiniert. Mit dem Studium dieser Zusammenhänge haben sich in Deutschland Lichtwitz (1895), Stepp (1921), in Frankreich Huitinel (1922), Rist (1916, 1924) und Sergent (1932), in England Thomson (1914) und in Amerika Müllin (1926), Singer (1929), Wasson (1929), Schenk und Seldowitz (1952) befaßt. Ihre Ansichten über die Art des Zusammenhanges zwischen Bronchiektasien und Nebenhöhlenaffektionen gehen allerdings weit auseinander.

Stepp vertritt die Auffassung, daß die Bronchiektasie die Folge einer Sinusitis ist. Infektiöses Sekret aus den entzündeten Nebenhöhlen wird aspiriert. Es entwickeln sich eine chronische Bronchitis und Peribronchitis, die zur Bronchiektasie führen. Toussaint und Derscheid (1933) nehmen an, daß infektiöse Gewebebröckel während operativer Eingriffe an den Nebenhöhlen in die Bronchien gelangen, zu kleinen Herdpneumonien und Abscessen Anlaß sind, die wiederum Wegbereiter der Bronchiektasien werden.

Die Verschleppung von Infektionserregern aus den Nebenhöhlen kann auch auf dem Lymphwege in die Wand der Bronchien erfolgen und Entzündungen zur Folge haben, die eine Schwächung und Ektasie der Bronchialwand herbeiführen (Müllin 1926; Jackson 1934).

Der umgekehrte Infektionsmodus von den Bronchiektasien in die Nebenhöhlen ist nach den Beobachtungen von Hogg (1950) und Brock (1950) auch denkbar. Die Autoren konnten nämlich nach einer Bronchographie Lipiodol in den Kieferhöhlen röntgenologisch nachweisen.

Es ist aber auch möglich, daß Sinusitis und Bronchiektasie nicht nacheinander, also kausal voneinander abhängig, sondern von der gleichen exogenen Noxe verursacht nebeneinander, aber kausal voneinander unabhängig entstehen, z. B. bei Masern und Keuchhusten (Ballon, Singer und Groham 1931, 1932; Peroni 1933; Wasson 1929).

Kartagener und Ulrich (1935) machen aufmerksam auf die Trias von Bronchiektasie, Sinusitis bzw. Kleinheit oder völligem Fehlen der Stirnhöhlen und Situs inversus, sowie die Bedeutung des konstitutionellen Faktors für das leichte Angehen und chronische Fortbestehen der Entzündung an Bronchien und Nebenhöhlen. Sie sehen darin den Ausdruck einer gemeinsamen, endogenen Ursache.

7. Komplikationen

Die häufigsten Komplikationen bei Bronchiektasien sind *peribronchiektatische, bronchopneumonische Prozesse.* Kleine Herde lassen häufig einen auffälligen Auskultationsbefund vermissen und sind evtl. auch röntgenologisch schlecht zu sehen. Konfluieren mehrere

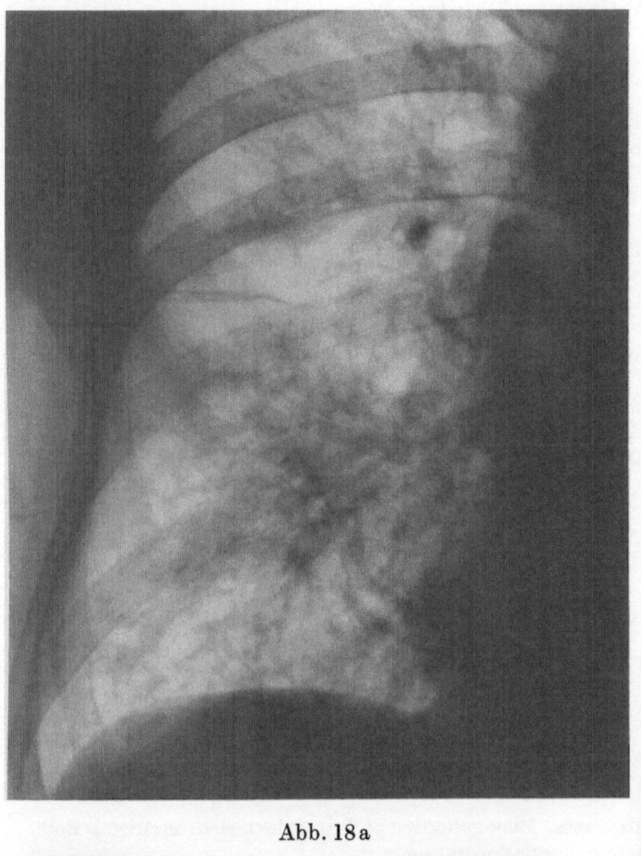

Abb. 18a

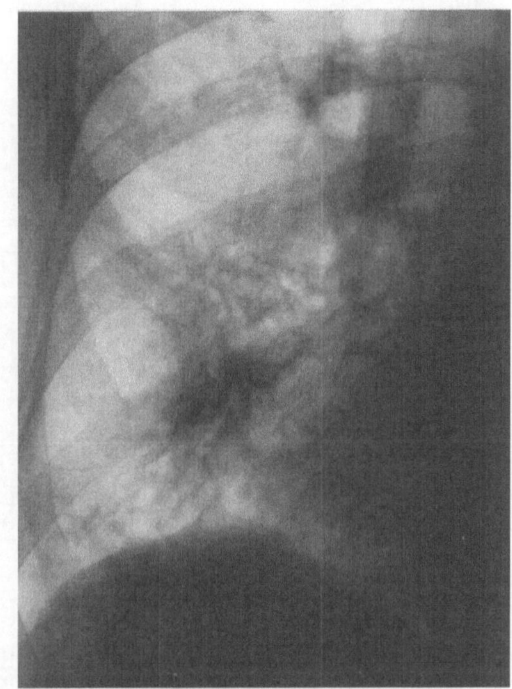

Abb. 18b

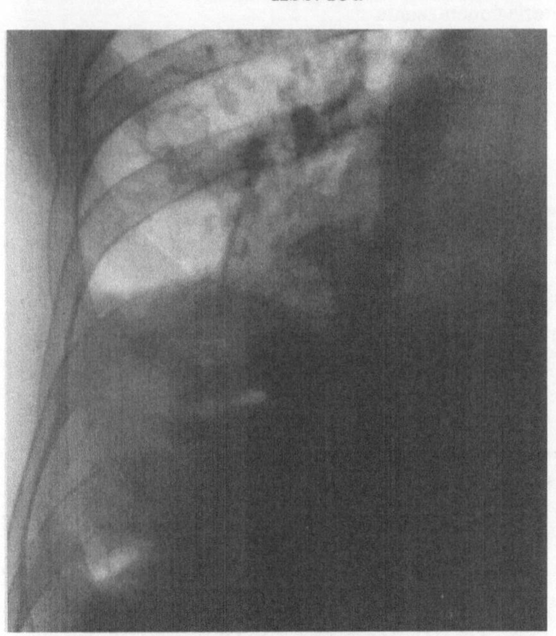

Abb. 18c

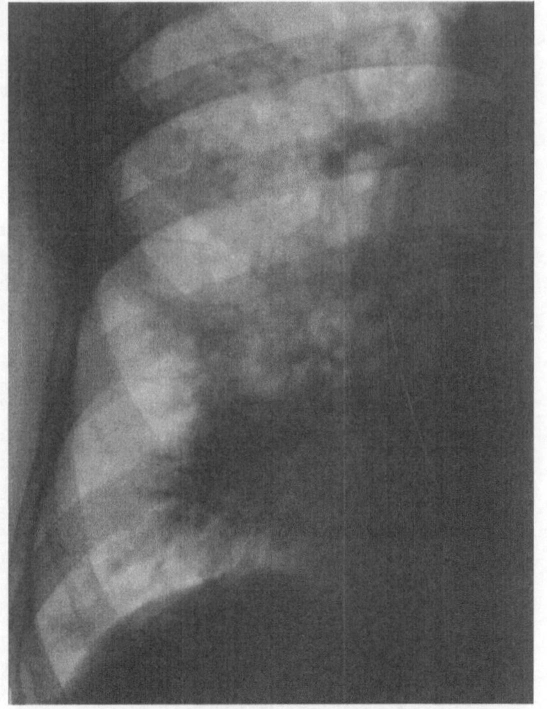

Abb. 18d

Abb. 18a. Verlaufsbeobachtungen von Bronchiektasien über 4 Jahre. 1957 ausgedehnte, cylindrische Bronchiektasien und peribronchiektatische Infiltrationen im Mittellappen und rechten Unterlappen

Abb. 18b. 1959 Schrumpfungstendenz des Prozesses mit Entwicklung eines bullösen Emphysems im Lungenmantel

Abb. 18c. 1960 erneute Zunahme der entzündlich-infiltrativen Veränderungen. Weitere Ausprägung des Randemphysems

Abb. 18d. 1961 konfluierende, abscedierende Bronchopneumonie mit Pleurabeteiligung. Erhebliche Volumenverminderung des Mittellappens. Verziehung der Mediastinalorgane nach rechts

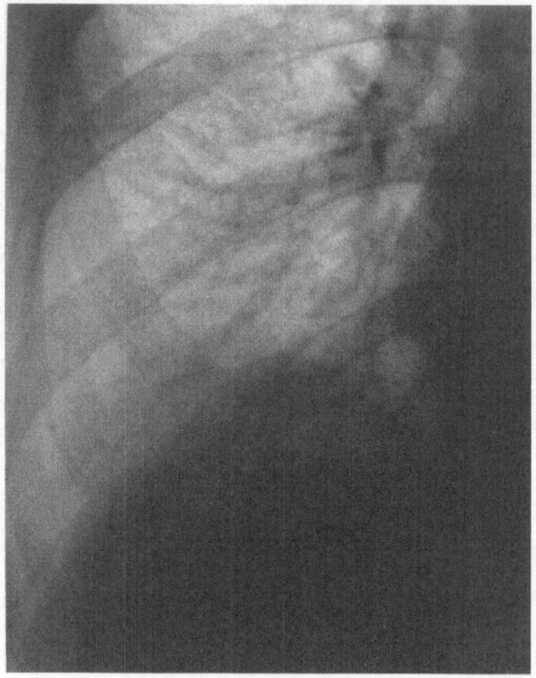

Abb. 19a

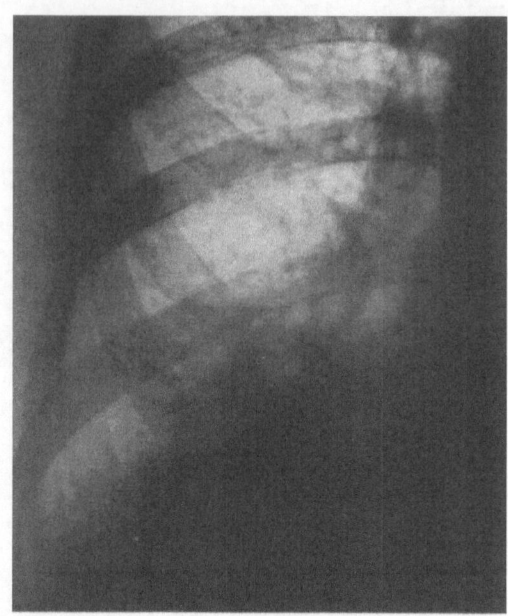

Abb. 19b

Abb. 19a. Entwicklung eines bronchiektatischen Abscesses. 1959 cylindrische Bronchiektasien im Mittel- und Unterlappen. Zwerchfelladhäsionen rechts

Abb. 19b. 1960 peribronchiektatische Pneumonie und Absceßbildung im rechten Unterlappen

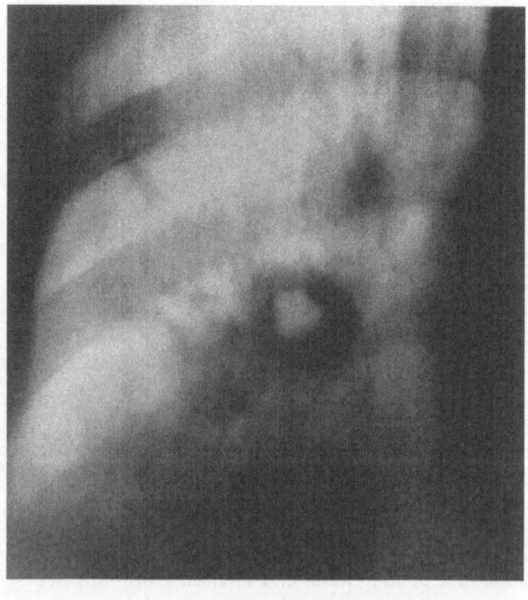

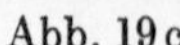

Abb. 19c

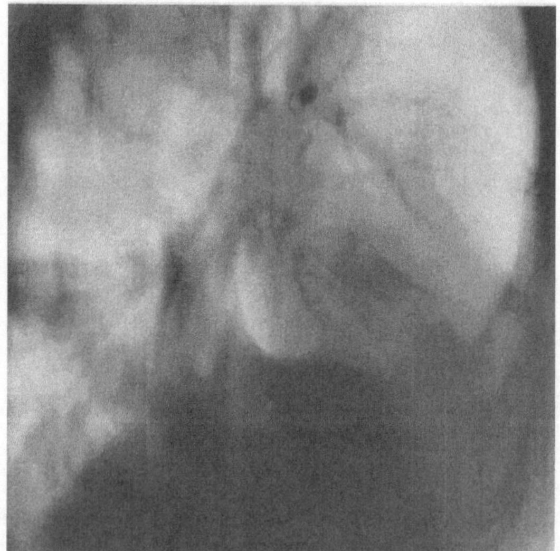

Abb. 19d

Abb. 19c. Tomogramm in frontaler Ebene, 5 cm Schichttiefe: Absceßhöhle mit großem Entzündungswall im rechten Unterlappen

Abb. 19d. Tomogramm in sagittaler Ebene: Cylindrische und traubenförmige Bronchiektasien im rechten Unterlappen. Quer-oval gestellte Absceßhöhle, subpleural im rechten Unterlappen

Herde, dann sind auch deutliche physikalische Zeichen und röntgenologische Veränderungen festzustellen. Wiederholte Fieberschübe mit Infiltrationsbefunden stets über denselben Lungenbezirken, besonders basal, müssen den Verdacht auf Bronchiektasien wecken (Abb. 18a—d und 19a—d).

Bronchopneumonische Herde in der Lungenperipherie können auf die Pleura übergreifen und zu einer *Pleuritis sicca* oder *exsudativa* führen. Brechen bronchiektatische Höhlen in die Pleura durch (Abb. 20a und b), kommt es zu einem *Pyopneumothorax* oder *Empyem*.

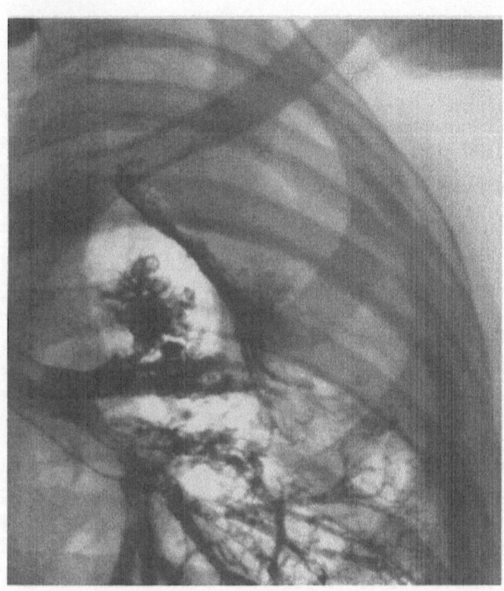

Abb. 20a

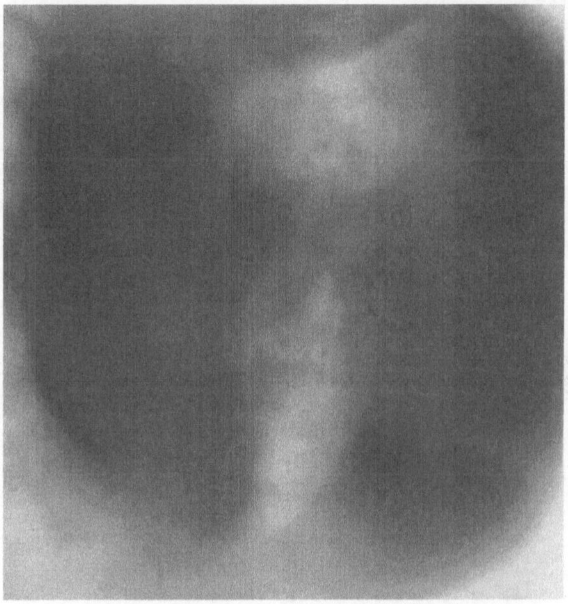

Abb. 20b

Abb. 20a. Bronchus-Pleurafistel bei Bronchiektasien im linken Oberlappen. Großes Serom als Folge eines abgekapselten Ergusses in der linken Thoraxkuppe

Abb. 20b. Transversales Tomogramm: Darstellung der Bronchiektasien entlang der Pleuraschwarte. Man erhält einen räumlichen Eindruck von der Ausdehnung der Bronchiektasien und der Schwarte mit dem Serom

Eine *Hämoptoe* kann aus einer stark entzündlich geschwollenen, hyperämischen Schleimhaut erfolgen und das erste Symptom sein, das auf die Bronchiektasie hinweist. Sie ist in diesen Fällen nicht sehr groß. Häufig werden nur Blutbeimengungen im Sputum beobachtet. Große Blutungen treten bei der Ruptur von Aneurysmen kleiner oder mittlerer Pulmonalarterien auf, die sich in der atrophischen Bronchialschleimhaut entwickelt haben und von kleinen Schleimhautgeschwüren arrodiert werden (STAEHELIN 1930).

Metastatische Hirnabscesse kommen nach KISSLING (1925) in 12—15%, nach JEX-BLAKE (1920) in 14% bei Kranken mit Bronchiektasie vor. Rückenmarkabscesse sind selten (KARTAGENER 1950). Unter dem Einfluß der antibiotischen Behandlung der Bronchiektasien sind in den letzten Jahren die metastatischen Hirnabscesse seltener geworden. Das gleiche gilt auch für die *Amyloidose*.

Literatur

ANDRUS, P. M.: Bronchiectasis. An analysis of its causes. Amer. Rev. Tuberc. **36**, 46—81 (1937).

BALLON, H., J. H. SINGER, and E. A. GRAHAM: Bronchiectasis. J. thorac. Surg. **1**, 154—193 (1931/32).

BARD, L., et G. LEMOINE: De la maladie kystique essentielle des organes glandulaires ou angione des appareils sécrétoires. Arch. gén. Méd. **2**, 151—168, 313—341 (1890).

BAUMGARTNER, U., u. K. K. DE VOOGD: Zwei Fälle von Mucoviscidosis im Erwachsenenalter. Schweiz. med. Wschr. **89**, 130 (1959).

BLAHA, H.: Über Bronchialveränderungen bei der Lungentuberkulose. Fortschr. Röntgenstr. **76**, 607 (1952).

— Schichtbilder von Bronchialveränderungen bei der Lungentuberkulose. Stuttgart: Georg Thieme 1954.

BOHN, H., E. KOCH, W. RINK, B. v. KÜGELGEN, A. KRÜTZNER, W. GUMBEL u. W. JESCH: Über die Erwachsenen-Mucoviscidose. Dtsch. med. Wschr. **86**, 1384 (1961).

— — — u. R. RAU: Die Erwachsenen-Mucoviscidosis als überaus häufige dominant erbliche Krankheit. Medizinische **24**, 1139 (1959).

BRAUER: Pathologie und Therapie der Bronchiektasien. Verh. dtsch. Ges. inn. Med. **37**, 95—149 (1925).

—, u. LOREY: Die röntgenologische Darstellung der Bronchien mittels Kontrastfüllung. Ergebn. med. Strahlenforsch. **3**, 115—174 (1928).

BROCK, R. C.: Discussion of the role of sinusitis in bronchiectasis. Proc. roy. Soc. Med. **43**, 1095—1097 (1950).

BROMAN, J.: Zur Kenntnis der Lungenentwicklung. Verh. anat. Ges. (Jena) **32**, 83 (1923).

DAVIDSON, M.: A practical manual of diseases of the chest, 4th ed. Oxford: Oxford University Press 1954.

DEY, H.: Pathologisch-anatomische Untersuchungen über die Pathogenese der Bronchiektasen. Frankfurt. Z. Path. **53**, 347—373 (1939).

DUKEN, J., u. v. DEN STEINEN: Das Krankheitsbild der Bronchiektasie im Kindesalter. Ergebn. inn. Med. Kinderheilk. **34**, 457—566 (1928).

ENGEL, ST.: Erkrankungen der Respirationsorgane. In: PFÄNDLER-SCHLOSSMANN, Handbuch der Kinderheilkunde, 4. Aufl., Bd. 3. Berlin: Vogel 1931.

— Der Bronchialbaum. Ergebn. Tuberk.-Forsch. **12**, 1—16 (1954).

ERB, I. H.: Pathology of bronchiectasis. Arch. Path. **15**, 357—386 (1933).

EVANS, W. A., and L. J. GALINSKY: The diagnosis of bronchiectasis in young adults: Prebronchographie roentgen manifestations obseved among military personnel. Amer. S. J. Roentgenol. **51**, 537—547 (1944).

FANCONI, G.: Die pseudoluetische, subakute, hilifugale Bronchopneumonie des heruntergekommenen Säuglings. Schweiz. med. Wschr. **1936**, 821—826.

—, u. A. BOTSZTEJN: Die familiäre Pankreasfibrose mit Bronchiektasien. Schweiz. med. Wschr. **1944**, 85.

— — Einige besondere Verlaufsformen der Pankreasfibrose mit Bronchiektasien. Helv. paediat. Acta **2**, 279—288 (1947).

FINKE, W.: Reversibility of bronchiectasis: its implications for therapy and prevention. N.Y. St. J. Med. **51**, 1163 (1951).

FISCHER, F. K.: Die Darstellung des Bronchialbaumes mit wasserlöslichem Kontrastmittel. Schweiz. med. Wschr. **1948**, 1025—1033.

— Bronchialerkrankungen. In: SCHINZ, BAENSCH, FRIEDL u. UEHLINGER, Lehrbuch der Röntgendiagnostik, 5. Aufl. Stuttgart: Georg Thieme 1951.

FLEISCHNER, F.: Atelektasenproblem. Fortschr. Röntgenstr. **50**, 518—519 (1934).

— Atelektase und gerichteter Kollaps der Lunge. Fortschr. Röntgenstr. **53**, 607—625 (1936).

— Reversible Bronchiectasis. Amer. J. Roentgenol. **46**, 166—172 (1941).

FLEISCHNER, F.: The pathogenesis of bronchiectasis. A roentgen contribution. Radiology **53**, 818—833 (1949).

FRANKLIN, A. W.: Atelectatic bronchiectasis: Recovery. Proc. roy. Soc. Med. **31**, 354 (1938).

GEBAUER, A., E. MUNTEAN, E. STUTZ u. H. VIETEN: Das Röntgenschichtbild. Stuttgart: Georg Thieme 1959.

—, u. A. SCHANEN: Das transversale Schichtverfahren. Stuttgart: Georg Thieme 1955.

GLADNIKOFF, H.: Genesis of bronchiectasis, an unappreciated broncho-dilating force. Acta med. scand. **126**, 411—427 (1946).

GUDBJERG, C. E.: Roentgenologic diagnosis of bronchiectasis. Acta radiol. (Stockh.) **43**, 209—226 (1955a).

— Bronchiectasis radiological diagnosis and prognosis after operative treatment. Acta radiol. (Stockh.), Suppl. **143**, 11—119 (1957).

GRAWITZ, P.: Über angeborene Bronchiectasie. Virchows Arch. path. Anat. **82**, 217—237 (1880).

GREINEDER, K.: Das Schichtbild der Lunge, des Tracheo-Bronchialbaumes und des Kehlkopfes. Leipzig: Georg Thieme 1941.

HART, C., u. E. MAYER: Kehlkopf, Luftröhre und Bronchien. HENKE-LUBARSCH' Handbuch der pathologischen Anatomie, Bd. III/1. Berlin: Springer 1928.

HOGG, J. C.: Discussion on the role of sinusitis in bronchiectasis. Proc. roy. Soc. Med. **43**, 1089—1095 (1950).

HUETER, C.: Über angeborene Bronchiektasien und angeborene Wabenlunge. Beitr. path. Anat. **59**, 520—538 (1914).

HUITINEL, J.: Contribution à l'étude anatomopathologique et clinique de la dilatations des bronches. Thèse de Paris 1922.

— Het onstaan van bronchiectasieen. Ned. T. Geneesk. **79**, 151—157 (1935).

HUIZINGA, E.: Über Bronchialfremdkörper, Hals-, Nas.- u. Ohrenarzt. Zbl. Bakt., I. Abt. Orig. **32**, 126 (1941).

JACKSON, C., and C. L. JACKSON: The bronchiectatic septic tauk. Its prophylaxis and treatment. Amer. Rev. Tuberc. **30**, 599—606 (1934).

JACOBAEUS, H. C.: Über Lungenkollaps. Verh. dtsch. Ges. inn. Med. **44**, 161—179 (1932).

JANKER, R.: Die Röntgenkinomatographie. Stuttgart: Kohlhammer 1939.

JEX-BLAKE, A. J.: A lecture on bronchiectasis. Brit. med. J. **1920I**, 591—594.

KARTAGENER, M.: (1) Bronchiektasien bei Situs viscerum inversus. Beitr. Klin. Tuberk. **83**, 489—501 (1933).

— (4) Zur Pathogenese der Bronchiektasien. IV. Internat. Radiologenkongr. Zürich, Bd. 2 (1934).

— (6) Das Problem der Kongenitalität und Heredität der Bronchiektasien. Ergebn. inn. Med. Kinderheilk. **49**, 378—442 (1935).

— (2) Familiäres Vorkommen von Bronchiektasien. Beitr. Klin. Tuberk. **84**, 73—85 (1939).

— Die Bronchiektasien. In: Handbuch der inneren Medizin, Bd. IV/2, S. 364—462. Berlin-Göttingen-Heidelberg: Springer 1956.

KARTAGENER, M., u. GRUBER: Bronchiektasien und Dilatationen anderer glandulärer und kavitärer Organe. Schweiz. Z. allg. Path., Suppl. 10, 36—50 (1947).

—, u. MÜLLY: (1) Bronchiektasien bei Situs viscerum inversus. Schweiz. Z. Tuberk. 13, 166—191 (1956).

— — (2) Familiäres Vorkommen von Bronchiektasien. Schweiz. Z. Tuberk. (im Druck).

—, u. ULRICH: (1) Bronchiektasien und Veränderungen der Nasennebenhöhlen. Beitr. Klin. Tuberk. 86, 349—357 (1935).

KAUTZKY, A.: Neuere bronchographische Ergebnisse bei Ektasien der Bronchien. Fortschr. Röntgenstr. 54, 219, 345 (1936).

— Grenzen bronchographischer Diagnostik der beginnenden Bronchiektasenbildung. Fortschr. Röntgenstr. 57, 168 (1938).

KERLEY, P.: Congenital diseases of the lungs. Brit. J. Radiol. 5, 234—240 (1932).

— Bronchiectasis. Brit. J. Radiol. 7, 531—537 (1934).

KISSLING: Bronchiektasien. Diagnose und Behandlung. Klin. Wschr. 1925, 832—836.

KLINE, B. S.: The pathology of bronchiectasis and lungabscess. Amer. Rev. Tuberc. 24, 626—635 (1931).

KNAUER, C.: Über die Coeliakie und zwei Fälle von Coeliakie mit Pankreasentartung und Bronchiektasien. Diss. Zürich 1835.

KOONTZ, A. R.: Congenital cystes of the lung. Bull. Johns Hopk. Hosp. 37, 340—361 (1925).

LAENNEC: Traité de l'auscultation médiate, sec. ed. Paris 1826.

LANDER, F. P. L.: Bronchiectasis and Atelectasis; temporary and permanent changes. Thorax 1, 198 (1946).

—, and M. DAVIDSON: The pathogenesis of bronchiectasis. Brit. med. J. 1938I, 1047—1048.

— — The aetiology of bronchiectasis. (With special reference to pulmonary atelectasis.) Brit. J. Radiol. 11, 65—89 (1938).

LICHTWITZ, L.: Die Eiterungen der Nebenhöhlen der Nase und ihre Folgezustände in anderen Körperteilen. Samml. Abh. Nasen-, Ohren- usw. Krkh. 7, H. 6 (1895).

MARQUÉZY, R. A., et P. RENAULT: Les dilatations bronchiques fonctionelles ou distensions bronchiques. Bull. Acad. Méd. Paris 21, 415—419 (1947).

MARX, H. H.: Lungenemphysem und Bronchitis. Stuttgart: Georg Thieme 1963.

MAYER, E., and J. RAPPAPORT: Developmental origin of cystic bronchiektatic and emphysematous changes in the lungs. Dis. Chest 21, 146 (1952).

— — Clinical observations and interpretations of abnormal air spaces in the lungs. A new concept of their origin. J. Amer. med. Ass. 153, 700—703 (1953).

McNEIL, C., A. R. MACGREGOR, and W. A. ALEXANDER: Studies of pneumonia in childhood. I—V. Arch. Dis. Childh. 4, 12 (I), 83 (II), 111 (III), 170 (IV), 270 (V) (1929).

MEDLAR, E. M.: The behaviour of pulmonary tuberculous lesions. A pathological study. Amer. Rev. Tuberc. 71, 1—244 (1955).

MILLER, J. A.: The pathogenesis of bronchiektasis. J. thorac. Surg. 3, 246 (1934).

MILLER, W. S.: The lung. Baltimore: Ch. C. Thomas 1950.

MÜLLIN, W.: Relationship of paranasal sinus-infection to diseases of lower respiratory tract. J. Amer. med. Ass. 87, 739—741 (1926).

OGILVIE, A. G.: The natural history of bronchiectasis. A clinical, roentgenologic and pathologie study. Arch. intern. Med. 68, 395—465 (1941).

PERONI, A.: Le infiammazioni czoniche dei seni paranesali nei loro rapporti con le laringiti chroniche con le bronchiectasie e con l'asmar. Arch. ital. Otol. 54, 127—135 (1933).

PINNER-TANNENBERG, I., and M. PINNER: Atelektasis and bronchiektasis. An experimental study concerning their relationship. J. thorac. Surg. 11, 571 (1941).

POLICARD, A., et P. GALY: Les bronches. Structures et mécanismes à l'état normal et pathologique. Paris: Masson & Cie. 1945.

RENAULT, P.: Bronchiectasies acquises et bronchiectasies congénitales. Étude sur l'origine et le mode de développement des bronchiectasies. Ann. Méd. 47, 469—493 (1946).

RIENZO, S. DI: Radiologic exploration of the bronchus. Springfield (Ill.): Ch. C. Thomas 1949.

— Bronchialdynamism. Radiology 53, 168 (1949).

— Die funktionelle Bronchusstenose. Ärztl. Wschr. 6, 148 (1951).

— Physiopathologie des Hustens. Fortschr. Röntgenstr. 78, 1 (1953).

RIST, E.: Le diagnostic différentiel de la tuberculose pulmonaire et les affections chroniques des fosses nasales. Presse méd. 1916, 321—323.

— Un cas de bronchiectasie juxta diaphragmatique guérie par la phrénicotomie. Bull. Soc. med. Hôp. Paris 35, 1672—1675 (1924).

ROLES, F. C., and G. S. TODD: Bronchiectasis. Diagnosis and prognosis in relation to treatment. Brit. med. J. 1933II, 639—643.

SALZER, G., M. WENZEL, R. H JENNY u. A. STANGL: Das Bronchuskarzinom. Wien: Springer 1952.

SAUERBRUCH, F.: Zur Frage der Entstehung und der chirurgischen Behandlung von Bronchiektasen. Dtsch. Arch. klin. Med. 148, 721—727 (1927).

— Die Chirurgie der Brustorgane, 3. Aufl. Berlin: Springer 1928.

— Die operative Behandlung der kongenitalen Bronchiektasien. Langenbecks Arch. klin. Chir. 180, 312—320 (1934).

SAUPE, E.: Über die Röntgenuntersuchung der Bronchiektasen. Med. Klin. 10, 98 (1939).

SCHENCK, S. G., and M. SELDOWITZ: Sinobronchitis in children. Amer. J. Roentgenol. 67, 240—258 (1952).

SCHNEIDER, H.: Über erworbene Bronchiektasien. Beitr. path. Anat. 79, 466—496 (1928).

SCHNEIDER, P.: Die Mißbildungen der Atmungsorgane. In: E. SCHWALBE, Die Morphologie der Mißbildungen des Menschen und der Tiere, Teil 3, S. 763—857. Jena: Gustav Fischer 1909.

SELLORS, T. H.: A case of congenital cystic disease of the lung removed by operation. Tubercle (Edinb.) 19, 65—71 (1937/38).

Sellors, T. H.: Congenital cystic disease of the lung. Tubercle (Edinb.) **20**, 49—71, 114—136 (1938).
— Bronchiectasis. Bronches **4**, 261—276 (1954).
Sergent, E.: Histoire suggestive de quelques faux tuberculeux Diagnostic différentiel de la tuberculose pulmonaire et des affections des voies respiratoires supérieures. Bull. Soc. méd. Hôp. Paris **27**, 1424—1434 (1916).
— Bronchiectasies abcédées; abcès bronchiectasiants et abcès bronchiectasiques Presse méd. **1932**, 273—276.
—, et Kourilsky: Les kystes congénitaux isolés et suppurés du poumon. Bull. Soc. med. Hôp. Paris **1937**, 514—516.
Singer, S.: Die Bronchographie. Ergebn. inn. Med. Kinderheilk. **35**, 429—464 (1929).
Soulas, A., et P. Mounier-Kuhn: Bronchologie. Paris: Masson & Cie. 1949.
Staehelin, R.: Die Bronchiektasie. In: Handbuch der inneren Medizin, 2. Aufl., Bd. II/2. Berlin: Springer 1930.
Stepp: Eiterungen der Nebenhöhlen der Nase als Ursache von Erkrankungen der tieferen Luftwege. Dtsch. med. Wschr. **1921**, 1328—1329.
Stutz, E.: Bronchographische Beobachtungen beim Husten. Freiburger med. Ges. 3. 7. 47. Ref. Klin. Wschr. **26**, 543 (1948).
—, u. H. Vieten: Die Bronchographie. Fortschr. Röntgenstr. Stuttgart: Georg Thieme 1955.
Tannenberg, J., and M. Pinner: Atelectasis and Bronchiectasis. An experimental study concerning their relationship. J. thorac. Surg. **11**, 571—616 (1914).
Thomson, S.: Some of the symptoms and complications of sinusitis. Practitioner **92**, 745—754 (1914).
Toussaint et Derscheid: Essai de classification clinique des bronchiectasies. Leur traitement médical, chirurgical et bronchoscothérapique. Presse méd. **1933**, 283—287.
Vallebona, A., e A. Piazza: Bronchiektasia, Kap. VIII, p. 115—123. Milano: Casa editrice Dott. F. Vallardi 1952.
Wasson, W. W.: Bronchosinusitis disease. J. Amer. med. Ass. **93**, 2018—2020 (1929).
Weinberg, J.: Experimental production of bronchiectasis. Study based on pulmonary changes occurring with bronchial obstruction. J. thorac. Surg. **6**, 402—413 (1937).
Whitwell, F. A.: A study of the pathology and pathogenesis of bronchiectasis. Thorax **7**, 213—239 (1952).
Wiese, O.: Die Bronchiektasien im Kindesalter. In: Tuberkulose und Grenzgebiet, Bd. 2, S. 16. Berlin: Springer 1927.
— Aktive (chirurgische) Therapie bei den Bronchiektasien im Kindesalter. Beitr. Klin. Tuberk. **75**, 195—205 (1930).
— Die Bronchiektasenkrankheit beim Kinde. Kinderärztl. Prax. **6**, 59—64, 211—218 (1935).
— Die Bronchiektasenkrankheit. Ein Übersichtsbericht über das Schrifttum der Jahre 1927—1936 und den derzeitigen Stand der Frage nebst eigenen Erfahrungen. Zbl. Tuberk.-Forsch. **46**, 113—142 (1937).
— Lungencysten. Ein Übersichtsbericht. Zbl. Tuberk.-Forsch. **55**, 1—27 (1942).
Willson, H. G.: Postnatal development of the lung. Amer. J. Anat. **41**, 97 (1928).
Zapel, E.: Lungenschichtaufnahmen zur Diagnose der Bronchiektasien. Dtsch. med. Wschr. **2**, 1183—1184 (1938).

III. Lungenlues

Von

J. Lissner

Mit 2 Abbildungen

1. Historischer Überblick

Die Syphilis der Lunge soll von PINTAR (zit. bei LIEVEN) um 1500 zum ersten Male erwähnt und 1527 von MAYNARDUS (zit. bei LIEVEN) beschrieben worden sein. SCHLESINGER allerdings meint, daß erst MORTON (gest. 1774) auf den syphilitischen Lungenbefall hingewiesen habe. Nachdem dann LAENNEC 1810 die Existenz einer venerischen Lungenschwindsucht überhaupt bestritten hatte (zit. nach VIRCHOW), wurde die Diskussion erst 1837 wieder aufgenommen, und zwar durch DEPAUL und durch VIRCHOW. Von da ab häuften sich dann allerdings die Publikationen, bis nach der Entdeckung des Tuberkelbacillus festgestellt werden mußte, daß viele der als Lungensyphilis angesehenen Fälle in Wirklichkeit eine tuberkulöse Ätiologie hatten. Mit der Einführung der Seroreaktionen und der Röntgenuntersuchung wurde die Sicherheit der Lungensyphilisdiagnostik wieder größer. Nach LOSSEN hat ROSENFELD 1897 erstmals in einem Buchartikel über medizinische Röntgenkunde die Lungensyphilis mit Erwähnung von zwei Fällen dargestellt.

2. Häufigkeit

THOMSEN meint, daß man syphilitische Lungenveränderungen bei 80% der luisch infizierten Feten findet, die mehr als 6 Monate alt sind. CHIARI und ZEITLHOFER finden diese Angaben nach neueren Untersuchungen aber viel zu hoch. Nach VERSÉ zeigen besonders Totgeborene oder kurz nach der Geburt gestorbene Kinder syphilitischer Mütter luische Lungenveränderungen.

Im Verhältnis zur kongenitalen Lungensyphilis kommt die erworbene Lungensyphilis bei Erwachsenen weit seltener vor. RÖSSLE meint jedoch, daß sie in ihrer Häufigkeit und Wichtigkeit unterschätzt werde. Er fand sie rein anatomisch ebenso häufig wie die Knochen- oder Lebersyphilis. Sie werde aber in der Sicherheit der Feststellung von letzterer und von der Aortensyphilis übertroffen. LIEVEN dagegen vertritt die Auffassung, daß die Lungensyphilis von den Klinikern und Röntgenologen häufig, jedoch von den pathologischen Anatomen selten diagnostiziert worden sei. Und SCHLESINGER findet sogar, „daß viele Ärzte, besonders Röntgenologen, von dem gewöhnlichen Vorkommen dieser Erkrankung durchdrungen sind".

Verschiedentlich ist versucht worden, die Häufigkeit statistisch zu erfassen. Das Ergebnis ist aber uneinheitlich wegen der Seltenheit der Erkrankung. KRAUSE konnte unter 20000 Patienten nur fünfmal den Verdacht auf Lungenlues erheben, LIEVEN hat unter 4800 Syphilitikern aller Stadien nur zweimal Lungensyphilis diagnostiziert und unter Tausenden von Fällen mit frischer Syphilis niemals eine verdächtige Affektion der Bronchien gesehen. CARRERA (zit. bei VERSÉ, 1920) dagegen meint, daß er in 8% seiner Fälle mit tertiärer Lues eine Lungenbeteiligung und zwölfmal Lungenlues bei 1500 Autopsien gesehen habe. LORD (zit. bei VERSÉ) fand einmal Lungensyphilis unter 3000 Autopsien, OSLER dagegen zwölf auf 2800, KARSHNER vier auf 1200, HARING unter 2100 Erkrankungen der Brustorgane 14 Fälle von Lungenlues. Die Unsicherheit statistischer Erfassungen wird noch erhöht durch die unterschiedliche Häufigkeit je nach örtlichen und klimatischen Bedingungen. WOHLWILL fand z.B., daß Lungensyphilis im Verhältnis zu den syphilitischen Erkrankungen in Portugal viel häufiger sei als in Hamburg. VERSÉ (1931) hat nach den Schrifttumsunterlagen folgende ungefähre Zahlen über die autoptisch gesicherten Fälle von Lungensyphilis gefunden:

Amerika	0,96‰
Japan	0,60‰
Dänemark	0,66‰
Rußland	1,40‰
Ostdeutschland	1,60‰

Bei Männern wird zwei- bis dreimal so oft Lungensyphilis gefunden wie bei Frauen. Es gibt aber auch Berechnungen mit umgekehrtem Ergebnis.

Das durchschnittliche Lebensalter beim Auftreten der Lungensyphilis beträgt beim Manne 41 Jahre und bei der Frau 43 Jahre. Der Zeitraum zwischen der syphilitischen Infektion und dem Auftreten von syphilitischen Lungenveränderungen kann sich über 1—51 Jahre erstrecken (zit. nach VERSÉ).

3. Diagnostik

Das Röntgenbild hat für die Diagnostik der Lungenlues den Wert eines unterstützenden Faktors.

Richtungweisend für den klinischen und röntgenologischen Verdacht auf syphilitische Lungenerkrankung wird vor allem eine positive Seroreaktion sein. In jedem Falle von ungewöhnlichen Lungenerkrankungen ist deshalb die Berücksichtigung der Wa.R. wichtig. Allerdings gibt es bei Erwachsenen auch akute unspezifische Bronchitiden und vor allem auch Bronchopneumonien mit positiver Wa.R., die nach Abklingen der Erkrankung wieder negativ wird. Und es gibt andererseits konstante, unspezifische Komplementablenkungen bei Dermoiden (ZADEK).

Im Rahmen der Diagnostik ist außerdem eine genaue Anamnese wichtig (ROYCE; LUNDHOLM u. Mitarb.; FRANCO), die sich manchmal über mehrere Jahre erstrecken kann (PEARSON u. Mitarb.). Soweit möglich sind Lungenerkrankungen anderer Ätiologie auszuschließen (ROSSI; HUC u. Mitarb.; ROYCE). Das Fehlen schwerer Symptome (Fieber, Schweiß) bei einem erheblichen physikalischen Lungenbefund führt naturgemäß zur Diskussion eines nichttuberkulösen Geschehens und hierbei ist dann auch an Syphilis zu denken (HOWARD). In jedem Falle aber ist zuerst Tuberkulose so sicher wie möglich auszuschließen.

Im Vordergrund der Beschwerden bei Lungenlues steht die Symptomatologie der chronischen Bronchopneumonie mit Dyspnoe, jedoch ohne bemerkenswerten Verfall des Allgemeinbefindens (JONA). LIEVEN fand manchmal bei ausgedehnten Lungenprozessen nur geringe Beschwerden, lediglich etwas lästiges Hüsteln. Dieser Husten kann 10 bis 15 Jahre hindurch die einzige Beschwerde sein. Erst später kommt es dann zu Auswurf, ziemlich häufig mit anfallsweisen Blutbeimengungen. Der Reizhusten wird auch von ROSSI und ZANOTTO hervorgehoben. Er soll vor allem nachts auftreten, dann jedoch manchmal zu keuchhustenartigen Anfällen sowie stark stechenden Brustschmerzen führen. Nach SCHMENGLER und FERENBACH soll Lungenlues allerdings fast nie mit katarrhalischen Erscheinungen einhergehen. SCHLESINGER fand, daß im Vordergrund der klinischen Erscheinungen bei Lungenlues Bronchiektasiesymptome stehen.

Hilfreich bei der Abgrenzung kann die *Lokalisation* in den Lungen sein. Im allgemeinen sollen Mittel- und Unterlappen befallen werden (MANCA), jedoch sind auch umschriebene Oberfeldveränderungen mitgeteilt worden, z.B. von STOICHITZA und CRETZU. PEARSON u. Mitarb. weisen darauf hin, daß bei einer Lungensyphilis immer eine syphilitische Aortitis vorhanden ist.

Von einigen Autoren wird die Forderung eines gesicherten *Spirochätennachweises* als Beweis für den syphilitischen Charakter einer Lungenerkrankung verlangt (VERSÉ; SCHLESINGER). GÄDEKE meint jedoch, ein negativer Spirochätenbefund könne ebensowenig gegen die Diagnose einer Syphilis sprechen, wie ein positiver Spirillenbefund eine Lues beweise, wegen des Gehaltes der Luftwege an saprophytischen Schmarotzerkeimen. Verschiedentlich wurden jedoch Spirochäten im Sputum nachgewiesen, die in ihrem morphologischen Verhalten mit größter Wahrscheinlichkeit Syphilisspirochäten waren. So berichtet SCHMORL (1908) über einen Fall von tertiärer Syphilis, bei dem er in der Lunge Spirochäten nachwies. Er bemerkt, daß die Unterscheidung der Syphilisspirochäten von anderen ihnen gleichenden Spirochäten ähnlich wie die Unterscheidung von Tbc-Bacillen sei, die auch morphologisch und färberisch Doppelgänger hätten. TYLECOTE berichtet über ein 19jähriges Mädchen mit Spirochäten im Sputum. MECKLENBURG dagegen fand im Sputum eines Patienten zahlreiche Spirochäten, bei denen es sich um Spirochaeta bronchialis oder Castellani handelte, die sich von den Treponemaarten allerdings dadurch unterscheiden, daß sie vier bis fünf Windungen besitzen. Vor Verwechslungen warnen aber CHIARI und ZEITLHOFER auch heute noch.

Nach Ansicht von KAUFMANN dürfte ELIZALDE (1919) den Beweis der Spirochaeta pallida im Lungengewebe erbracht haben. Über einen weiteren Fall berichtet WILSON. Bei der Autopsie $5^1/_2$ Std post mortem wurden Spirochäten gefunden, und zwar in fibrinösen Abschnitten, die die größte Aktivität zeigten. Weitere Fälle wurden von SMITH, LAQUEUR und BARNETT (zit. bei CHIARI und ZEITLHOFER) gesichert.

Als wesentliche diagnostische Hilfe wurde in der Salvarsanära der *therapeutische Test* zusammen mit häufigen Röntgenkontrollen und mit der speziellen Diagnostik angesehen (HARTUNG und FREEDMANN; TARSIS; GIUNTOLI; HEDENIUS; DUFOURT und BEGULE; BESSONE; KAYSER; MENDES DE CASTRO; KIRKWOOD; LOURIA; ROBINSON; ANGLESIO und BELLION; LEON-KINDBERG und LAPINE; WILLIS und SAXBY; JERUKHIMOVITCH; GRASHEY; WITTLINGER; FISCHER; TERAMO und ROMANO; ROBERTSON und ROBERTSON; PERACCHIA; HERMAN; KATZRANN u. Mitarb.; KULCHAR und WINDHOLZ).

Heute aber muß vor einer Überschätzung gewarnt werden, da z. B. die Behandlung mit Penicillin nicht als spezifisch gegen Lues gerichtet angesehen werden kann. Außerdem schwanden nicht immer die luischen Lungenveränderungen auf spezifische Behandlung (LYONS u. Mitarb.). Erst wenn eine Lungenlues vor Behandlung über Monate hin positiv geblieben ist und wenn dann durch eine spezifische Behandlung ein therapeutischer Erfolg erzielt wird mit entsprechendem Rückgang der röntgenologischen Lungenveränderungen, darf als Ursache der Lungenveränderungen eine Lungenlues angesehen werden (SCHMENGLER und FERENBACH). WEICKSEL und BRAUN halten in diesem Zusammenhang auch die Annahme eines Gummas für berechtigt, wenn es nach einer solchen spezifischen Therapie schwindet. HAMMER meint allerdings, daß das Verschwinden von Krankheitserscheinungen in der Lunge wie übrigens auch an der Leber unter antiluischer Therapie eher gegen syphilitische Ätiologie spräche, denn „sowenig ein Hepar lobatum durch Merkur, Jod oder Salvarsan verschwindet, so schwer kann man annehmen, daß eine indurierte bronchiektatische Lunge durch diese Mittel in zauberhafter Weise in eine klinisch normale Lunge umgewandelt werden könne“, und SCHLESINGER sowie ALLISON meinen, daß auch Infiltrate, Cavernen und Abscesse anderer Genese auf eine Salvarsantherapie restlos verschwinden können. Der therapeutische Test ist deshalb heute nur noch mit sehr großer Vorsicht als Kriterium der Diagnose einer Lungenlues anzusehen. Bereits aus den Arbeiten der Salvarsanära geht hervor, daß die Zugrundelegung des therapeutischen Tests für die Annahme einer Lungenlues unsicher war. Bei unseren Bemühungen um geeignete Fälle zur Demonstration in diesem Handbuch haben wir das vielfach festgestellt.

4. Lues hereditaria

DEPAUL hat 1837 erstmalig zerstreute pneumonische Herde als Ausdruck congenitaler syphilitischer Pneumonie angesehen. FÜHRER (zit. bei VIRCHOW) beschrieb 1854 eine Pneumonie, bei der es gleichzeitig zu einer diffusen Infiltration der Lunge und zu einer lobulär bronchitischen Infiltration kam, und 1858 prägte VIRCHOW den Ausdruck „pneumonia alba“ für die congenitale interstitielle syphilitische Pneumonie, wobei er jedoch sehr zurückhaltend blieb in der sicheren Abgrenzung gegenüber Pneumonien anderer Genese, und auch FLOCKEMANN hielt es für schwierig, die weiße Hepatisation gegenüber fetaler Atelektase abzugrenzen. Da eine Spirochätämie des syphilitisch infizierten Fetus überhaupt häufig ist, bildet auch der Nachweis von Spirochäten nach DE JONG kein sicheres Kriterium für die Annahme einer spezifisch luischen Lungenerkrankung. LIEVEN allerdings meint, daß die Pneumonia alba kaum jemals diagnostische Schwierigkeiten bereite, z.B. könne eine ausgesprochen einseitige Dämpfung des rechten Unterlappens oder ein ausgesprochener Hilusprozeß mit charakteristischem Röntgenbild bei freibleibenden Lungenspitzen durchaus im Sinne einer Wahrscheinlichkeitsdiagnose gewertet werden, wenn eine Lues bei der Mutter gesichert sei. Der Wert einer Einteilung verschiedener Stadien bei der kongenitalen Lungensyphilis bleibt fraglich, und es ist besser, mit VERSÉ von einer syphilitischen Pneumonie schlechthin mit Übergleiten in verschiedene Stadien zu sprechen. Bestenfalls wäre mit THOMSEN noch in disseminierte und knotige Veränderungen zu unterteilen, die in seinem Material im Verhältnis von 54:4 auftraten.

Bei der reinen weißen Pneumonie ist die Lunge in der ganzen Ausdehnung oder in großen Abschnitten von derber Konsistenz, von weißer bis graurötlicher Farbe, sie ist luftarm oder luftleer. In späten Stadien herrscht Faserbildung vor (VIRCHOW). Durch die syphilitische Pneumonie kann die Differenzierung der Lunge und die Aussprossung der Alveolen gehemmt sein, so daß in faserreichem Gewebe nur kleine Bronchien und undifferenzierte Gänge mit kubischem Epithel liegen (STRÖBE, zit. bei KAUFMANN).

Bei der knotigen syphilitischen Pneumonie kommt es dagegen zur Bildung von hanfkorn- bis haselnußgroßen Knoten, die sich über die ganze Lunge verteilen (HECKER, zit. bei SCHILLING). THOMSEN bezeichnet sie als fibröse Hyperplasie. BENDA und SCHNEIDER sehen diese sog. miliaren Gummositäten oder Syphilome als Ansammlung von Spirochätenmassen an mit dazwischengelagerten nekrotischen Parenchymteilen, die in ihrem Aufbau und in ihrer Farbe den Gummata der Leber und des Gehirns ähneln und bei denen es durch Erweichung zum Zerfall und zur Höhlenbildung kommt. Beim Übergang in das narbige Stadium treten infolge Retraktion der Hohlräume narbige Einziehungen auf (HECKER, zit. bei SCHILLING). VERSÉ spricht auch in jenen Fällen von einer Pneumonia congenita nodosa, die mehr das Bild einer interstitiellen Pneumonie bieten.

Die röntgenologische Diagnose einer kongenital syphilitisch bedingten Pneumonie und die Differentialdiagnose gegenüber anderen unspezifischen Pneumonien allein aus dem Röntgenbild ist allerdings im allgemeinen nicht möglich. Es kann sich lediglich um eine Wahrscheinlichkeitsdiagnose handeln, die gewonnen wird unter Heranziehung der anamnestischen und klinischen Daten (GLEICH u. Mitarb.). Auch die Tatsache, daß bei kongenital-syphilitischen Pneumonien die Lungenunterfelder bevorzugt befallen werden, hat keinen ausschließenden Wert, da dies auch bei sonstigen unspezifischen Pneumonien der Fall ist, und da z.B. fetale Atelektasen sich vornehmlich in den Lungenunterfeldern finden. Der Lokalisation bei angeborener Lues dürfte überhaupt nicht die gleiche differentialdiagnostische Bedeutung zukommen wie bei der erworbenen Lues, wenn die Behauptung vieler Autoren (RÖSSLE; FRÄNKEL; VERSÉ) richtig ist, daß die mechanisch am stärksten beanspruchten Lungenabschnitte am häufigsten beteiligt sind, da die syphilitische Erkrankung der Lunge bei congenitaler Syphilis in vielen Fällen schon lange vor der mechanischen Beanspruchung stattfindet.

Als Besonderheiten seien hervorgehoben, daß BALABAN ein Lungengumma im rechten Lungenoberlappen (operativ gesichert) bei einem 17jährigen Mädchen beschreibt und den Befund als späte Manifestation einer congenitalen Lues ansieht. KAPLAN erhob einen ähnlichen Befund im rechten Lungenmittelfeld bei einer 75jährigen Frau und ordnete ihn in gleicher Weise ein.

5. Lungenbeteiligung im Sekundärstadium der Lues

Im Sekundärstadium der Lues ist die Beobachtung eines Befalls der Respirationsorgane besonders selten, nicht zuletzt deshalb, weil die klinischen Befunde dieses Stadiums gut rückbildungsfähig sind (HORNBERGER). Bei Beteiligung der Trachea handelt es sich meist um eine Tracheobronchitis (CUMSTON; HORNBERGER). Sie äußert sich im Sekundärstadium nach SCHUNK in Schleimhautroseolen, Plaques. In der Lunge dagegen soll es zu miliaren Lungeninfiltrationen kommen. Diese Veränderungen können gleichzeitig mit dem Exanthem der Haut oder der anderen Schleimhäute auftreten. Es sind aber auch ulceröse Veränderungen der Mundhöhle, des Pharynx, der Trachea und der Bronchien beobachtet worden (PEARSON u. Mitarb.). Nach VIRCHOW kann die syphilitische Bronchitis in eine chronische Pneumonie übergehen. Andererseits kann die mit einem luischen Exanthem einhergehende Tracheobronchitis eine Vorbedingung für Hiluslymphknotenschwellungen sein (HORNBERGER).

Die Frage des genetischen Zusammenhanges von Hiluslymphknotenschwellungen während der Frühgeneralisation der Lues hat als erster wahrscheinlich ASSMANN aufgeworfen, nachdem er in zwei von 20 Fällen mit sekundärer Lues erbs- bis bohnengroße Schwellungen am Hilus beobachtet hatte. Nach seiner Meinung ist ihre syphilitische Natur aus dem Röntgenbild allein allerdings nicht zu beweisen. HORNBERGER beschreibt einen Fall mit generalisierter Lymphknotenschwellung, bei dem auch die Hiluslymphknoten mit betroffen waren. In diesem Falle konnten histologisch zumindest eine unspezifische Reizung, Tuberkulose und Morbus Hodgkin ausgeschlossen werden.

Ähnlich unsicher ist die Zuordnung von Veränderungen im Lungenparenchym, die während des Sekundärstadiums einer Lues beobachtet werden. SCHUNK beschreibt einen Fall, von dem er annimmt, daß es sich um eine luische Pneumonie gehandelt haben könnte. Es traten zahlreiche, unterschiedlich große, konfluierende, mäßig dichte Schatten auf, zusammen mit einer feinen Netzzeichnung der Lunge. Die Spitzen und Unterfelder waren frei. In diesem Falle schwanden nach der ersten Bismogenol-Salvarsan-Kur die Halsentzündung und die Drüsenschwellungen. Die Dichte der Lungenverschattung nahm aber erst nach der zweiten Kur ab, dafür traten dann dichtere Hilusverschattungen auf, und bei einer Kontrolle 3 Jahre später wurde ein normaler Lungenbefund erhoben. HORNBERGER hält die lobuläre und lobäre Pneumonie überhaupt für unbewiesen, und auch GERLI äußert Zweifel. GÄDEKE berichtet allerdings über zwei eigene Fälle, die histologisch untersucht wurden und bei denen eine syphilitische Lungeninfiltration im II. Stadium angenommen wurde. Das Ausbleiben zentraler Verkäsungen in eigenartig reticulär aufgebauten perivasculären Knötchen und das Erhaltenbleiben der elastischen Gewebselemente in den nekrotisierenden Endo- und perivasculären Reaktionen weist nach seiner Meinung auf eine syphilitische Genese hin.

Dagegen besteht in der Literatur Einmütigkeit darüber, daß im II. Stadium der Syphilis relativ häufig eine Beteiligung der Pleura gefunden wird (CUMSTON; GÄDEKE; LIEVEN; HORNBERGER). Meistens handelt es sich um eine Pleuritis sicca, aber es werden auch exsudative und hämorrhagische Formen gefunden (DIETLEN); diese heilen unter antiluischer Behandlung rasch ab (SCHLESINGER; LIEVEN; GATE und BARRAL). Allerdings wurden von SCHLESINGER nur zwei von zwölf Fällen, die im Sekundärstadium der Syphilis eine pleurale Mitbeteiligung hatten, im Sinne der Möglichkeit einer luischen Ätiologie gewertet. Bei ihnen war die Wassermannsche Reaktion im Exsudat stärker positiv als im Blut. Nur wenn das Punktat einen stärker positiven Ausfall zeigt als die Lumbalflüssigkeit oder das Blutserum, ist nach HAMMER eine syphilitische Ätiologie anzunehmen, da viele Exsudate bei vorhandener Syphilis positive Reaktionen zeigen und eine positive Reaktion nach BAUER sogar bei nichtluischen Patienten vorkommt. COURCOUX und LELONG (zit. bei LIEVEN) werfen überhaupt die Frage auf, ob nicht jede sekundäre Pleuritis als Aufflackern eines tuberkulösen Prozesses durch die hinzukommende Lues angesehen werden müsse.

6. Lungenbeteiligung im Tertiärstadium der Lues

Im III. Stadium luischer Erkrankung kann es ebenfalls, wenngleich wiederum selten, zur Beteiligung des Respirationstraktes kommen, mit Befall der Trachea, der Bronchien, der Lungen und der Pleuren (ZAMFIR u. Mitarb.).

Es ist versucht worden, die luischen Erkrankungen des Respirationstraktes zu unterteilen (Vivoli; Massia; Simonin und Tabellion). Versé grenzt die vorwiegend akut entzündlichen Prozesse des II. Stadiums von den vorwiegend chronisch entzündlichen des III. Stadiums ab.

Innerhalb des III. Stadiums unterteilt Howard in Gummen auf der einen Seite, chronisch interstitielle Pneumonie und Lungensklerose auf der anderen Seite und grenzt davon schließlich die syphilitische Phthise und Bronchopneumonie ab.

Ingram und auch Lieven gehen ähnlich vor.

Die Einteilung Groedels, von Lossen modifiziert, gibt die weitestgehende Aufschlüsselung, indem er in der *Lunge* unterscheidet:

die interstitiell-pneumonische Infiltration,
die disseminierten miliaren Gummen,
die grobknotigen Gummen und die
cavernös syphilitische Phthise;

an der *Pleura costalis und diaphragmatica:*
Narben und Schwarten;

an der *Pleura mediastinalis:*
Obliterationen und Strangulationen;

an den *Bronchien:*
die Perichondritis und Sklerose (s. auch Benda; Kirkwood),
die lobulären Pneumonien und die
gummösen Wandinfiltrationen und Narbenbildungen.

In reiner Ausprägung allerdings sind die verschiedenen Stadien und Formen der Lungenlues wohl selten zu finden (Darbois und Sobel). Man sieht häufig nebeneinander grobknotige Gummen, multiple kleine Syphilome zusammen mit bronchitischen und bronchiektatischen Veränderungen und mehr oder weniger hochgradigen Veränderungen im Sinne einer syphilitischen interstitiellen Pneumonie (Hirai u. Mitarb.; Gähwyler; Funk; Boattini; Denman; Pearson u. Mitarb.; Vogler). Jerukhimovitch sieht dieses Nebeneinander von verschiedenartigen Veränderungen und damit der Verschattungen im Röntgenbild der Lungen als charakteristisch für Lungenlues an.

Pathologisch-anatomisch beschreibt Kaufmann die interstitielle syphilitische Pneumonie als eine intensive Zellproliferation der Alveolarwände, der Umgebung der kleinen Bronchien und der interlobulären Septen, die hier und da von miliaren Gummen durchsetzt seien, welch letztere nach Rössle als varicöse Knoten der verdickten Scheidewände erscheinen, zwischen den unregelmäßig erweiterten Lungenbläschen, in späteren Stadien komme eine reichliche Bindegewebsentwicklung hinzu (Kaufmann; Pearson u. Mitarb.). Diese Bindegewebswucherungen führen nach Bergerhoff zu strangartigen Verdickungen der Bronchien und der Gefäße. In den Gefäßen selbst laufen ebenfalls entzündliche Prozesse mit Intimaverdickungen ab (Darré und Albot). Versé meint, daß auch akute Lymphangitiden bei der interstitiellen Pneumonie eine Rolle spielen dürften. Mit zunehmender Vernarbung ist die interstitielle syphilitische Pneumonie immer leichter zu erkennen, und das fertige Bild zeichnet sich durch netzartig helle oder nur wenig rußgeschwärzte Narben aus (Rössle). In diesem Stadium kommt es dann auch zu Verdichtungen im Lungengewebe durch desquamative Pneumonie und eitrige Katarrhe. Die Narben verlaufen im wesentlichen entlang den Bronchien, Gefäßen und interlobulären Septen und strahlen von diesen teilweise radiär aus (Rist). Der Endzustand ist eine teilweise erhebliche Bronchiektasie (Mikulowski; Pastorino und Manca; Deutsch), sogar eine Wabenlunge ist beschrieben (Tauber).

Röntgenologisch sind bei der interstitiellen syphilitischen Pneumonie vor allem streifenförmige Schatten, vom Hilus ausgehend, radiär in die Lungenperipherie gerichtet, zu erwarten und feine bandförmige Verschattungen in der Lungenperipherie, die manchmal sogar in Verschattungen des Pleuraraumes übergehen (GROEDEL). Nach BERGERHOFF ist der Hilus bei luischer Lungenaffektion immer verbreitert und verdichtet mit ziemlich groben, intensiven streifigen Verschattungen zum Mittel- und Unterfeld (BRUNETTI). Solche streifen- und bandförmigen Verschattungen fließen manchmal am Hilus zu breiten Schatten zusammen. Im Hilus selbst kommt es mehr oder weniger deutlich zu polycyclischen Schatten, die vergrößerten Lymphknoten entsprechen. Ihren Ursprung sollen nach BERGERHOFF die interstitiellen pneumonischen Infiltrationen vom Hilus aus nehmen. In dem von PEARSON u. Mitarb. mitgeteilten autoptisch gesicherten Fall zeigten die Röntgenaufnahmen eine dichte Unterfeldverschattung, eine ebenfalls sehr dichte Verschattung an der Basis des Oberfeldes und einige Streifenschatten im linken Mittelfeld. Die Verschattungen hatten innerhalb von 10 Tagen zugenommen. Autoptisch fand sich in diesem Fall neben miliaren Gummen eine diffuse Fibrose. Letztere, vor allem in der rechten Lunge lokalisiert, wurde als Resultat einer vorangegangenen Pneumonie angesehen. Eine solche befand sich zum Zeitpunkt der Autopsie noch innerhalb der linken Lunge. Ein ähnlicher Fall wird von GATÉ u. Mitarb. mitgeteilt.

7. Gummen in der Lunge

Gummen in solitärer oder multipler Form kommen im Respirationstrakt wesentlich seltener vor als die interstitielle syphilitische Pneumonie (FRÄNKEL). Bei fraglichen Rundschatten im Röntgenbild ist viel eher an Tumormetastasen als an Gummen zu denken (FRISCH). Der Umfang der Syphilome schwankt zwischen Kleinerbs- bis Gänseei- oder Faustgröße. Die Zahl der Syphilome kann wechseln. Sie sind nicht so sehr an bestimmte Lungenabschnitte gebunden wie die syphilitische Pneumonie. LIEVEN meint, daß alle Teile der Lungen, mit Ausnahme der Spitzen, gleich häufig befallen werden können, wogegen JANISCH das Mittel- und Untergeschoß der Lungen sowie die paramediastinalen Bereiche für Prädilektionsstellen hält. VERSÉ berichtet, daß meistens die mittleren Lungenabschnitte und die Unterlappen betroffen seien. Aber in den beiden von MARINELLI und RUGGIERO veröffentlichten Fällen sowie bei MORGAN u. Mitarb. lagen die Gummen in den Lungenoberfeldern. Der Sitz ist vorwiegend peripher in der Lunge, subpleural, mit oder ohne Pleurabeteiligung. Es sind aber auch Fälle berichtet mit hilusnahem oder hilärem Lymphknotensitz, sogar mit Übergreifen auf die V. cava superior (BERBLINGER). SCHLESINGER hat zweimal einen Durchbruch eines Gummas in die Bronchien in der Gegend der Bifurkation beobachtet. Abb. 1 zeigt das Röntgenbild einer 50jährigen Patientin, bei der ein hilusnahes Gumma zu einem Kompressionsverschluß des linken Hauptbronchus mit linksseitiger Atelektase und Mediastinalhernie geführt hat. Das Bronchogramm (Abb. 2) läßt den Verschluß des linken Hauptbronchus erkennen.

Pathologisch-anatomisch werden die primären Lungensyphilome als knotige oder landkartenartig zusammenfließende bzw. gruppierte Herde beschrieben, von einer festen, zähen bis derb elastischen, manchmal mehr gelatinösen Beschaffenheit (VERSÉ). Im Gegensatz zur Tuberkulose dieser Art haben Gummen immer eine bindegewebige Matrix (VIRCHOW). Riesenzellen sind selten. Nach CARRERA (zit. bei VERSÉ) soll der kapselartige Abschluß der einzelnen Syphilome ein differentialdiagnostisch wichtiges Kriterium sein. Dort, wo der Knoten zum Stillstand kommt, bildet sich junges zellreiches Granulationsgewebe, das sich dann zu kapselartigem Narbengewebe umbildet. Besonders hervorgehoben werden das Fehlen oder die zumindest nur sehr geringfügigen mikroskopisch kleinen Kalkeinlagerungen (RÖSSLE; JONA; VERSÉ). Auch die Beschaffenheit der Gummen (gummiartig, zäh) ist im Gegensatz zu den Tuberkulomen (verkreidende, käsige Massen, trocken, bröckelig) ein unterscheidendes Merkmal. Allerdings können in seltenen Fällen auch Lungengummen verkäsen (RÖSSLE; KAUFMANN; WIGBY und SANDERS). Es kommt dann häufig zu einer Resorption und zurück bleibt eine bindegewebige Narbe mit einer mächtigen Schwiele, die zu dem seltenen Bild des Pulmo lobatus führen kann (VIRCHOW; MARIONO). Dieser Name ist gewählt in Analogie zum Hepar lobatum. Allerdings ist eine solche Veränderung in der Lunge weit seltener als in der Leber (RÖSSLE). Sklerogummöse

Prozesse können bei erheblicher Verschwielung schließlich zu einer starken Verkleinerung der Lunge führen, deren Gewebe dann durch massive Schwielen ersetzt wird. Diese Veränderungen können sogar zu einer Änderung der äußeren Thoraxform führen (VERSÉ).

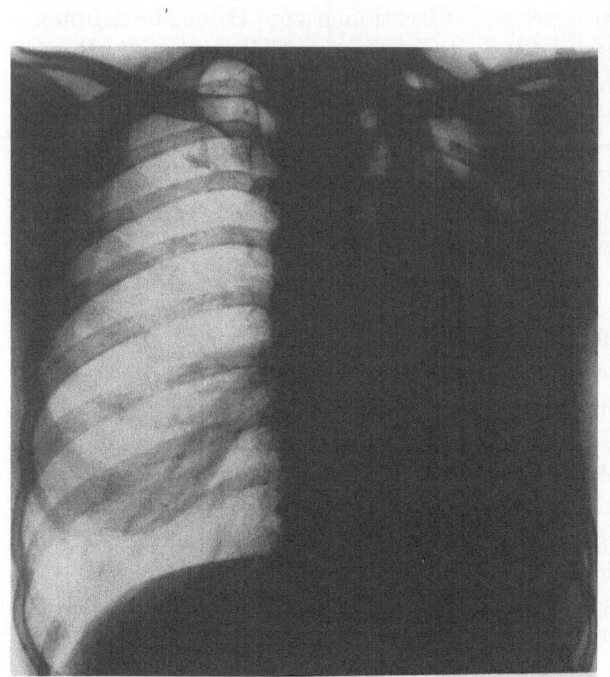

Abb. 1

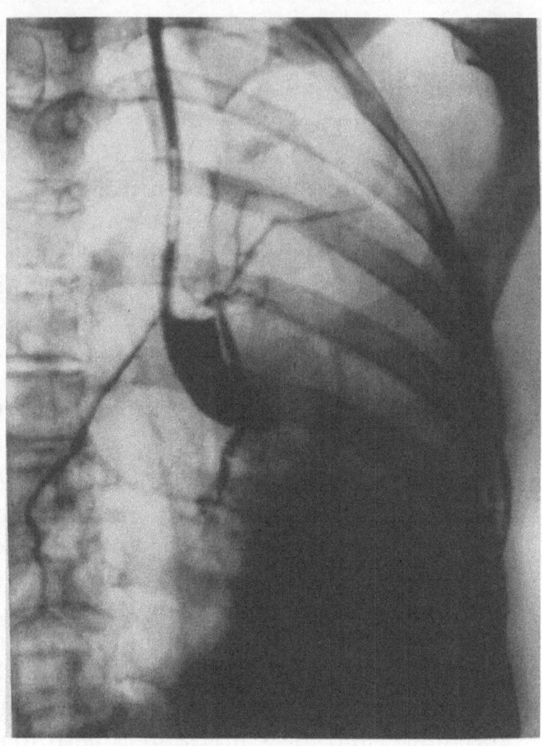

Abb. 2

Abb. 1. Hilusnahes Gumma mit Kompressionsverschluß des linken Hauptbronchus und Atelektase der linken Lunge

Abb. 2. Bronchogramm zu Abb. 1

Erweichte wandständige Gummen können zu der sehr seltenen Komplikation eines Pneumothorax führen (SEDAILLAN, zit. bei LIEVEN). Im Röntgenbild erscheinen die Lungengummen als runde, homogene, ziemlich scharf begrenzte Schatten (JANISCH; ASSMANN; BESSONE; HAMMER). GÄHWYLER und später auch LÜBBERS bezeichnen die Darstellung der Gummen im Röntgenbild als pflastersteinförmige Schatten. FEJÉR und SONKOLY sehen bei Einschmelzung der Gummen einen besonders breiten reaktiven Rand. Bei ihrem peripheren Sitz kann die Art der Gummenschattenbildung zur Verwechslung mit einem Pancoasttumor oder mit einem abgekapseltem Erguß Anlaß geben (FISCHER; ROYER und GLOAGUEN).

8. Das Vorkommen einer syphilitischen Phthise

Dieses Zustandsbild im Rahmen der Lungenlues ist allgemein umstritten. VERSÉ allerdings meint, daß es zwar sehr selten vorkomme, jedoch nicht mehr zu bestreiten sei. Er wählt den Ausdruck „ulceröse Lungensyphilis“ anstatt syphilitischer Phthise oder Pseudophthise.

9. Pleurabeteiligung im Rahmen der Lungenlues

Zu einer pleuralen Beteiligung im Rahmen syphilitischer Erkrankung kommt es durch Übergreifen von der Nachbarschaft, sei es von Lungenherden, von Rippenwirbelgelenken oder vom Zwerchfell. VERSÉ spricht von primären und sekundären Formen der Pleuritis im

Tertiärstadium und meint damit einmal die spezifische Entzündung der Pleura, zum anderen aber eine einfache collaterale entzündliche Reizung. Hämorrhagische Pleuraexsudationen sind ebenfalls beschrieben (Koch). Die sekundär erkrankten und verwachsenen Pleurablätter verdicken sich oft außerordentlich stark. Es kommt dabei praktisch niemals zu Verkalkungen (Homma und Hogenauer, zit. bei Versé). Relativ häufig führen Gummen zu Schwartenbildungen und zu strahligen Narben mit Fortsetzung ins angrenzende interstitielle Lungengewebe.

Röntgenologisch sind die typischen Befunde einer Pleuritis sicca oder exsudativa zu erheben. Stoerk und auch Bauer haben mehrere Fälle mit Pleuritis exsudativa bei Lungenlues beschrieben, es handelte sich stets um rechtsseitige Pleuraergüsse.

Wird die Pleura mediastinalis mitbefallen (Országh) durch Übergreifen der entzündlichen Veränderungen vom angrenzenden Mediastinum auf die Pleura, oder aber vom Lungengewebe auf die Pleura mediastinalis, so führt dies im Narbenstadium zu Strangulationen und Obliterationen. An den Mediastinalrändern finden sich zackenartige Schattenvorsprünge als Ausdruck von Adhäsionen (Assmann).

10. Tuberkulose und Lues

Der Zusammenhang der Tuberkulose mit der Lues wurde mehrfach diskutiert (Lieven; Lossen; Trail). Dietlen meint, daß die Lues der Tuberkulose den Weg bahnen könne. Allerdings hat Samson in der Lues keinen zur Tuberkulose prädisponierenden Faktor sehen können, denn er hat 13000 Prostituierte untersucht. Er fand bei den syphilitisch Infizierten 12,5 % Tuberkulose und bei den nicht syphilitisch Infizierten in 10,7 % tuberkulöse Erkrankungen. Der prozentuale Unterschied ist so gering, daß von einer Prädisposition nicht gesprochen werden kann.

Trail hat 14 Fälle untersucht und hatte den Eindruck, daß die Syphilis, die mit einer Tuberkulose zusammentrifft, eher einen günstigen Effekt auf den Typ und auf den Verlauf der Tuberkulose ausübe und daß die antiluische Behandlung auch eine deutliche Besserung der tuberkulösen Veränderungen hervorrufe. Dieser Meinung allerdings widersprechen Bandeller und Röpke (zit. bei Lossen), indem sie meinen, daß die luische Erkrankung den Organismus oft in einem Grade erschöpfe, daß für das Haften einer Tuberkulose und für ihren Übergang in ein manifestes oder reaktives Stadium günstige Bedingungen geschaffen würden. Auch Schröder und Neumann (zit. bei Dietlen) haben der Meinung, daß die Syphilis sich auf eine gleichzeitig bestehende Tuberkulose günstig auswirke, heftig widersprochen und Lieven meint, daß sich der Verlauf einer Syphilis, die ein Tuberkulöser erwerbe, jeweils richte nach dessen Widerstandskraft und nach dem Stadium, in dem sich die Tuberkulose befinde. Eine erstmalig auftretende Tuberkulose werde von alter latenter Syphilis in ihrem Verlauf kaum jemals günstig beeinflußt. Je progredienter der Charakter der Tuberkulose aber sei, um so deletärer pflege sich die Syphilis geltend zu machen.

11. Differentialdiagnose

Da die Lungensyphilis sowohl entzündliche als auch hyperplastische Merkmale aufweist (Ledegank), ist der röntgenologische Befund vieldeutig und das differentialdiagnostische Spektrum breit (Nagibin).

An erster Stelle ist die Abgrenzung gegenüber der Lungentuberkulose wichtig (Lieven; Schröder; Schlesinger). Jede dieser beiden Erkrankungen weist in den verschiedenen Stadien ganz unterschiedliche röntgenologische Befunde auf. Das erhöht die Schwierigkeit der Abgrenzung (Dienst; Steinlin; Schlesinger). Pasini und Benvegnu vergleichen das Bild der syphilitischen Lunge mit dem der fibrösen Tuberkulose (Bergerhoff). Als unterscheidendes Merkmal geben sie an, daß bei der Tuberkulose die Hilusschatten weniger voluminös und die radiären zum Hilus konvergierenden Streifenschatten weniger zahlreich seien. Die Lokalisation sei mitunter ein gutes Unterscheidungsmerkmal (Lieven; Bergerhoff). Die Tuberkulose manifestiere sich im Frühstadium meist in den

Oberlappen, die Syphilis dagegen meist im Mittel- und Unterlappenbereich (Schlesinger). Der Befall einer Lungenhälfte (Lübbers) ist aber wohl kaum als unterscheidendes Merkmal gegenüber Tuberkulose anzusehen.

Ein therapeutischer Effekt als differentialdiagnostisches Kriterium ist nach Schlesinger nur dann heranzuziehen, wenn während einer antiluischen Kur isolierte rundliche Schatten in der Lunge gleichzeitig mit gummösen Veränderungen anderer Körperorgane zurückgehen.

Kalkeinlagerungen sprechen gegen Lues, und in gewisser Weise kann auch das Fehlen von Kalk bei entsprechend verändertem Lungengewebe und positiver Seroreaktion gegen eine Tuberkulose sprechen und an die Möglichkeit einer Lues denken lassen (Jona; Kaufmann). In gleicher Weise ist ständiges Fehlen von Tuberkelbacillen im Sputum (Howard; Beck; Greer; Lundholm und Mascher) und eine gleichzeitig über lange Zeit bestehende positive Wa.R. (Royce; Schmengler und Ferenbach) ebenfalls differentialdiagnostisch mit heranzuziehen, vor allem dann, wenn im Pleuraexsudat die Wa.R. stärker positiv ist als im Blutserum (Hammer; Lieven). Der Nachweis der Spirochaeta pallida im Sputum ist für Lungensyphilis beweisend (Schlesinger), selbst wenn luische Erscheinungen im Röntgenbild fehlen.

Pearson (zit. nach McIntyre, 1931) gibt in einer Aufstellung einige unterscheidende Merkmale wieder. Danach zeigt Lungensyphilis weniger klinische Erscheinungen als Lungentuberkulose. Pathologisch-anatomisch sind Riesenzellen bei Syphilis und Plasmazellen bei der Tuberkulose seltener. Bei Syphilis kommt es weniger häufig zu einer Anthrakosis, die Gefäßadventitia ist dagegen häufiger affiziert. Bei der Syphilis wird das elastische Gewebe besser erhalten, und die Tuberkulose zeigt nicht so häufig subpleurale Läsionen. Schließlich weist auch er auf die Tatsache hin, daß Calcifikationen bei der Syphilis seltener seien als bei der Tuberkulose, aber trotzdem ist darauf hinzuweisen, daß all diese Erscheinungen nur relative Unterscheidungsmerkmale sind, die nur in ihrer Gesamtheit zusammen mit dem klinischen Befund einen diagnostischen Wert besitzen.

Es ist verständlich, daß die röntgenologische Unterscheidung zwischen einer Syphilis und einer Tuberkulose schwierig ist, wenn selbst histologisch tuberkulöse und syphilitische Lungenveränderungen nicht einfach auseinanderzuhalten sind (McCallum). Zweifelsohne gilt auch heute noch, was Herxheimer 1907 feststellte, daß wir uns bei der Lungensyphilis auf dem unsichersten Gebiet der Syphilisforschung überhaupt befinden.

Neben der Unterscheidung Lungensyphilis — Lungentuberkulose kommen differentialdiagnostisch außerdem in Betracht: Bronchialcarcinom (Thede; Maderna; Louria), Pneumokoniose (Battigelli; Darré und Albot), mykotische Infektionen, virusbedingte Infektionen, Lungeninfarkte mit ihren Folgeerscheinungen, chronische Pneumonien, Sklerose der Lungenarterien, Echinokokken, Lungenstauung bei cardialer Dekompensation, Pleuraexsudationen jedweder Genese, Systemerkrankungen mit Befall des blutbildenden Systems, Morbus Hodgkin, Morbus Boeck, Wegeners Granulomatose.

Literatur

Allison, R. G.: Pulmonary syphilis. Amer. J. Roentgenol. **22**, 21 (1929).

Anglisio, E., e B. Bellion: Granulia luetica del pulmone. Minerva med. **41**, 76 (1950).

Assmann, H.: Die klinische Röntgendiagnostik der inneren Erkrankungen, 3. Aufl., Leipzig: F. C. W. Vogel 1924.

Balaban, I. J.: Zur Frage über die späte kongenitale Syphilis im Röntgenbild. Röntgenpraxis **2**, 709 (1930).

Battigelli, G. A.: Pneumoconiosi in persona luetica. Boll. Assoc. med. triest. **24**, 788 (1933).

Bauer, R.: Ein Fall von Lungensyphilis. Mitt. Ges. inn. Med. **11**, 103 (1912).

Beck, F.: 3 Fälle von Lungensyphilis und ihre Differentialdiagnose. Z. Haut- u. Geschl.-Kr. **25**, 125 (1958).

Benda, R.: Étude anatomo-radiologique des scléroses syphilitiques péribronchiques. Arch. méd.-chir. Appar. resp. **3**, 283 (1928).

Berblinger, W.: Gummöse Syphilis der Lunge und der Cava superior mit Thrombose dieser. Med. Klin. **23**, 1330 (1927).

Bergerhoff, W.: Interstitielle Lungenlues. Fortschr. Röntgenstr. **42**, 478 (1930).

Bessone, L.: Sifilide polmonare. Arch. ital. Derm. **17**, 267 (1941).

BOATTINI, G.: La sifilide polmonare. Ricerche anatomo-patologiche e considerazioni critiche. Sperimentale 82, 115 (1928).

BRUNETTI: Su un caso di sifilide polmonare. Boll. Sez. region. Soz. ital. Derm. 5, 304 (1931).

CHIARI, H., u. J. ZEITLHOFER: Pathologische Anatomie der Syphilis des Respirationstraktes. In: Handbuch für Haut- und Geschlechtskrankheiten von JADASSOHN, Erg.-Bd. A, S. 296 (1962).

CUMSTON, CH. G.: Remarks on visceral syphilis. Amer. J. Syph. 7, 671 (1923).

DARBOIS et SOBEL: Quelques aspects radiologiques de la syphilis pulmonaire. Bull. Soc. Radiol. méd. France 19, 250 (1931).

DARRÉ, H., et G. ALBOT: Une forme de syphilis du poumon: Sclérose syphilitique nodulaire avec panartérite pulmonaire. Ann. Anat. path. 5, 861 (1928).

DENMAN, H. C.: Syphilis of the lung. Report of a case with autopsy findings. Ann. intern. Med. 5, 895 (1932).

DEPAUL: Foyers purulents nombreux dans le poumon d'un enfant mort-né. Bull. Soc. anat. Paris 1837, p. 273.

DEUTSCH, F.: Ein Beitrag zur Röntgendiagnostik der Lungensyphilis. Fortschr. Röntgenstr. 24, 541 (1916/17).

DIENST, C.: Zur Lungensyphilis der Erwachsenen. Röntgenpraxis 4, 703 (1932).

DIETLEN, H.: Die Lungensyphilis. Neue Dtsch. Klinik 17, 522 (1941).

DUFOURT, A., et BEGULE: Syphilis pulmonaire. Guérison clinique et radiologique par le traitement specifique. Rev. Tuberc. (Paris) V 5, 313 (1939).

ELIZALDE, P. J.: Anatomia patologica e patogenia de la sifili polmonari. Buenos Aires 1919.

FEJÉR u. SONKOLY: Orv. Hetil. 52, 1439 (1954).

FISCHER, A.: Ein Fall von gummöser Lungensyphilis. Dtsch. med. Wschr. 55, 1721 (1929).

FLOCKEMANN: Neuere Arbeiten über Lungensyphilis. Zbl. allg. Path. path. Anat. 10, 449, 477, 964 (1899).

FRÄNKEL, A.: Syphilis der Brustorgane. In: E. MEIROWSKY u. F. PINKUS, Die Syphilis, S. 84. Berlin: Springer 1923.

FRANCO, P. M.: Intorno alla sifilide del polmone. Folia med. (Napoli) 14, 802, 877 (1928).

FRISCH, A. V.: Lues und Lunge. Beitr. Klin. Tuberk. 84, 390 (1934).

FUNK, E. H.: Syphilis with pulmonary manifestations. The problem of diagnosis. Clin. N. Amer. 6, 883 (1923).

GÄDEKE, R.: Anatomische Lungenveränderungen bei frühgeneralisierter Syphilis. Klin. Wschr. 28, 741 (1950).

GÄHWYLER: Lungenlues. In: E. FINGER u. Mitarb., Handbuch der Geschlechtskrankheiten, Bd. III, 3. Teil, S. 2259 1916.

GATÉ, J., et PH. BARRAL: Pleurésic sero-fibrineuse au cours d'une syphilis secondaire. Lyon méd. 141, 46 (1928).

— J. DECHAUME et H. GARDÉRE: La granulie pulmonaire syphilitique. J. Méd. Lyon 10, 657 (1929 II).

GERLI, P.: Sulla sifilide pulmonare Tesi di specialita in radiologia. Arch. Radiol. (Napoli) 12, 279 (1937).

GIUNTOLI, J.: La diagnosi radiologica e clinica della sifilide polmonare. Gazz. Osp. Clin. 235 (1929 I).

GLEICH, MORRIS and NOLAN OWENS: Recurrent atelectasis on a luetic basis. Report of a case. Arch. Pediat. 50, 467 (1933).

GRASHEY: Lungenlues. Verh. dtsch. Röntg.-Ges. 16, 115 (1925).

GREER, A. E.: Pulmonary syphilis. Report of a case. Amer. J. Syph. 14, 195 (1930).

GROEDEL, F.M.: Lungensyphilis. In: KRAUS-BRUGSCH, Spezielle Pathologie und Therapie innerer Krankheiten, Bd. III, S. 409. Berlin u. Wien: Urban & Schwarzenberg 1923.

HAMMER, H.: Über Lungensyphilis. Röntgenpraxis 3, 301 (1931).

HARING, W.: Über Lungensyphilis. Verh. dtsch. Ges. inn. Med. 316 (1931).

HARTUNG, A., and J. FREEDMAN: Pulmonary syphilis. A report of three cases of acquired lung syphilis in adults, with particular reference to Roentgen aspects. J. Amer. med. Ass. 98, 1969 (1932).

HEDENIUS, P.: Fall von Lues pulmonum. Nord. Med. 1941, 1567.

HERMAN, K.: Über Lungensyphilis. Magy. Röntgen Közl. 4, 201 (1930).

HERXHEIMER, G.: Zur Ätiologie und pathologischen Anatomie der Syphilis Lubarsch-Ostertag. Erg. Path. I, 11, 1 (1906).

HIRAI, MASATAMI u. S. TSURUOKA: Ein Sektionsfall von der beiderseitigen interstitiellen syphilitischen Pneumonie beim Erwachsenen. Trans. Soc. path. jap. 30, 307 (1940).

HORNBERGER, W.: Hilusdrüsenbeteiligung bei Lues II. Fortschr. Röntgenstr. 73, 553 (1950).

HOWARD, C. P.: Pulmonary syphilis. Amer. J. Syph. 8, 1 (1924).

HUC, K., C. N. FRAZIER, and C. K. HSIEH: Syphilis of the lung. A report of three cases observed in North China. Chin. med. J. 56, 431 (1939).

INGRAM, F. L.: Gummatous stenosis of the bronchus. Brit. J. Radiol. 23, 116 (1950).

JANISCH, K.: Inthrathorakale spätsyphilitische Manifestationen unter dem Bilde maligner Tumoren. Zbl. Chir. 84, 5 (1959).

JERUKHIMOVITCH, A. E.: Über Lungensyphilis. Vestn. Rentgenol. Radiol. 21, 235 (1938).

JONA, A.: Sifilide polmonare e tubercolosi polmonare. Arch. Sci. med. 60, 399 (1935).

JONG, S. J. DE, et LESTOCQUOY: Bronchopneumonie chronique chez un nourrisson hérédosyphilitique. Presse méd. 34, 225 (1926).

KAPLAN, J.: Die Lungensyphilis. Finska Läk.-Sällsk. Handl. 81, 245 (1938).

KARSHNER, R. G.: Syphilis of the lung, an analysis of 120 selected cases from the literature. Ann. Med. 1, 371 (1920).

— Pulmonary syphilis. J. Michigan State Med. Soc. 24, 205 (1925).

KATZMANN, A. J., S. M. KUSNIEZOWA u. E. S. SALKIND: Lungensyphilis bei Erwachsenen. Z. Tuberk. 68, 161 (1933).

KAUFMANN, E.: Lehrbuch der speziellen pathologischen Anatomie für Studierende und Ärzte, S. 360. Berlin u. Leipzig: W. de Gruyter 1928.

KAYSER, C.: Über den gegenwärtigen Stand unserer Kenntnisse von der Lungensyphilis der Erwachsenen. Berl. klin. Wschr. **56**, 733 (1919).

KIRKWOOD, R. C.: Syphilis of the lung. Amer. Rev. Tuberc. **13**/3, 220 (1926).

KOCH, M.: Über einen Spirochätenbefund bei cavernöser Lungensyphilis und Pachymeningitis hämorrhagica interna productiva. Verh. Path. Ges. Dresden 1907, S. 275.

KRAUSE, P.: Über Lungensyphilis. Fortschr. Röntgenstr. **46**, 606 (1932).

KULCHAR, V. G., and F. WINDHOLZ: The clinical, radiologic and pathologic aspects of late pulmonary syphilis-effects of Penicillin therapy. Amer. J. Syph. **31**, 166 (1947).

LEDEGANK, K.: La gomme syphilitique. Gaz. Hôp. (Paris) **1871**, 298.

LÉON-KINDBERG, M., et G. LAPINE: Gomme syphilitique du poumon. Presse med. **1938I**, 812.

LIEVEN, A.: Die Syphilis der Lunge und des Mediastinums. In: Handbuch der Haut- und Geschlechtskrankheiten, Bd. 16/2, S. 765. Berlin: Springer 1931.

LOSSEN, H.: Beitrag zu den erworbenen spätsyphilitischen Lungenerscheinungen vor allem im Röntgenbilde erwachsener Phthisiker. Beitr. Klin. Tuberk. **66**, 761 (1927).

LOURIA, A. L.: Syphilis of the lung simulating tuberculosis or carcinoma of the lung. Med. Clin. N. Amer. **11** (4), 931 (1928).

LÜBBERS, P.: Lungenlues. Dtsch. med. Wschr. **1947**, 296.

LUNDHOLM, I., u. W. MASCHER: Zur Diagnose der Lungensyphilis. Beitr. Klin. Tuberk. **79**, 647 (1932).

LYONS, C. G., A. J. BROGAN, and J. G. SAWYLER: Syphilis of the lung. Amer. J. Roentgenol. **47**, 877 (1942).

MADERNA, C.: Cancro primitivo del pulmone e lue. Noxa chimica catrame bitume e sottoprodotti. (Contributo clinico, radiologico e terapentico.) Arch. Radiol. (Napoli) **14**, 16—29 (1938).

MANCA, C.: Contributo anatomo-pathologico allo studio della sifilide del polmone. Arch. Sci. med. **52**, 592 (1928).

MARINELLI, N., e A. DI RUGGIERO: Considerazioni su due casi clinici di sifilide polmonare gummosa. Minerva med. **50**, 2604 (1959).

MARIONO, B.: Considerazioni su alcuni casi di sifilide polmonare. Il fibrotarace cavitario luetico. Ann. Ist. Forlanini **5**, 820 (1941).

MASSIA, G.: Le poumon syphilitique chez l'adulte. Gaz. Hôp. (Paris) **84**, 1829, 1871 (1911).

MCCALLUM, W. E.: A textbook of pathology, 2. ed. Philadelphia and London: W. B. Saunders Co. 1922.

MCINTYRE, M. C.: Pulmonary syphilis. Its frequency, pathology and roentgenologic appearance. Arch. Path. **11**, 258 (1931).

MECKLENBURG, M.: Über Spirochätosis pulmonalis. Beitr. Klin. Tuberk. **79**, 640 (1932).

MENDES DE CASTRO: Luetische Gumma der Lunge. Arch. Derm. Sif. S. Paulo **1**, 158 (1937).

MIKULOWSKI, W.: Über die Bedeutung der Lues für die Ätiologie der Bronchiektasien. Mschr. Kinderheilk. **57**, 470 (1933).

MORGAN, A. D., W. E. LLOYD, and C. PRICE-THOMAS: Tertiary syphilis of the lung and its diagnosis. Thorax **7**, 125 (1952).

NAGIBIN, G.: Zur Diagnostik der Lungenlues. Vopr. Tuberk. **6**, 37 (1928).

NAVASQUEZ, S. DE: Aneurysm of pulmonary artery and fibrosis of lung due to syphilis. J. Path. **54**, 315 (1942).

ORSZAGH, O.: Pleuritis mediastinalis syphilitica. Klin. Wschr. **1913** (1929 II).

OSLER, W.: Modern medicine. In: OSLER and MCRAE, vol. 3, p. 407 (1913).

PASINI, G. BENVEGNU: Sifilide polmonare e tubercolosi. Minerva med. **1931I**, 942.

PASTORINO, V. MANCA: Aspetti radografici dello scheletro e degli organi del torace nella sifilide congenita. G. ital. Derm. **82**, 192 (1941).

PEARSON, R., S. BRUCE, and S. DE NAVASQUEZ: Syphilis of the lung. Brit. J. vener. Dis. **14**, 243 (1938).

PERACCHIA, L.: Sopra un caso di sifilide polmonare. Dermosifilografo **9**, 15 (1934).

RIST, E.: Distension inspiratoire du coeur et dissociation respiratoire de la pression arterielle systolique dans un cas de sclerose pulmonaire syphilitique. Bull. Soc. méd. Hôp. Paris **53**, 615 (1937 III).

ROBERTSON, W. E., and H. F. ROBERTSON: Pulmonary disease in the syphilitic. Int. Clin. **3** (42), 23 (1932).

ROBINSON, W. W.: Pulmonary syphilis in adults, with report of a case. Radiology **25**, 6 (1935).

RÖSSLE, R.: Über die Lungensyphilis der Erwachsenen. Münch. med. Wschr. **1918**, 992.

ROSENFELD, G.: Die Diagnostik innerer Krankheiten mittels Röntgenstrahlen. Wiesbaden: J. F. Bergmann 1897.

ROSSI, I., e G. ZANOTTO: Sindromi polmonari luetiche. G. Tisiol. **11**, 1, 21 (1938).

ROYCE, R. F.: The criteria for clinical diagnosis of syphilis of the lung: with report of a case. Ann. intern. Med. **33**, 700 (1950).

ROYER, J., et A. GLOAGUEN: Syphilis pulmonaire a forme pseudo-tumorale. J. franç. Méd. Chir. thor. **7**, 268 (1953).

SAMSON, W. F.: Prostitution und Tuberkulose. Leipzig 1921.

SCHILLING, C.: Die Lungensyphilis der Erwachsenen. Fortschr. Röntgenstr. **37**, 342 (1928).

SCHLESINGER, H.: Syphilis und innere Medizin. Wien: Springer 1928.

SCHMENGLER, F. E., u. H. FERENBACH: Über wichtige tertiär-syphilitische Erkrankungen der inneren Organe. Landarzt **1952**, 431.

SCHMORL: Diskussion: Über einen Spirochätenbefund bei kavernöser Lungensyphilis und Pachymeningitis hämorrhagica interna productiva. Verh. Dtsch. Path. Ges. 11. Tagg 1907. Jena: Gustav Fischer 1908.

SCHNEIDER, P.: Über die Organveränderungen bei der angeborenen Frühsyphilis (Referat). Verh. Dtsch. Path. Ges. 23. Tagg Wiesbaden 1928, S. 177.

SCHRÖDER, G.: Über Beziehungen der Lungentuberkulose zu andersartigen Erkrankungen der Bronchien und Lungen. II. Erkrankungen der Lungen. Lungensyphilis. Tuberkulose (Münch.) **6** (5), 65 (1926).

SCHUNK, J.: Über Frühsyphilis der Lungen und Bronchien. Klin. Wschr. **24/25**, 820 (1946/47).

SIMONIN, P., et F. TABELLION: Formes pseudo-tuberculeuses de la syphilis pulmonaire. Paris méd. **1934 II**, 133.

STEINLIN, H.: Multiple Lungengummata. Helv. med. Acta **25**, 504 (1958).

STOERK, E.: Lues der Lunge. Mitt. Ges. Inn. Med. **11**, 62 (1912).

STOICHITZA, N. N., et V. CRETZU: La forme lobaire de la syphilis pulmonaire. Arch. med.-chir. Appar. resp. **10**, 1 (1935).

TARSIS, F.: Über Lungensyphilis. Venerol. i derm. **5**, 409 (1927).

TAUBER, K.: Über Wabenhöhlen bei Lungenlues. Frankfurt. Z. Path. **46**, 431 (1934).

TERAMO, M., e G. ROMANO: Considerazioni clinicoradiologiche sul primo case di sifilide polmonare (forma gommosa) osseroato in un indigeno della cirenaica. Policlinico, Sez. med. **45**, 55 (1938). Jbl. Radiol. **27**, 686 (1938).

THEDE, K.: Zur Differentialdiagnose zwischen Bronchial-Ca, Tuberkulose und Lues. Röntgenpraxis **12**, 9 (1940).

THOMSEN, O.: Studien über die durch angeborene Syphilis beim Fötus und Neugeborenen verursachten pathologisch-anatomischen Veränderungen. Lund 1912.

TRAIL, R. R.: Pulmonary tuberculosis and syphilis. Brit. J. vener. Dis. **15**, 171 (1939).

TYLECOTE, F. E.: Pulmonary syphilis. Lancet **1927 II**, 637.

VERSÉ, M.: In: F. HENKE u. O. LUBARSCH, Handbuch der speziellen pathologischen Anatomie und Histologie, Bd. 3/3: Atmungswege und Lungen, S. 164. Berlin: Springer 1931.

VIRCHOW, R.: Über die Natur der constitutionell-syphilitischen Affektionen. Virchows Arch. path. Anat. **15**, 217 (1858).

VIVOLI, D.: Anatomisch-klinische Formen der Lungensyphilis des Erwachsenen, Bd. XII, S. 5845. Buenos Aires: A. Guidi Buff 1935.

VOGLER, E.: Syphilis der Lunge. Fortschr. Röntgenstr. **74**, 107 (1951).

WEICKSEL, P., u. H. BRAUN: Z. Tuberk. **107**, 227 (1956).

WIGBY, P. E., and C. B. SANDERS: Syphilitic gumma of the lung. Radiology **25**, 629 (1935).

WILLIS, F. E. SAXBY: Aortic aneurysm and syphilis of the lung. Further report on case previously shown. Proc. roy. Soc. Med. **27**, 1232 (1934).

WILSON, J. M.: Acquired syphilis of the lung: report of a case with autopsy findings and demonstration of spirochetes. Ann. intern. Med. **25**, 134 (1946).

WITTLINGER, G.: Lungensyphilis bei Lues II. Z. Haut- u. Geschl.-Kr. **6**, 494 (1949).

WOHLWILL, F.: Über die Häufigkeit der Lungensyphilis in Portugal. Schweiz. med. Wschr. **68**, 1186 (1938 II).

ZADEK, J.: Die Differentialdiagnose der Lungenkrankheiten. Leipzig 1948.

ZAMFIR, D., V. JONESCU u. V. CONSTANTINESCU: Tertiäre Lungensyphilis. Rev. sanit. milit. (Buc.) **39**, 459 (1940).

IV. Allgemeine allergische Reaktionen (eosinophiles Infiltrat)

Von

E. Wiedemann

Mit 65 Abbildungen

1. Einleitung

Die Lehre von der Allergie bietet die Möglichkeit, im Rahmen der Reaktionspathologie sehr verschiedene klinische Erscheinungen auf ein begrifflich einheitliches Geschehen zurückzuführen, das charakterisiert ist durch eine veränderte Reaktionsweise des Organismus bei wiederholtem Kontakt mit körperfremden Substanzen.

Der Begriff Allergie kennt verschiedene Stadien und Differenzierungen, die hinsichtlich ihrer Bedeutung für ein Krankheitsgeschehen nicht immer mit letzter Klarheit von anderen Reaktionsabläufen getrennt werden können.

Es gibt viele Krankheiten, bei denen die allergischen Erscheinungen nur eine Seite in dem pathogenetischen Geschehen darstellen. Dies trifft z.B. für die meisten Infektionskrankheiten zu, deren immunisatorische Vorgänge über Antigen-Antikörperreaktionen ablaufen. Auch bei verschiedenen Erkrankungen der Atemorgane finden sich häufig Symptome, die sich als Ausdruck einer Allergie deuten lassen. Die Beurteilung kann aber dadurch erschwert werden, daß die gleichen pathologisch-anatomischen Befunde und sehr ähnliche klinische Erscheinungen auch auftreten können, ohne daß ein allergisches Geschehen aus den Symptomen der Erkrankung ersichtlich ist. Zum Nachweis der allergischen Natur einer Krankheit gehört deshalb das Aufspüren des schuldigen Allergens, dessen Kenntnis jeweils Gelegenheit bietet, bei wiederholtem Kontakt mit dem Allergen die gleichen klinischen Symptome zu beobachten.

Allergische Reaktionen der Atemorgane können an allen Abschnitten der Atemwege in Erscheinung treten. Ihre Manifestierung an den oberen Luftwegen mit dem Bild der Rhinitis anaphylactica, der Rhinitis vasomotorica, der hyperergischen Sinusitis u.dgl., können im Rahmen dieses Kapitels unberücksichtigt bleiben, weil eine röntgenologische Symptomatologie zur Diagnosestellung dieser Krankheiten kaum beizutragen vermag.

Wichtiger sind die allergischen Erscheinungen an den Atemwegen unterhalb des Kehlkopfes, am ganzen Bronchialbaum bis in seine feinsten Verästelungen. Hier spielen sich die rezidivierenden allergischen Bronchitiden ab nach Kontakt der Bronchialschleimhaut mit Stoffen, die als Allergene bekannt sind wie verschiedene Pflanzenpollen, Mehl, Baumwolle, Pferdestaub, Tierhaare und vieles mehr. Bei diesen allergischen Bronchitiden finden sich schon Übergänge zum eosinophilen Katarrh, der auch als rudimentäres Asthma bezeichnet wird und nach SCHWENKENBECHER mit der chronischen Bronchitis der Asthmatiker im anfallsfreien Intervall identisch ist. Für das Asthma bronchiale kommen neben der allergischen Komponente eine im einzelnen oft nicht übersehbare Fülle weiterer ätiologischer Momente in Betracht. In ihren klinischen Erscheinungen bieten diese Krankheiten — seien sie ausschließlich allergischer Genese oder nicht — alle als führendes Symptom die spastische Einengung der Atemwege, die von lokalisierten, auf einzelne Abschnitte der Lunge beschränkten Krampfzuständen der Bronchialmuskulatur bei der spastischen Bronchitis bis zu einem Krampf der gesamten Atemmuskulatur mit einer generellen Verengung des ganzen Bronchialsystems bei schwerem Asthma bronchiale große graduelle Unterschiede zeigen kann.

Die allergischen Reaktionen der Pleura sind nur im Zusammenhang mit den Reaktionen der Lunge zu betrachten, da die Pleura keine eigene, unabhängige Zirkulation besitzt und demzufolge Pleurareaktionen immer eine Mitbeteiligung der Lunge voraussetzen. Die Probleme der allergischen Reaktionen der Pleura, etwa in Form der rheumatisch-allergischen Pleuritis oder der Pleuritis exsudativa tuberculosa, die nach ICKERT ein frühallergisches Symptom und ein Zeichen hochgradiger Allergie im Anschluß an einen primären tuberkulösen Prozeß ist, sind für den Röntgenologen deshalb Fragen von untergeordneter Bedeutung, weil die Röntgenologie zur Frage der Ätiologie und zu den Problemen der Überempfindlichkeitsreaktionen als Teil der pathogenetischen Zusammenhänge kaum etwas beizutragen vermag.

Das allen allergischen Reaktionen der Atemwege gemeinsame Symptom der Bronchospasmen läßt sich durch aufwendige und für den Patienten belastende Spezialverfahren röntgenologisch darstellen. Die klinische Diagnostik bedarf der röntgenologischen Hilfsmittel in den meisten Fällen aber nicht. Die einfache Röntgenuntersuchung läßt dagegen im allgemeinen bei diesen Erkrankungen keine charakteristischen Veränderungen erkennen, oder doch nur Befunde, die sehr vieldeutig sind, so daß sich die Diagnostik überwiegend auf klinische Symptome stützen muß. Diese Erkrankungen der Atemwege sind deshalb für die Röntgenologie von geringerem Interesse.

Die allergischen Reaktionen der Lunge selbst, d.h. der Lungenanteile, die dem Gasaustausch dienen, stellen dagegen ein wichtiges Kapitel der Röntgendiagnostik dar, da diese Krankheitsbilder ohne eine Röntgenuntersuchung nicht geklärt werden, oft nicht einmal erkannt werden können. Führendes Symptom dieser Lungenerkrankungen sind die Infiltrationen, deren Größe und Ausdehnung, deren Sitz in den verschiedenen Lungenlappen oder Segmenten, deren röntgenmorphologische Struktur und deren Verschwinden und Wiedererscheinen an anderer Stelle nur durch die Röntgenuntersuchung beobachtet und verfolgt werden kann. Über die Ätiologie dieser Infiltrate vermag die Röntgenuntersuchung nichts Bindendes auszusagen. Sie kann aber in vielen Fällen aus der Beobachtung des Verlaufes solcher Befunde wichtige Hinweise für die Diagnosestellung liefern.

Da diese Infiltrate immer durch Einwirkung körperfremder Stoffe hervorgerufen werden, gehen sie mit einer Eosinophilie im Blut und — wie die histologischen Untersuchungen solcher Infiltrate ergeben haben — mit einer beträchtlichen Ansammlung eosinophiler Leukocyten in den Infiltraten einher. Die Bezeichnung „eosinophiles Lungeninfiltrat“ ist mithin sowohl nach klinischen als auch nach histologischen Ergebnissen zutreffend. Das Symptom der Vermehrung eosinophiler Leukocyten im Blut und dem infiltrierten Gewebe ist aber nicht in jedem Fall identisch mit einem allergischen Geschehen. ESSELLIER hat gezeigt, daß die Annahme, jede eosinophile Reaktion sei allergischen Ursprunges, nicht zu Recht besteht. Die Gepflogenheit, die eosinophilen Lungeninfiltrate von vornherein als allergische Reaktion anzusehen, ist deshalb nicht immer zutreffend. Die röntgenologische und klinische Feststellung eines eosinophilen Lungeninfiltrates sagt über die Ätiologie und die Pathogenese der Erkrankung noch nichts aus. Diese oft recht unübersichtlichen Zusammenhänge können jeweils nur durch klinische Untersuchungen geklärt werden. Dennoch ist es vertretbar, die eosinophilen Lungeninfiltrate verschiedener Ätiologie unter dem Kapitel der allergischen Reaktionen zusammenzufassen, da für einen großen Teil dieser Erkrankungen die allergische Natur nachgewiesen werden kann.

Die Kenntnis des klinischen Begriffes der eosinophilen Lungeninfiltrate ist der Entwicklung der Röntgendiagnostik zu danken. Die Jahre nach dem ersten Weltkrieg brachten eine wesentliche Verbesserung der Röntgentechnik und damit die Möglichkeit, fortlaufend Röntgenuntersuchungen vorzunehmen. Dabei war beobachtet worden, daß Lungenverschattungen sehr viel häufiger waren, als auf Grund der klinischen Untersuchungsergebnisse bekannt war. Die Kenntnis des Assmannschen Frühinfiltrates und seine Klärung als tuberkulöses Geschehen hat vor allem zur Vermehrung der Untersuchungen mit Röntgenstrahlen geführt und in vielen Fällen eine Früherkennung der Lungentuberkulose mit sich gebracht. Aber zunächst wurde mancher Kranke mit einer Verschattung auf der Lunge, die nur wenige Tage sichtbar blieb, einer Heilstätten- und Pneumothoraxbehandlung zugeführt, ohne daß die tuberkulöse Ätiologie seiner Erkrankung sichergestellt werden konnte. Es entstanden daher Zweifel an der spezifischen Ätiologie mancher mit einer Infiltratbildung einhergehenden Lungenerkrankung. HUEBSCHMANN hat deshalb schon 1928 gefordert, es müsse jeweils klargestellt werden, welche anatomischen Substrate einem beobachteten Röntgenschatten zugrunde liegen, insbesondere ob sie spezifisch tuberkulöser Natur sind.

In dieser Phase der Entwicklung beobachtete LÖFFLER Lungeninfiltrate, die sich auf Grund ihrer Besonderheiten von den tuberkulösen und pneumonischen Lungenverschattungen abtrennen ließen. LÖFFLER hat diese Befunde wegen ihrer charakteristischen Symptome als „flüchtige Lungeninfiltrate mit Eosinophilie“ bezeichnet.

In den ersten Beschreibungen von LÖFFLER (1932) über die Klinik dieser Erkrankung ist die charakteristische Symptomatologie schon aufgezeichnet. Neben der Infiltratbildung und der Bluteosinophilie bietet besonders die Flüchtigkeit der Schattenbildungen auf der Lunge einen wichtigen Hinweis für die richtige Deutung.

Seit den ersten Berichten über dieses Krankheitsbild ist eine umfangreiche Literatur dazu entstanden. Obwohl schon in der ersten Mitteilung von LÖFFLER die klassische Symptomatologie sehr klar umrissen ist, wurden in der Literatur zahlreiche Beobachtungen diesem Krankheitsbild zugeordnet, die nach Symptomatologie und Verlauf von dem ursprünglichen Bild der flüchtigen eosinophilen Lungeninfiltrate abweichen. Dadurch entstanden mancherlei Unklarheiten in der nosologischen und ätiologischen Bewertung dieser Krankheit. Dies spiegelt sich in der sehr verschiedenartigen Nomenklatur wider. ESSELLIER hat über 30 verschiedene Bezeichnungen aus der Literatur zusammengetragen, in denen verschiedene Organbefunde, die mit flüchtiger wie auch chronischer Eosinophilie einhergehen, mit dem von LÖFFLER beschriebenen Syndrom in Beziehung gebracht werden. Für das klassische Bild der „eosinophilen Lungeninfiltrate“ haben sich neben dieser Bezeichnung auch die Synonyme „Löffler-Infiltrat“ und „Löffler-Syndrom“ eingeführt. Eine zusammenfassende Darstellung der eosinophilen Lungeninfiltrate, in der das umfangreiche Schrifttum bis zum Jahre 1955 verwertet wurde, ist von ESSELLIER im Handbuch der inneren Medizin 1956 erschienen.

2. Die Klinik der flüchtigen eosinophilen Lungeninfiltrate

Die flüchtigen eosinophilen Lungeninfiltrate sind charakterisiert durch mehrere Symptome, von denen jedes einzelne bei verschiedenen Krankheiten vorkommt, deren gemeinsames Auftreten aber die spezielle Diagnose stellen läßt.

Das klassische, von LÖFFLER beschriebene Krankheitsbild zeigt Lungeninfiltrate sehr mannigfacher Gestalt. Das völlige Verschwinden dieser Infiltrate nach relativ kurzer Zeit wurde durch die Bezeichnung „flüchtig“ als zweites, wichtiges Symptom definiert. Neben der Infiltratbildung und der „flüchtigen“ Vergänglichkeit dieser Infiltrate ist als drittes klassisches Symptom die Eosinophilie im Blut obligatorisch, ohne deren Nachweis die Diagnose nicht belegt werden kann.

Die Erkennung eines flüchtigen eosinophilen Infiltrates ist im allgemeinen ohne Röntgenuntersuchung nicht möglich, weil die Infiltrate nur ganz selten durch die Auskultation und Perkussion zu bemerken sind. Daher fiel auch die Entdeckung der Krankheit in jene Zeit, die uns die Entwicklung der Röntgendiagnostik brachte und damit die Erkennung von Lungenerkrankungen möglich machte, die mit den unvollkommenen Methoden der allgemeinen Untersuchung nicht erfaßt werden können.

Die Beobachtung flüchtiger eosinophiler Lungeninfiltrate ist vor allem seit der Einführung der Röntgenreihenuntersuchungen sehr viel häufiger geworden. Genaue Angaben über die Morbidität können aber nicht gemacht werden, weil diese von der wechselnden Exposition der Bevölkerung mit den verschiedenen ätiologischen Gegebenheiten abhängig ist. So wurde z.B. nach dem zweiten Weltkrieg unter der starken Ausbreitung der Ascariden in manchen Gegenden Deutschlands eine erhebliche Zunahme gefunden. Aufschlußreiche statistische Erhebungen über die Häufigkeit der Krankheit sind in den Jahren 1943—1953 in der Schweiz gemacht worden. Nach einer Zusammenstellung von CHASSÉ wurden bei Reihendurchleuchtungen von 516879 gesunden Soldaten 529 flüchtige eosinophile Infiltrate gefunden. Die Häufigkeit des Löffler-Syndroms betrug in diesem großen Material also 1‰. STEIGRAD fand in dem Material der Schirmbildzentrale Zürich bei 214391 Untersuchungen 327 eosinophile Infiltrate = 1,5‰. WILD dagegen sah nach einer Mitteilung an ESSELLIER unter 15000 gesunden Schülern flüchtige eosinophile Infiltrate mit einer Häufigkeit von nur 0,5‰.

Bei diesen Zahlen handelt es sich um die Ergebnisse von Reihenuntersuchungen gesunder Personen. Die Zahlen können aber nur als grob orientierende Werte angesehen werden. Unter wechselnden äußeren Bedingungen können sicher erhebliche Schwankungen in der Häufigkeit beobachtet werden. So ist an die Möglichkeit des Auftretens von Masseninfektionen bei kasernierten Personen zu denken, wie dies in Lungenheilstätten beobachtet wurde. Auch jahreszeitliche Einflüsse können die Häufigkeit des Syndroms sehr schwankend gestalten, sofern die Allergie gegen pflanzliche Stoffe oder tierische Parasiten bei Genuß roher Gartenfrüchte im Sommer ätiologisch wirksam wird. Über diese Fragen geben die statistischen Erhebungen noch keine erschöpfende Auskunft.

a) Klinischer Verlauf

Der klinische Verlauf der Erkrankung kann hinsichtlich der Ausprägung der subjektiven und objektiven Symptome sehr mannigfach sein. Einen für die Krankheit typischen Verlauf zeigt die nachstehend skizzierte Kasuistik:

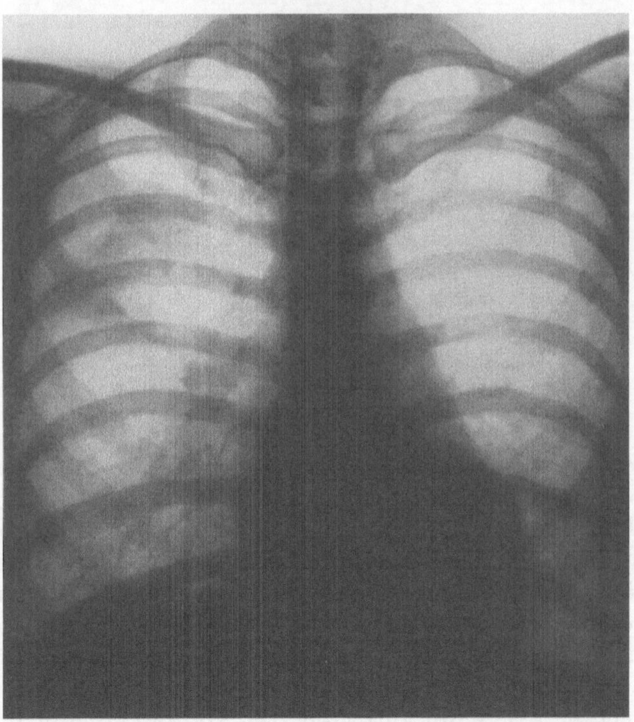

Abb. 1. Flüchtiges eosinophiles Infiltrat im rechten Oberlappen

Eine 32jährige Patientin erkrankte 8 Tage vor der Untersuchung mit etwas Husten, hatte aber sonst keinerlei Beschwerden und fühlte sich wohl. Wegen des Hustens wurde am 15. 7. 51 eine Röntgenuntersuchung vorgenommen, die ein Infiltrat in der rechten Lunge ergab (Abb. 1). Wegen Verdacht auf eine tuberkulöse Lungenerkrankung wurde die Patientin am 17. 7. 51 in die Klinik eingewiesen.

Befund: Guter A- und EZ. Keine Anzeichen einer akuten Krankheit, kein Fieber. Bei der Aufnahmeuntersuchung fand sich rechts hinten im Bereich der Scapula eine geringe Schallverkürzung. In diesem Bezirk waren vereinzelte grobblasige, feuchte Rasselgeräusche zu hören. An den übrigen Organen kein krankhafter Befund. Im Blutbild fanden sich am 17. 7. bei 7400 Leukocyten 14% Eosinophile, 1% Basophile, 4% Stabkernige, 49% Segmentkernige, 32% Lymphocyten. Die BSG betrug 46/80. In dem spärlichen Auswurf wurden einige eosinophile Leukocyten gefunden. Die Röntgenkontrolle zeigte schon am 18. 7. eine weitgehende Rückbildung der infiltrativen Veränderungen in der rechten Lunge. Die Blutbildkontrolle ergab am 20. 7. 19% Eosinophile, am 24. 7. 21% Eosinophile und am 28. 7. 7% Eosinophile. Bei der Röntgenkontrolle am 26. 7. nichts Pathologisches (Abb. 2). Die Patientin war während des ganzen Krankenhausaufenthaltes ohne Beschwerden.

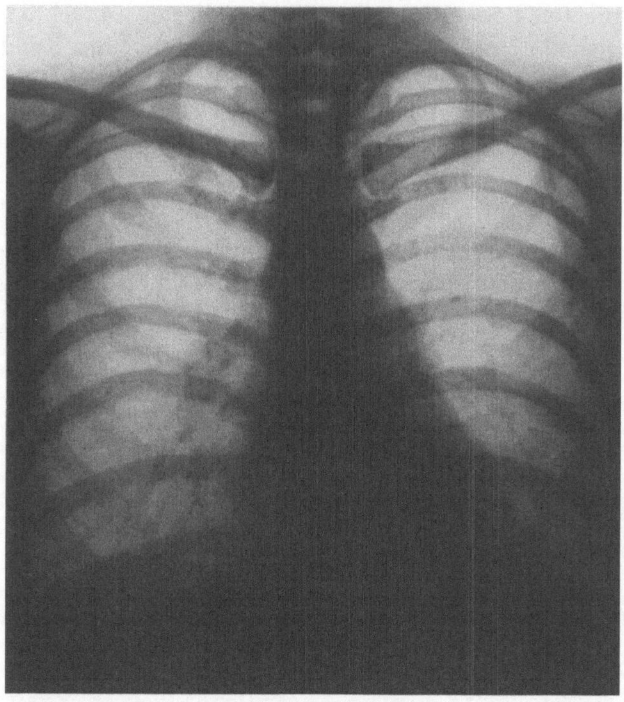

Abb. 2. Dieselbe Patientin 11 Tage später, völlige Resorption

LÖFFLER hat die flüchtigen eosinophilen Lungeninfiltrate in seiner ersten Mitteilung als symptomärmste Pneumonien bezeichnet. Die Beschwerden sind oft äußerst gering; häufig ist das Wohlbefinden nicht gestört. Ein Viertel bis ein Drittel der Patienten bemerken die Erkrankung nicht. Demgemäß wurden auch viele der beschriebenen Fälle dieser Krankheit nur zufällig bei Röntgenreihenuntersuchungen, Einstellungsuntersuchungen u. dgl. gefunden. Über die Häufigkeit der verschiedenen Beschwerden und auch der objektiv zu erhebenden Symptome geben die statistischen Übersichten von LÖFFLER und MAIER und von ESSELLIER Auskunft.

Husten, meist leichter Art, kann auftreten. Die Häufigkeit, mit der wir Klagen über Husten hören, wird sehr unterschiedlich angegeben. LÖFFLER und MAIER haben 1943 aus ihrem Material das Vorhandensein von Husten beim flüchtigen eosinophilen Infiltrat mit 36% angegeben, während ESSELLIER unter seinen 200 Fällen Husten nur bei 3% der Kranken fand.

Als objektive Befunde, die durch die allgemeine Untersuchung erfaßt werden können, findet man nicht selten bei rectaler Messung leicht erhöhte, lytisch abfallende Körpertemperaturen, während hohes Fieber nur selten auftritt. Die Höhe des Fiebers ist, wie ganz allgemein die Schwere der Symptome, sehr abhängig von der Ausdehnung der Infiltrate.

Die physikalischen Lungenbefunde sind ebenso wie die Beschwerden oft recht spärlich, meistens fehlen sie ganz.

Die Blutkörperchensenkungsreaktion ist in der Mehrzahl der Fälle kaum oder nur mäßig beschleunigt. Sie kann aber je nach Ausdehnung der Infiltrate und der Dynamik der Allgemeinreaktionen erhöht sein. LÖFFLER und MAIER haben die maximale Höhe der Blutkörperchensenkungsreaktion bei 100 Fällen, ESSELLIER bei 200 Fällen zusammengestellt. Danach betrug bei fast der Hälfte der Fälle die Senkung in der ersten Stunde nicht mehr als 10 mm, bei 20—25 % lag sie zwischen 10 und 20 mm und bei nur wenigen Kranken wurden Werte bis 60 mm in der ersten Stunde erreicht.

Im Blutbild zeigt sich neben der Eosinophilie in der Regel eine leichte Leukocytose.

In jedem Fall tritt als charakteristisches und für die Diagnosestellung obligatorisches Symptom eine Vermehrung der Eosinophilen im Blut auf. Das Verhalten der Eosinophilen unterliegt bestimmten Gesetzmäßigkeiten und erlaubt Rückschlüsse auf die pathologisch-anatomischen Vorgänge. Die Höhe der Eosinophilen und die Dauer ihrer Vermehrung, sowie das zeitliche Verhalten in Anstieg und Absinken der Eosinophilen zeigt erhebliche Unterschiede. Um dieses wichtige Symptom, das die Krankheit kennzeichnet, bestätigen zu können, muß eine Vermehrung der Eosinophilen auf 8—10 % vorliegen, zeigt doch die normalerweise im peripheren Blut strömende Zahl der Eosinophilen nach ROHR Werte zwischen 1,8—7 %, in absoluten Zahlen ausgedrückt nach ESSELLIER 70—300 eosinophile Zellen/mm^3. Die maximale Höhe der Eosinophilie im Blut schwankt zwischen 10 % und 70 %. Am häufigsten liegt sie zwischen 10—30 %, während Beobachtungen mit Eosinophilien über 30 % selten sind.

Die zeitlichen Beziehungen zwischen der Infiltratbildung und dem Auftreten der Eosinophilie im strömenden Blut sind recht charakteristisch. Die Eosinophilie tritt oft erst nach voller Ausbildung des Infiltrates in Erscheinung. Ihr Maximum liegt im Durchschnitt um den 7.—10. Tag nach Auftreten der Lungeninfiltrate. LÖFFLER hat diese Zeitdifferenz schon in seinen ersten Beschreibungen erwähnt. Man kann häufig Fälle beobachten, bei denen zur Zeit eines vollausgebildeten Infiltrates keine Eosinophilie im strömenden Blut sichtbar ist, so daß zunächst diagnostische Schwierigkeiten bei der Deutung des Lungeninfiltrates bestehen, weil das für die Krankheit obligatorische Symptom der Eosinophilie eben erst einige Tage später auftritt. Die höchsten Werte der Bluteosinophilie hat ESSELLIER in seinem großen Material bei etwa 43 % der Kranken aber schon im Verlauf der 1. Woche gefunden, während bei 38 % der Fälle der Höhepunkt der Eosinophilie in der 2. Krankheitswoche erreicht war. Bei den übrigen Kranken wurden die Maximalwerte erst zwischen der 3.—8. Woche gefunden.

ESSELLIER hat in seinem Beitrag über die eosinophilen Lungeninfiltrate im Handbuch für innere Medizin einen kurzgefaßten Überblick über die Pathophysiologie des eosinophilen Zellsystems gegeben. Dieses Zellsystem wird als selbständige funktionelle Einheit aufgefaßt, die eine nach bestimmten gesetzmäßigen Beziehungen gesteuerte Regulierung der eosinophilen Leukocyten im Knochenmark, im Gewebe verschiedener Organe und im strömenden Blut vornimmt.

Die Funktion der eosinophilen Granulocyten ist nicht in allen Einzelheiten geklärt. Sicher sind sie aber an resorptiven Vorgängen beteiligt, die mit der Abwehr und dem Abbau körperfremder Stoffe belebter und unbelebter Natur etwas zu tun haben. ESSELLIER unterscheidet drei Phasen einer eosinophilen Grundreaktion. Nach Einwirkung „eosinotaktischer" Stoffe im Gewebe kommt es am Ort ihrer Wirkung zu einer Gewebseosinophilie. In dieser ersten Phase sind die Eosinophilen mit dem Blut in das Gewebe abgewandert. Man findet deshalb im Anfangsstadium der eosinophilen Lungeninfiltrate im Blut die Eosinophilen vermindert oder fehlend. Die resultierende Bluteosinopenie löst im Knochenmark eine vermehrte Eosinophilenproduktion aus, die in einer zweiten Phase zu einer Absättigung des „eosinotaktischen Reizgebietes" mit eosinophilen Zellen führt. Erst wenn diese Phase abgeschlossen ist, führt die gesteigerte Produktion im Knochenmark zu einer Ausschwemmung der Eosinophilen ins strömende Blut. ESSELLIER hat diese dritte Phase als Überschußeosinophilie bezeichnet.

An dem klinischen Verlauf der eosinophilen Lungeninfiltrate lassen sich diese Phasen gut erkennen. Man findet im Anfangsstadium die Eosinophilen im Blut vermindert oder sie fehlen ganz. Die Gewebseosinophilie der ersten und besonders der zweiten Phase ist durch histologische Untersuchungen der Lungeninfiltrate mehrfach beobachtet worden (vgl. Abb. 64) (v. MEYENBURG, LÖFFLER, ESSELLIER und MACEDO). Die dritte Phase der Überschußeosinophilie im Blut findet man in allen Fällen mehr oder weniger deutlich ausgeprägt.

b) Die Lungeninfiltrate

Zu den führenden Symptomen der Erkrankung gehören die Lungeninfiltrate. Den Röntgenologen interessiert dabei besonders die Morphologie der resultierenden Veränderungen. Diese kann außerordentlich vielgestaltig sein. Ihre Polymorphie macht es unmöglich, bei der ersten Röntgenuntersuchung aus dem Erscheinungsbild allein eine diagnostische oder eine ätiologische Klärung der Erkrankung abzuleiten. Trotzdem hat man versucht, mittels einer Einteilung der Schatten nach Größe, Ausdehnung, Begrenzung u. dgl. eine gewisse Übersicht über die Verschiedenheiten der röntgen-morphologischen Erscheinungen zu erreichen. LÖFFLER hat schon 1936 unterschieden zwischen

1. großen, teils beiderseitigen, mehr oder weniger unregelmäßigen Veränderungen,
2. kleinen Rundherden,
3. einem Typus der plurizentrischen Infiltrate,
4. lappenbegrenzten Infiltraten und
5. Infiltraten vom Typus der Sekundärinfiltrierung.

Versuche einer ordnenden Schematisierung können aber bei der großen Verschiedenheit der röntgen-morphologischen Substrate nur unvollkommen sein. Zwischen den einzelnen Formen gibt es fließende Übergänge. In manchen Fällen kann man gleichzeitig oder aufeinanderfolgend ganz verschiedenartige Infiltrate beobachten (Sukzedaninfiltrate nach LÖFFLER).

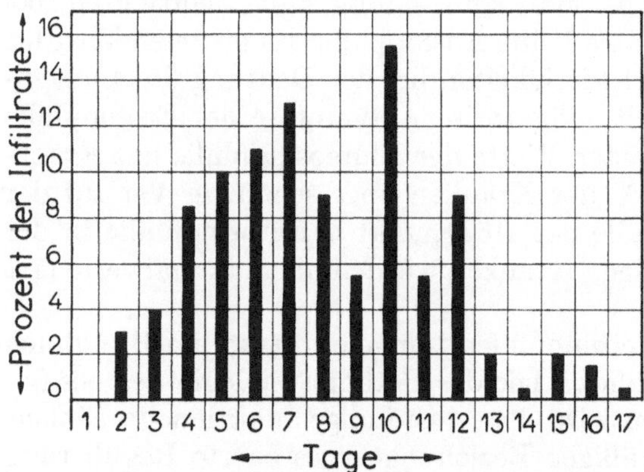

Abb. 3. Dauer der Lungeninfiltrate in 200 Fällen von flüchtigen eosinophilen Lungeninfiltraten. (Nach ESSELLIER)

Wenn aus der Morphologie der Veränderungen wenig über die Art der Erkrankung ausgesagt werden kann, so bietet aber die Beobachtung der Infiltrate hinsichtlich der Dauer ihres Bestehens ein sehr beachtenswertes Merkmal, das der Deutung den richtigen Weg zu weisen geeignet ist. LÖFFLER hatte schon in seiner ersten Schrift darauf hingewiesen, daß die Infiltrate kaum länger als 14 Tage sichtbar bleiben. Manchmal dauern sie nur 2—3 Tage, ganz selten ziehen sie sich über die 3. Woche hin. In dem von LÖFFLER und MAIER zusammengestellten Material waren alle Infiltrate innerhalb von 2 Wochen verschwunden. Die große Sammlung von ESSELLIER zeigt bei 200 Fällen eine nahezu gleiche Verteilung des zeitlichen Verhaltens der Infiltrate (Abb. 3).

Die Flüchtigkeit der Infiltrate ist für die Differentialdiagnose entscheidend wichtig. Sie trägt hervorragend dazu bei, diese Infiltrate von den spezifisch-tuberkulösen, von den lobär-pneumonischen und von manchen anderen infiltrativen Prozessen abzugrenzen. Dies ist aber nur unter gleichzeitiger Beobachtung der Bluteosinophilie und der übrigen klinischen Symptome möglich, da die Flüchtigkeit allein auch bei anderen pulmonalen

Schattenbildungen gefunden werden kann. Es bestätigt sich also auch hier die alte Regel, daß aus dem röntgen-morphologischen Bild allein die Diagnose nicht gestellt werden kann.

Den Formenreichtum der Röntgenbefunde eosinophiler Lungeninfiltrate sollen die folgenden Abbildungen aufzeigen. Sie werden ergänzt durch die Befunde, die in den Abschnitten über die Klinik und die Ätiologie zur Demonstration besonderer Formen wiedergegeben sind.

Bei der Zusammenstellung der Abbildungen wurde versucht, annähernd der Einteilung von LÖFFLER zu folgen. Dabei ist es aber nicht immer möglich, zwischen den einzelnen Formen scharfe Grenzen zu ziehen; vielmehr bestehen fließende Übergänge von einer zu anderen Gruppen und oft ist es nicht möglich, einen Befund in das aufgestellte

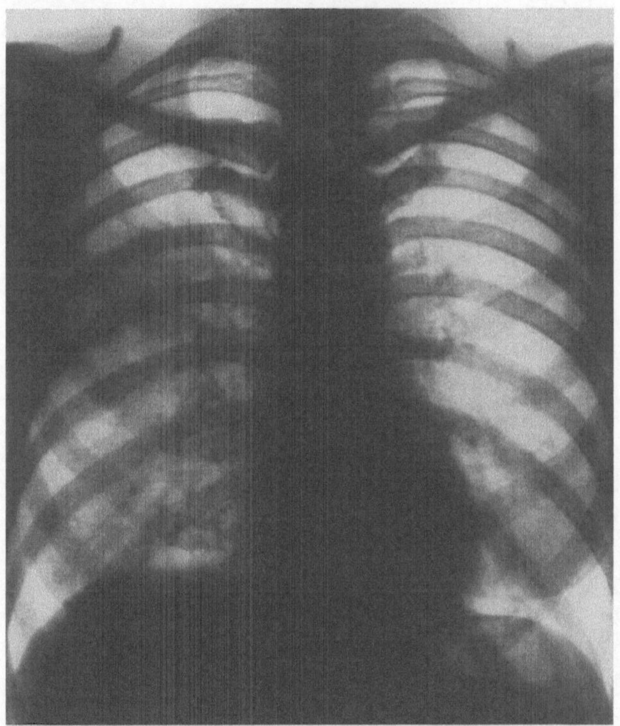

Abb. 4. Großes eosinophiles Infiltrat im apikalen Segment des rechten Unterlappens

Schema einzureihen. Aus Gründen der Übersichtlichkeit wurden Angaben zur klinischen Symptomatologie weggelassen, während die charakteristische Flüchtigkeit der Infiltrate, die allein der Röntgenologe beobachten kann, besonders hervorgehoben wird. Alle wiedergegebenen Fälle konnten auf Grund ihres klinischen Verlaufes mit der typischen Bluteosinophilie als flüchtige eosinophile Lungeninfiltrate diagnostiziert werden.

Die eosinophilen Lungeninfiltrate können große, mehr oder weniger unregelmäßig begrenzte Veränderungen erzeugen. Die Abb. 4 zeigt ein solches Infiltrat. Es handelt sich um ein großes, vorwiegend im apikalen Bereich des rechten Unterlappens gelegenes Infiltrat, das sich schon nach 7 Tagen ganz zurückgebildet hatte (Abb. 5). Der erste Röntgenbefund wurde zunächst, wie die meisten dieser Art, als exsudativ-tuberkulöse Erkrankung gedeutet.

Zuweilen werden die Infiltrate durch die Lappengrenzen abgesteckt, ohne diese zu überschreiten. Sie entsprechen darin Befunden von lobär-pneumonischen Infiltraten. Von den lobär-pneumonischen Pneumokokkeninfektionen unterscheiden sie sich durch die für die eosinophilen Infiltrate obligatorische Eosinophilie und deren besonderen Verlauf und auch durch die in der Regel schnellere Resorption der Infiltrate, also die charakteristische

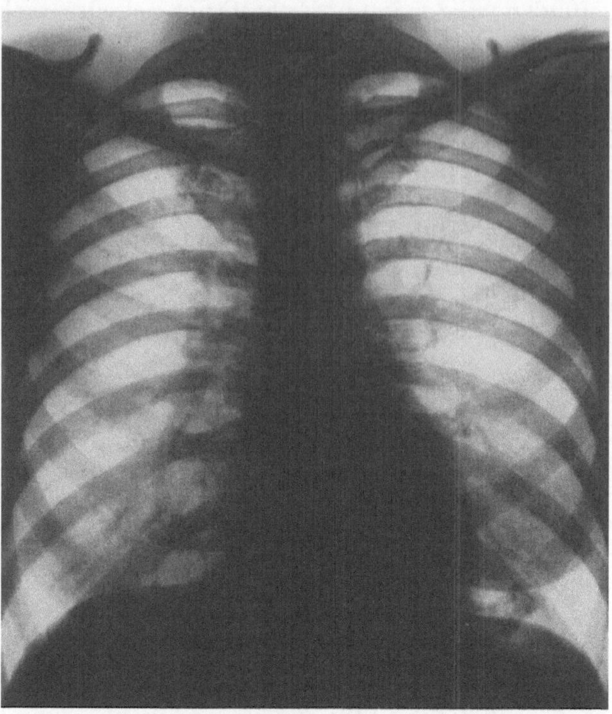

Abb. 5. Nach 7 Tagen völlige Rückbildung

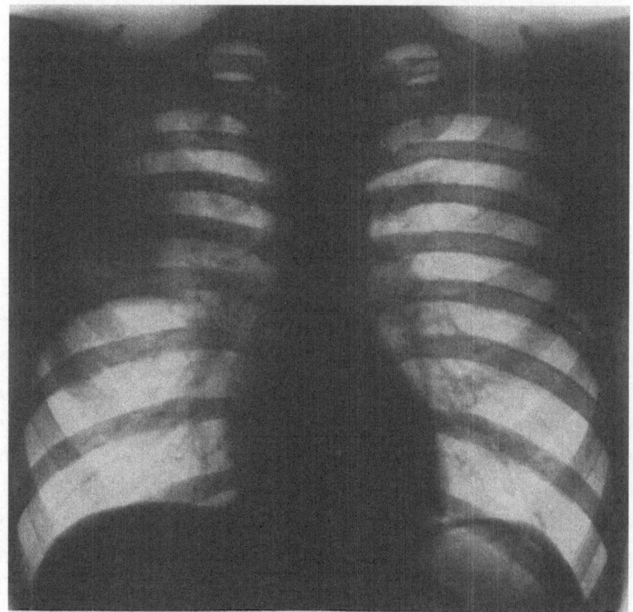

Abb. 6. Löffler-Infiltrat an der Hinter- und Unterfläche des rechten Lungen-Oberlappens

Flüchtigkeit. Im allgemeinen zeigen die lobären, croupösen Pneumonien aber auch eine noch deutlichere Lappenbegrenzung.

Abb. 6 zeigt einen solchen ausgedehnten Verdichtungsprozeß an der Hinter- und Unterfläche des rechten Oberlappens, der zunächst als lobäre Pneumonie gedeutet wurde. Röntgendiagnostisch ließ sich nur aus dem weiteren Verlauf etwas Näheres aussagen, da rückblickend, nachdem das Infiltrat innerhalb von 12 Tagen ganz resorbiert war, die

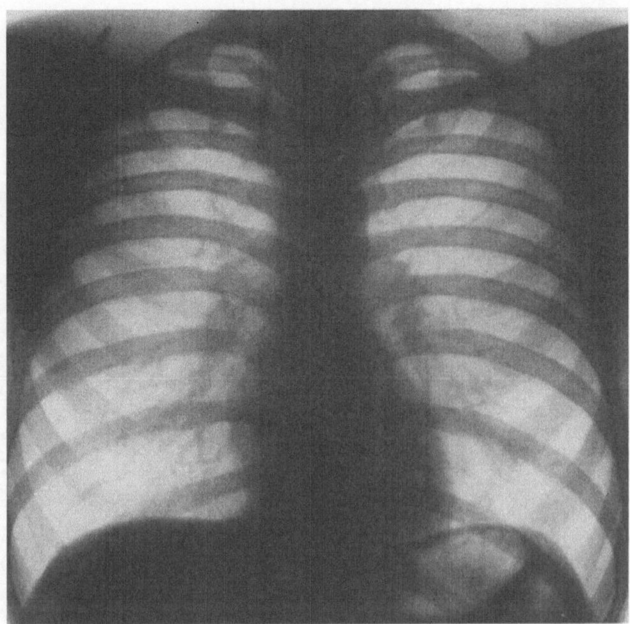

Abb. 7. 12 Tage später völlige Resorption

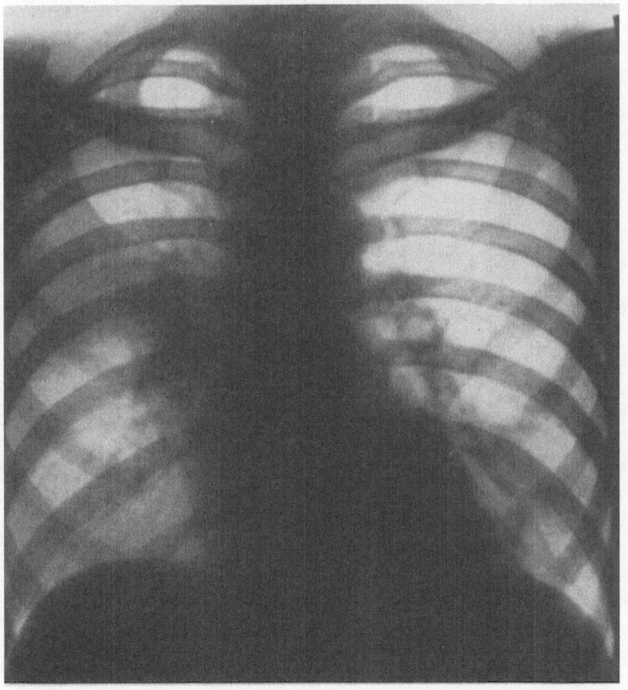

Abb. 8. Eosinophile Infiltrate in der Umgebung des rechten Hilus, kleine Verdichtungsherde von bronchopneumonischem Charakter links basal und medial

charakteristische Flüchtigkeit im Verein mit der Eosinophilie die Diagnose möglich machten (Abb. 7).

Diagnostische Schwierigkeiten bot die Veränderung auf Abb. 8 wegen ihrer Lage und Ausdehnung. Man sieht einen Verdichtungsprozeß in den oberen, z. T. mittleren Partien der rechten Lunge, in den Hilus übergehend und vom Mediastinum nicht abgrenzbar. Das Bild ließ den Verdacht auf einen tumorösen Prozeß aufkommen. Allerdings spricht dagegen,

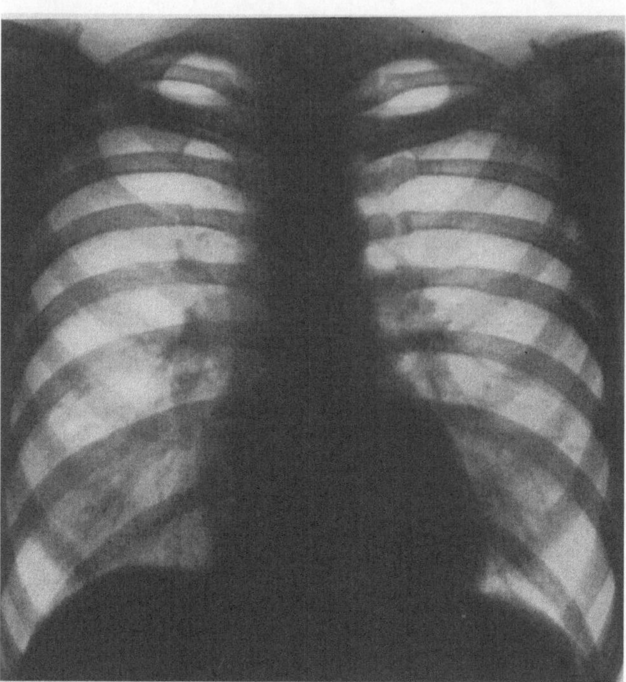

Abb. 9. Nach 10 Tagen Resorption

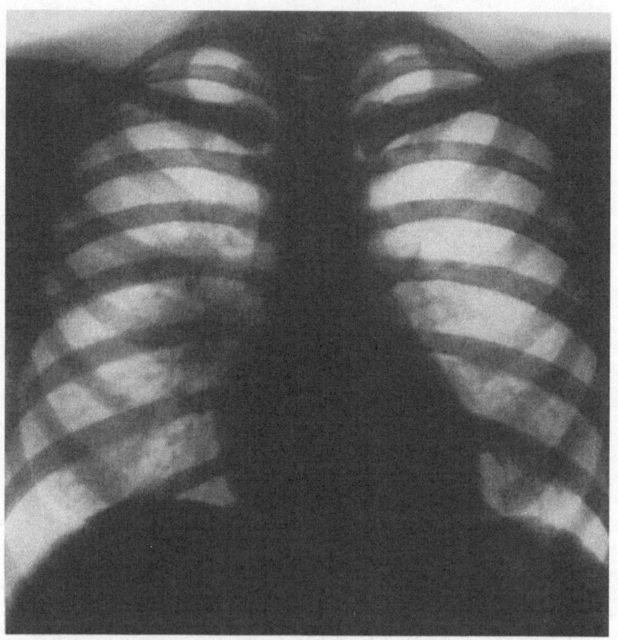

Abb. 10. Perihiläres eosinophiles Infiltrat rechts

daß auch in den unteren medialen Partien der linken Lunge Verdichtungsherde von bronchopneumonischem Charakter vorhanden sind. Die Diagnose der Erkrankung ergab sich aus dem klinischen Verlauf. Schon nach 10 Tagen war das Infiltrat bei noch bestehender Eosinophilie (28%) völlig resorbiert (Abb. 9).

Für den Verlauf der Erkrankung ist eine Beobachtung kennzeichnend, die schon LÖFFLER bei seinen ersten Fällen beschrieben hat. Die Infiltrate können schnell verschwinden, während an anderer Stelle neue Infiltrate erscheinen. LÖFFLER hat diese Erscheinung

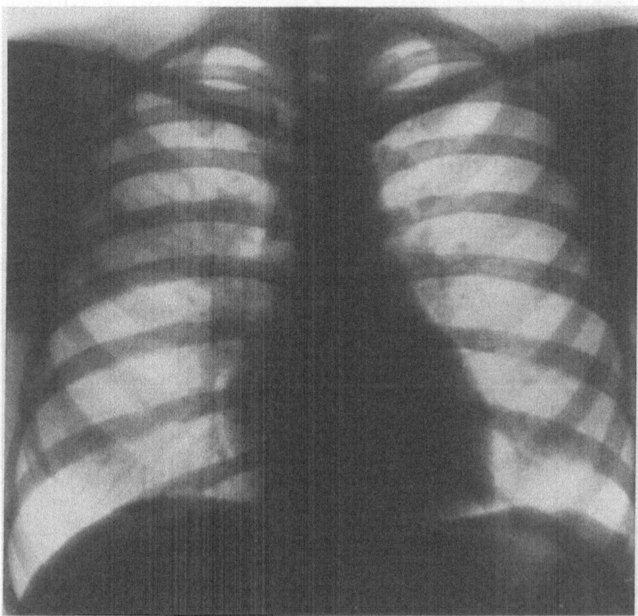

Abb. 11. 3 Tage später: Auflösung des unteren Anteiles der in Abb. 10 sichtbaren Verschattung, dagegen Ausdehnung des Infiltrates auf die basalen Abschnitte des rechten Oberlappens

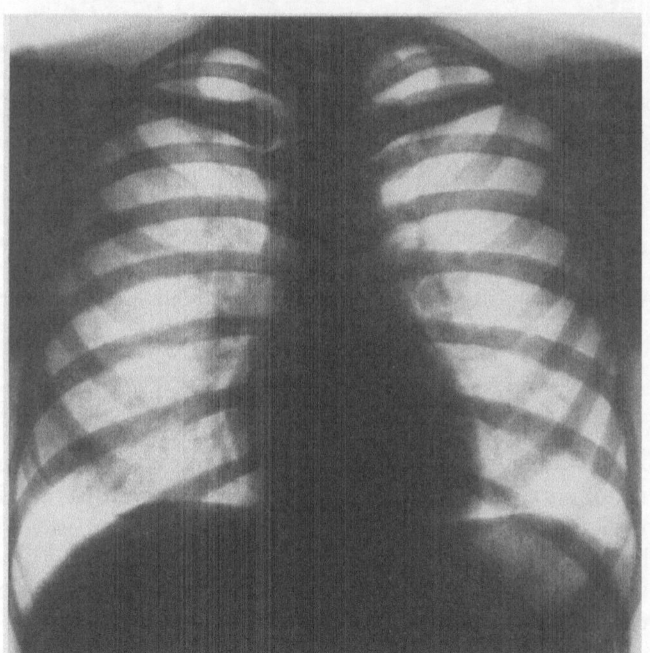

Abb. 12. Fast völlige Auflösung der auf Abb. 10 und 11 sichtbaren Infiltrate innerhalb von 6 Tagen

Sukzedaninfiltrate genannt. So sehen wir auf Abb. 10 rechts perihilär eine gut apfelgroße, weiche, wenig intensive, unscharf nach lateral begrenzte Verdichtung, die sich schon 3 Tage später (Abb. 11) in ihrem unteren Anteil völlig aufgelöst hat. Jetzt erkennt man dagegen in der rechten Lunge eine nach lateral weiter ausgedehnte Verdichtung. Sie war nach unten scharf durch den Ober-Unterlappenspalt begrenzt (bronchopneumonisches Infiltrat an der Hinterfläche des rechten Oberlappens). Diese schnell wandernde Infiltration war nach weiteren 3 Tagen (Abb. 12) fast völlig aufgelöst.

Ein derartiger Verlauf ist nicht selten. LÖFFLER hat unter 100 Kranken 15mal einen zweiten Schub, zweimal einen dritten und zweimal einen vierten Schub beobachten können. ESSELLIER fand in 12% seiner Fälle Sukzedaninfiltrate und wies auf die Wahrscheinlichkeit einer parasitären Ätiologie bei diesen Fällen hin.

Röntgenbefunde der vorstehend abgebildeten Art stellen schon Übergänge dar zwischen den großen Infiltraten, die bei diffuser Ausdehnung über einem anatomisch begrenzten Bezirk der Lunge an lobär-pneumonische Infiltrate erinnern und solchen entzündlichen Infiltrationen, die mehr herdförmig über verschiedene Abschnitte der Lungen verteilt sein können. Diese meist kleinen Infiltrate stellen die häufigste Form der eosinophilen Lungen-

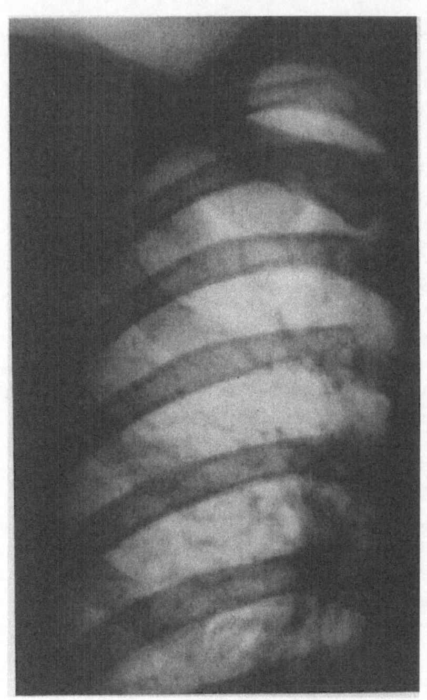

Abb. 13

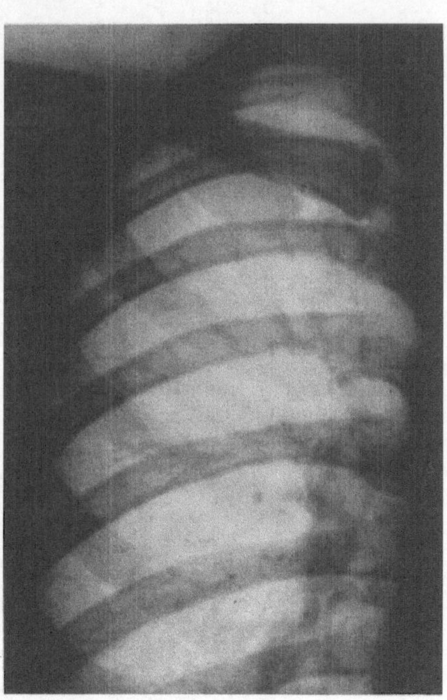

Abb. 14

Abb. 13. Sublobuläres eosinophiles Infiltrat rechts infraclaviculär

Abb. 14. Rückbildung nach 14 Tagen

infiltrationen dar. Bei dem Versuch der Einordnung lassen sie sich entsprechend ihrer Morphologie am besten in der Gruppe unterbringen, die LÖFFLER und MAIER als streifigfleckige Verschattungen abgegrenzt haben. Sie können, wie die folgenden Abbildungen darstellen, alle Variationen zeigen vom kleinen sublobulären Infiltrat bis zu ausgedehnten plurifocalen Verschattungen. Diese Art der Infiltrate erwecken am häufigsten den Verdacht auf spezifische entzündliche Prozesse.

Die Abb. 13 zeigt einen Befund, der nach seiner Struktur am ehesten für ein spezifisches, sublobuläres Infiltrat spricht. Wir sehen rechts infraclaviculär einen weichen, unscharf, z. T. kantig scharf begrenzten Herdschatten mit einzelnen, mehr streifigen Verdichtungen in seiner Umgebung.

Nach 14 Tagen war der Zustand völlig geschwunden (Abb. 14), so daß aus der Flüchtigkeit der Verschattung im Verein mit der Eosinophilie das Krankheitsbild geklärt werden konnte.

Die Abb. 15 zeigt ausgedehntere Verdichtungsherde rechts infraclaviculär, die nach ihrer morphologischen Erscheinung bronchopneumonischen Charakter haben. Sie setzen sich aus kleineren konfluierenden Verdichtungsherden vom Typ der lobulären und sublobulären Infiltrate zusammen.

13 Tage später war der beschriebene Zustand nicht mehr nachweisbar (Abb. 16).

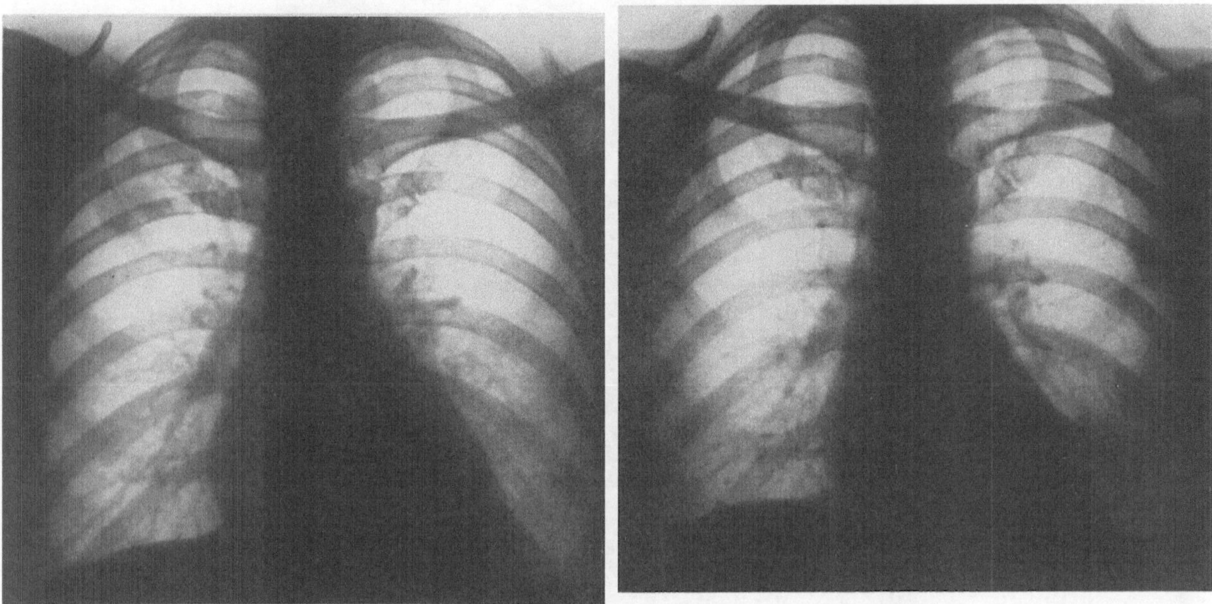

Abb. 15 Abb. 16

Abb. 15. Eosinophiles Infiltrat rechts infraclaviculär

Abb. 16. Nach 13 Tagen normal

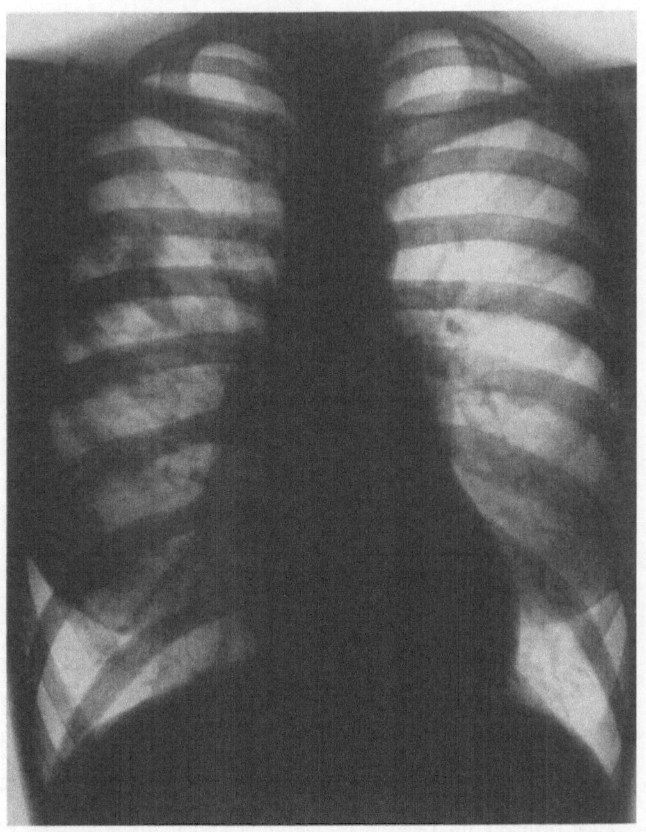

Abb. 17. Plurifocale eosinophile Infiltrate in der rechten Lunge

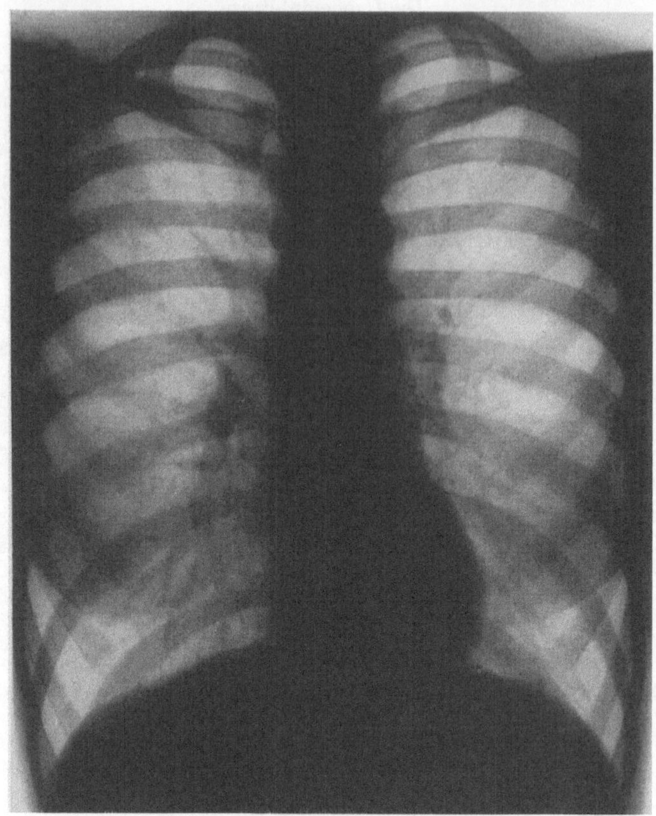

Abb. 18. Nach 8 Tagen fast völlige Rückbildung

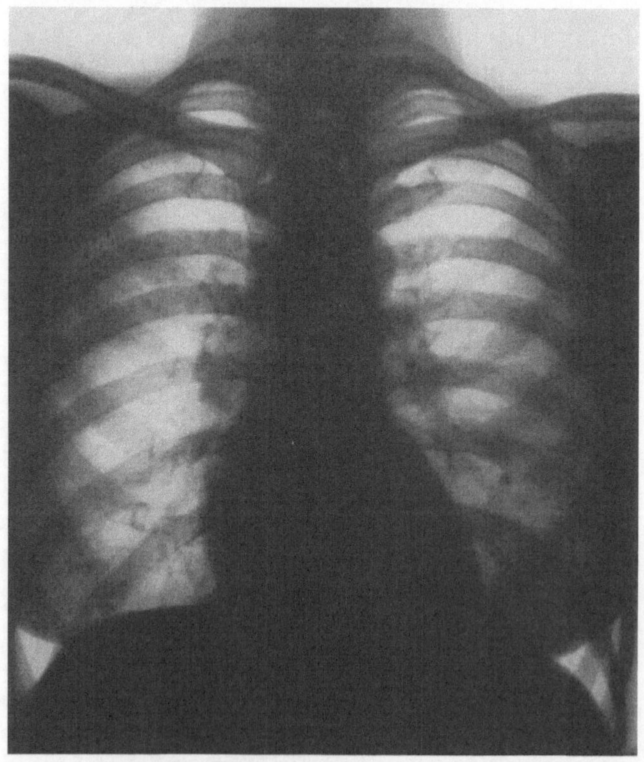

Abb. 19. Großes eosinophiles Infiltrat im rechten Lungenoberlappen mit kleineren konfluierenden Herden in der linken Lunge

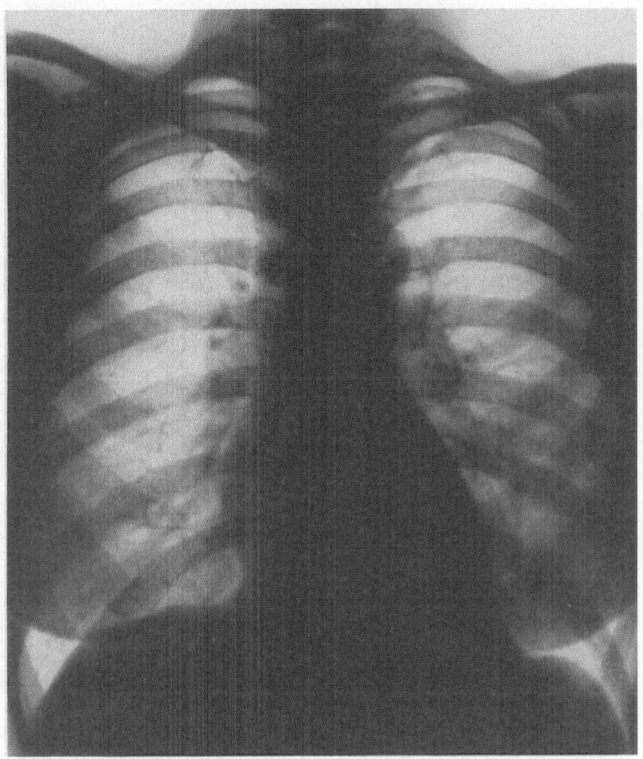

Abb. 20. 6 Tage später weitgehende Resorption

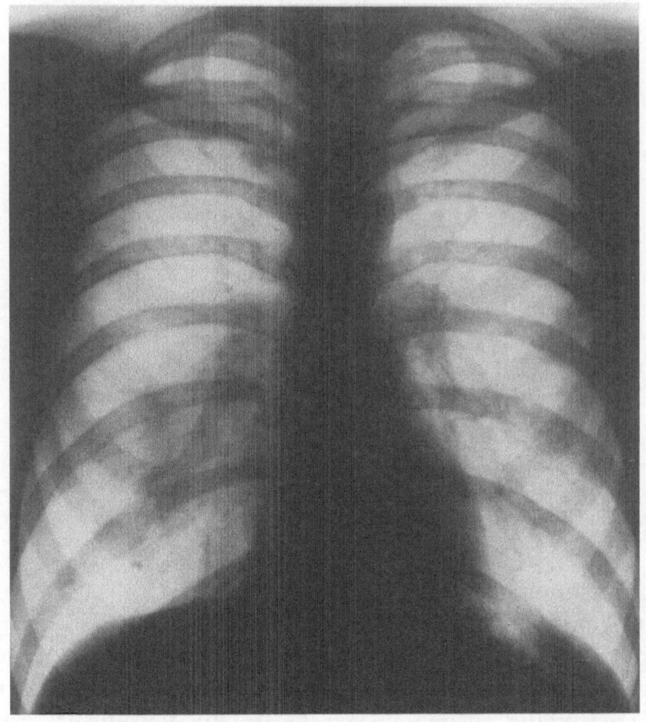

Abb. 21. Eosinophiles Infiltrat der rechten Lunge

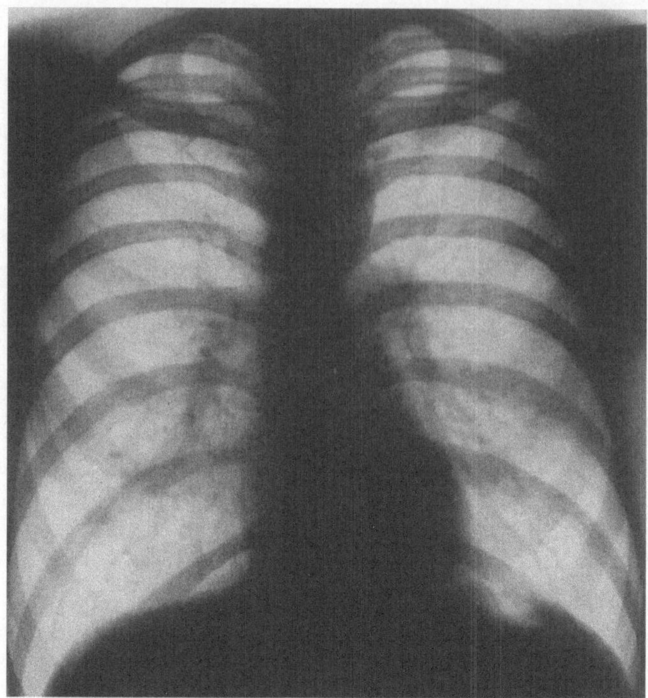

Abb. 22. Rückbildung nach 7 Tagen

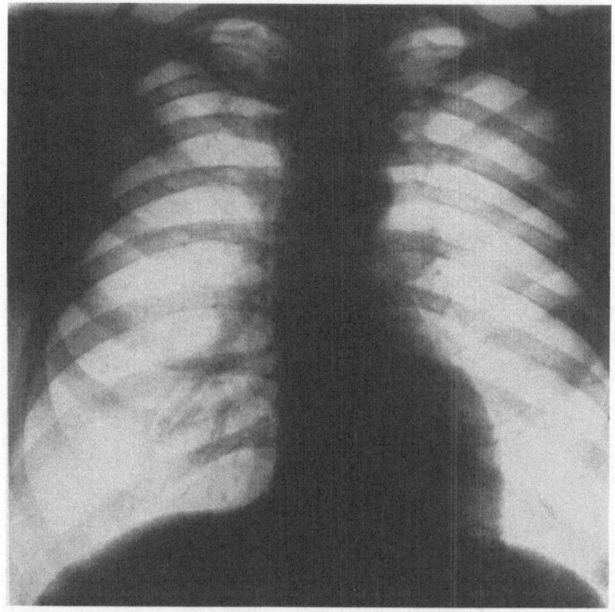

Abb. 23. Rechts infraclaviculär inhomogenes eosinophiles Infiltrat

Ähnliche bronchopneumonische Infiltrationen zeigt Abb. 17. Schon nach 8 Tagen waren die Veränderungen fast völlig zurückgebildet (Abb. 18).

Die Abb. 19 zeigt einen weichen, inhomogenen, fast kleinhandtellergroßen Verdichtungsbezirk von bronchopneumonischem Charakter in den oberen Anteilen der rechten Lunge, der nach 6 Tagen völlig ausgeheilt war (Abb. 20). Vereinzelte konfluierende Herde in der linken Lunge waren erst nach weiteren 4 Tagen verschwunden.

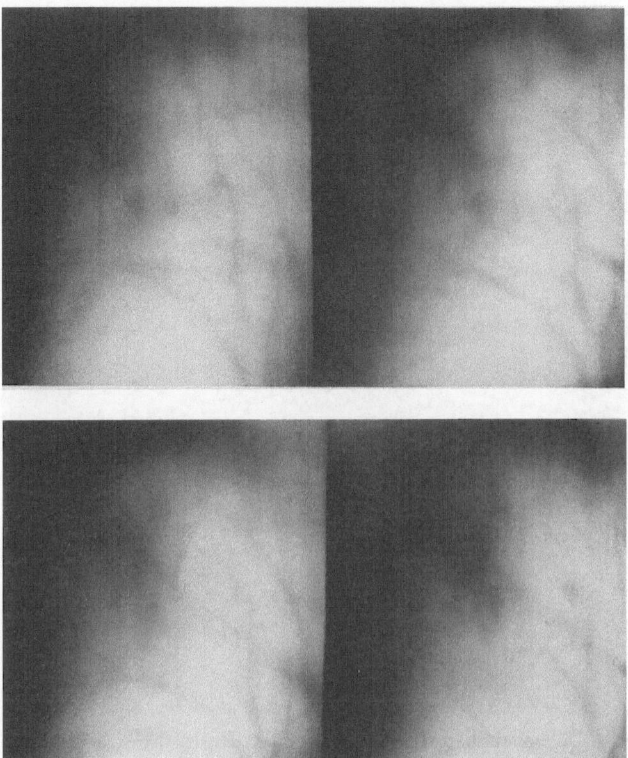

Abb. 24. Schichtaufnahmen des auf Abb. 23 sichtbaren Infiltrates

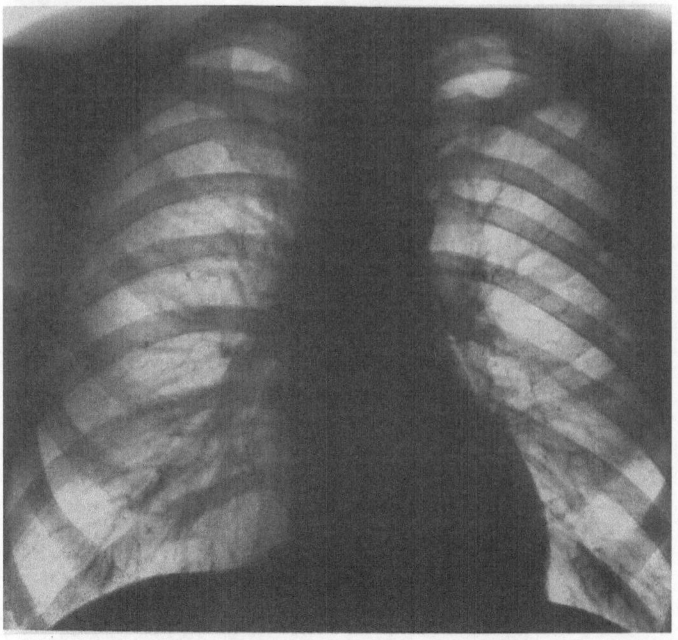

Abb. 25. Völlige Rückbildung nach 10 Tagen

Veränderungen mäßiger Intensität in der rechten Lunge, die sich im Verlauf von 7 Tagen zurückgebildet hatten, zeigen die Abb. 21 und 22.

Abb. 23 zeigt im rechten lateralen Infraclaviculargebiet ein inhomogenes, unscharf begrenztes Infiltrat, das sich, wie die Schichtbilder offenbaren, aus kleinen, konfluierenden

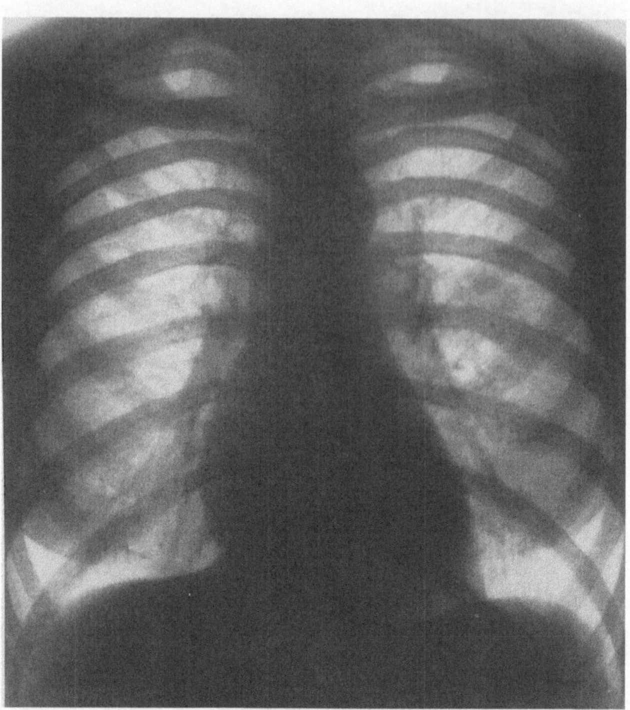

Abb. 26. Scharf begrenztes eosinophiles Infiltrat der linken Lunge

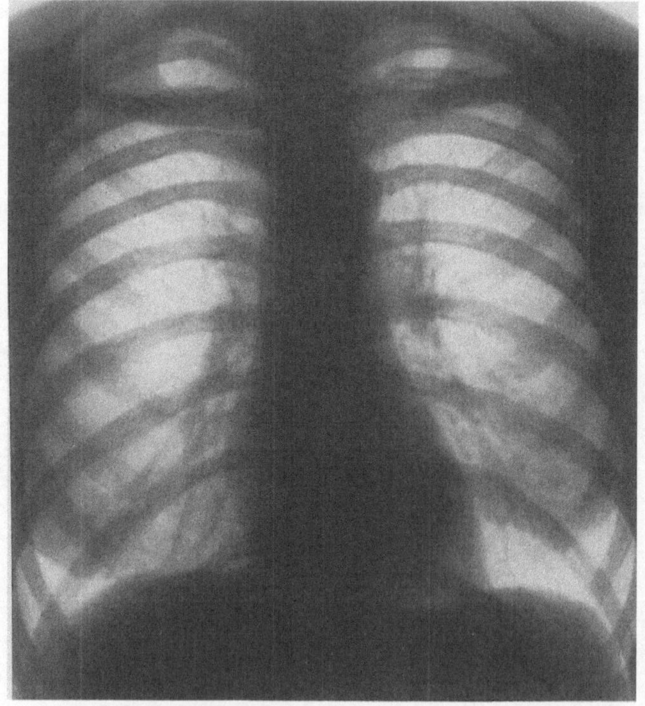

Abb. 27. 17 Tage später: vollständige Rückbildung

Herden zusammensetzt (Abb. 24). 10 Tage später (Abb. 25) fand sich kein pathologischer Befund mehr.

Auch dieser Befund wurde zunächst im Sinne einer spezifischen Infiltration gedeutet, zumal im linken und rechten Oberfeld ganz geringfügige fibrös knotige Einlagerungen

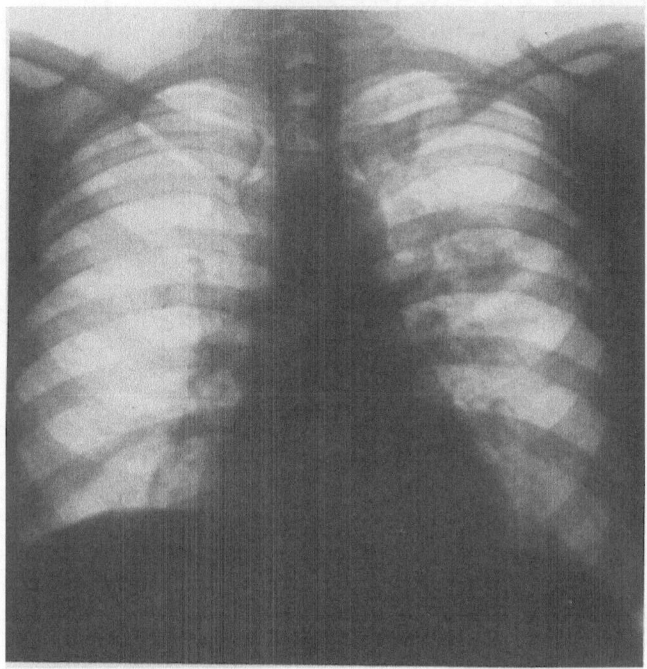

Abb. 28. Grobfleckiges eosinophiles Infiltrat links

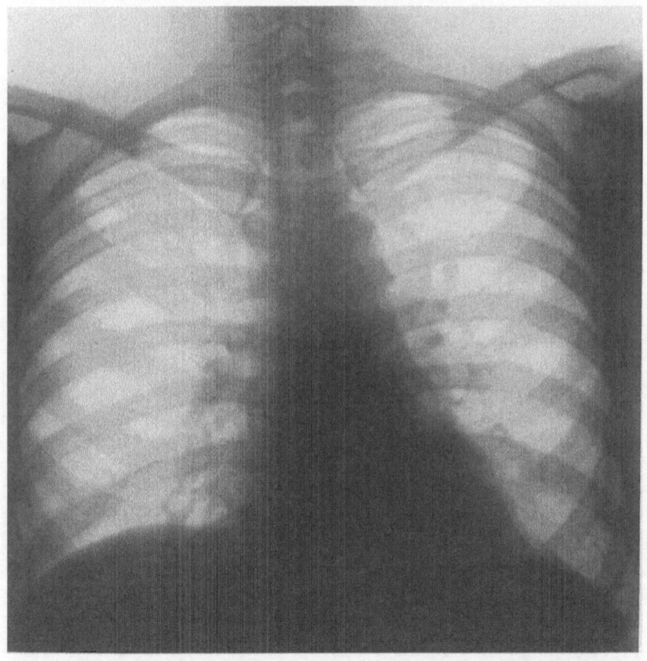

Abb. 29. Schon nach 4 Tagen völlige Resorption

als Zeichen indurativer Herde auf einen früher durchgemachten spezifischen Infekt hinweisen.

Schärfer begrenzte Infiltrate zeigen die Abb. 26 und 28, beide in der linken Lunge gelegen. Auf Abb. 26 sieht man, wahrscheinlich in der Spitze des linken Unterlappens, einen ziemlich scharf begrenzten Herd mit dem Hilus zusammenhängend. 17 Tage später war das Infiltrat resorbiert (Abb. 27).

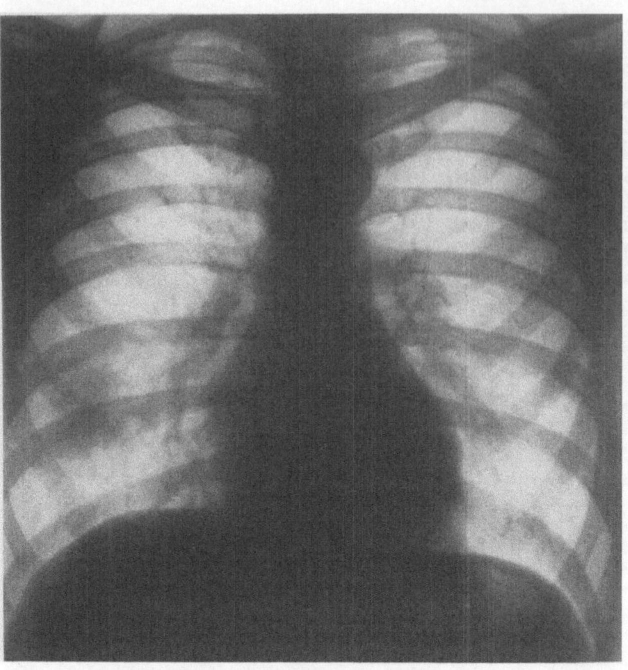

Abb. 30. Flüchtiges eosinophiles Infiltrat in Form eines Rundherdes in der rechten Lunge

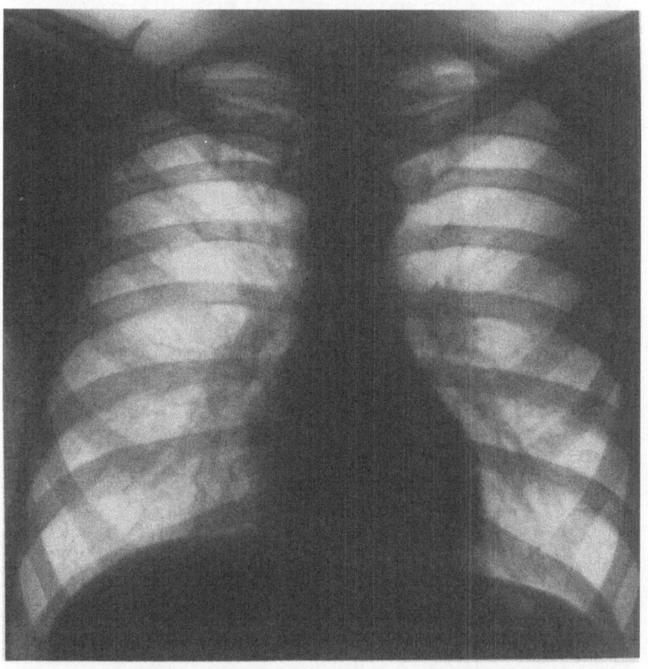

Abb. 31. Nach 7 Tagen: normaler Befund

Abb. 28 zeigt ein sehr ähnliches Bild. Links eine Veränderung. Schon 4 Tage später fast vollständige Rückbildung (Abb. 29).

Zuweilen findet man Infiltrate, die nach ihrer Form und Größe an Assmannsche Frühinfiltrate erinnern. Die Abb. 30 zeigt ein solches Infiltrat, das nach 7 Tagen (Abb. 31) vollständig zurückgebildet war und damit durch seine Flüchtigkeit und das Fehlen von

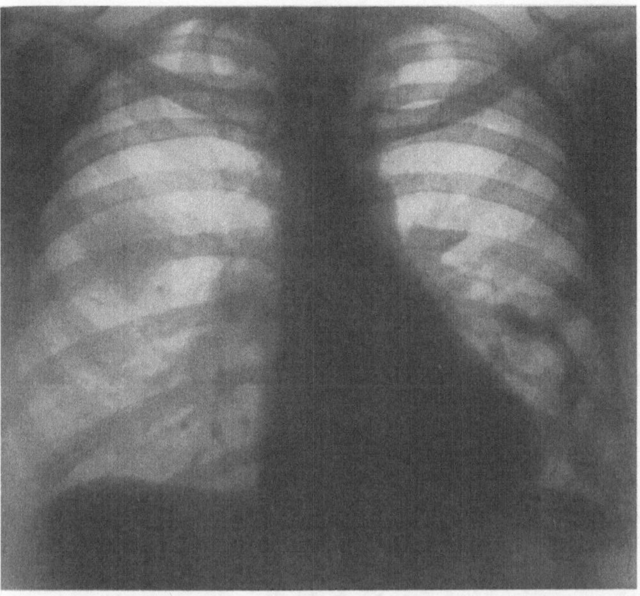

Abb. 32. Infiltrat im rechten Mittelfeld von ähnlicher Struktur wie auf Abb. 30. Links Zustand nach Rippenresektion

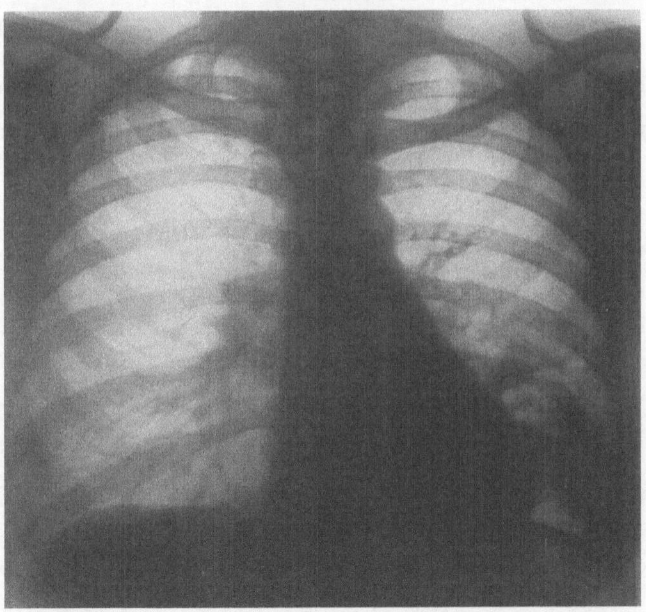

Abb. 33. Nach 10 Tagen ist das Infiltrat resorbiert

Narbenbildungen sicher als nicht tuberkulöser Natur gedeutet werden kann. Die Eosinophilie ließ auch hier die Diagnose vollends klären.

Die Abb. 32 zeigt ein ähnliches, kleinapfelgroßes Infiltrat, inhomogen und unscharf begrenzt, das sich nach 10 Tagen (Abb. 33) völlig resorbiert hatte. Links Zustand nach Rippenresektion.

Keilförmige Veränderungen können zustande kommen, wenn das Infiltrat durch Lappen- oder Segmentgrenzen demarkiert wird. Ein Beispiel für diese Form geben die folgenden Abbildungen (Abb. 34—36).

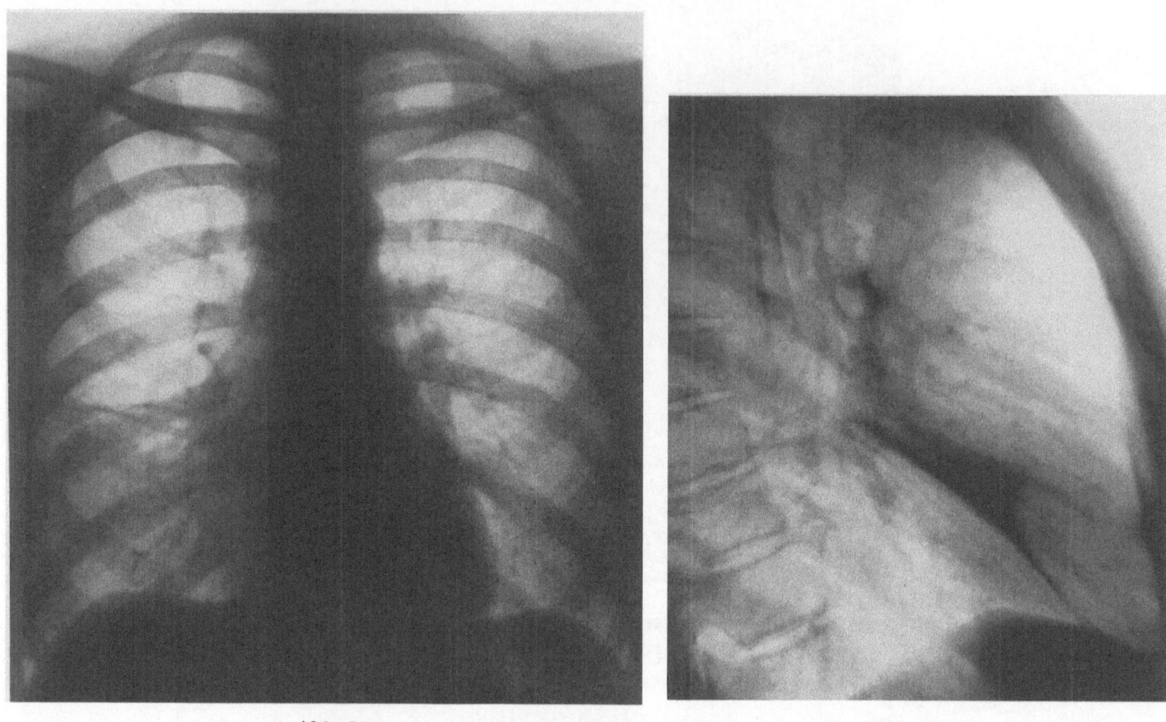

Abb. 34 Abb. 35

Abb. 34. Inhomogenes Infiltrat im rechten Unterfeld mit interlobärer Schwartenbildung

Abb. 35. Die 8 Tage später angefertigte seitliche Aufnahme zeigt, daß es sich bei dem in Abb. 34 dargestellten Infiltrat um einen Prozeß im lateralen Segment des rechten Mittellappens handelt

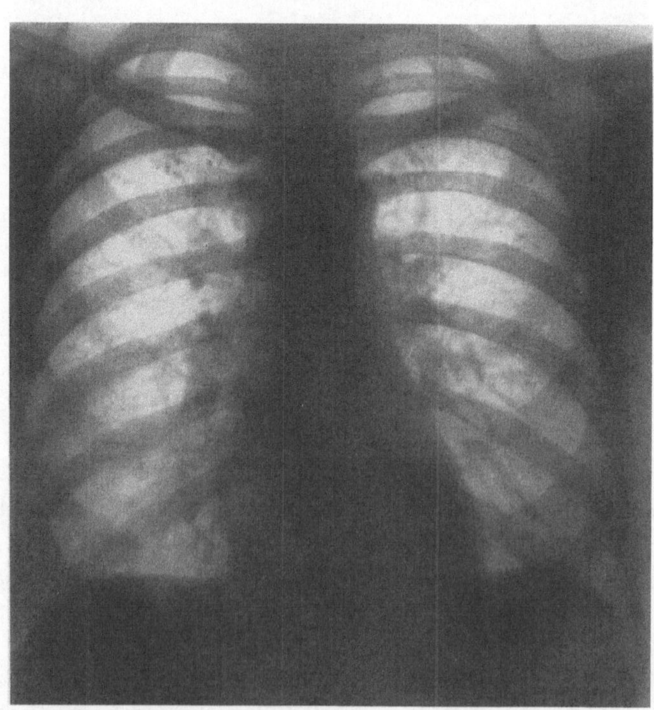

Abb. 36. Nach 14 Tagen ist das eosinophile Infiltrat völlig resorbiert

Die Übersichtsaufnahme (Abb. 34) zeigt in den unteren Partien der rechten Lunge einen inhomogenen Verdichtungsprozeß von bronchopneumonischem Charakter und möglicherweise ein schmales interlobäres Exsudat.

8 Tage später (Abb. 35) ergibt die seitliche Aufnahme, daß nicht ein infiltrativer Prozeß im rechten Unterlappen besteht, sondern es findet sich eine Atelektase des Mittellappens, dem lateralen Segment entsprechend. Zarte interlobäre Ergüsse sind im Ober-, Mittel- und Mittel-Unterlappenspalt nachweisbar.

14 Tage später (Abb. 36) zeigt die Röntgenuntersuchung eine gute Verschieblichkeit beider Zwerchfellhälften. Ein infiltrativer Lungenprozeß ist nicht mehr nachweisbar.

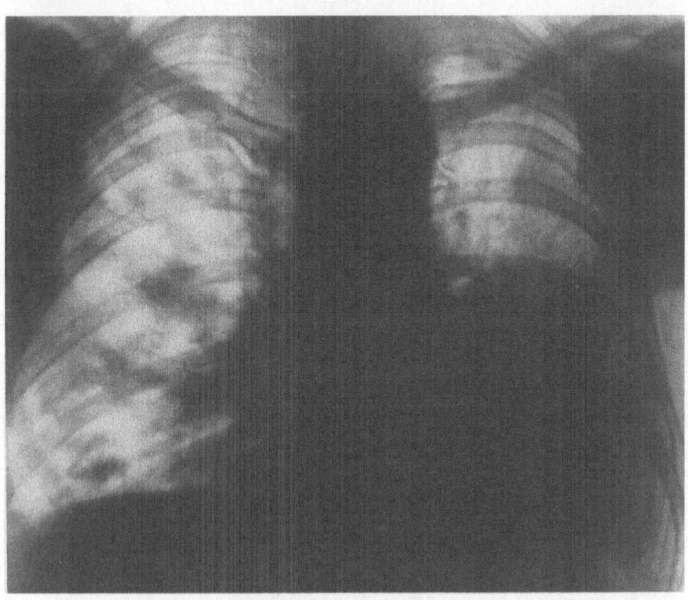

Abb. 37. Multiple eosinophile Infiltrate in der ganzen rechten Lunge und im linken Ober- und Mittelfeld bei spezifischem Pleuraerguß links

Nicht selten findet man gleichzeitig mehrere, verschieden große Infiltrate. Ein eindrucksvolles Beispiel dieser Art gibt die nachfolgende Krankengeschichte:

Der Patient befand sich in einer Lungenheilstätte wegen linksseitiger Exsudatbildung bei aufgehendem Pneumothorax. Nachdem er sich lange Zeit wohlgefühlt hatte, erkrankte er plötzlich mit Atemnot, Cyanose und allgemeinem Unwohlsein. Die Röntgenuntersuchung (Abb. 37) zeigte multiple, unscharf begrenzte, inhomogene, z.T. konfluierende Veränderungen in der ganzen rechten Lunge. Auch in der linken Lunge waren größere, unscharf begrenzte, flächige Veränderungen zu sehen. Da die Temperatur normal war, wurde der Verdacht auf frische spezifische Streuungen fallen gelassen und der Patient unter der Diagnose „Metastasierung eines unbekannten Tumors“ in die Klinik eingewiesen. Der Verlauf der Eosinophilie ist auch hier ganz charakteristisch. Am Tage der ersten Röntgenaufnahme waren die Eosinophilen mit 2% noch normal. 4 Tage später waren sie auch noch nicht vermehrt. Erst als sich die Infiltrate schon zurückbildeten, stiegen die Eosinophilen bis zu einem Höchstwert von 14% am 15. Behandlungstag an. Im Sputum fanden sich reichlich eosinophile Zellen (bis zu elf im Blickfeld). 17 Tage nach der ersten Aufnahme waren die Infiltrate völlig verschwunden (Abb. 38).

Abweichend von den dargestellten Befunden und deren klinischem Verlauf kann die Frist, in der sich die Infiltrate resorbieren, gelegentlich einmal verlängert sein. Bei den in Abb. 39 wiedergegebenen ausgedehnten plurifocalen Infiltraten in der rechten Lunge handelt es sich nach dem klinischen Bild um ein Löffler-Syndrom (Beobachtung von Prof. Zuppinger, Bern). Die Rückbildung erfolgte nicht, wie man es gewohnt ist, in so kurzer

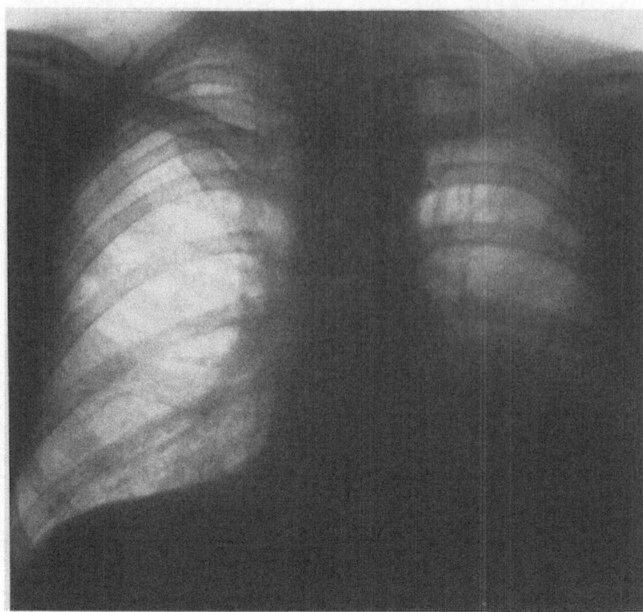

Abb. 38. 17 Tage später Resorption der Infiltrate

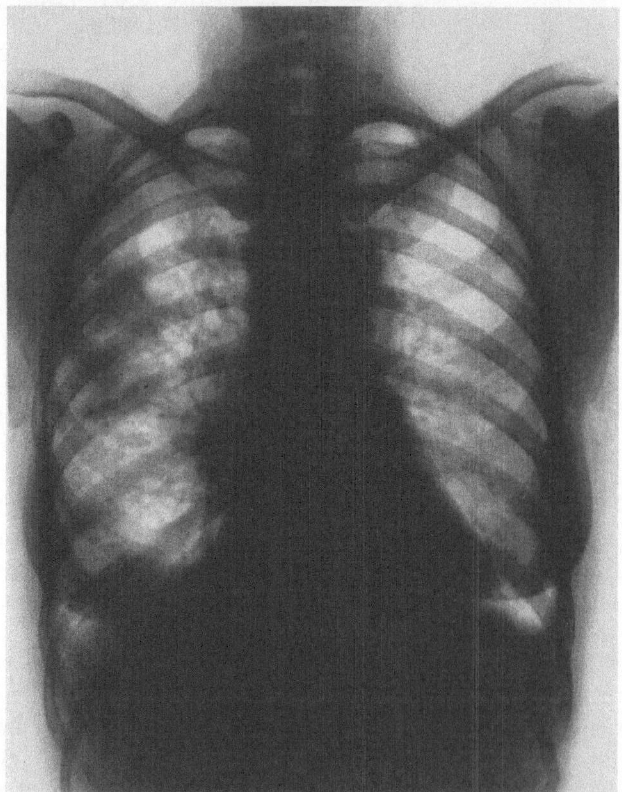

Abb. 39. Plurifocale eosinophile Infiltrate in der rechten Lunge mit starker Hilusreaktion

Zeit, daß die zum Syndrom gehörende Flüchtigkeit der Infiltrate augenfällig ist. Nach 43 Tagen (Abb. 40) waren noch gut sichtbare Reste der Infiltrationen zu sehen. Solche Verzögerungen sind aber, wie die Übersicht über die große Zahl von Fällen ergibt (vgl. Abb. 3), sehr selten.

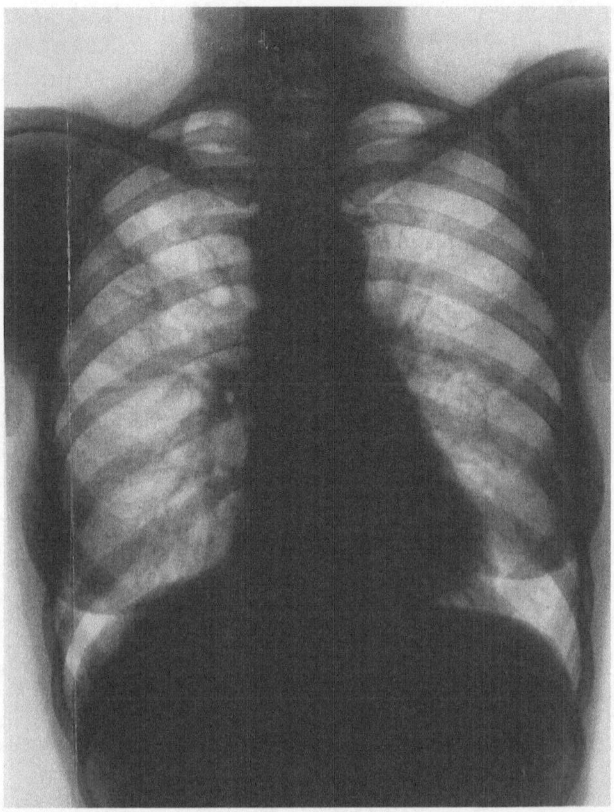

Abb. 40. Nach 43 Tagen nocl keine völlige Resorption, obwohl es sich nach dem klinischen Verlauf um eosinophile Infiltrate handelte

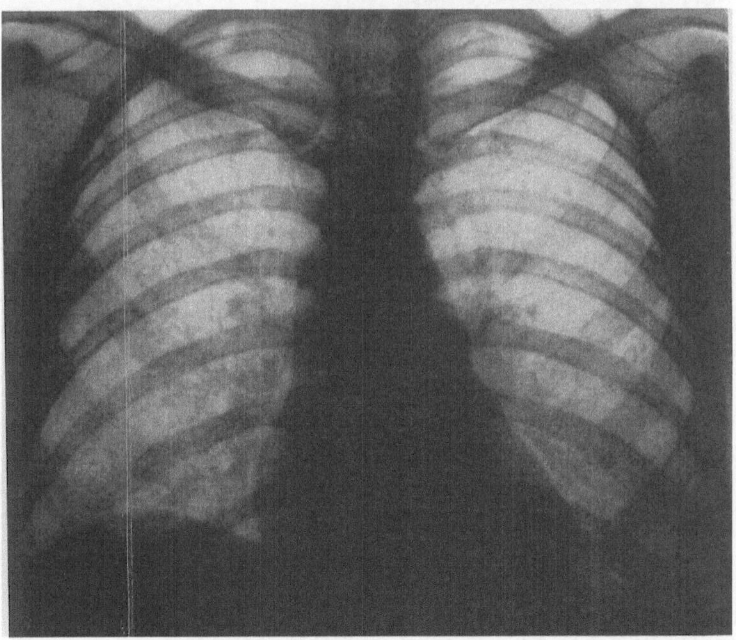

Abb. 41. Miliare Form eosinopiler Infiltrate, von oben nach unten an Dichte zunehmend, mit Hilusbeteiligung. (Nach ESSELLIER)

Als klinische Seltenheit, in der sich auch die große Mannigfaltigkeit der Erscheinungsform flüchtiger eosinophiler Lungeninfiltrate ausdrückt, haben SPÜHLER und KARTAGENER eine miliare Form der Löffler-Infiltrate beschrieben. Die Abb. 41 und 42, die dem Handbuchbeitrag von ESSELLIER entnommen wurden, zeigen ein solches miliares Bild. Auch in diesem Fall war der Verlauf protrahiert. Nach 6 Wochen war eine vollständige Rückbildung des Röntgenbefundes eingetreten, während die Eosinophilie zu diesem Zeitpunkt zwar schon rückläufig war, aber immer noch 16,5% betrug.

Hilusbeteiligung. Bei den eosinophilen Lungeninfiltraten wird in vielen Fällen auch eine Schwellung der Hilusdrüsen gefunden, die je nach Ausdehnung und Lokalisation der Infiltrate mehr oder weniger stark ausgeprägt sein kann. Eine Hilusbeteiligung ist z.B. auf

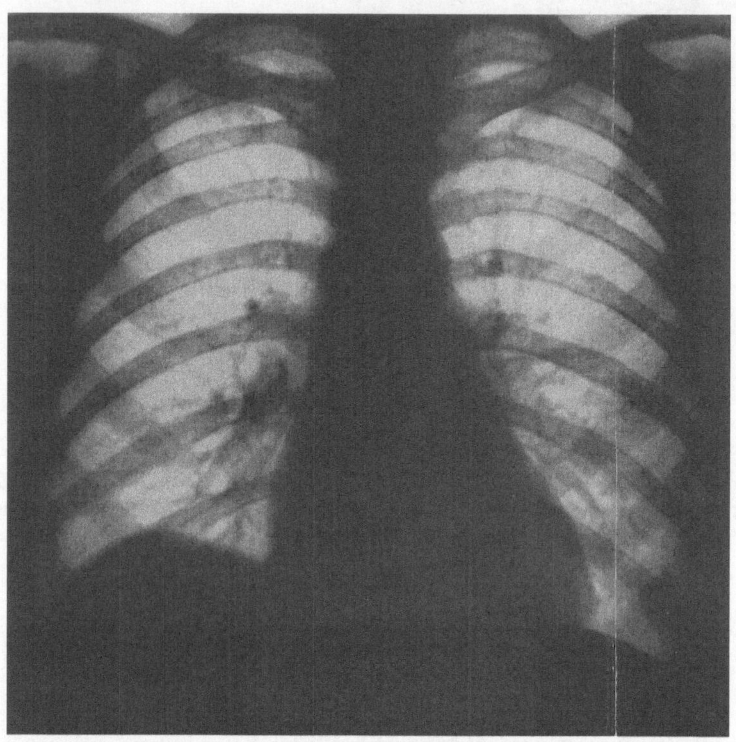

Abb. 42. Nach 6 Wochen vollständige Rückbildung

den Abb. 8, 10, 21, 32, 39, 44, 48 zu sehen. CHASSÉ beobachtete eine Hilusbeteiligung sogar in 60 von 100 Fällen. Nach Beobachtungen von ESSELLIER und KOSZEWSKI tritt die Hilusvergrößerung früher auf als die Lungeninfiltrate, und sie überdauert diese auch um einige Tage. Die Hilusvergrößerung führt oft zu Fehldeutungen, worauf mehrfach hingewiesen wurde (KELLER, HILLSTROM u. GASE; LÖFFLER u. MAIER; MAUDERLI; ESSELLIER).

DÜNGEMANN hat neuerdings Atelektasen beschrieben, die bei allergischen Reaktionen an den Atemwegen mit entzündlicher Schwellung der Bronchalschleimhaut und den klinischen Erscheinungen des Löffler-Syndroms vorkommen. Sie werden überwiegend im Unterlappen-Spitzenbronchus beiderseits gefunden. DÜNGEMANN schlägt deshalb vor, zu den bekannten Begriffen des „Mittellappen-Syndroms" und des ‚Lingula-Syndroms" das „allergische Unterlappen-Spitzen-Syndrom" hinzuzufügen. Soche Atelektasen sollen häufig bei alleiniger a.p.-Durchleuchtung als Hilusschwellung fellgedeutet werden.

Pleurabeteiligung. Erkrankungen, bei denen entzündliche Infiltrate in allen Abschnitten der Lunge bis in das Mantelgebiet auftreten können, gehen häufg auch mit Reizerscheinungen der Pleura einher. In den genannten großen Zusammenstellungen von CHASSÉ und ESSELLIER wird die Häufigkeit einer begleitenden Pleuritis mit 26% bzw. mit 11%

angegeben. NAGEL hat erstmals 1941 die eosinophile Pleuritis beim eosinophilen Lungeninfiltrat beschrieben. Vielfach sind die pleuritischen Ergüsse nur klein oder interlobär gelegen. Sie können dann im Gegensatz zu den eosinophilen Infiltraten, die stets restlos resorbiert werden, eine verbleibende dünne Interlobärschwarte zurücklassen.

Auch isolierte Fälle von eosinophilen Pleuritiden ohne nachweisbares Infiltrat sind beobachtet worden. So zeigt die Abb. 50 einen Pleuraerguß, der im Verlauf eines von Jahr zu Jahr rezidivierenden eosinophilen Infiltrates auftrat. Die differentialdiagnostisch-ätiologische Klärung einer pleuritischen Reizung mit und ohne Ergußbildung ist kaum noch möglich, wenn das dazugehörige flüchtige Lungeninfiltrat bei der Röntgenuntersuchung bereits wieder resorbiert ist. Die eosinophilen Pleuritiden zeigen, oft im Gegensatz zu Pleuraergüssen anderer Genese, auch das Symptom der Flüchtigkeit. Sie sind meist in wenigen Tagen verschwunden. Auch sind sie reich an eosinophilen Leukocyten. Nach ESSELLIER sind 60—80 % Eosinophile im Pleuraexsudat keine Seltenheit. Bei der Beurteilung ist jedoch zu beachten, daß auch in Pleuraexsudaten anderer Genese und selbst in Transsudaten der relative Anteil eosinophiler Granulocyten deutlich höher sein kann als im Blut. Die Diagnose einer eosinophilen Pleuritis ist deshalb auch nur im Zusammenhang mit dem für die Krankheit charakteristischen Verlauf der Bluteosinophilie möglich.

c) Ätiologie

Die ätiologische Forschung hat für die Entstehung der flüchtigen eosinophilen Lungeninfiltrate eine Reihe verschiedener Ursachen gefunden. LÖFFLER hat in seiner ersten Beschreibung des Syndroms schon eine allergische Genese angenommen. Die regelmäßig auftretende Bluteosinophilie gibt einen Hinweis auf diese Annahme. Mehrere der inzwischen bekannt gewordenen Ursachen führen unter den Erscheinungen einer Antigen-Antikörperreaktion zur Ausbildung eines flüchtigen eosinophilen Lungeninfiltrates. Andere die Krankheit auslösende Reize haben mit dem allergischen Mechanismus dagegen sicher nichts zu tun. Die Bluteosinophilie kann auch der Ausdruck rein resorptiver Vorgänge mit der Ausbildung einer Resorptionseosinophilie sein, ohne daß dabei eine allergische Antigen-Antikörperreaktion erkennbar ist oder angenommen werden muß. Nach ESSELLIER besteht die einfache Gleichung Eosinophilie gleich Allergie nicht zu Recht. Vielmehr sollen aus gewissen Unterschieden in dem Verlauf der Eosinophilie Rückschlüsse auf das ätiologische Geschehen gezogen werden können. Während die allergische Eosinophilie rasch auftritt, in wenigen Tagen ihr Maximum erreicht und ebenso geschwind wieder abklingt, verläuft die Resorptionseosinophilie, hervorgerufen durch Resorption eosinotaktisch wirksamer Stoffe ohne Antigeneigenschaften, sehr viel langsamer. In gleicher Weise soll auch der Ablauf der Lungeninfiltrate durch die Zeit, in der die Infiltrate sich bilden und wieder resorbieren, auf die Ätiologie hinweisen, indem die allergisch bedingten flüchtigen eosinophilen Lungeninfiltrate schneller entstehen und vergehen als die Infiltrate mit einer einfachen Resorptionseosinophilie.

Die ätiologischen Faktoren lassen sich nach verschiedenen Gesichtspunkten unterscheiden. Dabei können Art und Natur der auslösenden Stoffe als Kriterien der Abgrenzung dienen. Man kann unterscheiden zwischen lebenden und leblosen Substanzen, ob es sich um parasitäre oder nichtparasitäre Organismen handelt, um chemische oder pflanzliche Stoffe mit oder ohne Allergeneigenschaften. Auch die Art des Eindringens in die Lunge, ob auf hämatogenem oder bronchogenem Wege, kann als Merkmal der Unterscheidung dienen.

Voraussetzung für die Erscheinung eines flüchtigen eosinophilen Lungeninfiltrates scheint in jedem Fall zu sein, auch für die Allergene, daß die Lunge mit dem auslösenden Agens in unmittelbaren Kontakt kommt. Die Zahl der Stoffe, deren Kontakt mit den Lungen ein Löffler-Infiltrat zur Folge haben kann, ist groß, und sicher sind viele dieser Substanzen noch unbekannt. Bisher konnten als ätiologische Faktoren bestimmt werden die Darmparasiten, deren Larven hämatogen in die Lunge gelangen, gewisse Bakterien, einige Medikamente, sofern sie die Lunge direkt erreichen, und pflanzliche Allergene.

d) Parasitäre Noxen

Die größte Bedeutung für das Auftreten eines Löffler-Syndroms kommt den Darmparasiten (Helminthen) zu. Sie bilden bei ihrer großen Verbreitung wahrscheinlich die häufigste Ursache. Die parasitologische Forschung konnte wichtige Beiträge liefern zur Klärung der pathologischen Anatomie und Physiologie der eosinophilen Lungeninfiltrate.

Für die Mehrzahl der Wurmparasiten ist in dem Entwicklungsgang vom Parasitenei bis zum entwickelten Tier eine Lungenpassage nachgewiesen worden. Die Larven gelangen über die Blutbahn in die Lunge und lösen dort eine eosinophile Gewebsreaktion aus, die sich röntgenologisch als infiltrative Verschattung manifestiert.

Manche Darmparasiten können für die Dauer ihrer Anwesenheit im Körper des Wirtes eine chronische Bluteosinophilie unterhalten, deren Grad ziemlich konstant bleibt, solange der Parasit bzw. seine Entwicklungsstufen das befallene Organ nicht wechseln. Gelangt der Parasit über die Blutbahn in die Lunge oder andere Organe, so entsteht an der Stelle, an der die weitere Passage behindert ist, eine vorübergehende lokale Gewebseosinophilie mit der von ESSELLIER beschriebenen nachfolgenden Überschußeosinophilie im strömenden Blut, die über die Werte der chronischen Eosinophilie deutlich hinausgeht.

Sehr gründlich konnten diese Verhältnisse sowohl in parasitologischer als auch in pathogenetischer Hinsicht bei der *Ascaridiasis* studiert werden, worauf wegen der grundsätzlichen Bedeutung dieser Ergebnisse bei der Beschreibung der pathologischen Anatomie noch eingegangen wird.

Klinische Lungenerscheinungen bei Ascaridenträgern sind schon 1904 durch MOSLER beschrieben worden. KOINO hat 1916 seinen bekannten Selbstversuch mit Einnahme von 2000 Ascariseiern gemacht, bei dem er mit dem klinischen Bild einer schweren Pneumonie erkrankte und sogar mit dem Sputum Ascaridenlarven ausschied. Durch FÜLLEBORN u.a. kennen wir den Ablauf der Ascarideninfektion bei Mensch und Tier. Die Kenntnis der Ascaridenbiologie und ihre Beziehung zur Entstehung der flüchtigen eosinophilen Lungeninfiltrate ist deshalb wichtig, weil sie in einem großen Teil der Fälle eine ätiologische Klärung bringt, zum anderen experimentelle Ergebnisse über die Entstehung und die pathologisch-anatomischen Gegebenheiten der Infiltrate ermöglichte (vgl. S. 251) (VOGEL und MINNING; ESSELLIER und KOSZEWSKI; LÖFFLER-ESSELLIER und MACEDO).

Alle Darmparasiten, die in ihrem Entwicklungsgang eine obligate Lungenpassage durchmachen, kommen als mögliche Ursachen für flüchtige, eosinophile Lungeninfiltrate in Frage. So konnten neben den Befunden bei Ascaridiasis, bei Infektionen mit Hakenwürmern (Ankylostoma duodenale, Necator americanus), bei Strongyloidesinfektionen, bei Filariosen und Befall mit Leberegeln Löffler-Syndrome beobachtet werden. (Ausführliche Angaben s. bei ESSELLIER.)

Lungeninfiltrate bei *Echinokokkose* wurden von DÖRIG beschrieben. Bei einer Patientin waren im Verlauf von 4 Jahren mehrmals flüchtige Infiltrate beobachtet worden. Bemerkenswert an dieser Beobachtung ist, daß die Patientin in einem anaphylaktischen Schock ad exitum kam, ausgelöst durch Ausschwemmung von Scolices aus einer aufgebrochenen Leberechinococcus-Cyste in die Vena hepatica. Histologisch zeigte sich, daß die früher beobachteten Löffler-Infiltrate durch solche Einbrüche verursacht worden waren, da sich neben den frisch eingestreuten Scolices zahlreiche Fremdkörpergranulome mit eingeschlossenen Scolices fanden.

Bei der *Trichinose* hat SLOWEY Löffler-Syndrome beschrieben, während bei der *Cysticerkose* das Syndrom noch nicht beobachtet wurde, obwohl bei dem nicht seltenen Befund von verkalkten Cysticercen in der Lunge theoretisch damit zu rechnen wäre.

Werden eosinophile Lungeninfiltrate durch Parasiten verursacht, so entsteht das Krankheitsbild durch den eosinotaktisch wirksamen Fremdkörperreiz der in die Lungen vorgedrungenen Parasiten. Ob auch allergisch-hyperergische Reaktionen, die z.B. bei der Ascaridiasis an der Haut und auch am Bronchialsystem keine Seltenheit darstellen, hier eine Rolle spielen, wie es immer noch in vielen Darstellungen angenommen wird, erscheint nach unseren derzeitigen Kenntnissen über die Parasitenätiologie nicht gesichert.

Dagegen finden wir unter den nichtparasitären Substanzen, deren Kontakt mit der Lunge flüchtige eosinophile Infiltrate zur Folge haben können, überwiegend Stoffe pflanzlicher und chemischer Natur, die als Allergene bekannt sind. Für einzelne dieser Noxen konnte die allergische Pathogenese der Lungeninfiltrate nachgewiesen, für andere wahrscheinlich gemacht werden.

Stoffe dieser Art sind eine Reihe von Medikamenten, pflanzliche Allergene und vermutlich auch verschiedene Bakterien.

e) Medikamentöse Allergene

Die Medikamente mit Antigeneigenschaften, die für das Krankheitsbild des Löffler-Syndroms verantwortlich gemacht werden dürfen, können sowohl auf dem Blutweg nach oraler und parenteraler Gabe, als auch bronchogen in die Lunge gelangen.

Obwohl die Arzneimittelallergie mit ihren vielfältigen klinischen Symptomen ein sehr häufiges Ereignis darstellt, werden Löffler-Syndrome doch nur selten dabei beobachtet. Beschrieben wurden bisher nur wenige Einzelbeobachtungen, z.B. nach *Arsen* bei gleichzeitig ablaufender Arsendermatitis, bei *Jod*überempfindlichkeit, *Urethan*unverträglichkeit und nach *Barbitursäure*präparaten. Auch *Gold*präparate können Überempfindlichkeitsreaktionen zur Folge haben, unter denen selten einmal flüchtige Lungeninfiltrate gesehen wurden. Diese können allergischer Natur sein (Björkman), aber auch durch Fremdkörperreiz in der Lunge (Ölmikroembolie) hervorgerufen werden. Solche Einzelbeobachtungen beanspruchen nicht nur theoretisches Interesse. Vermutlich sind die Infiltrate viel häufiger, als sie beobachtet werden, zumal die klinischen Erscheinungen der Erkrankung oft zu gering sind, um den Anlaß zu einer Röntgenuntersuchung zu geben.

Infiltrate nach peroraler Gabe von *Sulfonamiden* beschrieben McKinley und Ellis. Klinghofer sah flüchtige eosinophile Lungeninfiltrate nach intravaginaler Instillation einer sulfonamidhaltigen Salbe. Nach Abklingen der Infiltrate wurde durch erneute Gabe des Medikamentes eine fieberhafte Bronchitis ausgelöst mit reichlich eosinophilen Leukocyten im Sputum und einer schnell ansteigenden Bluteosinophilie. Durch diese Beobachtung konnte die allergische Genese der Erkrankung nach Solfonamidgabe wahrscheinlich gemacht werden.

Bei der peroralen PAS-(*Paraaminosalicylsäure-*)Behandlung wurde mehrfach über das Auftreten von flüchtigen eosinophilen Lungeninfiltraten berichtet, erstmals von Morandi, Ochsner und Neuenschwander, die ebenfalls die allergische Natur der flüchtigen eosinophilen Lungeninfiltrate durch Reproduzierbarkeit der Krankheitserscheinungen nach erneuter PAS-Gabe belegen konnten. Warring und Howlet erreichten bei einer Patientin, die mehrfach nach PAS allergische eosinophile Lungeninfiltrate bekam, durch langsam ansteigende Dosierung eine PAS-Desensibilisierung.

Sehr schwierig kann die ätiologische Beurteilung sein, wenn flüchtige eosinophile Lungeninfiltrate unter Medikamenten vorkommen, die in öliger Suspension gegeben werden. Es ist schon länger bekannt, daß nach Ölinjektionen in der Lunge *Ölembolien* auftreten können. Essellier u. Mitarb. haben tierexperimentell gezeigt, daß diese Ölembolien eine eosinophile Gewebsreaktion in der Lunge auslösen. Löffler u. Mitarb. haben im Jahre 1952 flüchtige eosinophile Lungeninfiltrate nach therapeutischen Ölinjektionen beschrieben. Nach diesen Beobachtungen muß bei der ätiologischen Deutung medikamentös bedingter Infiltrate unterschieden werden zwischen Lungeninfiltraten auf Grund lokaler Gewebsreize mit Resorptionseosinophilie und solchen allergischer Natur.

Bei den nach *Penicillin*gabe mehrfach beobachteten flüchtigen eosinophilen Lungeninfiltraten kann diese Unterscheidung lehrreich sein. Allergische Allgemeinreaktionen auf Penicillin sind so häufig, daß es naheliegt, die Löffler-Infiltrate unter Penicillinbehandlungen als allergische Reaktionen zu deuten. Dagegen spricht allerdings, daß bisher nur Lungeninfiltrate nach Injektionen von öligen Penicillinsuspensionen bekannt geworden sind, während sie nach wasserlöslichen Präparaten nie gesehen wurden. Dies deutet auf die ätiologische Bedeutung der Ölmikroembolien hin. Dennoch spricht eine Beobachtung von

REICHLIN, LOVELESS und KANE für die allergische Genese eines flüchtigen eosinophilen Lungeninfiltrates nach Penicillin in öliger Lösung, da gleichzeitig bei wiederholten Injektionen jedesmal urticarielle Hautreaktionen auftraten.

Auch nach bronchogener Einwirkung von Penicillin und anderen Antibiotica auf die Lunge durch Inhalation oder nach intrabronchialer Instillation wurden Löffler-Syndrome beobachtet. MICHAUD und CRAUSAZ haben das Krankheitsbild bei einem gegen Penicillin hochallergischen Patienten mehrfach durch intrabronchiale Gabe reproduzieren können, jeweils in dem erneut instillierten Lungenlappen. Die allergische Natur des Geschehens ist hier offensichtlich.

Nach intrabronchialer *Streptomycin*gabe haben BERNHARD und RADENBACH ein flüchtiges eosinophiles Lungeninfiltrat beobachten können.

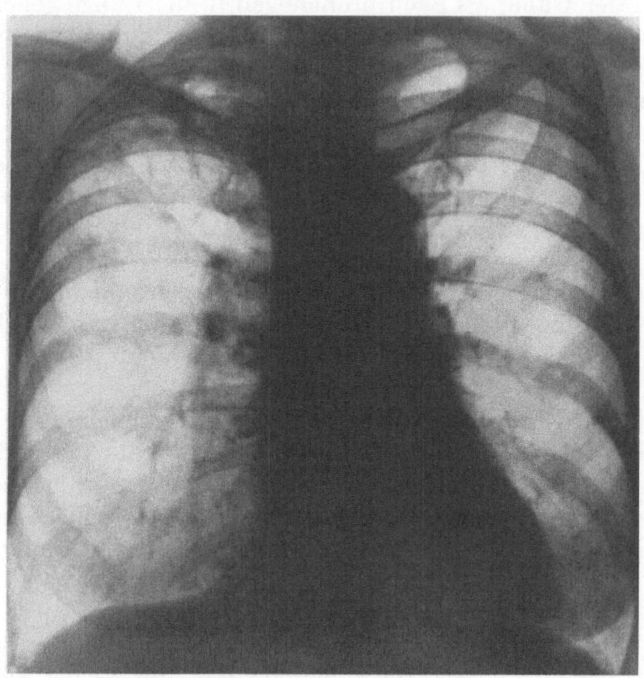

Abb. 43. Exsudativ cavernöse Oberlappentuberkulose rechts

Bei einer Patientin mit offener, klein-cavernöser Spitzentuberkulose rechts (Abb. 43) wurden unter anderem eine gezielte endobronchiale Cavernenbehandlung mit Instillation von Conteben, Streptomycin und Penicillin in den rechten Oberlappen vorgenommen. Nach der vierten Instillation trat am 24. Behandlungstag ein juckendes, scarlatiniformes Exanthem am ganzen Körper auf. Da eine allergische Reaktion zu vermuten war, ließ man die Medikamente für einige Tage weg. Nachdem die Hauterscheinungen in 12 Tagen ganz abgeklungen waren, wurde die endobronchiale Behandlung fortgesetzt. Schon einige Stunden nach der Instillation trat Erbrechen auf. Dies war bei den früheren Behandlungen nicht geschehen. Das Allgemeinbefinden der Patientin war sonst aber nicht verändert. 2 Tage später zeigte die Röntgenaufnahme neben dem bis dahin vorhandenen spezifischen Lungenprozeß multiple, rundliche, unscharf begrenzte Herde, die teils in den Randpartien, z.T. mehr zentral im rechten Oberlappen sichtbar waren (Abb. 44). Die Annahme einer tuberkulösen Streuherdbildung durch Aspirationsaussaat bei der endobronchialen Füllung war wenig wahrscheinlich. Dazu paßten nicht das morphologische Bild der Veränderungen, auch nicht das Freibleiben der übrigen Lungenabschnitte und das unverändert gute Allgemeinbefinden mit normaler Blutkörperchensenkungsgeschwindigkeit. Das Blutbild zeigte schon weitere 4 Tage später eine Eosinophilie von 27%. Damit war die allergische

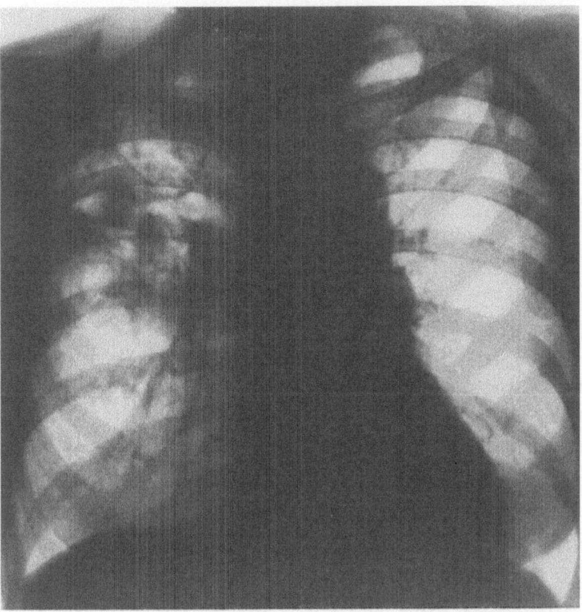

Abb. 44. Dieselbe Patientin mit mehreren eosinophilen Infiltraten im rechten Ober- und Mittelfeld nach Streptomycininstillation

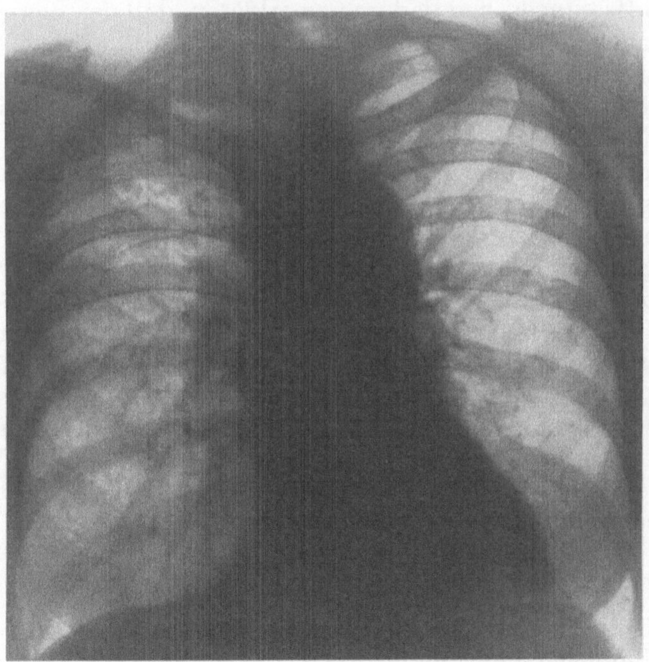

Abb. 45. Vollständige Rückbildung der eosinophilen Infiltrate 16 Tage nach Absetzen der Streptomycininstillationen

Natur der geschilderten Beobachtung mit dem klinischen Bild des Löffler-Syndroms wahrscheinlich geworden. Als Allergene kamen alle drei der genannten Medikamente in Frage. Nachdem sich die röntgenologischen Erscheinungen 16 Tage später völlig zurückgebildet hatten (Abb. 45) und auch die Eosinophilie abgeklungen war, wurden im Verlauf der folgenden Wochen noch weitere endobronchiale Instillationen mit Conteben und Penicillin allein gegeben, ohne daß die geringsten allergischen Symptome auftraten.

Damit dürfte erwiesen sein, daß es sich hier um eine Streptomycinallergie gehandelt hat, die zum Bild des flüchtigen eosinophilen Lungeninfiltrates führte, nachdem das Allergen auf dem Bronchialweg in die Lunge gelangt war. Solche Beobachtungen sind aber sicher nicht häufig. Radenbach hat unter mehr als 1500 Instillationen mit Streptomycin nur dieses eine flüchtige eosinophile Lungeninfiltrat gesehen.

f) Bakterielle Allergene

Das Problem einer ätiologischen Beziehung zwischen einem Löffler-Infiltrat und *bakteriellen* Infekten auf dem Wege der Antigen-Antikörperreaktion konnte bisher nicht sicher geklärt werden. Zu diesem Thema beschriebene Einzelbeobachtungen enthalten keine schlüssigen Beweise. Nosologisch und differentialdiagnostisch bedeutungsvoll ist die Frage, ob ein flüchtiges eosinophiles Lungeninfiltrat durch den *Tuberkulosebacillus* bzw. seine Toxine verursacht werden und damit Ausdruck einer tuberkulösen Infektion sein kann. Löffler hat dies in seinen ersten Mitteilungen für einen Teil seiner Beobachtungen erwogen. Vor allem Leitner hat sich wiederholt für das Vorliegen einer hyperergischen tuberkulösen Reaktion ausgesprochen. Eine Beobachtung von Randig verdient in diesem Zusammenhang Erwähnung, die das wiederholte Auftreten flüchtiger eosinophiler Lungeninfiltrate als hyperergische Reaktion gegen den Tuberkulosebacillus wahrscheinlich macht. Eine Mitteilung von Lehmann, der bei zwei Patientinnen, die der Tuberkuloseinfektion ausgesetzt waren, unter dem klinischen Bild des Löffler-Syndroms Tuberkulosebacillen im Sputum fand, ist hier ebenfalls zu nennen. Andererseits wird von verschiedenen Autoren jeder Zusammenhang zwischen solchen Infiltraten und der Tuberkulose abgelehnt. Diese gegensätzlichen Auffassungen sind dadurch zu erklären, daß der Beweis für das Vorliegen einer Überempfindlichkeitsreaktion gegenüber dem Tuberkulosebacillus beim Auftreten eines Löffler-Infiltrates meistens sehr schwer oder überhaupt nicht zu erbringen ist. In der Frage eines möglichen Zusammenhanges zwischen flüchtigem eosinophilem Lungeninfiltrat und der Tuberkulose ist daher äußerste Zurückhaltung geboten. Wenn es bei einem flüchtigen Infiltrat mit oder ohne gleichzeitig vorhandenen Zeichen einer bestehenden oder abgelaufenen Lungentuberkulose nicht gelingt, ein bestimmtes Allergen nachzuweisen, so berechtigt dies noch nicht zu der Annahme einer Beziehung zur Tuberkulose. In einer Zusammenstellung fanden Löffler und Mayer unter 100 Fällen nur 4 % mit einer aktiven bzw. inaktiven Lungentuberkulose. Diese Zahl entspricht der allgemeinen Tuberkulosehäufigkeit, so daß ein Zusammenhang zwischen flüchtigen eosinophilen Lungeninfiltraten und Tuberkulosebacillen daraus nicht zu entnehmen ist. In der Tübinger Klinik konnten Heni, Thedering und Riethmüller unter sieben Tuberkuloseexponierten mit flüchtigen eosinophilen Infiltraten, bei denen auf den ersten Blick eine Beziehung zur Tuberkulose nahezuliegen schien, sechsmal die Ascaridenätiologie nachweisen. R. W. Müller konnte in einer Heilstätte nach wiederholtem Auftreten von flüchtigen eosinophilen Lungeninfiltraten die Ascaridenätiologie experimentell aufklären.

g) Pflanzliche Allergene

Unter der großen Zahl von Allergenen, deren Urheberschaft für das Krankheitsbild der flüchtigen eosinophilen Lungeninfiltrate z.T. vermutet, z.T. erwiesen ist, stellen die pflanzlichen Allergene die wichtigste Gruppe dar. Sie gelangen leicht in Form von Pollen, vielleicht auch nur als Duftstoffe aerogen in die Lunge. Wiederholt wurde über die besondere Häufigkeit der Infiltrate im Sommer berichtet. Es ist aber immer recht schwierig, ein pflanzliches Allergen als auslösende Ursache eines flüchtigen eosinophilen Lungeninfiltrates zu identifizieren, weil meistens eine ganze Gruppe von pflanzlichen Allergenen vom Körper aufgenommen wird und weil zum anderen bei den klinischen Erscheinungen des Krankheitsbildes die Möglichkeiten einer Testung sehr beschränkt und auch für den Kranken nicht zumutbar sind. Ein eindeutiger, klinischer und experimenteller Nachweis für die ätiologische Bedeutung eines bestimmten, zunächst vermuteten pflanzlichen Allergens gelingt daher nur selten. Unsere Kenntnisse beruhen vielmehr auf der Beobachtung des zeitlichen Zusammentreffens mit anderen Allergiesymptomen, besonders der Schleimhäute, wie Conjunctivitis, Rhinitis, Bronchitis mit und ohne asthmatische Beschwerden, ferner auf Rückschlüssen aus dem gehäuften Auftreten zu bestimmten Blütezeiten oder auch auf dem Erfolg von Desensibilisierungsversuchen gegen ein bestimmtes Allergen, wie es z.B. ESSELLIER bei einem Fall von Mehlstauballergie mit flüchtigen eosinophilen Lungeninfiltraten gelungen ist.

Überempfindlichkeitsreaktionen mit entzündlichen Reizungen der oberen Luftwege sind zur Blütezeit sehr häufig. Flüchtige eosinophile Lungeninfiltrate wurden beschrieben im Zusammenhang mit der *Liguster*blüte von ENGEL. Auch CAPUANI sowie LÖFFLER und MAIER haben Fälle beschrieben, bei denen die Lungeninfiltrate mit großer Wahrscheinlichkeit durch die Ligusterblüte hervorgerufen worden waren.

H. E. MAYER beschrieb ein flüchtiges eosinophiles Lungeninfiltrat bei engem Kontakt des Patienten mit *Maiglöckchen*, wobei gleichzeitig die Schleimhäute hochgradig empfindlich waren gegen Maiglöckchenpollen. LÖFFLER und MAYER haben *Löwenzahn* und *Lindenblüten*, LÖHR auch *Lorbeerblüten* als Allergene gefunden.

CHASSÉ hat Gruppenerkrankungen mit eosinophilen Lungeninfiltraten bei Arbeitern in Getreidesilos gesehen, woraus auf eine Allergie gegen *Getreidestaub* geschlossen werden muß. Die *Mehlstau*ballergie, von ESSELLIER in einem Fall als Ursache allergischer Symptome mit Beteiligung der Lunge beschrieben, wurde schon erwähnt.

h) Unbekannte bzw. nicht erkannte Allergene

In der Praxis ist es indessen oft nicht möglich, das Allergen zu finden, auf dessen Eindringen die Lunge mit dem Krankheitsgeschehen der eosinophilen Infiltratbildung reagiert. So findet man in der Literatur Fälle beschrieben, in denen über die Ätiologie der Erkrankung nur Mutmaßungen angestellt werden können.

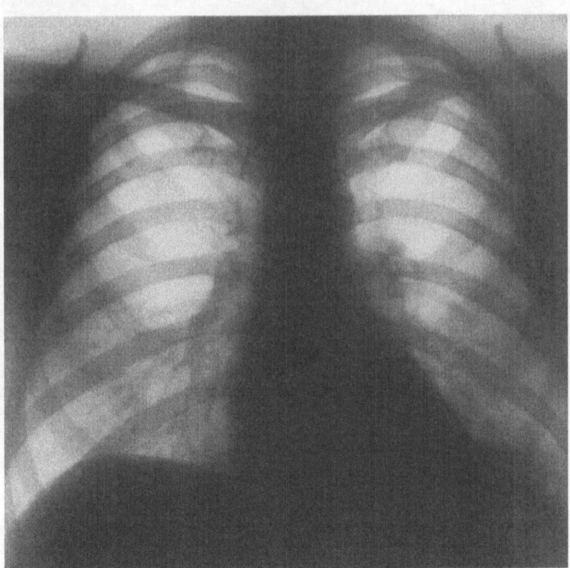

Abb. 46. Rezidivierende eosinophile Infiltrate der linken Lunge

Sehr eindrucksvolle Beispiele, die in diesen Abschnitt eingeordnet werden können und die sehr anschaulich das wechselvolle Bild des klinischen Verlaufes zeigen, stellen folgende Beobachtungen dar.

Ein Patient erkrankte im August 1949 erstmals an einer leichten Bronchitis. Wegen einer Dämpfung über dem linken Lungenunterfeld wurde eine Röntgenaufnahme gemacht (Abb. 46), die einen Verdichtungsbezirk bronchopneumonischen Charakters im linken

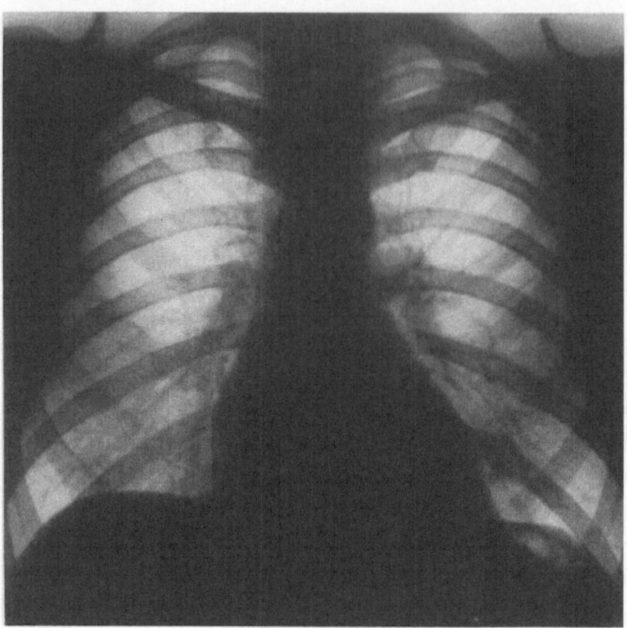

Abb. 47. Nach 9 Tagen vollständige Auflösung dieser Infiltrate

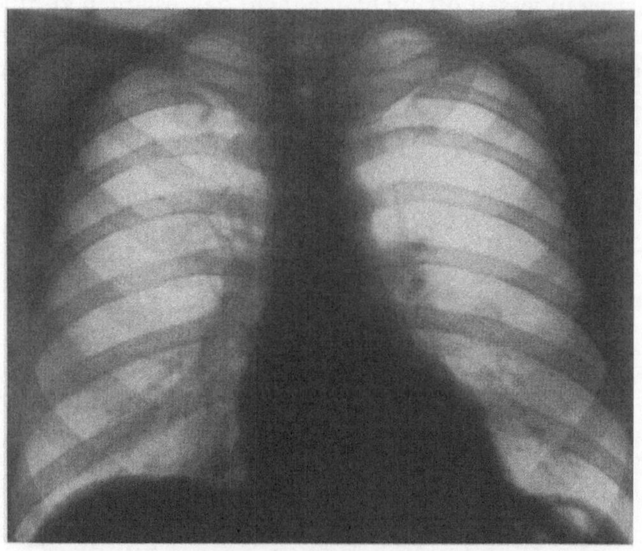

Abb. 48. Derselbe Patient mit einem eosinophilen Infiltrat in der rechten Lunge oberhalb des Hilus

Unterfeld ergab. Die subjektiven Beschwerden klangen in wenigen Tagen ab. Die Eosinophilie stieg auf 26% an. 9 Tage nach der ersten Aufnahme zeigte die Kontrollaufnahme (Abb. 47) eine vollständige Auflösung der Verschattung.

Seitdem hatte der Patient in jedem Sommer flüchtige eosinophile Lungeninfiltrate. Eines dieser Infiltrate zeigt die Abb. 48. Unter leichtem Reizhusten trat in der rechten Lunge dicht oberhalb des Hilus eine große Verdichtung auf, die nach 20 Tagen (Abb. 49) ganz verschwunden war.

In den folgenden Jahren wurden bei diesem Patienten auch mehrfach pleuritische Reizungen beobachtet. So zeigt die Abb. 50 im Sommer 1956 einen Pleuraerguß links mit mehreren konfluierenden Verdichtungsherden.

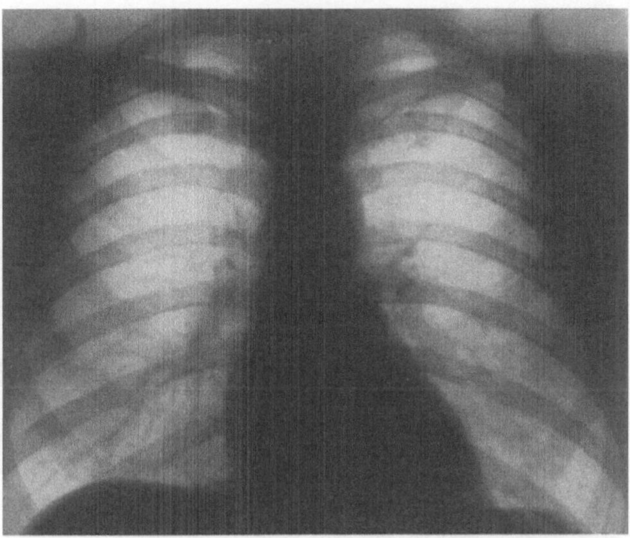

Abb. 49. Nach 20 Tagen kein Infiltrat mehr nachweisbar

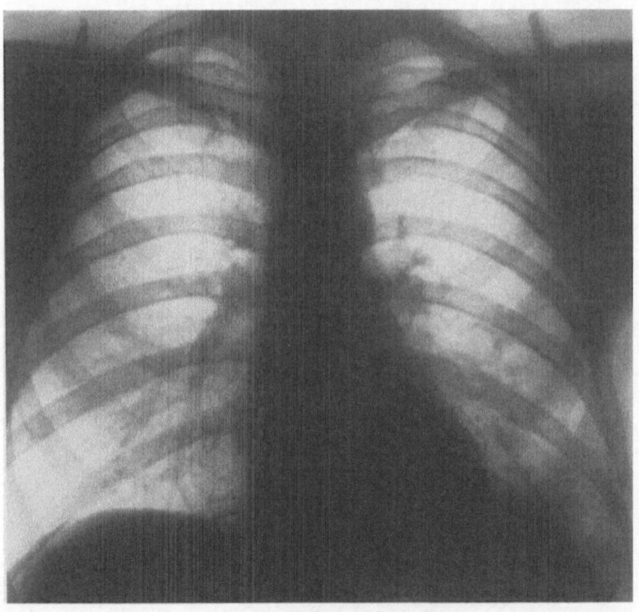

Abb. 50. Derselbe Patient mit einem Pleuraerguß links und mehreren konfluierenden Herden im linken Unterfeld

7 Tage später war nur noch ein kleiner Resterguß zu sehen. 19 Tage später keine Verschattung mehr (Abb. 51).

Die Rezidivneigung mit immer wieder auftretenden Infiltraten in den Sommermonaten, woraus mit Wahrscheinlichkeit auf eine Pollenallergie geschlossen werden kann, entbindet aber nicht von der Notwendigkeit der Röntgenuntersuchung, weil die übrigen physikalischen Untersuchungsmethoden und die subjektiven Beschwerden keine sicheren Abgrenzungen gegenüber spezifischen Erkrankungen ermöglichen. So erkrankte unser Patient im April 1951 mit allgemeinem Unwohlsein und subfebrilen Temperaturen. Die Röntgenuntersuchung zeigte jetzt in der rechten Lunge einen etwa walnußgroßen Herd (Abb. 52). Dieser bildete sich aber nicht zurück. Es trat auch keine Eosinophilie auf.

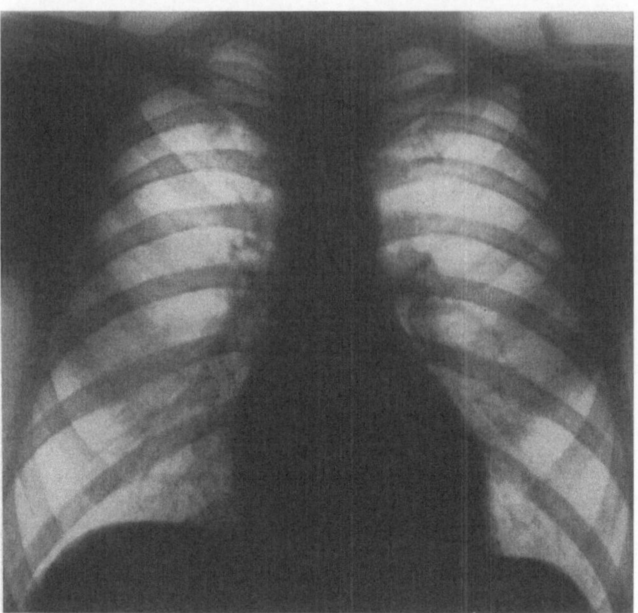

Abb. 51. 19 Tage später: völlige Resorption

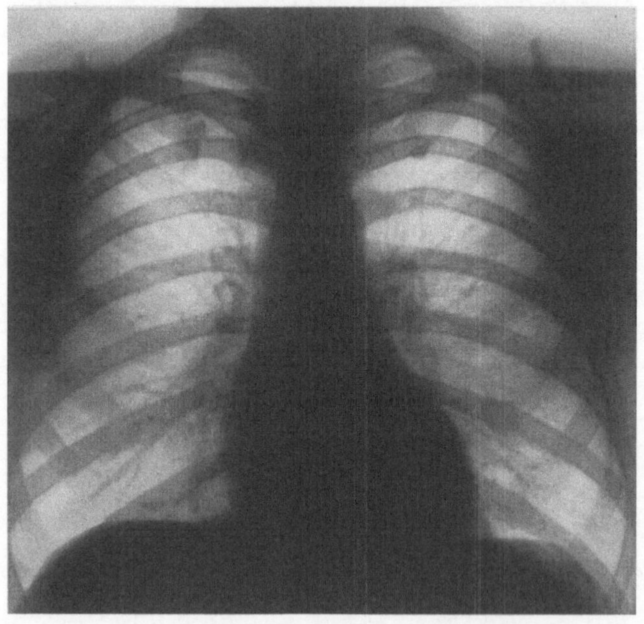

Abb. 52. Derselbe Patient mit einem kleinen Herd in der rechten Lunge (keine Bluteosinophilie!)

Noch ein Dreivierteljahr später (Abb. 53) ist der Herd, wenn auch morphologisch etwas verändert, gut sichtbar. Er ist narbig ausgeheilt und unterscheidet sich dadurch ganz wesentlich von den eosinophilen Infiltraten, die niemals Narben hinterlassen.

Die Ätiologie der immer wieder im Sommer beobachteten Lungeninfiltrate, die im Gegensatz zu dem zuletzt gezeigten Befund ohne jeden Restbefund ausheilten, konnte nicht geklärt werden. Die Abhängigkeit von einer bestimmten Jahreszeit und auch die therapeutischen Erfolge einer ACTH bzw. Corticosteroidbehandlung bewiesen die allergische Natur der Erkrankung. Der Patient, der selbst Arzt ist, hält eine Pollenallergie für

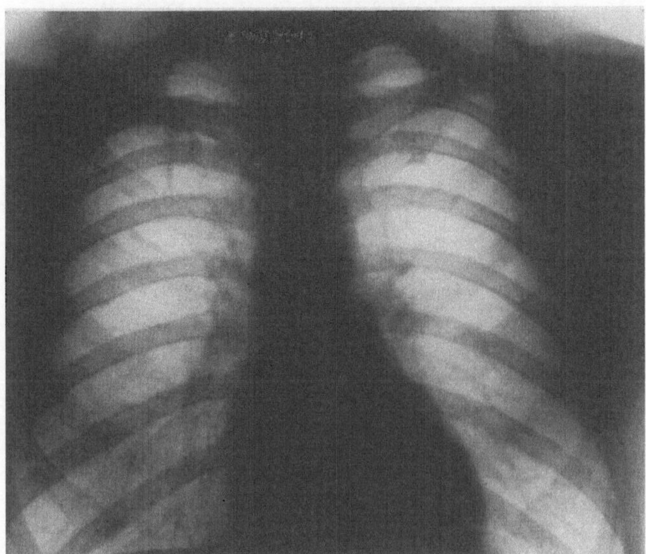

Abb. 53. Der auf Abb. 52 feststellbare Herd ist nach $^3/_4$ Jahren narbig verändert noch sichtbar. Er unterscheidet sich damit morphologisch von den eosinophilen Infiltraten

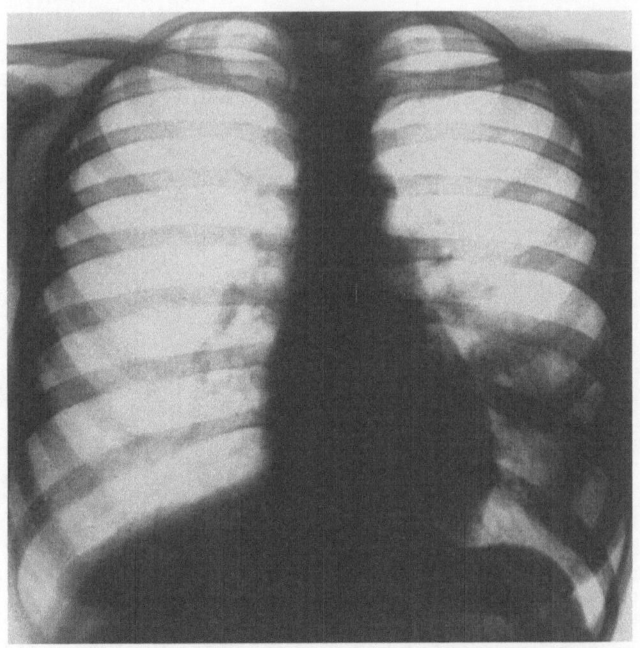

Abb. 54. Rezidivierende eosinophile Infiltrate bei einer Patientin: großes Infiltrat in der linken Lunge

sicher. Er glaubt, aus einem bestimmten, nicht näher zu differenzierenden Geruch in der Luft schon die Erkrankung voraussagen zu können. Wiederholt hat er in den letzten Jahren leichte Pleurareizungen, die sich durch stechende Schmerzen beim Atmen ankündigten, durch ACTH-Gabe in einem Tage beseitigen können. Seitdem sind auch keine eosinophilen Lungeninfiltrate mehr aufgetreten.

Die Abb. 54—59 stammen von einer Patientin, die ebenfalls mehrfach im Sommer erkrankte, ohne daß die Ätiologie geklärt werden konnte. Die Infiltrate wurden in verschiedenen Sommermonaten beobachtet, so daß die Allergie wahrscheinlich nicht gegen nur eine bestimmte Pollenart gerichtet ist. Die erste Erkrankung wurde im Monat April

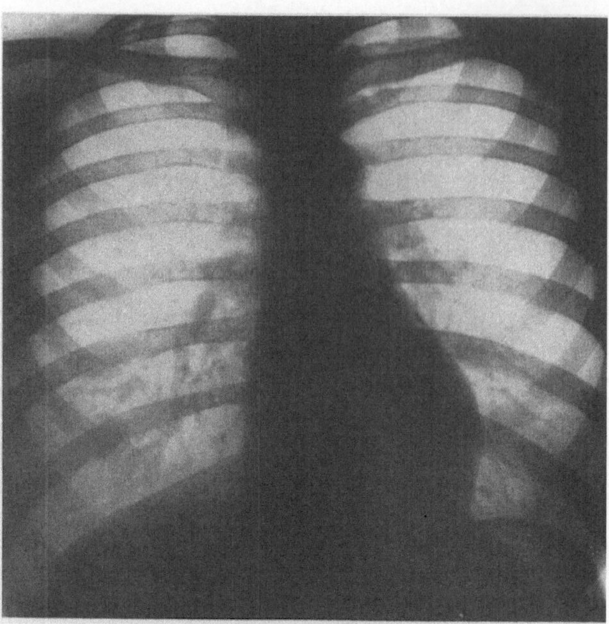

Abb. 55. Resorption nach 11 Tagen

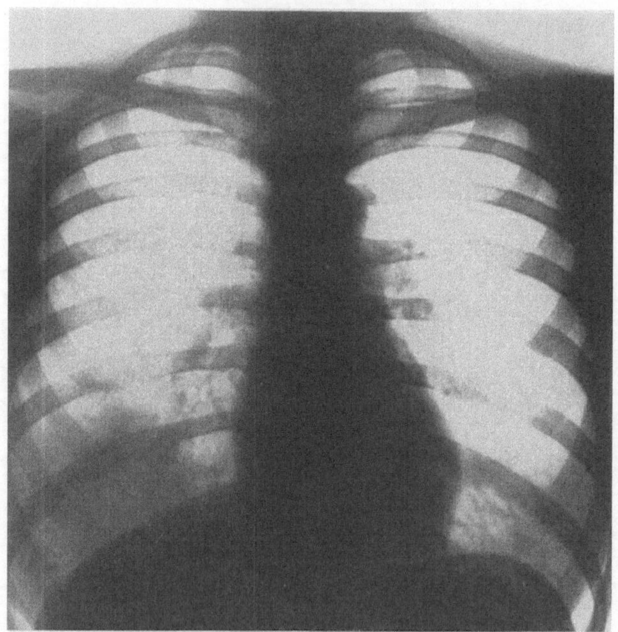

Abb. 56. Dieselbe Patientin 1 Jahr später. Eosinophiles Infiltrat in der rechten Lunge

festgestellt (Abb. 54). Es fand sich ein großes Infiltrat in der linken Lunge. 11 Tage später war das Infiltrat völlig resorbiert (Abb. 55). Die Eosinophilie erreichte am 10. Tag 24%.

Ein Jahr später bekam die Patientin im Juli ein Infiltrat beträchtlicher Größe in der rechten Lunge (Abb. 56), das nach 9 Tagen verschwunden war (Abb. 57).

In dem folgenden Jahr erkrankte die Patientin im Mai mit uncharakteristischen Beschwerden. Die Röntgenuntersuchung zeigte im linken Unterlappen einen inhomogenen Verdichtungsbezirk mit einem bei der Durchleuchtung gut erkennbaren Winkelerguß (Abb. 58). 12 Tage danach war nur noch eine sehr geringe flächenhafte pleurale Trübung zu sehen (Abb. 59).

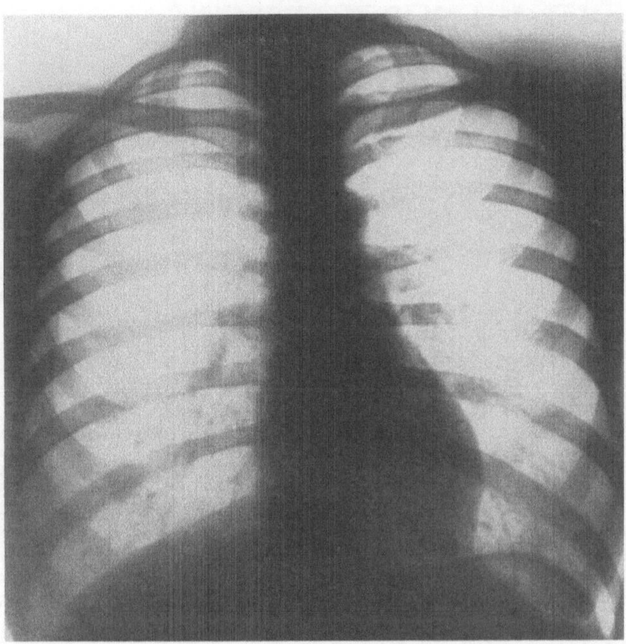

Abb. 57. 9 Tage später: normale Strahlendurchlässigkeit der Lungen

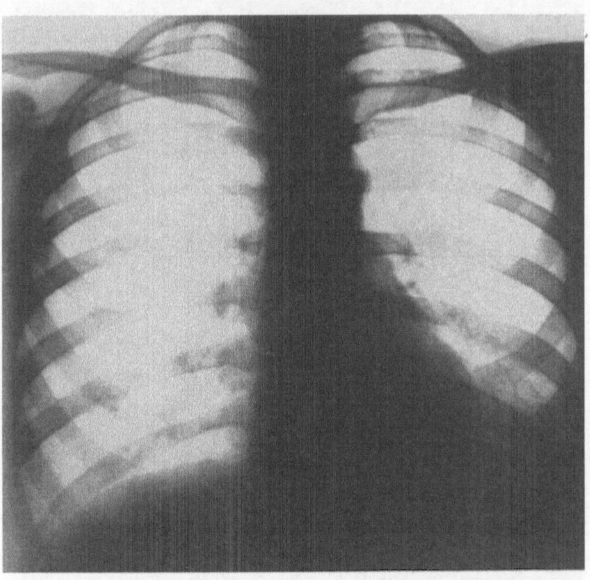

Abb. 58. Dieselbe Patientin ein weiteres Jahr später: Eosinophiles Infiltrat in der linken Lunge mit Winkelerguß

In den folgenden 6 Jahren hatte die Patientin keine Beschwerden, so daß auch keine Untersuchungen erfolgten. Erst nach 7 Jahren trat wieder ein „fieberhafter Infekt" auf, dieses Mal im August, der als flüchtiges eosinophiles Lungeninfiltrat diagnostiziert werden konnte. Die Patientin ist also viermal in verschiedenen Jahren im Sommer erkrankt, wobei die Infiltrate in der Zeit von April bis August auftraten.

Wie die vorstehend dargestellten Krankheitsberichte zeigen, gelingt es auch bei systematischer Untersuchung trotz mancher Hinweise auf das Bestehen einer Überempfindlichkeitsreaktion in vielen Fällen nicht, den Stoff zu finden, auf dessen Einwirkung der Organismus bzw. in diesem speziellen Fall die Lunge mit den beschriebenen Krank-

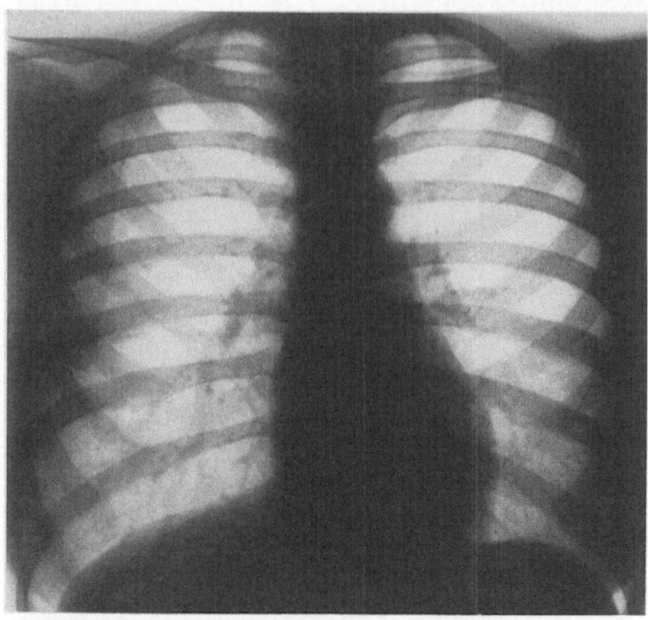

Abb. 59. Resorption nach 12 Tagen

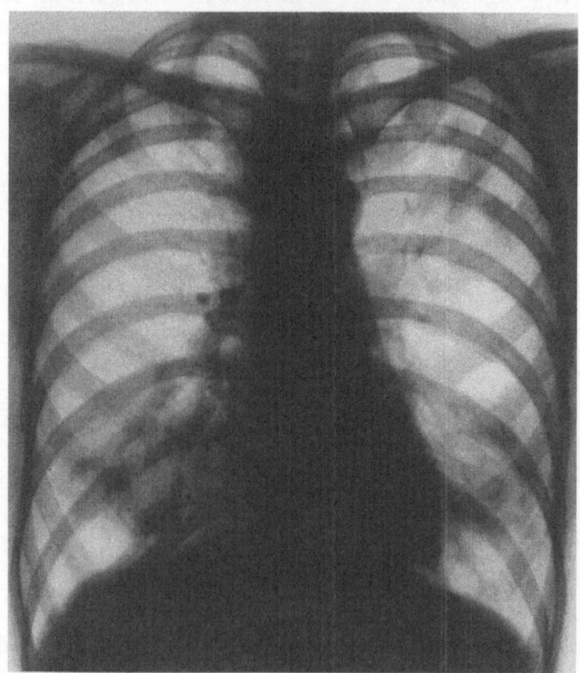

Abb. 60. Familiäres Auftreten von eosinophilen Infiltraten: Patientin mit Infiltraten in beiden Lungen

heitserscheinungen reagieren. Dies liegt an den bekannten verwickelten Verhältnissen, die sich bei der Allergensuche so häufig ergeben.

Schwierigkeiten können bei dem Versuch der ätiologischen Klärung aber auch auftreten, wenn die klinischen Erscheinungen eine parasitäre Ursache wahrscheinlich machen. Der Nachweis von Parasiten im Darm ist sehr einfach. Ein Beweis dafür, daß ein flüchtiges eosinophiles Lungeninfiltrat durch Darmparasiten hervorgerufen wurde, kann aber sehr mühevoll und zeitraubend sein (vgl. HENI, THEDERING und RIETHMÜLLER; WIEDEMANN).

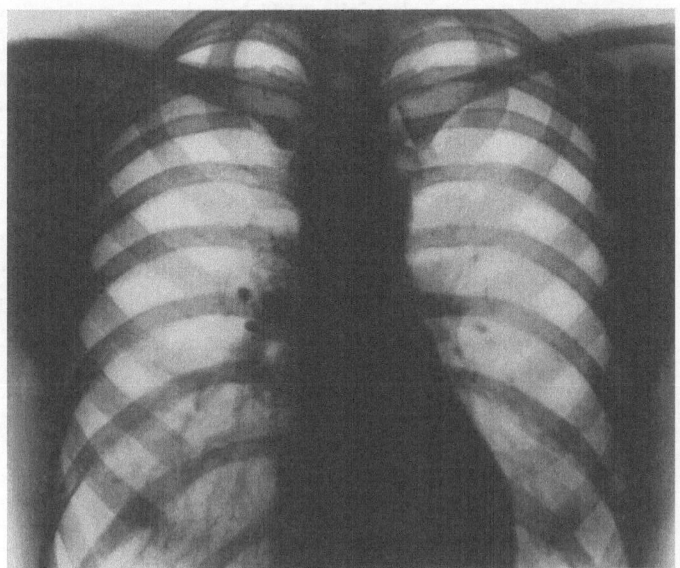

Abb. 61. Völlige Resorption nach 11 Tagen

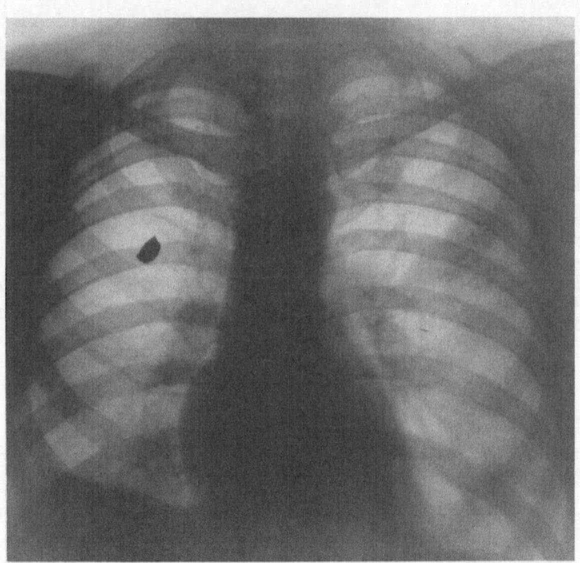

Abb. 62. Eosinophile Infiltrate in der linken Lunge bei dem Ehemann der Patientin (Abb. 60), zu gleicher Zeit beobachtet. Rechts: Zustand nach Hämatothorax bei Stecksplitter

Bei der Ascaridiasis z. B. ist dieser Beweis erst nach 10—12 Wochen zu erbringen oder aber als nicht gegeben zu beurteilen.

Die nachfolgend dargestellte Beobachtung gleichzeitig aufgetretener flüchtiger eosinophiler Lungeninfiltrate bei einem Ehepaar macht eine parasitäre Ätiologie sehr wahrscheinlich. Eine Patientin wurde mit dem in Abb. 60 wiedergegebenen Lungenbefund in die Klinik eingewiesen. Da der Hausarzt den Verdacht auf eine tuberkulöse Genese der Infiltrate in beiden Lungen geäußert hatte, wurde auch bei dem Ehemann, der sich völlig gesund fühlte, eine Röntgenuntersuchung veranlaßt. Diese ergab ein größeres und einige kleinere Infiltrate in der linken Lunge (rechts Zustand nach Hämatothorax bei Stecksplitter) (Abb. 62). Bei beiden Patienten waren 11 Tage später die Infiltrate völlig verschwunden (Abb. 61 u. 63).

Auf Grund der gemeinsamen, gleichzeitigen Erkrankung war es naheliegend, eine parasitär-infektiöse Ursache zu suchen. Die Suche nach Ascariden verlief jedoch ergebnislos. In diesem Zusammenhang ist darauf hinzuweisen, daß damit im Einzelfall die Ascaridenätiologie noch nicht widerlegt ist. Bei nur geringer Infektion kommt es vor, daß alle Larven auf ihrer Wanderung zugrunde gehen. Bei Infektionen mit Darmparasiten, für die der Mensch nicht wirtsspezifisch ist, erreichen die Parasitenlarven den Darm nicht wieder.

Wie oft es im Durchschnitt gelingt, die Ätiologie zu klären, läßt sich nicht abschätzen. Dies hängt von den gegebenen Möglichkeiten der Untersuchung, aber auch von dem Eifer des Untersuchers ab. Bei endemischem Auftreten wird es eher gelingen, einen gleich-

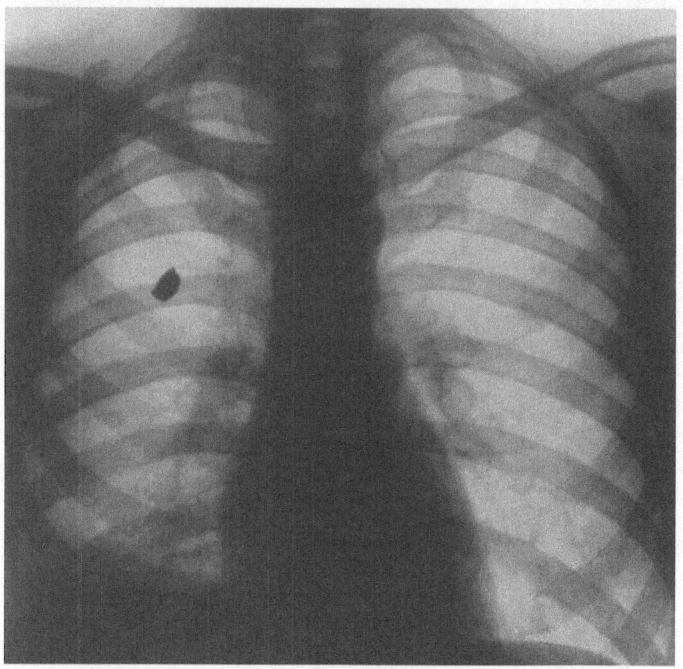

Abb. 63. Nach 11 Tagen ebenfalls völlige Resorption

bleibenden ätiologischen Faktor zu erfassen als bei sporadischem Vorkommen. Nach dem zweiten Weltkrieg hat in manchen Gegenden Deutschlands die Zahl der flüchtigen eosinophilen Lungeninfiltrate erheblich zugenommen, gleichzeitig auch die Durchseuchung mit Darmparasiten. HENI u. Mitarb. konnten im Jahre 1947 bei 78 % ihrer Fälle die Ascariden als den ursächlichen Faktor nachweisen, ein Prozentsatz, der sicherlich nicht zu jeder Zeit und in allen Gegenden, insbesondere auch nicht in Großstädten mit geringerer Ascaridenverseuchung so hoch liegen dürfte. In dem Material, das in Auswahl diesem Kapitel zugrunde liegt, erreicht die Häufigkeit, mit der die Ascaridenätiologie gefunden werden konnte, noch nicht 25 %. Dabei muß allerdings zugegeben werden, daß bei einem Teil der ambulanten Fälle die Suche nach der Krankheitsursache nicht mit genügender Sorgfalt vorgenommen werden konnte.

Versucht man, sich einen Überblick zu verschaffen über die verschiedenen Faktoren, die ein Löffler-Syndrom auszulösen vermögen, so kommt man zu folgendem Ergebnis: Es gibt eine Reihe von Noxen, die als Allergene die klinischen Erscheinungen der Antigen-Antikörperreaktionen auslösen und bei Kontakt mit der Lunge auch das Krankheitsbild der flüchtigen eosinophilen Lungeninfiltrate hervorrufen können. Allergene verschiedener Natur wurden hierfür gefunden. Neben diesen pathogenetischen Mechanismen einer veränderten Reaktionsweise kann das gleiche Krankheitsbild auch durch resorptive Vorgänge zustande kommen, wie es sich aus der Kenntnis der Parasitenätiologie ergibt.

i) Pathologische Anatomie

Das Krankheitsbild der flüchtigen eosinophilen Lungeninfiltrate konnte, da es im allgemeinen nur geringe klinische Symptome macht, erst durch die Entwicklung der Röntgendiagnostik entdeckt und in seinen Einzelheiten bewertet werden. Da histologische Untersuchungen des Lungengewebes zunächst nicht möglich waren, ließen sich Deutungen der pathologisch-anatomischen Veränderungen während des Krankheitsgeschehens nur aus dem klinischen Bild und aus der Röntgenmorphologie der Lungenbefunde ableiten. Auf Grund dieser Beobachtungen hat LÖFFLER zunächst von symptomarmen Pneumonien gesprochen und die Lungenbefunde als exsudativ-infiltrative Entzündungsherde definiert.

NAGEL hat 1941 durch Punktion eines Lungenbefundes, der klinisch als flüchtiges Infiltrat diagnostiziert werden konnte, Zellmaterial gewonnen und darin einen hohen

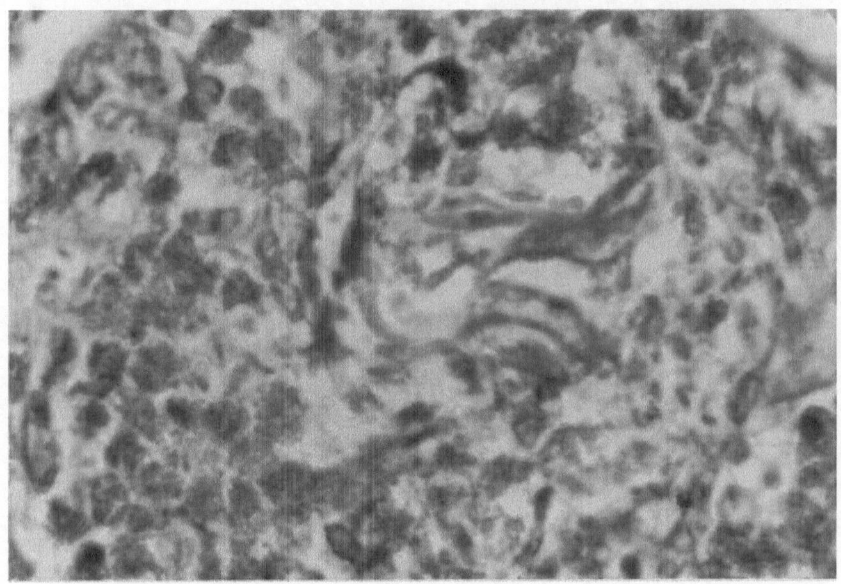

Abb. 64. Rund 200 μ große Ascaridenlarven im Lungengewebe, die von einem dichten eosinophilen Infiltrat umschlossen sind. (Aus LÖFFLER, ESSELLIER und MACEDO)

Gehalt an eosinophilen Leukocyten gefunden. Ein Jahr später hat v. MEYENBURG erstmals Gelegenheit gehabt, eosinophile Lungeninfiltrate, die autoptisch als Nebenbefunde bei vier verunglückten Personen gefunden worden waren, histologisch zu untersuchen. Die entzündlich infiltrativen Herde in den Lungen enthielten neben neutrophilen Leukocyten und einigen Erythrocyten massenhaft eosinophile Leukocyten, deren Zahl zwischen 70% und 100% der infiltrierten Zellen betrug. Daraus ergab sich, daß die Bezeichnung eosinophiles Lungeninfiltrat auch zellmorphologisch zutreffend ist. Zwei der Fälle v. MEYENBURGs wiesen Lungenherde bronchopneumonischer Struktur auf, während die beiden anderen das Bild embolischer Herdpneumonien boten. Bei diesen beiden wurden auch eosinophile Infiltrate in der Leber gefunden. Diese Unterschiede in der anatomischen Struktur und in der Lokalisation legten die Vermutung nahe, daß die Noxen, gegen deren Eindringen das Gewebe mit eosinophilen Infiltraten reagiert, die Lunge entweder aerogen oder hämatogen erreichen können. Für die aerogen-bronchogene Aufnahme sprechen die klinischen Beobachtungen über die Bedeutung der verschiedenen Inhalationsallergene bei der Entstehung des Löffler-Syndroms. Die hämatogene Aussaat in die Lunge konnte bei Mensch und Tier klinisch und experimentell nachgewiesen werden. Die Beobachtung von DÖRIG über die Entstehung flüchtiger eosinophiler Infiltrate durch Einschwemmung von Scolices in die Lunge und die klinischen Beobachtungen bei der Ascaridiasis belegen diese Art der Genese. LÖFFLER, ESSELLIER und MACEDO haben tierexperimentell durch Infestation des Meerschweinchens mit Ascaridenlarven eosinophile Infiltrate in den Lungen und anderen Organen erzeugen können, an denen sich das histologische Bild studieren ließ (Abb. 64 u. 65).

Diese tierexperimentellen Ergebnisse gelten auch für die Verhältnisse beim Menschen, denn mehrfach wurden in Selbstversuchen flüchtige eosinophile Lungeninfiltrate durch Infektion mit Ascariden erzeugt (KOINO; R. W. MÜLLER; VOGEL und MINNING; ESSELLIER und KOSZEWSKI). Der histologische Nachweis einer Parasitenlarve in einem eosinophilen Lungeninfiltrat konnte auch bei einem Menschen in einem Fall von Toxocarainfektion geführt werden (BRILL, CHURG und BEAVER).

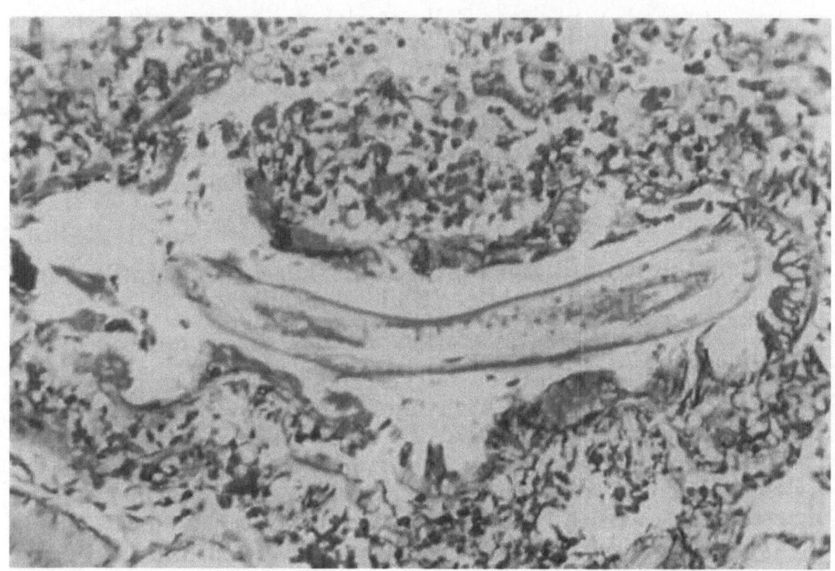

Abb. 65. Rund 400 μ große, längsgetroffene Ascaridenlarven im Lumen eines kleinen Bronchus, der von einem eosinophilen Infiltrat umgeben ist. (Aus LÖFFLER, ESSELLIER und MACEDO)

j) Differentialdiagnose

Eine differentialdiagnostische Unterscheidung der flüchtigen eosinophilen Lungeninfiltrate von anderen Lungeninfiltraten ist bei der ersten röntgenologischen Befunderhebung nicht möglich, weil die Röntgenmorphologie der eosinophilen Lungeninfiltrate keine Kriterien bietet, die nur für diese Krankheit charakteristisch sind.

Ist der Arzt genötigt, etwa als Einweisungsdiagnose für die Aufnahme in ein Krankenhaus eine erste Vermutung zu äußern, so kann er auf Grund des Röntgenbefundes keine sichere Unterscheidung treffen gegenüber einer Reihe anderer infiltrativer Lungenprozesse. Morphologisch können die Röntgenbefunde bei Löffler-Infiltraten den verschiedenen Formen der Lungentuberkulose zum Verwechseln ähnlich sehen. Besonders die frischen tuberkulösen Erkrankungen, Frühinfiltrate oder Sekundärinfiltrierungen, bronchogene oder hämatogene Streuungen, selbst miliare Aussaaten (vgl. Abb. 41) können nicht immer bei der ersten Betrachtung von den eosinophilen Lungeninfiltraten unterschieden werden. Diagnostische Fehldeutungen sind möglich gegenüber umschriebenen bronchopneumonischen Prozessen, den lobären Pneumonien, den Atelektasen verschiedener Genese, besonders beim Asthma bronchiale, den Lungentumoren, Q-Fieberpneumonien, Viruspneumonien und Wa.R.-positiven Infiltraten.

Für eine differentialdiagnostische Unterscheidung dieser Krankheiten vom eosinophilen Lungeninfiltrat sind neben der klinischen Untersuchung sowie serologischen und immunbiologischen Testen zwei Kriterien richtungweisend: die Verlaufsbeobachtung und die Verfolgung der Bluteosinophilie.

Im Verlauf der Löffler-Syndrome ist die Flüchtigkeit der infiltrativen Prozesse eine Erscheinung, in der sich diese Infiltrate von anderen Krankheiten mit sehr ähnlichen Röntgenbefunden deutlich unterscheiden. LÖFFLER hat wiederholt darauf hingewiesen, daß Lungeninfiltrate, die länger als 2 Wochen bestehen bleiben, nur sehr selten eosinophile Infiltrate sein können. Es kommen aber gelegentlich Fälle vor, in denen aus nicht ersichtlichen Gründen die Resorption verspätet eintritt (vgl. Abb. 39 u. 40). Dies sind aber sicherlich Ausnahmen.

Bei der Bluteosinophilie, die für die Löffler-Infiltrate obligatorisch ist, sind Höhe und Dauer der Eosinophilie charakteristisch. Eine Vermehrung der Eosinophilen im Blut kann auch bei Lungeninfiltraten anderer Genese vorkommen als postinfektiöse Eosinophilie oder als Ausdruck eosinotaktischer Reize bei Allergenexposition, Parasitose und dergleichen. ESSELLIER hat diese Fälle als Lungeninfiltrate mit Fremdeosinophilie bezeichnet und hat gezeigt, daß im Vergleich mit diesen Lungeninfiltraten die Eosinophilie bei den Löffler-Infiltraten früher einsetzt und bedeutend höhere Werte erreicht. Überdies kann auch die zeitliche Differenz zwischen dem Maximum der Eosinophilie und dem Infiltrat ein wichtiges Merkmal sein.

Bei den differentialdiagnostischen Überlegungen ist ferner zu beachten, daß sich das Syndrom anderen Lungenerkrankungen hinzugesellen kann (vgl. Abb. 37 u. 44).

Alles in allem gilt für die Diagnostik der flüchtigen eosinophilen Lungeninfiltrate und deren differentialdiagnostische Unterscheidung von anderen Krankheiten mit sehr ähnlichen röntgenmorphologischen Lungenbefunden, daß eine richtige Beurteilung sich nur aus der Gesamtbetrachtung ergeben kann, wobei die drei Hauptsymptome, nämlich die Infiltratbildung, deren Flüchtigkeit und die Bluteosinophilie mit ihren zeitlichen Beziehungen die wichtigsten diagnostischen Merkmale darstellen.

Literatur

Ausführliche Literaturangaben s. bei W. LÖFFLER u. C. MAIER, Ergebn. inn. Med. Kinderheilk. **63**, 195—302 und A. F. ESSELLIER, Handbuch der inneren Medizin, Bd. IV, Teil 2. Springer 1956.

BERNHARD, P., u. K. L. RADENBACH: Eosinophile Lungeninfiltrate infolge gezielter endobronchialer Kavernenbehandlung mit Streptomycin. Münch. med. Wschr. **1953**, 819.

BJORKMANN, S. E.: A case of severe allergic pulmonary reaction to gold. Acta allerg. (Kbh.) **6**, 304 (1953).

BRILL, R., I. CHURY, and P. C. BEAVER: Allergic granulomatosis associated with visceral larva migrans. Amer. J. clin. Path. **23**, 1208 (1953).

CAPUANI, G. F.: Infiltrati fugaci — „syndroma di Löffler“ e allergia. Quad. Allerg. **7**, 45 (1941).

CHASSÉ, T. A. V.: Bericht über die bei der Armeereihendurchleuchtung 1943/44 festgestellten eosinophilen Lungeninfiltrate. Vjschr. schweiz. Sanit.-Off. **23**, 3 (1946).

DÖRIG, J.: Über einen Fall von Echinococcus cysticus der Leber mit Einbruch in die Vena hepatica, multiplen Streuschüben unter dem klinischen Bild des eosinophilen Lungeninfiltrates (LÖFFLER) und Tod im allergischen Schock. Diss. Zürich 1946.

DÜNGEMANN, H.: Pneumonien und Bronchostenosen bei flüchtigen allergischen Lungenverschattungen. Med. Klin. **60**, 241 (1965).

ENGEL, D.: Über eine eigenartige anaphylaktische Erkrankung der Lunge. Beitr. Klin. Tuberk. **87**, 239 (1935).

ESSELLIER, A. F.: Die eosinophilen Lungeninfiltrate. In: Handbuch der inneren Medizin, Bd. IV/2, S. 1443—1548. Berlin - Göttingen - Heidelberg: Springer 1956.

—, u. B. J. KOSZEWSKI: Adrenocorticotropes Hormon und Löffler'sches Syndrom (Wirkung des ACTH an einem im Selbstversuch erzeugten flüchtigen Lungeninfiltrat mit Bluteosinophilie). Beitr. Klin. Tuberk. **106**, 10 (1951).

FÜLLEBORN, F.: Über den Infektionsweg bei Ascaris. Klin. Wschr. **1922**, 984.

HENI, F., H. THEDERING u. U. RIETHMÜLLER: Die flüchtigen eosinophilen Lungeninfiltrate. Dtsch. med. Wschr. **72**, 421—426 (1947).

HUEBSCHMANN, P. Diskussionsbemerkung. Beitr. Klin. Tuberk. **70**, 233 (1928).

ICKERT, F.: Allergie und Tuberkulose. Leipzig 1940.

KELLER, A. E., H. T. HILLSTROM, and R. S. GASE: The lungs of children with ascaris. A roentgenologic study. J. Amer. med. Ass. **99**, 1249 (1932).

KLINGHOFFER, I. F.: Löfflers syndrome following use of a vaginal cream. Ann. intern. Med. **40**, 343 (1954).

KOINO, S.: Experimental infections in human body with ascarides. Jap. Med. World **2**, 317 (1922).

Lehmann, E.: Tuberkulöse Ätiologie flüchtiger eosinophiler Lungeninfiltrate. Beitr. Klin. Tuberk. **111**, 489 (1954).

Leitner, S. J.: Über flüchtige Lungeninfiltrate. Z. Tuberk. **66**, 226 (1932).

— Klinik und Pathogenese der flüchtigen hyperergischen Lungeninfiltrate. Ergebn. ges. Tuberk.- u. Lung.-Forsch. **10**, 277 (1941).

Löffler, W.: Zur Differentialdiagnose der Lungeninfiltrierungen. Über flüchtige Succedaninfiltrate (mit Eosinophilie). Beitr. Klin. Tuberk. **79**, 368 (1932).

— Die flüchtigen Lungeninfiltrate mit Eosinophilie. Schweiz. med. Wschr. **1936**, 1069.

— A. F. Essellier u. M. E. Macedo: Zur Pathogenese und Ätiologie der flüchtigen Lungeninfiltrate mit Bluteosinophilie (Löfflersches Syndrom). Helv. med. Acta **15**, 223 (1948).

—, u. C. Maier: Das flüchtige Lungeninfiltrat mit Bluteosinophilie. Ergebn. inn. Med. Kinderheilk. **63**, 195 (1943).

Löhr, H.: Über flüchtige Lungeninfiltrate mit und ohne Eosinophilie des Blutes. Z. klin. Med. **137**, 297 (1940).

Mauderli, H.: Über die Entstehung unspezifischer entzündlicher Hilusveränderungen. Schweiz. Z. Tuberk. 8, 245 (1951).

McKinlay, C. A., and R. V. Ellis: Allergic pneumonia. J. Lab. clin. Med. **26**, 1427 (1941).

Meyer, H. E.: Zur Kenntnis flüchtiger, mit Eosinophilie im Blut einhergehender Lungeninfiltrate. Med. Welt **1937**, 1808.

Meyenburg, H. v.: Die pathologische Anatomie des flüchtigen Lungeninfiltrates mit Bluteosinophilie. Virchows Arch. path. Anat. **309**, 258 (1942).

— Das eosinophile Lungeninfiltrat. Pathologische Anatomie und Pathogenese. Schweiz. med. Wschr. **1942**, 809.

— Über eosinophile Lungenentzündungen. Neue pathologisch-anatomische Beiträge. Schweiz. Z. Tuberk. **1**, 205 (1944/45).

Michaud, L., et P. H. Crausaz: Penicilline et allergie. Schweiz. med. Wschr. **1948**, 1242.

Morandi, L., H. Ochsner u. A. Neuenschwander: Nebenerscheinungen im Verlauf der Tuberkulosebehandlung mit Paraaminosalicylsäure (Pas). Schweiz. med. Wschr. **1951**, **1301**.

Mosler: Zit. nach W. Löffler u. C. Mayer.

Müller, R. W.: Über die flüchtigen eosinophilen Lungeninfiltrate. Beitr. Klin. Tuberk. **92**, 254 (1939).

Nagel, O.: Beitrag zur Pathologie der flüchtigen Lungeninfiltrate mit Eosinophilie. Beitr. klin. Tuberk. **96**, 185 (1941).

Randig, K.: Persistierende Eosinophilie als Tuberkulinallergie mit Pleuropericarditis serosa und rezidivierenden Lungeninfiltraten. Beitr. Klin. Tuberk. **104**, 362 (1950).

Reichlin, S., M. H. Loveless, and E. G. Kane: Löfflers syndrome following penicillin therapie. Ann. intern. Med. **38**, 113 (1953).

Slowey, J. F.: A case of transient successive pulmonary infiltration (Löfflers syndrome) associated with trichiniasis. Ann. intern. med. **21**, 130 (1944).

Spühler, O., u. M. Kartagener: Endemisches Auftreten eosinophiler Lungeninfiltrate in einer militärischen Einheit. Schweiz. med. Wschr. **1944**, 1145.

Steigrad, A.: Flüchtige Lungeninfiltrate im Schirmbild. Diss. Zürich 1952.

Vogel, H., u. W. Minning: Beiträge zur Klinik der Lungenascaridiasis und zur Frage der flüchtigen eosinophilen Lungeninfiltrate. Beitr. Klin. Tuberk. **98**, 620 (1942).

Warring, F. C., and K. S. Howlet: Allergic reactions to paraaminosalicylic acid. Report of 7 cases, including one case of Löfflers syndrome. Amer. Rev. Tuberc. **65**, 235 (1952).

Wiedemann, E.: Das flüchtige eosinophile Lungeninfiltrat (Löffler-Syndrom). Münch. med. Wschr. **1952**, 883.

Wild, O.: Zit. nach A. F. Essellier, Handbuch der inneren Medizin, Bd. IV/2. Berlin-Göttingen-Heidelberg: Springer 1950.

V. Pneumokoniosen

Von

G. Worth

Mit 86 Abbildungen

1. Einleitung und Terminologie

Die klinische Erforschung der Staublungenerkrankungen wurde erst durch die Entdeckung der Röntgenstrahlen und ihre Anwendung in der Medizin möglich, während vorher Pneumokoniosen von anderen Lungenerkrankungen mit ähnlicher Symptomatik kaum sicher zu unterscheiden waren[1]. Mit der Verfeinerung der klinischen und röntgenologischen Diagnostik und mit den zunehmenden Erfahrungen auf pathologisch-anatomischem Gebiet ergaben sich präzisere Fragen nach der Ätiologie der verschiedenen Staublungenerkrankungen. Es wurde bald klar, daß beispielsweise das komplexe Problem der Silikose nicht allein Pathologen, Klinikern und Röntgenologen überlassen bleiben konnte, sondern daß hier Naturwissenschaftler verschiedener Sparten mit der Forschung einzusetzen hatten. Namentlich im letzten Jahrzehnt sind unsere Kenntnisse über die biologische Wirksamkeit von Stäuben durch die enge Zusammenarbeit von Klinikern, Pathologen, Chemikern, Mineralogen, Hygienikern, Physikern und Technikern beträchtlich erweitert worden. Dennoch sind die pathogenetischen Zusammenhänge der meisten Pneumokoniosen auch heute immer noch in vielen Punkten nicht geklärt.

Für die Entwicklung einer Pneumokoniose kommt nur derjenige Anteil des eingeatmeten Schwebestaubes als pathogenes Agens in Betracht, der bis in die Lungenacini gelangt, also in diejenigen Anteile des Respirationstraktes, die nicht mehr von einem kontinuierlichen Flimmerepithelüberzug ausgekleidet sind. Ein mehr oder minder großer Anteil des Staubes wird in den zuführenden Atemwegen — Nase, Larynx und Tracheobronchialbaum — niedergeschlagen und vom Flimmerstrom in den Pharynx transportiert. Ein anderer Teil verläßt mit der Ausatmungsluft wieder den Körper. Aber auch die Phagocytose spielt bei der Staubelimination eine bedeutsame Rolle. Über den Mechanismus und selbst über den genauen Ort des Eindringens von Staubteilchen in das Lungengewebe herrschen zur Zeit noch unterschiedliche Auffassungen. Mit der Gewebsflüssigkeit strömt der in die Lunge eingedrungene Staub zu den interlobulären, peribronchialen, periarteriellen und subpleuralen Lymphgefäßen und damit auch zu den Lymphknoten an den Lungenwurzeln ab. Welche Pathogenität der Staub bei seiner Wanderung im bronchopulmonalen System im Lungengewebe selbst entfaltet, hängt nicht nur von dessen Zusammensetzung, Menge und Feinheitsgrad ab, sondern auch von der Art der Einwirkung, sei sie mechanischer, chemischer, physikalischer oder infektiöser Natur.

Als „lungengängig" werden heute im wesentlichen nur Staubteilchen unter 6 μ Durchmesser angesehen. Tierexperimentelle Untersuchungen von KING und NAGELSCHMIDT (1954) ergaben, daß für kieselsäurehaltige Stäube die Korngrößenklassen von 1—2 μ Durchmesser am stärksten pathogen sind. Für die Pathogenese der Pneumokoniosen sind aber nicht nur Größe und Anzahl der inhalierten Partikel, sondern auch die Gesamtoberfläche des Staubes von größter Bedeutung. Die Wirksamkeit wird bei gleicher Gesamt-

[1] Hinsichtlich der mit den Pneumokoniosen verbundenen versicherungsrechtlichen Fragen wird auf die Monographie: WORTH und SCHILLER, „Die Pneumokoniosen", 1954, verwiesen.

masse an Staub ganz unterschiedlich sein, je nachdem, auf welche Korngrößenklassen die Masse des Staubes verteilt ist. Quarzpulver mit einer Dichte von 2,6 und einem Teilchendurchmesser von 0,1 μ hat nach THOMAS (1955) bereits eine Oberfläche von etwa 25 m^2/g. Es sind also bei quarzstaubexponierten Arbeitern unter Umständen über 100 Quadratmeter fremder Oberflächen mit fremden polaren Mustern in die Spalten des Lungengewebes eingelagert.

In groben Zügen unterscheiden wir heute zwischen *benignen* und *malignen* Pneumokoniosen. Zahlreiche harmlose Staubarten, wie z.B. Kalk, Marmor oder Gips, rufen außer Speichervorgängen keine wesentlichen Veränderungen in den Lungen hervor. Im Gegensatz hierzu zeichnen sich stark pathogene Stäube wie Quarz und Asbest durch eine fibroseerzeugende Wirkung aus. Die benignen Staublungen werden also durch wenig wirksame Stäube verursacht, die nur gutartige unwesentliche Organveränderungen auslösen. Die malignen Staublungen haben ihre Ursache in der Einwirkung hochaktiver Stäube, die zu schwerwiegenden progressiven Gewebsschädigungen mit erheblicher Einbuße der ventilatorischen und cirkulatorischen Funktion führen.

Für die Vielzahl der Pneumokoniosen hat sich immer noch keine allgemein gültige *Nomenklatur* finden lassen. Da aber die Herausstellung der durch typische fibroplastische Gewebsreaktion gekennzeichneten Staublungenerkrankungen, deren Prototyp die Silikose darstellt, wegen des besonderen anatomischen, klinischen und röntgenologischen Krankheitsbildes, ihrer speziellen Beziehung zur Tuberkulose und ihrer besonderen Verlaufsart durchaus berechtigt ist, empfiehlt sich die Einteilung in

Pneumokoniosen, hervorgerufen durch *silikogene*, d.h. Silikose erzeugende Stäube,
Pneumokoniosen, hervorgerufen durch *nicht-silikogene* Stäube.

Naturgemäß wird man mit einer solchen groben Einteilung nicht allen Pneumokoniosen gerecht werden können, weil bei manchen Staublungenerkrankungen die ursächliche Verknüpfung von schädlichem Agens und erkranktem Organ noch nicht gesichert ist oder — was viel häufiger vorkommt — die Inhalation pathogener *Staubgemische* die Klärung der Kausalität erschwert.

Die Pneumokoniosen zählen zu den ausgesprochen symmetrischen Erkrankungen der Lunge. Zur Erklärung der bevorzugten Lokalisation der Silikose in den mittleren Lungenanteilen wird von pathologisch-anatomischer Seite die einleuchtende Hypothese von der Bilanz der Staubablagerung angeführt, die sich aus dem Überschuß des eingeatmeten über den abtransportierten Staub ergibt. DI BIASI (1949) weist darauf hin, daß die in das Mittelgeschoß führenden Bronchen den kürzesten Verlauf haben und damit aus der Atemluft ohne den Verlust der sich auf den Wandungen längerer Bronchen ablagernden Partikel relativ die meisten Staubteilchen aufnehmen. Aber noch ein anderer Punkt muß bei der Frage der Staubbilanz berücksichtigt werden, nämlich der Abtransport auf dem Lymphwege. Man hat hier auch von der „Lymphwaschung" oder der „Selbstreinigung der Lungen" gesprochen. Daß diese in stark beatmeten, d.h. intensiv bewegten Lungenabschnitten am ausgeprägtesten ist, ist leicht verständlich. HUSTEN (1950) erklärt hieraus die relativ geringfügige Beteiligung der unteren Lungenabschnitte an der Silikose. Eine andere Erklärung für die spezielle Lokalisation der Staublungenveränderungen und ihre typische bilaterale Symmetrie stützt sich auf nervale Einflüsse (KALBFLEISCH 1949), die die Form und den Ablauf des Krankheitsgeschehens in der Lunge bestimmen sollen.

Dennoch sind graduelle Verschiedenheiten der Staublungenveränderungen, insbesondere auch unterschiedliche Schwielenlokalisationen bei den Pneumokoniosen keine Seltenheit. Nach BOHLIG (1957) ist röntgenologisch in $^1/_5$ der reinen Silikosen mit asymmetrischen Befunden zu rechnen. Inwieweit hierbei der unterschiedliche Bau des Bronchialbaumes, Störungen des Lymphabflusses durch pleuritische Verwachsungen oder Indurationen im Lungengewebe, lokale Emphysembildungen, Bronchiektasen und dergleichen mehr eine maßgebliche Rolle spielen, läßt sich im Einzelfall oft nur schwer entscheiden.

2. Die Silikose

a) Pathogenese der Silikose

Die richtungweisenden Grundfragen- und Übersichtsarbeiten von BOUCHER (1955), CHAKRAVORTTY (1956), GÄRTNER (1956), NAGELSCHMIDT und KING (1956), DAVIES (1957), K. THOMAS (1957), CLAEYS und QUINOT (1958), JÖTTEN und KLOSTERKÖTTER (1958) sowie POLICARD (1958) stellen klar, daß die gesicherten Kenntnisse zur Pathogenese der Silikose gering sind. Während vor 20—30 Jahren die *mechanische* Theorie (WATKINS-PITCHFORD 1916; MOORE 1918), d.h. der Reiz durch die scharfen Ecken und Kanten der Quarzteilchen, ganz im Vordergrund stand, wurde sie später von der *Löslichkeitstheorie* (KETTLE 1932; KING 1938, 1947, 1950) überholt. Hiernach stellt die aus dem Quarz gelöste Kieselsäure in monomolekularer oder geringgradig kondensierter Form, als sog. Oligo-Kieselsäure, das schädliche Agens dar. Vertreter der *Oberflächentheorie* nehmen an, daß eine biologische Wirkung des Quarzes auch ohne Inlösunggehen von Kieselsäure direkt durch eine Oberflächenwirkung möglich ist. Nach der Hypothese von JÄGER (1950) und SEIFERT (1953) übt die Gitterstruktur an der Quarzoberfläche einen bestimmten Einfluß auf das umgebende Körpereiweiß aus, indem die Einzelbausteine der Eiweißmoleküle aus ihrer normalen Lage herausgenommen werden, ohne daß eine eigentliche chemische Reaktion erfolgt. Dadurch wird adsorbiertes Eiweiß denaturiert. Man spricht hier auch von der *Matrizentheorie.* Die Oberflächenwirkung basiert auf kontaktkatalytisch wirkenden Sorptionsprozessen an der Oberfläche von Kieselsäureteilchen in phagocytierenden Lungenmakrophagen. Das entspricht der *Kontakt-Theorie* von THOMAS (1957) und STÖBER (1959, 1966). Entscheidend ist letztlich in der Pathogenese der Silikose der Zelluntergang nach Phagocytose von Quarzpartikeln. Man nimmt an, daß die silikogene Substanz die Phagosomenmembran derart schädigt, daß das Lysozym auch auf die eigene Zelle zurückwirken kann und dadurch die Nekrose der Makrophagen auslöst.

In serologischen Arbeiten von SCHEEL u. Mitarb. (1954), ISHINISHI und MIYAZAKI (1957), ANTWEILER und HIRSCH (1957) sowie PERNIS u. Mitarb. (1957) wurde die Entstehung antigen wirkender Eiweiße durch Adsorption und Denaturierung an der Quarzoberfläche nachgewiesen. Auch diese Ergebnisse sprechen im Zusammenhang mit älteren Adsorptionsversuchen für eine pathogenetische Mitwirkung von Oberflächenkräften. — KIKUTH und SCHLIPKÖTER (1956) nehmen auf Grund chemischer Befunde von SCHWARZ (1956) an, daß die Monokieselsäure als das schädliche Agens bei der Entstehung der Silikose anzusehen ist, indem sie an den Mitochondrien der Zellen angreift und den Fermentstoffwechsel stört. Es handele sich gewissermaßen um eine chemische Vergiftung der Zelle. Die verminderte Zellatmung führe zu einer vermehrten Faserbildung und erkläre auch die zunehmende Kollagenisierung und Hyalinisierung.

Besonders lebhaft wurde auch die „*Immuntheorie*" der Silikosegenese diskutiert (VIGLIANI und PERNIS 1958). Sie basiert auf der Annahme einer Antigen-Antikörperreaktion im Verlaufe der Fibroseentwicklung. Bald nach der Staubinhalation sollen durch die SiO_2-Einwirkung körpereigene Substanzen verändert oder aber sonst unwirksam in Zellen fixierte Gewebsbestandteile freigesetzt werden und Antigenwirkung erhalten. Sie rufen die Bildung von Antikörpern hervor, die mit dem örtlich fixierten Antigen reagieren. Bei dieser Antigen-Antikörperreaktion komme es zu der für Silikose typischen Hyalinbildung. Das Vorhandensein von Kollagenfasern erleichtere die Anlagerung des Antigen-Antikörperkomplexes in Analogie zum Amyloid und rheumatischen Knötchen.

b) Quarzstaubsilikose und Mischstaubsilikose

Bei den durch silikogenen (kieselsäurehaltigen) Staub verursachten Pneumokoniosen läßt sich unterscheiden zwischen der *reinen Quarzstaubsilikose* und der sog. *Mischstaubsilikose*, bei der neben der Einwirkung des Quarzes auf das Lungengewebe andere Staubkomponenten teilhaben. Während das typische silikotische Knötchen, das Grundelement der Silikose, aus einem zentralen hyalin-schwieligen Kern, in dem die Zellen größtenteils

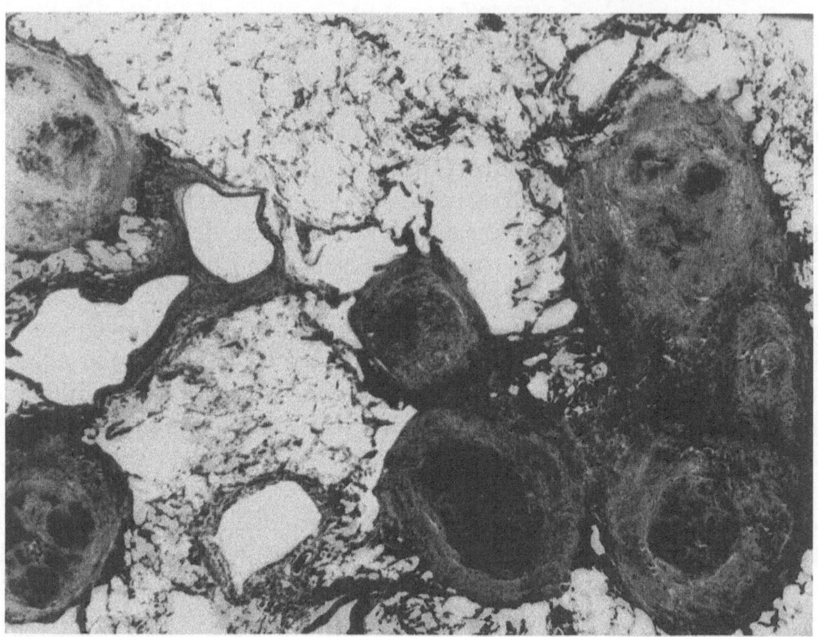

Abb. 1. Silikotisches Konglomeratknötchen in der Lunge eines 56jährigen Mannes mit Silikose II, verbunden mit Tuberkulose. (Aus: WORTH und SCHILLER 1954)

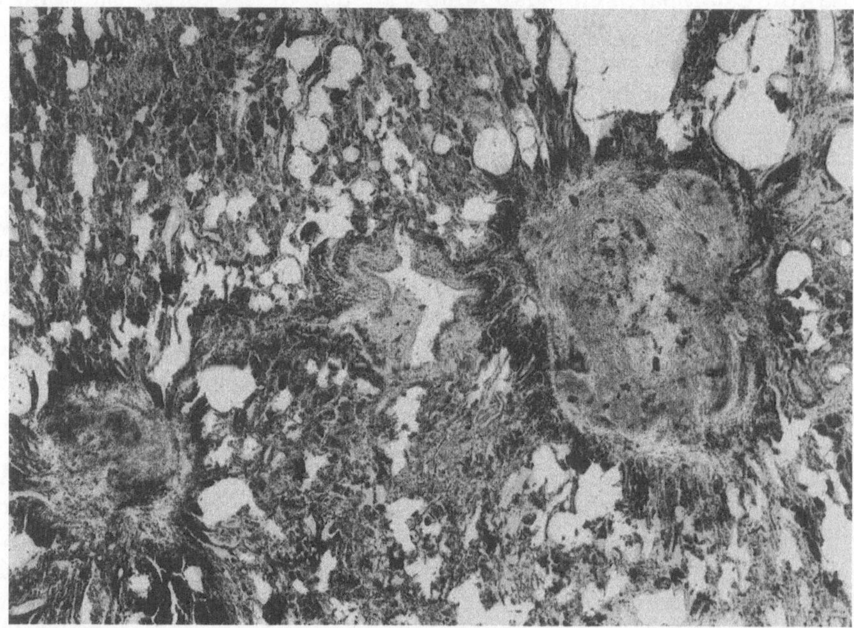

Abb. 2. Porzellanstaublunge mit einem Schwielenknötchen und einer Gruppe konfluierter Schwielenknötchen, beide umsäumt von dicht gelagerten Staubzellansammlungen, die auch in die Umgebung ausstrahlen. (Aus: WORTH und SCHILLER 1954)

oder vollständig zugrunde gegangen sind, und aus einem nur schmalen Saum von staubzellenreichem Randgewebe besteht (Abb. 1), zeigt das modifizierte Knötchen bei der Mischstaubsilikose eine wesentlich breitere Außen- oder „Wachstumszone" (DI BIASI 1949) (Abb. 2). Entsprechend diesen pathologisch-anatomischen Eigentümlichkeiten stellt sich röntgenologisch bei der reinen Quarzstaubsilikose ein relativ scharf begrenzter, dichter Fleckschattentyp mit nur geringer Neigung zur Konfluenz mit Nachbarherden dar.

Die Mischstaubknötchen hingegen weisen mit ihren breiten, strahlig-bindegewebigen, zellreichen Randpartien röntgenologisch eine weichere Struktur mit unscharfer Konturierung auf. Bei der weiteren Differenzierung zwischen der reinen Quarzstaubsilikose und der Mischstaubsilikose bleibt zu berücksichtigen, daß die Tendenz zur Vergrößerung und zur Verschmelzung mit Nachbarknötchen bei der Mischstaubsilikose viel stärker ausgeprägt ist, wie auch die Entwicklung von größeren Knoten viel häufiger vorkommt und schneller erfolgt als bei der reinen Quarzstaubsilikose.

So aufschlußreich auch die verschiedenen röntgenologischen Staublungenveränderungen für den Erfahrenen sind, so ergeben sich bei der Trennung der Begriffe Quarzstaubsilikose und Mischstaubsilikose oft nicht unerhebliche Schwierigkeiten. Da in der Mehrzahl der Fälle nur von dem *Überwiegen* des inhalierten Quarzstaubes oder Mischstaubes die Rede sein kann, sind die Begriffe „reine Silikose“ und „Mischstaubsilikose“ wenig exakt und nur beschränkt anwendbar. Hinzu kommt, daß selbst innerhalb *eines* Betriebes je nach dem speziellen Berufseinsatz unter Umständen Stäube mit sehr unterschiedlichem Quarzgehalt inhaliert werden, so daß im Ablauf eines vieljährigen Berufslebens, bei dem der Staubexponierte häufig seinen Arbeitsplatz wechselt, eine qualitative und quantitative Analyse kaum möglich ist. Die röntgenologische Vielfalt aller nur denkbaren Modifikationen der Silikose wird man daher kaum in ein Schema einordnen können.

c) Röntgenologische Grundzüge der Silikose

Die ausschlaggebende Bedeutung der röntgenologischen Untersuchungsmethoden für die Erkennung und Beurteilung der Pneumokoniosen präzisiert STAUB-OETIKER (1916) in einer der ersten deutschsprachigen Arbeiten auf diesem Gebiet mit folgenden Worten: „So spärlich und unklar die Ergebnisse der Perkussion und Auskultation sind, so prägnant und entscheidend für die Diagnose ist die Röntgenplatte. Wohl bei keiner zweiten Krankheit der Lungen, auch nicht bei der Miliartuberkulose, ist sie von gleich ausschlaggebender Bedeutung.“ Das Röntgenbild liefert nicht nur den einzigen objektiven Nachweis bestehender morphologischer Staublungenveränderungen, es erlaubt auch, die Entwicklung der Silikose an Hand regelmäßiger Kontrolluntersuchungen in bestimmten Zeitabständen zu verfolgen.

Nicht der Quarzstaub als solcher, sondern die durch ihn ausgelöste fibroplastische Gewebsreaktion ruft im Röntgenbild als Äquivalent eine weichteildichte Verschattung hervor. Entsprechend der Gestalt des anatomischen Substrates finden wir röntgenologisch bei der Silikose streifige oder fleckige Strukturen. Einzelstehende Knötchen unter 2 mm Durchmesser, wahrscheinlich aber auch etwas größere, isoliert auftretende junge bzw. zellreiche Granulome gelangen auf dem gewöhnlichen Lungenfilm aus röntgenoptischen Gründen nicht mehr zur Darstellung, so daß der Pathologe in den frühesten Stadien der Silikose ungleich eindeutigere Befunde aufzuweisen hat als der Röntgenologe. So fanden GOUGH, JAMES und WENTWORTH (1949) bei vergleichenden histologischen und röntgenologischen Betrachtungen von 76 Fällen einfacher Pneumokoniose, daß bei geringfügigen Staublungenveränderungen röntgenologisch bei Beurteilung durch neun Experten keine sicheren Lungenveränderungen nachweisbar waren. Bei mäßigen und schweren Graden ergab sich hingegen in allen Fällen eine gute Übereinstimmung in der röntgenologisch nachgewiesenen Zahl der Verdichtungen und der histologisch gefundenen Knötchenzahl. Eigene röntgenexperimentelle Untersuchungen und auch vergleichende Betrachtungen von Röntgenbefunden und rückgewonnenen Lungenstäuben haben ergeben, daß nicht der in Kohlengruben inhalierte Staub als solcher, sondern die durch ihn ausgelöste fibrotische Gewebsreaktion im allgemeinen Ursache der typischen generalisierten Fleckschatten ist (WORTH u. Mitarb. 1967). — Seit der Einführung röntgenologischer Vergrößerungsbilder und der Hartstrahltechnik ist in manchen Fällen eine Verbesserung der Frühdiagnostik von Pneumokoniosen ermöglicht worden. Zur Erfassung der effektiven Durchsetzungsdichte in den Lungen, d.h. der Quantität und auch der

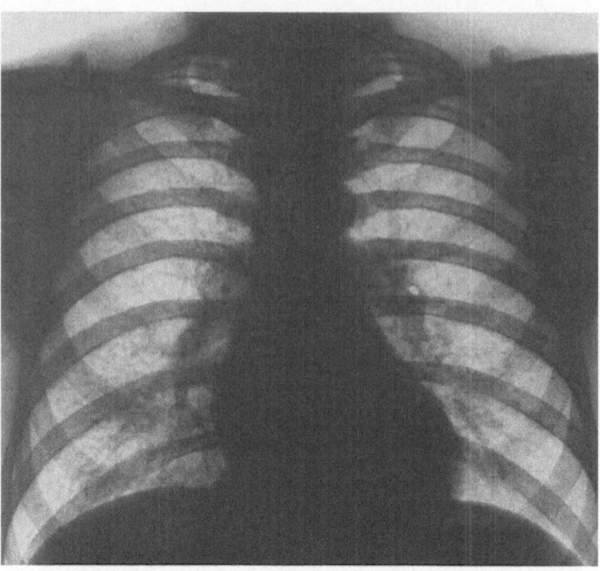

Abb. 3. Leichtgradige Silikose (Internationale Klassifikation: 2 m). 41jähriger Bergmann aus dem Ruhrgebiet, der 10 Jahre vor Gestein und 11 Jahre vor Kohle gearbeitet hat. Verdichtete Hili. Vermehrte maschenförmige Lungenzeichnung. Generalisierte, relativ weiche, mittelgrobe Fleckelung in fast allen Lungenpartien

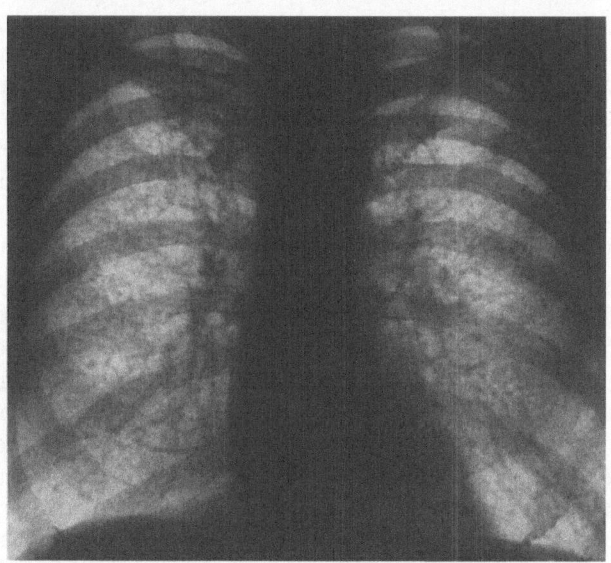

Abb. 4. Mittelgradige Silikose (Internationale Klassifikation: 3 m). 59jähriger Bergmann aus dem Ruhrgebiet, der 29 Jahre unter Tage, davon 20 Jahre vor Gestein gearbeitet hat. Grobe, dichte Lungenwurzeln. Beide Lungenfelder sind von einer dichtstehenden, generalisierten, überwiegend mittelgroben Fleckelung durchsetzt. In der rechten Spitze einzelne gröbere und härtere Herde

Qualität der silikotischen Knötchen und Schwielen, orientieren Schichtaufnahmen weitaus besser, als der Übersichtsfilm es allein vermag. So sehen wir häufig die auf dem Übersichtsfilm hervortretende generalisierte Fleckelung auch im Schichtbild in vielen Schichtebenen bestätigt, was quantitativ durchaus anders zu bewerten ist, als wenn die auf dem Übersichtsfilm erkennbaren silikotischen Verdichtungsherde im Schichtbild ganz in den Hintergrund treten.

Seit Beginn der Röntgenära sind zahlreiche Vorschläge für eine zweckmäßige Stadieneinteilung der Silikose gemacht worden (vgl. Worth und Schiller 1954). Am meisten setzte sich die vom Internationalen Arbeitsamt auf der Internationalen Konferenz in Johannesburg im Jahre 1930 vorgeschlagene Klassifikation durch, die auch heute in Deutschland immer noch üblich ist. Danach unterscheiden wir eine leichte, mittelgradige und schwere Silikose bzw. Stadium I, II und III.

Das *Stadium I* (Abb. 3) ist gekennzeichnet durch meist vergrößerte und verdichtete Hili, eine vermehrt maschenförmige Lungenzeichnung und durch einzelstehende Herde mit einem Durchmesser von 2—4 mm. Sie können diffus über die Lungen verteilt oder auf begrenzte Lungenabschnitte beschränkt sein, wobei die mittleren und seitlichen Lungenbezirke der unteren Ober- und der oberen Untergeschosse in der Regel bevorzugt werden.

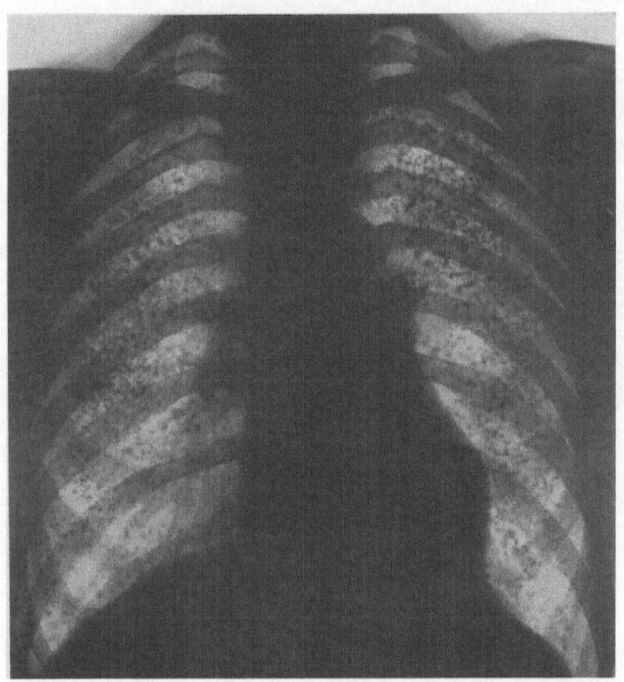

Abb. 5. Silikose II (Internationale Klassifikation: 3 m). Bergmann aus dem südafrikanischen Goldbergbau, 7jährige Berufsanamnese. In beiden Lungen, vorwiegend in den lateralen Abschnitten der oberen und mittleren Partien, reichlich kalkdichte Herde, caudalwärts an Zahl abnehmend. Spitzengebiete bis auf vereinzelte Körner rechts frei (sog. *Schrotkornlunge*). (Überlassen von Herrn Dr. VERSTER, Silicosis Medial Bureau, Union of South Africa, Johannesburg)

Das *Stadium II* (Abb. 4) zeigt eine ausgeprägte Fleckelung oder Körnelung, die sich meist diffus über alle Lungenfelder ausbreitet. Zu dieser Gruppe gehören auch die sog. *Schrotkorn*lungen (Abb. 5) — scharf konturierte, intensive, dichtstehende, grobkörnige Herde — und die sog. *Schneegestöber*lungen (Abb. 6) — dichtstehende, bis fast linsengroße, relativ unscharf konturierte, ziemlich homogene Herde. Die Lungenwurzeln erscheinen im Stadium II manchmal nicht mehr so dicht wie im Stadium I.

Sobald die silikotischen Knötchen zu größeren Verdichtungen zusammenschmelzen, beginnt das *Stadium III* der Silikose (Abb. 7). Neben disseminierten Knötchen kommen jetzt konfluierende Herde und große Verdichtungen (Abb. 8), zum Teil mit ausgedehnten Schrumpfungserscheinungen und Emphysem, zur Darstellung. Diese Schrumpfungstendenz nimmt mit dem weiteren Fortschreiten der Silikose zu, oft bis zu einem Ausmaß, wie es bei anderen Lungenerkrankungen einschließlich der Lungentuberkulose kaum vorkommt. Es resultiert in solchen Fällen ein hochgradiges Emphysem in der Umgebung der silikotischen Knoten (circumnodöses Emphysem). Je nach der Lokalisation des Schrumpfungszentrums können aber auch die Nachbarorgane (Hilus, Zwerchfell und Mediastinum) davon betroffen werden. Durch Heranziehung der einzelstehenden silikotischen Knötchen

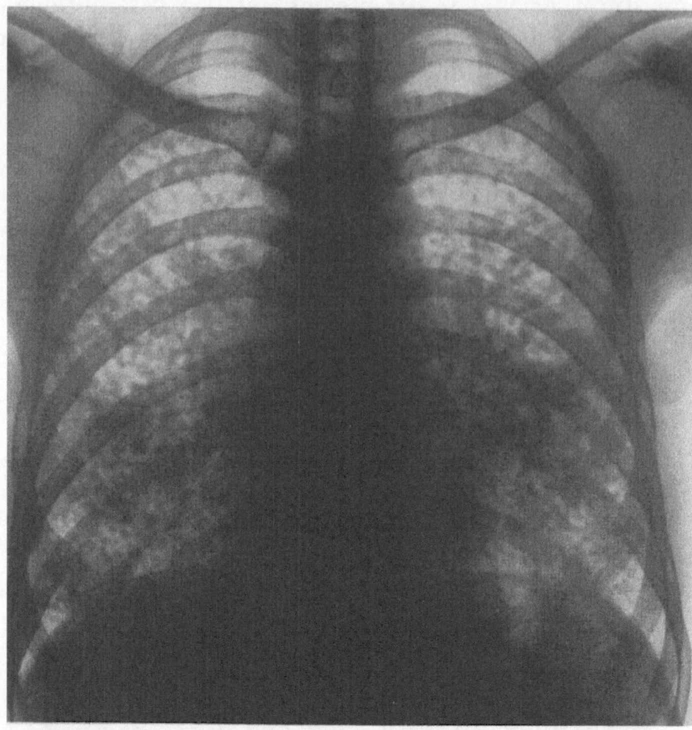

Abb. 6. Silikose II (Internationale Klassifikation: 3 n). 29jähriger Mann, der 9 Jahre im Uranerzbergbau des Erzgebirges gearbeitet hat. Die Lungen sind mit Ausnahme der Spitzengebiete von sehr dichtstehenden, bis fast linsengroßen Herden durchsetzt, die in den unteren Lungenpartien stellenweise eine Konfluenzneigung erkennen lassen (sog. *Schneegestöberlunge*)

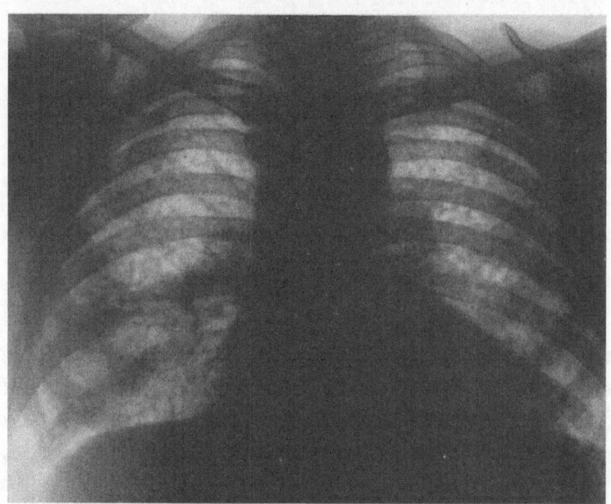

Abb. 7. Silikose III (Internationale Klassifikation: A 3 n/3 n). 55jähriger Bergmann aus dem Ruhrgebiet, der insgesamt 23 Jahre unter Tage gearbeitet hat. Grobe, dichte Lungenwurzeln. Dichtstehende generalisierte, überwiegend grobe Herde in allen Lungenpartien. Lockerer Konfluenzbezirk in den oberen und unteren Lungenabschnitten rechts sowie in den lateralen mittleren Partien links

an die schrumpfende massive Verdichtung (Schwiele) und infolge der vermehrten Strahlendurchlässigkeit der umgebenden Lungenpartien durch Emphysembildung zeichnen sich röntgenologisch die großen Knoten als scharf begrenzte, dichte homogene Verschattungen ab, während sich die übrigen Lungenpartien gewissermaßen von den isoliert stehenden Verdichtungsherden „reinigen". Das Fortschreiten des Schrumpfungsprozesses macht sich

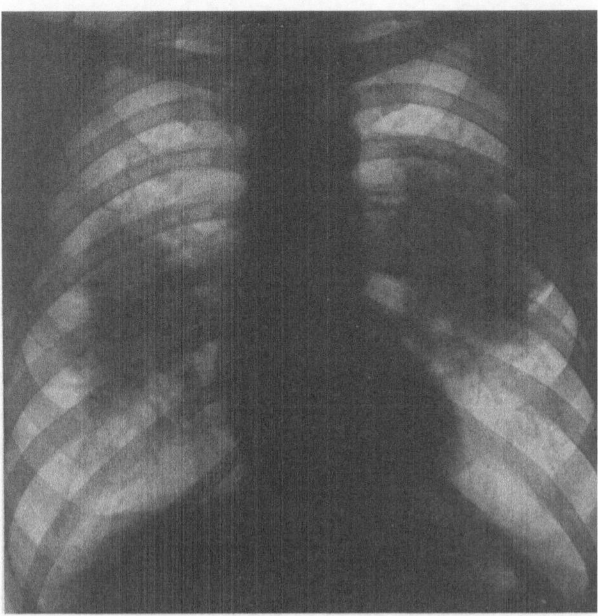

Abb. 8. Schwere Silikose (Internationale Klassifikation: C [di]). 47jähriger Bergmann aus dem Aachener Steinkohlenrevier, der insgesamt 18 Jahre unter Tage gearbeitet hat. Dem Hilus sitzt beiderseits schmetterlingsflügelförmig jeweils eine faustgroße massive Verdichtung auf, die sich am Rande stellenweise grobfleckig auflöst. In den übrigen Lungenpartien nur noch wenige disseminierte Herde („Reinigung der Lungenfelder").

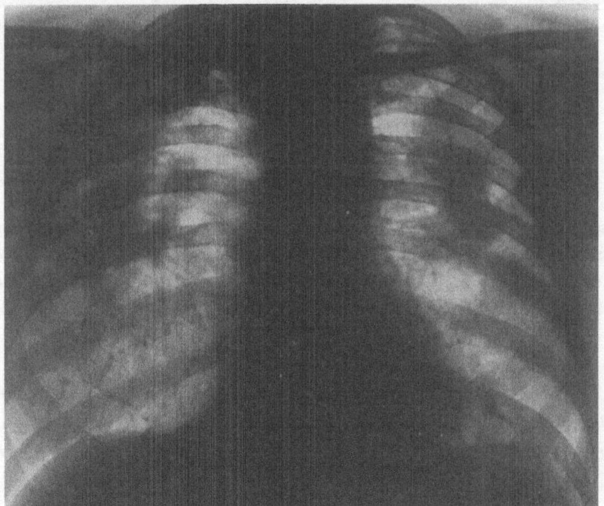

Abb. 9. Schwere Silikose (Internationale Klassifikation: C [di]). 55jähriger Bergmann aus dem Niederrheinischen Steinkohlenrevier, der insgesamt 31 Jahre unter Tage gearbeitet hat. Große massive Verdichtungen in den oberen Lungenpartien, rechts mit hochgradiger Verziehung des Hilus nach lateral. Der linke Hilus ist als selbständiges Gebilde nicht mehr eindeutig erkennbar

bisweilen in einer langsamen Verkleinerung der massiven Verdichtungen bemerkbar, weiterhin in einer Intensivierung der Schattendichte und manchmal in einer Wanderung zu jenen Stellen des Thorax, wo der Widerstand am größten ist. Auf diese Weise sind gewaltige Umlagerungen von Lungenteilen möglich. Die Hili sind bei stärkeren Schrumpfungsgraden von silikotischen Knoten fast regelmäßig nach lateral abgerückt bzw. nach oben oder unten verlagert (Abb. 9). Nicht selten sind sie völlig in die Verdichtungen (Schwielen) einbezogen und als selbständige Gebilde nicht mehr kenntlich (Abb. 8, 9, 10). Bei symmetrischer Ausbildung hilusnahe gelegener Knoten ergeben sich manchmal schmetterlingsförmige Schattenfiguren (Abb. 8). Bei massiven Verdichtungen in den Oberlappen sind häufig nicht nur die Hili, sondern auch das Mediastinum nach oben verzogen, so daß das Herz schmal und langgestreckt erscheint oder gar völlig hinter dem Sternum verschwindet. Dieser Befund verschleiert die meist bei der schweren Silikose vorhandene Hypertrophie der rechten Herzkammer. Bezüglich der Rückwirkungen der silikotischen Veränderungen auf Gefäße und Bronchen wird auf S. 274—280 verwiesen.

Als besonders charakteristisches Zeichen der schweren Silikose mit Schrumpfungserscheinungen gelten die sog. *Reichmannschen Regenstraßen* (Abb. 10), senkrecht von silikotischen Schwielen zu den Zwerchfellkuppen verlaufende Streifenschatten. Manchmal sind sie sehr fein und strichartig gestaltet, manchmal weisen sie eine Dicke von Bleistift-

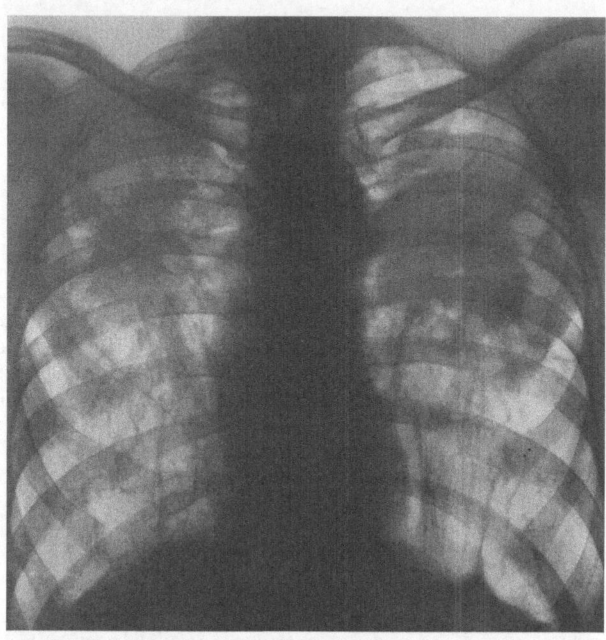

Abb. 10. Schwere Silikose (Internationale Klassifikation: C [di]). 50jähriger Bergmann mit 31jähriger Berufsanamnese (davon 20 Jahre vor Gestein gearbeitet). Große silikotische Knoten in den oberen Lungenabschnitten mit ausgeprägten sog. Reichmannschen Regenstraßen. Vermehrter Luftgehalt im Bereiche der linken Spitze, in den unteren Lungenpartien und in der Umgebung der massiven Verdichtungen. (Aus: Zorn und Worth 1952)

minen auf. An ihrer Basis gehen sie häufig in eine zipflige oder trichterförmige Ausziehung des Zwerchfells über. Schrumpfungsgrad und Entfernung der Ballungszentren vom Diaphragma bestimmen ihren Verlauf und ihre Länge. Liegt das Schrumpfungszentrum ausnahmsweise im Hilusbereich, so können die *Regenstraßen* auch von der Lungenwurzel ihren Ausgang nehmen. Viele Jahre haben sich Reichmann (1933) und di Biasi (1933, 1949) bemüht, das pathologisch-anatomische Substrat dieses röntgenologischen Phänomens der *regenstraßenartigen Verschattungen* aufzufinden. Di Biasi (1949) führt sie auf die durch Schrumpfung der silikotischen Knoten bedingten tiefen, strahligen Einziehungen der Lungenbasis zurück, wobei die hochgezogenen basalen Pleurateile, die durch Staubablagerung und Bindegewebsbildung gewöhnlich verdickt sind, sich zu Duplikaturen aneinanderlegen. Nach angiographischen (Bolt und Zorn 1951) und bronchographischen Befunden (Worth 1952) können aber auch kleine Gefäße und Bronchen an dem Phänomen der Regenstraßenbildung teilhaben. Wätjen hatte bereits im Jahre 1936 die Ansicht geäußert, daß es sich bei den „Regenstraßen" vielleicht um gerade gestreckte Bronchen und Blutgefäße, interlobäre Septen, evtl. auch um subpleurale, staubangefüllte und silikotisch verödete Lymphbahnen handele, die durch Summation röntgenologisch die eigenartigen schattengebenden Strangformationen hervorrufen. Winkler (1941) macht darauf aufmerksam, daß die sog. Regenstraßen auch bei isolierter Tuberkulose und schrumpfenden Lungenerkrankungen nicht-silikotischer Genese vorkommen.

In Deutschland hat sich zu den drei obengenannten Stadien das sog. Vorstadium (0—I = beginnende Silikose) eingebürgert (Abb. 11). Streifen- oder netzförmig verstärkte Lungenzeichnung, mäßig vergröberte und verdichtete Hili sowie eben erkennbare feinste Verdichtungsherde legen bei entsprechender Berufsanamnese den Verdacht auf eine beginnende Silikose nahe. Wegen der differentialdiagnostischen Vieldeutigkeit kommt den röntgenologischen Kriterien der Silikose 0—I aber nur der Wert einer unverbindlichen Wahrscheinlichkeitsdiagnose zu, die ihre nachträgliche Bestätigung bei späterer Fortentwicklung zu den charakteristischen Silikosestadien erfahren muß. Die Diagnose

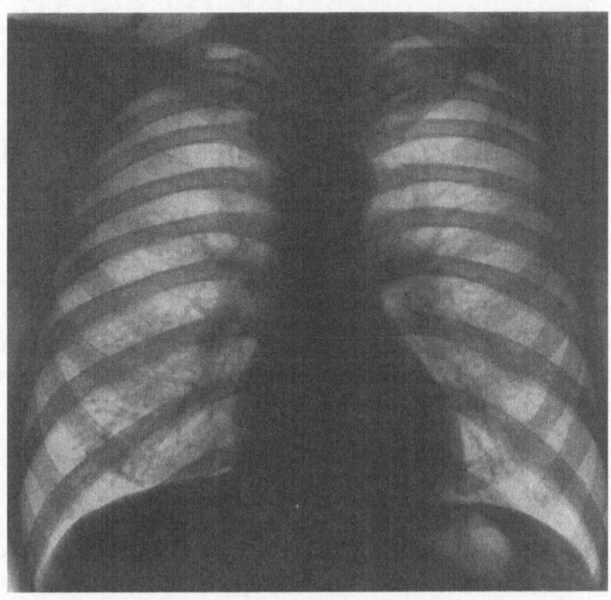

Abb. 11. Silikose 0—I (beginnend) (Internationale Klassifikation: 1 m). 30jähriger Bergmann aus dem linksniederrheinischen Steinkohlenrevier, der insgesamt 11 Jahre unter Tage gearbeitet hat. Dichte und grobe Hili. Lungenzeichnung etwas vermehrt. Hier und da hat man den Eindruck einer locker eingestreuten feinen Fleckelung. Im rechten unteren Lungenabschnitt einzelne dichte Herde

„beginnende Silikose", wie sie aus prophylaktischen Gründen bei der Arbeitsplatzlenkung verwendet wird, kann daher im Rahmen einer Begutachtung unseres Erachtens nicht zur Grundlage einer versicherungsrechtlichen Entscheidung gemacht werden. In derartigen Grenzfällen ziehen wir den Ausdruck „sichere" oder „eindeutige Silikose" entschieden vor. Dabei müssen im Röntgenbild Veränderungen nachweisbar sein, die an dem Vorliegen einer Silikose nicht zweifeln lassen. Dies ist im allgemeinen dann möglich, wenn eine typische generalisierte Fleckelung nachweisbar ist, d.h. wenn etwa das Stadium I erreicht ist.

Die bisher geübte Einteilung der Silikose in drei Stadien reicht nach dem Stand unseres gegenwärtigen Wissens nicht mehr aus. Wir sehen besonders auch mit Hilfe verbesserter Röntgenmethoden häufiger alle möglichen Formen der Silikose, die sich in der recht groben und weitmaschigen Dreistadieneinteilung der bisherigen Klassifikation kaum festhalten lassen. Zudem sind die einzelnen Stadien so dehnbar, daß die Unterbringung in eine bestimmte Kategorie oft große Schwierigkeiten bereitet und Anlaß zu unterschiedlicher Beurteilung geben kann. Bei atypischen Silikosefällen ist die alte Klassifikation ebenfalls kaum anwendbar. Aus diesen Gründen hatte man sich bereits auf der dritten Internationalen Silikosekonferenz in Sidney im Jahre 1950 um eine neue Klassifikation bemüht, deren Grundzüge FLETCHER (1951) wiederholt darlegte und die in Großbritannien, Frankreich und Belgien weitgehende Anwendung fanden.

Tabelle 1. *Internationale Klassifikation von pneumokoniotischen Veränderungen, hervorgerufen durch Inhalation von Mineralstäuben (einschließlich Kohlestäuben)* (Genf, 1958)

	Keine Pneumokoniose	Verdacht auf pneumokoniotische Veränderungen	Pneumokoniose						
Schattentyp			Lineare Schatten	kleine Schatten			große Schatten		
Qualität	O	Z	L	p	m	n	A	B	C
Quantität				1 2 3	1 2 3	1 2 3			
Zusätzliche Symbole	(co) (cp)	(cv)	(di)	(em)	(hi)	(pl)		(px)	(tb)

Von den inzwischen durch verschiedene Autoren erfolgten Modifikationen dieser Nomenklatur soll hier jene Klassifikation wiedergegeben werden, die im Laufe einer Konferenz beim Internationalen Arbeitsamt in Genf im Oktober 1958 ausgearbeitet wurde (vgl. Tabelle 1). Man einigte sich auf die Formulierung, daß die neue internationale Klassifikation alle Staublungenveränderungen in sich einschließen solle, die durch die Inhalation von Mineralstäuben verursacht werden, wenn auch einige Formen dieser Staublungenerkrankungen, wie z.B. Asbestose und Berylliose, hierin nicht ohne weiteres unterzubringen sind. Bei der Beschreibung von Pneumokoniosen wurden drei Hauptmerkmale herausgestellt:

1. lineare Schatten,
2. kleine Schatten,
3. große Schatten.

Im Falle des Verdachtes auf eine Pneumokoniose, der sich lediglich durch eine vermehrte und verstärkte Lungengrundzeichnung zu erkennen gibt, soll zur Kennzeichnung der Buchstabe Z gewählt werden. Für eine darüber hinaus in Erscheinung tretende, zusätzliche pneumokoniosetypische Zeichnung (z.B. die reticuläre Form) wurde der Buchstabe L vorgeschlagen. Die kleinen Herde werden ihrer Qualität nach durch die Buchstaben

p = punktförmige Schatten,
m = miliare oder mikronoduläre Schatten und
n = noduläre Schatten

und ihrer Quantität nach durch die arabischen Zahlen 1, 2 und 3 charakterisiert.

Bei der *Kategorie 1* handelt es sich um eine kleine Zahl von Herden in einem Gebiet, das wenigstens zwei vordere Zwischenrippenräume, aber nicht mehr als $^1/_3$ beider Lungenfelder umfaßt.

Bei der *Kategorie 2* finden sich zahlreichere und ausgedehntere Herde als in Kategorie 1, die sich über den größten Teil beider Lungen erstrecken.

Die *Kategorie 3* soll zum Ausdruck bringen, daß sich die Herde noch zahlreicher über die gesamten Lungenfelder oder nahezu über alle Lungenpartien verteilen.

Die Gruppe der großen Verschattungen unterteilt sich wiederum in drei Untergruppen:

A = eine Verdichtung, deren größter Durchmesser 1 bis maximal 5 cm beträgt, oder mehrere Verdichtungen, von denen jede größer als 1 cm ist und deren größte Durchmesser in summa 5 cm nicht überschreiten.

B = eine oder mehrere Verdichtungen, größer und evtl. auch zahlreicher als in der Gruppe A, jedoch insgesamt nicht ausgedehnter als $^1/_3$ eines Lungenfeldes.

C = eine oder mehrere Verdichtungen, die sich zusammen über mehr als $^1/_3$ eines Lungenfeldes erstrecken.

Bei der Hauptgruppe der großen Schatten sollen außerdem bestehende kleine Herde im Bildhintergrund entsprechend dem vorherrschenden Fleckschattentyp mit p, m oder n und entsprechend dem Verteilungstyp mit 1, 2 oder 3 zusätzlich gekennzeichnet werden. Bei wesentlichen Unterschieden auf beiden Seiten können die Lungen auch getrennt beschrieben werden, und zwar zunächst die rechte und sodann durch einen Schrägstrich getrennt die linke Lunge. Fakultativ besteht nach der Genfer Vereinbarung noch die Möglichkeit, Komplikationen der Silikose durch einige Symbole zum Ausdruck zu bringen. Man einigte sich auf folgende Zeichen:

(co) = Anomalien des Herzens
(cp) = chronisches Cor pulmonale
(cv) = Cavernenbildungen
(di) = Distorsionserscheinungen
(em) = Emphysem
(hi) = ungewöhnliche Hili
(pl) = der Pleura zugehörige Veränderungen
(px) = Pneumothorax
(tb) = auf aktive Tuberkulose verdächtige Veränderungen

d) Verlauf, Entwicklung und Disposition

Als charakteristische Merkmale der Silikose gelten eine gewöhnlich sehr langsame Entwicklung und die Tatsache, daß der krankhafte Lungenprozeß selbst nach Entfernung aus dem Staubmilieu fortschreiten kann. Am ausgeprägtesten zeigt sich diese Eigentümlichkeit bei der schon fortgeschrittenen Silikose. Aber auch bei den leichteren Graden ist die Neigung zur Progredienz nach der Aufgabe des staubgefährdeten Berufes immer wieder zu beobachten, und zwar um so häufiger und ausgeprägter, je weiter die Silikose bereits entwickelt ist. Während bei den schweren Silikoseformen die Fortentwicklung fast ausnahmslos unaufhaltsam ist, kommen die leichtgradigen Staublungenveränderungen in etwa der Hälfte der Fälle annähernd zum Stillstand (Böhme 1943). Im Ruhrgebiet gilt es als eine gewisse Regel, daß bei den Bergleuten etwa 20—30 Jahre vergehen, bis das Stadium III der Silikose erreicht wird. Kürzere Entwicklungszeiten sind selten. Auf der anderen Seite finden wir aber auch immer wieder Bergleute, die im Laufe vieler Berufsjahre trotz großer Staubgefährdung gar keine oder keine nennenswerte Silikose erwerben. Diese Beobachtungstatsache wirft ebenso wie das individuell sehr unterschiedliche Verhalten in der zeitlichen Entwicklung und im Verlauf der Silikose bei staubexponierten Arbeitern unter gleichen Arbeitsbedingungen unmittelbar die Frage nach der *individuellen Disposition* auf. Wenn auch mannigfache variable Faktoren, wie unterschiedliche Staubgemische, physiologische und pathologische Besonderheiten des Atemtraktes (Intensität der „Lungenreinigung"), Konstitution, Rasse und psychische Eigenarten, nicht übersehen werden dürfen, so können sie kaum hinreichend erklären, weshalb die Empfindlichkeit gegenüber der Inhalation von silikogenen Stäuben von Mensch zu Mensch unter denselben Umständen so starken Schwankungen unterliegt und auch die Dauer der *Latenzzeit* (Zeitspanne zwischen dem Beginn der Quarzstaubexposition und den ersten Zeichen der Silikose) so außerordentlich verschieden ist. Man kann hieraus, ebenso wie aus der von Parrisius (1951) eingeleiteten Zwillingsforschung, bei der sich ein auffallend konkordantes Verhalten der Silikose unter eineiigen Paaren zeigt, einstweilen nur den allgemeinen Schluß ziehen, daß jeder Organismus eine ihm eigene Anfälligkeit für die Silikose besitzt. Nicht zu trennen ist naturgemäß der Begriff der Latenzzeit von der Dauer der *Expositionszeit* und von der Intensität der Staubaufnahme.

e) Besondere Formen und Komplikationen der Silikose

Von den besonderen Silikoseformen sei zunächst die sog. „Gittertüllunge", entsprechend dem in der englischen Nomenklatur geprägten „pinhead"-Typ, genannt

(Abb. 12). Es handelt sich dabei meist um diffus über beide Lungenfelder verteilte feinste, eben erkennbare Verdichtungsherdchen, deren Sichtbarkeit durch Anwendung der kombinierten Hartstrahlvergrößerungstechnik mit der Feinfokusröhre bisweilen verbessert wird (Abb. 13). Auf diese feinstkörnige und feinststrängige Form der Silikose haben kürzlich LENT und GRAVENKAMP (1959) nachdrücklich hingewiesen. Pathologisch-anatomisch entsprechen derartigen Röntgenbildern „feinstknotige und feinststrängige Anthrakosilikosen, die sich nach Ansicht von DI BIASI in dieser Form durch einen Mischstaub von sehr geringen Quarz- und großen Kohlenstaubmengen ausbilden, durch die Verödung oder Einengung der kleinen Lungenarterien an vielen Stellen zu einer Erschwerung des Lungenkreislaufs, dadurch zu einer vermehrten Belastung des rechten Herzteils führen und oft

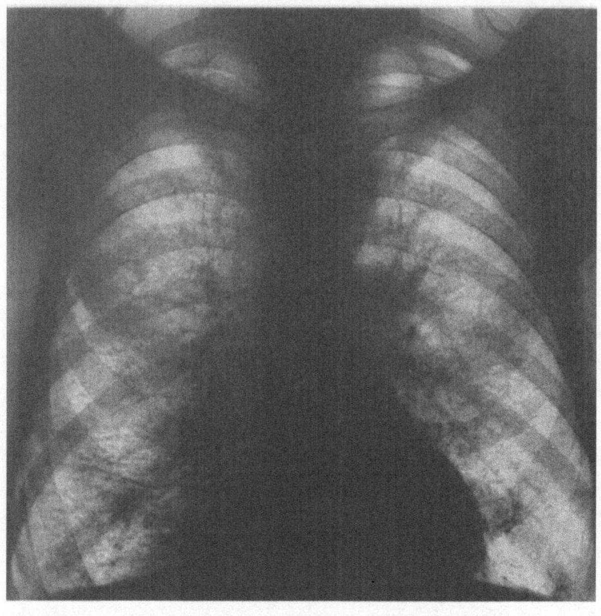

Abb. 12

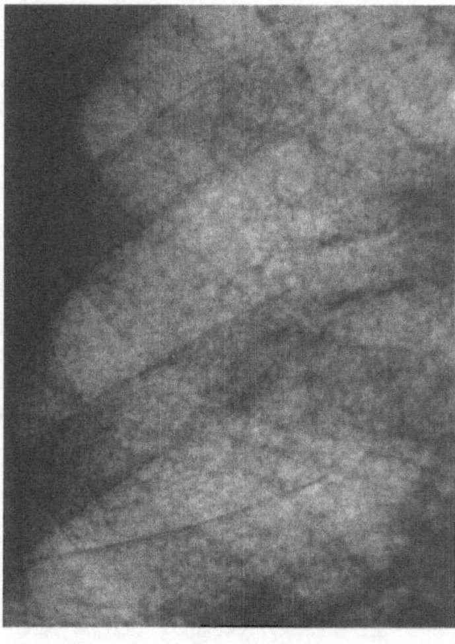

Abb. 13

Abb. 12. „Gittertüllunge" oder sog. Pinhead-Typ (Internationale Klassifikation: 3 p). 57jähriger Bergmann aus dem Ruhrgebiet, der 37 Jahre unter Tage beschäftigt war. Grobe breite Hili. Dichtstehende, äußerst feine, disseminierte Herde in allen Lungenpartien. Horizontal verlaufende streifige Strukturen, besonders im rechten unteren Lungenabschnitt

Abb. 13. Hartstrahl-Vergrößerungsaufnahme aus dem rechten mittleren Lungenabschnitt zu Abb. 12. Die feinstfleckigen Verdichtungen kommen hier noch deutlicher zur Darstellung

ein Emphysem in ihrer Umgebung bzw. infolge Erstarrung des Lungengerüstes auch ein allgemeines Emphysem verursachen. Röntgenbild wie pathologisch-anatomischer Befund unterscheiden sich also in gleicher und einander entsprechender Weise von dem typischen Bild der kleinknotigen Silikose". Das Besondere ist also, daß das Röntgenbild völlig beherrscht wird von dieser feinsten, oft untereinander verbundenen, äußerst dichtstehenden Fleckelung.

Als weitere Besonderheit imponieren röntgenologisch gelegentlich *Verkalkungen* in silikotischen Schwielen und auch in den kleinen Knötchen (Abb. 14). Sie finden sich bei den Quarzstaubsilikosen häufiger als bei den Mischstaubsilikosen. Das gilt auch für die schalenförmigen Verkalkungen (sog. *Eierschalen*, SWEANY 1936), die vorwiegend auf das Hilusgebiet beschränkt bleiben (Abb. 15), gelegentlich aber auch in peripheren Lungenteilen vorkommen (Abb. 16). Im Gegensatz zur Tuberkulose erfolgt bei der Silikose die Kalkablagerung in den Randsinus der Lymphknoten, so daß sich der dichte Rand von einem weniger dichten Zentrum abhebt. Röntgenologisch sind die runden oder ovalen

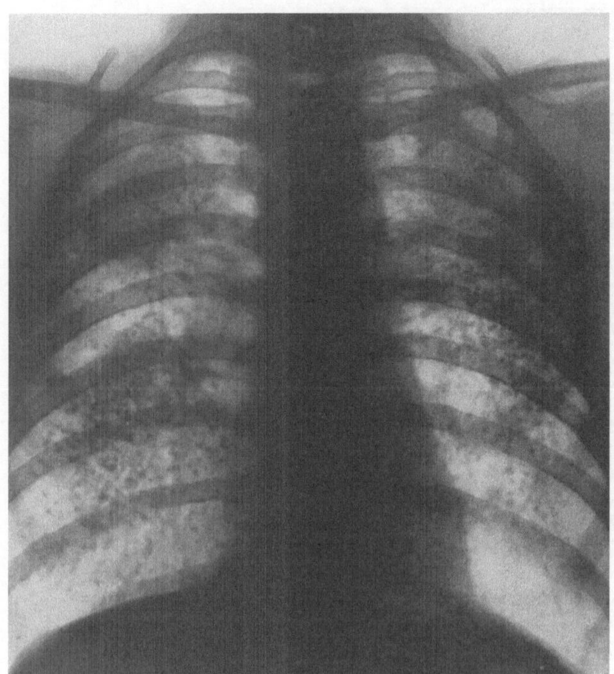

Abb. 14

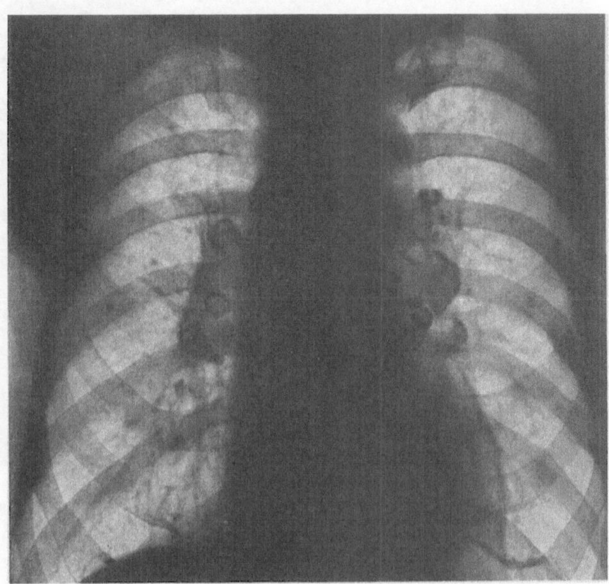

Abb. 15

Abb. 14. Verkalkungen in silikotischen Knoten und auch in den kleinen Knötchen bei einem Feilenschleifer (Internationale Klassifikation: C 3 m)

Abb. 15. Schalenförmige Verkalkungen der Hiluslymphknoten bei einem 79jährigen Bergmann, der in der Zeit von 1894—1912 insgesamt 9 Jahre in Steinkohlengruben gearbeitet hat (sog. *Eierschalen-Silikose*)

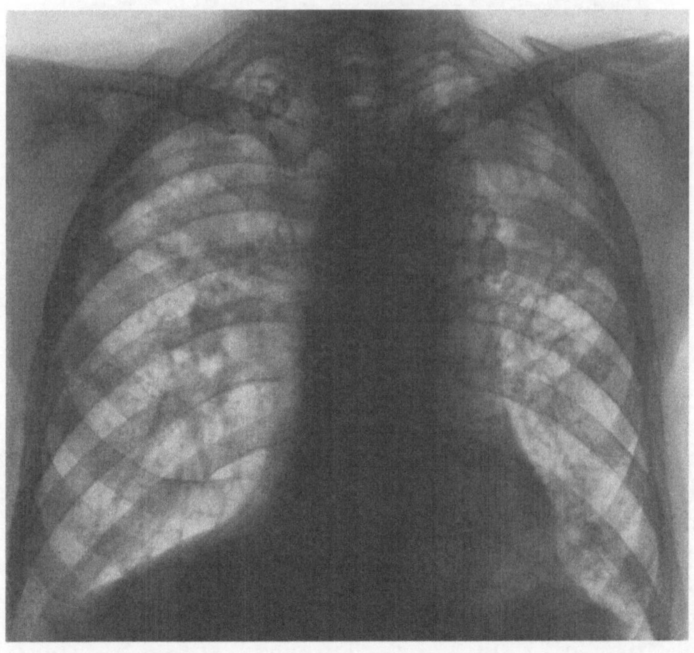

Abb. 16. Schalenförmige Verkalkungen im Bereiche beider Hili und in der rechten Lungenspitze bei einem 58jährigen Bergmann aus dem Ruhrgebiet, der insgesamt 34 Jahre als Gesteinshauer unter Tage tätig war (sog. *Eierschalen-Silikose*). (Aus: ZORN und WORTH 1952)

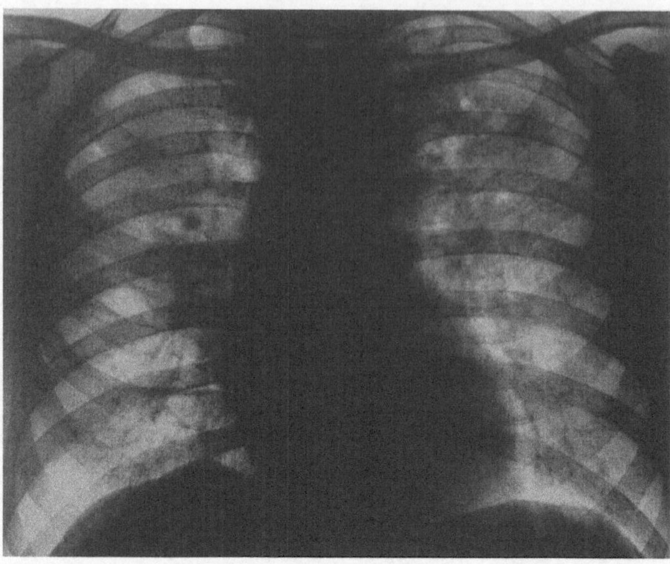

Abb. 17. Schwere Silikose mit unregelmäßig gestalteter Einschmelzungshöhle innerhalb einer großen Verdichtung (Schwiele) im linken Oberlappen bei einem 70jährigen Bergmann aus dem linksniederrheinischen Steinkohlenrevier, der insgesamt 39 Jahre unter Tage gearbeitet hat. (Internationale Klassifikation: C [cv]). Im Sputum, Magensaft und Kehlkopfabstrich konnten bei vielfachen Untersuchungen Tuberkelbakterien nicht nachgewiesen werden, obwohl der Patient reichlich schwarz gefärbtes Sputum entleerte. 2 Jahre später hatte sich die Höhlenbildung ohne besondere Therapie wieder zurückgebildet (vgl. Abb. 19 und 20)

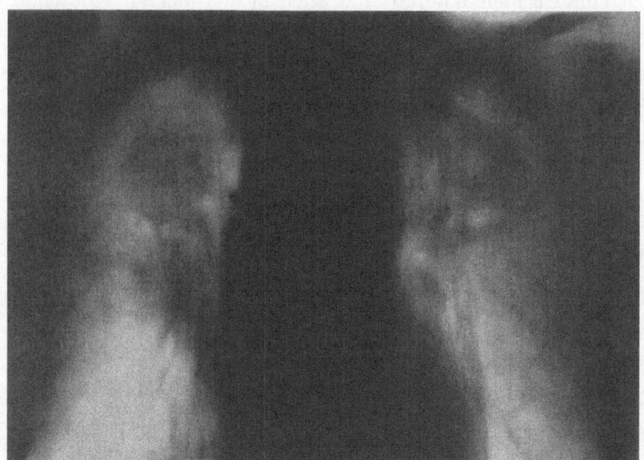

Abb. 18. Schichtbild in 11 cm Tiefe zu Abb. 17. Unregelmäßig gestaltete Höhlenbildung innerhalb einer silikotischen Verdichtung (Schwiele) im linken Oberlappen

kalkschalenartigen Gebilde leicht von den mehr krümeligen, unregelmäßigen Kalkablagerungen im Inneren tuberkulöser Lymphknoten abgrenzbar. Allerdings berichtet EGGENSCHWYLER (1950) über eine Arbeiterin in einer Seidenfabrik mit einer ausgedehnten verkalkten Hiluslymphknotentuberkulose, die diese Art von schalenförmigen Verkalkungen auch ohne Steinstauberkrankung aufwies.

Ebenso wie die Ansichten über die Pathogenese gehen auch die Angaben über die Häufigkeit dieser schalenartigen Verkalkungen auseinander. K. STETTER (1934) trifft sie in mehr als der Hälfte der Fälle bei Sandsteinsilikosen an. LOMMEL (1941) findet sie bei den Sandstein- und Porzellinersilikosen in etwa 20 %, HAUBRICH (1951) im wesentlichen nur bei Steinmetzen und Schleifern in 21 %, bei Silikosen der Keramikarbeiter in 3 % und bei Silikosen der Siegerländer und der Ruhrbergleute in 1—2 % der Fälle.

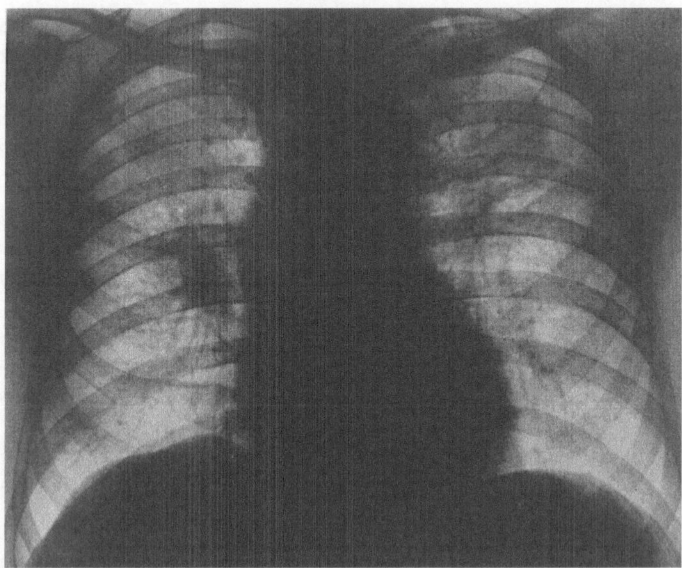

Abb. 19. Derselbe Fall wie in Abb. 17, 2 Jahre später. Eine Einschmelzungshöhle ist innerhalb der großen Verdichtung im linken Oberlappen nicht mehr sicher zu erkennen (vgl. auch Schichtbild, Abb. 20)

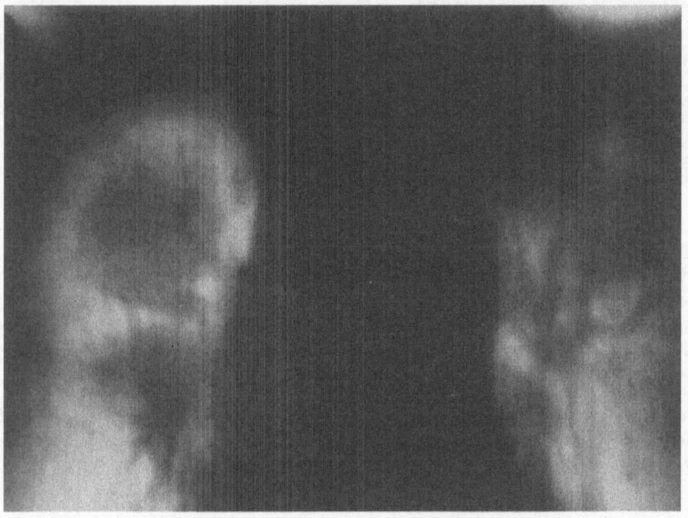

Abb. 20. Schichtbild in 11 cm Tiefe zu Abb. 19. Die ehemals deutliche Höhlenbildung innerhalb der großen Verdichtung im linken Oberlappen (vgl. Abb. 18) ist jetzt nicht mehr nachweisbar

Verknöcherungen in silikotischen Herden wurden von KRIPS (1950) sowie von RÜTTNER und EGGENSCHWYLER (1951) beschrieben. Andererseits können silikotische Schwielen und Lymphknoten *erweichen* und *zerfallen* (Abb. 17—20). Mitunter brechen sie in Gefäße und Bronchen durch. Dabei sind tödliche Blutungen, Absceß- und Gangränbildung möglich. Plötzlich einsetzende große und meist schwarz gefärbte Auswurfmengen weisen auf einschmelzende Prozesse in silikotischen Knoten hin (*Phtisis atra*), stärkere Hämoptoen auf spezifische und unspezifische Cavernen, Bronchiektasen und Perforationen silikotischer Lymphknoten in das Gefäß- und Bronchialsystem oder auch in den Oesophagus (Abb. 21, 22).

Wer sich der Schichtdarstellung bei der Beurteilung der Staublungenerkrankungen öfter bedient, weiß um die Häufigkeit von Höhlenbildungen, ihrer Art und Ausdehnung.

Man ist immer wieder überrascht, wieviel häufiger und ausgedehnter Cavernen in allen möglichen Formen gegenüber der Darstellung auf dem Thoraxbild nachgewiesen werden können. Sichere Anhaltspunkte zur Abgrenzung von rein silikotischen und tuberkulösen Zerfallshöhlen sind uns nicht gegeben. SCHULTE und SCHÜTZ (1937) sowie SILBERKUHL und MÜLLER (1939) weisen darauf hin, daß *tuberkulöse Cavernen* gewöhnlich *rund* bzw. *kugelig* erscheinen, während silikotische Zerfallsräume oft *längliche*, manchmal auch *zylindrische* oder *kegelige* Gestalt annehmen (Abb. 23). Berücksichtigen wir die Häufigkeit von siliko-tuberkulösen Mischprozessen, so ist es nicht verwunderlich, daß tuberkulöse Cavernen durch mechanische Einwirkung schrumpfender silikotisch-fibrotischer Massen eine stärkere

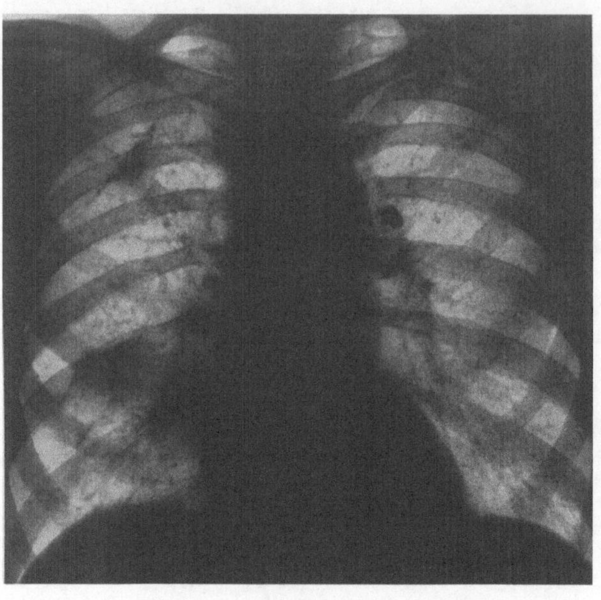

Abb. 21

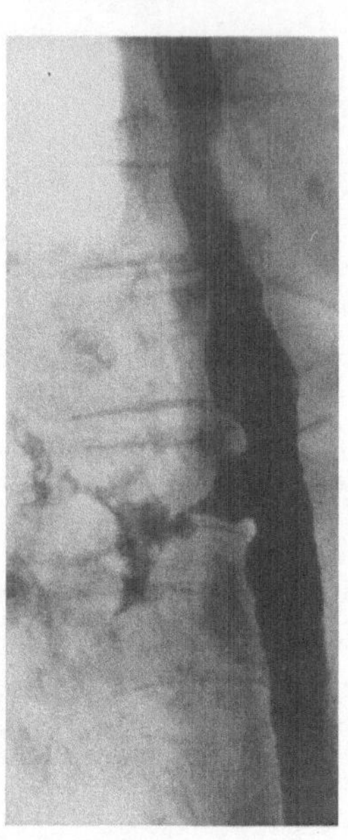

Abb. 22

Abb. 21. Silikose mit Verkalkung der Hiluslymphknoten bei einem 65jährigen Bergmann, der 10 Jahre in holländischen Steinkohlengruben gearbeitet hat. Der Patient klagte über viel Husten und übelriechenden Auswurf. Infolge einer Hiluslymphknotensilikose war es zu einer Fistel zwischen Oesophagus und dem rechten Bronchialsystem gekommen (vgl. Abb. 22). (Überlassen von Herrn Dr. DICKMANS, Berufsgenossenschaftliche Krankenanstalten Bergmannsheil, Bochum)

Abb. 22. Derselbe Fall wie in Abb. 21. Bei der Oesophaguspassage zeigt sich der Übertritt des Speisebreies aus einem Traktionsdivertikel in das rechte Bronchialsystem. (Überlassen von Herrn Dr. DICKMANS, Berufsgenossenschaftliche Krankenanstalten Bergmannsheil, Bochum)

Entrundung erfahren. Ein weiteres Merkmal für die Spezifität des Prozesses scheint uns eine von der Caverne zum Hilus gerichtete Strangzeichnung zu sein, während Entzündungswall und Drainagebronchus bei der rein silikotischen Höhle in der Regel fehlen. Im allgemeinen werden unspezifische Einschmelzungsräume nur bei der fortgeschrittenen Silikose mit größeren Schwielenbildungen beobachtet. Auch die *Emphysemblasen*, die Cavernen vortäuschen können, sind ohne Beziehung zum Hilus. Sie sind dünnwandig, nicht völlig rund, häufig arkadenförmig begrenzt und stellen sich im Gegensatz zur tuberkulösen Caverne gewöhnlich nur in eindimensionaler Schicht dar (GEBAUER 1947) oder kennzeichnen sich durch einen raschen Wechsel der Form in verschiedenen Schichttiefen. Im allgemeinen liegen sie an der Peripherie silikotischer Schwielenschatten.

SILBERKUHL und MÜLLER (1939) erbrachten den Nachweis von Cavernen in $^1/_4$ ihrer Fälle im Schichtbilde auch dort, wo der Normalfilm meist keine Veränderungen gleicher Art erkennen ließ oder nur zu Verdacht auf Einschmelzungsvorgänge Anlaß gab. Hinsichtlich der Lokalisation der Cavernen haben die beiden Autoren an einem größeren Krankengut nachgewiesen, daß die zu 50% infraclaviculär meist in kombinierten Schwielen auftretenden Hohlräume mehr in den mittleren und hinteren Schichten liegen, während die zu 30% hilusnahe gelegenen Cavernen die vorderen und mittleren Schichten bevorzugen. Die restlichen 20% fanden sie in den Spitzen und an anderen Stellen. Insgesamt zeigten die mittleren Aufnahmen in einer Schichttiefe von 11—13 cm am häufigsten (in 50% der Fälle) und am deutlichsten die Höhlen.

Während das circumnodöse Emphysem (Abb. 24) besonders gut im Schichtbild in Form eines vermehrten Luftgehaltes in der unmittelbaren Nachbarschaft scharf abgesetzter schwieliger Verdichtungen, oft auch in Form von Bullae, hervortritt, sind der röntgenologischen Darstellbarkeit und Deutung des circumnodulären Emphysems, wie es der Pathologe bisweilen um einzelne kleine Mischstaubknötchen antrifft, trotz mancher neu entwickelter Spezialverfahren doch erhebliche Grenzen gesetzt. Vor allem ergeben sich diese Schwierigkeiten, wenn derartige pneumokoniotische Veränderungen in bereits primär emphysematöser Lunge entstehen. Solange nicht durch vergleichende röntgenologische und pathologisch-anatomische Untersuchungen die Zuverlässigkeit der röntgenologischen Kriterien bezüglich des circumnodulären Emphysems sichergestellt ist, teile ich den Pessimismus von Husten (1957), wenn er auf die Schwierigkeiten der röntgenologischen Darstellbarkeit der sich vielfach überdeckenden kleinen „perifocalen" Emphysemmäntel um die zahlreichen Knötchen und zwischen ihren Ausläufern hinweist.

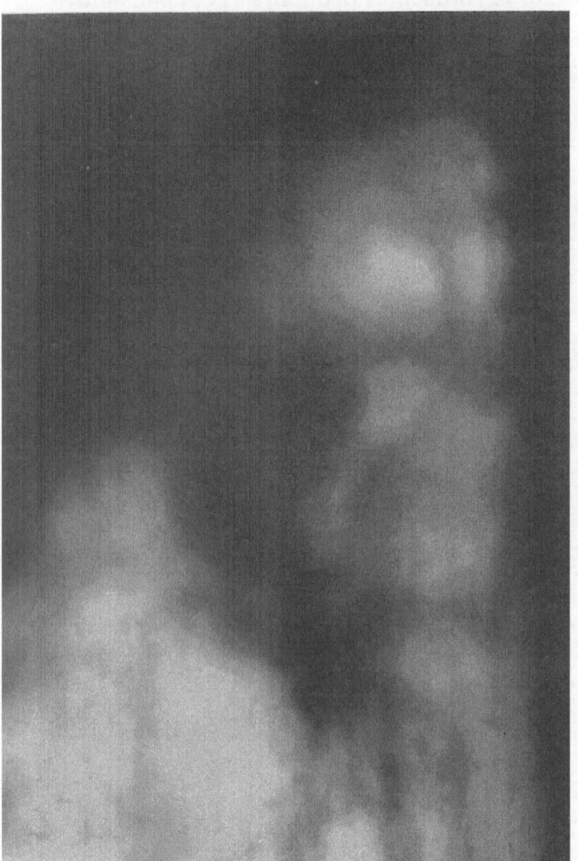

Abb. 23

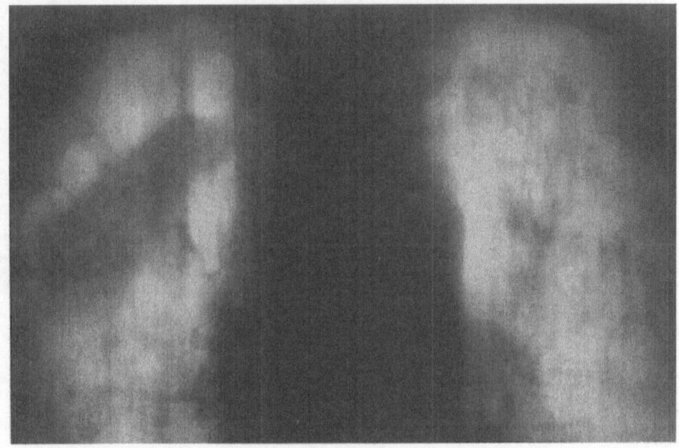

Abb. 24

Abb. 23. Längliche, unregelmäßig gestaltete, unspezifische Einschmelzungshöhle innerhalb einer kleinapfelgroßen Verdichtung (Schwiele) im rechten Oberlappen. Klinisch kein Anhalt für einen tuberkulösen Prozeß. Vielfache Untersuchungen des Sputums, Kehlkopfabstriches und Magensaftes auf Tuberkelbakterien verliefen negativ

Abb. 24. Das Schichtbild in 10 cm Tiefe zeigt ein circumnodöses Emphysem in der Umgebung eines massiven silikotischen Knotens im rechten Oberlappen bei einem 49jährigen Bergmann aus dem linksniederrheinischen Steinkohlenrevier

Der *Spontanpneumothorax*, über dessen ein- oder doppelseitige Form viele Autoren berichten, ist im Verlaufe der Silikose kein ganz seltenes Ereignis (Abb. 25, 26). Durch Ruptur einer Emphysemblase kann je nach der Beschaffenheit der Pleura, ob sie frei oder verklebt ist, ein totaler oder circumscripter Pneumothorax entstehen.

Was die Beziehungen zwischen Silikose und *Bronchitis* betrifft, so wissen wir aus der pathologischen Anatomie der Silikose, daß eine Bronchitis durch Staubeinwirkung verursacht oder ungünstig beeinflußt werden kann und daß bei fortgeschrittenen Silikosen die Zeichen einer chronischen Bronchitis kaum fehlen. HUSTEN (1931), WÄTJEN (1944) und DI BIASI (1949) haben beschrieben, wie durch mechanische Einwirkung fortgeschrittener silikotischer Veränderungen, durch Schrumpfung großer silikotischer Schwielen, durch Lymphknotenveränderungen am Hilus die Bronchen stärker deformiert werden können und damit die Voraussetzungen zur Entwicklung einer chronischen Bronchitis gegeben sind.

Einen wesentlichen Beitrag zur Erkennung dieser Bronchialveränderungen zu Lebzeiten der Silikosekranken liefert die Anwendung der *selektiven Bronchographie* (WORTH

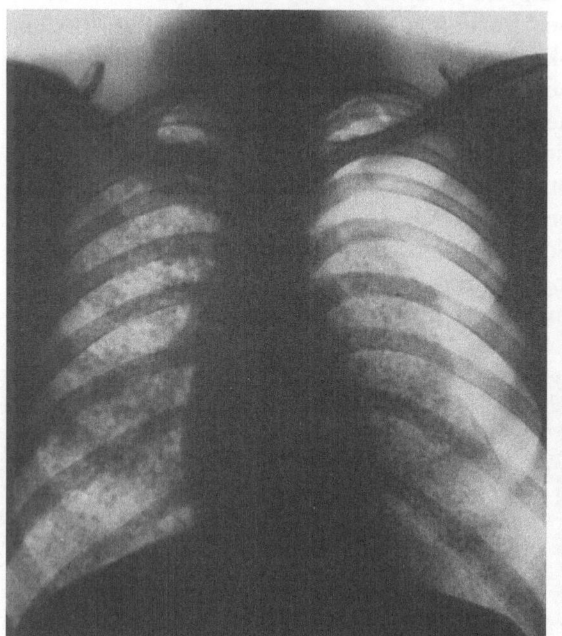

Abb. 25

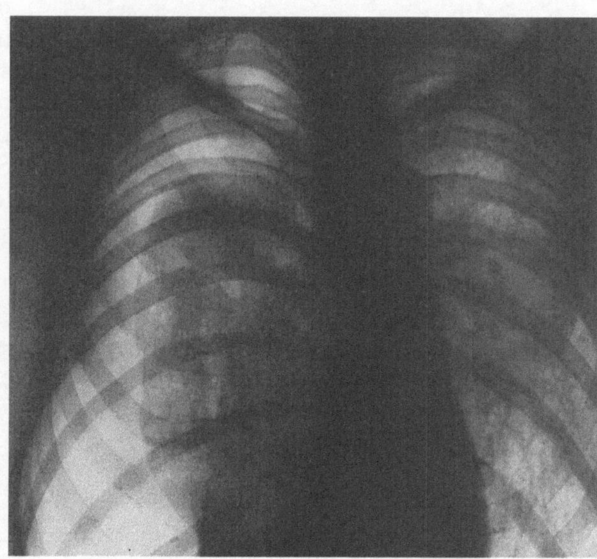

Abb. 26

Abb. 25. Spontanpneumothorax links bei einer mittelgradigen Silikose

Abb. 26. Spontanpneumothorax rechts bei einer schweren Silikose

1952). Die Indikation zur bronchographischen Untersuchung stellen wir bei Silikoseerkrankten bei einer auffälligen Diskrepanz zwischen klinischem und röntgenologischem Befund. Insbesondere geben uns Bronchitiden unklarer Genese, auf Entzündungsprozesse hindeutende Blutbildveränderungen, für die die übrigen Untersuchungsmethoden keine Erklärung bieten, differentialdiagnostische Abgrenzung von silikotischen Prozessen gegen Tumoren und cystische Lungendegeneration Anlaß zur Bronchographie. Es versteht sich von selbst, daß die Bronchographie bei der Silikose nur am Schluß der Diagnostik stehen darf, wenn alle übrigen röntgenologischen Untersuchungen einschließlich des Schichtverfahrens für eine Urteilsbildung nicht ausreichen und Kontraindikationen aus bestimmten Gründen nicht vorliegen.

Als häufigsten bronchographischen Befund im fortgeschrittenen Stadium der Silikose fanden wir die *chronische deformierende Bronchitis.* Wir sahen dabei alle typischen Veränderungen, wie sie von DI RIENZO (1949) für das Anfangs-, Zwischen- und Endstadium der deformierenden Bronchitis beschrieben worden sind: Unregelmäßig gezähnelte Wandkonturen, mehr oder weniger ausgeprägte Kaliberschwankungen, Bronchialspasmus und Bronchoparalyse. Das charakteristische Bild der „Perlschnur"- bzw. „Rosenkranzform", das durch wechselweise Aufeinanderfolge von lokalen Bronchuserweiterungen und verengten Stellen entsteht, kommt besonders häufig zur Darstellung. In Abb. 27 zeigt sich die sog. Perlschnurform im Aufzweigungsgebiet des linksseitigen Oberlappenbronchus bei einem 62jährigen Bergmann mit schwerer Silikose.

Dem Kliniker, der in solchen Fällen bisweilen auskultatorisch eine Bronchitis nachweisen kann, bleiben diese speziellen Veränderungen des Luftröhrensystems im einzelnen meist verborgen. Bei der Gegenüberstellung bronchographischer und physikalischer Befunde fanden wir in 20 von 44 Fällen bronchographisch nachgewiesener Bronchitis deformans *klinisch* eine Bronchitis, während 24mal ein normaler auskultatorischer Befund vorlag. Der Anteil an normalen Bronchialbildern wird mit zunehmendem Silikosegrad immer geringer; bei den schweren Silikoseformen und der Silikotuberkulose sind völlig normale Bronchogramme kaum noch zu erwarten.

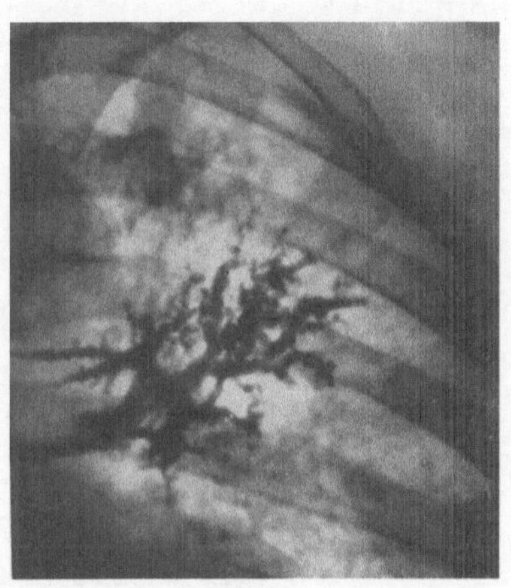

Abb. 27

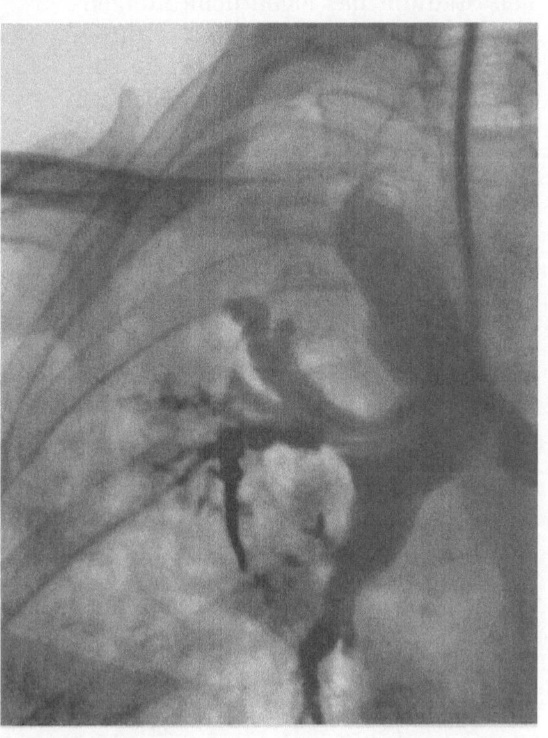

Abb. 28

Abb. 27. Typische „Perlschnurform" als Ausdruck einer chronisch-deformierenden Bronchitis im Aufzweigungsgebiet des linksseitigen Oberlappenbronchus bei einem 62jährigen Bergmann mit schwerer Silikose. Die Aufzweigungen des Bronchus apicalis sind zum Teil nach medial verlagert

Abb. 28. Bronchiektasie und Bronchitis deformans in der Nachbarschaft einer siliko-tuberkulösen Verdichtung im rechten Oberlappen

Bronchiektasen fanden wir bei der Silikose (Abb. 28, 30)

1. als Endzustand einer chronisch deformierenden Bronchitis,
2. als Folge mechanischer Einwirkung schrumpfender fibrotischer Massen, wobei die Luftröhrenäste in der Umgebung größerer silikotischer Knoten durch Verziehung und Abknickung eine stärkere Verunstaltung erfahren, und
3. hinter Stenosen und Verschlüssen, indem die hinter dem Bronchialverschluß zunehmende Sekretstauung, die ihrerseits eine fast immer in dem abgeschlossenen Segment vorliegende Infektion begünstigt, eine erhebliche Schädigung der Bronchialwand mit Kaliberzunahme herbeiführt.

Extra- und intrabronchiale Veränderungen sowie Bronchialwandprozesse selbst können bei Silikose und Silikotuberkulose zum *Obstruktionssyndrom*, d.h. zu *Bronchusstenosen* und *Bronchusverschlüssen* führen (Abb. 29). Wir begegnen solchen Anomalien, die als äußerster Grad einer chronisch deformierenden Bronchitis sowie mechanischer Einwirkung durch schrumpfende Schwielen gelten, häufig innerhalb oder in der Umgebung von kompakten silikotischen Knoten. — Bronchographisch sichergestellte Stenosen und Verschlüsse beobachteten wir in einer Auswahl von 50 diagnostisch übersichtlichen Silikosefällen viermal bei der mittelgradigen, 15mal bei der schweren Silikose und sechsmal bei der Silikotuberkulose.

Verlegungen und Verschlüsse von Bronchen können — soweit die Staublungenveränderungen im entsprechenden Lungenabschnitt noch funktionstüchtiges Gewebe übrig lassen und die Gewebsdurchblutung erhalten ist — *Atelektasen* zur Folge haben (Abb. 30). Diese Voraussetzungen sind bei der Silikose oft nicht gewährleistet, da im fortgeschrittenen Stadium das eigentliche Lungengewebe in Schwielengebieten durch fibrotische Massen ersetzt ist, die eine partielle Erstarrung des umgebenden Lungenparenchyms verursachen können. Gelegentlich stehen Gefäßverödungen in silikotischen Lungenbezirken dem Entstehungsmechanismus von Atelektasen im Wege. Kommt es aber in noch funktionstüchtigen Lungenpartien zu Verschlüssen der terminalen Bronchen, so bilden sich kleine Atelektasen im Bereiche der Acini und Lobuli, die im Bronchogramm durch eine typische feine Sprenkelung gekennzeichnet sind.

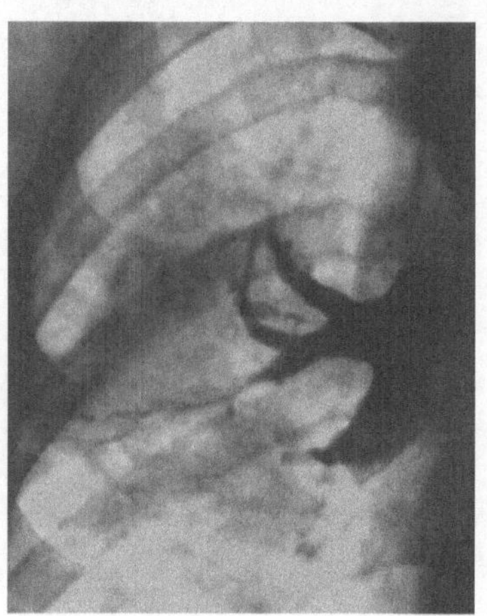

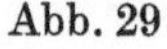
Abb. 29

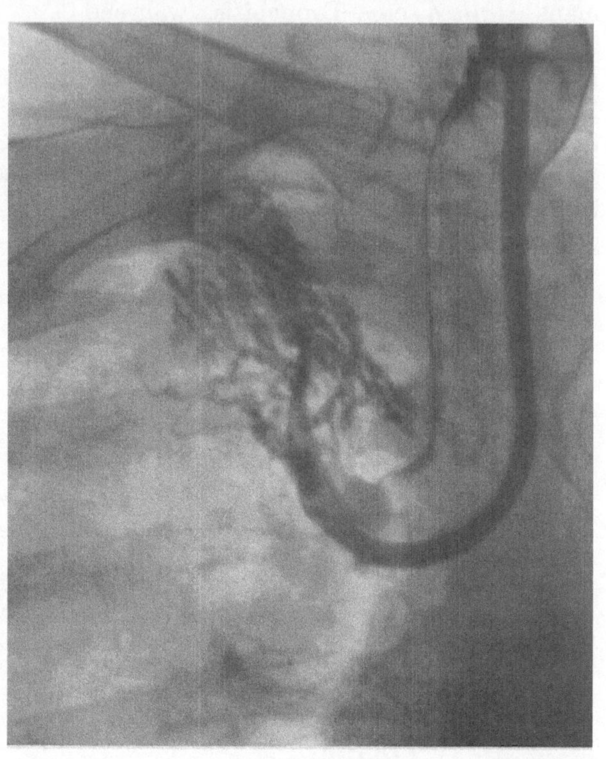

Abb. 30

Abb. 29. Verjüngungen und Stenosierungen einzelner Bronchialäste sowohl im Segment des Bronchulus posterior (dorsalis) und Bronchulus anterior (pectoralis) als auch im Mittellappenbronchus bei einer schweren Silikose

Abb. 30. Atelektasen und büschelförmig angeordnete Bronchiektasen im Gebiet des Bronchulus apicalis des rechten Oberlappenbronchus bei einem 53jährigen Bergmann mit größeren silikotischen Verdichtungen in beiden Oberlappen

Abknickungen und *Verlagerungen* von Bronchen sind in Abb. 31 wiedergegeben. Wir beobachteten sie bei 50 bronchographierten Silikosefällen insgesamt 17mal, und zwar dreimal bei der mittelgradigen und 14mal bei der schweren Silikose bzw. Silikotuberkulose.

Bei ausgeprägtem diffusen als auch bei umschriebenem blasigen *Lungenemphysem* zeigt sich bronchographisch häufig eine Verlangsamung der Füllungszeit, eine geringere „Beweglichkeit“ des Kontrastmittels in verschiedenen Ventilationsphasen und eine Unterbrechung der Kontrastmittelsäule, meist durch Luftblasen. Die feineren Aufzweigungen der Bronchen und die „Belaubung“ des Bronchialbaumes als Zeichen einer sog. alveolären Füllungsphase stellen sich dann im Bronchogramm unregelmäßig und unvollständig dar. Vereinzelt sahen wir auch „peripheral pooling“, eine Sonderform des Emphysems, die im

Bronchogramm durch den feinen Bronchialaufzweigungen aufsitzende maulbeerförmige Kontrastmitteldepots gekennzeichnet ist (Abb. 32).

Die Überlegenheit der Schichtdarstellung gegenüber der Bronchographie bei der Erfassung von Einschmelzungshöhlen ist leicht verständlich, da die Cavernen im silikotisch erstarrten Gewebe kaum noch einen inspiratorischen Sog entfalten können. Steht der Hohlraum jedoch mit einem starkkalibrigen Abflußbronchus in Verbindung, so gelingt bisweilen dennoch eine Auffüllung mit Kontrastmitteln. Offenbar ist dabei die bronchographische Technik der Kontrastmittelfüllung von großer Bedeutung.

„Reichmannsche *Regenstraßen*" ließen sich in einem Falle teilweise als kleine, mit Kontrastmittel wandbeschlagene Bronchen identifizieren (Abb. 33, 34).

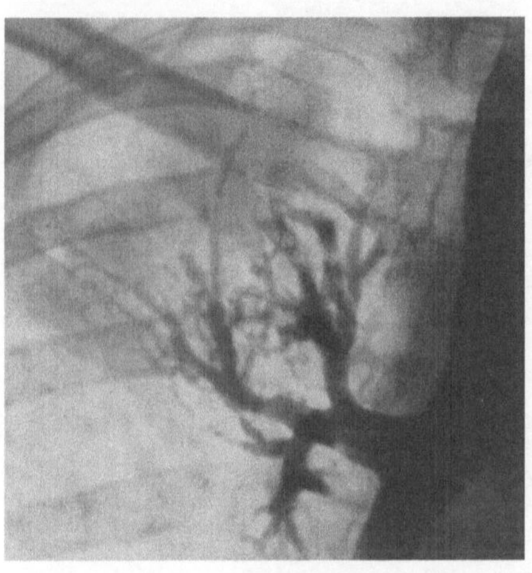

Abb. 31

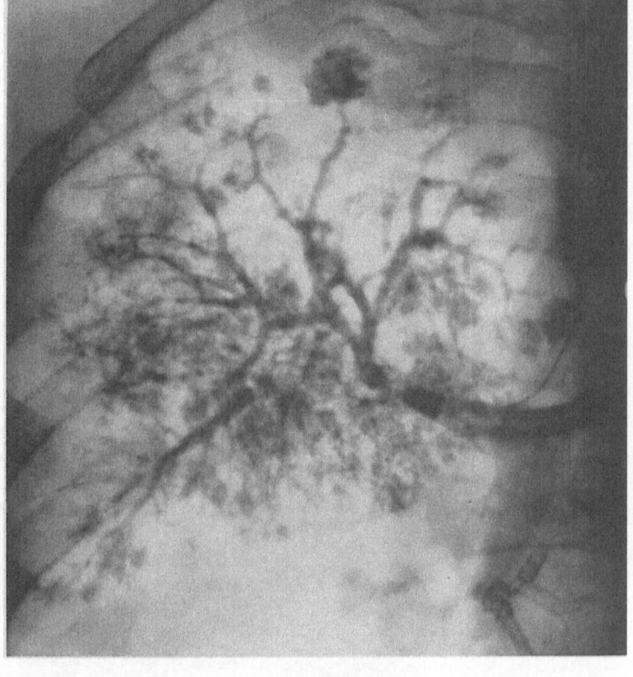

Abb. 32

Abb. 31. Gabelung des nach cranial verzogenen Bronchulus posterior (dorsalis) um eine größere siliko-tuberkulöse Verdichtung im rechten Oberlappen. Daneben kolbig erweiterte Bronchialabschnitte und Zeichen einer chronisch-deformierenden Bronchitis

Abb. 32. „Peripheral pooling", maulbeerförmige Kontrastmitteldepots, die den feinen Bronchialaufzweigungen aufsitzen, bei einer Siliko-Tuberkulose

Bronchialspasmen in lokalisierter wie auch generalisierter Form sind uns bei Untersuchungen von Bergleuten nur selten begegnet. Die Beurteilung von echtem Bronchialspasmus im Bronchogramm ist aber dadurch erschwert, daß das Röntgenkontrastmittel einen lokalen Reiz auf die Bronchialschleimhaut ausübt, der seinerseits infolge Tonuserhöhung in der Bronchialmuskulatur eine Verengung der Bronchiallichtung zur Folge haben kann. Andererseits könnte durch die übliche Verabfolgung von $^1/_2$ mg Atropin bei der Vorbereitung zur Bronchographie ein leichter Spasmus behoben werden.

Bei der *lappenmäßigen Zugehörigkeitsbestimmung* von silikotischen Knoten, die auf der Übersichtsaufnahme durchaus nicht immer eindeutig möglich ist, gibt die selektive Bronchographie in der Regel volle Klarheit (Abb. 35).

Wir waren bei unseren bronchographischen Untersuchungen immer wieder überrascht, welche schwerwiegenden Störungen im Luftröhrensystem sich hinter großen silikotischen Verdichtungen verbergen können. Selbst bei völligem Fehlen von klinischen Symptomen traten Veränderungen wie Bronchitis deformans, Bronchiektasen und Atelektasen mit Sekretstauung, Stenosen und Verlagerungen, die die Lungenfunktion erheblich beeinträchtigen, bei der Auffüllung des Bronchialbaumes mit Kontrastmitteln deutlich hervor.

Von nicht minder großem Interesse sind die Veränderungen der Lungengefäße bei der Silikose, die Bolt und Zorn (1950, 1951, 1952) mit Hilfe der *selektiven Angiographie* untersuchten. Die Beobachtungen faßt Zorn (1951) wie folgt zusammen:

„1. An den Arterien: Verziehungen und Verlagerungen, Kaliberänderungen, Einengung des Lumens, vollständiger Gefäßverschluß vor den silikotischen Schwielen (Abb. 36). Keine nennenswerte Durchblutung der silikotischen Schwiele.

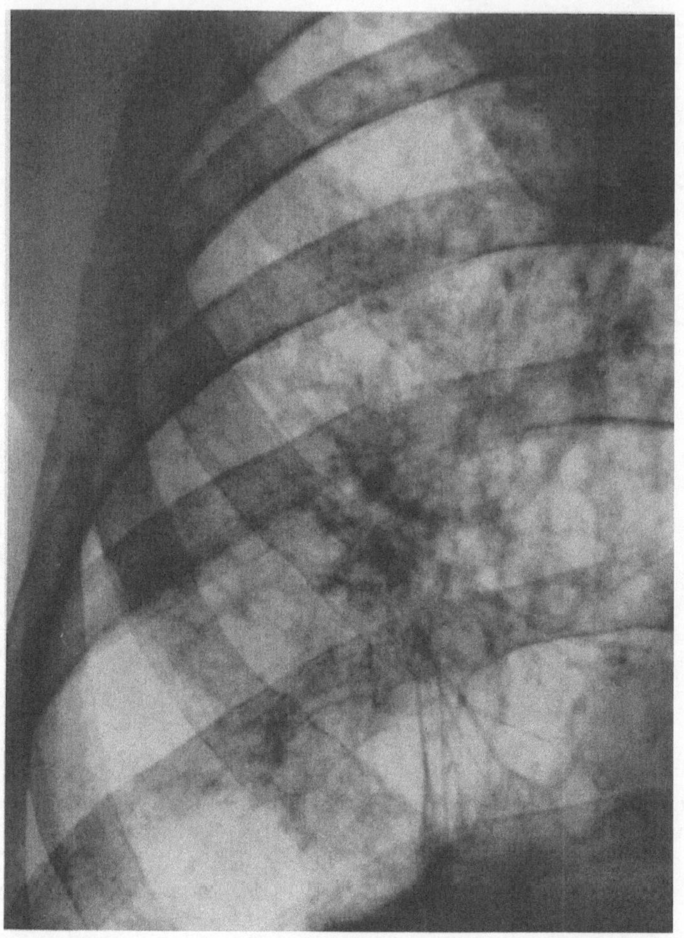

Abb. 33. Schwere Silikose mit sog. Reichmannschen Regenstraßen. Ausschnitt aus der rechten unteren Lungenpartie

2. Im Capillarsystem: Längere Verweildauer des Kontrastmittels bei schweren Silikotikern gegenüber Normalen.

3. An den Venen: Verlangsamter Rückfluß, dadurch bessere Darstellbarkeit bei Silikotikern gegenüber Normalen.

4. Am Herzen findet sich eine Verlängerung der Ausflußbahn des rechten Ventrikels und an den großen Gefäßen eine Raffung, Verziehung und Verlagerung des Venenkreuzes.

Abb. 34. Selektive Bronchographie zu Abb. 33. Die senkrecht zu den Zwerchfellausziehungen verlaufenden „Regenstraßen" sind zum Teil mit schwach gefüllten (wandbeschlagenen) kleinen Bronchen identisch

Abb. 35. Kompletter Verschluß des rechten Oberlappenbronchus, unmittelbar an seinem Abgang, während sich die Verzweigungsfigur des rechten Mittellappenbronchus bis in die Spitze verfolgen läßt. Großer hilusnaher Silikoseknoten, der vom Ober- bis zum Mittellappen reicht

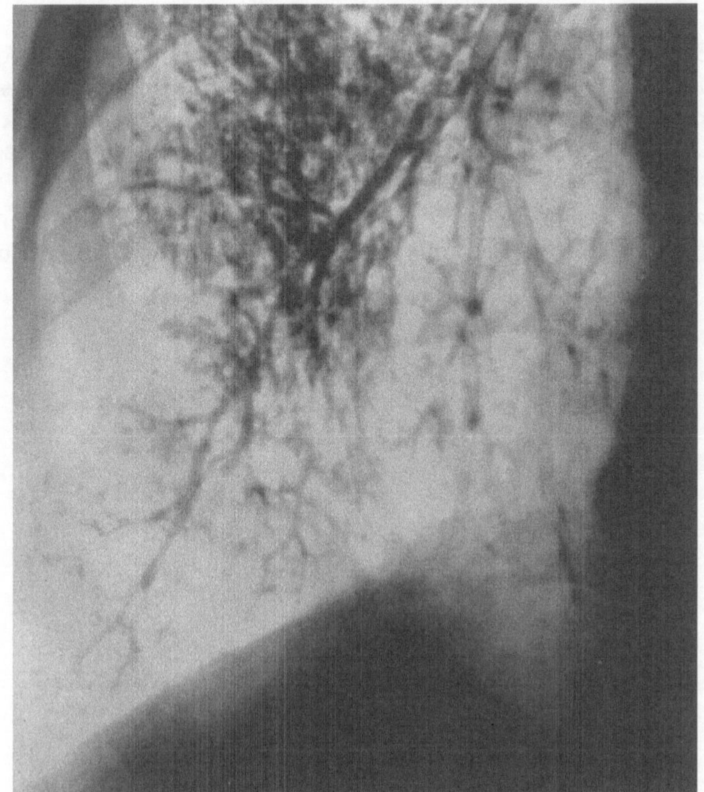

Abb. 34

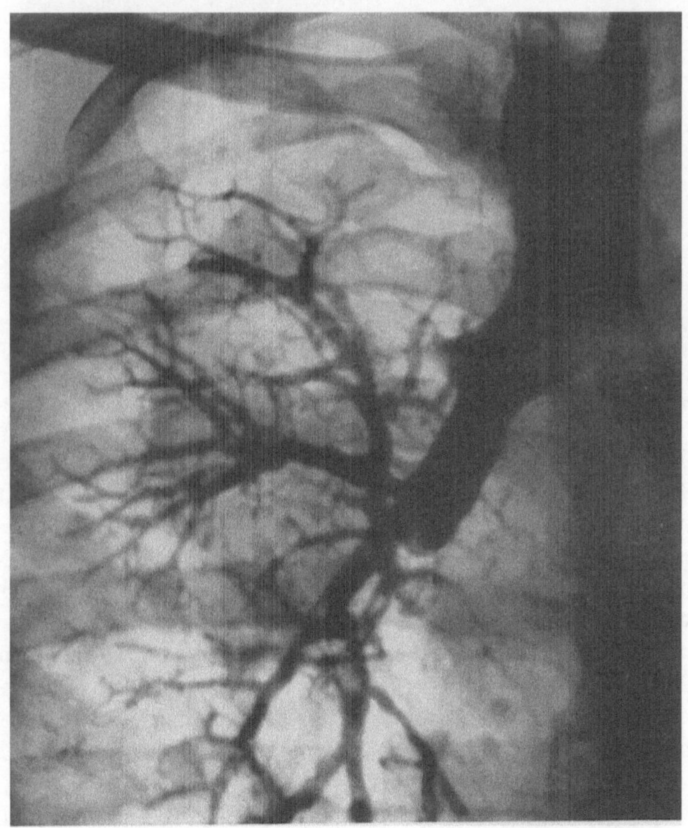

Abb. 35

Bei schweren Schrumpfungszuständen finden sich häufig Regenstraßen in den Unterfeldern beider Lungen. Es konnte durch die selektive Gefäßfüllung festgestellt werden, daß es sich bei diesen Reichmannschen Regenstraßen in vielen Fällen um senkrecht verlaufende und verzogene Gefäße handelt, die sich mit Per-Abrodil füllen ließen, die teilweise arterielle, teilweise auch verzogene und verlagerte Venen darstellen können."

Einseitige bzw. vorwiegend einseitige Silikosen (Abb. 37) werden von Kröker (1948) mit gleichzeitig beobachteten Hypoplasien des Gefäßsystems einer Lungenseite in Zu-

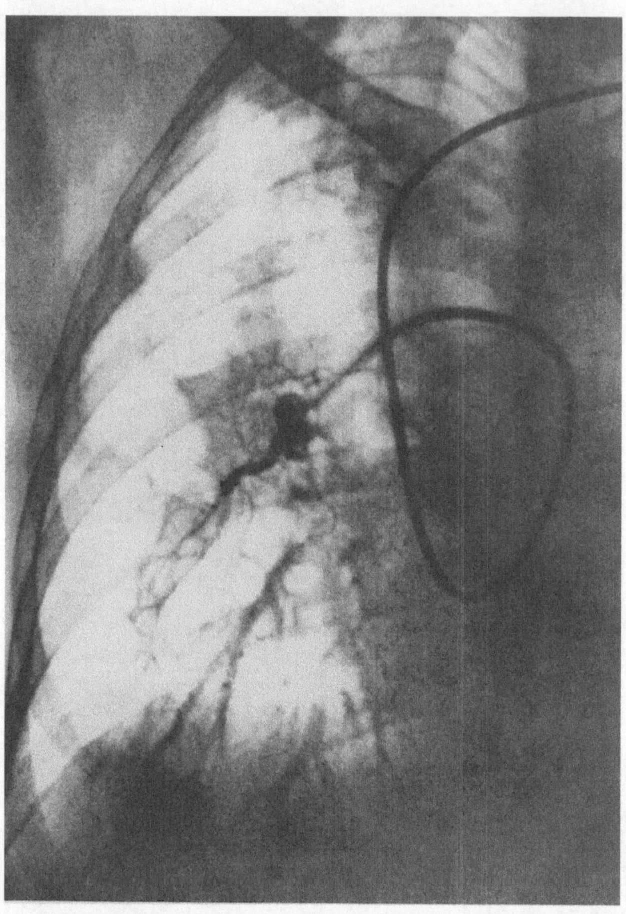

Abb. 36. Hochgradige Einengung der Gefäßlumina und teilweise auch vollständige Gefäßverschlüsse im Bereiche einer silikotischen Verdichtung (Schwiele). (Überlassen von Herrn Chefarzt Dr. Zorn, Leiter des Seminars für Silikose-Begutachtung der Bergbau-Berufsgenossenschaft, Bochum)

sammenhang gebracht, nachdem er bei einseitigen Pneumokoniosen solche Hypoplasien auf der nicht silikotischen Seite nachweisen konnte. Diese Lungenseite erscheine dann entsprechend aufgehellt mit verkleinertem Hilus.

An *atypischen Silikosen* sind auch ungewöhnliche Lokalisationen von Schwielen zu erwähnen. Sie finden sich bisweilen in subpleuraler Anordnung (Abb. 38), im Hilus- oder Spitzengebiet oder auch in den basalen und medialen Unterfeldern (Abb. 39), oft mit ungleicher Anordnung und verschieden starker Ausbildung in beiden Lungen. Giese (1931) und di Biasi (1949) bringen diese Atypien mit einer verminderten Lymphströmung und entsprechend vermehrter Staubablagerung infolge von Lungenveränderungen und pleuritischen Verwachsungen, die bereits vor der Staubexposition bestanden haben, in Zusammenhang.

Die *tumoröse Form* der Silikose (Caplan-Syndrom), die differentialdiagnostisch bisweilen nicht leicht gegen Tumoren und Metastasen abgrenzbar ist, bedarf pathogenetisch

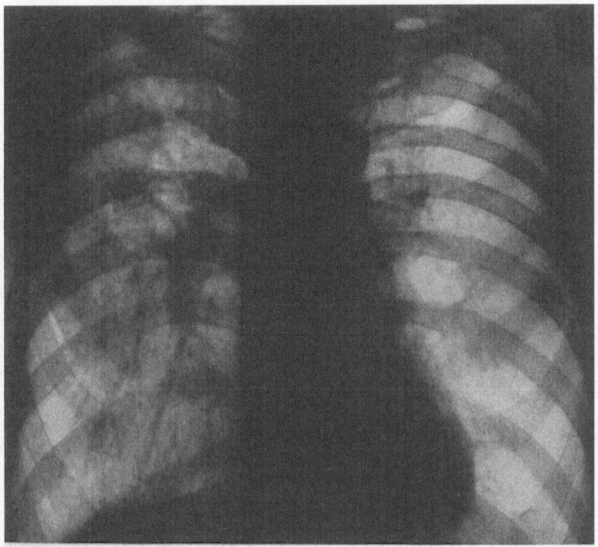

Abb. 37. Vorwiegend einseitige Silikose bei einem 38jährigen Bergmann aus dem Ruhrgebiet. (Überlassen von Herrn Dr. DICKMANS, Berufsgenossenschaftliche Krankenanstalten Bergmannsheil, Bochum)

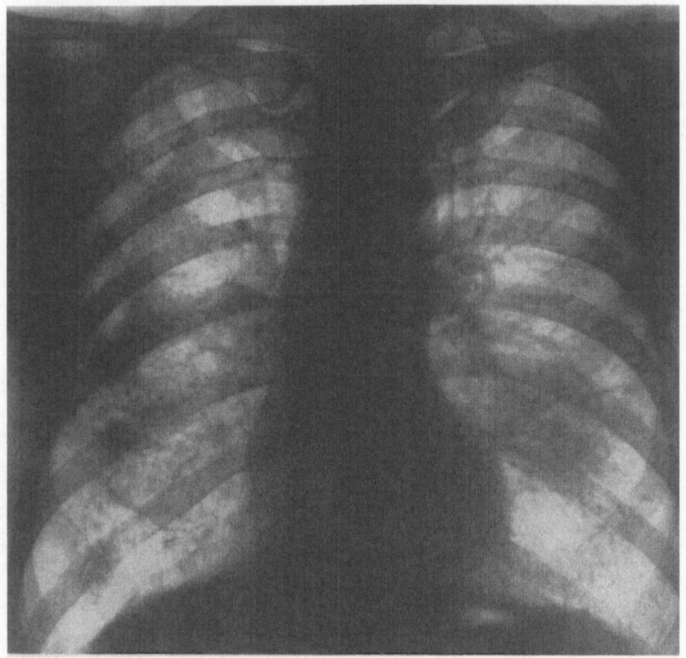

Abb. 38. Atypische subpleurale Silikose mit bandförmiger Verdichtung in der rechten Lunge

ebenfalls noch einer endgültigen Aufklärung. Inwieweit bei den röntgenologisch nachweisbaren Rundherden bei Kohlenbergarbeitern mit primär chronischem Gelenkrheumatismus, auf die besonders CAPLAN (1953) sowie COLINET (1953) aufmerksam gemacht haben, die Tuberkulose kausalgenetisch eine Rolle mitspielt, läßt sich zur Zeit noch nicht entscheiden. Wie CAPLAN im einzelnen ausführt, hatten von 14000 Bergleuten in Süd-Wales 51, d.h. 0,4%, eine rheumatoide Arthritis. Das Erstaunliche lag darin, daß 90% dieser 51 Kranken eine massive Fibrose entsprechend unserer schwergradigen Silikose aufwiesen, während die Häufigkeit der massiven Fibrose bei der Gesamtzahl von 14000 nur 30% ausmachte. Als weitere Überraschung zeigte sich, daß 13 dieser an Arthritis leidenden staublungenkranken Bergleute, d.h. rund 25%, einen eigentümlichen, von den sonst üblichen

Staublungenveränderungen abweichenden Röntgenbefund boten. Und zwar fand CAPLAN hier multiple, runde, relativ scharf begrenzte Verdichtungen von 0,5—5 cm Durchmesser, die über beide Lungen verteilt und besonders in den seitlichen oberen und mittleren

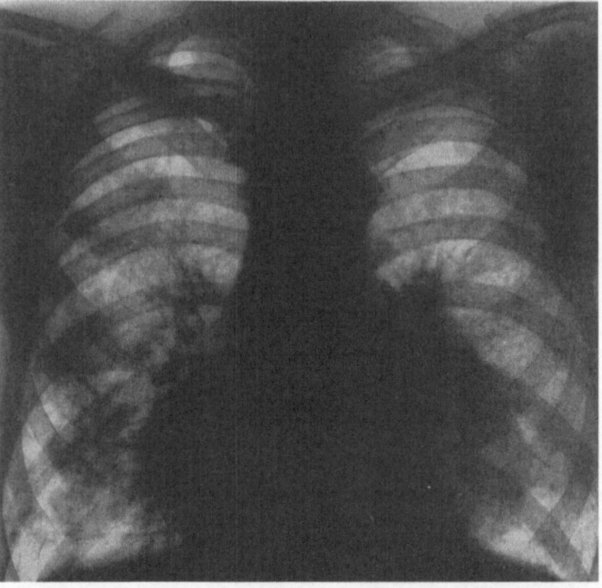

Abb. 39. Atypische Silikose mit großen massiven, beiderseits dem Herzschatten aufsitzenden Verdichtungen bei einem 64jährigen Kohlenbergarbeiter. Schalenförmige Verkalkungen beiderseits im Hilusbereich

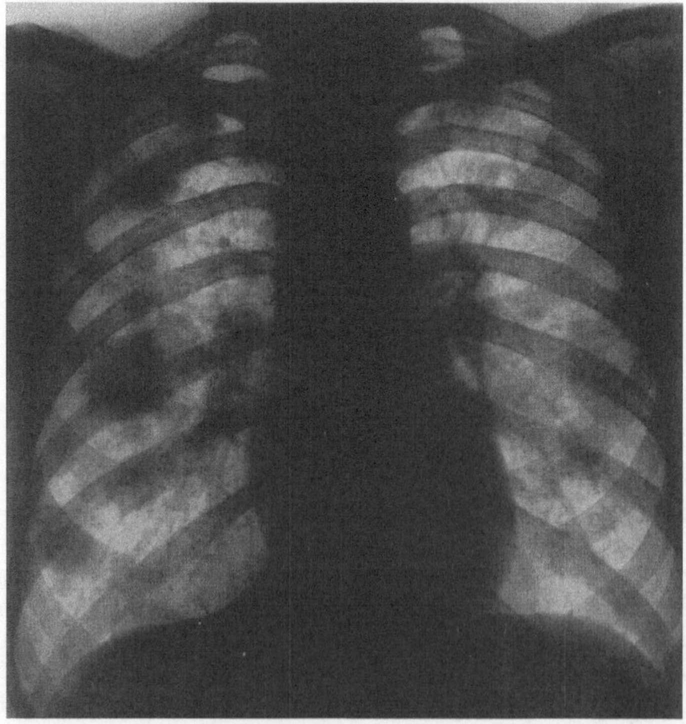

Abb. 40. *Caplan-Syndrom.* Rundherdpneumokoniose (grobknotiger Typ) und primär-chronische Polyarthritis bei einem 46jährigen Bergmann aus dem Ruhrgebiet, der 24 Jahre unter Tage gearbeitet hat. Die Rundherde im linken Oberlappen sind zentral eingeschmolzen. Tuberkelbakterien konnten niemals nachgewiesen werden. Rheuma-Tests: RA +++; Latex-Fixations-Test: 1:80; Hämagglutinationstest: 0-Ery 1:5, Hammel-Ery 1:40. (Überlassen von Herrn Dr. DICKMANS, Berufsgenossenschaftliche Krankenanstalten Bergmannsheil, Bochum)

Lungenpartien lokalisiert sind (Abb. 40). In Deutschland haben BAADER (1954) und PETRY (1954) über „Siliko-Arthritis“ bzw. über pathogenetische Zusammenhänge zwischen der fortgeschrittenen Silikose und der Polyarthritis berichtet. Allerdings fanden sie die von CAPLAN als charakteristisch beschriebenen Rundherde nur ganz vereinzelt; in der ganz überwiegenden Mehrzahl der Fälle erhoben sie Befunde, wie sie auch sonst bei schweren Quarzstaublungen ohne Arthritis sehr häufig gesehen werden. Die Arthritis-Diagnose aus einem typischen Röntgenbefund der Lungen zu stellen, wie es britische Autoren angeben, war nicht möglich. Nach GOUGH (1959) stellt das Caplan-Syndrom eine besondere Empfindlichkeit pneumokoniotischer Lungen gegenüber rheumatisch-entzündlichen Prozessen dar.

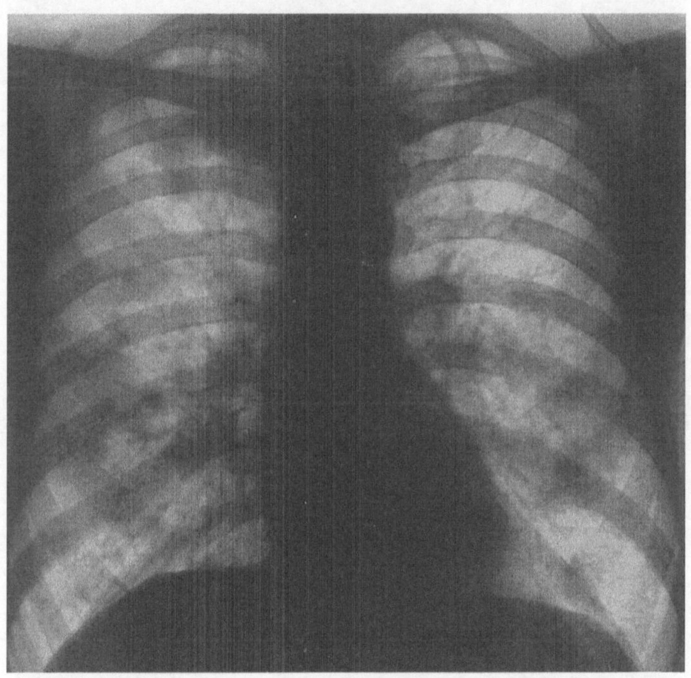

Abb. 41. Rundherd-Pneumokoniose (grobknotiger Typ) ohne primär-chronische Polyarthritis bei einem 52jährigen Bergmann aus dem Ruhrgebiet, der 30 Jahre unter Tage gearbeitet hat. Rheuma-Tests: RA +++; Latex-Fixations-Test: 1:5120; Hämagglutinations-Test: 0-Ery 1:2560, Hammel-Ery 1:5120. (Überlassen von Herrn Dr. DICKMANS, Berufsgenossenschaftliche Krankenanstalten Bergmannsheil, Bochum)

DICKMANS (1960) hat den Krankheitsverlauf der Rundherdpneumokoniosen bei Kohlenbergarbeitern treffend beschrieben. Danach entwickeln sich die Rundherde manchmal in Schüben. Das Intervall zwischen den einzelnen Schüben kann Monate bis Jahre betragen. Die Rundherde können im späteren Verlauf konfluieren. Sie zerfallen oft, ohne daß auch bei eingehender Sputumuntersuchung Tuberkelbakterien nachweisbar sind. Während der einzelnen Schübe und des Rundherdzerfalls bestehen subjektiv kaum Krankheitssymptome. Das Befinden der Kranken ist auffallend gut. Niemals wurden Hämoptysen beobachtet. Bei insgesamt 57 Fällen konnte DICKMANS 19mal Schübe, 33mal Konfluenz und 13mal multiplen Zerfall von Rundherden feststellen. Der insgesamt also recht häufige Zerfall war meist über Wochen und Monate zu beobachten. Dann verschwanden die Cavernen fast immer, und die Rundherde zeigten wieder ihre frühere Form.

Wir selbst fanden ebenso wie DICKMANS pulmonale Rundherde bei der Silikose auch ohne gleichzeitigen Rheumatismus. Dabei läßt sich zwischen grob- und feinknotigen Typen unterscheiden (Abb. 41—44). Andererseits können sie bei chronischer Polyarthritis auch fehlen. Nach den Untersuchungen von DICKMANS und FRITZE (1959) treten pulmonale Rundherde bei chronischem Gelenkrheumatismus etwa 30mal häufiger auf als sonst bei der Silikose. Von besonderer Bedeutung sind die serologischen Befunde. Nach DICKMANS und

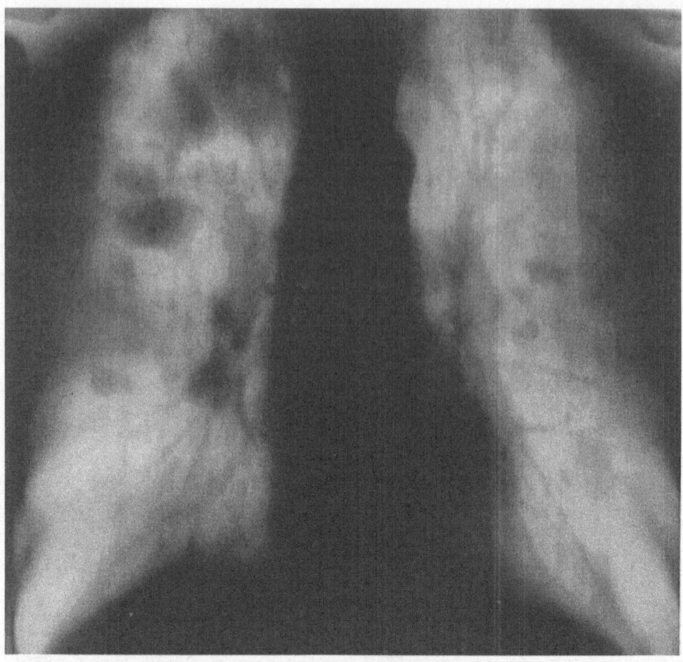

Abb. 42. Schichtaufnahme in 11 cm zu Abb. 41, 4 Jahre später. Die Rundherde haben an Umfang deutlich zugenommen. (Überlassen von Herrn Dr. DICKMANS, Berufsgenossenschaftliche Krankenanstalten Bergmannsheil, Bochum)

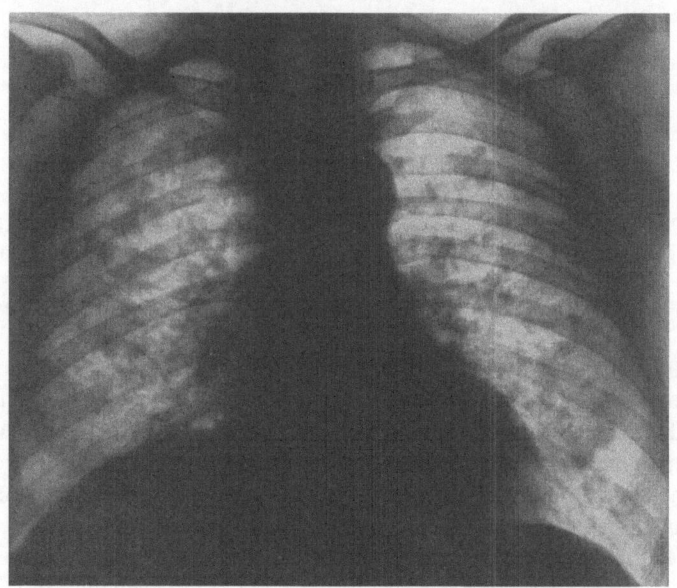

Abb. 43. Rundherd-Pneumokoniose (kleinknotiger Typ) ohne primär-chronische Polyarthritis bei einem 67jährigen Bergmann aus dem Ruhrgebiet, der 35 Jahre unter Tage tätig war. Rheuma-Tests: RA ++; Latex-Fixations-Test: 1:80; Hämagglutinations-Test: 0-Ery 1:320, Hammel-Ery negativ. (Überlassen von Herrn Dr. DICKMANS, Berufsgenossenschaftliche Krankenanstalten Bergmannsheil, Bochum)

FRITZE (1959) kommen auch bei gewöhnlichen Silikosen ohne Rundherde in gewissem Prozentsatz positive Agglutinationstests vor. Auffällig ist aber die Häufung positiver Rheumatests bei der Rundherdpneumokoniose ohne chronische Polyarthritis. Vor allem fallen bei dieser Pneumokonioseform die Tests oft noch in sehr hohen Titerstufen, d.h. bei starken Serumverdünnungen, positiv aus. Die Rundherdpneumokoniose zeigt also auch ohne chronische Polyarthritis ein ähnliches serologisches Verhalten wie die sog. primär-chronische Polyarthritis. Dickmans und Fritze kommen bei Auswertung serologischer Tests zu dem Schluß, daß die pulmonalen Rundherde bei Silikose Ausdruck einer der chronischen Polyarthritis entsprechenden Reaktionslage sind, auch wenn Gelenkveränderungen niemals manifest wurden. Das anatomische Substrat des Rheumatismus wie der Silikose seien reaktive Vorgänge im Bereiche des Mesenchyms. Gegen einen direkten kausalen Zusammenhang spreche die fehlende zeitliche Koinzidenz. Rundherde und Arthritis entwickelten sich nämlich in dem Beobachtungsgut dieser Autoren zeitlich unabhängig voneinander. Es wird daher vermutet, daß die gleiche Reaktions- oder Immunitätslage, deren Ausdruck der letztlich unspezifische positive Ausfall der sog. Rheuma-

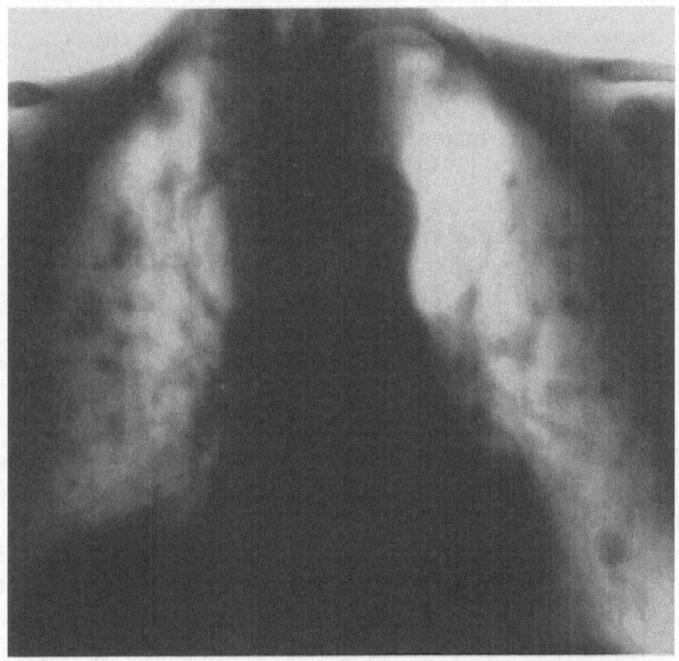

Abb. 44. Schichtaufnahme in 12 cm Tiefe zu Abb. 43. Kleinknotige Rundherdpneumokoniose. (Überlassen von Herrn Dr. Dickmans, Berufsgenossenschaftliche Krankenanstalten Bergmannsheil, Bochum)

tests ist, pathogenetisch das übergeordnete Prinzip im Ablauf beider Krankheiten darstellt, das unter bestimmten Umständen an den Gelenken zu einer chronischen Polyarthritis und in der Lunge bei Quarzstaubeinlagerungen zu einer Rundherdpneumokoniose führt. Die Rundherdpneumokoniose ohne chronischen Gelenkrheumatismus ist eine „rheumatische" Krankheit der Lungen, die erst durch die Quarzstaubinhalation manifest wird und ihr besonderes Gepräge erhält (Dickmans 1960).

So naheliegend nach den Erkenntnissen aus der Tumorpathologie ein ursächlicher Zusammenhang von Silikose und *Lungen-* bzw. *Bronchialkrebs* bei dem chronischen Reizzustand des broncho-pulmonalen Systems durch Staubinhalation und den sekundär geschaffenen Veränderungen in Lungen und Bronchen auch sein mag, so sprechen alle klinischen und pathologisch-anatomischen Erfahrungen dagegen. Di Biasi (1949) hält nur in Ausnahmefällen eine kausale Verknüpfung zwischen einer Silikose und einem Bronchialkrebs für möglich. So fand er in drei Fällen einen Krebs in der Wand eines in eine silikotische Zerfallshöhle einmündenden oder in das Gebiet einer einzelnen silikotischen Schwiele führenden Bronchus. — Eine weitere Ausnahme ist das gehäufte gleichzeitige Vorkommen von Staublunge und Krebs bei den Schneeberger und Joachimsthaler Bergleuten. Nach den Erfahrungen in diesen Grubenbezirken darf man wohl der Dauereinwirkung hoher

Radiumemanation bei der Krebsentstehung eine Bedeutung beimessen, wenn auch ein ganzer Komplex anderweitiger schädlicher Faktoren, unter anderem arsenhaltiges Bohrmehl, ursächlich in Betracht kommt.

f) Die Siliko-Tuberkulose

Die Tuberkulose ist die häufigste und zugleich gefährlichste Komplikation der Silikose. Aus den weitgehend übereinstimmenden Befunden in verschiedenen Untersuchungszentren des Ruhrgebietes ergibt sich, daß ein großer Teil aller an schwerer Silikose Erkrankten gleichzeitig von der Tuberkulose befallen ist. Ähnlich wie in anderen Industriezweigen mit erhöhter Staubgefährdung hat man auch im Kohlenbergbau den Eindruck, daß die tuberkulösen Komplikationsformen um so häufiger anzutreffen sind, je weiter fortgeschritten die Silikose ist, und daß viele Arbeiter nicht an einer Tuberkulose erkrankt wären, hätten sie nicht einer Staubexposition unterlegen. Im Vergleich zur Normalbevölkerung fällt dabei besonders die Zunahme der Tuberkulosesterblichkeit in den hohen Altersklassen auf (vgl. KÜPPER 1947).

So wenig man auch an den engen Beziehungen zwischen Silikose und Tuberkulose zweifeln kann, so viele Unklarheiten haften der Zusammenhangsfrage beider Erkrankungen auch heute noch an. HUEBSCHMANN (in: ICKERT 1924), ICKERT (1924), WATKINS-PITCHFORD (1927), HUSTEN (1931), POLICARD (1932, 1935), FLETCHER, MANN, DAVIES, COCHRANE, GILSON und HUGH JONES (1949), GOUGH (1949, 1952), GOUGH, JAMES und WENTWORTH (1949), FLETCHER und GOUGH (1950), FLETCHER (1951), HEPPLESTON (1951) sowie JAMES (1954) vertreten die Anschauung, daß die massive Fibrose der fortgeschrittenen Stadien verschiedener Arten von Staublungenerkrankungen sich nur bei gleichzeitig vorhandener Tuberkulose entwickeln könne. Sie stützen sich dabei im wesentlichen auf die Übergangsbilder zwischen tuberkulösen und silikotischen Veränderungen. DI BIASI (1933, 1949) hält dieses Argument nicht für stichhaltig, ebensowenig wie die Inoculationsversuche pneumokoniotischen Leichenmaterials in die Bauchhöhle von Meerschweinchen (EICKENBUSCH 1926; BÖHME und LUCANUS 1930; STRACHAN und SIMSON 1930; HUSTEN 1931), zumal alle Untersucher auch negative Ergebnisse hatten. Gegen die infektiöse Ätiologie der massiven Fibrose spricht auch die Erzeugung typischer silikotischer Granulome durch langdauernde Einatmung von Quarzstaub bei tuberkulosefreien Tieren (ICKERT 1931; GARDNER 1932; JÖTTEN 1936; JÖTTEN und POPPINGA 1936; KING, WRIGHT, RAY und HARRISON 1950). Ebenso ist HUSTEN (1951) heute der Meinung, daß die Entwicklung einer reinen großknotigen Silikose ohne das Mitwirken von Tuberkelbakterien möglich ist. Er unterscheidet beim Zusammentreffen von Silikose und Tuberkulose zwei Formen: die *Komplikationsform* — neben charakteristischen silikotischen Veränderungen finden sich auch tuberkulöse von gewöhnlichem Aussehen — und die *Kombinationsform* — silikotische und tuberkulöse Veränderungen gehen eine enge Verbindung miteinander ein. DI BIASI (1949) unterscheidet zwischen Tuberkulo-Silikose und Siliko-Tuberkulose, je nachdem, ob die Staubeinwirkung oder der tuberkulöse Faktor vorherrscht. Bei Betrachtung des einzelnen Herdes kann der Pathologe siliko-tuberkulöse, tuberkulo-silikotische, aber auch reine silikotische Veränderungen sowie chronisch-verschwielende mit frischen tuberkulösen Veränderungen in der gleichen Lunge finden.

Der Kliniker faßt die verschiedenen Kombinationsformen von Silikose und Tuberkulose gewöhnlich unter dem Sammelbegriff *Siliko-Tuberkulose* zusammen. Um zu erkennen, ob die Tuberkulose vor der Steinstaubeinwirkung vorgelegen hat („Pfropfsilikose“ oder „Zusatzstaublunge“), ob sie sich erst später auf dem Boden einer Silikose ausgebreitet („Pfropftuberkulose“ oder „Zusatztuberkulose“) oder ob sie sich mit der Silikose gleichzeitig entwickelt hat („simultane Infektion“ oder „infektiöse Staublunge“) — eine bei vielen Autoren beliebte Einteilung der Kombinationsformen von Silikose und Tuberkulose —, müßte der gesamte Krankheitsablauf mit allen klinischen und röntgenologischen Unterlagen von den ersten Entwicklungsanfängen, d.h. zurückreichend bis auf die Zeit vor Beginn der Staubexposition, bekannt sein. Nach UEHLINGER (1935) und STEIGER (1951) scheint im zeitlichen Zusammentreffen am häufigsten die Primärsilikose mit Zusatztuberkulose zu sein, seltener die Silikose, die sich zu einer bestehenden Tuberkulose gesellt und am seltensten die gleichzeitige Entwicklung beider Erkrankungen.

Die exakte Bestimmung der jeweiligen Kombinationsform von Silikose und Tuberkulose bereitet dem Kliniker oft größte Schwierigkeiten. Nach dem Verlauf kennt er einmal akute Formen, die sich von der üblichen aktiv-fortschreitenden Tuberkulose bei Nichtstaubgefährdeten nicht unterscheiden, und zum anderen äußerst chronische Formen, die sich klinisch von dem eigentlichen Krankheitsbild der Silikose kaum abgrenzen lassen. Zwischen diesen beiden extremen Typen liegen alle erdenklichen Kombinationen, bei denen

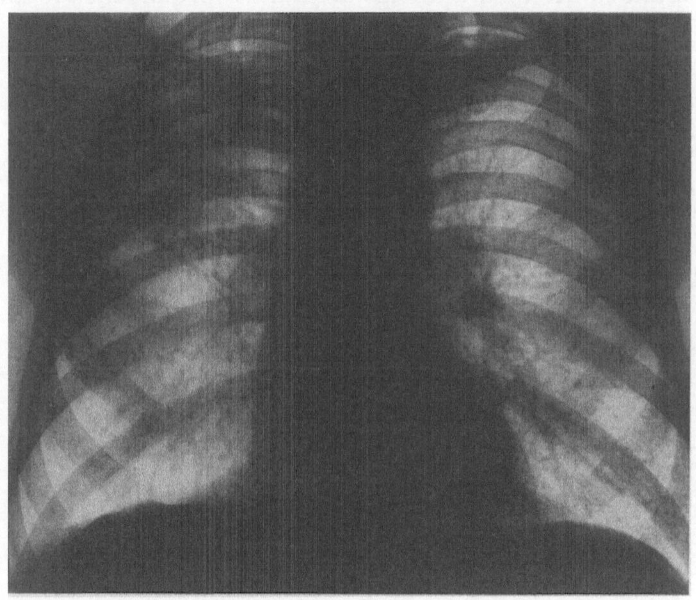

Abb. 45. Große siliko-tuberkulöse Verdichtung im rechten Oberlappen bei einem 58jährigen Bergmann aus dem linksniederrheinischen Steinkohlenrevier, der 28 Jahre unter Tage gearbeitet hat. Grobe dichte Hili. Vermehrte Lungengrundzeichnung. Disseminierte, locker stehende, kleine Herde. Massive inhomogene Verdichtung im rechten Oberlappen mit streifigen Ausläufern zum Hilus und zu einer Pleurakuppenschwiele. BKS: 36/60 mm n.W. Sputum (Tierversuch): Tuberkelbakterien positiv

bisweilen latente Phasen mit aktiven konkurrieren. Bei jeder Silikose wird man daher immer nach einer gleichzeitig bestehenden Tuberkulose und ihrem Aktivitätsgrad fahnden müssen, zumal mit ihrem Nachweis nicht nur prognostisch und allgemein hygienisch, sondern auch therapeutisch und versicherungsrechtlich völlig neue Momente erbracht sind. Der spezifische Prozeß pflegt dann um so rascher fortzuschreiten und um so ungünstiger zu verlaufen, je schwerer die silikotischen Veränderungen sind. Wenn auch einzelne Beobachtungen dafür sprechen, daß eine beginnende oder eben leichtgradige Silikose, zumindest vorübergehend, die Tuberkulose durch Bindegewebsproliferation im günstigen Sinne beeinflussen kann, so ist man heute allgemein der Auffassung, daß Tuberkulose und Silikose in der überwiegenden Mehrzahl der Fälle einen gegenseitig verschlimmernden Einfluß ausüben (vgl. BÖHME 1935).

Auf die klinische Symptomatologie der Siliko-Tuberkulose kann hier nur schlagwortartig hingewiesen werden: Änderung im Allgemeinbefinden, toxische Erscheinungen, physikalischer Lungenbefund, Blutsenkung und Differentialblutbild, Elektrophorese, Sputumuntersuchungen, Tuberkulinreaktionen und ähnliches mehr. Ausschlaggebend für die Erkennung und Beurteilung der Siliko-Tuberkulose mit ihren verschiedenen Kombinationsformen ist die Röntgenuntersuchung und namentlich die vergleichende Betrachtung mehrerer Röntgenaufnahmen über eine gewisse Entwicklungszeit. Für die röntgenologische

Analyse von silikotischen, tuberkulösen und siliko-tuberkulösen Veränderungen hat Reichmann (1933) bewährte Regeln ausgearbeitet, die wohl auch heute noch in den wesentlichen Punkten volle Gültigkeit haben. Während die Silikose durch die Symmetrie der Lungenveränderungen und ihre ziemlich gleichmäßige Verteilung in beiden Lungenfeldern, vor allem der Mittelgeschosse, charakterisiert ist, zeichnet sich die Zusatztuberkulose durch asymmetrische Lokalisation (Abb. 45), durch einen raschen Wechsel des Befundes, durch relativ häufige cavernöse Zerfallserscheinungen (Abb. 46—48) und durch bevorzugte Spitzen- bzw. Oberlappenlokalisation aus. Natürlich gibt es Ausnahmen von dieser Regel, so z. B. bei der ebenfalls symmetrisch angelegten Miliartuberkulose. Andererseits sehen wir nicht selten asymmetrische Silikosen, besonders dann, wenn alte vernarbte Herde im Lungenparenchym und in der Pleura infolge der damit verbundenen lokalen Lymphgefäß-

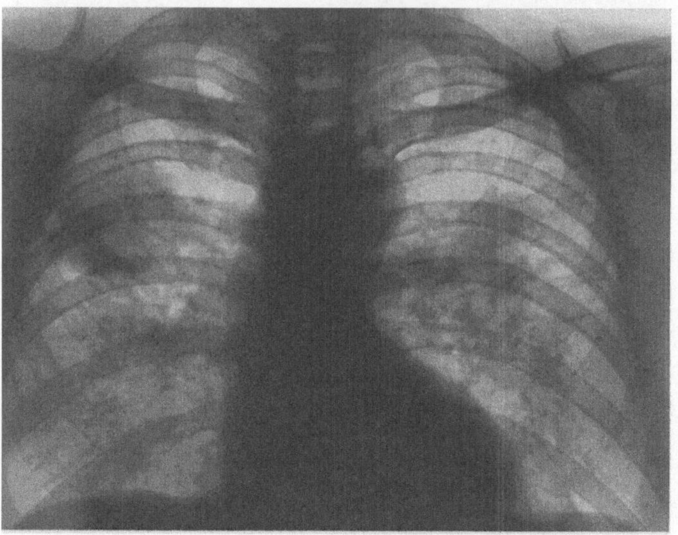

Abb. 46. Siliko-Tuberkulose bei einem 51jährigen Bergmann aus dem linksniederrheinischen Steinkohlenrevier, der insgesamt 29 Jahre unter Tage gearbeitet hat. Innerhalb eines knappen Jahres (vgl. Abb. 47) kam es zu großcavernösen Einschmelzungen im Bereiche ausgedehnter siliko-tuberkulöser Verdichtungen

blockade bevorzugte An- und Ablagerungsstellen für den silikogenen Staub bilden oder wenn sonstige strukturelle Besonderheiten im Lungenaufbau zu seitenunterschiedlicher Staubdeponierung führen. Bei der oft äußerst schwierigen röntgenologischen Analyse von silikotischen und tuberkulösen bzw. von siliko-tuberkulösen Veränderungen sind zahlreiche andere Faktoren genauestens zu beachten, wie kalkdichte Herde, hilusgerichtete Lagerung von Knötchen, Beschaffenheit von Cavernen, Art der Schrumpfung von Knoten, Verhalten des Lymphapparates und der Pleura. Die silikotischen Herde sind gewöhnlich gleichmäßig generalisiert und gleichförmig beschaffen; die tuberkulösen Veränderungen wechseln dagegen mehr in ihrer Größe und auch in ihrer Dichte. Vor allem ist die Anordnung der tuberkulösen Herde manchmal recht charakteristisch. Sie entspricht bei bronchogener Streuung einem Lappen- oder Segmentbronchus. Gelegentlich finden wir die tuberkulösen Knötchen perlschnurartig aneinandergereiht oder hilusgerichtet, oft unscharf begrenzt und bisweilen um ein Dichtezentrum angeordnet. Kalkdichte Herde kennzeichnen, abgesehen von den silikotischen Veränderungen der Steinhauerlunge, gewöhnlich verkalkte tuberkulöse Prozesse. Schalenartige Verkalkungen, besonders im Bereich der Hili, können als pathognomonisch für die Silikose angesehen werden.

Auch die schon beschriebenen „Reichmannschen Regenstraßen", die von den massiven silikotischen Verdichtungen senkrecht nach unten in die Zwerchfellausziehungen einmünden, sprechen ganz entschieden für eine Silikose, wenn sie gelegentlich auch bei anderen schrumpfenden Krankheitsprozessen in der Lunge beobachtet werden. Die

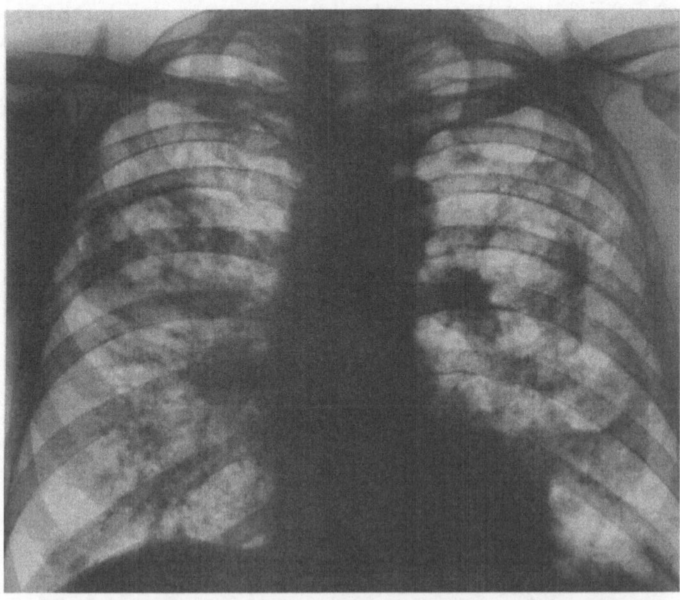

Abb. 47. Kontrollaufnahme zu Abb. 46 knapp 1 Jahr später. Das Allgemeinbefinden hatte sich in den letzten Monaten verschlechtert. Das Sputum enthielt jetzt massenhaft Tuberkelbakterien

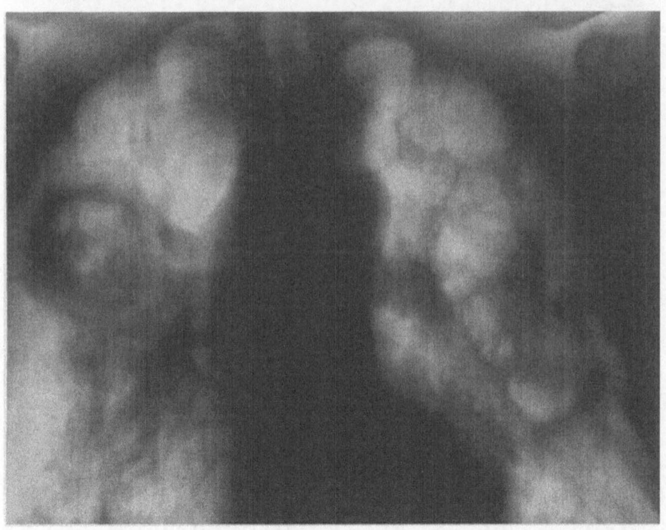

Abb. 48. Schichtaufnahme in 10 cm Tiefe zu Abb. 47. Große Cavernen innerhalb der siliko-tuberkulösen Verdichtungen

Lungenspitzen bleiben bei der reinen Silikose relativ lange frei von Veränderungen und sind kaum so intensiv befallen wie bei tuberkulösen Infektionen. Auch die für Tuberkulose typische hilusradiäre Ausrichtung der Herd- und Strangschatten wird bei der reinen Silikose gewöhnlich vermißt.

Cavernen treten bei der Tuberkulose häufig schon recht frühzeitig auf, bei der Silikose fast immer erst im schweren Stadium, wenn sich bereits große Verdichtungen (Schwielen) entwickelt haben. Auf die Besonderheiten silikotischer und tuberkulöser Cavernen haben wir weiter oben hingewiesen. Zu erwähnen ist aber noch, daß wir nicht jede Caverne bei der Silikose ohne weiteres als Ausdruck einer spezifischen Höhlenbildung auffassen müssen und daß dem Tuberkelbakteriennachweis diagnostisch eine große Bedeutung zukommt. Beim Fehlen von Tuberkelbakterien bei wiederholten Untersuchungen von

Sputum, Kehlkopfabstrich und Magensaft muß auch trotz des Nachweises röntgenologisch gesicherter Cavernen immer die Frage nach anderweitigen einschmelzenden Lungenprozessen gestellt werden.

Pleuraergüsse und *Verwachsungserscheinungen*, besonders wenn die Adhäsionen zu stärkeren einseitigen Schrumpfungserscheinungen führen, machen einen spezifischen Prozeß wahrscheinlich.

Verlauf und Entwicklung des Röntgenbefundes sind bei der differentialdiagnostischen Abgrenzung von Silikose und Tuberkulose stets zu berücksichtigen. Hat in siliko-tuberkulösen Mischherden die Tuberkulose im Krankheitsgeschehen die Führung an sich gerissen, so deutet die *rasche Änderung im röntgenologischen Befund* mit schneller Herdzunahme auf einen überwiegend spezifischen Prozeß hin. Andererseits bleibt zu berück-

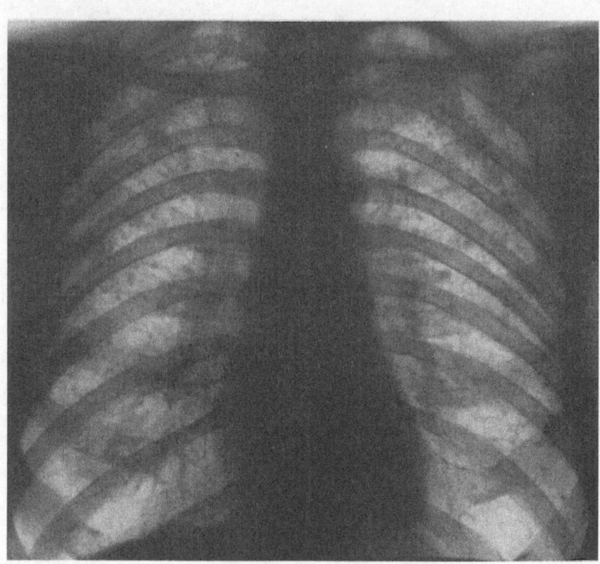

Abb. 49. Verkalkte, grobknotige hämatogene Tuberkulose bei einem 42jährigen Bergmann aus dem Aachener Kohlenrevier, der insgesamt 12 Jahre unter Tage gearbeitet hat (autoptisch bestätigt). Die symmetrisch angelegten kalkdichten Herde, vorwiegend in den lateralen Partien beider Oberlappen, erwiesen sich als kleinknotige verkalkte tuberkulöse Narbenherde. Daneben fanden sich histologisch geringfügige silikotische Lungenveränderungen. Allein das Fehlen von Kalkherden im Hilusbereich ließ es sehr fraglich erscheinen, daß die Kalkherde in den Lungen durch eine Silikose hervorgerufen waren

sichtigen, daß die im Ablauf einer tuberkulösen Streuung auftretenden Herdchen zum Teil oder ganz infolge resorptiver Vorgänge wieder verschwinden können, während silikotische Gebilde den erreichten Entwicklungszustand zumindest beibehalten. Man ist immer wieder überrascht, daß eine Fleckelung, bei der man geneigt war, sie als silikotisch bedingt anzusehen, sich doch als eine tuberkulös verursachte herausstellt, weil sie innerhalb kürzester Zeit entstanden ist. Es ist allgemein bekannt, daß eine tuberkulöse Streuung das Stadium I oder Stadium II der Silikose täuschend ähnlich nachahmen kann (Abb. 49). Die Wandelbarkeit und das schnelle Auftreten von Herden, vor allem aber ihre Rückbildung, sprechen unbedingt für eine Tuberkulose und gegen eine Silikose.

Hinsichtlich der zeitlichen Reihenfolge im Auftreten von vermehrter Lungengrundzeichnung und fleckförmiger Verdichtungen geht bei der reinen Silikose das Sichtbarwerden einer verstärkten streifigen Grundstruktur voraus, oder es tritt beides gleichzeitig in Erscheinung. Bei der Tuberkulose gelangen zunächst die Verdichtungsherde und dann die durch Lymphangitis bedingten hiluswärts gerichteten Streifen zur Darstellung.

Aus den differentialdiagnostischen Betrachtungen ergibt sich, daß bei der Beurteilung der verschiedenen Kombinationsformen von Silikose und Tuberkulose auch bei optimaler

Röntgentechnik kaum ein einzelnes röntgenologisches Zeichen zur sicheren Klärung ausreicht. In der Schlußbeurteilung sind stets die Gesamtheit aller klinischen und röntgenologischen Symptome und die Ergebnisse aller einschlägigen Untersuchungsmethoden zu berücksichtigen. Selbst bei Sicherstellung einer reinen Silikose sollte durch periodische Kontrolluntersuchungen der Befund auf eine evtl. hinzugetretene Tuberkulose laufend überprüft werden.

Vergleichende Untersuchungen von klinisch-röntgenologischen und pathologisch-anatomischen Befunden bei der Silikose und Siliko-Tuberkulose an einem größeren Beobachtungsgut von 327 Fällen durch uns (WORTH und NERRETER 1954) und von über 600 Fällen durch GRAVENKAMP (1956) erbrachten für die Siliko-Tuberkulose ein weitaus weniger befriedigendes Ergebnis als für die reine Silikose. Es stellte sich heraus, daß in etwa $^1/_3$ der Fälle die klinischerseits vermutete Siliko-Tuberkulose histologisch nicht bestätigt werden konnte. In Übereinstimmung mit KIRCH (1953) wird bei den Silikoseerkrankten im allgemeinen viel zu häufig vom Kliniker eine Tuberkulose angenommen. Am häufigsten wurde fälschlicherweise eine gleichzeitige Tuberkulose im Stadium III der Silikose diagnostiziert. Demgegenüber fällt die Zahl der klinisch übersehenen Tuberkulosen nach unseren Erfahrungen nur wenig ins Gewicht. Daß aber bei der Trennung von Silikose und Tuberkulose sich auch für den Pathologen Schwierigkeiten ergeben können, geht aus einem kasuistischen Beitrag von BÖHME (1951) hervor. Unter anderem beobachtete er bei einem Bergmann, der in jungen Jahren eine offene, klinisch und röntgenologisch nachweisbare Tuberkulose durchgemacht hatte, 25 Jahre später eine schwere Silikose. Der pathologische Anatom fand nichts mehr von einer Tuberkulose.

g) Berufsspezifische Silikosetypen

Mit zunehmender Erfahrung an Staublungenerkrankten aus den verschiedenen Gewerbezweigen stellte sich mehr und mehr heraus, daß fast jeder staubgefährdete Beruf, in dem die Exposition gegenüber kieselsäurehaltigen Stäuben gegeben ist, seinen eigenen Typ der Silikose, zumindest aber einige Besonderheiten bei der röntgenologischen Untersuchung aufweist. In vielen Fällen ist der erfahrene Röntgenologe in der Lage, ohne Kenntnis der Vorgeschichte Aufschluß über die Beschäftigung des Patienten zu geben. Man darf hieraus schließen, daß die mineralogische und chemische Beschaffenheit des inhalierten Staubes die Ursache für die voneinander abweichenden röntgenologischen Manifestationen bei Staublungenkranken aus den verschiedenen Industriezweigen sind.

Bei der Differenzierung der verschiedenartigen berufsspezifischen Silikosetypen sind im einzelnen zu berücksichtigen: Art der Lungengrundzeichnung, Form, Dichte, Größe und Lokalisation der einzelnen Herde, die Neigung zur Konfluenz und Schwielenbildung, Anordnung und Schrumpfungsgrad der massiven Herde, Veränderungen der Hiluslymphknoten einschließlich der Verkalkungen, die Komplikationen silikotischer Knötchen und Knoten und schließlich der Entwicklungsgang dieser Veränderungen.

Bei der folgenden Unterteilung in „reine“ Silikose und Mischstaubsilikose wird versucht, eine gewisse ätiologisch begründete Reihenfolge einzuhalten. Da jedoch die meisten Industriestäube Mischstäube sind und die Modifikationen des klassischen Bildes der Silikose überwiegen, lassen sich Überschneidungen nicht immer vermeiden.

α) *„Reine Silikosen“*

Die reine Quarzstaubsilikose ist röntgenologisch gekennzeichnet durch zahlreiche, diffus verteilte, bis linsengroße, einzelstehende, scharf begrenzte und dichte Herde in beiden Lungen, häufig nach Art der sog. Schrotkornlunge (vgl. Abb. 5).

Wenn dieser Typ der „reinen“ Silikose besonders ausgeprägt bei Bergleuten aus dem südafrikanischen *Goldbergbau* in Erscheinung tritt, so ist dies darauf zurückzuführen, daß das Gestein der mächtigsten und wichtigsten Goldader in Südafrika, der Main-Reef-Leader, als wesentliche Grundlage bis zu 80 oder 90% freie Kieselsäure enthält. So erscheint die Bezeichnung „klassische Quarzstaubsilikose“ gerechtfertigt. Ganz ähnlich werden die Röntgenbefunde von Staublungenerkrankten aus den Goldgruben von St. Pierre-Monlimart, aus dem russischen, bulgarischen und australischen Goldbergbau sowie aus den Goldminen von Ontario beschrieben. Nur in den indischen Goldminen von Kolar scheint die Einwirkung von Mischstaub für die starke Abwandlung des eben beschriebenen Bildes verantwortlich zu sein.

Bei der Silikose von Arbeitern aus dem *Steingewerbe* (Steinhauer und Steinmetze) findet man gleichartige Röntgencharakteristika (Abb. 50). Die multipel-disseminierten, kleinen Verdichtungen haben überwiegend rundliche Gestalt; manchmal sind sie auch

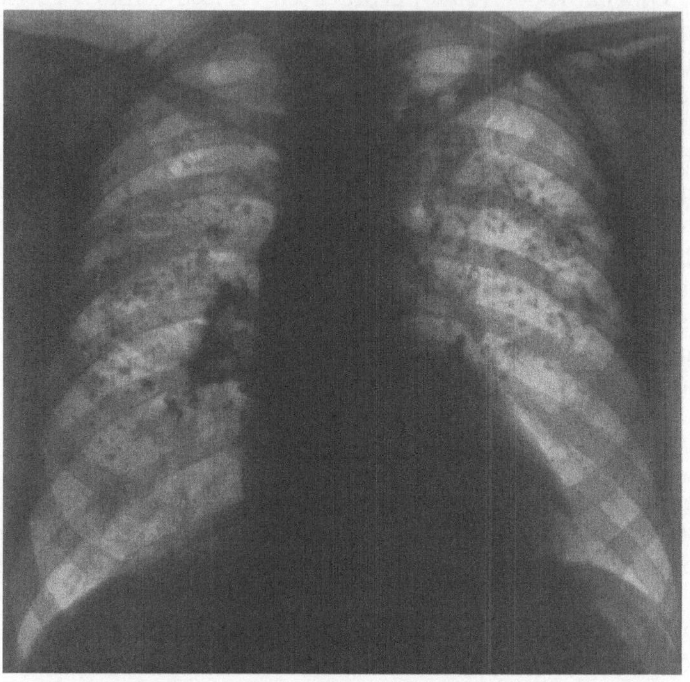

Abb. 50. Silikose II (Internationale Klassifikation: 3̇n) bei einem 65jährigen Steinmetzen, der 44 Jahre in rotem Sandstein und 7 Jahre in Muschelkalk gearbeitet hat. Zahlreiche, etwa stecknadelkopf- bis erbsengroße kalkharte und scharf begrenzte Herde, besonders dichtstehend in den oberen Lungenpartien. In den Lungenwurzeln grobe, kalkdichte, zum Teil schalenförmige Verkalkungen

unregelmäßig oder gezackt und erscheinen wie kleine metallische Hagel- oder Schrotkörner (KAESTLE 1928). Die Größe der Einzelherde variiert von der eines Stecknadelkopfes bis zu der einer Erbse (THIELE und SAUPE 1927). Im Gegensatz zu der Mischstaubsilikose treten massive Verdichtungen, in denen dann aber meist immer noch eingelagerte kalkdichte kleine Herde erkennbar bleiben, viel seltener auf. Besonders häufig finden sich bei den Sandsteinsilikosen schalenförmige Verkalkungen (SWEANY 1936), die vorwiegend auf das Hilusgebiet beschränkt bleiben, gelegentlich aber auch in peripheren Lungenteilen vorkommen (vgl. auch Abb. 15 und 16). Röntgenologisch sind diese runden oder ovalen, kalkschalenartigen Gebilde leicht von den mehr krümeligen, unregelmäßigen Kalkablagerungen im Inneren tuberkulöser Lymphknoten abgrenzbar.

Alle weiteren feineren Nuancen der röntgenologischen Staublungenveränderungen bei Steinhauern, Steinbohrern und Steinmetzen aus den verschiedenen sandsteingewinnenden und sandsteinverarbeitenden Betrieben ergeben sich aus dem unterschiedlichen Gehalt an Quarz und Bindemitteln, welche die Art und Farbe der Sandsteinsorten charakterisieren.

Sandstrahlbläser und *Schleifer* weisen einen ganz ähnlichen Typ der Sandsteinsilikose auf (vgl. Abb. 14). Bei Sandstrahlbläsern finden wir neben einer diffusen derben Fibrose disseminierte kleine Herde wechselnder Dichte. Nachdem aber in den Schleifereien die

SiO_2-haltigen Naturschleifsteine durch unschädliche Korund- oder Siliciumcarbidschleifsteine ersetzt und auch bei Arbeiten am Sandstrahlgebläse an Stelle des Quarzsandes Korund, Schmirgel oder Karborund verwandt werden, kann man in Zukunft in diesen Gewerbezweigen kaum noch mit dem Auftreten der Silikose rechnen.

Die *akute Silikose* ist gekennzeichnet durch eine ungewöhnlich kurze Expositionszeit von einigen Monaten bis zu wenigen Jahren, eine besonders rasche Progredienz und durch eine hohe Letalität. Diese relativ seltene Erkrankungsform wird fast nur bei Stollenbauarbeitern in quarzreichem Gestein (CHARLES, CAVIGNEAUX, FUCHS und TARA 1948; RAYMOND 1949; ZOLLINGER 1949; BOUCHER 1951), bei Arbeitern in Quarzmühlen (RIDDELL und ROTHWELL 1928; GARDNER 1933), aber auch bei Arbeitern in der Putzmittel-

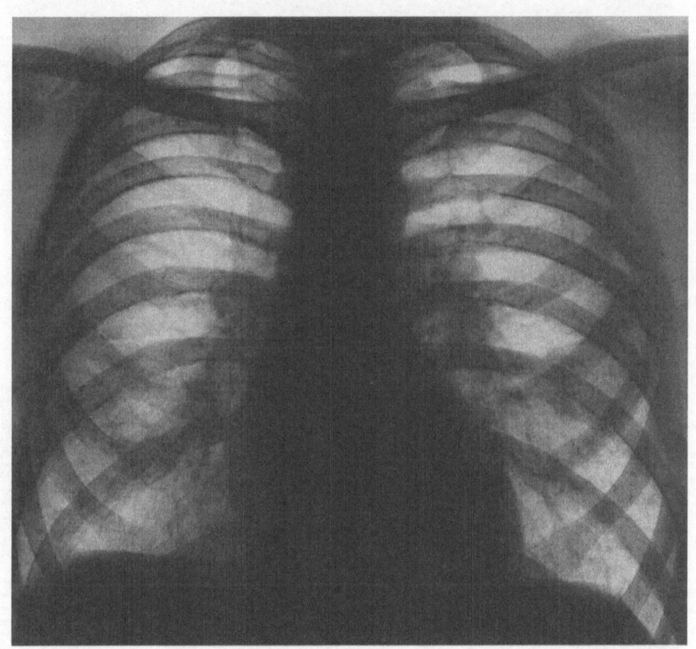

Abb. 51. *Akute Mineur-Silikose* bei einem 30jährigen Manne, der 5 Jahre im Festungsbau beschäftigt war. Dichte, breite Hili. Vermehrte Strangzeichnung, besonders in den unteren Lungenpartien. Angedeutete Marmorierung in den mittleren Lungenabschnitten. Kleinere Verdichtung im linken Unterlappen. (Überlassen von Herrn Prof. Dr. UEHLINGER, Zürich.) (Aus: ZORN und WORTH 1952)

industrie (Herstellung von Mischungen aus feinstem Quarzstaub mit alkalischem Seifenpulver [KOCH 1930]) beobachtet. UEHLINGER (1949/50) hat das Krankheitsbild der akuten Silikose bei Schweizer Mineuren aus dem Festungsgebiet von Castels, die unter besonders ungünstigen Arbeitsbedingungen hohen Quarzstaubkonzentrationen ausgesetzt waren, eingehend beschrieben. Nach verhältnismäßig kurzen Expositionszeiten (zwischen 10 und 36 Monaten) und Latenzzeiten (Expositionsbeginn bis Invalidität) zwischen 43 und 72 Monaten erkrankten die Mineure unter den Erscheinungen einer schweren Silikose. Die erste Phase ist klinisch charakterisiert durch Atemnot bei Anstrengung, während der physikalische Lungenbefund annähernd normal ist. Die intensive, diffuse Quarzspeicherung in den Lungen „tritt im Frühröntgenbild nur sehr diskret in Form einer außerordentlich feinen Marmorierung und engmaschigen weichen Netzzeichnung in den seitlichen unteren Lungenfeldern in Erscheinung“ (Abb. 51). Nach Monaten oder gar nach wenigen Jahren geht der Prozeß sodann ziemlich schnell, ohne jede zusätzliche Exposition und Infektion, in die zweite Phase, in eine schwere Silikose über (Abb. 52, 53). Es treten jetzt ausgedehnte, massive Verdichtungen, vorwiegend in den Unterlappen, auf, die aber nicht Folge einer Konfluenz von Einzelherden sind, sondern vielmehr auf einer massiven, interstitiellen und intraalveolären Staubspeicherung mit anschließender diffuser

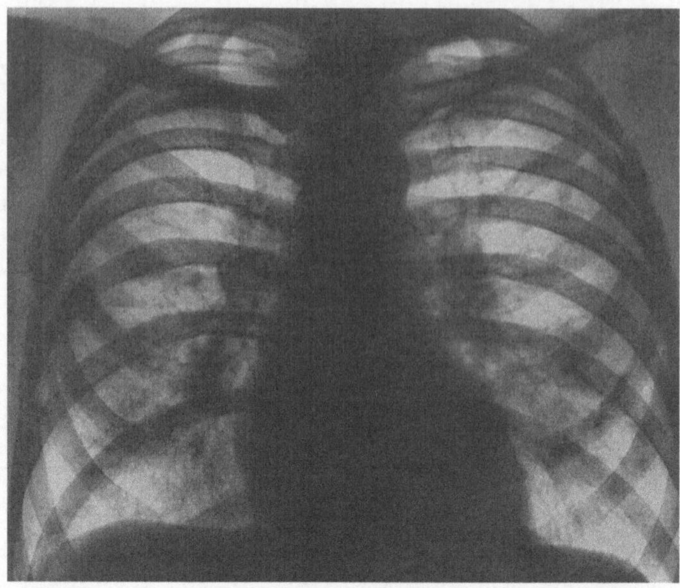

Abb. 52. Kontrollaufnahme zu Abb. 51, 8 Monate später. Stark vergrößerte Lungenwurzeln. Gröbere, streifig-fleckige Verdichtungen in den mittleren und unteren Lungenpartien. (Überlassen von Herrn Prof. D. UEHLINGER, Zürich.) (Aus: ZORN und WORTH 1952)

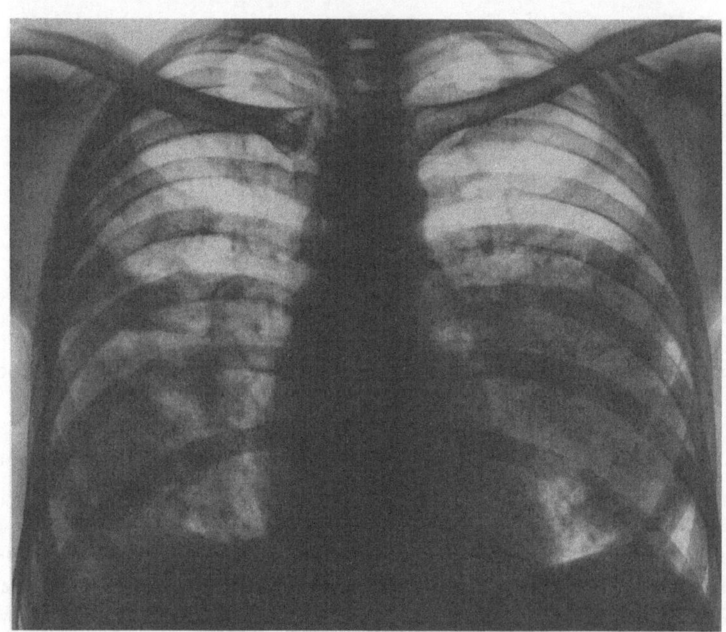

Abb. 53. *Akute Mineur-Silikose III.* Kontrollaufnahme zu Abb. 52, 16 Monate später. In beiden Unterlappen finden sich ausgedehnte Verdichtungen. Stark vermehrter Luftgehalt in den Oberlappen. Sektionsbefund: Schwere Silikose mit ausgedehnten subpleuralen Plattenbildungen und Ballungen in den Unterlappen. Histologisch: 1. Klassische knötchenförmige Verschwielungen. 2. Flächenhafte Nekrosen. (Überlassen von Herrn Prof. Dr. UEHLINGER, Zürich.) (Aus: ZORN und WORTH 1952)

Sklerosierung beruhen. Im Gegensatz zu den üblichen Silikosebildern weisen die tracheobronchialen Lymphknoten kaum eine Fibrose und nur eine geringe Beteiligung am Speicherprozeß auf, was UEHLINGER darauf zurückführt, daß die Zeit für den Abtransport größerer Steinstaubmengen aus der Lunge fehlt und die Lymphbahnen bei dem massiven Staubangebot frühzeitig blockiert werden. Dies ist offenbar auch der Grund dafür, daß die Verdichtungen überwiegend in den unteren Lungenpartien lokalisiert sind, da die Reinigungsvorgänge in den Unterlappen mit der Überschüttung der Lunge durch Quarzstaub nicht schritthalten.

Ebenso gefährliche, akut verlaufende Silikosen werden von MAGNIN (1936), ROULET und BOUCHER (1946), GRUNWALD und MINELLI (1951), GROHMANN (1951), GRABER (1952) und FRITZE (1967) beschrieben. Auch bei Sandstrahlern (ERNESTINE VON MÜLLER 1930) und Metallschleifern (SCHNELLBACHER 1939) sind Einzelfälle von akuten Silikosen beobachtet worden.

CHAPMAN (1932), GERLACH und GANDER (1932), RÖSSING (1947) und ZANETTI (1950) berichten über gefährliche, akut verlaufende Silikosen mit kurzen Expositionszeiten bei Arbeitern in der *Seifen-* und *Scheuerpulverfabrikation*. Röntgenologisch imponieren hier kleine, mehr oder weniger harte Herde in typischer Lokalisation, verbreiterte und dichte Hili sowie bisweilen vermehrte Lungengrundzeichnung. In dem Beobachtungsgut von RÖSSING (1947) wies ein sehr hoher Prozentsatz (43%) gleichzeitig eine Tuberkulose auf. Der Autor erblickt in der Summation der chemisch-biologischen Wirkung der einzelnen Bestandteile der Staubmischung oder in der Änderung der Löslichkeitsverhältnisse die Ursache der besonderen Schädlichkeit dieser Stäube. Inwieweit bei den Scheuerpulvern, die einen hohen Prozentsatz freier Kieselsäure enthalten, der Zusatz von Alkali für den akuten Verlauf der Silikose von Bedeutung ist, bedarf noch der Klärung.

β) Mischstaubsilikosen

Auch die Mischstaubsilikose, zweifellos die verbreitetste Silikoseform, wird schlechthin als „Silikose" bezeichnet. Sie hat ihre Ursache in der Inhalation von Staubgemischen, die relativ arm an silikogenen Anteilen sind; es überwiegt jedenfalls der nicht-silikogene Staubanteil quantitativ den silikogenen. Der Gegensatz zur „reinen" Silikose macht sich auch röntgenologisch im allgemeinen in einer geringeren Dichte, unschärferen Konturierung und stärkeren Konfluenzneigung der Herde bemerkbar.

Als klassisches Beispiel einer Mischstaubsilikose und zugleich wohl als die häufigste und damit volkswirtschaftlich bedeutsamste Staublungenerkrankung darf die Pneumokoniose der *Kohlenbergarbeiter* angesehen werden. Ihre röntgenologischen Erscheinungsbilder (vgl. Abb. 3, 4, 7—12) sind mannigfacher Art, was sich daraus erklärt, daß die Staubverhältnisse in der Atmosphäre im Untertagebetrieb der Steinkohlenbergwerke nicht nur infolge ihrer Abhängigkeit von der mineralogisch sehr wechselvollen Zusammensetzung der Gebirge, sondern auch von den lokalen Bedingungen am Arbeitsplatz, von der Art des technischen Abbaues u.a.m. außerordentlich stark variieren. Das polymorphe Staublungenbild der Ruhrbergleute mit seinen vielfältigen Abwandlungen vom Grundtyp der Silikose ist geradezu ein Schulbeispiel dafür, daß die Entwicklung der silikotischen Knötchen und Knoten nicht unwesentlich von der jeweils vorherrschenden Staubart und -zusammensetzung entsprechend den von Ort zu Ort stark wechselnden geologischen Verhältnissen abhängt. Bei hohen Quarzanteilen beobachten wir selbst Bilder mit disseminierten kalkdichten Herden und schalenförmigen Verkalkungen im Hilusbereich (vgl. Abb. 15, 16), wie sie von der „reinen" Silikose her bekannt sind. Bei den Ruhrbergleuten treffen wir solche Veränderungen jedoch nur relativ selten an. Die vielfältigen Besonderheiten und Abweichungen der im Ruhrgebiet vorkommenden Silikoseformen lassen sich nicht generell erfassen. Es sei daher auf die oben dargelegten Grundzüge der Mischstaubsilikose verwiesen.

Wichtig scheint aber noch der ergänzende Hinweis, daß das sog. focale Emphysem, besser *circumnoduläre Emphysem*, bei den Mischstaubsilikosen der Ruhrbergleute eine größere Rolle spielt, als früher angenommen wurde. DI BIASI (1954) gibt als Grund hierfür an, daß die Knötchen der Mischstaubsilikosen mit ihrem mehr oder weniger breiten Staubgranulationssaum besonders dazu neigen, in die Umgebung auszuwachsen und auch miteinander zu verwachsen. Diese strahligen Ausläufer bedingen zum Teil einen Schwund von

Alveolen, andererseits bildet sich zwischen diesen Ausläufern das circumnoduläre Emphysem. Aber gerade in diesen Fällen, wo das circumnoduläre Emphysem in der Umgebung von verhältnismäßig bindegewebsarmen und zellreichen Knötchen auftritt, kann es leicht zu Differenzen zwischen klinisch-röntgenologischer und pathologisch-anatomischer Beurteilung kommen, da die röntgenologische Darstellbarkeit dieser Emphysemform nur sehr bedingt möglich ist (vgl. S. 273). Vor allem ergeben sich diese Schwierigkeiten bei weiterem Fortschreiten des silikotischen Prozesses (HUSTEN 1957). Fließen nämlich diese perinodulären Emphyseme bei dichtstehenden silikotischen Granulomen ineinander über, so ergibt sich ein diffuses Emphysem, so daß der Charakter des perinodulären Emphysems mehr und mehr verloren geht. Aus dem primär circumnodulären Emphysem entwickelt sich auf diese Weise ein mehr allgemeines Emphysem, so daß dessen Ursprung aus dem circumnodulären Emphysem in fortgeschrittenen Fällen nicht mehr ohne weiteres erkennbar ist.

Nicht minder groß sind die Schwierigkeiten bei der röntgenologischen Beurteilung der silikotischen Veränderungen der Lymphknoten im Hilusgebiet gerade bei der Mischstaubsilikose der Kohlenbergarbeiter. Sie sind deshalb so bedeutungsvoll, weil sie im Falle der Fixierung und Verunstaltung von Gefäßen und Bronchen, evtl. sogar mit Bronchialwandeinbrüchen, die Atemdynamik behindern und die Entstehung eines Emphysems begünstigen. Im allgemeinen geht die Entwicklung der Lymphknotensilikose der Entstehung silikotischer Lungenveränderungen voraus. In diesem Anfangsstadium entspricht der reaktiven Zellwucherung in den Lymphknoten eine oft erhebliche Vergrößerung der Hili, gelegentlich auch der paratrachealen Lymphknoten im Röntgenbild. Von den verdichteten und verbreiterten Lungenwurzeln strahlt dann eine vermehrte streifige Zeichnung in die Lungen aus. Bei weiterem Fortschreiten der Silikose, wenn beide Lungen mehr und mehr von silikotischen Knötchen durchsetzt sind, pflegen diese Hilusveränderungen infolge Schrumpfung stärker zurückzutreten. Auch können silikotisch-schwielige Lymphknoten erweichen und zerfallen. Da bei den Mischstaubsilikosen der Ruhrbergleute verhältnismäßig selten Verkalkungen im Hilusbereich und in den Lungen auftreten, läßt sich das ganze Ausmaß der Lymphknotenbeteiligung röntgenologisch oft nur schwer beurteilen. Es ist daher nicht verwunderlich, wenn wir bei vergleichenden klinisch-röntgenologischen und pathologisch-anatomischen Befunden (WORTH und NERRETER 1954) herausfanden, daß der bemerkenswerten Häufigkeit von pathologisch-anatomisch nachweisbaren, oft beträchtlichen silikotischen Veränderungen der Hiluslymphknoten die Tatsache gegenübersteht, daß in den entsprechenden klinisch-röntgenologischen Beurteilungen eine Hiluslymphknotensilikose meist überhaupt nicht oder kaum erwähnt wurde. Rund $^1/_3$ aller Bergleute hatte erhebliche silikotische Veränderungen der Hiluslymphknoten. Bei über der Hälfte aller Bergleute, die in Erzgruben gearbeitet und dabei eine mittelgradige oder schwere Lungensilikose erworben hatten, bestanden auch erhebliche Veränderungen der Hiluslymphknoten. Für die Kohlenbergarbeiter im linksniederrheinischen Bergbaugebiet und im Köln-Aachener Revier betrug vergleichsweise die Zahl der erheblichen Lymphknotensilikosen 20—24%. Als Erklärung für die auffallenden Unterschiede in der Lymphknotenbeteiligung ist in erster Linie der verschieden hohe Kieselsäureanteil im Nebengestein der einzelnen Bergbaubetriebe zu erwägen.

Einfacher ist die röntgenologische Beurteilung des *perinodösen* (vgl. Abb. 24), bisweilen auch umschriebenen bullösen *Emphysems*. Es handelt sich hierbei um großschwielige Mischstaubsilikosen, bei denen massive Verdichtungen in den Lungen von einer stark vermehrt lufthaltigen Umgebung oder auch von Emphysemblasen auf den Übersichtsfilmen und im Schichtbild scharf abgesetzt sind. Die meist breiten Aufhellungszonen in der Umgebung der schwieligen Verdichtungen zeigen oft keine oder nur geringe Lungengrundstruktur, so daß man an dem Vorliegen eines sekundären, d.h. silikosebedingten perinodösen Emphysems erheblichen Ausmaßes nicht zweifeln kann. Im Gegensatz zum universellen, konstitutionellen oder altersmäßig bedingten Emphysem befällt also das partielle silikosebedingte Emphysem die Lunge nicht in gleichmäßiger Verteilung, sondern immer in Abhängigkeit von schrumpfenden silikotischen Schwielen. Bei fortschreitender Entwicklung dieser stark schrumpfenden silikotischen Knoten mit zunehmendem perinodösem Emphysem verlieren wir vorher ausgeprägte Knötchen in der Umgebung der massiven Verdichtungen bisweilen aus den Augen; sie sind infolge des vermehrten Luftgehaltes der Lungen wie ausgewischt, teilweise aber auch durch Schrumpfungstendenz des silikotischen Knotens in diesen einbezogen. Man spricht in solchen Fällen von einer sog. *Reinigung* der Lungenfelder, ein Begriff, der sich naturgemäß nur auf das Röntgenbild beziehen darf (Abb. 8). Der Nachweis dieses lokalen perinodösen Lungenemphysems zu Lebzeiten der Silikosekranken gelingt bisweilen nur mit Hilfe der röntgenologischen Untersuchungs-

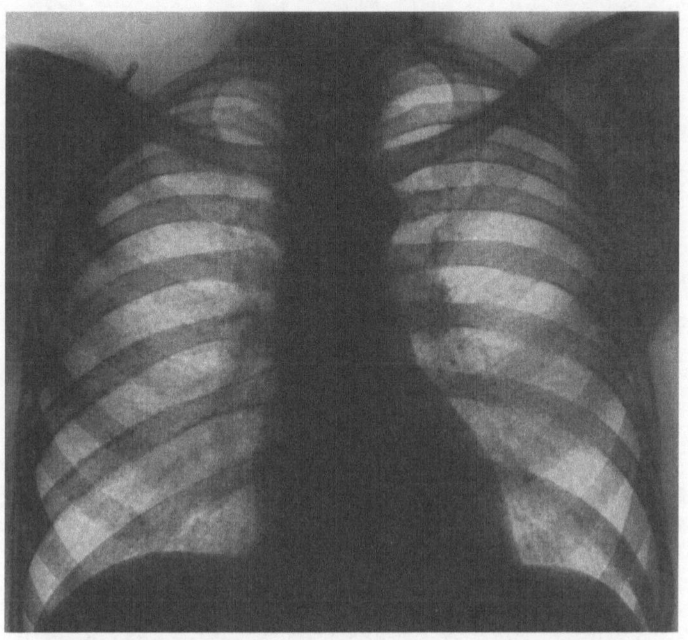

Abb. 54. „*Simple pneumoconiosis*" (Internationale Klassifikation: 3 m) bei einem 33jährigen Kohlenhauer aus Süd-Wales mit 18jähriger Berufsanamnese. In beiden Lungen zahlreiche kleine Herde. Ihr Durchmesser schwankt zwischen 0,5 und 4 mm, die meisten sind kleiner als 3 mm und unregelmäßig gestaltet. (Überlassen von der Pneumoconiosis Research Unit, Llandough-Hospital, Cardiff.) (Aus: ZORN und WORTH 1952)

methoden. Bei der Untersuchung von 102 Ruhrbergleuten mit schwerer Silikose und röntgenologisch nachgewiesenem ausgeprägten circumnodösen Emphysem konnten wir klinisch nur in 49 Fällen ein Emphysem diagnostizieren, während in 71 Fällen eine Erhöhung des Residualvolumens feststellbar war (WORTH, LÜHNING, MUYSERS, SIEHOFF und WERNER 1959).

Ähnlich wie in Deutschland hat sich auch in Großbritannien die Pneumokoniose der Kohlenbergarbeiter als das ernsteste Problem der Gewerbehygiene herausgestellt. Die röntgenologischen Erscheinungen der Staublungenveränderungen der Bergleute im Gebiet von Süd-Wales unterscheiden sich grundsätzlich nicht von denjenigen der Ruhrbergleute. Dennoch meiden die britischen Kliniker und Pathologen die Bezeichnung „Anthraco-Silicosis", weil sie die Ansicht nicht teilen, daß der Quarzgehalt der Stäube in der Luft unter Tage für die Entstehung dieser Staublungenveränderungen maßgeblich ist. In Großbritannien hält man die Kohlenbergarbeiter-Pneumokoniose für eine grundsätzlich andersartige Erkrankung als die Silikose. FLETCHER (1951) läßt sie nicht als Mischstaubsilikose gelten, sondern betrachtet sie als eine durch Kohlenstaub selbst verursachte Pneumokoniose. Sobald sich neben der generalisierten Fleckelung konfluierende oder massive Verdichtungen entwickeln, sind nach Darstellung britischer Autoren andere Faktoren als die Staubeinwirkung in das Krankheitsgeschehen eingetreten, und zwar entzündliche, meist wohl tuberkulöse Prozesse (FLETCHER 1951).

Auf Grund dieser Vorstellungen unterteilen britische Kliniker und Pathologen die Staublungenerkrankung der Kohlenbergarbeiter in „*simple pneumoconiosis*" (Abb. 54) — solange es sich lediglich um eine generalisierte Fleckelung handelt — und in „*infective pneumoconiosis*" oder „*massive fibrosis*" (Abb. 55), die in etwa dem Stadium III der Silikose bei Ruhrbergleuten entspricht. Nach den Erfahrungen britischer Autoren schreiten die Veränderungen bei der einfachen Pneumokoniose nicht fort, wenn die betreffenden

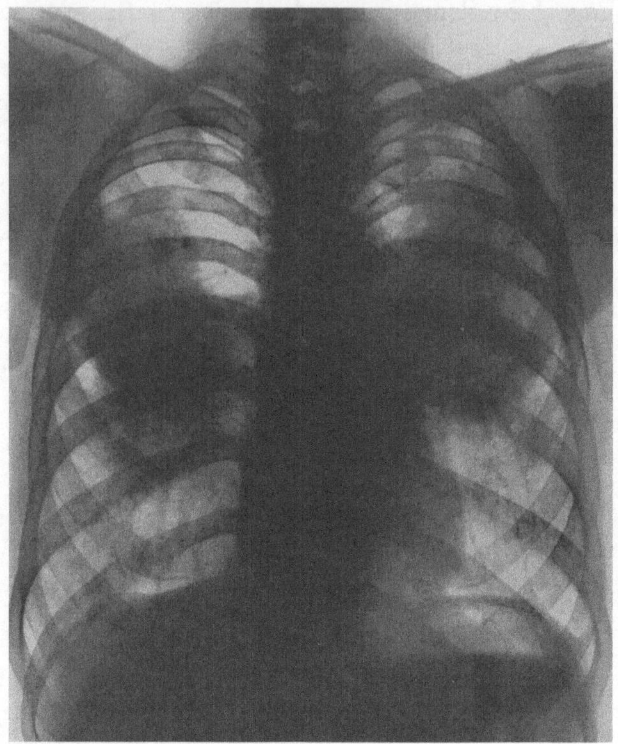

Abb. 55. „*Massive fibrosis*" oder „*infective pneumoconiosis*" (Internationale Klassifikation: C) bei einem 47jährigen Kohlenhauer aus Süd-Wales mit 24jähriger Berufsanamnese. Große, massive Verdichtungen in beiden Lungen. Vermehrter Luftgehalt im rechten Oberlappen. (Überlassen von der Pneumoconiosis Research Unit, Llandough-Hospital, Cardiff.) (Aus: ZORN und WORTH 1952)

Bergleute nicht mehr staubexponiert sind. Dagegen komme es beim Eintritt in das Stadium der „komplizierten" bzw. „infektiösen" Pneumokoniose fast ausnahmslos zu einer unaufhaltsamen Fortentwicklung, deren Tempo von weiterer Staubinhalation unbeeinflußt bleibt.

Die im Erzbergbau auftretenden Pneumokoniosen gehören ebenfalls zu den Mischstaubsilikosen (vgl. Abb. 6). Je nach der Zusammensetzung der inhalierten Staubgemische und dem Anteil an Quarz bietet sich auch hier eine breite Skala von verschiedenen Silikosetypen. In der Monographie WORTH-SCHILLER (1954) sind zahlreiche kasuistische Beiträge aus japanischen, australischen, amerikanischen, südafrikanischen, französischen, schwedischen und deutschen Erzgruben zusammengetragen. Auf das auffallend häufige gleichzeitige Vorkommen von Staublunge und Krebs bei Bergleuten in den Joachimsthaler und Schneeberger Bergwerken wurde bereits oben hingewiesen. Die Bergbauverhältnisse in Joachimsthal und Schneeberg scheinen sich insofern zu ähneln, als der Emanationsgehalt der Luft in Schneeberg 50, in Joachimsthal 40 Mache-Einheiten beträgt, und der Staub in beiden Bergwerken arsenhaltig ist (LÖWY 1929). ZIEL (1935) berichtet über 20 Obduktionen von Joachimsthaler Bergleuten in den Jahren 1929/30; in neun Fällen (45%) zeigte sich ein Lungenkrebs. In den Jahren 1933/34 fand man bei 15 Verstorbenen viermal ein Lungencarcinom (etwa 30%). Bei der Staubanalyse ergab sich ein erheblicher SiO_2-Gehalt. Die Prüfung auf Radioaktivität fiel negativ aus. Allerdings scheint eine Verbesserung der quantitativen Meßmethoden der Radioaktivität dabei noch unerläßlich, da die Untersuchung der Luft in den Joachimsthaler Gruben große Mengen von Radiumemanation aufdeckte. Nach PELLER (1939) zeigen die Bergarbeiter in Joachimsthal in der Todesstatistik in 83% bösartige Gewächse im Alter von 35—54 Jahren, und damit eine besonders hohe Anfälligkeit für Lungenkrebs bei einem geringen Auftreten von Krebs in den übrigen Organen. Bei 47 von 89 verstorbenen Bergarbeitern, also in 52,8%, wurde Krebs diagnostiziert; bei 42, d.h. in 89,4% aller Krebsverstorbenen, war es ein Lungencarcinom. Zusammenfassend teilt PELLER (1954) mit, daß bei den Bergarbeitern in Joachimsthal und Schneeberg 84—90% aller Krebse in einem Organ konzentriert sind, und zwar in der Lunge. Diese Eigentümlichkeit stehe im grellen Kontrast zu dem Bilde, das die Krebskrankheit sonst präsentiere.

Die Pneumokoniosen in der Metallindustrie. Die Silikose der *Sandstrahler* und *Schleifer* (vgl. Abb. 14) wurde bereits weiter oben dargelegt. Darüber hinaus ergibt sich in der Metallindustrie die Staubgefahr aus der Notwendigkeit, Öfen mit feuerfesten Produkten auszukleiden, durch die Arbeiten des Formens und Kernmachens, des Gußputzens, Polierens, Gießens und der Sandaufbereitung sowie schließlich durch die Herstellung von hochkieselsäurehaltigen Legierungen. Die hierbei auftretenden Pneumokoniosen werden von GREENBURG, SIEGAL und SMITH (1938), SANDER (1938), HOLTZMANN (1939), BRUCE und JÖNSSON (1943), VIGLIANI, PARMEGGIANI und ZANETTI (1948), OBRIST (1949), MCLAUGHLIN (1950), BERTSCHI und STIEFEL (1950) sowie DRÖSSLER (1951) beschrieben. Im allgemeinen gilt die in Gießereibetrieben auftretende Mischstaubsilikose nicht als sonderlich schwerwiegend.

Auf die Staublungenveränderungen bei *Gußputzern* machen im deutschen Schrifttum namentlich LOCHTKEMPER (1930) und STETTER (1930) aufmerksam. Röntgenologisch zeigen sich hier streifig-fleckige, wenig dichte Verschattungen, die an eine „gummi-verwischte Bleistiftzeichnung" erinnern. BEINTKER und JÖTTEN (1931) berichten über Untersuchungen an elf Gußputzern, die jedoch nur geringe Anzeichen einer Silikose aufwiesen. Das Untersuchungsergebnis von LANDAU (1933) war folgendes: Von 126 Putzern hatten 69% Staublungenveränderungen. Eine offene Lungentuberkulose wurde zehnmal festgestellt. Von 44 *Eisenputzern* hatten 15,9% eine Silikose II oder III, von 56 *Stahlputzern* 32,1%, also etwa die doppelte Anzahl. Die erhöhte gesundheitliche Gefährdung der Stahlputzer führt LANDAU u.a. auf das festere Einbrennen des Formsandes, den Zusatz von Chamotte zur Formmasse ohne Beimengung von Kohlenmehl und den stärkeren Kieselsäuregehalt des verwendeten Formsandes zurück. Am stärksten betroffen waren die Feinputzer einer Stahlputzerei, die die grob vorgeputzten Stücke ausschließlich mit dem Preßlufthammer fertig bearbeiteten. — Über ähnliche Erfahrungen, wie sie LANDAU mitteilt, berichten ADLER-HERZMARK, KLEIN und KOPSTEIN (1933), HEDENSTEDT (1940) und ESKILDSEN (1949).

Der Umgang mit *Siliciumlegierungen* kann nach BRUCE und JÖNSSON (1943) silikotische Veränderungen hervorrufen, die röntgenologisch weitgehend denen der Porzelliner ähneln.

Die Mischstaubsilikose in der keramischen Industrie. Die Ausgangsstoffe in der keramischen Industrie bestehen im wesentlichen aus Kieselsäure, Kalk und Tonerde, die Rohmaterialien sind Kaolin, Feldspat und Quarz. Der Gehalt an freier Kieselsäure liegt in diesen Rohmaterialien zwischen 15 und 30%, die Glasur enthält den größten Anteil der freien Kieselsäure. Silikosegefährdet sind die *Keramikarbeiter* (LANDAU 1931; KOELSCH 1935; BRUCE und JÖNSSON 1943; HAUBRICH 1951), die Beschäftigten in der *Steingut-* und *Steinzeugindustrie* (LANDAU 1931; ROSTOSKI und SAUPE 1931; CZARNECKI und THIELE 1932) und die *Porzelliner* (LANDAU 1931; HOFBAUER-FLATZECK 1932; MØLLER

1934; JÖNSSON 1935, 1942; LÉOBARDI, PICOUD-LAFOREST und PASQUET 1949; MEIKLEJOHN 1949; PROSPERI 1951; CHIAPPA und FERRI 1952; HAUBRICH 1951; KIRCH 1953).

Röntgenologisch zeichnen sich die Staublungenveränderungen der Porzelliner durch generalisierte *weiche*, *unscharf-begrenzte*, *feine* bis *grobe Herde*, durch verdichtete Hili und durch eine vermehrte Lungengrundzeichnung aus (Abb. 56, 57). BRUCE und JÖNSSON (1943) weisen darauf hin, daß die Verdichtungen selten rund, meist unregelmäßig, eckig oder sternförmig und vorwiegend in der Mitte der Lungen konzentriert seien. Bisweilen dominiere die generalisierte streifige Zeichnung über die Fleckelung. „Schrotkorn-Veränderungen" wie bei Sandsteinsilikosen seien als atypisch anzusehen. Auch für das

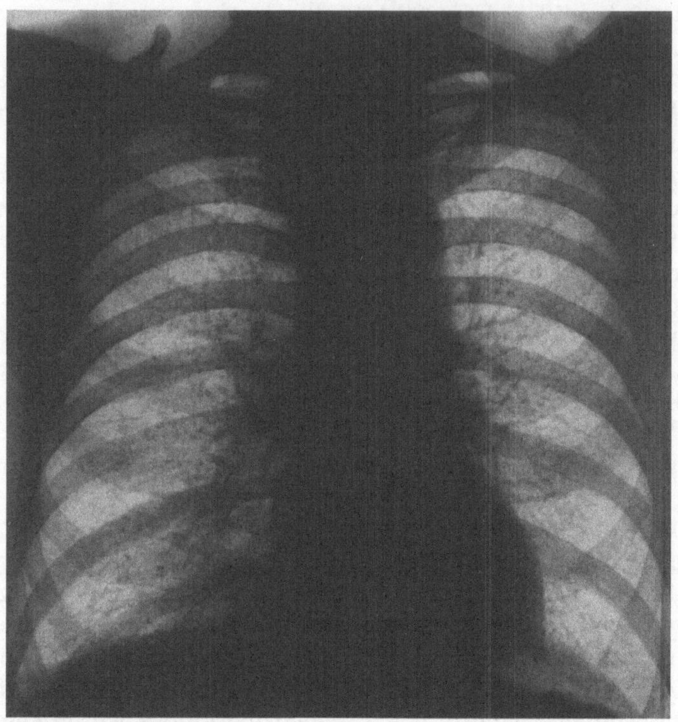

Abb. 56. Silikose I (Internationale Klassifikation: 3 m) bei einem 62jährigen Manne, der 41 Jahre als Former in einer Porzellanfabrik gearbeitet hat. Disseminierte, kleine bis mittelgrobe Herde in allen Lungenpartien. (Überlassen von der Pneumoconiosis Research Unit, Llandough-Hospital, Cardiff.) (Aus: ZORN und WORTH 1952)

Schwielenstadium sei der weiche Charakter der Verschattungen typisch. HOLST, KAPLUNOVA und SANTOTZKIJ (1928) sowie ROSTOSKI und SAUPE (1931) beschreiben bei Pneumokoniosen der Porzelliner außerdem bronchiektasenähnliche Wabenstrukturen. In diesem Stadium sah HAUBRICH (1951) auffallend häufig einen Spontanpneumothorax. Nach KIRCH (1935) neigen die Porzellan-Staublungen ganz besonders stark zur Bildung mächtiger Schwielenmassen, die meist auf die Oberlappen beschränkt bleiben und nicht selten zerfallen. Im Gegensatz zu der „reinen" Silikose fand er in einem größeren Sektionsmaterial von Pneumokoniosen oberfränkischer Porzellanarbeiter fast regelmäßig pleuritische Verwachsungen, oft sogar ausgedehnte und dicke Schwartenbildungen. In 91 von 136 Fällen war gleichzeitig eine Tuberkulose nachweisbar; sie tritt nach den Beobachtungen von KIRCH gewöhnlich erst im fortgeschrittenen Stadium der Porzellinerlunge auf und verläuft meist in ungünstiger und rasch fortschreitender, käsiger Form.

Die Entwicklungszeiten der Porzellinersilikose schwanken zwischen 10 und 45 Jahren (NICOL 1935). Naturgemäß wird man bei solchen Zahlenangaben die besonderen Arbeitsbedingungen eines jeden Betriebes berücksichtigen müssen.

Bei der Herstellung von *Steingut* sind die Tone ein wesentliches Rohmaterial, deren Quarzgehalt etwa zwischen 20 und 30% liegt. Röntgenologische Beschreibungen der Staublungenveränderungen bei Arbeitern aus der Steingutindustrie gaben im wesentlichen LANDAU (1931), ROSENTHAL-DEUSSEN (1931), ROSTOSKI und SAUPE (1931) sowie CZARNECKI und THIELE (1932).

Die Pneumokoniosen in der Industrie feuerfester Steine. Entsprechend der großen Variationsbreite von inhalierten Staubgemischen in diesem Gewerbezweig — man unterscheidet zwischen „sauren", kieselsäurereichen Steinen (Silica- und Dinas-Erzeugnisse), „basischen" Steinen (meist sehr tonhaltige Chamottesteine) und „halbsauren" Steinen, die neben Ton auch Kieselsäure in größeren Mengen enthalten — ergeben sich röntgenologisch alle nur denkbaren Modifikationen der Silikose. Bei den *Tonmischern* und *Tonstechern*

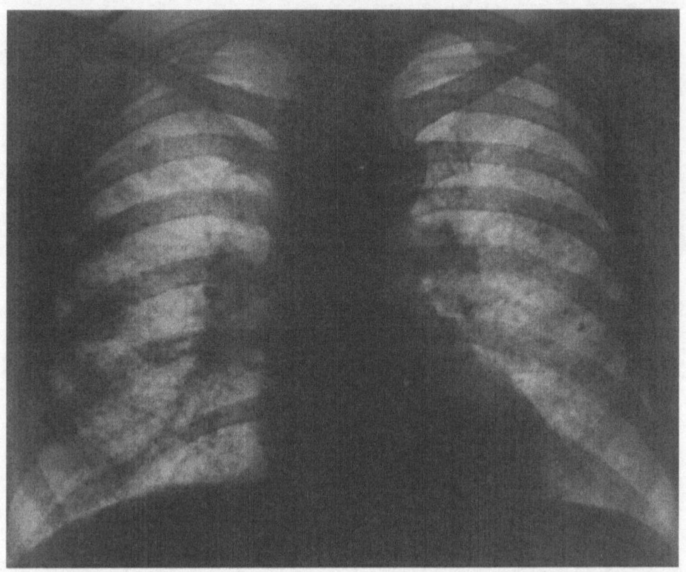

Abb. 57. Silikose II (Internationale Klassifikation: 3 m) bei einem 51jährigen Manne, der 10 Jahre als Putzer und Schmelzer in einem keramischen Betrieb gearbeitet hat. Disseminierte, dichtstehende mittelgrobe Herde in beiden Lungen. Kalkdichte Veränderungen in beiden Hili

finden wir vorwiegend weichere Verschattungen mit unscharfer Konturierung, dichte Strangzeichnung, oft auch ein wabiges Netzwerk und spärliche Fleckelung, bei den *Chamotte*-Arbeitern sehr häufig große Verdichtungen (Abb. 58, 59) und auffallend oft pleuropericardiale Verschwielungen (HAUBRICH 1951). Nach KOELSCH (1932) sind die Einzelherde bei der Chamotte-Silikose im allgemeinen weniger dicht beschaffen als bei der Porzellanstaublunge. STETTER (1934) vermißte stets kalkdichte Einlagerungen. Weitere kasuistische Beiträge zur Chamotte-Silikose haben LOCHTKEMPER und TELEKY (1932), PLOCH (1936), SAUPE und BREDAU (1939), RITTER und BOVARD (1945) sowie ROCHE und COTTRAUX (1948) geliefert.

Der Verlauf der Silikose bei den *Silica-Arbeitern* ist entsprechend dem hohen Quarzgehalt der Silicasteine durchweg ungünstiger. LOCHTKEMPER und TELEKY (1932) fanden bei Arbeitern an den Zerkleinerungsmaschinen schon nach 13monatiger Arbeit leichte Pneumokoniosen, vielleicht mit Andeutung von Silikose, und nach 14 Jahren in diesem Industriezweig gelegentlich schon eine Silikose III. STETTER (1934) beschreibt große silikotische Knoten schon nach 8—10 Jahren bei Arbeitern, die Silicasteine herstellten. Allerdings vermißte er die sonst für Sandsteinsilikosen charakteristischen schalenförmigen Verkalkungen.

Die Mischstaubsilikose in der Glas- und Zementindustrie. Nachdem die quarzhaltigen Naturschleifsteine durch unschädliche Korund- oder Siliciumcarbid-Schleifsteine ersetzt

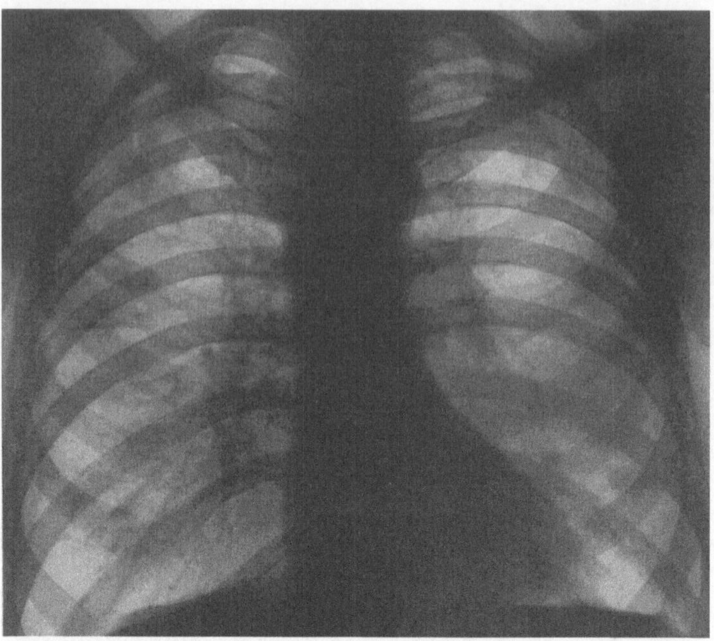

Abb. 58. Chamotte-Silikose bei einem 53jährigen Manne, der 22 Jahre als Feuerungsmaurer tätig war. Dichte, breite Hili. Gröbere Verdichtungen in den lateralen Partien beider Lungen. Interlobäre Strichlinie zwischen rechtem Ober- und Mittellappen. Ausziehung der linken Zwerchfellkuppe

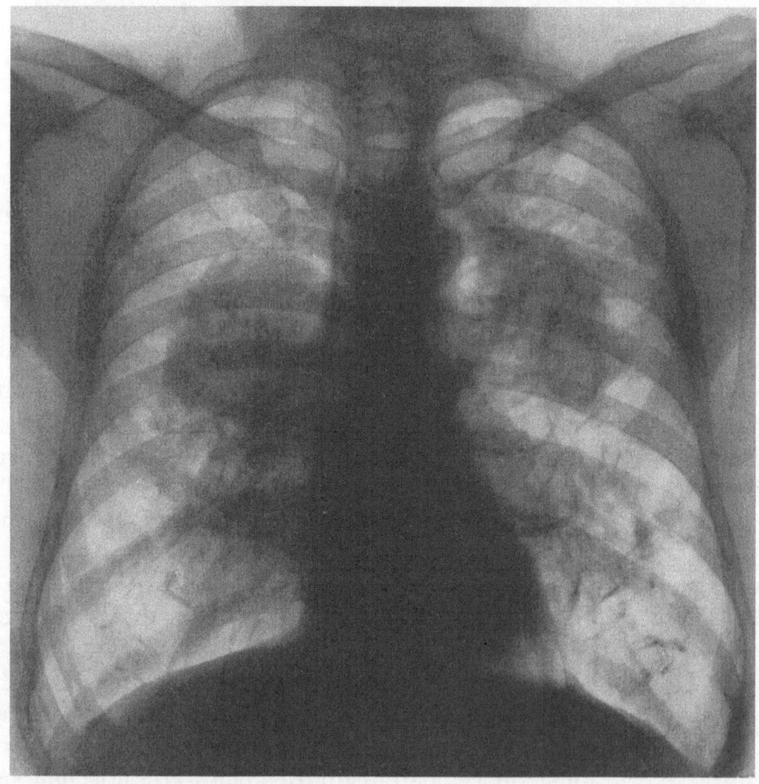

Abb. 59. Chamotte-Silikose III (Internationale Klassifikation: C [di]) bei einem 61jährigen Manne, der 30 Jahre als Tonmischer und Arbeiter in den Kollergängen einer Chamottefabrik tätig war. Beiderseits hilusnahe, faustgroße massive, scharf begrenzte Verdichtungen. (Aus: ZORN und WORTH 1952)

wurden, ist die Möglichkeit zur Entwicklung einer Silikose in der Glasindustrie sehr gering geworden. STETTER (1934) und SCHRAMM (1941) beschreiben Staublungenveränderungen bei *Hafenmachern*, KOELSCH und LEDERER (1931) sowie KAESTLE (1932) bei *Spiegelglas-Schleifern* und *-Polierern*, COURTOIS und LECLERCQ (1936) bei *Glasarbeitern* aus der Gegend von Charleroi.

Bei der Verarbeitung von *Zement* ist ebenfalls die Möglichkeit zur Entstehung einer Pneumokoniose gegeben, die im allgemeinen aber als relativ gutartig gilt. Entsprechende Literatur finden wir bei SCHOTT (1926, 1928), THOMPSON, BRUNDAGE, RUSSELL und BLOOMFIELD (1928), KOELSCH und KAESTLE (1929), STETTER (1930), ICKERT (1931), SAYERS und JONES (1938), GARDNER, DURKAN, BRUMFIEL und SAMPSON (1939), LEDERER (1951), PARMEGGIANI (1951) und ROLLA (1951).

Die Granit-Staublunge. Nach den Beobachtungen von KOELSCH und KAESTLE (1929) treten bei Granitarbeitern verhältnismäßig selten pneumokoniotische Staublungenveränderungen auf, die das Stadium II kaum überschreiten und nur in vereinzelten Fällen mit einer Tuberkulose kombiniert sind. Als röntgenologische Besonderheiten der Granit-Staublunge stellt RÖHRL (1947) eine außerordentlich engmaschige und verschleierte Lungenzeichnung, namentlich in Herzrandnähe und in der Umgebung der Hili, wenig dichte Herde und bei weiterem Fortschreiten eine Konfluenz der Herde zu größeren, unscharf begrenzten Verdichtungen heraus, wobei der Grundcharakter der engmaschigen und verschleierten Lungenzeichnung noch gewahrt bleibe. Amerikanische Autoren (PANCOAST und PENDERGRASS 1931; ROGERS 1932; A. R. SMITH 1934; BLOOMFIELD und DREESSEN 1934; POPE und ZACKS 1935) betonen, daß die Granitarbeiter sehr häufig an einer Tuberkulose erkranken und daß die Lungenfibrose selbst im Röntgenbild häufiger durch lineare Verschattungen als durch eine Fleckelung gekennzeichnet sei. Die Granit-Silikose entfalte eine geringe Aktivität, entwickele sich dementsprechend langsam und beeinträchtige die Arbeitsfähigkeit kaum.

Die Porphyr-Staublunge. Porphyr ist ein dem Granit verwandtes Eruptivgestein. Bei Arbeitern in einem Porphyr-Steinbruch der Badischen Bergstraße (Deutschland) beobachtete GAUBATZ (1940) röntgenologisch meist kleine, kalkdichte Herde in den oberen und mittleren Lungenabschnitten, zum Teil mit Konfluenzneigung in den lateralen Partien, stark verdichtete, einmal sogar tumorartig vergrößerte Hili mit meist kalkdichten Einlagerungen und in den schweren Fällen massive Verdichtungen in den Oberfeldern. Unter 800 Arbeitern aus Porphyr-Steinbrüchen fand SYMANSKI (1940) lediglich 20 Silikosefälle, meist leichten bis mittleren Grades. Bei dem betreffenden Porphyr hatte es sich allerdings um weitgehend kaolinisches Gestein gehandelt.

Die Pneumokoniose der Schieferarbeiter. Der Quarzgehalt ist je nach der Art des Schiefers sehr unterschiedlich, so daß die Statistiken über Häufigkeit der Pneumokoniosen in der Schieferindustrie nicht immer ohne weiteres verglichen werden können. DAVIES (1939) stellt als röntgenologisches Charakteristikum der Pneumokoniose bei Schieferarbeitern die Lokalisation der intensivsten Staubveränderungen in den Unterfeldern heraus. Außerdem beobachtete er Verkalkungen in der Randzone von Hiluslymphknoten nach Art der „Eierschalen". KOELSCH (1950) kennzeichnet das Röntgenbild der Schieferlungen wie folgt: „Feinstreifige, netzartige Zeichnung, Marmorierung, später weiche Fleckelung, in Ballungen übergehend. Bilder von Schrotkornlunge oder Schneegestöber höchst selten. Stark verkalkte Hilusdrüsen, Eierschalen." Weitere Angaben über Pneumokoniosen bei Schieferarbeitern finden wir bei WADE (1927), FEIL (1935), FROLA (1942) und MANSUR (1951).

Die Flußspat-Pneumokoniose (Abb. 60). Der Flußspat (CaF_2) wird bergmännisch gewonnen. Je nach der Lagerstätte ist er in einer mehr oder weniger starken Quarz- oder Granitschicht eingebettet. Aber nicht nur in den Flußspatgruben, sondern auch in den Flußspatmühlen ist eine Staubentwicklung gegeben. Zur Frage der Staublungen bei Flußspatarbeitern hat NICOL (1933) einen wesentlichen Beitrag geliefert. Danach zeichnen sich die hier erworbenen Silikosen durch einen mehr oder weniger akuten Verlauf aus. Bereits nach 2—5jähriger Expositionszeit kann es zu schweren und schnell zum Tode führenden „reinen“ Silikosen kommen. Auch nach Aufgabe der staubgefährdeten Arbeit schreitet die Silikose unentwegt fort, selbst wenn sie zum Zeitpunkt des Berufswechsels noch im allerersten Anfangsstadium war. Im Gegensatz zu dieser besonders bösartigen Pneumokonioseform werden in anderen Flußspatgruben Silikosen vermißt. Bei Arbeitern in den Flußspatmühlen, welche der Einatmung von Staub aus 95—98% Fluorcalcium-Material ausgesetzt waren, konnten niemals Silikosen festgestellt werden. Es bleibt nach NICOL aber die Frage offen, ob nicht durch Bildung von freiem Fluor oder sonstigen Fluorverbindungen mit der Kieselsäure gewisse Hilfsfaktoren für den eigenartigen Verlauf der Silikose bei Flußspatarbeitern gegeben sind. Röntgenologisch kommen bei den Flußspatsilikosen eine vermehrt streifige Zeichnung, verbreiterte Lungenwurzeln, disseminierte

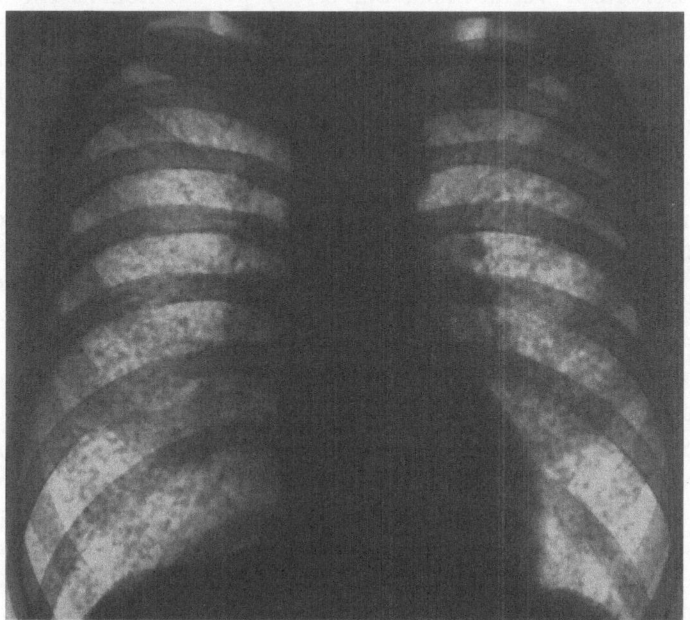

Abb. 60. Silikose II (Internationale Klassifikation: 3 n) eines Hauers im Flußspat-Bergwerk mit 7jähriger Berufsanamnese. Disseminierte, dichtstehende, mittelgrobe bis grobe Herde in allen Lungenpartien (Aus: ZORN und WORTH 1952)

Herde in allen Lungenpartien, auch nach Art des sog. Schneeflockengestöbers, und große massive Verdichtungen von unregelmäßiger Gestalt zur Darstellung. Die Tuberkulose tritt in ungefähr 10% der Erkrankungsfälle als Zusatztuberkulose hinzu.

FARJOT, BALGAIRIES und QUINOT (1951) stellen anhand des bösartigen Verlaufs der Silikose bei neun Flußspatbergleuten die Ähnlichkeit mit der akuten Silikose bei den Tunnelarbeitern in den Alpen heraus. Weitere Mitteilungen geben LUTON und CHAMPEIX (1951) sowie LUTON, CHAMPEIX und FAURE (1953).

Die Pneumokoniose im Glimmerbergbau. Der Glimmer, der in Gesteinschichten mit wechselndem Gehalt an Quarz, Feldspat, Schiefer und verschiedenen Mineralien gelagert ist, wird ebenfalls bergmännisch gewonnen. HEIMANN, MOSKOWITZ, HARIHARA IYER, GUPTA und MANNIKER (1953) fanden in 34,1% von 329 röntgenologisch untersuchten Bergleuten knötchenförmige und konfluierende Silikosen. 18,6% der Bergleute hatten eine Lungentuberkulose.

Die Pneumokoniose in der Schotterindustrie (Basalt und Melaphyr). Nach KOELSCH und KAESTLE (1929) ergeben sich in der Schotterindustrie keine spezifischen Gesundheitsgefährdungen. HAUBRICH (1951) fand „im allgemeinen nur leichte Fibrosen oder allenfalls mittelfleckige und wenig dichte Knötchen“.

Die Mischstaubsilikosen in der Erdfarben- und Ockerfarbenindustrie. Während die Arbeiter in der Erdfarbenindustrie bei der Aufbereitung meist mit den verschiedensten Erdfarben in gleichem Maße in Berührung kommen, beschränkt sich die Fabrikation in der Ockerfarbenindustrie auf *eine* Erdfarbenart. Die Ockererde stellt im wesentlichen Verwitterungsprodukte eisenoxydhaltiger Feldspatarten und ähnlicher Gesteine dar. Die Kieselsäurebestandteile unterliegen dabei großen Schwankungen. Röntgenologisch imponiert eine sehr zarte und außerordentlich feinfleckige bzw. tüpfelig-netzartige Granulierung (Abb. 61), die der Lunge ein marmoriertes Aussehen verleiht (EHRHARDT und

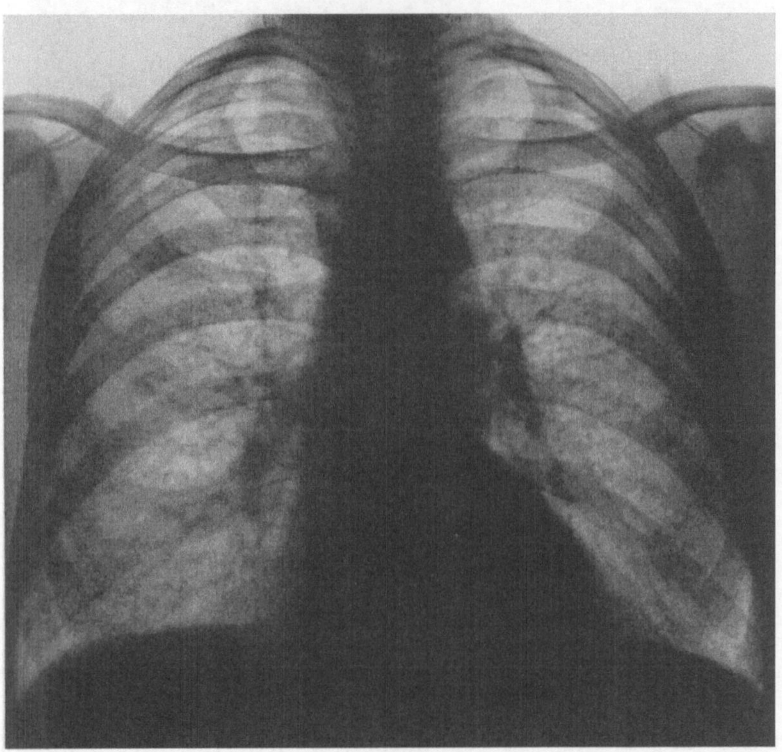

Abb. 61. *Ockerstaublunge.* 65jähriger Mann, der 28 Jahre als Farbmüller tätig war. Dichte, grobe Hili. Disseminierte, dichtstehende, kleine und mittelgrobe Herde in allen Lungenpartien. (Aus: ZORN und WORTH 1952)

GÜTHERT 1947; HAUBRICH 1950). Auch im Stadium II bleibe die Körnelung feingranuliert; ihre gehäufte Anordnung in den seitlichen Ober- und Mittelfeldern deute aber auf den vornehmlich subpleuralen Verteilungstyp der echten Silikose hin. Im Stadium III träten symmetrische, scharf begrenzte Oberfeldverschwielungen hinzu, die allerdings nur eine geringe Schrumpfungstendenz hätten (Abb. 62). Weitere Hinweise geben KOELSCH und LEDERER (1934), HAGEN (1939), OTTO (1939), KOELSCH (1949).

Die Graphit-Staublunge. Der Graphitstaub enthält in der Regel Beimischungen von Quarz und Silikaten. Die durch ihn verursachten Staublungenveränderungen können daher zu den Mischstaubsilikosen gerechnet werden und haben eine gewisse Ähnlichkeit mit der Anthrako-Silikose. HARDING und OLIVER (1949) sehen die Kieselsäure als pathogenes Agens an, deren Wirkung allerdings durch den überwiegenden Anteil des Kohlenstoffs weitgehend modifiziert werde. RÜTTNER, BOVET und AUFDERMAUR (1952) beschreiben hingegen eine kombinierte Graphit-Carborund-Staublunge nach Art einer durch disseminierte Knötchen und gröbere Verdichtungen gekennzeichneten Lungenfibrose, obwohl bei eingehenden Untersuchungen des Lungenstaubes Quarz nicht nachweisbar war. Die Entwicklungszeiten der Graphitstaublunge sind sehr lang; dementsprechend treten die subjektiven Symptome sehr spät in Erscheinung. Bei der fortgeschrittenen Graphit-

Pneumokoniose kommt es nach DÜNNER (1953) oft zu großen runden Verdichtungen, die häufig durch cystenähnliche Gebilde mit pechschwarzem flüssigem Inhalt hervorgerufen werden. Durch Aushusten entleeren sich gelegentlich schwarze Sputummassen (Melanoptysis) für eine kürzere oder längere Periode. Die Cysten werden von manchen Autoren als das Ergebnis von Kolliquationsnekrosen aufgefaßt und auf die Drosselung der Blut-

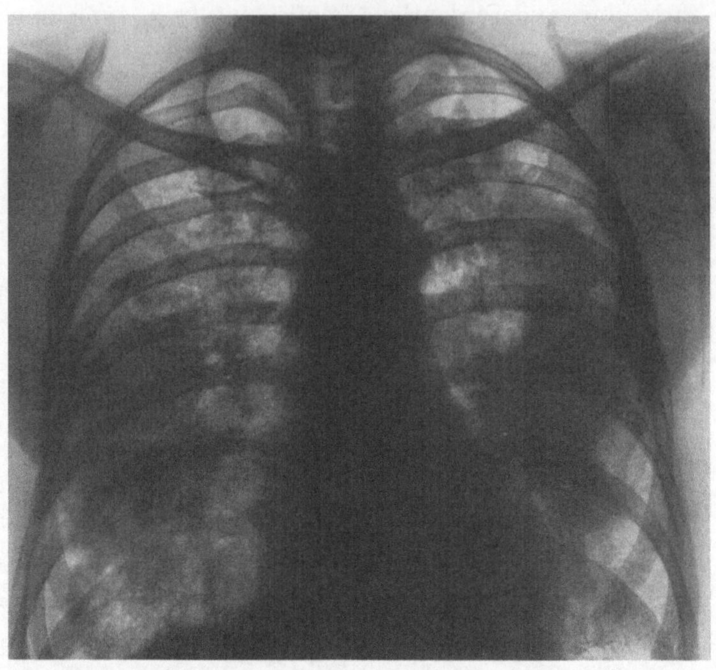

Abb. 62. *Schwere Ockerstaublunge.* 49jähriger Mann, der 24 Jahre als Ockermüller tätig war. Ausgedehnte massive Verdichtungen beiderseits mit disseminierten mittelgroben Herden in den übrigen Lungenpartien. Ausziehung der rechten medialen Zwerchfellkuppe. (Aus: ZORN und WORTH 1952)

zufuhr infolge der zunehmenden Fibrose zurückgeführt. Auf Cavernenbildungen in Graphit-Staublungen infolge von Einschmelzungen pneumokoniotischer Schwielen weisen auch KOOPMANN (1924), DUNNER und BAGNALL (1949), GLOYNE, MARSHALL und HOYLE (1949), HARDING und OLIVER (1949), JAFFÉ (1951), H. MÜLLER (1953) hin. Tuberkulöse Komplikationen sind bei der Graphit-Staublunge relativ selten (KAESTLE 1932; PARMEGGIANI 1949, 1950; H. MÜLLER 1953).

h) Staublungenveränderungen durch Kieselgur (Diatomeenerde)

Diatomeenerde oder *Kieselgur* sind hydrierte amorphe Kieselsäuremineralien organischen Ursprungs. Bei der Sedimentation zahlloser Diatomeenschalen bildet sich eine poröse Masse, die manchmal locker wie Mehl, manchmal aber auch kompakt wie Ton erscheint. Die große Oberfläche der Diatomeenteilchen und die im Vergleich zum Quarz höhere Löslichkeit in Wasser gelten als bedeutende silikoseerzeugende Faktoren (BEGER 1934). LUTON, CHAMPEIX und FAURE (1949) fanden hingegen nur eine geringe Pathogenität der französischen Diatomeenerde und geben als Gründe hierfür die geringe Staubdichte, die abgeflachten oder runden Formen der Staubpartikel ohne scharfe Kanten, die Neigung zur Zusammenballung und ihren vegetabilischen Ursprung an. Im Falle von ausgeprägten silikotischen Veränderungen bei Kieselgurarbeitern halten sie den Verdacht auf Quarzbeimengung im Diatomeenstaub für berechtigt. Im Tierversuch konnten die Autoren typische silikotische Knötchen nicht erzeugen. LECOCQ, GUYOT-JEANNIN und LE LAY (1952) vermißten bei neun seit mindestens 5 Jahren einer intensiven Staubeinwirkung durch amorphe Kieselsäure fossilen Ursprungs ausgesetzten Arbeitern jegliche klinischen oder röntgenologischen Lungenveränderungen, obwohl der Auswurf Diatomeen enthielt.

Demgegenüber stellen VIGLIANI und MOTTURA (1948) die Gefährlichkeit des Diatomitstaubes in den Filterkerzenfabriken heraus, und zwar wegen des Gehaltes an feinst verteiltem Cristobalit, welcher beim Glühen auf 1250° aus amorpher Kieselsäure entsteht. So fanden sie bei einer Gesamtzahl von 20 Arbeitern in zwei Filterkerzenfabriken 13mal eine Silikose, davon sieben schweren Grades. Röntgenologisch imponierte eine diffuse Fibrose mit einer feinen Netzzeichnung in den Anfangsstadien, die später zur Bildung derber Bindegewebsstränge und perisklerotischem und kompensatorischem Emphysem führte. Pathologisch-anatomisch zeigte sich bei einer tödlich verlaufenen Silikose eine starke Gewebsreaktion mit ausgedehnter Entwicklung eines jungen Granulationsgewebes ohne Knötchen und ohne Bildung dichter fibrotischer und hyalinisierter Massen. Die Alveolarwände waren verdickt, der Luftgehalt der Lungen erhöht, die Capillaren sekundär erweitert und die glatte Muskulatur der kleinen Arterien und Bronchen hyperplastisch. Über weitere Staublungenerkrankungen bei Kieselgurarbeitern berichten LEGGE und ROSENCRANTZ (1932), ADLER-HERZMARK und SELINGER (1932), GUDJONSSON (1933), BEINTKER (1935), MCCORD (1936), MIDDLETON (1936), POLICARD (1936), NORDMANN (1944), DUVOIR, DÉROBERT und JOURNET (1946), DUVOIR und DÉROBERT (1947), STOCKER (1949), SMART und ANDERSON (1952) sowie EBINA, TAKASE, INASAWA und HORIE (1952).

i) Die Korundschmelzerlunge

Die Lungenveränderungen bei *Korundschmelzern* können wegen ihrer noch nicht völlig geklärten Ätiologie hier nur mit Vorbehalt eingeordnet werden (HAGEN 1950; GÄRTNER 1947, 1950; GÄRTNER und VAN MARWYK 1947; SCHWELINUS und KLEINSORG 1949; PEUSQUENS 1952). Im englischsprachigen Schrifttum wird diese Erkrankung nach SHAVER (1948) auch als *Shaver's Disease* bezeichnet. Als Ursache für die Lungenfibrose in dieser Berufsgruppe kommen einmal die γ-Tonerde, die mit dem feinen Rauch während des Schmelzprozesses aus den Öfen entweicht, und zum anderen feindisperse amorphe Kieselsäure in Betracht. J. HAGEN (1950) fand röntgenologisch bei Korundschmelzern breite und dichte Hili, vermehrte Lungengrundzeichnung mit teilweise netzförmiger Struktur, fein- bis mittelgrobfleckige Tüpfelung und teils wolkig-streifige, teils homogene grobflächige Verschattungen von mäßiger Intensität sowie bisweilen zipflige Ausziehungen der Zwerchfellkuppen. Als Charakteristicum werden bizarre Verzerrungen und Verspannungen des Mittelfeldes herausgestellt. Eine typische silikotische Fleckelung war nicht erkennbar. HAUBRICH und SCHULER (1953) führen als röntgenologische Kriterien eine streifig-bronchitische Struktur der Lungenzeichnung und eine Hilusverdichtung für das Initialstadium sowie zusätzliche Verschattungen nach Art bronchopneumonischer Veränderungen, evtl. mit bullösem Emphysem, für spätere Stadien an. Der Mittelschatten sei oft auffallend schornsteinartig nach oben verbreitert. Im übrigen heben die beiden Autoren die Ähnlichkeit mit der Aluminiumlunge hervor. Bei dem Beobachtungsgut von SHAVER und RIDDELL (1947) handelt es sich um eine nicht-knotige, interstitielle, oft schnell fortschreitende Fibrose mit starker Emphysembildung und oft doppelseitigem Spontanpneumothorax.

3. Durch Silicate bedingte Pneumokoniosen

Auf der Johannesburger Konferenz berichtete BADHAM über Lungenfibrosen in australischen Bergwerken, deren Gestein kaum Kieselsäure enthält. Er gebrauchte dabei den Ausdruck „Silicatose“ und wies damit auf die pathogene Wirksamkeit der Silicate hin. GARDNER (1940) hält dem Begriff „Silicatose“ jedoch entgegen, daß in der Natur manche Silicate mit Quarz gemischt seien und daß wahrscheinlich der Quarz die Ursache solcher Pneumokoniosen sei. Er bezeichnet daher die Reaktionen auf derartige Staubarten bzw. Staubgemische als „modifizierte Silikose“. Trotz der noch ungeklärten Ätiologie scheint die Einordnung der durch Silicate bedingten Pneumokoniosen in eine besondere Gruppe berechtigt, da sie sich sowohl anatomisch als auch klinisch-röntgenologisch sowie in ihren Beziehungen zu sekundären Erkrankungen wie Krebs und Tuberkulose von der Silikose nicht unwesentlich unterscheiden.

a) Die Asbestose

Das bekannteste Krankheitsbild unter den Silicatosen ist die *Asbestose* oder *Bergflachslunge* (BAADER 1939), die durch die Inhalation von Asbeststaub über längere Zeiträume entsteht. Die Bezeichnung „Asbest" wird nicht für ein bestimmtes Material, sondern für eine Anzahl verschiedener Mineralien verwandt, die durch ihre Zusammensetzung aus langen, parallel verlaufenden, biegsamen Fasern charakterisiert sind.

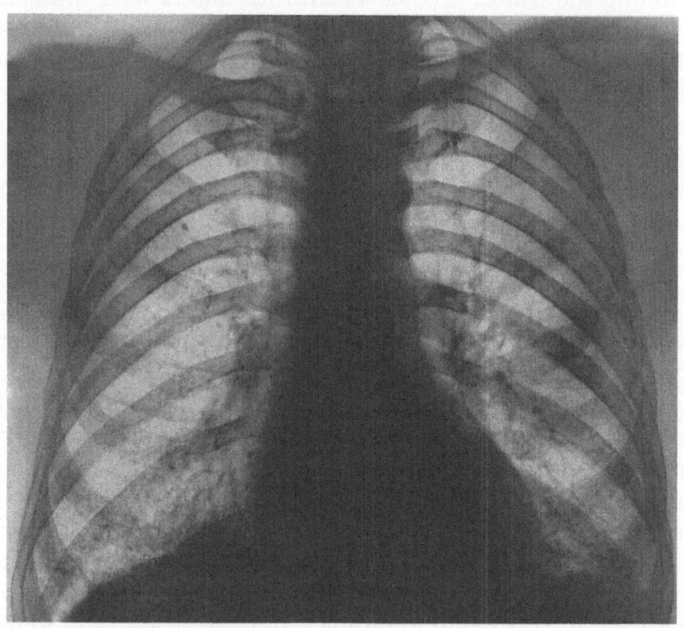

Abb. 63. *Asbestose.* 46jähriger Mann, der 22 Jahre als Werkmeister in einer Gummifabrik tätig war. Feinmaschige, verstärkte Lungenzeichnung mit kleinen Herden, besonders dicht angeordnet in den basalen Lungenpartien. (Aus: ZORN und WORTH 1952)

Pathologisch-anatomisch ist die Asbestose durch eine in cranio-caudaler Richtung zunehmende Fibrose der Lungen gekennzeichnet, die zu starker Lungenstarre und zu einer Überlastung des rechten Herzens führt. Als besonderes Charakteristicum für die Asbestose gelten die sog. Asbestosekörperchen, bräunliche Gebilde von sehr verschiedener Größe und Gestalt, meist in länglicher Form mit kugel- oder kolbenförmig verdickten Enden, die sich in unzähliger Menge in den Lungen von Asbestosekranken vorfinden. Man kann sie auch im Sputum, in der Tränenflüssigkeit, im Stuhl und durch Lungenpunktion nachweisen. Daraus läßt sich jedoch lediglich auf eine Disposition zur Erkrankung an Asbestose, nicht aber auf das Bestehen einer schweren Asbestose schließen. Entsprechend dem pathologisch-anatomischen Bild einer interstitiellen, chronisch-indurierenden Pneumonie finden wir bei der Asbestose röntgenologisch eine Fibrose der mittleren und unteren Lungenpartien. Die Veränderungen nehmen in den Lungen von oben nach unten zu und lassen die für Silikose typischen Knötchen und Schwielenbildungen vermissen. Häufig sind die röntgenologischen Erscheinungen längere Zeit verhältnismäßig geringfügig, während bereits erhebliche subjektive Beschwerden und objektiv sogar eine nachweisbare Beeinträchtigung der Lungenfunktion vorliegen. Im Gegensatz zur Silikose, bei der das Röntgenbild im Frühstadium allein die Diagnose sichert, müssen bei der Asbestose die

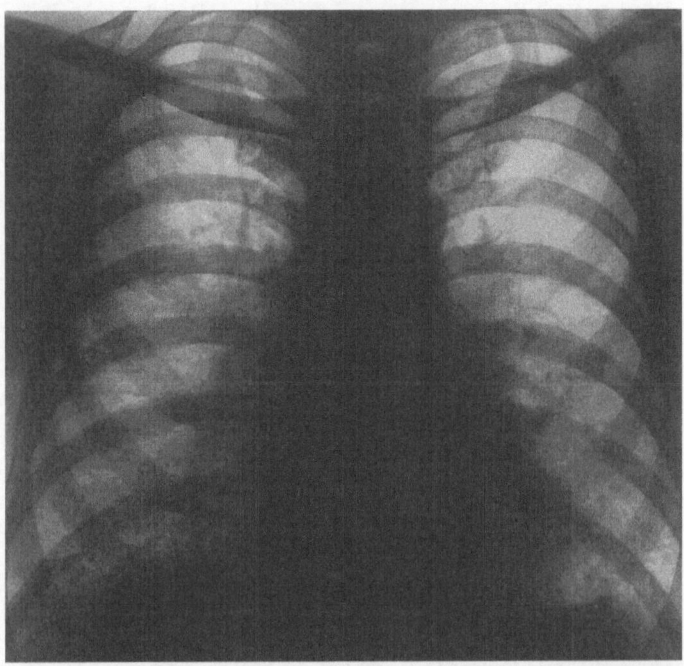

Abb. 64. *Asbestose II—III*. 48jähriger Mann, der 4 Jahre als Weber in der Verarbeitung von Asbestfasern tätig war. Breite, aufgefaserte Hili. Vermehrt netzförmige Lungenzeichnung und disseminierte, dichtstehende, kleine Herde, vorwiegend in den mittleren und unteren Lungenpartien. Herzkonturen und Zwerchfellkuppen stark aufgerauht. — Im Sputum reichlich Asbestosekörperchen

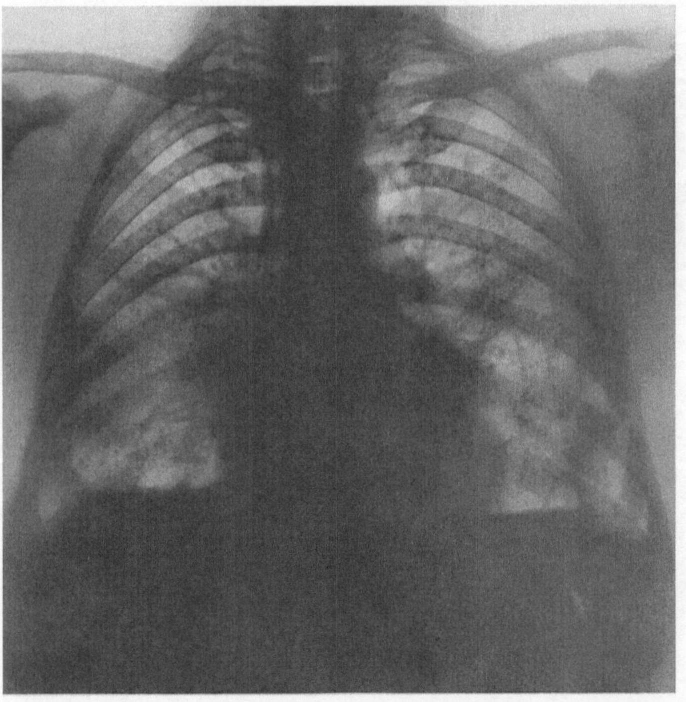

Abb. 65. *Asbestose III*. 50jähriger Mann, der 20 Jahre in einer Gummi- und Asbestfabrik, später in einer Akkumulatorenfabrik tätig war. Breite, grobe, aufgefaserte Hili. Vermehrt maschenförmige Lungenzeichnung und streifig-fleckige Verdichtungen, die in den mittleren und unteren Lungenabschnitten teilweise konfluieren. In beiden Oberlappen vermehrter Luftgehalt. (Aus: ZORN und WORTH 1952)

ersten Anhaltspunkte häufig klinisch gewonnen werden. Bei der relativen Gleichförmigkeit der pathologischen Strukturelemente ist es leicht verständlich, daß röntgenologisch eine so scharfe Gliederung der Stadien wie bei der Silikose kaum möglich ist.

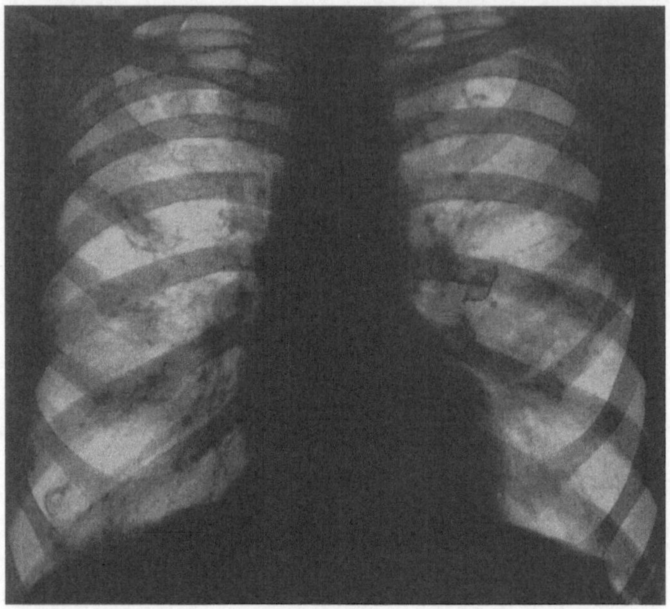

Abb. 66. Pleura-Verkalkungen bei Asbestose. 53jähriger Mann, der 38 Jahre als Krempelputzer und Packungswickler in einem Asbestwerk tätig war. Über beiden Lungen finden sich diffus verstreut bis fingernagelgroße Kalkplatten, die der Pleura angehören

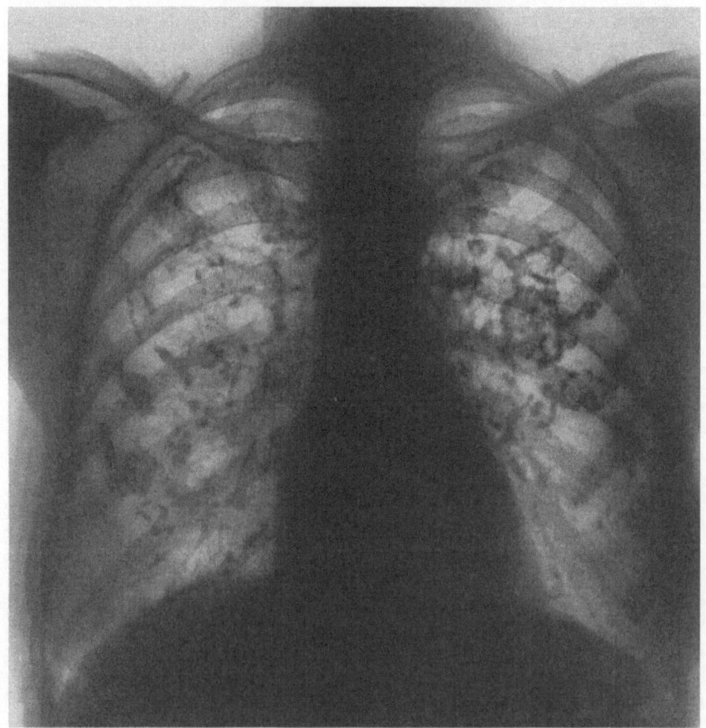

Abb. 67. Ausgedehnte Pleuraverkalkungen bei einer Asbestose. 66jährige Frau, die 2 Jahre in einem Asbestwerk tätig war. Bei der Durchleuchtung bewegen sich die Kalkplatten, die in ihrem Verlauf deutlich den Rippen folgen (vgl. Abb. 68), mit der Thoraxwand. Die Lungenwurzeln sind verdichtet. Vermehrt maschenförmige Lungenzeichnung und zahlreiche kleine, wenig dichte Herde in fast allen Lungenpartien

Saupe (1939) kennzeichnet das *Vorstadium* (0—I) der *Asbestose* durch eine ziemlich uncharakteristische Verstärkung der Lungenzeichnung, besonders in den mittleren und unteren Lungenpartien, durch feine Streifenschatten und ganz zarte fleckförmige Verdichtungen in den Komplementärräumen. Im *Stadium I* der *Asbestose* findet er ein äußerst feines Netzwerk der Lungenzeichnung in den mittleren und unteren Lungenpartien mit sehr kleinen, zarten Herden durchsetzt (Abb. 63). Im *Stadium II* der *Asbestose* nehmen nach Saupe die Dichte der Lungenzeichnung und die Zahl der Herde zu, so daß die unteren

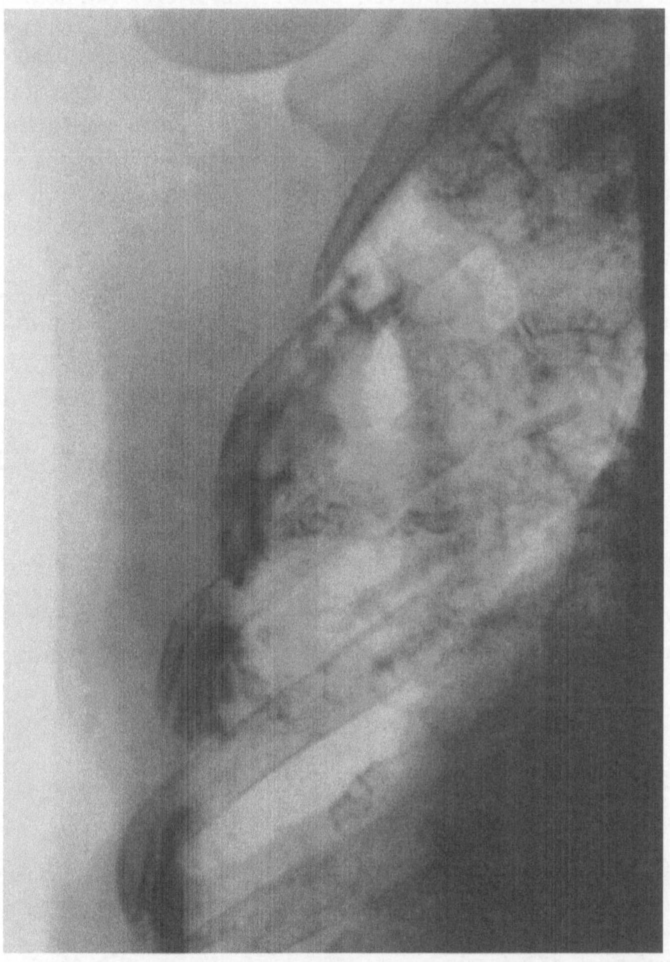

Abb. 68. Schrägaufnahme zu Abb. 67. Die Kalkplatten liegen unmittelbar unter den Rippen; sie gehören der Pleura an

und mittleren Lungenabschnitte an Helligkeit verlieren, während sich die Veränderungen in den oberen Lungenpartien infolge des vikariierenden Emphysems allmählich auflösen. Die Herzkonturen sind infolge der Beteiligung der herznahen Lungenanteile an dem fibrotischen Prozeß oft unscharf begrenzt (Abb. 64). Im *Stadium III* der *Asbestose* kontrastieren die ausgeprägten Veränderungen in den mittleren und unteren Lungenpartien gegen die vermehrt strahlendurchlässigen Oberfelder noch stärker. Hinzu kommt eine zunehmende Konfluenzneigung der herd- und netzförmigen Verdichtungen mit dem Herz- und Hilusschatten (Abb. 65). Die Verschattungen bleiben aber weich, zart und verschwommen, die Hiluslymphknoten unvergrößert und nicht verkalkt.

Jacob und Bohlig (1955) sahen an einem Krankengut von 343 Asbestosen röntgenologisch ein außerordentlich wechselndes Bild: „Durch Schleierungen, umschriebene Trübungszonen oder uncharakteristische Vermehrung der Lungenzeichnung mit verwaschenen peribronchialen Strukturen wird ein Teil der typisch asbestotischen Veränderungen über den Unterfeldern verdeckt und die Erkennung der Lungenasbestose auf dem Einzelbild dadurch erschwert. Die Diagnose ist oft erst auf Grund der Serie zu stellen.“ Als häufigste *Komplikation* fanden die beiden Autoren Pleuraverschwartungen (in fast 49%), die in unterschiedlicher Stärke mit zunehmendem Schweregrad der Lungenasbestose immer häufiger, überwiegend symmetrisch, auftraten (Abb. 66—68). Meist waren sie durch nach oben sich verjüngende Pleurabegleitsäume der seitlichen Brustwand erkenntlich. In 5% aller Fälle fanden sich in den Schwarten bizarr gestaltete, flächenhafte Verkalkungen. Bei Lokalisation in der mediastinalen oder pericardialen Pleura waren sie zum Teil nur auf härteren Zusatzaufnahmen zu erkennen. Auf die Häufigkeit dieser Asbestose-Plaques weisen auch Gloyne (1938), Pendergrass (1938), Sleggs (1959) und Hurwitz (1959) hin. Doppelseitiges Auftreten von Verkalkungen der Pleura sollte immer Veranlassung geben, die Berufsanamnese zu erfragen (Jacob und Bohlig 1955).

Die Expositionszeiten sind im allgemeinen kürzer als bei der Silikose. Der Verlauf der Asbestose zieht sich über Jahre hin und läßt auch ein Fortschreiten nach Entfernung aus dem Staubmilieu erkennen, wenn erst einmal das mittelgradige Stadium erreicht ist (Merewether 1933; Wood und Gloyne 1934; Koelsch 1935; Mottura und Fagiano 1940). In der Regel führt die Asbestose durch pulmonale und sekundär bedingte cardiale Insuffizienz schneller zum Tode als die Silikose.

α) *Asbestose und Krebs* (Abb. 69)

Die im internationalen Schrifttum gewonnenen Häufigkeitszahlen des Lungenkrebses bei Asbestose beziehen sich durchweg auf die Sektionsstatistik und schwanken zwischen 12 und 17% (Jacob und Bohlig 1955). Gloyne (1933, 1935, 1936) sowie Wood und Gloyne (1934) haben erstmals auf diese Kombination hingewiesen. Es folgten weitere Mitteilungen von Koelsch (1938), Nordmann (1938, 1939), Linzbach und Wedler (1941), Welz (1942), Boemke (1943, 1953), Wedler (1943), Isselbacher, Klaus und Hardy (1953) sowie Weiss (1953). Nach Böhme (1959) spricht schon die Tatsache, daß

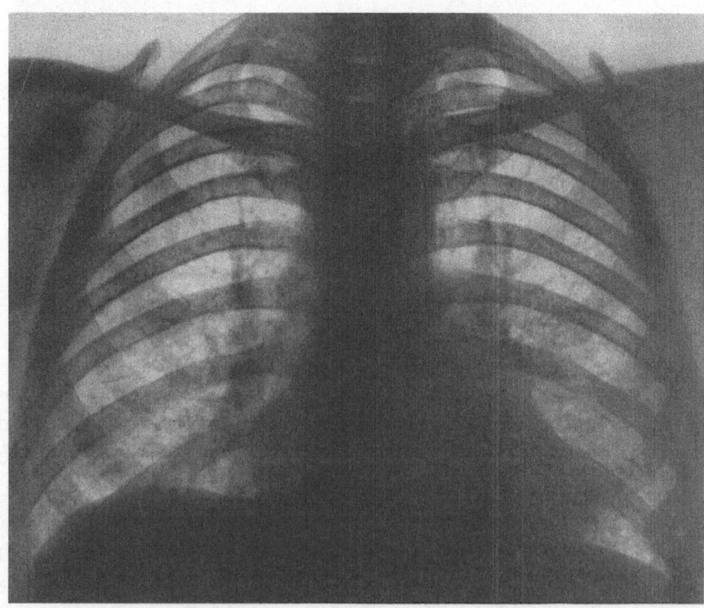

Abb. 69. *Asbestose III* mit *Carcinom* im linken Unterlappen. 51jähriger Mann, der 15 Jahre als Webermeister tätig war. Sehr breite und links stark verdichtete Hili. Engmaschige feinfleckige Lungenzeichnung, teilweise Konfluenzneigung der Herde, vor allem im linken Unterlappen. 4 Monate später Exitus letalis. Die Obduktion ergab eine schwere Asbestose mit einem Bronchialcarcinom im linken Unterlappen.
(Aus: Zorn und Worth 1952)

sich das Carcinom in fast allen von ihm beobachteten Fällen in den Unterfeldern, also den Gebieten der stärksten asbestotischen Veränderungen, entwickelt hat, und die große Häufigkeit des Lungenkrebses bei den von der Asbestose befallenen Menschen dafür, daß in der ganz überwiegenden Mehrzahl diese die Hauptursache des Lungenkrebses ist. Nach seinen Beobachtungen tritt das Lungencarcinom überwiegend bei den schwereren Formen der Asbestose auf. Der Lungenkrebs entwickelt sich also gewöhnlich erst nach jahrzehntelanger Einwirkung des Asbeststaubes. Demgegenüber beobachteten JACOB und BOHLIG (1955) unter 343 Asbestosefällen nur viermal einen Lungenkrebs. Die beiden Autoren weisen darauf hin, daß für die Asbestosekranken anscheinend keine so hohe Lungenkrebsgefährdung bestehe, wie bisher vermutet worden sei. Auch waren in ihrem Beobachtungsgut die bisher als charakteristisch herausgestellten Besonderheiten des Lungenkrebses bei Asbestose, wie Unterlappenlokalisation, Plattenepithelkrebse, bei Zusammenstellung der bisher bekannt gewordenen Fälle nicht überzeugend. In der histologischen Struktur zeigten sich gegenüber den sonstigen Bronchialcarcinomen keine sicheren differentialdiagnostischen Kriterien. Auch hinsichtlich der Metastasierung des Asbestlungenkrebses ergeben sich praktisch keine Unterschiede im Vergleich zum üblichen Bronchialcarcinom.

β) *Asbestose und Lungentuberkulose* (Abb. 70)

Auch bezüglich der Häufigkeit der Lungentuberkulose bei der Asbestose liegen verschiedene Auffassungen vor. Im deutschen Schrifttum gilt die aktive Lungentuberkulose bei Asbestose als ausgesprochen selten. Eine Zusammenstellung von WEDLER (1947) umfaßt rund 2300 Asbestarbeiter, unter denen eine aktive Tuberkulose in etwa 0,5 % vor-

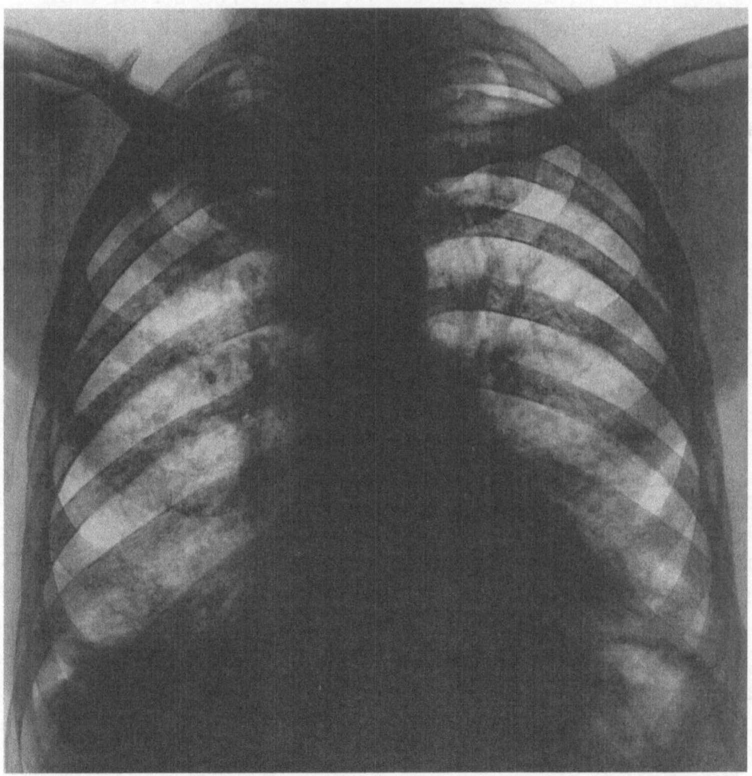

Abb. 70. Asbestose III mit cavernöser rechtsseitiger Oberlappentuberkulose. 39jähriger Mann, der 15 Jahre in einer Krempelei tätig war. Breite, aufgefaserte Hili. Verstärkt netzförmige Lungenzeichnung mit dichtstehender feiner Fleckelung, vor allem in den unteren und mittleren Lungenabschnitten. Zwerchfell- und Herzkonturen aufgerauht. Im rechten Oberlappen inhomogene Verdichtung mit einer zentralen Aufhellung. Das Sputum enthielt reichlich Tuberkelbakterien. (Aus: ZORN und WORTH 1952)

kam, während die Häufigkeit an aktiver Tuberkulose bei den Asbestoseerkrankten 1,6% betrug. Auch die Mehrzahl der amerikanischen Autoren lehnt den Zusammenhang der Asbestose mit der Tuberkulose ab (PANCOAST und PENDERGRASS 1925; LYNCH und SMITH 1931; LANZA 1936; SAYERS und DREESEN 1939; STONE 1940). Im Gegensatz hierzu entnehmen wir dem englischen Schrifttum (COLLIS 1911; COOKE 1924, 1927, 1928, 1929, 1931, 1932; OLIVER 1930, 1935; WOOD und PAGE 1929, 1930; MEREWETHER 1930, 1933; WOOD und GLOYNE 1930, 1931, 1934; SMITH, WOOTTON und KING 1951), daß die Tuberkulose dort zahlenmäßig vielfach häufiger bei der Asbestose vorkomme als in Deutschland. Allerdings geben JACOB und BOHLIG (1955) bei Auswertung ihres Dresdener Krankengutes von 343 Asbestosefällen das gleichzeitige Vorliegen einer aktiven Lungentuberkulose in 4,4% der Fälle an. Dies ist ein wesentlich höherer Prozentsatz, als bisher für Deutschland angenommen worden ist.

Die röntgenologische Diagnose einer Tuberkulose bereitet bei der Asbestose wesentlich geringere Schwierigkeiten als bei der Silikose, da die Asbestose vorwiegend die mittleren und unteren Lungenpartien befällt, so daß die die Oberlappen bevorzugende Tuberkulose leichter erkennbar ist.

γ) Weitere Komplikationen der Asbestose

Ein Lungenemphysem der oberen Lungenpartien fanden JACOB und BOHLIG (1955) in 22% und perifocale Emphysembezirke in 16% von 343 Fällen. Es zeigte sich dabei eine Abhängigkeit vom Schweregrad der Asbestose. Für die Vielgestaltigkeit der röntgenologischen Struktur bei der Lungenasbestose machen die beiden Autoren peribronchiale und peribronchiektatische Entzündungen als Folge der Asbeststaubinhalation verantwortlich, woraus sich auch der unter Umständen rasche Wechsel der Lungenveränderungen erklären ließe. Diese Entzündungen könnten sich je nach Ausprägung und Zeitablauf bis zur Bronchopneumonie bzw. zur chronisch carnifizierenden Pneumonie ausdehnen. Bei der Häufigkeit und dem oft ausgeprägten Schweregrad des Emphysems sei es verwunderlich, daß der Spontanpneumothorax bei der Asbestose äußerst selten auftrete. Wahrscheinlich stehe einem solchen Ereignis die Bildung der Pleuraschwarten hindernd entgegen.

b) Die Talkumlunge (Talkose)

Talkum, ein hydriertes Magnesiumsilicat, wird in allen Teilen der Welt gewonnen. Man bezeichnet es in seiner kompakten Form auch als Steatit oder Seifenstein. Der Talk des Handels enthält eine Anzahl verwandter Mineralien und Verunreinigungen, z.B. Magnesit, Tremolit, Dolomit. Selten kommt er in Verbindung mit freiem Quarz vor. Nicht nur die Arbeiter in Talkgruben und Talkmühlen, sondern auch manche in der chemischen, pharmazeutischen, Gummi-, Seifen- und Papierindustrie Beschäftigte sind talkstaubgefährdet.

Entsprechend dem pathologisch-anatomischen Bild einer diffusen Lungenfibrose finden wir röntgenologisch (Abb. 71) stark vermehrt streifige, evtl. auch netzförmige und wabige Strukturen mit Trübungen besonders der Mittel- und Unterfelder. Daneben sind häufig auch fleckförmige Verdichtungsherde nachweisbar. DREESSEN (1933) unterscheidet bei Talkumlungen aus einer Tremolitgrube und -mühle röntgenologisch drei Stadien: Stadium I: feine, allgemeine Fibrose, im wesentlichen beschränkt auf die unteren zwei Drittel der Lungenfelder; Stadium II: verstärktes Hervortreten der Bronchialzeichnung mit flockenartigen getüpfelten Verdichtungen und Stadium III: Konfluieren der Flockenschatten zu massiven, wolkigen und dichteren Ballungen.

Weitere röntgenologische Darstellungen geben DREESSEN und DALLA VALLE (1935), RIDDELL (1938), GARDNER (1938), PORRO, PATTON und HOBBS (1942), REICHMANN (1944), KÖHLER, LEOPOLD und STEYER (1951), WINKLER (1951), EVEN, SORS und COLBERT (1952), A. R. SMITH (1952), A. BECKER (1953), SÄTTLER (1953) sowie REINHARDT (1956).

Eine *besondere Begleiterscheinung der Talkose* sind die eigenartigen „*Talc plaques*", die SIEGAL, A. R. SMITH und GREENBURG (1953) in 6,3% ihres Beobachtungsgutes fanden. Es handelt sich um lichtundurchlässige Verdichtungsbezirke von schwartenartigem Charakter in der Nähe der Pleura. Wohl mit Recht bemerkt FEHRE (1956) in diesem Zusammenhang, daß die Fähigkeit, Pleuraverkalkungen hervorzurufen, unter bestimmten Umständen wahrscheinlich verschiedenen Silicaten (Talkum, Asbest, Glimmer) zukomme. Wahrscheinlich lägen die Verhältnisse ähnlich wie bei den sog. Asbestosekörperchen, die inzwischen ja auch bei zahlreichen anderen Silicatosen gefunden wurden. In der Tat erwähnen D. F. LEVY (1942), PORRO, PATTON und HOBBS (1942), PORRO und LEVINE (1946) sowie McLAUGHLIN, ROGERS und DUNHAM (1949) in ihren Sektionsberichten von

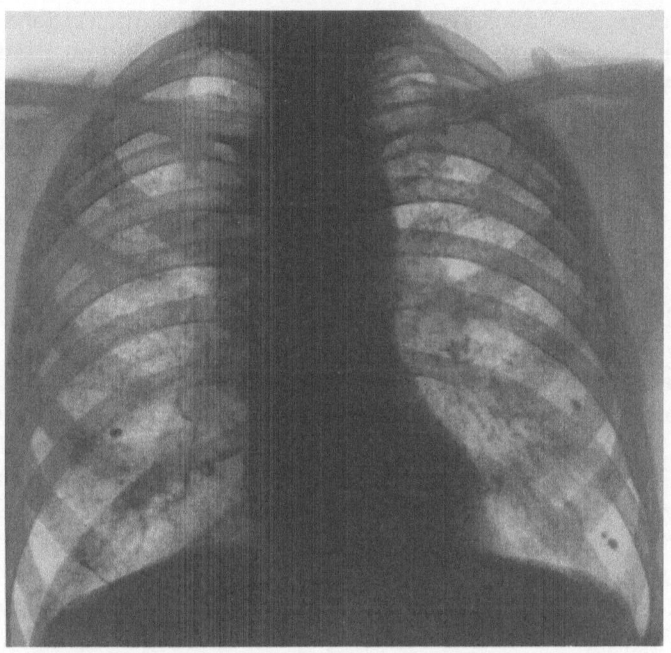

Abb. 71. *Talkum-Lunge.* 50jähriger Mann, der 2 Jahre als Gummiarbeiter ständig mit dem Streuen von Talkumpuder beschäftigt war. Dichte grobe Hili. Zahlreiche, dichtstehende kleine Herde in beiden Lungen. Gröbere Verdichtungen im rechten medialen Oberlappen. In beiden Unterlappen einzelstehende Kalkherde. (Aus: ZORN und WORTH 1952)

Staublungen aus der Talkumindustrie das Vorkommen von Asbestosekörperchen. Im übrigen wird pathologisch-anatomisch eine starke Staubzellproliferation und eine diffuse Fibrose beschrieben.

Was die Beziehungen der Talkose zur Lungentuberkulose anbelangt, fanden GREENBURG u. Mitarb. (zit. nach BAADER, 1950) eine Tuberkulosehäufigkeit von 2,2% bei Talkarbeitern (Tremolit-Talk aus St. Lawrence) gegenüber 1,2% der normalen Bevölkerung. DREESEN und DALLA VALLE (1935) lehnen hingegen für ihre in Nord-Georgia beobachteten Talklungen einen Zusammenhang mit der Tuberkulose ab. WINKLER (1951) macht in diesem Zusammenhang auf differentialdiagnostische Schwierigkeiten zwischen Tuberkulose und Talkose aufmerksam.

c) Staublungenveränderungen durch Kaolin

Kaolin, ein Aluminiumsilicat, das zu den Rohstoffen der Porzellanindustrie gehört, ist offenbar ebenso wie Talk imstande, eine Lungenfibrose hervozurufen. GÄRTNER (1940) konnte bei Röntgenfeinstrukturuntersuchungen von Porzellanstaublungen sowohl Lungen mit Kaolin- und Quarzgehalt als auch Lungen ohne Quarz, dafür aber entweder nur mit Kaolin oder nur Sillimanit nachweisen. Er schließt daraus, daß auch das Aluminiumsilicat, ähnlich wie die Magnesiumsilicate Asbest und Talk, ohne wesentliche Quarzbeimengung silikoseähnliche Gewebsveränderungen erzeugen kann. GUDJONSSON und JACOBSON (1934), SUNDIUS, BYGDÉN und BRUCE (1936) weisen auf den relativ hohen Kaolingehalt in silikotischen Lungen bei Porzellanarbeitern hin. TARA und TROUARD-RIOLLE (1948) sowie PLAUCHU und CHABANON (1948) sahen bei zwei Arbeiterinnen, die 16 und 20 Jahre lang in einer pharmazeutischen Fabrik mit dem Sieben und Verpacken von fein pulverisiertem reinem Kaolin beschäftigt waren, Röntgenbilder mit sog. Schneegestöberverschattungen.

4. Staublungenveränderungen durch nicht-silikogene Stäube

Klinische Erfahrungen und tierexperimentelle Untersuchungsergebnisse haben gezeigt, daß auch durch kieselsäurefreie Stoffe faserbildende Reaktionen im Bindegewebe ausgelöst werden können. Am bekanntesten sind die fibrotischen Veränderungen durch Einwirkung von Aluminium- und Berylliumoxyd. Neben den anorganischen Stäuben kommt aber auch den organischen für die Entstehung von Staublungenerkrankungen eine große Bedeutung zu.

a) Staublungenveränderungen durch anorganische Stäube

α) *Die Aluminiumlunge*

Die durch Inhalation von Aluminiumstaub (beim Aluminiumbronzespritzen, bei der Aluminiumpulverherstellung, bei Aluminiumgußputzern, Einatmung von Bauxit- und Tonerdestaub) hervorgerufenen Lungenveränderungen bestehen *pathologisch-anatomisch* in einer Verdickung und Verhärtung des respiratorischen Parenchyms durch ein zellarmes, kollagenfaseriges Gewebe mit nachfolgender hyaliner Umwandlung (Gerüstsklerose). Im weiteren Verlauf kommt es zu weitgehenden oder auch völligen Gewebsverödungen. Das Wesen der Erkrankung beruht nicht auf einer entzündlich-cellulären Reaktion, sondern auf einem kolloidchemischen Vorgang im Sinne einer Eiweißfällung durch Aluminiumionen (KAHLAU 1941, 1947/48).

Klinisch machen sich bei den Aluminiumlungen die ersten Symptome nach einer Expositionszeit von $^1/_2$ Jahr bis zu mehreren Jahren bemerkbar: Atemnot, Husten, Auswurf, Schmerzen in der Brust, allgemeine Mattigkeit, Appetitlosigkeit, Neigung zu Erkältungen, Schlafstörungen, Magen-Darmbeschwerden und evtl. auch Gewichtsabnahme. Im fortgeschrittenen Stadium der Erkrankung ist die Dyspnoe, oft in Begleitung einer Cyanose, das führende Symptom. Relativ häufig verursacht ein Spontanpneumothorax eine akute Atemnot, während entzündliche Reaktionen, Fieber und Beschleunigung der Blutsenkung in der Regel fehlen.

Die durch Aluminiumstaub hervorgerufene Lungenfibrose manifestiert sich *röntgenologisch* durch eine verstärkte netzartige und wabige Lungengrundstruktur, oft überlagert von feinen weichen, kleinen bis mittelgroben, unscharf begrenzten Herden (Abb. 72), besonders in den mittleren und oberen Lungenpartien unter Freilassen der Lungenspitzen (BAADER 1949). Durch Konfluenz der Kleinherde entstehen größere Verdichtungen (Abb. 73). Bei weiterem Fortschreiten der Fibrose erkennt man Distorsionserscheinungen im Bereiche des Zwerchfelles und des Mediastinums, einschließlich des Herzens. Parallel dazu werden die basalen Lungenteile mehr und mehr emphysematisch. — MEYER und KASPER (1942) stellen bei der Aluminiumstaublunge drei Stadien heraus: Stadium I: leichte Vermehrung der Lungenzeichnung; Stadium II: neben stärker hervortretender Strangzeichnung feine bis mittelgrobe Netzstrukturen mit Einlagerung feinster Herde sowie Vergrößerung und Verdichtung der Lungenwurzeln; Stadium III: neben den im Stadium II beschriebenen Veränderungen zusätzlich größere, zum Teil konfluierende Veränderungen. — Im allgemeinen wird jedoch bei der Beurteilung der Aluminiumlunge eine scharfe Unterteilung in bestimmte röntgenologische Stadien, etwa wie bei der Silikose, vermieden. — GÉHER (1955) konnte bei industriehygienischen Untersuchungen in einer

Bauxitgrube, in Tonerdefabriken und Aluminiumhütten zwei Formen von Aluminosen unterscheiden: Bei der ersten Form waren in der Lunge uni- oder bilateral feine, streifenförmige Veränderungen und einige wenig dichte Herde anzutreffen, die Hili waren normal, nur manchmal etwas verbreitert. Bei der zweiten Form war häufiger nur unilateral, seltener bilateral im mittleren bzw. unteren Lungenfeld eine etwa kinderhandtellergroße, wenig dichte Verschattung zu sehen, die sich aus zusammenfließenden, verwaschen begrenzten Herden zusammensetzte. Die Hili waren normal. Am Zwerchfell traten feine Ausziehungen und eine trägere Beweglichkeit häufig in Erscheinung.

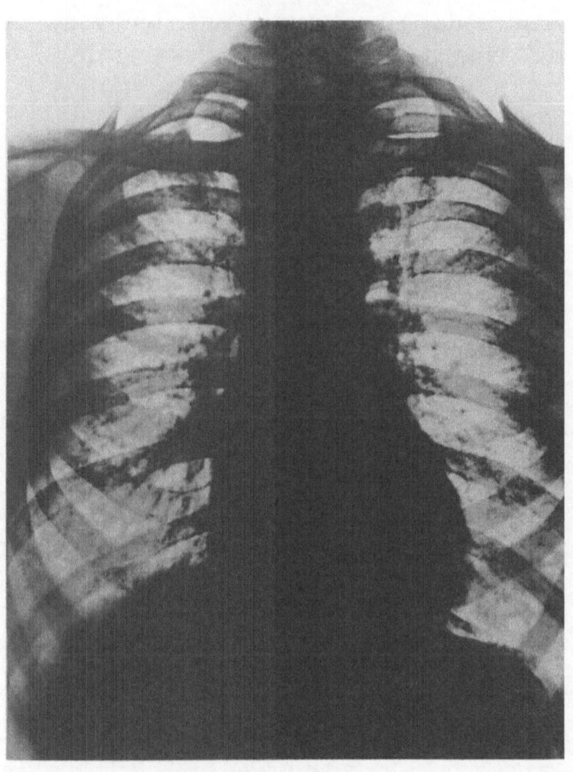

Abb. 72

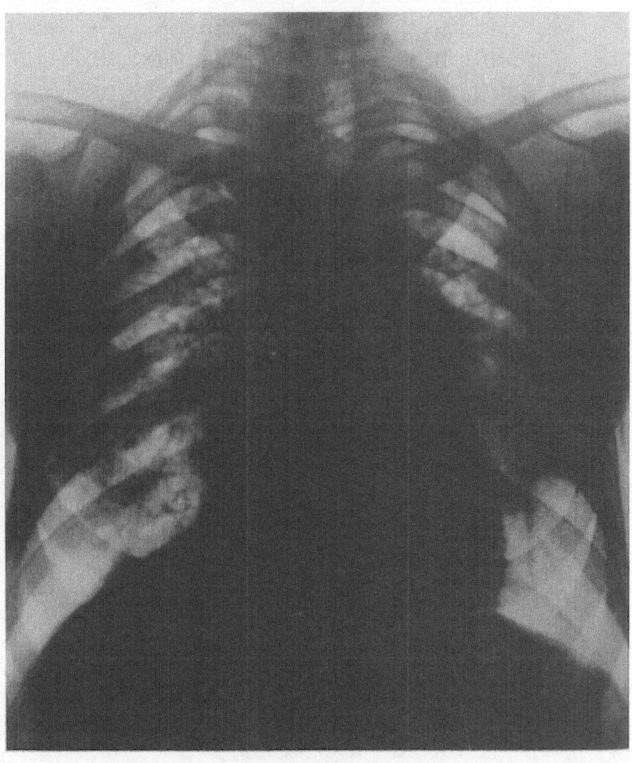

Abb. 73

Abb. 72. *Aluminium-Lunge.* Arbeitsanamnese: 2jährige Tätigkeit in einer Aluminiumfabrik in einem „Mischraum". In beiden Lungen wabig-fleckige Zeichnung mit Verdichtungen in den lateralen Lungenpartien (Bild nach einem Diapositiv). (Überlassen von Herrn Dr. med. habil. GORALEWSKI, Castrop-Rauxel.) (Aus: ZORN und WORTH 1952)

Abb. 73. *Schwere Aluminium-Lunge.* Arbeitsanamnese: 16jährige Tätigkeit in einer Aluminiumfabrik, davon 5 Jahre im „Mischraum". Vor einiger Zeit Spontanpneumothorax rechts, der sich bis zum Zeitpunkt der Röntgenaufnahme zurückgebildet hat. Wabig-fleckige Strukturen in beiden Lungen. Gröbere Verdichtung in der linken Lunge. Starke Verziehung des Herzens (Bild nach einem Diapositiv). (Überlassen von Herrn Dr. med. habil. GORALEWSKI, Castrop-Rauxel.) (Aus: ZORN und WORTH 1952)

Der *Verlauf* der Aluminiumlunge ist häufig schnell und ungünstig. JAMIN (1942) und SCHEIDEMANDEL (1948) teilen tödlich verlaufene Erkrankungsfälle mit einer Entwicklungszeit von 8—12 Monaten mit. Im Lungengewebe aufgespeichertes Aluminium wirkt auch nach Aufgabe des staubgefährdeten Berufes fort. GORALEWSKI (1947) fand bei Reihenuntersuchungen in Aluminiumpulverfabriken unter 628 Röntgenaufnahmen von Aluminiumstaubarbeitern 202 Aluminiumlungen, KOELSCH (1942) unter 141 Aluminiumstampfern in 22 % deutlichere Veränderungen im Röntgenbild im Sinne erheblicher Staubeinlagerungen und Gewebsverdichtungen. Es waren hauptsächlich die dem Feinstaub ausgesetzten Arbeitergruppen befallen. In dem Untersuchungsgut von GÉHER (1955) hatten 3,5 % der Bauxitstaubwirkung ausgesetzten Arbeiter, 4,9 % der Tonerdestaubeinatmung ausgesetzten Arbeiter und in den Hütten 6,3 % der Beschäftigten, die Tonerde- und Kryolitstaub inhalierten, eine Aluminose.

Von den *Komplikationen* der Aluminiumlunge sind der Spontanpneumothorax (SHAVER 1948) und die Bronchitis zu nennen. Für die Entstehung und Ausbreitung einer Tuberkulose stellen Aluminiumveränderungen stärkeren Grades nach KAHLAU (1947/48) ein ungeeignetes Milieu dar. In dem verhärteten, geschrumpften und sehr mangelhaft oder wahrscheinlich teilweise überhaupt nicht mehr beatmeten Gewebe können sich die Tuberkelbakterien vermutlich nicht ansiedeln und vermehren. Jedoch hebt KAHLAU ausdrücklich hervor, daß geringgradige Aluminiumveränderungen die Lunge nicht vor einer Tuberkulose schützen. In einem Falle sah der Autor das gemeinsame Auftreten von Aluminiumlunge und Lungentuberkulose, ohne daß eine gegenseitige Beeinflussung der beiden Erkrankungen sicher zu erkennen war.

β) Die Barytstaublunge

Die Inhalation von Barytstaub ($BaSO_4$) führt gelegentlich zu benignen Staublungenveränderungen, die sich nach der Entfernung aus dem Staubmilieu wieder zurückbilden können (Abb. 74, 75). Es handelt sich dabei um die Anhäufung von Bariumsulfat in den

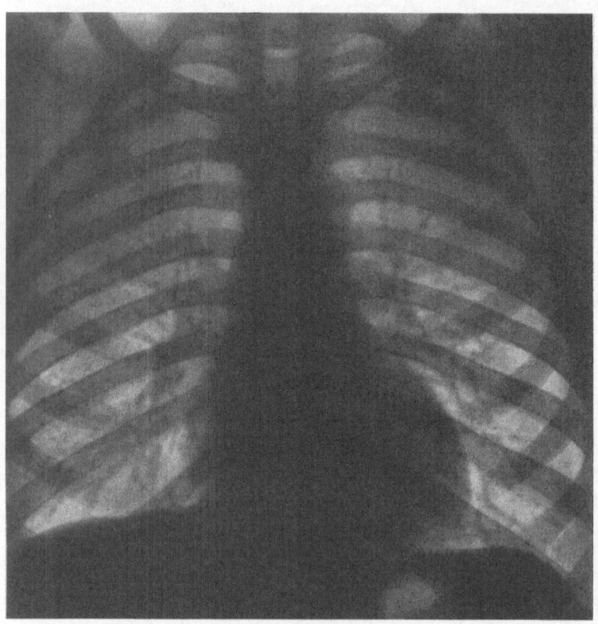

Abb. 74

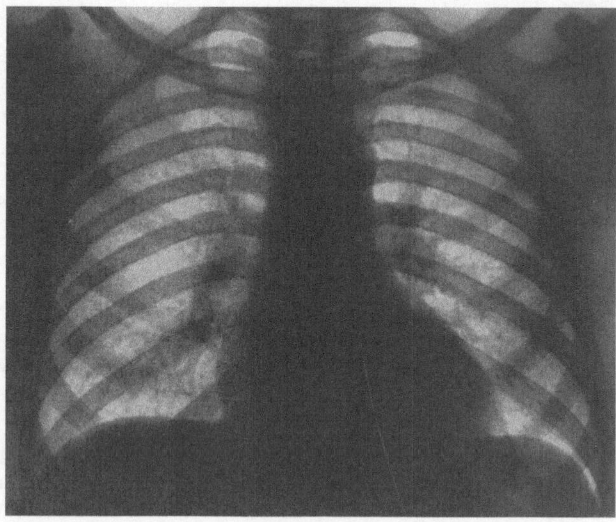

Abb. 75

Abb. 74. *Barytlunge* (Verstaubung der Lunge durch Baryt). 36jähriger Mann, der 5 Jahre als Müller in einer Schwerspatmühle gearbeitet hat. Feine Körnelungen in fast allen Lungenpartien, teilweise von eckiger, teilweise von rundlicher Gestalt. (Aus: ZORN und WORTH 1952)

Abb. 75. Kontrollaufnahme zu Abb. 74, 15 Jahre später: Kein sicherer krankhafter Lungenbefund mehr erkennbar. Die in Abb. 74 sichtbaren härteren Körnelungen sind nicht mehr nachweisbar. (Aus: ZORN und WORTH 1952)

Lungenacini und entlang der Lymph- und Gefäßwege, ohne daß eine eigentliche fibroplastische Reaktion im Mesenchym oder produktiv-entzündliche Lungenveränderungen nachweisbar sind. Entsprechend dem relativ hohen Atomgewicht des Bariums treten im Röntgenbild feine, rundliche, teilweise auch eckige, intensiv schattendichte Herde in Erscheinung. Klinische Symptome fehlen gewöhnlich, da die Lungenfunktion nicht beeinträchtigt wird und da sich auch gegenüber der Tuberkulose eine erhöhte Disposition nicht bemerkbar macht (ARRIGONI 1933). Über Fälle von Barytlungen berichten PRETI und TALINI (1939), PANCHERI (1950), PENDERGRASS (1950), ZORN und WORTH (1952) sowie PENDERGRASS und GREENING (1953).

Im Gegensatz zur reinen Barytstaublunge entwickeln sich bei der Einwirkung von Baryt und Quarz neben knötchenförmigen Depots von Bariumsulfat in den Lungen Silikoseknötchen, manchmal auch im Sinne einer Mischstaubsilikose (Abb. 76).

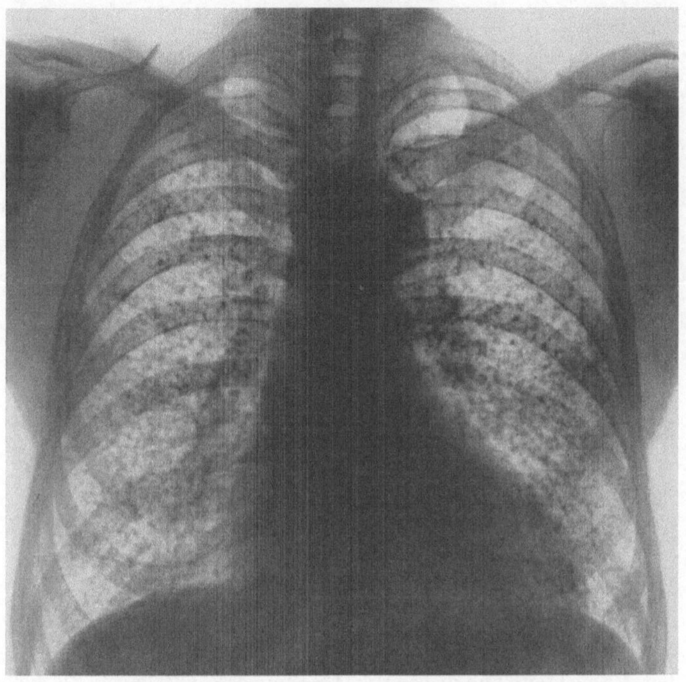

Abb. 76. Mischstaubsilikose (Barytlunge mit Silikose). 45jähriger Mann, der 27 Jahre als Müller in einer Schwerspatmühle tätig war. Disseminierte Körnelungen von unterschiedlicher Dichte in allen Lungenpartien. (Aus: ZORN und WORTH 1952)

γ) Die Berylliumlunge (Berylliose) (Abb. 77, 78)

Die Lungenschädigung durch Beryllium, die sog. Berylliose, kommt bei der Herstellung von Fluorescenzlampen, Röntgen- und Leuchtstoffröhren, aber auch in der Textil-, Radium- und Atomindustrie vor. Gewerbehygienisch gibt es drei Arten von Erkrankungen in der Berylliumindustrie: 1. Hauterkrankungen infolge der Handhabung metallischen Berylliums [Kontakt-Dermatitis, Hautulcera, subcutane Granulome (HARDY und STOECKLE 1959)], 2. akute Beryllium-Pneumonie (nach Einatmung von Berylliumoxyd-, Zink-Berylliumsilicat- und hypothetischen Berylliumrauchen) und 3. chronische Beryllium-Granulomatosis (Pneumonitis).

Was die Lungenschädigungen durch Beryllium betrifft, so unterscheiden VAN ORDSTRAND, HUGHES und CARMODY (1943), HARDY und TABERSHAW (1946), EISENBUD, BERGHOUT und STEADMAN (1948), AUB und GRIER (1949) zwei Arten:

1. Akute Pneumonitis bei Arbeitern in der Fabrikation von Berylliumverbindungen aus Erz und

2. eine chronische Form, die „Lungengranulomatose“, die bei Arbeitern auftritt, die phosphorhaltigem Berylliumstaub ausgesetzt sind.

Die Berylliummineralien führen zu schweren Reiz- und Entzündungserscheinungen in den Atmungsorganen und bei längerer Einwirkung zu chronisch-pneumonischen Veränderungen. Die Prognose der Berylliose gilt im allgemeinen als relativ schlecht. Es wird eine Mortalität von 20 % angegeben.

Die *akute* Lungenschädigung durch Beryllium (akute Berylliose, chemische Pneumonie oder Pneumonitis) setzt wenige Stunden oder Tage nach Expositionsbeginn ein,

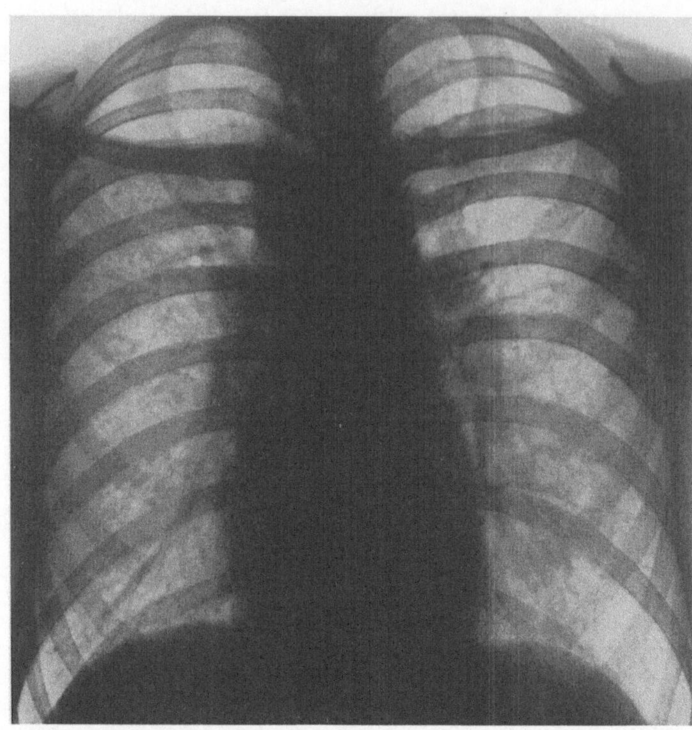

Abb. 77. Chronische Beryllium-Granulomatose. 36jähriger Berylliumarbeiter, der 4 Jahre in einer Fluorescenzlampenfabrik gearbeitet hat. Mäßig breite und dichte Hili. Disseminierte, allerfeinste Fleckelung in allen Lungenabschnitten. Das Bild erinnert an die sog. Gittertüllunge bzw. an den sog. Pinhead-Typ der Kohlenbergarbeiterpneumokoniose. (Überlassen von Dr. EDWARD M. KLINE, Dr. SCOTT R. INKLEY und R. WALTER H. PRITCHARD, Cleveland.) (Aus: ZORN und WORTH 1952)

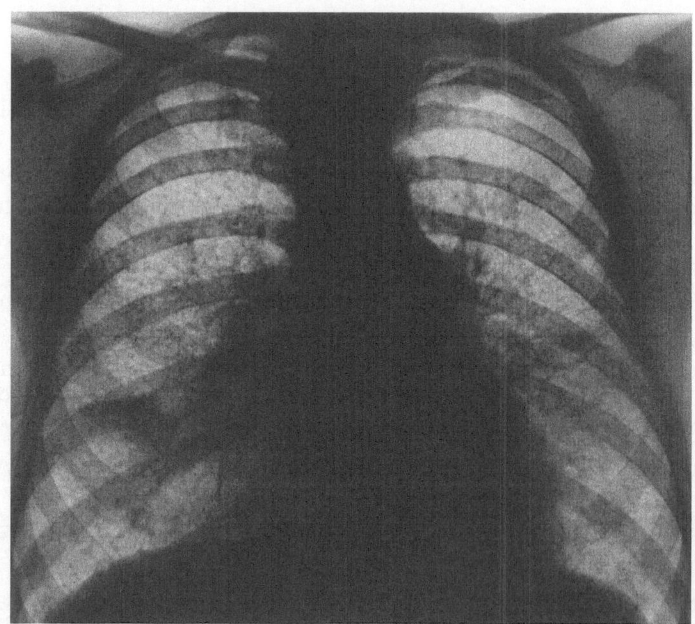

Abb. 78. „Beryllium-Sarkoid". 41jähriger Mann, der 9 Jahre als Arbeiter in einer Fluorescenzlampenfabrik tätig war. Rechter Hilus stark verbreitert und nicht abgrenzbar gegen eine Verdichtung in der rechten unteren Lungenpartie. Verstärkte netzförmige Lungenzeichnung. Disseminierte, dichtstehende kleine Herde in beiden Lungen. (Überlassen von Dr. EDWARD M. KLINE, Dr. SCOTT R. INKLEY und D. WALTER H. PRITCHARD, Cleveland.) (Aus: ZORN und WORTH 1952)

manchmal entwickelt sie sich auch langsamer. Entsprechend den entzündlichen Erscheinungen im broncho-pulmonalen System geht sie mit Fieber, Husten, Kurzatmigkeit und allgemeinem Krankheitsgefühl einher. Bei der Röntgenuntersuchung findet man zunächst eine verstärkte Lungenzeichnung, sodann rasch auftretende und rasch wieder verschwindende weichfleckige Verschattungen in den mittleren und unteren Lungenpartien. In der Frühphase zeichnen sich auch manchmal feinste Herde ab. Gelegentlich fließen die Knötchen auch zusammen (GILSON 1948). Die Hiluslymphknoten sind geschwollen. Die röntgenologischen Veränderungen, die den klinischen Symptomen meist um 1—2 Wochen nachhinken, können nach klinischer Heilung noch längere Zeit bestehen bleiben, sie können sich aber auch vor den klinischen Erscheinungen zurückbilden.

Die *chronische* Berylliose, die sich auch aus der akuten entwickeln kann, tritt wesentlich langsamer nach mehrmonatiger oder mehrjähriger Exposition auf und ist entweder durch eine granulomatöse oder carnifizierende Pneumonie (POLICARD 1952) bedingt. Es handelt sich bei diesem Krankheitsbild im wesentlichen um eine celluläre Gewebsreaktion, wobei Lymphocyten, Plasmazellen und große Monocyten vorherrschen. Riesenzellen treten in wechselnder, gewöhnlich großer Zahl auf. Die klinischen Symptome sind Husten, Auswurf, Dyspnoe, Brustbeschwerden, pulmonale Insuffizienz, Herzbeschwerden sowie allgemeine Mattigkeit und Gewichtsverlust. Röntgenologisch ist die chronische Berylliose durch feine, disseminierte Körner oder Knötchen (PASCUCCI 1948), verstärkte, netzförmige Zeichnung oder auch dichtere umschriebene Knötchen mit Emphysem, ohne Neigung zu Konfluenz, gekennzeichnet (vgl. Abb. 77). ROBERT (1950) unterscheidet eine granuläre, eine reticuläre und eine noduläre Lungenfibrose. Dabei bestünden zum Teil fließende Übergänge oder Konfluenzneigung der fleckförmigen Verdichtungen. Zusatztuberkulosen kämen nur selten vor. WILSON (1948) spricht bei der chronischen Berylliose von drei Stadien: Stadium I: ganz feine, an Sandpapier erinnernde Fleckelung oder Grieselung, Stadium II: stärker hervortretende Knötchenbildung auf dem Hintergrund einer vermehrten Netzzeichnung mit der typischen Grieselung, besonders in den Mittel- und Unterfeldern, und den beginnenden Erscheinungen eines Cor pulmonale, Stadium III: Vergrößerung der einzelnen Knötchen von einem auf 5 mm Durchmesser, streifenförmige Fibrose und emphysematöse Veränderungen sowie ein ausgeprägtes Cor pulmonale (vgl. Abb. 78). Charakteristisch seien für die chronische Form das Freibleiben der Pleura und das Fehlen von Verkalkungen und Höhlenbildungen.

Die Differentialdiagnose der Berylliose gegenüber miliarer Carcinose, Miliartuberkulose, Lungenboeck, Pilzerkrankungen, anderen Staublungenerkrankungen, Mitralstenose und Siderose kann sehr schwierig sein. Am meisten ähnelt das Röntgenbild der Berylliose dem der Talkose (WILSON 1948).

δ) Die Chromatlunge (Chromatlungenkrebs) (Abb. 79)

Ob auch Chrom und seine Verbindungen in der Lage sind, eine Pneumokoniose hervorzurufen, ist nach den bisherigen Untersuchungsergebnissen nicht sichergestellt. Dagegen wird an einem ursächlichen Zusammenhang häufiger primärer Lungencarcinome mit der Inhalation dieser Substanzen nicht mehr gezweifelt. Aus einer größeren Statistik des Public Health Service (USA) aus dem Jahre 1953 geht hervor, daß bei 897 Chromatarbeitern zehnmal der Verdacht auf ein Bronchialcarcinom bestand; achtmal konnte er histologisch bestätigt werden.

In Übereinstimmung mit den Angaben im Schrifttum können wir auf Grund eigener Erfahrungen sagen, daß die Häufigkeit chromatbedingter Veränderungen im Verlaufe des Respirationstraktes von der Nase (Schleimhautentzündungen, Nasenscheidewandperforationen) nach den Bronchialverzweigungen hin abnimmt (WORTH und SCHILLER 1955). In einigen Fällen sahen wir röntgenologische Veränderungen, wie sie für eine mäßige Fibrose (etwas dichte und vergrößerte Hili, vermehrte Lungengrundstruktur) charakteristisch sind. Wir waren aber nicht in der Lage, zu entscheiden, ob die Verstärkung der Lungengrundzeichnung Ausdruck einer Vermehrung des Lungenbindegewebes durch den inhalierten

Staub selbst war oder sekundär durch eine staubbedingte Bronchitis bzw. Peribronchitis oder sogar völlig unabhängig von der Chromeinwirkung durch eine primäre Bronchitis anderer Ätiologie hervorgerufen wurde. Aus der vom Public Health Service (USA) veröffentlichten Statistik geht hervor, daß die Erkrankungen der Atmungsorgane, besonders aber die Bronchitis (akute und chronische Form), bei den Chromatarbeitern etwas zahlreicher als bei Beschäftigten in anderen Industrien auftreten.

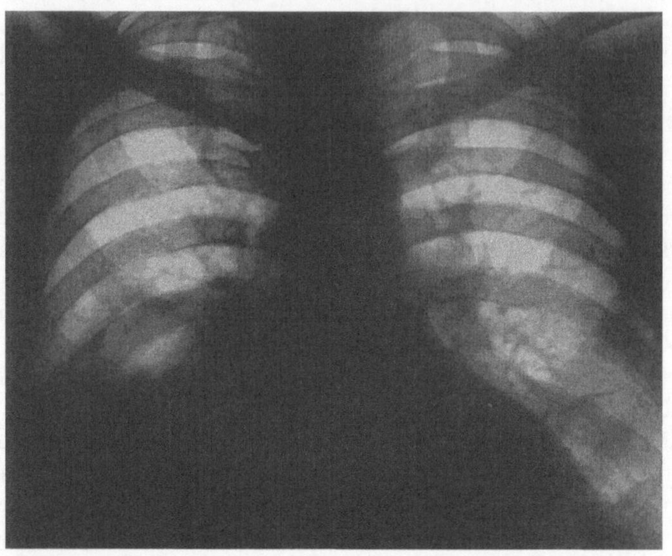

Abb. 79. *Chromatlungenkrebs.* 44jähriger Mann, der 21 Jahre als Chemiearbeiter in einem Bichromatbetrieb tätig war. Breite, dichte Hili. Der rechte Hilus ist nicht abgrenzbar von einer Verdichtung, die die basale Partie der rechten Lunge einnimmt. Lungenzeichnung in den übrigen Lungenabschnitten vermehrt. Hier und da zeichnen sich einzelne, kleine Herde ab. Weitere Kriterien einer Chromschädigung: Pflaumengroße Perforation der Nasenscheidewand, atrophische Rhinitis und subakute Entzündung der Nasen- und Rachenschleimhäute. Obduktionsbefund: „Doppeltfaustgroßes, markiges und zerfallendes Carcinom des rechten Stammbronchus, das breit in den hinteren Mittelfellraum sowie in das Gewebe des Herzbeutels vorgedrungen war. . . . In allen Teilen des Groß- und Kleinhirns waren vielfach erweichte Krebsknoten nachweisbar“ (Dr. med. habil. VON TÖRNE). Die Organ- und Blutanalysen ergaben innerhalb der Lungen außergewöhnlich hohe Chromwerte (807—1320 γ Chrom in 100 g Lungengewebe)

ε) *Die Rußlunge*

Die Rußlunge ist sowohl klinisch als auch pathologisch-anatomisch umstritten, weil man in der Humanpathologie kaum Gelegenheit hat zu entscheiden, ob die beobachteten Staublungenveränderungen durch Inhalation von „reinem“ Kohlenstoff oder von Kohlenstäuben in Verbindung mit einer gewissen Quarz- oder Silicateinwirkung zurückzuführen sind. ASCHOFF (1936) behauptete, daß der Ruß, wie ihn der Großstädter einatmet, keine Schädigungen in den Lungen oder in den Lymphknoten verursacht. HOLLMANN (1937, 1939) war hingegen der Auffassung, daß reiner Ruß eine Lungenfibrose hervorruft. So fand er bei einem Arbeiter, der 31 Jahre lang Ruß aus Öl herstellte, eine einwandfreie Staublunge II. Grades. Nach seinen weiteren Beobachtungen unterscheidet sich die Kohlenstaublunge darin von der Silikose, daß sie sich viel langsamer entwickelt und daß sie auch im Stadium III die Lungen- und Kreislauffunktion nicht beeinträchtigt. Schließlich zeige sich nach Beendigung der Staubexposition weder eine Zu- noch Abnahme der röntgenologischen Veränderungen. Dem stehen tierexperimentelle Untersuchungen von STRECKER (1956) entgegen, wonach quarzfreie Kohle im Peritonealtest der Maus keine Fibrose erzeugt.

Die röntgenologischen Charakteristica der Rußlunge (Abb. 80) sind nach TÖPPNER (1952) folgende: Zuerst zarte, streifige und netzförmige Verschattungen (in Hilusnähe und paramediastinal mehr streifige Verschattungen, zur Lungenperipherie hin mehr netzförmige

Strukturen); später zahlreiche feinste, bis senfkorngroße, gegenüber silikotischen Tüpfeln wesentlich weniger dichte Herde in unregelmäßiger Verteilung, jedoch mit besonderer Dichte in den oberen und mittleren Lungenpartien; in weiter fortgeschrittenen Fällen schmale, von den Verdichtungsherden ausstrahlende und netzbildende Streifenschatten; Fehlen von Schwielenbildungen, Schrumpfungserscheinungen, Emphysem, Schwellung der Hiluslymphknoten, von Zwerchfelladhäsionen und Herzveränderungen; nur selten

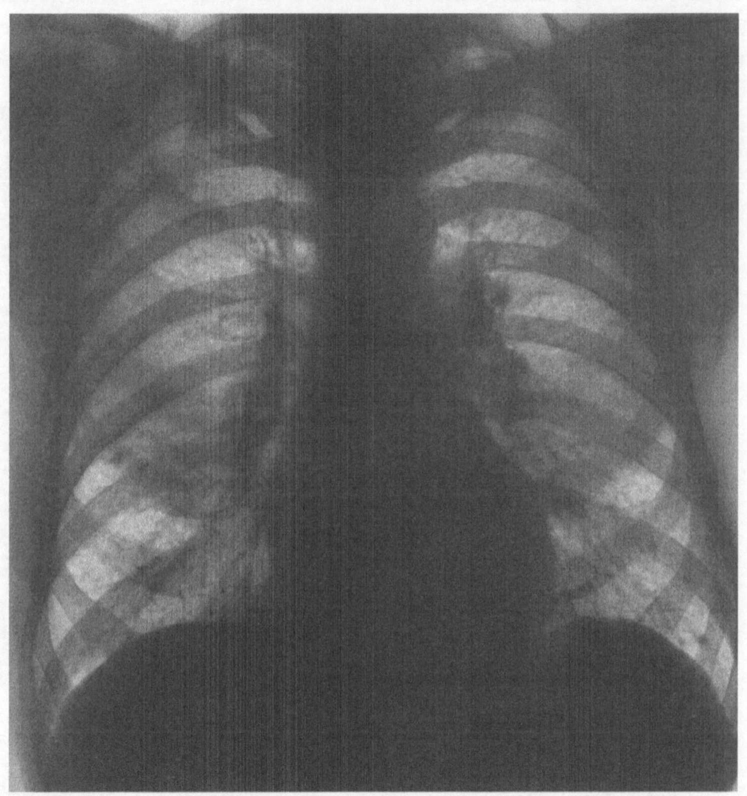

Abb. 80. *Rußlunge.* 49jähriger Mann, der $8^3/_4$ Jahre in einer Rußfabrik gearbeitet hat. In Spezialöfen wurde sog. Flammruß durch Verbrennen von Anthrazenrückständen hergestellt. Mäßig dichte, etwas breite Hili. Disseminierte, zahlreiche kleine, wenig dichte Herde in fast allen Lungenpartien. (Überlassen von Herrn Prof. Dr. Töppner, Recklinghausen.) (Aus: Worth und Schiller 1954)

Aufhellung der unteren Lungenpartien. Selbst nach längster Rußexposition (mehr als 25 Jahre) sah Töppner nur Befunde, die dem Stadium I der Silikose entsprechen. Haubrich und Schuler (1953) geben ähnliche Beschreibungen von Rußlungen, wobei sie als histologisches Äquivalent der kleinen, in die Schnittpunkte der Netzzeichnung eingestreuten Herde die in den Aufzweigungsstellen der Bronchen und Blutgefäße wie auch in Alveolargruppen vorliegenden Rußdepots ansehen.

Weitere Einzelheiten über die Rußlunge finden wir in den Mitteilungen von Ascher (1909), Picheral (1920), Lochtkemper und Teleky (1932), Lochtkemper (1936), Hanser (1937), Otto (1941) sowie Gärtner und Brauss (1951).

ζ) *Die Lungensiderose*

Die Lungensiderose, die Eisenlunge, die durch vieljährige Einatmung von Eisen- oder Eisenoxydstaub entsteht, zählt zu den sog. benignen Pneumokoniosen. Wir finden sie bei Schweißern (Elektroschweißern), bei Silberpolierern, Kesselreinigern und bei Hämatitbergleuten. Ebenso ist bei anderen Arbeitsverrichtungen, wie bei der Eisenoxydgewinnung und durch Roststaubeinwirkung in Drehereien, Schleifereien und Brennereien die Möglichkeit der Entstehung einer Siderose gegeben. Bei der Metallerhitzung tritt ein sehr feiner und dichter Eisenoxydstaub (schwarzes Ferrooxyd und rotes Ferrioxyd) auf. Dementsprechend kann man auch zwischen der schwarzen und der roten Eisenlunge unterscheiden. Der Eisenstaub wird intracellulär in den peribronchialen und perivasculären Lymphspalten und in den Scheidewänden des Lungengerüstes abgelagert, ohne daß selbst bei vieljähriger Einwirkungsdauer eine fibrotische Reaktion in Erscheinung tritt (SCHINZ, BAENSCH, FRIEDL und UEHLINGER 1952). Bei der Hämosiderose der Stauungslunge kommt es hingegen zu intraalveolären Ablagerungen mit bindegewebigen Umhüllungen

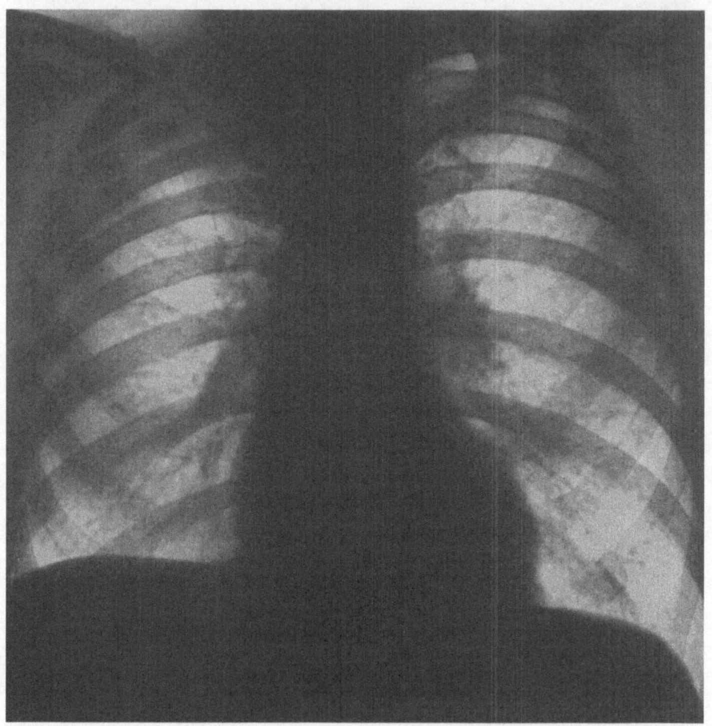

Abb. 81. *Siderosis pulmonum.* 47jähriger Ausbrenner, der etwa 15 Jahre Stahlbleche an einer Maschine mit elektrisch gesteuertem Vorschub mit einer Schneidflamme (Acetylen-Sauerstoff) zu durchtrennen hatte. Dabei Entwicklung von feinem Eisenoxydstaub, der durch die von der Stichflamme erzeugte Luftströmung aufgewirbelt wird. Bei der mikroskopischen Staubanalyse ergab sich feines schwarzes Pulver von größtenteils magnetischen Eisen- und Eisenoxydkörnern. Kein Quarzgehalt. Dichte Hili. Lungenzeichnung vermehrt. Disseminierte, kleine, wenig dichte Herde in fast allen Lungenpartien. Verdichtung in der rechten Spitze (inaktive Tuberkulose ?). (Überlassen von der SUVA, Luzern.) (Aus: ZORN und WORTH 1952)

der eisenhaltigen Zellen. Nach TOLOT (1950) stellt die Siderose keine eigentliche Krankheit, sondern eine „einfache Tätowierung der Lunge“ dar.

Klinisch macht die reine Siderose keine wesentlichen Beschwerden und vor allem keine Einschränkungen der Atem- und Kreislauffunktion.

Das Röntgenbild ist bei der Siderose gekennzeichnet durch mäßig verdichtete Hili und generalisierte netz- und knötchenförmige, relativ weiche Herde ohne Konfluenzneigung (Abb. 81, 82). DOIG und MCLAUGHLIN (1948) fanden röntgenologisch in Schweißerlungen Marmorierungen und kleine Herde an symmetrischer Stelle, die durchaus eine Ähnlichkeit mit der Silikose oder mit der Miliartuberkulose aufwiesen. Über andere Siderosefälle berichten BRITTON und WALSH (1940), SAUPE (1941), KOELSCH (1941). BENTZEN (1933) beobachtete bei einem 33jährigen Manne, der 2 Monate zum Teil ohne Schutzvorrichtungen der Inhalation eines hochkonzentrierten Eisenstaubes ausgesetzt war, eine *akute*

Siderose. Röntgenologisch fanden sich zahlreiche, stecknadelkopf- bis hirsekorngroße, unregelmäßig geformte und mehr oder minder scharf begrenzte Herde bei vermehrter, netzförmiger Lungengrundstruktur und verbreiterten und verdichteten Hili. Nach 9 Monaten waren diese Veränderungen völlig verschwunden.

Durch Beimischung anderer Staubarten kommt es zu verschiedenen Mischstaubpneumokoniosen wie Sidero-Silikosen (bei Kesselreinigern) oder Sidero-Asbestosen. Je nach der Zusammensetzung des Mischstaubes steht dabei die Siderose oder Silikose oder Asbestose mehr im Vordergrund. Hierher gehören auch manche Erzstaublungen und die Ockerstaublunge (SCHNEIDER 1957).

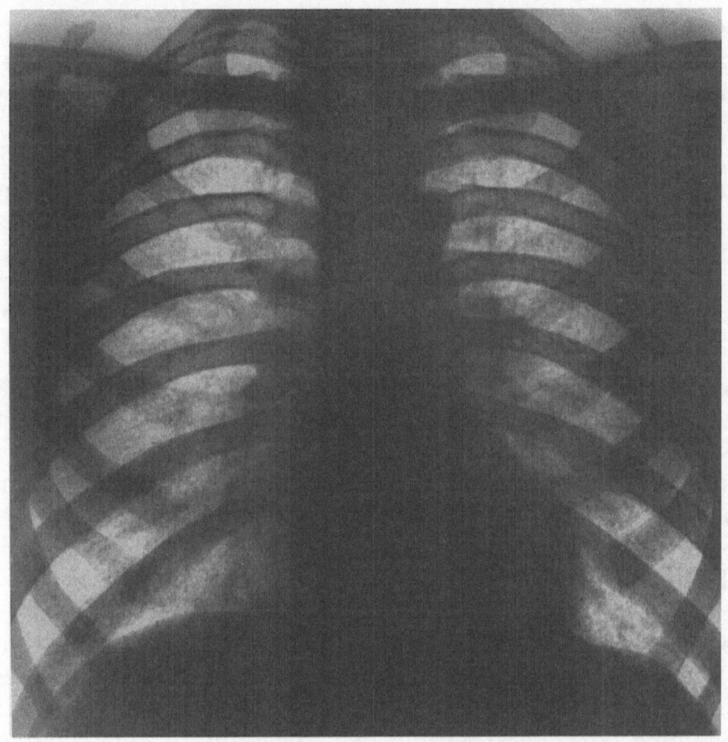

Abb. 82. *Siderose.* Arbeitsanamnese: 2 Jahre im Hämatitbergbau und $2^1/_2$ Jahre im Chromerzbergbau in Süd-Afrika. Dichte Hili. Disseminierte, dichtstehende, kleine Herde in allen Lungenpartien. (Überlassen von Herrn Dr. VERSTER, Silicosis Medical Bureau, Johannesburg.) (Aus: ZORN und WORTH 1952)

η) Die Zinnoxyd- und Vanadiumpentoxydlunge

SCHINZ, BAENSCH, FRIEDL und UEHLINGER (1952) zählen zum Formenkreis der benignen Pneumokoniosen auch die Zinnoxyd- und Vanadiumpentoxydlunge. Röntgenologisch wird sie charakterisiert durch Schwellungen der Hiluslymphknoten, verstärkte Lungenzeichnung und kleine, eher weiche Herde. Ähnlich wie der Bariumsulfatstaub, führt auch der Zinnoxydstaub bei Inhalation über längere Zeiträume röntgenologisch zur Bildung von Pseudoknötchen in den Lungen (PENDERGRASS und PRYDE 1948; CUTTER, FALLER, STOCKLEN und WILSON 1949). Da das Zinnoxyd röntgenstrahlenundurchlässig ist, ruft seine Ansammlung im Bereich des perivasculären, peribronchialen und subpleuralen Lymphgewebes sehr feine, scharf abgesetzte, dichte Herde, eine „Pseudo-Nodulation", hervor.

Die Staubeinatmung von Vanadiumpentoxyd verursacht nach SJÖBERG (1950) mäßig chronisch-entzündliche Veränderungen in den oberen Luftwegen, bisweilen akute Lungenprozesse von pneumonischem Typ und ekzematöse Hauterscheinungen.

ϑ) *Lungenveränderungen durch Koksstaub*

Relativ geringfügige Pneumokoniosen wurden auch bei Kokereiarbeitern gefunden (Dunner, Hardy und Bagnall 1949; Dunner 1952). Röntgenologisch fanden sich eine vermehrte Lungengrundzeichnung mit Einlagerung von Knötchen und Vergrößerung der Hili. Dickmans und Schmidt (1953) sowie Worth und Schiller (1957) konnten bei Kokereiarbeitern des Ruhrgebietes in keinem Falle eindeutige Pneumokoniosen sicherstellen. Eine Ausnahme bilden jedoch Koksofenmaurer, die bei Reparaturen und Neubauten mit feuerfesten Steinen umgehen.

ι) *Lungenschädigungen durch Thomasschlacken- und Manganstaub*

Die Lungenschädigungen durch Thomasschlacken- und Manganstaub haben heutzutage gewerbehygienisch nur noch geringe Bedeutung. Bei der Einatmung dieser Stäube kommt es zu einer mehr oder weniger starken Reizung der Schleimhäute und auffallend oft zu Pneumonien. Gefährdet sind die Arbeiter in Manganbergwerken, auf Manganverladeplätzen, in Braunsteinmühlen und Braunsteinbatteriefabriken sowie in den Thomasmühlen. Die grundlegende Verschiedenheit in der Pathogenese der Mangan- und Thomasschlackenpneumonie gegenüber der Silikose liegt in dem Fehlen tiefergreifender interstitieller Veränderungen des Lungengewebes und der Kombination mit Tuberkulose (Jötten 1939).

ϰ) *Die Lungenveränderungen durch einige seltenere Metallstäube*

Über das Vorkommen einer Blei-Pneumokoniose berichten Moreno Cobos und Munuera Morosoli (1931). Krafft (1939) beschreibt Nickel-Carbonyl-Pneumonien, Sjöberg (1950) Metallstaubpneumonitis durch Vanadium, Mangan, Nickel, Osmium, evtl. auch Kobalt und gewisse Hartmetalle (Wolframcarbid, Titancarbid), manchmal auch Tantal und Chrom. Lenzi (1936) erzielte im Tierversuch durch Inhalation von Titanoxydstaub entzündliche Reaktionen im Sinne einer Bronchiolitis obliterans, Peribronchitis und peribronchialen Pneumonien. Er spricht auch von einer Pneumosklerose, so daß nach dem ganzen klinischen und anatomischen Bild der Name einer Titanokoniose berechtigt sei.

Neu aufgenommen in die 6. Berufskrankheitenverordnung wurde unter Nr. 33 die Erkrankung an Lungenfibrose durch Metallstäube bei der Herstellung oder Verarbeitung von *Hartmetallen*. Derartige Lungenveränderungen werden auf Stäube zurückgeführt, die bei der Herstellung oder Verarbeitung der Vorprodukte von Hartmetall auftreten. Der Wirkungsmechanismus ist im einzelnen noch nicht sicher geklärt. Nach längerer Staubexposition kann es zu Bronchitis kommen. Röntgenologisch finden sich häufig eine feinstreifig-netzförmige Lungenzeichnung und Vergrößerung der Hili. Bisweilen ergibt sich das Bild einer generalisierten, ziemlich weichen Fleckelung oder auch einer cystischen Degeneration.

b) Durch organische Stäube verursachte Lungenschädigungen

Die Vielzahl von organischen Staubarten, die auf den Atemtrakt einen schädlichen Einfluß ausüben, kann im Rahmen dieses Abschnittes im einzelnen nicht erörtert werden. Die klinische und röntgenologische Symptomatik dieser staubbedingten Erkrankungen ist meist pathognomonisch nicht charakterisiert. Es handelt sich um ganz ähnliche Symptome und Syndrome, die nach Exposition gegenüber den verschiedenen organischen Stäuben beobachtet werden (Antweiler 1965): Plötzlich oder allmählich auftretende Dyspnoe, Husten, zähschleimiger Auswurf, Druckgefühl in der Brust, manchmal auch Fiebererscheinungen, fast immer eine ausgesprochene Mattigkeit und bisweilen bei längerem Bestehen auch Gewichtsverlust. Oft sind die Namen der jeweiligen Krankheit von dem inhalierten Staubmaterial abgeleitet. Sie sagen aber meist weder etwas über die Art der Krankheit noch über die Pathogenese aus. Das morphologische Substrat dieser Krankheitserscheinungen ist noch wenig erforscht, da sie nur selten zum Tode führen. Neben der Beschreibung der klinischen Symptomatik ist man ganz besonders auf eine sorgfältige Anamnese angewiesen.

Im Gegensatz zur Silikose können bei den organischen Staubarten auch schon größere Partikel mit einem Durchmesser oberhalb von 5 μ wirksam werden, zumal auch die oberen Luftwege bei der Betrachtung des Einflusses organischer Stäube auf das bronchopulmonale System mit einbezogen werden müssen. Pathogenetisch werden drei Wirkungsmechanismen diskutiert:

1. eine mechanische Reizung durch die Staubpartikel,
2. eine Infektion durch Bakterien oder Pilze und
3. eine Sensibilisierung, also eine Allergie.

α) Die Baumwollunge (Byssinosis)

Von allen Berufskrankheiten durch Inhalation organischer Stäube hat die Byssinosis (auch Grinder's oder Stripper's Asthma genannt) praktisch die größte Bedeutung, da in der Baumwollindustrie mehrere Millionen Menschen beschäftigt sind und die hier auftretende Staubgefährdung, namentlich in der angelsächsischen Welt, ein noch zu lösendes arbeitsmedizinisches Problem darstellt. Es wurde beobachtet, daß vor allem bei den Arbeitern in der Putzerei und Krempelei (= Kaderei), also in den Vorreinigungsbetrieben der Baumwollindustrie, in denen die pflanzlichen Verunreinigungen durch Blattreste und andere Pflanzenteile (insgesamt 5—20% Abfälle) von der eigentlichen Baumwolle getrennt werden, bei 15—60% der dort Beschäftigten nach einer zunächst beschwerdefreien Tätigkeit von meistens mehreren, oft von 5—10 Jahren eine meßbare Dyspnoe auftritt (ANTWEILER 1965). Vor allem zeigt sich die Dyspnoe zunächst montags, also nach einem arbeitsfreien Intervall, weswegen man auch von Monday-Fever, Monday-Cough oder Monday-Feeling (Montagsjammer) spricht. Die Betroffenen klagen über allmählich zunehmendes Engegefühl in der Brust, über Kurzatmigkeit und Abgeschlagenheit. Man unterscheidet drei Stadien:

Das erste entwickelt sich in der obengenannten Weise am ersten Tag nach einer Arbeitsunterbrechung. Am folgenden Tage erholt sich der Patient wieder völlig und ist für den Rest der Woche frei von Symptomen.

Im zweiten Stadium sind die Kranken auch an anderen Wochentagen von diesen Symptomen belästigt. Der Zustand ist jedoch reversibel, so daß die Symptome mit der Arbeitsaufgabe aufhören.

Im dritten Stadium lassen die Symptome nicht nach, sondern dauern selbst dann an, wenn der Patient nicht mehr arbeitet. Röntgenologisch sind keinerlei charakteristische Veränderungen zu beobachten. Als Spätschaden entwickelt sich eine chronische Emphysem-Bronchitis mit allen Folgeerscheinungen.

Die Stadien I und II der Byssinose haben nach SCHILLING keine dauernde Invalidität irgendeines Grades zur Folge, was für das Stadium III jedoch meist zutrifft.

Von dieser eigentlichen Byssinose abzutrennen sind akute fieberhafte Erkrankungen, das sog. cotton mill fever und die Neal-Schneitersche Krankheit, die nach Inhalation von verdorbenem Baumwollstaub auftreten und offensichtlich durch Bakterien bzw. deren Endotoxine und Schimmelpilze verursacht werden.

Was die eigentliche Pathogenese der Byssinose betrifft, so wurde sie durch die Arbeiten von ANEWEILER und BOUHUYS in den letzten Jahren weitgehend geklärt. Der in den Vorbereitungsbetrieben eingeatmete Staub enthält einen hohen Anteil von Blatt- und Stengel- sowie Samenkapsel- und Deckblattresten der Baumwollpflanze. In diesen Resten wurden einige leicht lösliche und biologisch aktive, vor allem glattmuskulär wirksame chemische Substanzen, die in den Baumwollfasern nicht vorkommen, nachgewiesen. Neben Histamin enthält der Staub auch Serotonin, aber ebenfalls nur in relativ kleinen, unbedeutenden Mengen. Nach den Arbeiten von ANTWEILER liegt der entscheidende Faktor der Byssinose in einer histaminliberierenden Substanz (wahrscheinlich ist es ein

Polypeptid), die etwa das 10fache des im Staub ursprünglich enthaltenen Histamins im Säureorganismus (z.B. der Ratte) freizusetzen vermag. Für die Histamingenese der Montags-Dyspnoe spricht auch die Beobachtung, daß es möglich ist, diese durch prophylaktische Gabe von Antihistaminicis zu verhüten oder wenigstens zu vermindern.

Ungeklärt ist bis heute noch, warum diese Erscheinungen der Montagsdyspnoe erstmals nach mehrjähriger Exposition auftreten. Hierzu meint ANTWEILER, daß es durch die inhalierten Baumwollstäube vom ersten Tage der Exposition an zu einer Histaminfreisetzung aus Mastzellen komme, jedoch sei die zunächst freiwerdende Menge von Histamin ohne klinisch erkennbare Wirkung. Unter ständigem Reiz der Staubinhalation mit stets wiederholter Histaminausschüttung komme es zu einer Vermehrung der Mastzellen, vielleicht auch zu einer übernormalen Histaminbildung und -speicherung, die schließlich eine so große Histaminfreisetzung ermögliche, daß die Histaminwirkung klinisch erkennbar wird und als Dyspnoe in Erscheinung tritt.

Da nach Flachsstaub gleichartige typische Beschwerden wie nach Baumwollstaubinhalation auftreten können, wurde auch dieser Staub durch ANTWEILER und BATAWI auf biologische Aktivitäten analysiert. In der Tat enthalten das Stengelholz und die Samenschalen des unbehandelten rohen Flachses ebenfalls Histamin und einen Histaminliberator, jedoch quantitativ nur etwa $^1/_3$ der in vergleichbarem Baumwollstaub vorhandenen Mengen.

β) Farmerlunge

Die Farmerlunge scheint insgesamt wohl häufiger vorzukommen als angenommen wird. Sie wurde zuerst in anglo-amerikanischen Ländern, später dann auch in Frankreich und in anderen europäischen Ländern beschrieben und tritt vorwiegend in feuchtkalten Gegenden bei der Bearbeitung von geschimmeltem Heu und anderen Pflanzen auf. Es werden dabei zwei Formen unterschieden:

Die *akute* mit Fieber, Husten und Dyspnoe und
die *chronische* mit einer Bronchopneumopathie oder Fibrose.

Das Röntgenbild zeigt im typischen Fall einen miliaren Aspekt. Obstruktive Syndrome der Bronchien treten nicht in Erscheinung.

Die Diagnose beruht auf dem immunoelektrophoretischen Nachweis spezifischer Banden, die gegen verschimmeltes Heu und besonders gegen Thermopolyspora polyspora — sehr schwer nachweisbar, weil es sich um einen sehr kleinen, weniger als 1 μ großen Aktinomyceten handelt, der schwer einfärbbar ist — gerichtet ist (MOLINA u. Mitarb., 1966). Pathologisch-anatomisch ist die Farmerlunge eine diffuse, interstitielle Granulomatose im Rahmen der hyperergischen Lungenreaktionen bei Inhalation verschimmelter pflanzlicher Substanzen. Bei dem akuten Erscheinungsbild ist differentialdiagnostisch das Asthma bronchiale zu erwägen, während im chronischen Stadium die übrigen Ursachen eines miliaren Bildes und einer Lungenfibrose zu bedenken sind.

Das akute Stadium setzt 8—10 Std nach dem Umgang mit den verschimmelten Pflanzen mit einem pseudo-grippalen Syndrom ein: Fieber, Schüttelfrost, heftiger pulsierender Kopfschmerz, Schweißausbrüche, Husten und pseudo-asthmatische Dyspnoe. In der Regel klingen die Symptome nach 2—3 Tagen wieder ab. Es können jedoch in den folgenden Tagen und Monaten neue Schübe auftreten.

Das Röntgenbild zeigt im akuten Stadium selten ein charakteristisches Bild, bisweilen eine sehr diskrete, feinfleckige Zeichnung. Die Häufung der Schübe, die manchmal auch geringfügig sein können, führt zum 2. Stadium, das unter dem Bild einer chronischen respiratorischen Insuffizienz verläuft. In einer weiteren Phase tritt eine irreversible Lungenfibrose auf. Im chronischen Stadium kommt röntgenologisch eine Aussaat feiner Fleckschatten (1 mm groß) zur Darstellung, die sich über beide Lungenfelder gleichmäßig verteilen und manchmal untereinander durch ein feines Netzwerk verbunden sind.

Die immunologischen Daten stellen fast die obligate Bedingung zur Diagnose dar. PEPYS u. Mitarb. entdeckten im Serum fast aller Kranken präcipitierende Antikörper.

Diese Präcipitine ließen sich durch Immunelektrophorese nachweisen. Die entsprechenden Antigene nannte PEPYS „FLH“ (Farmers Lung Hay).

Hinsichtlich der Antigenität ist Thermopolyspora polyspora der wichtigste Vertreter. Die Rolle dieses Aktinomyceten wurde durch seine totale Bindungsfähigkeit für die FLH-Antikörper entdeckt, die bei 89% der an Farmerlunge erkrankten Patienten vorhanden sind.

Histologisch findet man eine interstitielle, diffuse Granulomatose mit Systemverdickung der Alveolarsepten und des peribronchialen Gewebes. Die Verdickung ist knotenförmig. Der Knoten enthält zentral einen multinucleären Makrophagen. Im übrigen wird er von kaum systematisierten, im allgemeinen mononucleären Leukocyten und von einem mehr oder weniger kollagenreichen Fibroblastensaum gebildet.

γ) Die Zuckerrohrlunge (Bagassosis)

Die Erkrankung durch Zuckerrohrstaub, als deren Ursache Pilzsporen, Cellulosefasern, geringe Mengen amorpher Kieselsäure und Spuren von Quarz vermutet werden, tritt einige Wochen oder Monate nach Beginn der Exposition in Erscheinung. Sie führt ihren Namen nach der Bagasse, unter der man das nach der Extraktion des Zuckers aus dem Zuckerrohr zurückbleibende Material versteht. Das klinische Bild ist durch Bronchopneumonien oder durch Bronchiolitiden charakterisiert. Dyspnoe und Husten mit spärlichem Sputum, dem manchmal Blut beigemischt ist, subfebrile oder intermittierende hochfieberhafte Körpertemperaturen, evtl. auch beschleunigte Blutsenkung kennzeichnen die Bagassose, die meist nach einer Expositionszeit von einigen Tagen bis zu einigen Wochen manifest wird. Röntgenologisch zeigt sich meist eine miliare Tüpfelung über allen Lungenabschnitten. Die Krankheitserscheinungen bilden sich meistens innerhalb weniger Wochen wieder zurück. Eine Fibrose-Entwicklung ist nur selten beschrieben worden. Bioptisch und autoptisch werden Bronchiolitis mit Bronchiektasenbildung und Pneumonie sowie multiple Granulome und fibroblastische Reaktionen des Interstitiums beschrieben. Ätiologisch und pathogenetisch ist die Bagassose noch nicht geklärt. Eine Allergie ließ sich nicht objektivieren. Auch scheinen die geringen Quarzmengen des Staubes keine Bedeutung zu haben. Inwieweit Mikroorganismen oder deren Endotoxine (Aerobacter cloacae, verschiedene Aspergillen und andere Pilze) verursachende Faktoren darstellen, ist noch umstritten. Eine Analyse der chemischen Inhaltsstoffe des Bagassestaubes liegt bisher nicht vor.

δ) Die Paprikaspalterlunge (Toxomykose)

Die Paprikaspalterlunge oder Toxomykose wird hervorgerufen durch das Eindringen von Pilzstaub in ein von Capsaicin entzündlich verändertes Bronchialsystem. v. KOVATS (1936) beobachtete sie bei Arbeiterinnen, die beim Öffnen der capsaicinhaltigen Paprikaschoten dichten Schimmelstaubwolken ausgesetzt sind. An Krankheitssymptomen sind Gewichtsabnahme, Husten, Brust- und Rückenschmerzen, Auswurf, nicht selten Hämoptysen, gelegentlich auch Fieber zu nennen. Während bei der akuten Erkrankung die katarrhalischen Erscheinungen im Vordergrund stehen, ist das subakute Stadium, welches nach 2—5jähriger Tätigkeit erreicht wird, durch eine peribronchiale und perivasculäre Sklerose und das chronische Stadium durch eine hinzutretende pulmonale Insuffizienz sowie durch ausgedehnte Bronchiektasen und hochgradiges Emphysem gekennzeichnet. *Röntgenologisch* kommt es meist erst in späteren Stadien zu kleinen, bisweilen konfluierenden Herden, teils auch größeren Verdichtungen, die symmetrisch angeordnet sind und gewöhnlich die Oberlappen bevorzugt befallen. Dabei sind die Hili oft vergrößert, während der vermehrte Luftgehalt der Lungen häufig auf ein Lungenemphysem hindeutet. Durch Emphysembildung in den Spitzen ist es wiederholt zu Spontanpneumothorax gekommen. Im allgemeinen ist die Prognose gut, doch sind Fälle bekannt, wo sich über das subakute Stadium peribronchiale und perivasculäre Sklerosen entwickelten, d.h. eine fortschreitende Fibrose, die über eine Rechtsinsuffizienz zum Tode führte.

Daß auch *Tabak*, *Holz* und *Pfriemengrasstaub* sowie Staub in der *Leinenindustrie*, in *papier-*, *watte-* und *lumpenverarbeitenden Fabriken* gelegentlich bronchopulmonale Erkrankungen hervorrufen, geht aus einigen Veröffentlichungen hervor. Wahrscheinlich werden aber auch mit der Einatmung dieser Staubarten lediglich unspezifische entzündliche Erscheinungen im Atemtrakt hervorgerufen.

5. Differentialdiagnose der Pneumokoniosen gegen andere Lungenerkrankungen

a) Vermehrung der Lungenzeichnung

Die sog. Vermehrung der Lungenzeichnung im Röntgenbild ist ein so vieldeutiges Symptom, daß man hieraus allein noch nicht ohne weiteres auf eine Pneumokoniose schließen kann. Sie kommt sogar bei völlig Gesunden und öfter bei älteren Menschen vor. Häufig ist sie Ausdruck einer Vermehrung des interstitiellen Bindegewebes (chronische Bronchitis, Stauungslunge, Lungenfibrose, Speicherkrankheiten), einer vermehrten Zeichnung durch Bronchen (Bronchitiden, Peribronchitiden), durch Blutgefäße (chronische Bronchitiden, Stauungslungen, Polycythämien) oder durch Lymphbahnen (Lymphangitiden, chronische Bronchitiden, Restzustände nach pneumonischen und tuberkulösen Infiltraten). Auch die idiopathische Lungenfibrose, die Strahlenfibrose und die Lungenfibrose bei Sklerodermie sind in diesem Zusammenhang zu nennen. Wird die vermehrte Lungenzeichnung durch eine Pneumokoniose hervorgerufen, so tritt gewöhnlich eine stärker vermehrte Hiluszeichnung als charakteristisches Merkmal einer Staublunge hinzu. Im weiteren Verlauf wird man in solchen Fällen bald die ersten fleckförmigen Verdichtungen in beiden Lungen nachweisen können.

b) Kleinfleckige Verschattungen der Lunge

Es kommen hier zahlreiche Krankheitszustände mit verschiedener Ätiologie in Betracht: bakterielle, parasitäre, mykotische und Viruserkrankungen, Rickettsiose und andere mehr. Die Differentialdiagnose der Silikose gegen Tuberkulose wurde oben näher dargelegt. Besondere Schwierigkeiten bereitet die Abgrenzung der feinfleckigen Silikose gegen eine

α) Miliartuberkulose

Ohne Kenntnis des klinischen Befundes und des Krankheitsverlaufes ist es an Hand eines Röntgenbildes allein oft nicht möglich, eine generalisierte Fleckelung in beiden Lungen sicher als Tuberkulose oder Silikose zu deuten. Die Art der Herde, ihre Dichte und Begrenzung kann in beiden Fällen ganz ähnlich sein. Auch scheint uns die häufig für die Miliartuberkulose hervorgehobene Abnahme der Knötchenzahl in apico-diaphragmatischer Richtung durchaus kein zuverlässiges Symptom zu sein. Vielleicht ist die Anordnung der Herde bei der Silikose oft etwas ungleichmäßiger als bei der Tuberkulose, allerdings unter Beibehaltung der Symmetrie. Weiterhin sprechen in einigen Fällen die radiär-streifige bzw. strangartige Zeichnung und die etwas ungleiche Größe der Knötchen mehr für eine Anthrakose (BÖHME 1922). Ganz besonders wichtig ist aber die Tatsache, daß die im Ablauf einer tuberkulösen Streuung auftretenden Herdchen zum Teil oder ganz infolge resorptiver Vorgänge wieder verschwinden können, während silikotische Veränderungen den erreichten Entwicklungsstand zumindest beibehalten. Zeitlich geht der reinen silikotischen Fleckelung oft das Sichtbarwerden einer vermehrten streifig-maschigen Grundstruktur voraus. Bei der Tuberkulose hingegen kommen zuerst die Knötchen und dann die durch Lymphangitis bedingten, hiluswärts gerichteten streifigen Strukturen zur Darstellung.

Auch die verkalkte Miliartuberkulose ist oft recht schwierig von der Silikose abzugrenzen. Sie soll sich aber von ihr durch die gleichmäßige Verteilung der Herde über alle Lungenabschnitte unterscheiden (TESCHENDORF 1952).

β) *Morbus Boeck*

Der miliare Streubildtypus des Morbus Boeck kommt in manchen Fällen dem Bild einer Miliartuberkulose und auch einer Silikose sehr nahe. Allerdings geht beim Boeckschen Sarkoid den Lungenveränderungen als Primärstadium die doppelseitige Schwellung der Hiluslymphknoten und der mediastinalen Lymphknoten gewöhnlich voraus. Mit zunehmender Lungenveränderung bilden sich diese meist wieder zurück. Diese für die Boecksche Erkrankung charakteristischen Lymphknotenschwellungen erreichen bei der Silikose im Durchschnitt kaum ein solches Ausmaß und ihre Lokalisation ist bei der Silikose auf die Hilusgebiete beschränkt. Die Rückbildung der Veränderungen in den Lungen spricht immer gegen eine Silikose.

γ) *Miliare Carcinose und Lymphangiosis carcinomatosa*

Unter Berücksichtigung des klinischen Befundes und der Vorgeschichte wird man bei der differentialdiagnostischen Abgrenzung der Silikose gegen eine Carcinose gewöhnlich keine allzu großen Schwierigkeiten haben. Von den hämatogenen Lungenmetastasen ist es die seltene miliare Form, die einem feinfleckigen Stadium der Silikose ähnlich sein kann. Die miliare Carcinose läßt bisweilen eine Zunahme der Größe und Dichte der Herdschatten in cranio-caudaler Richtung und späterhin zusätzliches Auftreten von größeren Rundherden erkennen. Bei der Lymphangiosis carcinomatosa herrschen dagegen mehr feinstreifige Formen vor. Wird das subpleurale Lymphgebiet besonders intensiv befallen, so kommt es evtl. auch zur Exsudatbildung.

δ) *Stauungslunge*

Die generalisierten fleckförmigen Verdichtungen bei der miliaren Form der Stauungslunge können dem Bild einer Silikose täuschend ähnlich sein (Abb. 83). Allerdings bevorzugen sie die perihilären Abschnitte oder aber auch die Mittel- und Untergeschosse, während die Spitzen meist frei bleiben. Das interstitielle Lungenödem entwickelt sich um die Hili herum, bisweilen mit schmetterlings- und strangförmigen Ausstrahlungen in die zentralen Abschnitte der oberen und mittleren Lungenpartien. Erleichtert wird die Differentialdiagnose durch den Nachweis weiterer röntgenologischer Kennzeichen der Stauungslunge: Herzdilatation bzw. pathologische Herzkonfiguration, Vergrößerung der Hili mit

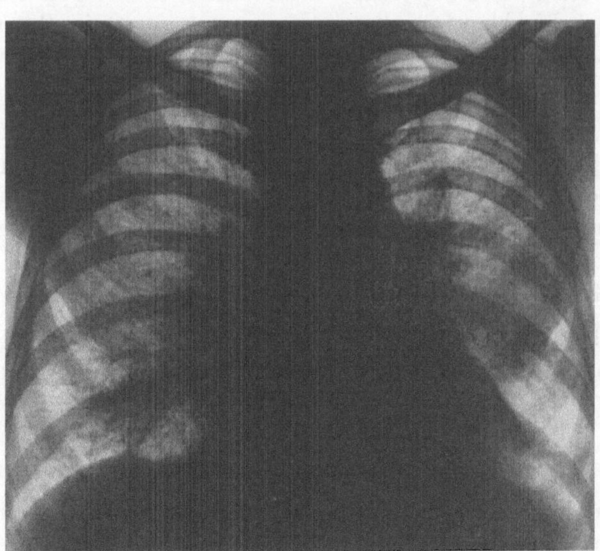

Abb. 83. Stauungslunge bei Mitralstenose. 50jähriger Bergmann mit 20jähriger Berufsanamnese. Bei der Obduktion ergab sich eine hochgradige Mitralstenose mit Stauungsindurationen der Lungen, keine Silikose

davon ausgehender, verstärkter, streifiger Lungenzeichnung, Trübungen in den Lungenfeldern oder pleurale und pericardiale Ergüsse. Ist die Möglichkeit des gleichzeitigen Auftretens beider Krankheiten gegeben und fehlen Vergleichsbilder aus früheren Zeiten, die die Entwicklung der röntgenologischen Veränderungen aufzeigen könnten, so wird man der endgültigen Entscheidung eine Herzbehandlung vorausschicken müssen. Stauungserscheinungen würden bei erfolgreicher Herztherapie wahrscheinlich eine teilweise oder völlige Rückbildung erfahren. Dennoch wird man nicht in allen Fällen eine eindeutige Klärung herbeiführen können. Vergleichende Untersuchungen von klinisch-röntgenologischen und pathologisch-anatomischen Befunden bei der Silikose an einem größeren Beobachtungsgut von 327 Fällen durch uns (WORTH und NERRETER 1954) und von über 600 Fällen durch GRAVENKAMP (1956) haben ergeben, daß die Überschätzungen des Röntgenbefundes bei der Silikose häufig durch indurative Prozesse infolge eines Herzvitiums mit chronischer Stauungslunge bedingt waren.

ε) Mykotische Lungenerkrankungen (Pneumomykosen)

Die Diagnostik der Pilzerkrankungen ist mit vielen Unsicherheiten belastet. Die röntgenologischen Erscheinungen können ebenso bunt und vielgestaltig sein wie bei der Tuberkulose oder wie bei den Pneumokoniosen. Bei der hämatogenen miliaren Lungen-*aktinomykose* finden sich mittelgrobfleckige, symmetrische Verdichtungen in beiden Lungen; allerdings sind die Herde nicht so dicht, unschärfer begrenzt und etwas größer als bei der Miliartuberkulose (SCHINZ, BAENSCH, FRIEDL und UEHLINGER 1952). Auch die *Streptotrichose*, die *Histoplasmose*, die *Blastomykose*, die *Coccidioidomykose*, die *Torulose* (Cryptococcosis) sowie die *Moniliose* (Lungensoor) können mit fleckigen Verdichtungen in beiden Lungen einhergehen.

ζ) Lungentoxoplasmose

Die Toxoplasmose kann mit einer Lungenbeteiligung einhergehen. Interstitielle pneumonische Prozesse, die in Hilusnähe beginnen und peripherwärts an Dichte abnehmen, stellen sich röntgenologisch als fleckige Verdichtungen dar.

η) Lungensyphilis

Unter den syphilitischen Lungenveränderungen kommen sowohl die fibrosierende Form des Tertiärstadiums als auch die seltene disseminierte miliar-gummöse Lungenlues differentialdiagnostisch bei der Abgrenzung von Pneumokoniosen in Betracht. Lokalisatorisch sind bei der Syphilis die mittleren und unteren Lungenpartien bevorzugt.

ϑ) Bronchiolitis, miliare Bronchopneumonie, Bronchiektasen

Auch diese Krankheitsbilder verursachen im Röntgenbild bisweilen fleckförmige Verdichtungen, die jedoch gewöhnlich weniger gleichmäßig dicht beschaffen sind als bei den Pneumokoniosen. Manchmal bleiben sie nur auf bestimmte Lungenregionen begrenzt.

ι) Miliare Form der Leukämie und Lymphogranulomatose

Sowohl bei lymphatischen und myeloischen Leukämien als auch bei bestimmten Verlaufsformen der Lymphogranulomatose sind kleinfleckige Verdichtungen in beiden Lungen beschrieben worden. Die Hili sind in der Regel stärker beteiligt.

ϰ) Weitere seltene Lungenerkrankungen mit kleinfleckigen Verschattungen

Es sind hier zu nennen die Speicherungskrankheiten (die Lipoidosen und die Amyloidose), die Paraffinlunge, die „pulmonale Adenomatose“ bzw. der „Alveolarzelltumor“ (BROBECK 1952), die Spirochaetosis pulmonum, die Lungenbilharziose, die tropische Eosinophilie der Lungen und auch kleinfleckige Pleuraveränderungen.

λ) *Lungenverkalkungen und -verknöcherungen (Pneumopathia osteoplastica)*

Multiple Verkalkungen finden sich nicht nur bei den Pneumokoniosen, sondern auch bei der chronischen Stauungslunge, bei der miliaren Lungentuberkulose und der Histoplasmose, bei der Mikrolithiasis alveolaris pulmonum und bei parasitären Erkrankungen.

μ) *Wabenlunge*

Röntgenologisch hatten wir einige Male große Schwierigkeiten bei der Abgrenzung silikotischer und cystisch degenerativer Veränderungen in den Lungen (Abb. 84, 85). Auch bei der Wabenlunge sind die Lungenwurzeln häufig verbreitert und verdichtet,

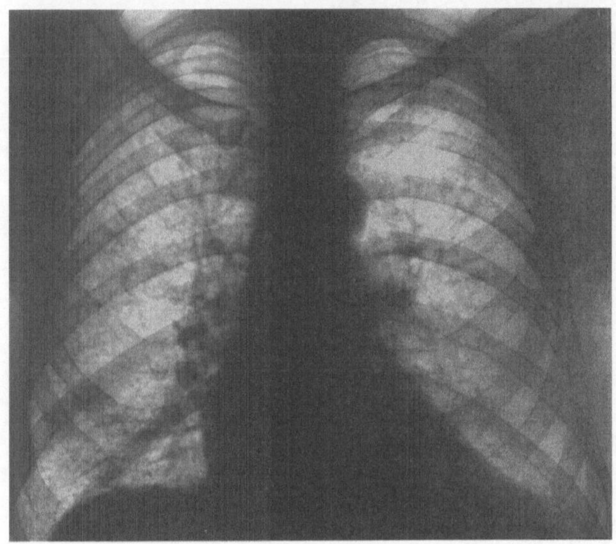

Abb. 84

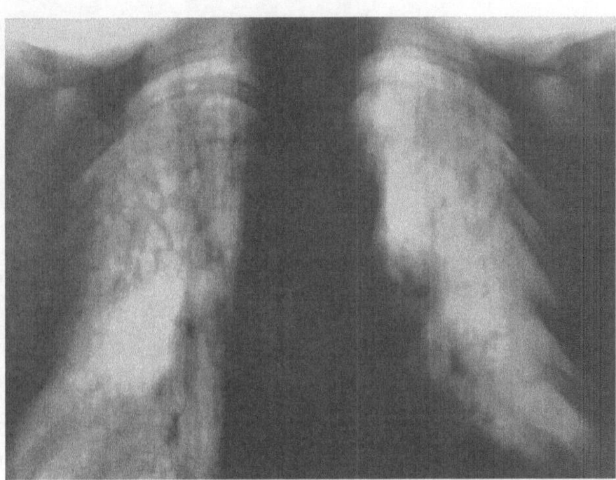

Abb. 85

Abb. 84. Wabenlunge und Silikose bei einem 60jährigen Bergmann, der 35 Jahre unter Tage gearbeitet hat. In beiden Lungenfeldern wabige und fleckige Strukturen (vgl. Abb. 85). Bei der Obduktion fand man eine maximale Lungenblähung auf der Basis einer Wabenlunge und eine eben mittelgradige Silikose

Abb. 85. Schichtaufnahme in 7 cm Tiefe zu Abb. 84

während in den Lungen eine sehr feine reticuläre Zeichnung mit stecknadelkopfgroßer Körnelung und manchmal mit feinen wabigen Aufhellungen hervortritt. Meist bringen aber die Schichtaufnahmen das typische Bild der Cystenlunge zum Vorschein.

ν) *Diffuse interstitielle Lungenfibrose (Hamman-Rich-Syndrom)*

Die diffuse interstitielle, progressive Lungenfibrose ist röntgenologisch gekennzeichnet durch eine ausgedehnte feine streifig-netzförmige Zeichnung, die sich allmählich über alle Lungenabschnitte ausbreitet, und durch eingelagerte kleine Herde. Eine sichere Diagnose läßt sich nur mittels Lungenbiopsie ermöglichen.

Wie schwierig die Beurteilung einer Fleckelung in den Lungen hinsichtlich Silikose, Tuberkulose oder Carcinommetastasen sein kann, geht aus Abb. 86 hervor. Es handelt sich um die Aufnahme eines 65jährigen Bergmannes, der 12 Jahre in einer Steinkohlengrube gearbeitet hatte. Es bestand eine offene doppelseitige cavernöse Lungentuberkulose. Mit Rücksicht auf die vermehrte Lungengrundzeichnung und die einzelstehenden Herde in fast allen Lungenpartien hatte man gleichzeitig eine Silikose und damit eine entschädigungspflichtige Berufskrankheit gemäß Nr. 27b der 5. BKVO angenommen. Bei der Obduktion stellte sich jedoch ein ausgedehntes linksseitiges Lungencarcinom mit zahlreichen Lymphknotenmetastasen und Hirnmetastasen sowie Metastasen im Bereiche der linken Nebenniere heraus. Außerdem lag eine doppelseitige, teils zellig-käsige, teils käsig-konfluierende und ausgedehnte cavernöse Lungentuberkulose vor. Eine Silikose bzw. eine Siliko-Tuberkulose bestand nicht.

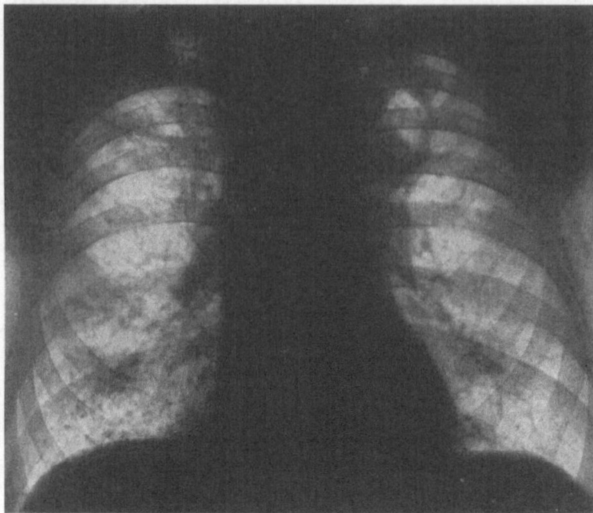

Abb. 86. Ausgedehntes linksseitiges Lungencarcinom, doppelseitige cavernöse Lungentuberkulose, keine Silikose. (Vgl. Text auf S. 333)

c) Grobfleckige Verschattungen der Lungen

Die meisten unter b) aufgeführten Lungenerkrankungen können auch zu grobfleckigen oder grobkörnigen Verdichtungen der Lunge führen, so daß sich eine erneute Aufzählung hier erübrigt. Ausgeprägte grobe Fleckschatten verursachen vor allem die Lungentuberkulose, die multiplen Bronchopneumonien, das Lungenödem, die Lungenmetastasen, die Lungenlymphogranulomatose, die Lungenlues, die Aktinomykose, die Cysticerkose, multiple Lungeninfarkte, multiple kleine Lungenabscesse und multiple kleine Atelektasen.

d) Größere Rund- und Flächenschatten der Lungen

Bei großflächigen Verschattungen in den Lungen von Staubexponierten wird man immer anderweitige Erkrankungen wie Lungentuberkulose, Lungentumoren, pneumonische Infiltrate, Abscesse, Gangrän, Lungensyphilis, Aktinomykose, Echinococcus, Lymphogranulom, Lungencysten, aber auch Lungenatelektasen und Infarkte in Erwägung ziehen müssen. Vor allem ergeben sich derartige differentialdiagnostische Erörterungen bei dem Auftreten asymmetrischer oder einseitiger Verdichtungen. Für die reifere silikotische Schwiele ist die meist recht scharfe Begrenzung, oft sogar gegen vermehrt lufthaltiges Gewebe in der Umgebung, charakteristisch. Gewöhnlich läßt sie in diesem Stadium auch anderweitige Schrumpfungssymptome erkennen. Natürlich sind bei der Differentialdiagnose die Struktur in den übrigen Lungenpartien und der gesamte klinische Befund von ausschlaggebender Bedeutung.

e) Hilusvergrößerungen

Differentialdiagnostisch kommen hier entzündliche und neoplastische Prozesse, aber auch Stauungszustände und gutartige Geschwülste in Betracht. Wir kennen einige Fälle fortgeschrittener Hiluslymphknotensilikose, ohne daß die Lungen selbst eine nennenswerte Beteiligung aufwiesen. Schalenförmige Verkalkungen der Hiluslymphknoten, die auf S. 268 eingehend beschrieben wurden, sprechen mit einem hohen Maße von Wahrscheinlichkeit für eine Silikose.

Literatur

ADLER-HERZMARK, J., E. KLEIN u. G. KOPSTEIN: Lungenuntersuchungen bei Gußputzern und Arbeitern aus anderen staubgefährdeten Betrieben. Wien. med. Wschr. **83**, 1222—1225 (1933).

—, u. A. SELINGER: Einige bemerkenswerte Fälle von Silikose. Arch. Gewerbepath. Gewerbehyg. **3**, 58—67 (1932).

ANTWEILER, H.: Erkrankungen nach Inhalation organischer Stäube. Vortrag: Herbsttagg der Rhein.-Westf. Vereinigg für Tuberkulose und Lungenheilkunde am 13. 11. 1965. Zbl. Arbeitsmed. Arbeitsschutz **16**, 321—325 (1966).

ARRIGONI, A.: La pneumoconiosi da bario. Clin. med. ital., N. S. **64**, 299—324 (1933).

— La pneumoconiosi da bario (Osservazioni clinicoradiologiche e sperimentali). Med. d. Lavoro **24**, 461—468 (1933).

ASCHER, L.: Die Einwirkungen von Rauch und Ruß auf die menschliche Gesundheit. Dtsch. med. Wschr. **35**, 585—586, 633—634 (1909).

ASCHOFF, L.: Pathologische Anatomie. Ein Lehrbuch für Studierende und Ärzte. 8. Aufl., Bd. 1. Allgemeine Ätiologie. Allgemeine pathologische Anatomie, Bd. VIII, 782 S. Jena: Fischer 1936.

— Über die Selbstreinigung der Lunge vom Steinstaub. Verh. dtsch. Ges. inn. Med. **48**, 100—107 (1936).

AUB, J. C., and R. S. GRIER: Acute pneumonitis in workers exposed to beryllium oxide and beryllium metal. J. industr. Hyg. **31**, 123—133 (1949).

BAADER, E. W.: Asbestose. Dtsch. med. Wschr. **65**, 407—408 (1939).

— Asbestlunge. (Berl. Med. Ges. Sitzg vom 11. Januar 1939.) Klin. Wschr. **18**, 518, Aussprache S. 518—519 (1939).

— Neues über Talklunge und Talkgranulom. Dtsch. med. Wschr. **75**, 50—51 (1950).

— Die Aluminiumlunge. Z. Unfallmed. Berufskr. **42**, 79—95, 186—196 (1949).

— Silikoarthritis. Z. Rheumaforsch. **13**, 258—266 (1954).

BADHAM, C.: Notes on a fine type of fibrous pneumokoniosis produced by silicates and other minerals. In: Rep. of the Dir.-Gen. of Publ. Health (New South Wales) for the year ended 31 Dec. 1927. Sydney: Govt. Print. Off. 1929.

BECKER, A.: Talkumgranulome in der Hals-, Nasen- und Ohrenheilkunde. Med. Klin. **48**, 1429—1431 (1953).

BEGER, P. J.: Über den Schädigungsfaktor bei Asbestosis und Silikosis. Med. Klin. **30**, 1222—1227, 1258—1261 (1934).

BEINTKER, E.: Die Reaktion von Kaninchenlunge auf die Einatmung von Kieselgurstaub. Virchows Arch. path. Anat. **294**, 546—569 (1935).

—, u. K. W. JÖTTEN: Untersuchungen in Sandstrahlgebläse- und Gußputzbetrieben. Reichsarbeitsblatt **11**, N.F., Teil III: Arbeitsschutz, Nr 10, Beilage 12 S. (1931).

BENTZEN, T. E.: A case of „acute" siderosis. Acta radiol. (Stockh.) **14**, 344—348 (1933).

BERTSCHI, E., u. E. STIEFEL: Silikose in einer Großgießerei. Schweiz. med. Wschr. **80**, 1163—1166 (1950).

DI BIASI, W.: Schwere Silikose. A. Pathologisch-anatomischer Teil. In: F. KÖNIG u. G. MAGNUS (Hrsg.), Handbuch der gesamten Unfallheilkunde, Bd. 2, S. 123—164. Stuttgart: Ferd. Enke 1933.

— Zur Begutachtung der Silicose. Arch. orthop. Unfall-Chir. **32**, 621—626 (1933).

— Die pathologische Anatomie der Silikose. Beitr. Silikose-Forsch. H. 3, 1—95 (1949).

— Zur pathologischen Anatomie der Silikose. Verh. dtsch. Ges. Path. **33**, 371—377, Aussprache S. 385—393 (1949).

— Bemerkungen zu einigen Punkten aus der pathologischen Anatomie der Silikose. In: K. W. JÖTTEN, W. KLOSTERKÖTTER u. G. PFEFFERKORN (Hrsg.), Die Staublungenerkrankungen, Bd. II. Wissenschaftl. Forschungsberichte, Naturwissenschaftl. Reihe, Darmstadt **63**, 16—24 (1954).

BLOOMFIELD, J. J., and W. C. DREESSEN: Silicosis among granite quarriers. Publ. Hlth. Rep. (Wash.) **49**, 679—684 (1934).

BÖHME, A.: Zur Kenntnis des Röntgenbildes der Lungenanthrakose. Fortschr. Röntgenstr. **29**, 301—311 (1922).

— Tuberkulose und Silikose. Häufigkeit der Tuberkulose in steinstaubgefährdeten Berufen. Zbl. Gewerbehyg. **22**, N.F. 12, 101—104 (1935).

— Tuberkulose und Silikose. Häufigkeit der Tuberkulose in steinstaubgefährdeten Berufen. In: Bericht über die Arbeitstagg „Fragen der Entstehung und Verhütung der Silikose". Bochum, 8.—10. November 1934, S. 30—33 (1935).

— Frühsymptome der Staublungenerkrankung. Dtsch. Ärztebl. **73**, 66—69 (1943).

— Diskussionsbemerkung. Beitr. Silikoseforsch., Bochum. Bericht über die medizinisch-wissenschaftliche Arbeitstagg über Silikose vom 18.—20. Oktober 1951, S. 161—162 (1951).

— Asbestose und Lungencarcinom. I. Mitt. Arch. Gewerbepath. Gewerbehyg. Berlin **17**, 384—395 (1959).

— Asbestose und Lungencarcinom. II. Mitt. Arch. Gewerbepath Gewerbehyg. Berlin **17**, 457—462 (1959).

—, u. C. LUCANUS: Der Verlauf der Staublungenerkrankung bei den Gesteinshauern des Ruhrkohlengebietes. Schriften aus dem Gesamtgebiet der Gewerbehygiene, N.F., H. 33, IV, 147 S. Berlin: Springer 1930.

BOEMKE, F.: Asbestosis und Lungencarcinom. Frankfurt. Z. Path. **57**, 569—577 (1943).

BOHLIG, H.: Zur Symmetrie des Röntgenbildes der Silikosen. Fortschr. Röntgenstr. **86**, 10—17 (1957).

BOLT, W., u. O. ZORN: Intrakardiale Druckmessungen bei Silikose. Verh. dtsch. Ges. inn. Med. **56**, 179—180 (1950).

— — Probleme des rechten Herzens bei chronischen Lungenerkrankungen, insbesondere bei Silikose und Tuberkulose. Z. ges. inn. Med. **6**, 729—732 (1951).

Bolt, W., and O. Zorn: Intrakardiale Druckmessungen bei Silikose. Beitr. Klin. Tuberk. **105**, 100—107 (1951).
— — Selektive Angiographie der Lungengefäße bei operativ zu behandelnder Lungentuberkulose. Fortschr. Röntgenstr. **76**, Beih. Verh. Dtsch. Röntgen-Ges. **34**, 49—50, Aussprache S. 53—54 (1952).
Boucher, H.: Silicose pure chez un anergique. Essai de vaccination au B.C.G. (Recueil de faits.) Société de Médecine du Travail de Lyon. Séance du 26 janvier 1951. Arch. Mal. prof. **12**, 323—328 (1951).
Boucher, R. M. G.: Considérations étiologiques sur le problème des pneumoconioses dans l'industrie minière. Mines **10**, 239—248 (1955).
Britton, J. A., and E. L. Walsh: Health hazards of electric and gas welding. J. industr. Hyg. **22**, 125—151 (1940).
Brobeck, O.: Pulmonale Adenomatose (Alveolarzelltumor). Fortschr. Röntgenstr. **77**, 509 (1952).
Bruce, T., and G. Jönsson: The roentgen picture of silicosis in different industries. Acta radiol. (Stockh.) **24**, 89—112 (1943).
Caplan, A.: Certain unusual radiological appearances in the chest of coal-miners suffering from rheumatoid arthritis. Thorax **8**, 29—37 (1953).
Chakravortty, J. C.: Pneumoconiosis and dust. Colliery Guard. **193**, 279—283 (1956).
Chapman, E. M.: Acute silicosis. J. Amer. med. Ass. **98**, 1439—1441 (1932).
Charles, A., A. Cavigneaux, S. Fuchs et S. Tara: Silicose „galopante". (Société de médecine et d'hygiène du travail. Séance du 18 octobre 1948.) Arch. Mal. prof. **9**, 551—554 (1948).
Chiappa, S., e L. Ferri: Aspetto radiologico della silicosi nei ceramisti e nei lavoratori di materiali refrattari. Med. d. Lavoro **43**, 425—433 (1952).
Claeys, C., et E. Quinot: Considérations sur la biologie de la silicose. Rev. méd. min. **11**, N. Ser. 38/39, 15—23 (1958).
Colinet, E.: Polyarthrite chronique èvolutive et silicose pulmonaires. Acta physiother. rheum. belg. **8**, 37—41 (1953).
Collis: Dusty processes. In: Report, Annual, of the Chief Inspector of Factories and Workshops for the year 1910, 188 (1911).
Cooke, W. E.: Fibrosis of the lungs due to the inhalation of asbestos dust. Brit. med. J. 1924, No 3317, 147.
— Pulmonary asbestosis. Brit. med. J. 1927, No 3491, 1024—1025.
— Pulmonary asbestosis. (Correspondence.) Brit. med. J. 1928, No 3534, 585.
— Asbestos dust and the curious bodies found in pulmonary asbestosis. Brit. med. J. 1929, No 3586, 578—580.
— Asbestos dust and asbestosis bodies from the lungs of an asbestos worker. J. State Med. **39**, 544—548 (1931).
— Silico-anthracosis presenting curious bodies similar to those in asbestosis. Brit. med. J. 1932, No 3718, 656—657.
Courtois, R., et J. Leclercq: Enquête sur la silicose chez dix-huit verrieries du pays de Charleroi. Rev. belge Tuberc. **27**, 54—68 (1936).
Cutter, H. C., W. W. Faller, J. B. Stocklen, and W. L. Wilson: Benign pneumoconiosis in a tin oxide recovery plant. J. industr. Hyg. **31**, 139—141 (1949).
Czarnecki, R., u. A. Thiele: Lungenuntersuchungen im Steingutgewerbe. Reichsarbeitsblatt **12**, N.F., Teil III: Arbeitsschutz 59—63, 79—87 (1932).
Davies, C. N.: Pneumoconiosis, silicosis and the physics and chemistry of dust. Ann. Rev. Med. **8**, 323—348 (1957).
Davies, T. W.: Silicosis in slate quarry miners. Tubercle (Lond.) **20**, 543—555 (1939).
Dickmans, H.: Rundherdpneumokoniose bei Bergleuten. Med. Welt H. 23, 1276—1279 (1960).
—, u. E. Fritze: Das Caplan-Syndrom (Arthritis bei Silikose). Verh. dtsch. Ges. inn. Med., Wiesbaden **65**, 411—414 (1959).
—, u O. Schmidt: Röntgenologische Untersuchungsergebnisse bei Kokereiarbeitern. Beitr. Silikose-Forsch. H. 21, 35—54 (1953).
Doig, A. T., and A. J. G. McLaughlin: Clearing of x-ray shadows in welders' siderosis. Lancet **1948**, 789—791.
Dreessen, W. C.: Effects of certain silicate dusts on the lungs. J. industr. Hyg. **15**, 66—78 (1933).
—, and J. M. Dalla Valla: The effects of exposure to dust in two Georgia talc mills and mines. Publ. Hlth Rep. (Wash.) **50**, 131—143 (1935).
Drössler, H.: Über Silikose in Gießereien. Vortragsreihe über die Verhütung und Bekämpfung der Staublungenerkrankung. Leoben 21.—22. VI. 1951, 18 S.
Dünner, L.: Erkrankung der Lunge (Pneumokoniose) durch SO_2-Gas und Staub aus Koksfeuer. Dtsch. med. Wschr. **77**, 1636—1637 (1952).
— Graphit-Pneumokoniose. Med. Klin. **48**, 1657—1659, 1667 (1953).
—, and D. J. T. Bagnall: Graphite pneumoconiosiosis complicated by cavitation due to necrosis. Brit. J. Radiol., N.S. **19**, 165—168 (1946).
— — Pneumoconiosis in graphite workers. Brit. J. Radiol., N.S. **22**, 573—579 (1949).
— R. Hardy, and D. J. T. Bagnall: Pneumoconiosis after exposure to sulphur dioxide fumes and dust from coke fires. Lancet **1949**, 1214—1216.
Duvoir, M., et L. Dérobert: La pneumoconiose par terre de diatomée (terre de Kieselguhr); étude expérimentale et clinique. Ann. méd. lég. **27**, 48—58 (1947).
— — et Journet: La pneumoconiose par terre de diatomées (terre de Kieselguhr). Rec. Trav. Inst. nat. Hyg. (Paris) **2**, 580 (1946).
Ebina, T., Y. Takase, Y. Inasawa, and K. Horie: Silicosis in the diatomaceous earth factories. Sci. Rep. Tohoku Univ. **4**, No 1, 65—75 (1952).
Eggenschwyler, H.: Schalenförmige Hilusverkalkungen ohne Silikose. Radiol. clin. (Basel) **19**, 77—81 (1950).
Ehrhardt, W., u. H. Güthert: Die Ockerstaublunge. Eine arbeitsmedizinische und experimentelle Studie zur Silikosefrage durch Erdfarben. Arbeitsmedizin H. 25, VII, 80 S. Leipzig: Johann Ambrosius Barth 1947.

EICKENBUSCH, F.: Zur Kenntnis der Beziehungen zwischen Tuberkulose und Staublunge. Beitr. Klin. Tuberk. **64**, 750—763 (1926).

EISENBUD, M., C. F. BERGHOUT, and L. T. STEADMAN: Environmental studies in plants and laboratories using beryllium: The acute disease. J. industr. Hyg. **30**, 281—285 (1948).

ESKILDSEN, P.: Silicosis in steel and iron cleaners. Acta med. scand. **135**, 25—33 (1949).

EVEN, R., C. SORS et J. COLBERT: Silicatoses. Sem. Hôp. Paris **28**, 2936—2940 (1952).

FARJOT, A., E. BALGAIRIES et E. QUINOT: Pneumoconioses du spath fluor. (Association de Médecine du Travail et d'Hygiène Industrielle de la région du nord, 3 mars 1951.) Arch. Mal. prof. **12**, 602 (1951).

FEHRE, W.: Über doppelseitige Pleuraverkalkung infolge beruflicher Staubeinwirkungen. Fortschr. Röntgenstr. **85**, 16—25 (1956).

FEIL, A.: Existe-t-il une pneumoconiose des ardoisiers? Résultats d'une enquête dans les carrières d'ardoises. (Abstract.) Bull. Acad. Méd. (Paris) Sér. III, **113**, 105—109 (1935).

FLETCHER, C. M.: Coalworkers pneumoconiosis so-called „anthraco-silicosis". Beitr. Silikose-Forsch. Bochum. Bericht über die medizinisch-wissenschaftl. Arbeitstagg über Silikose vom 18. bis 20. Oktober 1951, S. 119—138, dtsch. Übers. S. 139—150 (1951).

—, and J. GOUGH: Coalminers' pneumoconiosis. Brit. med. Bull. **7**, 42—46 (1950).

— K. J. MANN, I. DAVIES, A. L. COCHRANE, J. G. GILSON, and P. HUGH-JONES: The classification of radiographic appearances in coal-miners' pneumoconiosis. J. Fac. Radiol. (Bristol) **1**, 40—61 (1949).

FROLA, E.: La silicosi polmonare da ardesia. Rass. Med. industr. (Torino) **13**, 284—296 (1942).

GÄRTNER, H.: Die Röntgen-Feinstrukturuntersuchung als medizinische Untersuchungsmethode. Reichsarbeitsblatt **20**, N.F., Teil III: Arbeitsschutz, 193—195 (1940).

— Über Lungenbefunde bei einem Korundschmelzer. Z. ges. inn. Med. **2**, 761—764 (1947).

— Über Lungenveränderungen bei Korundschmelzern. In: K. W. JÖTTEN u. H. GÄRTNER (Hrsg.), Die Staublungenerkrankungen. Wissenschaftl. Forschungsberichte, Naturwissenschaftl. Reihe, Darmstadt **60**, 171—177, Aussprache S. 177—178 (1950).

— Ätiologische Erkenntnisse und Fragen zum Problem der Staublungenerkrankungen und ihre Bedeutung für die Bekämpfung. Medizinische **1956**, 307—312. Saarländ. Ärzteblatt **9**, 230—235 (1956).

—, u. F. W. BRAUSS: Untersuchungen zur Frage der Rußlunge und zur Schädlichkeit des reinen Kohlenstaubanteiles im Staub der Kohlenbergwerke. Med. Welt **20**, 252—256 (1951).

—, u. CHR. VAN MARWYCK: Lungenfibrose durch Sillimanit. Dtsch. med. Wschr. **72**, 708—710 (1947).

GARDNER, L. U.: Studies on experimental pneumokoniosis. VIII. Inhalation of quartz dust. J. industr. Hyg. **14**, 18—38 (1932).

GARDNER, L. U.: Pathology of so-called acute silicosis. Amer. J. publ. Hlth **23**, 1240—1249 (1933).

— Silicosis and its relationship to tuberculosis. Amer. Rev. Tuberc. **29**, 1—7 (1934).

— Evidences of inhibitory action of different minerals upon silica. Industr. Med. (Chic.) **7**, 738—741 (1938).

— The pathology and roentgenographic manifestations of pneumoconiosis. J. Amer. med. Ass. **114**, 535—545 (1940).

— T. M. DURKAN, D. M. BRUMFIEL, and H. L. SAMPSON: Survey in seventeen cement plants of atmospheric dusts and their effects upon the lungs of twenty-two hundred employees. J. industr. Hyg. **21**, 279—318 (1939).

GAUBATZ, E.: Die Porphyrsilikose. Zugleich als Beitrag zur Kenntnis der subakuten Silikose. Fortschr. Röntgenstr. **62**, 395—404 (1940).

GEBAUER, A.: Erkennungs- und Trennungsmöglichkeiten der Silikose und Tuberkulose im Röntgenbild. Tuberk.-Arzt **1/2**, 151—158 (1947/48).

GÉHER, F.: Bei der Aluminiumherstellung auftretende Lungenveränderungen. Fortschr. Röntgenstr. **82**, 598—604 (1955).

GERLACH, W., u. G. GANDER: Über akute Staublungen. Zugleich ein Beitrag zur Frage Staublunge und Lungentuberkulose. Arch. Gewerbepath. Gewerbehyg. **3**, 44—57 (1932).

GIESE, W.: Quarzstaub, Schwielenlunge und Lungentuberkulose. Veröff. Gewerbe-Konstit. path., Jena, H. 28, VI, 66 S., 5 Taf. (1931).

GLOYNE, S. R.: Infra-red photomicrographs of the asbestosis lung. Tubercle (Lond.) **14**, 208—209 (1933).

— The morbid anatomy and histology of asbestosis. Tubercle (Lond.) **14**, 445—451 (1933).

— Two cases of squamous carcinoma of the lung occurring in asbestosis. Tubercle (Lond.) **17**, 5—10 (1935).

— A case of oat cell carcinoma of lung occurring in asbestosis. Tubercle (Lond.) **18**, 100—101 (1936).

— Pathology. In: A. J. LANZA (ed.), Silicosis and Asbestosis, p. 198—256. London: Oxford University Press 1938.

— G. MARSHALL, and C. HOYLE: Pneumoconiosis due to graphite dust. Thorax **4**, 31—33 (1949).

GORALEWSKI, G.: Die Aluminiumlunge — eine neue Gewerbeerkrankung. Z. ges. inn. Med. **2**, 665—673 (1947).

GOUGH, J.: The pathology of pneumoconiosis. Postgrad. med. J. **25**, 611—618 (1949).

— Patterns in pneumoconiosis. In: Conference, Fourth, of McIntyre Research Foundation on Silicosis, held in Noranda. Quebec, January 28th—30th, 1952, 15 p.

— Rheumatoid pneumoconiosis. Pneumokoniose-Konferenz, Johannesberg 9.—24. 2. 1959.

— W. R. L. JAMES, and J. E. WENTWORTH: A comparison of the radiological and pathological changes in coalworkers' pneumoconiosis. J. Fac. Radiol. (Bristol) **1**, 28—39 (1949).

GRABER, H.: Zur Frage der akuten Silikose. Frankfurt. Z. Path. **63**, 606—616 (1952).

GRAVENKAMP, H.: Vergleichende Untersuchungen über die klinisch-röntgenologische und pathologisch-anatomische Beurteilung der Silikose. Beitr. Silikose-Forsch., H. 42, 35—60 (1956).

Greenburg, L., W. Siegal, and A. R. Smith: Silicosis in the foundry industry. New York State Department of Labor. Division of Industrial Hygiene. Spec. Bull. No 197, 48 p. (1938).
Grohmann, R.: Kasuistischer Beitrag zur akuten Silikose. Fortschr. Röntgenstr. **74**, 676—680 (1951).
Grunwald, E., et P. Minelli: Silicose précoce dans les tunnels des Alpes. (Société de Médecine du Travail de Lyon. Séance du 26 janvier 1951.) Arch. Mal. prof. **12**, 321—323, Discussion p. 323 (1951).
Gudjonsson, S. V.: A study of 78 workers exposed to inhalation of cryolite dust. J. industr. Hyg. **15**, 27—33 (1933).
—, and C. J. Jacobson: A fatal case of silicosis. J. Hyg. (Lond.) **34**, 166—171 (1934).
— Et silicosedodsfald. Hospitalstidende **77**, 423—431 (1934).
Hagen, J.: Schwere Lungenfibrosen bei Korundschmelzern, eine neue Berufskrankheit? Z. inn. Med. **5**, 31—38 (1950).
— Staublungenerkrankungen durch Erdfarben. Arch. Gewerbepath. Gewerbehyg. **9**, 621—633 (1939).
Hanser, R.: Zur Frage der Kohlenstaublunge. Verh. dtsch. path. Ges. **30**, 403—409, Diskussion S. 410 (1937).
Harding, H. E., and G. B. Oliver: Changes in the lungs produced by natural graphite. Brit. J. industr. Med. **6**, 91—99 (1949).
Hardy, H. L., and J. D. Stoeckle: Beryllium disease. J. chron. Dis. **9**, 152—160 (1959).
—, and I. R. Tabershaw: Delayed chemical pneumonitis occurring in workers exposed to beryllium compounds. J. industr. Hyg. **28**, 197—211 (1946).
Haubrich, R.: Über das Röntgenbild der Ockerstaublunge. Fortschr. Röntgenstr. **73**, 682—688 (1950).
— Über die Röntgencharakteristik der Silicosen nach Staubberufen. Fortschr. Röntgenstr. **74**, 385—408 (1951).
—, u. B. Schuler: Über die Lungenstruktur im Röntgenbild seltener Pneumokoniosen. Fortschr. Röntgenstr. **78**, 272—281 (1953).
Health of workers in chromate producing industry. Publ. Hlth Service, Publ. No 192, 131 p. (1953).
Hedenstedt, St.: Das Vorkommen von Silikose und Silikosetuberkulose bei Gußstückputzern des Eisenwerkes Söderfors. Acta tuberc. scand. **14**, 265—276 (1940).
Heimann, H., S. Moskowitz, C. R. Harihara Iyer, M. N. Gupta, and N. S. Mankiker: Silicosis in mica mining in Bihar, India. Arch. industr. Hyg. **8**, 420—435 (1953).
— Note on mica dust inhalation. Arch. industr. Hyg. **8**, 531—532 (1953).
Heppleston, A. G.: Coal workers' pneumoconiosis. Pathological and etiological considerations. Arch. industr. Hyg. **4**, 270—288 (1951).
Hofbauer-Flatzeck, A.: Die Staublungengefährdung der einzelnen Arbeitergattungen in den Porzellanfabriken. Zbl. Gewerbehyg. **19**, N.F. 9, 105—111 (1932).
Hollmann, R.: Die Anthrakose und ihre Differentialdiagnose zur Silikose und anderen Pneumokoniosen. Ärztl. Sachverst.-Ztg. (Berlin) **43**, 1—13 (1937).
— Verursacht reiner Kohlenstaub eine Staublunge? In: Bericht über den VIII. internat. Kongr. für Unfallmedizin und Berufskrankheiten, Frankfurt a. M., 26.—30. 9. 1938, **2**, 994—996 (1939).
Holst, L., D. Kaplunova u. M. Santotzkij: Die Pneumonokoniose der Porzellanarbeiter im Röntgenbilde. Fortschr. Röntgenstr. **37**, 358—368 (1928).
Holtzmann: Seltenere Form der Silikose. Ärztl. Sachverst.-Ztg (Berl.) **45**, 127—128 (1939).
Hurwitz, M.: The radiological aspects of asbestosis. Pneumoconiosis Conference, Johannesburg 9.—24. 2. 1959.
Husten, K.: Die Staublungenerkrankung der Bergleute im Ruhrkohlenbezirk. (Ergebnisse pathologisch-anatomischer Untersuchungen.) Veröff. Gewerbe-Konstit. path., Jena. H. 29, VI, 54 S. (1931).
— Die Steinstauberkrankungen der Ruhrbergleute. Klin. Wschr. **10**, 506—508 (1931).
— Diskussionsbemerkungen. Beitr. Silikose-Forsch., Bochum. Bericht über die medizinisch-wissenschaftliche Arbeitstagg über Silikose vom 18. bis 20. Oktober 1951, 157—158 (1951).
— Über das perifokale Emphysem. Knappschaftsarzt H. 10, 5—8 (1957).
Ickert, F.: Staublunge und Tuberkulose bei den Bergleuten des Mansfelder Kupferschieferbergbaues. Tuberk.-Bibl. (Lpz.) Nr 15, 45 S. (1924).
— Über die Disposition zur Staublunge, zur Staublunge mit Tuberkulose und zur Staublungentuberkulose. Z. Tuberk. **60**, 134—143 (1931).
— Staublunge und Tuberkulose. Ergebn. Tuberk.-Forsch. **3**, 431—514 (1931).
— Demonstration von experimentell erzeugten Staubknötchen (silicotischen Granulomen). Beitr. Klin. Tuberk. **78**, 465—469, Aussprache S. 469—479 (1931).
Isselbacher, K. J., H. Klaus, and H. L. Hardy: Asbestosis and bronchogenic carcinoma. Report of one autopsied case and review of the available literature. Amer. J. Med. **15**, 721—732 (1953).
Jacob, G., u. H. Bohlig: Die röntgenologischen Komplikationen der Lungenasbestose. Fortschr. Röntgenstr. **83**, 515—525 (1955).
— — Über Häufigkeit und Besonderheiten des Lungenkrebses bei Asbestose. Arch. Gewerbepath. Gewerbehyg. **14**, 10—28 (1955).
Jaffé, F. A.: Graphite Pneumoconiosis. Amer. J. Path. **27**, 909—923 (1951).
James, W. R. L.: The relationship of tuberculosis to the development of massive pneumoconiosis in coal workers. Brit. J. Tuberc. **48**, 89—96 (1954).
Jamin, F.: Über Aluminium-Staublunge. S.-B. phys.-med. Soz. Erlangen **73**, 25—57 (1942).
Jönsson, G.: Some roentgenological observations regarding pulmonary silicosis in porcelain workers. Acta radiol. (Stockh.) **16**, 431—438 (1935).
Jötten, K. W.: Die Bedeutung der freien kristallinischen Kieselsäure (SiO_2) für das Zustandekommen der Silikosis und Silikotuberkulosis. Nachtrag. Med. Welt **10**, 1685—1686 (1936).

JÖTTEN, K. W.: Thomasschlacken- und Manganlunge. (Berliner Medizinische Gesellschaft, Sitzg vom 11. Januar 1939.) Klin. Wschr. **18**, 518 (1939).
— Lungenschädigungen durch Mangan- und Thomasschlackenstaub. Dtsch. med. Wschr. **65**, 409—410 (1939).
—, u. W. KLOSTERKÖTTER: Neue Ergebnisse und Fragen zum Problem der Silikoseentstehung. Medizinische **1958**, 1075—1078.
—, u. H. POPPINGA: Die Bedeutung der freien kristallinischen Kieselsäure (SiO_2) für das Zustandekommen der Silikose und Silikotuberkulosis. Med. Welt **10**, 545—550 (1936).
KAESTLE, K.: Über die Pneumonokoniose der Sandstein-, Kieselkreide-, Porzellan-, Granit-, Zement- und Muschelkalkarbeiter. Fortschr. Röntgenstr. **38** 1016—1034 (1928).
— Über Pneumonokoniosen. Fortschr. Röntgenstr. **46**, Beih. Verh. dtsch. Röntg.-Ges. 24, 117—125, Aussprache S. 129 (1932).
— Untersuchungen über den Einfluß der Beschäftigung in der bayerischen Graphitindustrie auf die Atmungsorgane der Arbeiter. Radiol. Rdsch. (Berl.) **1**, 67—73 (1932).
KAHLAU, G.: Die pathologisch-anatomischen Lungenveränderungen nach gewerblicher Einatmung reinen Aluminiumstaubes. Frankfurt. Z. Path. **55**, 364—392 (1941).
— Die pathologische Anatomie der Aluminiumlunge (kurze zusammenfassende Darstellung). Tuberk.-Arzt **1/2**, 306—309 (1947/48).
— Kritische Bemerkungen zu Fragen der Aluminiumlunge (zugleich Mitteilung einer Beobachtung von Aluminiumlunge mit Lungentuberkulose). Frankfurt. Z. Path. **59**, 69—98 (1947/48).
KALBFLEISCH, H. H.: Über die funktionalen Lungensegmente und andere Zeichen nervaler Einwirkungen bei der chronischen Lungentuberkulose und anderen Lungenkrankheiten, erschlossen aus pathologisch-anatomischen Befunden. Beitr. Klin. Tuberk. **102**, 258—273 (1949).
KETTLE, E. H.: The interstitial reactions caused by various dusts and their influence on tuberculous infections. J. Path. Bact. **35**, 395—405 (1932).
— Observations on the pneumoconioses. Brit. med. J. **1932**, No 3736, 281—283.
KING, E. J.: The solubility of silica. Lancet **1938**, 234, 1236—1238.
— Solubility theory of silicosis. A critical study. Occup. Med. **4**, 26—49 (1947).
— The solubility theory of silicosis. In: K. W. JÖTTEN u. H. GÄRTNER (Hrsg.), Die Staublungenerkrankungen. Wissenschaftl. Forschungsberichte, Naturwissenschaftl. Reihe, Darmstadt **60**, 212—230 (1950).
—, u. G. NAGELSCHMIDT: Die pathologische Wirkung verschiedener Mineralstaube im Tierversuch. In: K. W. JÖTTEN, W. KLOSTERKÖTTER u. G. PFEFFERKORN, Die Staublungenerkrankungen, Bd. 2. Wissenschaftl. Forschungsberichte, Naturwissenschaftsl. Reihe, Darmstadt **63**, 84—94 (1954).
— B. M. WRIGHT, S. C. RAY, and C. V. HARRISON: Effect of aluminium on the silicosis-producing action of inhaled quartz. Brit. J. industr. Med. **7**, 27—36 (1950).
KIRCH, E.: Die oberfränkische Porzellanstaublunge in pathologisch-anatomischer Beleuchtung. Beitr. Silikose-Forsch., H. 25, 1—29 (1953).
KOCH, W.: Über akute Silicose. (Berliner Gesellschaft für pathologische Anatomie und vergleichende Pathologie. Sitzg vom 26. Juni 1930.) Klin. Wschr. **9**, 1790 (1930).
KÖHLER, G., G. LEOPOLD u. W. STEYER: Zur Frage der Talkumpneumokoniose. Z. ärztl. Fortbild. **45**, 375—382 (1951).
KOELSCH, F.: Untersuchungen über die Staubgefährdung in Schamottefabriken. Reichsarbeitsblatt **12**, N.F., Teil III: Arbeitsschutz, 12—16 (1932).
— Handbuch der Berufskrankheiten, Bd. 1, IV, S. 1—634. Jena: Gustav Fischer 1935.
— Die Textilindustrie und ihre gewerbemedizinische Bedeutung. Med. Welt **9**, 959—963 (1935).
— Lungenkrebs und Beruf. Acta Un. int. Cancr. (Brux.) **3**, 243—252 (1938).
— Eisenstaublungen bei Elektroschweißern. Arch. Gewerbepath. Gewerbehyg. **10**, 519—528 (1941).
— Über Lungenveränderungen bei Elektroschweißern. Reichsarbeitsblatt **21**, N.F., Teil III: Arbeitsschutz, 107—108 (1941).
— Die Lungenerkrankung durch Aluminiumstaub. Beitr. Klin. Tuberk. **97**, 688—693 (1942).
— Die Silikatose. In: K. W. JÖTTEN u. H. GÄRTNER (Hrsg.), Die Staublungenerkrankungen, Wissenschaftl. Forschungsberichte, Naturwissenschaftl. Reihe, Darmstadt **60**, 153—164, Aussprache S. 164 (1950).
—, u. K. KAESTLE: Arbeitsmedizinische Untersuchungen über die Wirkungen verschiedener Mineralstaub-Arten. Beil. Reichsarbeitsblatt Teil III, Nr 26, 52 S. (1929).
—, u. LEDERER: Arbeitsmedizinische Untersuchungen über die Spiegelglas-Schleifer und -Polierer. Arch. Gewerbepath. Gewerbehyg. **2**, 618—640 (1931).
— — Die Metallfarbenherstellung und ihre gesundheitliche Beurteilung — mit besonderer Berücksichtigung der Staubgefährdung. Arch. Gewerbepath. Gewerbehyg. **5**, 108—131 (1934).
KOOPMANN, H.: Beitrag zur Frage der Pneumokoniosen. Virchows Arch. path. Anat. **253**, 423—431 (1924).
KOVATS, F. v.: Die Paprikaspalter-Lunge. Eine Gewerbekrankheit. Ärztl. Sachverst.-Ztg. (Berlin) **42**, 297—304 (1936).
KRAFFT, K.: Nickelkarbonylpneumonien. In: Bericht über den VIII. internationalen Kongreß für Unfallmedizin und Berufskrankheiten, Frankfurt a. M., 26.—30. 9. 1938, **2**, 1054—1056 (1939).
KRIPS, R.: Heteroptope Knochenbildung in silikotischen Lungenherden und Lungenlymphdrüsen, 70, VIII S. Med. Diss. Düsseldorf 1950.
KRÖKER, P.: Beobachtungen über einseitige Staublungen im Zusammenhang mit einseitigen Gefäßhypoplasien der Lungen. Röntgenpraxis **17**, 127—139 (1948).
LANDAU, W.: Das Röntgenbild der Staublunge der Steingutarbeiter (mit Bemerkungen zur Einteilung der Silikose). Fortschr. Röntgenstr. **43**, 188—201 (1931).

linken Nebenniere heraus. Außerdem lag eine doppelseitige, teils zellig-käsige, teils käsig-konfluierende und ausgedehnte cavernöse Lungentuberkulose vor. Eine Silikose bzw. eine Siliko-Tuberkulose bestand nicht.

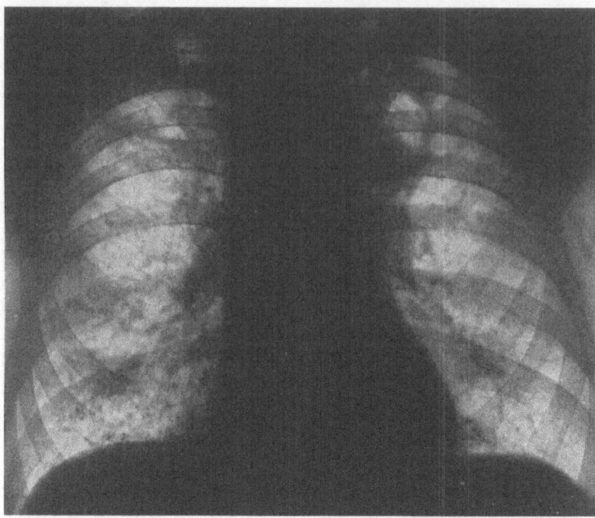

Abb. 86. Ausgedehntes linksseitiges Lungencarcinom, doppelseitige cavernöse Lungentuberkulose, keine Silikose. (Vgl. Text auf S. 333)

c) Grobfleckige Verschattungen der Lungen

Die meisten unter b) aufgeführten Lungenerkrankungen können auch zu grobfleckigen oder grobkörnigen Verdichtungen der Lunge führen, so daß sich eine erneute Aufzählung hier erübrigt. Ausgeprägte grobe Fleckschatten verursachen vor allem die Lungentuberkulose, die multiplen Bronchopneumonien, das Lungenödem, die Lungenmetastasen, die Lungenlymphogranulomatose, die Lungenlues, die Aktinomykose, die Cysticerkose, multiple Lungeninfarkte, multiple kleine Lungenabscesse und multiple kleine Atelektasen.

d) Größere Rund- und Flächenschatten der Lungen

Bei großflächigen Verschattungen in den Lungen von Staubexponierten wird man immer anderweitige Erkrankungen wie Lungentuberkulose, Lungentumoren, pneumonische Infiltrate, Abscesse, Gangrän, Lungensyphilis, Aktinomykose, Echinococcus, Lymphogranulom, Lungencysten, aber auch Lungenatelektasen und Infarkte in Erwägung ziehen müssen. Vor allem ergeben sich derartige differentialdiagnostische Erörterungen bei dem Auftreten asymmetrischer oder einseitiger Verdichtungen. Für die reifere silikotische Schwiele ist die meist recht scharfe Begrenzung, oft sogar gegen vermehrt lufthaltiges Gewebe in der Umgebung, charakteristisch. Gewöhnlich läßt sie in diesem Stadium auch anderweitige Schrumpfungssymptome erkennen. Natürlich sind bei der Differentialdiagnose die Struktur in den übrigen Lungenpartien und der gesamte klinische Befund von ausschlaggebender Bedeutung.

e) Hilusvergrößerungen

Differentialdiagnostisch kommen hier entzündliche und neoplastische Prozesse, aber auch Stauungszustände und gutartige Geschwülste in Betracht. Wir kennen einige Fälle fortgeschrittener Hiluslymphknotensilikose, ohne daß die Lungen selbst eine nennenswerte Beteiligung aufwiesen. Schalenförmige Verkalkungen der Hiluslymphknoten, die auf S. 268 eingehend beschrieben wurden, sprechen mit einem hohen Maße von Wahrscheinlichkeit für eine Silikose.

MORENO COBOS, E., et L. MUNUERA MOROSOLI: Sur la pneumokoniose saturnine. Ann. Méd. **30**, 15—30 (1931).

MOTTURA, G., e E. FAGIANO: Anatomia patologica e patogenesi dell'asbestosi polmonare. Rass. Med. industr. (Torino) **11**, 233—284 (1940).

MÜLLER, ERNESTINE VON: Pneumokoniose und Lungentuberkulose bei Sandstrahlbläsern, zugleich ein Beitrag zur Frage des Zusammenhangs von Silicose und Lungentuberkulose. Zbl. Gewerbehyg. **17**, N.F. 7, 348—349 (1930).

MÜLLER, HORST: Kann Graphit Staublungenveränderungen hervorrufen? Ärztl. Wschr. 8, 1226—1229 (1953).

NAGELSCHMIDT, G., u. E. J. KING: Die Kieselsäurelöslichkeitstheorie der Silikose. Staub, H. 43, 10—17 (1956).

NICOL, K.: Die Staublunge der Flußspatarbeiter. Zugleich ein Beitrag zu der Frage Staublunge und Staublungentuberkulose. Veröff. Gewerbe-Konstit.path., Jena. H. 34. VI, 64 S. (1933).

— Die Staublungenerkrankungen. Ergebn. inn. Med. Kinderheilk. **49**, 761—838 (1935).

NORDMANN, M.: Der Berufskrebs der Asbestarbeiter. Z. Krebsforsch. **47**, 288—302 (1938).

— Lungenasbestose und Lungenkrebs. In: Bericht über den VIII. Internationalen Kongreß für Unfallmedizin und Berufskrankheiten. Frankfurt a. M., 26.—30. September 1938, **2**, 983—984 (1939).

— Die Staublunge der Kieselgurarbeiter. Virchows Arch. path. Anat. **311**, 116—148 (1944).

OBRIST, E.: Die Gießersilikose in der Schweiz. Material der Schweizerischen Unfallversicherungsanstalt, 27 S. Basel Med. Diss. 16. Juli 1949.

— Die Gießersilikose in der Schweiz. Z. Unfallmed. Berufskr. **42**, 196—222 (1949).

OLIVER, T.: Pulmonary asbestosis. A socio-medical study. Arch. Gewerbepath. Gewerbehyg. **1**, 67—76 (1930).

— L'asbestose pulmonaire. Bull. Soc. méd. Hôp. Paris, III. Sér., **51**, 1153—1163 (1935).

ORDSTRAND, H. S. VAN, R. HUGHES, and M. G. CARMODY: Chemical pneumonia in workers extracting beryllium oxide: Report of three cases. Cleveland Clin. Quart. **10**, 10—18 (1943).

OTTO, H.: Ockerstaublunge. Arch. Gewerbepath. Gewerbehyg. **9**, 487—495 (1939).

— Berufsschäden bei Schornsteinfegern. Arch. Gewerbepath. Gewerbehyg. **10**, 288—304 (1941).

PANCHERI, G.: Su alcune forme di pneumoconiosi particolarmente studiate in Italia (Tio-pneumoconiosi e baritosi). Med. d. Lavoro **41**, 73—77 (1950).

PANCOAST, H. K., and E. P. PENDERGRASS: A review of our present knowledge of pneumoconiosis, based upon roentgenologic studies, with notes on the pathology of the condition. Amer. J. Roentgenol. **14**, 381—423 (1925).

— — A review of pneumoconiosis. Further roentgenological and pathological studies. Amer. J. Roentgenol. **26**, 556—614 (1931).

PARMEGGIANI, L.: La pneumoconiosi da grafite. Rass. med. industr., Torino **18**, 93—125 (1949).

— Graphite pneumoconiosis. Brit. J. industr. Med. **7**, 42—45 (1950).

PARMEGGIANI, L.: Rilievi stuatistici sulle pneumococoniosi nella industria del cemento. Rass. Med. industr. (Torino) **20**, 400—409 (1951).

PARRISIUS, W.: Diskussionsbemerkung. Beitr. Silikose-Forsch., Bochum. Bericht über die medizinisch-wissenschaftliche Arbeitstagg über Silikose vom 18.—20. Okt. 1951, 113—114 (1951).

PASCUCCI, L. M.: Pulmonary disease in workers exposed to beryllium compounds: Its roentgen characteristics. Radiology **50**, 23—36 (1948).

PELLER, S.: Lung cancer among mine workers in Joachimsthal. Hum. Biol. (Baltimore) **11**, 130—143 (1939).

— Berufskrebs, Krebslehre und gewerbliche Krebshygiene. Arch. Gewerbepath. Gewerbehyg. **13**, 29—57 (1954).

PENDERGRASS, E. P.: Roentgen-ray diagnosis. In: A. J. LANZA (ed.): Silicosis and asbestosis, p. 66—197. London: Oxford University Press 1938.

— The roentgen diagnosis of silicosis. Minn. Med. **33**, 988—998, 1104—1112 (1950).

—, and R. R. GREENING: Baritosis. Report of a case. Arch. industr. Hyg. **7**, 44—48 (1953).

—, and A. W. PRYDE: Benign pneumoconiosis due to tin oxide. A case report with experimental investigation of the radiographic density of the tin oxide dust. J. industr. Hyg. **30**, 119—123 (1948).

PETRY, H.: Silikose und Polyarthritis. Ein Beitrag zur Pathogenese entzündlicher Gelenkerkrankungen. Arch. Gewerbepath. Gewerbehyg. **13**, 221—236 (1954).

PEUSQUENS, M.: Über das Ergebnis der klinischen Untersuchung von 49 Arbeitern einer Korundschmelze, 43 S. Köln Med. Diss. 1952.

PICHERAL, C.: Lésions étendues de pneumoconiose anthracosique avec absence absolue de signes physiques. J. Radiol. Electrol. **4**, 34—35 (1920).

PLAUCHU, M., et R. CHABANON: Réflexions à propos d'un cas de pneumoconiose pseudo-tumorale due au kaolin et au feldspath. Lyon méd. **179**, 169 (1948).

PLOCH, M.: Über die Bedeutung des Silikoseproblems auf Grund der Belegschaftsuntersuchung eines hessischen Chamottewerkes, 20 S. Gießen Med. Diss. 1936.

POLICARD, A.: Action nocive des poussières de silice sur les tissus (avec projections). (Société médicale des Hôpitaux de Lyon, 8 décembre 1931.) Presse méd. **40**, 49 (1932).

— Sur la nature tuberculeuse du nodule pneumoconiotique. Ann. Méd. lég. **15**, 126—133 (1935).

— La granulomatose beryllique. Med. d. Lavoro **43**, 66—77 (1952).

— Cinquante ans de recherches sur les pneumoconioses. Mines **13**, 135—138 (1958).

POPE, A. S., and D. ZACKS: Epidemiological aspects of silicosis and tuberculosis. Amer. Rev. Tuberc. **32**, 229—242 (1935).

PORRO, F. W., and N. M. LEVINE: Pathology of talc pneumoconiosis with report of autopsy. North N.Y. med. J. **3**, 23—25 (1946).

PORRO, F. W., J. R. PATTON, and A. A. HOBBS jr.: Pneumoconiosis in talc industry. Amer. J. Roentgenol. **47**, 507—524 (1942).

Preti, L., e P. C. Talini: La pneumoconiosi da bario nel quadro radiologico. In: Bericht über den VIII. internationalen Kongreß für Unfallmedizin und Berufskrankheiten, Frankfurt a. M., 26. bis 30. September 1938, **2**, 963—965 (1939).

Prosperi, G.: La silicosi nell'industria della porcellana. Rass. Med. industr. (Torino) **20**, 216—226 (1951).

Raymond, V.: Les masques anti-poussières. (Société de Médecine et d'Hygiène du Travail. Séance du 17 janvier 1949.) Arch. Mal. prof. **10**, 146—148 (1949).

Reichmann, V.: Schwere Silikose (Klinischer Teil). In: F. König u. G. Magnus (Hrsg.), Handbuch der gesamten Unfallheilkunde, Bd. 2, S. 185—216. Stuttgart: Ferd. Enke 1933.

— Zur Begutachtung der Silicose mit Demonstration von Röntgenbildern. Arch. orthop. Unfall-Chir. **32**, 616—621 (1933).

— Über Talkumstaublunge. Arch. Gewerbepath. Gewerbehyg. **12**, 317—322 (1944).

Reinhardt, J.: Beiträge zum Röntgenbild der Talkose. In: E. Holtein (Hrsg.), Staublungenerkrankungen, S. 71—76. Leipzig: Johann Ambrosius Barth 1958.

Riddell, A. R.: Discussion. In: Compte rendu de la Conférence internationale tennue à Genève du 29 aout au 9 septembre 1938: La silicose, p. 41 (1940). Zit. nach W. Siegal, A. R. Smith, and L. Greenburg, The dust hazard in tremolite talc mining, including roentgenological findings in talc workers. Amer. J. Roentgenol. **49**, 11—29 (1943).

—, and H. E. Rothwell: Some clinical and pathologic observations on silicosis in Ontario. J. industr. Hyg. **10**, 147—157 (1928).

Rienzo, S. di: Bronchial dynamism. Radiology **53**, 168—186 (1949).

— Radiologic exploration of the bronchus. Transl. by T. A. Hughes. With a forew. by R. H. Overholt. XIV, 332 p. Springfield (Ill.): Ch. C. Thomas 1949.

Ritter, W. L., and P. G. Bovard: Silicious exposures in the fire brick industry. II. Roentgenologic study. J. industr. Hyg. **27**, 283 (1945).

Robert, A. G.: A consideration of the roentgen diagnosis of chronic pulmonary granulomatosis of beryllium workers. Amer. J. Roentgenol. **63**, 467—487 (1950).

Roche, L., et Cottraux: La silicose chez les maçons-fumistes. (Société de Médecine du Travail de Lyon. Séance médicale du 21 mars 1947.) Arch. Mal. prof. **9**, 41—44 (1948).

Röhrl, W.: Die Granit-Silikose. Arbeitsmedizin, H. 23, VII, 68 S. Leipzig: Johann Ambrosius Barth 1947.

Rössing, P.: Über akute Silikosen, zugleich ein Beitrag zur Frage der silikogenen Wirkung von Staubgemischen. Dtsch. Gesundh.-Wes. **2**, 317—320 (1947).

Rogers, E. J.: Silicosis or pneumonoconiosis in vermont granite cutters and slate workers. New Engl. J. Med. **207**, 203—208 (1932).

Rolla, G.: Rilievi statistici sulla malattia silicotica e silicotubercolare negli operai cementieri casalesi. Rass. Med. industr. **20**, 435—436 (1951).

Rosenthal-Deussen, E., u. W. Landau: Erhebungen über Staublungenerkrankungen in der Steingutindustrie. (VII. Jahreshauptvers. Dtsch. Ges. für Gewerbehyg., Ärztl. Jahrestagg, Breslau 1930). Zbl. ges. Hyg. **23**, 637—638 (1931).

Rostoski, O., u. E. Saupe: Klinisch-röntgenologische Untersuchungen an Steingutarbeitern. Reichsarbeitsblatt **11**, N.F., Teil III: Arbeitsschutz, 230—234 (1931).

Roulet, A., et H. Boucher: Silicose aigue après exposition très courte aux poussières de silice pure. Tuberculose associée tardive. Rev. Tuberc. Paris, Sér. V, **10**, 300—302 (1946).

Rüttner, J. R., P. Bovet u. M. Aufdermaur: Graphit, Carborund, Staublunge. Dtsch. med. Wschr. **77**, 1413—1415 (1952).

—, u. H. Eggenschwyler: Multiple Knochenbildungen in einer Steinhauerlunge. Schweiz. med. Wschr. **81**, 442—445 (1951).

Sättler, A.: Ein Beitrag zum Thema der „Silikatosen" in Form einer Talkumstaublungenerkrankung. Fortschr. Röntgenstr. **78**, 612—613 (1953).

Sander, O. A.: The lung findings in foundry workers. A four year survey. (Paper read before Industr. Hyg. Section. A.P.H.A. at 66th Annual Meeting. New York City, October 7, 1937.) Amer. J. publ. Hlth **28**, 601—609 (1938).

Saupe, E.: Weitere Beiträge zur Röntgendiagnose der Lungenasbestose. Arch. Gewerbepath. Gewerbehyg. **9**, 391—406 (1939).

— Über das Lungenröntgenbild der Elektroschweißer. Fortschr. Röntgenstr. **64**, 214—220 (1941).

—, u. H. Bredau: Über Staublungenuntersuchungen in einer Wandplatten- und Kachelofenfabrik. Reichsarbeitsblatt 19, N.F., Teil III: Arbeitsschutz, 36—41 (1939).

Sayers, R. R., and W. C. Dreessen: Asbestosis. Amer. J. publ. Hlth **29**, 205—214 (1939).

—, and R. R. Jones: Silicosis and similar dust diseases. Medical aspects and control. Publ. Hlth Rep. (Wash.) **53**, 1453—1472 (1938).

Scheidemandel, F.: Aluminiumstauberkrankungen der Lunge. Einzel-, Verlaufs- und Schichtbeobachtungen. Tuberk.-Arzt **2**, 298—306 (1948).

Schinz, H. R., W. E. Baensch, E. Friedl u. E. Uehlinger: Lehrbuch der Röntgendiagnostik, 5. völlig neu bearb. u. verm. Aufl., Bd. 3, Innere Organe. Teil 1. XVIII, S. 1921—2966. Stuttgart: Georg Thieme 1952.

Schneider, H.: Über Siderose. Zbl. Arbeitsmed. **7**, 142—145 (1957).

Schnellbacher, W.: Beitrag zur rasch tödlich verlaufenden Form der Lungensilikose, 20 S. Gießen Med. Diss. 14. 9. 1939.

Schott, F.: Die Einwirkung des Zementstaubes auf die Lunge und die Frage der Tuberkulose bei Zementarbeitern, 17 S. Charlottenburg: Zementverl. G.m.b.H. 1926.

Schramm, H.: Silikose der Hafenmacher in der schlesischen Glasindustrie. Arch. Gewerbepath. Gewerbehyg. **10**, 460—472 (1941).

Schulte, G., u. H. Schütz: Wert der Körperschichtaufnahme für die Staublungen-Diagnostik. Dtsch. Tuberk.-Bl. **11**, 285—292 (1937).

SCHWELLNUS, M., u. H. KLEINSORG: Lungenerkrankungen bei Arbeitern in Korundbetrieben. Dtsch. Z. ges. gerichtl. Med. 39, 577—613 (1949).
SHAVER, C. G.: Pulmonary changes encountered in employees engaged in the manufacture of alumina abrasives. Occup. Med. 5, 718—724, Discussion S. 724—728 (1948).
— Further observations of lung changes associated with the manufacture of alumina abrasives. Radiology 50, 760—769 (1948).
—, and A. R. RIDDELL: Lung changes associated with the manufacture of alumina abrasives. J. industr. Hyg. 29, 145—157 (1947).
SIEGAL, W., A. R. SMITH, and L. GREENBURG: Dust hazard in tremolite talc mining, including roentgenological findings in talc workers. Amer. J. Roentgenol. 49, 11—29 (1943).
SILBERKUHL, W., u. W. MÜLLER: Was leistet das Röntgenschichtverfahren in der Begutachtung und Bekämpfung der Silikose und Silikotuberkulose? Fortschr. Röntgenstr. 59, 233—241 (1939).
SJÖBERG, S. G.: Vanadium pentoxide dust. A clinical and experimental investigation on its effect after inhalation. Acta med. scand. 138, Suppl. 238, 188 S. (1950).
— Metalldammpneumoniter. Nord. Med. 43, 117—120 (1950).
SLEGGS, C. A.: Clinical aspects of asbestosis in the Northern Cape. Pneumoconiosis Conference, Johannesburg 9.—24. 2. 1959.
SMART, R. H., and W. M. ANDERSON: Pneumoconiosis due to diatomaceous earth. Clinical and x-ray aspects. Industr. Med. (Chic.) 21, 509—518 (1952).
— Clinical and x-ray aspects of pneumoconiosis due to diatomaceous earth. Conference, Fourth, of McIntyre Research Foundation on Silicosis, held in Noranda, Quebec, 28.—30. 1. 1952, 4 Bl.
SMITH, A. R.: Silicosis among granite cutters in the vicinity of New York City. Industr. Bull., Albany 13, 256—258 (1934).
— Pleural calcification resulting from exposure to certain dusts. Amer. J. Roentgenol. 67, 375—382 (1952).
SMITH, J. M., I. D. P. WOOTTON, and E. J. KING: Experimental asbestosis in rats. The effect of particle size and of added alumina. Thorax 6, 127—136 (1951).
STAUB-OETIKER, H.: Die Pneumokoniose der Metallschleifer. Dtsch. Arch. klin. Med. 119, 469—481, 4 Taf. (1916).
STEIGER, J.: Siliko-Tuberkulose. Schweiz. Z. Tuberk. 8, 310—328 (1951).
STETTER, K.: Beitrag zur Frage der Staublungenerkrankungen. Beitr. Klin. Tuberk. 76, 724—737 (1930).
— Die Silikose in Sandsteinbetrieben, Schamottefabriken und bei den Hafenmachern der Glashütten. Z. Tuberk. 70, 61—63 (1934).
STOCKER, F.: Drogenstaub als Ursache einer Siliko-Tuberkulose. Sichere Arbeit. Fachsch. Sicherheitstechnik u. industr. Med. 2, 10—11 (1949).
STÖBER, W.: Silikose und Auflösung von Siliziumdioxid. Med. Welt 17, 2313—2321 (1966).
STÖBER, W., u. G. BAUER: Zur Wertung der derzeitigen Kausaltheorien über die Silikoseentstehung. Staub 19, 1—5 (1959).
STONE, M. J.: Clinical studies in asbestosis. Amer. Rev. Tuberc. 41, 12—21 (1940).
STRACHAN, A. S., et F. W. SIMSON: La pathologie de la silicose dans le Witwatersrand. (Étude préliminaire.) In: Compte rendu de la Conférence internationale tenue à Johannesburg du 13 au 27 aout 1930. Silicose 243—270, VII Taf. (1930).
STRECKER, F. J.: Die intraperitoneale Gewebsreaktion auf SiO_2-freien Lungenkohlenstaub und ihre Abwandlung durch geringe Quarzbeimengungen. Beitr. Silikose-Forsch. H. 43, 20—47 (1956).
SUNDIUS, N., A. BYGDÉN u. T. BRUCE: Der Staubinhalt einer silikotischen Lunge eines Steingutarbeiters. Ber. dtsch. keram. Ges. 17, 73—90 (1936).
SWEANY, H. C.: Borderline silicosis. Amer. J. clin. Path. 6, 448—457 (1936).
— Pathologic interpretations of roentgenologic shadows in pneumoconiosis. J. Amer. med. Ass. 106, 1959—1965 (1936).
SYMANSKI, H.: Über Porphyrsilikose, zugleich ein Beitrag zur „akuten“ Silikose. Reichsarbeitsblatt 20, N.F., Teil III: Arbeitsschutz, 272—274 (1940).
TARA, S., et TROUARD-RIOLLE: Pneumoconiose au kaolin. Arch. Mal. prof. 9, 292—293 (1948).
TESCHENDORF, W.: Lehrbuch der röntgenologischen Differentialdiagnostik, 3. Aufl., Bd. 1, Erkrankungen der Brustorgane, XII, 954 S., 1030 Abb. Stuttgart: Georg Thieme 1952.
THIELE, A., u. E. SAUPE: Die Staublungenerkrankung (Pneumokoniose) der Sandsteinarbeiter. Schriften aus d. Gesamtgeb. d. Gewerbehygiene, Berlin, N.F., H. 17, 69 S. (1927).
THOMAS, K.: Untersuchungen an Staublungen. (Freiburger Med. Ges., Sitzg vom 25. 5. 54). Klin. Wschr. 33, 502 (1955).
— Grundlagen aus der Silikoseforschung. Schweiz. med. Wschr. 87, 381—384 (1957).
THOMPSON, L. R., D. K. BRUNDAGE, A. E. RUSSELL, and J. J. BLOOMFIELD: Health of workers in dusty trades. I. Health of workers in a Portland cement plant. Publ. Hlth Bull. (Wash.) 176, 138 p. (1928).
TÖPPNER, R.: Das Röntgenbild der Rußlunge. Fortschr. Röntgenstr. 76, 722—728 (1949).
TOLOT, F.: Sidérose pulmonaire. (Société de Médecine du Travail de Lyon. Séance médicale du 27 janvier 1950.) Arch. Mal. prof. 11, 291—294 (1950).
UEHLINGER, E.: Über die Beziehungen zwischen Lungensilikose und Lungentuberkulose. Helv. med. Acta 1, 693—701 (1934/35).
— Die akute Silikose von Castels (Sargans). (Freie Vereinigung der Schweizer Pathologen. 14. Jahresverslg in Zürich, 19. und 20. Juni 1948.) Schweiz. med. Wschr. 79, 720 (1949).
— Die akute Silikose des Sarganser Beckens. Schweiz. Z. Path. 12, 150—155 (1949).
— Die akute Staublunge. In: K. W. JÖTTEN u. H. GÄRTNER (Hrsg.), Die Staublungenerkrankungen, Wissenschaftl. Forschungsberichte, Naturwissenschaftl. Reihe, Darmstadt 60, 134—149, Aussprache S. 149—152 (1950).

VIGLIANI, E. C., and G. MOTTURA: Diatomaceous earth silicosis. Brit. J. industr. Med. **5**, 148—160 (1948).

— L. PARMEGGIANI e E. ZANETTI: Il controllo schermografico della tubercolosi e della silicosi nelle industrie metalmeccaniche dell'Italia settentrionale. (Comunicazione preventiva.) Med. d. Lavoro **39**, 1—6 (1948).

WADE, T. W.: A report of an investigation into the alleged high mortality rate from tuberculosis of the respiratory system among slate quarrymen and slate cutters in the Gwyrfai Rural District. Rep. Publ. Hlth (Lond.), No 38, 1—38 (1927).

WÄTJEN, J.: Die Mansfelder Staublunge auf Grund pathologisch-anatomischer Untersuchungen. Nova acta Leopoldina (Halle), N.F., **3**, 475—594 (1936).

— Über Lungenhilusveränderungen und ihre Bedeutung bei Staublungen. Arch. Gewerbepath. Gewerbehyg. **12**, 171—197 (1944).

WATKINS-PITCHFORD, W.: The situation outline and dimensions of mineral particles visible by polarized light in sections of silicotic lungs, mounted in Canada balsam. In: Gen. Report of the Miners' Phthisis Prev. Comm., Johannesburg, 15 March 1916. App. No 8, p. 135—137. Pretoria: S. Govt. Print. and Station. Off. 1916.

— The silicosis of the South African gold mines, and the changes produced in it by legislative and administrative efforts. J. industr. Hyg. **9**, 109—139 (1927).

WEDLER, H. W.: Lungentuberkulose und Krebs bei Staublungen. (Nat.-hist. med. Ver., Heidelberg, 15. 1. 1943.) Münch. med. Wschr. **90**, 296—297 (1943).

— Lungentuberkulose bei Asbestose. In: Arbeitsmedizin, H. 24, VII, 211 S. Leipzig: Johann Ambrosius Barth 1947.

WEISS, A.: Pleurakrebs bei Lungenasbestose, in vivo morphologisch gesichert. Medizinische **22**, 93—94 (1953).

WELZ, A.: Weitere Beobachtungen über den Berufskrebs der Asbestarbeiter. Arch. Gewerbepath. Gewerbehyg. **11**, 536—550 (1942).

WILSON, S. A.: Roentgenologic manifestations of pulmonary changes due to exposure to beryllium compounds. Occup. Med. **5**, 690—700 (1948).

WINKLER, A.: Über die „Reichmannschen Regenstraßen", diesen verwandte Schattengebilde nebst Beiträgen zur Kenntnis von den „Nabelungen" der Lunge. Fortschr. Röntgenstr. **64**, 202—214 (1941).

— Die Talkstaublunge. Vortragsreihe über die Verhütung und Bekämpfung der Staublungenerkrankung, Leoben, 21.—22. VI. 1951, 41 S.

WOOD, W. B., and S. R. GLOYNE: Pulmonary asbestosis. Lancet **1930**, 445—448.

— — Pulmonary asbestosis complicated by pulmonary tuberculosis. Lancet **1931**, 954—956.

WOOD, W. B., and S. R. GLOYNE: Pulmonary asbestosis. A review of one hundred cases. Lancet **1934**, 1383—1385.

—, and D. S. PAGE: A case of pulmonary asbestosis. Tubercle (Lond.) **10**, 457—460 (1929).

— — A case of pulmonary asbestosis; death from tuberculosis two years after first exposure to the dust. Tubercle (Lond.) **11**, 157—158 (1930).

WORTH, G.: Bronchographische Studien bei Silikose. Beitr. Silikose-Forsch., H. 17, 1—61 (1952).

— W. LÜHNING, K. MUYSERS, W. SIEHOFF u. K. WERNER: Das Residualvolumen bei schwerer Silikose mit perinodösem Emphysem. Beitr. Silikoseforsch., H. 59, 39—57 (1959).

—, u. K. MUYSERS: Zur Frage der röntgenologischen Darstellbarkeit von Kohlen- und Gesteinstaub in der menschlichen Lunge. Kongreßber. über die V. Internat. Staublungentagg in Münster, 19.—21. 4. 1967. S. 455—459. Dinslaken: Niederrh. Druckerei 1967.

— — u. H. J. EINBRODT: Über die Korrelation von röntgenologischen, pathologisch-anatomischen und chemischen Staublungenbefunden. Kongreßber. über die V. Internat. Staublungentagg in Münster, 19—21. 4. 1967. S. 443—449. Dinslaken: Niederrh. Druckerei 1967.

— — — Über die Korrelationen von röntgenologischen, pathologisch-anatomischen und staubanalytischen Befunden bei der Kohlenbergarbeiterpneumokoniose. Beitr. Silikose-Forsch. H. 96, 1—42 (1968)

—, u. W. NERRETER: Kritische Betrachtungen bei der Beurteilung der Silikose und Siliko-Tuberkulose unter Vergleich von klinisch-röntgenologischem und pathologisch-anatomischem Befund. Beitr. Silikose-Forsch., H. 30, 1—30 (1954).

—, u. E. SCHILLER: Die Pneumokoniosen, XXIV, 898 S. Köln, z.Z. Kamp-Lintfort: Staufen-Verlag 1954.

— — Gesundheitsschädigungen durch Chrom und seine Verbindungen. Arch. Gewerbepath. Gewerbehyg. **13**, 673—686 (1955).

— — Wirkt Koksstaub gesundheitsschädigend ? Arch. Gewerbepath. Gewerbehyg. **15**, 597—610 (1957).

ZANETTI, E.: Ricerche sulla silicosi in una fabbrica di saponi abrasivi. Med. d. Lavoro **41**, 1—9 (1950).

ZIEL, R.: Zur Frage des Lungenkrebses bei den Bergleuten Joachimsthals. Med. Klin. **31**, 1535—1536 (1935).

ZORN, O.: Herz und Lungenkreislauf bei Silikosen. Beitr. Silikoseforsch., Bochum. Bericht über die medizinisch-wissenschaftliche Arbeitstagg über Silikose vom 18.—20. Oktober 1951, 23—35 (1951).

—, u. G. WORTH: Staublungen im Röntgenbild. Radiological Atlas of the pneumoconioses. Atlas radiographique des pneumoconioses. Engl. Übers. u. internationale Klassifikation: C. M. FLETCHER. Französischer Text: E. BALGAIRIES. 303 p. Köln, z.Z. Kamp-Lintfort: Staufen-Verlag 1952.

VI. Pilzerkrankungen der Lunge

Von

P. Rubinstein

Mit 78 Abbildungen

Die *bronchopulmonalen Mykosen* sind ein bedeutsames Kapitel der Pneumonologie, das sich unter anderem mit dem Studium der Pathologie einer großen Gruppe von Pilzen befaßt, die je nach ihrer botanischen Einteilung, ihren klinischen Kennzeichen und ihrer therapeutischen Ansprechbarkeit verschieden sind.

Seit alters her hat die Forschung den mykotischen Ursprung verschiedener bronchopulmonaler Prozesse erkannt und auch auf die Möglichkeit einer Beziehung zu anderen extrathorakalen Affektionen hingewiesen. In Frankreich haben DIEULAFOY u. Mitarb. die ersten Beiträge über die Beobachtung der pulmonalen *Aspergillose* geliefert. Auf Ceylon war es CASTELLANI, der den pathogenen Charakter der *Monilia* erkannte, die man vorher für unschädlich gehalten hatte, als er die diphtherische Pseudomembran der Teeplantagenarbeiter untersuchte. In Argentinien waren es WERNICKE und POSADAS, die zum ersten Mal den *Coccidioides immitis* als Krankheitserreger erkannten, und RIXFORD und GILLCHRIST in den USA beschrieben diesen Pilz, worauf endemische Zonen von Coccidioides in den Staaten festgestellt und in einigen Teilen Amerikas ein hoher Infektionsgrad durch Prüfung der Hautempfindlichkeit beobachtet wurde. Die *nordamerikanische Blastomykose* oder Gillchristsche Krankheit ist vornehmlich um Chikago herum beobachtet worden, womit die Weltkasuistik zu 98% erfaßt ist. Von Läsionen der Haut und Schleimhäute ausgehend, erfolgt durch hämatogene Streuung der Befall der Lunge, der zu einem ernsten klinischen Bild mit schwersten Folgen und schlechter Prognose Anlaß gibt. Die *Paracoccidiose* wurde zuerst von LUTZ, SPENDORE und ALMEIDA in Brasilien beobachtet; seit dieser Entdeckung sind der Süden Brasiliens und der Norden Argentiniens als endemische Zonen bekannt. Die Lokalisation auf der Haut oder in der Schleimhaut geht gewöhnlich dem Lungenbefall voraus. Die *Histoplasmose* oder Darlingsche Krankheit wurde zum ersten Mal in den USA erkannt, ihre klinischen Erscheinungsformen beschrieben und die Schwere, der Verlauf und der meist tödliche Ausgang des generellen Typs betont. Diese Krankheit ist auch in anderen Ländern festgestellt worden, wo es Infektionszonen begrenzten Ausmaßes gibt. Die Infektion wird durch die Hautallergie gegen Histoplasmin kontrolliert. Die *Aktinomykose* ist die durch ihre Ausbreitung und Tendenz zur Fistelbildung im Thorax bekannteste Mykose. Sie tritt meist in europäischen Ländern auf, wenn auch ihre Häufigkeit laufend abnimmt. Die *Nocardiose* ist selten; die Weltliteratur weist nur 50 Fälle mit Lokalisation in der Lunge auf. Ihr Verlauf ist dem der Aktinomykose ähnlich; ihre Sterblichkeit ist aber größer. Die *Torulose* oder *Cryptokokkose*, die besonders in den USA und in Argentinien beobachtet worden ist, befällt mit Vorliebe das Zentralnervensystem. Das Übergreifen auf die Lunge vollzieht sich auf hämatogenem Wege. Es handelt sich um eine ernste Mykose mit hoher Sterblichkeit (85%). Die medizinische Literatur erwähnt außerdem noch andere Pilzvorkommen in den Atemwegen, die gelegentlich auch klinische Erscheinungen hervorrufen. Die Pilze *Sporotrichum Schenckii*, *Penicillium*, *Geotrichum*, *Mucor*, *Leptothrix*, *Streptothrix*, *Saccharomyces* etc. sind in größerem oder geringerem Maße als Erreger bronchopulmonaler Krankheiten erkannt worden, sei es auf primärem oder sekundärem Wege. Die neuesten Veröffentlichungen berichten von der Zunahme der bronchopulmonalen Mykosen in solchen Ländern, die sie vorher nicht kannten. Ihr stärkeres Auftreten wird mit der Anwendung von Antibiotica in Zusammenhang gebracht (ABELLO in Spanien; TAKAHASHI in Japan; v. MALLINCKRODT-HAUPT in Deutschland; BEATRIX DURIE in Australien, etc.).

1. Allgemeine Symptomatologie der bronchopulmonalen Mykosen

Die *allgemeine Symptomatologie der bronchopulmonalen Mykosen* unterscheidet sich in keiner Weise von der anderer akuter oder chronischer Affektionen der Atemwege. Es gibt keine spezifischen Kennzeichen, und welches auch immer die Species der Erregerpilze ist, sie können ein unspezifisches akutes oder chronisches Bild hervorbringen. Manchmal besteht eine Diskrepanz zwischen dem Ausmaß der Lungenbeteiligung, wie sie die Röntgenuntersuchung zeigt, und den spärlichen klinischen Symptomen oder sonstigen Veränderungen, die der Kranke aufweist. Es gibt kein pulmonales noch thorakales Syndrom einer bronchopulmonalen Mykose; die Symptomatologie allein kann nur im Ausnahmefall der Diagnose dienen. Ausgenommen davon sind die Mykosen mit extrathorakaler Lokalisation, die der pulmonalen Lokalisation voran- oder mit ihr einhergehen. Dies ist z. B. beim Empyema necessitatis einer Aktinomykose oder Sporotrichose der Fall, als Spätäußerung der bereits bestehenden und komplizierten pleuropulmonalen Affektion. Dagegen stellen das Knotensystem bei der Coccidiose, die Ulcerationen der Haut und Schleimhaut bei der Histoplasmose und der Paracoccidiose Symptome dar, die dem Ausbruch der Lungenkomplikation voran- oder mit ihr einhergehen. Von größter Wichtigkeit ist die frühzeitige Diagnose der sog. generalisierten Mykosen, weil sie die Verhütung hämatogener Streuungen mit infauster Prognose gestattet. Es gibt keine erkennbaren klinischen Syndrome, die einen Anhaltspunkt für die Diagnose bieten würden. Nur eine sorgfältige Anamnese ist imstande, die Fahndung nach Mykosen richtig zu lenken. Herkunft und Beschäftigung des Kranken sind dabei von größter Wichtigkeit. Der *Wohnort* ist retrospektiv besonders bei Kranken zu ergründen, die in tropischen oder subtropischen Ländern oder in mykoseendemischen Gebieten gewohnt haben. Die Feststellung des „Auf-dem-Land-Lebens" ist häufig und kann auf 50 % aller Fälle geschätzt werden. Bei einigen Mykosen ist die Angabe der Gegend von größter Bedeutung für die Diagnose, z. B. der Wohnsitz im Süden Brasiliens oder Norden Argentiniens für die Paracoccidiose, das Gebiet von Kalifornien in den USA für die Coccidiose und die Zone von Chikago für die nordamerikanische Blastomykose. Der Beruf ist ein weiteres Detail, das geprüft werden muß; denn es gibt offensichtlich Berufe, die zum Erwerb der Mykose prädisponieren, z. B. solche, die innerhalb von geschlossenen Räumen ausgeübt werden, in denen Mehlstaub oder verdorbene organische Stoffe sich befinden. Prädisponierende Ursachen sind auch eitrige Prozesse der Mundhöhle oder der oberen Atemwege, die als Reservoirs für pathogene Pilze wirken. Einige Mykosen treten in bestimmten Berufen gehäuft auf; so die nordamerikanische Blastomykose bei den Stallknechten, die Aspergillose und Penicilliose bei Geflügelhaltern oder die Sporotrichose unter den Tabakarbeitern. Gelegentlich kann die Mykose bei Personen auftreten, die nie aus dem Stadtgebiet herausgekommen sind und nicht auf dem Lande gewohnt und nur Bürotätigkeit ausgeübt haben. Auch ist zu erforschen, ob der Betreffende in letzter Zeit mit Antibiotica oder Corticosteroiden behandelt wurde. Die ärztliche Literatur weist auf die Zunahme der Mykose hin, insbesondere der Moniliasis und in etwas geringerem Maße auch der Aspergillose, als Folge des Gebrauchs der Antibiotica, welche die harmonische Symbiose der Pilze und pyogenen Keime stören und so die Entwicklung von pathogenen oder saprophytären Pilzen ermöglichen (Fall 6, 9, 21 und 25).

Nach Aufnahme der Anamnese wird man zur *klinischen Untersuchung*, zu den Laboratoriumsproben, zu Hautallergieproben, zur Röntgenuntersuchung des Thorax, zur Bronchoskopie etc. übergehen.

Die *Symptomatologie* der bronchopulmonalen Mykosen umfaßt ebenso allgemeine wie pulmonale und extrapulmonale Zeichen. Die Symptome von seiten der Lunge treten nur selten einzeln auf, denn meist sind sie Teil irgendeines bronchialen, pulmonalen oder pleuralen Prozesses. Die häufigsten allgemeinen und respiratorischen Symptome bestehen in Thoraxschmerzen, Fieber, Husten, Auswurf, Dyspnoe und Hämoptoe. Sie zeigen alle für sich allein keinerlei Eigenart, die ihre mykotische Ätiologie beweisen würde. Der *thorakale Schmerz* ist ein Zeichen für die Beteiligung der Pleura oder der Rippen; er tritt bei jenen Mykosen auf, die ihren Sitz im corticalen Teil der Lunge haben und dann sekundär die parietale Pleura und die Thoraxoberfläche befallen (Aktinomykose, Nocardiose, Sporotrichose) und bisweilen auf die Rippen, in Form einer Ostitis oder Osteomyelitis (Aktinomykose [Fall 4] und nordamerikanische Blastomykose [Fall 12]), übergreifen. Der akute intercostale Schmerz mit hemithorakaler Bewegungshemmung und gleichzeitiger Thoraxverziehung und seine Verstärkung bei tiefem Einatmen, sind die Symptome, die bei der Aktinomykose und Sporotrichose der Bildung eines Empyema necessitatis vorausgehen. Die *Temperaturerhöhung* ist ein häufig vorkommendes Zeichen in den Anfangsstadien der Mykosen, kann aber auch einer aufgepfropften Infektion entsprechen und durch Behandlung verschwinden, um bei neuen Schüben der Erkrankung wieder in Erscheinung zu treten. Ebenso kann die Temperatursteigerung einer primären Erkrankung zugehören, mit der die Mykose assoziiert ist, und dann subfebrilen oder schwachfiebrigen Charakter haben und unspezifisch sein. Der *Husten* ist ein übliches Zeichen, das den Befall der laryngo-tracheo-bronchialen Schleimhaut beweist, ebenso das vermehrte bronchopulmonale Sekret. Der Husten ist im Anfangsstadium trocken, um dann aber feucht zu werden, wobei der Auswurf serös, schleimig, eitrig oder blutig sein kann. Im allgemeinen ist der *Auswurf* gering, nur in Ausnahmefällen kommt es zum Auswerfen großer Massen bei mykotischen Abscessen (Fall 35). Die *Farbe* des Auswurfes variiert und hängt von der sekundären pyogenen Infektion ab. Bei Moniliasis kann der Auswurf graue Farbe haben. Bei Aktinomykose sind jene schwefelartigen Körner zu finden, die dem Patienten das Gefühl von Sandkörnern im Munde geben. Der *Geruch* ist unspezifisch, wenn er auch bei Moniliasis typisch für Hefe sein kann. Im übrigen kann er stinkend oder übelkeiterregend sein, wenn sich Keime einer Gangrän oder Fäulnis dazu gesellen. *Hämoptysen* oder in geringerem Umfang auch sanguinolenter Auswurf pflegen bei einigen Mykosen aufzutreten, sind aber kein Kriterium für die Intensität oder Schwere der pulmonalen Affektion. Die Blutungen sind nicht stark, weil bei den Mykosen die Zerstörung der Lunge nicht so beträchtlich ist, wie bei anderen Lungenerkrankungen. Bei einer Durchsicht von 621 Fällen von Hämoptysen verschiedener Ursachen haben wir nur 13 mykotischen Ursprungs gefunden. Die Aspergillose führte am häufigsten zu Hämoptysen; sie sind den Gefäßschäden zuzuschreiben, die kennzeichnend für die Aspergillose sind. *Dyspnoe* begleitet die ausgedehnten bronchopulmonalen Veränderungen, tritt also bei den pneumonischen und bronchopneumonischen Formen der Mykosen oder deren Endstadien auf, bei denen die Lungenaffektion mit Herzinsuffizienz vergesellschaftet ist. Das Lungenemphysem, das als Begleiterscheinung bei mykotischen Kranken häufig ist, erklärt die Stärke der Dyspnoe. Es ist auch oft die Folge einer ausgeheilten Mykose mit Sklerose und Residualemphysem. Die hämatogenen Streuungen gehen mit toxischer und mechanischer Dyspnoe gleichzeitig einher, als Folge der Invasion des Lungeninterstitium oder der in anderen wichtigen Organen lokalisierten Aussaat. Asthmatische Anfälle sind bei Mykotikern mit allergischen Reaktionen häufig zu beobachten.

Unter den *wichtigsten extrapulmonalen Symptomen* sind die Haut- und Schleimhautläsionen, die Knoten und subcutanen Abscesse, thorakalen Fisteln, Adenopathien etc. zu erwähnen. Hautveränderungen können den Lungenläsionen voraus- oder mit ihnen einhergehen; des öfteren sind sie der Ausgangspunkt für hämatogene Streuungen. Sie zeigen sich mit Vorliebe im Gesicht und an den Gliedmaßen und nehmen die Form von knotenartigen oder ulcerösen (Abb. 50) oder wuchernden Läsionen an. In 5% der Coccidiosen, und zwar in ihrem Anfangsstadium, taucht ein knotenartiges oder multiples Erythem auf. Läsionen der *Schleimhäute* verstärken den Verdacht auf Moniliasis, Histoplasmose (Abb. 25), Paracoccidiose (Abb. 50 und 53) und die nordamerikanische Blastomykose. Die mykologische Untersuchung der Haut und Schleimhautsekrete bestätigt die ätiologische Diagnose. Eine Bronchoskopie gestattet, die Schleimhaut zu beobachten und ermöglicht die Ergründung der Ätiologie mittels Probeexcision und die Kultur der Erreger aus der Bronchialspülflüssigkeit. *Thoraxfisteln (thorakale Residualfisteln)* entsprechen dem Aufbrechen subcutaner Abscesse oder einem Empyema necessitatis und finden sich am häufigsten bei der Aktinomykose, Nocardiose und Sporotrichose. *Subcutane Knötchen* und *thorakale Abscesse* sind im Vorstadium der Fistelbildung von kalten Tuberkuloseabscessen, pyogenen Abscessen der Thoraxwand, Abscessen als Folge von Ostitis und Costalosteomyelitis und den tuberkulösen oder akuten Peripleuritiden zu unterscheiden. Der Zerfall dieser Abscesse oder eines Empyema necessitatis hinterläßt als Spätfolge Fisteln, die durch eine Fisteldarstellung mit Lipoidol erforscht werden müssen, um ihre intrathorakale *Kontinuität* zu bestätigen oder auszuschließen. *Adenopathien* des Halses sind bei der Histoplasmose, der Aktinomykose, Coccidiose und Paracoccidiose häufig. Bei den Mykosen mit Sitz in der Haut oder in den Schleimhäuten schwellen die örtlichen Lymphknoten am Anfang an, um nachher zu abscedieren oder Fisteln zu bilden. Eine Punktion oder Probeexcision aus den Lymphknoten gestattet die ätiologische Diagnose.

Die *Differentialdiagnose* der bronchopulmonalen Mykosen ist unter besonderer Berücksichtigung der Lungentuberkulose, dann aber auch im Hinblick auf das Bronchialcarcinom, Sarkoidose, Pneumokoniose, Lungenabscesse, Cysten, Pneumonien, Syphilis, Tumoren, Hydatidosis etc. zu stellen.

Diese kurze Zusammenstellung der bronchopulmonalen Mykosen soll als Einführung in das klinisch-röntgenologische Studium jeder einzelnen der wichtigsten Mykosen der Atemwege dienen. Wir werden dabei Beispiele aus unserer Kasuistik von 92 echten Mykosen bringen (RUBINSTEIN 1954). Nacheinander werden die *Aktinomykose, Aspergillose,* die *nordamerikanische Blastomykose, Coccidiose, Geotrichose, Histoplasmose, Moniliasis* oder *Candidiase, Mucormykose, Nocardiose, Paracoccidiose, Penicilliose, Sporotrichose* und *Torulose* oder *Cryptokokkose* besprochen.

2. Spezielle Formen

a) Aktinomykose

Pathogener Pilz: *Actinomyces Israeli.* Die Aktinomykose ist am häufigsten auf dem europäischen Kontinent, dagegen weniger in Amerika beobachtet worden, wobei in letzter Zeit ein ausgesprochener Rückgang ihres Auftretens bemerkt wird. Die *cervico-faciale* Lokalisation ist die häufigste, die *thorakale* ist von NEGRONI (1945) in 12% und von FISHER und HARVEY (1956) in 23% der Fälle festgestellt worden. Obgleich die Aktinomykose unter der Landbevölkerung am häufigsten ist, hat GARROD (1952) unter 71 in London untersuchten Fällen nur drei vom Lande nachgewiesen. Die Actinomyces treten über cariöse Zähne, durch Zahnfleischvereiterungen und Tonsillencrypten in den Körper ein, von wo aus sie abwärts weiter wandern oder, begünstigt von besonderen Ursachen (Zahnextraktion, Trauma, Tonsillektomie), auf hämatogenem Wege vordringen. Die primäre Infektion der Lunge ist sehr selten und schwer festzustellen; besser bekannt ist dagegen der Infektionsweg über den Verdauungstrakt und die Luftwege und der lymphohämatogene Infektionsmodus (cervico-thorakale Form der Aktinomykose) (Fall 2 und 3). Der mykotische Lungenherd ist gekennzeichnet durch sein *langsames und stetes Wachstum, ohne Scheidewände oder Membranen zu respektieren.* Diese Tatsache gestattet das Fortschreiten zu beobachten, das im Lungenparenchym seinen Ausgang nimmt und unter Fistelbildung der subcutanen Mykoseabscesse in der Haut endet. Die Krankheit kann als atypische Pneumonie beginnen (LINDEMAN 1949), als Viruspneumonie oder als Pleuritis mit oder ohne Erguß (RUBINSTEIN 1952). Sie hat chronischen Charakter, unterbrochen von Perioden mit Verstärkung der Symptome in völlig wahlloser und kapriziöser Folge. Der Auswurf kann die bekannten, schwefelartigen Körner zeigen, die die Kranken im Mund als Sandkörner empfinden. Hämoptysen sind häufig und verschieden schwer. Der thorakale Schmerz, der den Übergriff auf die Pleura bedeutet, ist von der bereits besprochenen

Charakteristik *(pleurale und pleuropulmonale Form)*. Der Schmerz sitzt in der Umgegend des pleuralen Prozesses und geht dem Auftreten des Empyema necessitatis voraus. Die Temperatur ist unregelmäßig erhöht und das Allgemeinbefinden verschlechtert sich unter Gewichtsabnahme. Der Husten ist persistent, der Auswurf gering. Im Hauptstadium der Krankheit kommt es durch die Tendenz zur Ausbreitung und Verschlechterung zum Übergreifen auf die Rippen mit Infiltration der Thoraxwand, wobei sich das Empyema necessitatis bildet, das schließlich Hautfisteln hervorruft, aus denen der Eiter abläuft, in dem Aktinomykosekörner zu erkennen sind. Das Stadium der Fistelbildung führt zur Verschlechterung des Allgemeinzustandes. In Anbetracht der verspäteten Diagnosestellung

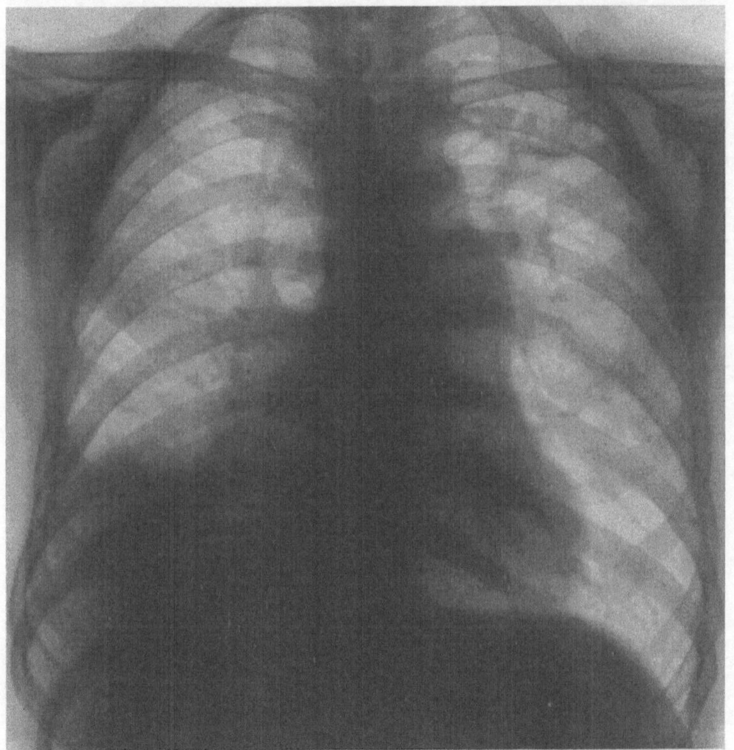

Abb. 1. Fall 1. J. R., Mann von 52 Jahren. Pleuropulmonale Aktinomykose in der rechten Lungenbasis mit Fistel in der Thoraxwand. Entwicklung günstig durch Sulfonamide und Penicillin

ist die Mortalität in diesem Stadium hoch. Der Thorax ist jetzt unbeweglich fixiert, der Schmerz intensiv und von inspiratorischem Typus. In der Endphase ist der Kranke kachektisch, zeigt Ödeme, Symptome der Amyloidose und der Herz- und Kreislaufinsuffizienz. Eine Pyämie beschleunigt den Tod, der in etwa 50 % der Fälle eintritt, jedoch ist dieser hohe Prozentsatz durch die Behandlung mit Penicillin-Sulfonamiden stark zurückgegangen (REY, RUBINSTEIN und RAPPAPORT 1948). Die *Differentialdiagnose* während der verschiedenen Stadien der Aktinomykose ist gegenüber der fibrösen Tuberkulose (BLOEDNER 1950), der Syphilis und den übrigen bronchopulmonalen Mykosen, insbesondere der Nocardiose und der Sporotrichose, abzugrenzen.

Röntgenuntersuchung. Es gibt kein typisches Röntgenbild der Aktinomykose. Sie stellt sich verschieden dar, je nach der klinischen oder anatomischen Form der Läsionen. Ihre häufigste Lokalisation ist die rechte Lungenbasis, doch kann sie in jedem Teil der beiden Lungen auftreten (Abb. 1—5). Am Anfang pflegt sie als diffuses Infiltrat mit Sitz in der hilären Zone oder als bronchopneumonischer Herd, als exsudative Knötchen oder kleinere Cavernen in Erscheinung zu treten. Vom Hilus ausgehend sieht man Stränge und netzförmige Formationen, die sich nach der Peripherie zu ausbreiten. Außerdem können

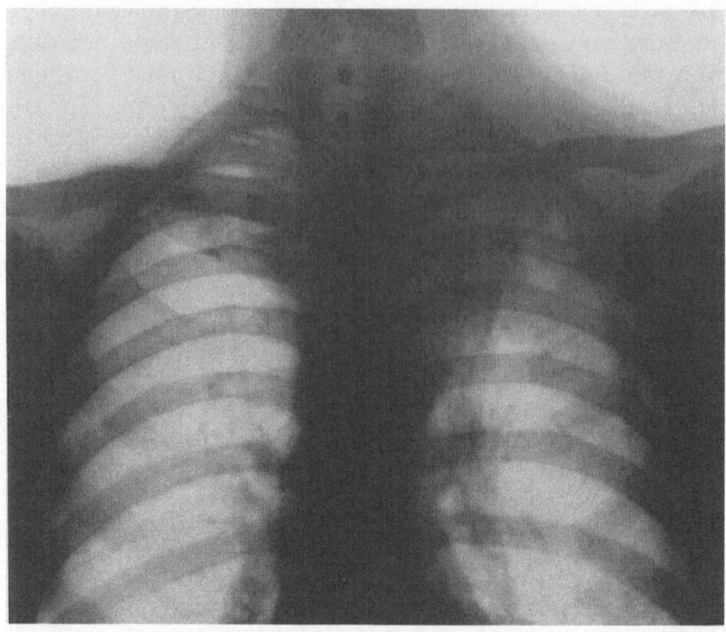

Abb. 2. Fall 2. N. N., Mann von 39 Jahren. Cervicothorakale Aktinomykose. Ödem des Halses und Adenopathien mit Fistelbildung

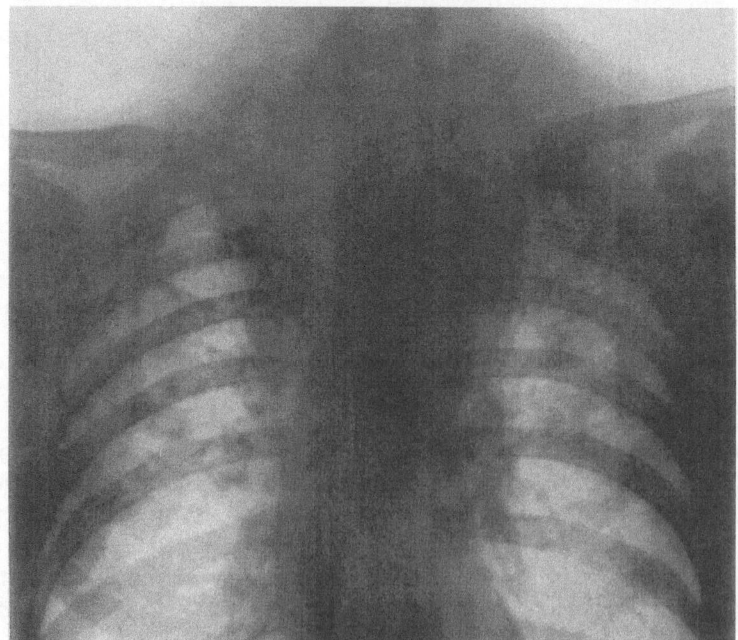

Abb. 3. Der gleiche Patient wie Abb. 2. Fortschreiten der Läsion. Cervicale und thorakale Fisteln. Sektion: ganglionäre und pulmonale Aktinomykose. Caries des 1., 2. und 3. Rückenwirbels

costale Läsionen gefunden werden (Abb. 6 und 7). In dem Hauptstadium der Krankheit beobachtet man Rippenusuren, Pleuraverdickung und Vergrößerung des Hilus, entsprechend dem anatomischen Vordringen der Krankheit und außerdem eine Vorwölbung der betroffenen Zwerchfellhälfte. Bei der Röntgenuntersuchung zeigen sich zylindrische Bronchialerweiterungen und Lungensklerose am stärksten in den befallenen Partien (DI RIENZO 1955; Fall 4, Abb. 6 und 7). Weiterhin werden Cavernen mit unregel-

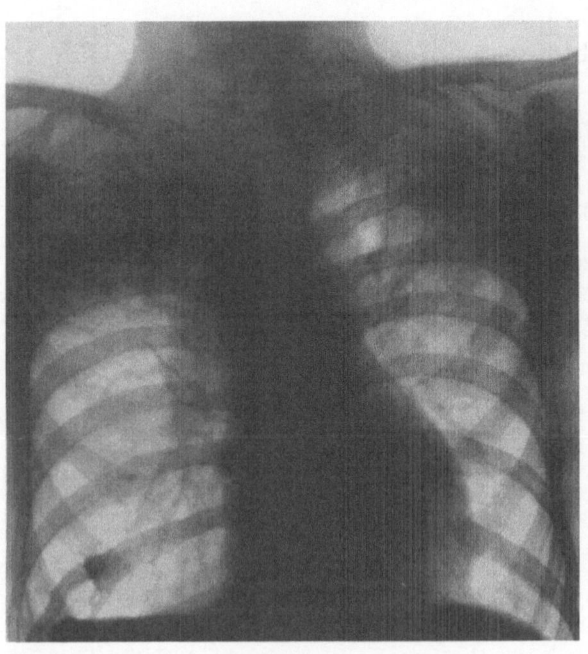

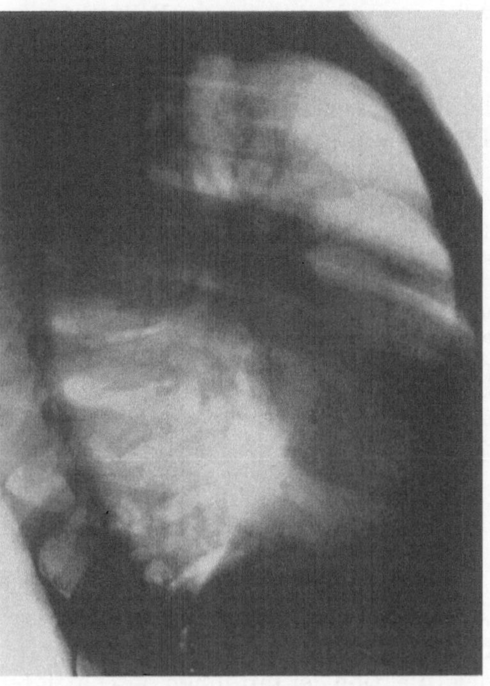

Abb. 4 Abb. 5

Abb. 4. Fall 3. J. B., Mann von 45 Jahren. Lungenaktinomykose. Im Sputum Aktinomyces Israeli. Läsionen in den Lungenspitzen, vornehmlich rechtsseitig. Sektion: Aktinomykose mit intrapulmonaler hämatogener Ausstreuung

Abb. 5. Fall 4. A. G., Mann von 35 Jahren. Pleuropulmonale Aktinomykose. Abscedierte Tumorbildung am vorderen Ende der 5. Rippe. Im Absceßeiter A. Israeli. Verschattung im äußeren Teil der rechten Lungenbasis und des Mittelfeldes. Seitliche Aufnahme. Ausdehnung des Prozesses von vorn nach hinten und lobulär

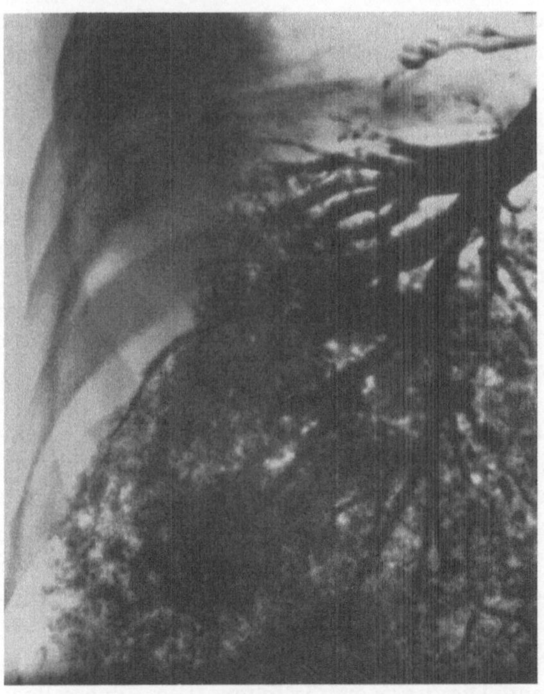

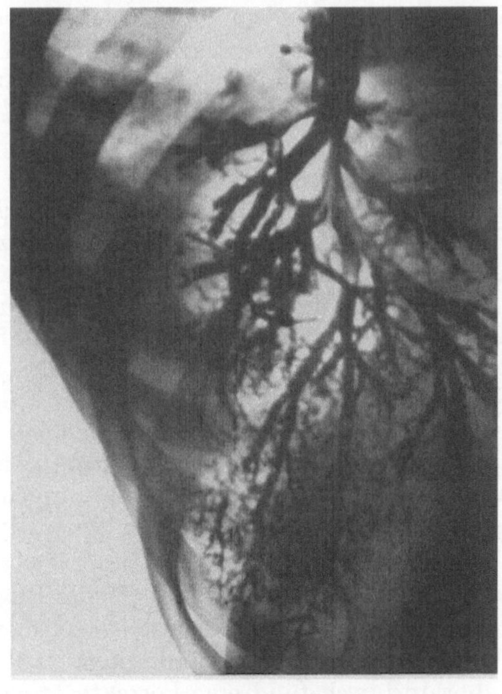

Abb. 6 Abb. 7

Abb. 6. Der gleiche Patient wie Abb. 5. Bronchographie. Die Bronchialäste sind wenig verändert, aber ihr Lumen schließt sich plötzlich, wenn die Grenze des krankhaften Prozesses erreicht wird

Abb. 7. Der gleiche Patient wie Abb. 5. Bronchographie. Endstadium: Parenchymzerfall. Einige geringe Veränderungen an den Rippen treten hervor. (Di Rienzo 1955)

mäßigen Rändern und dicken Wänden beobachtet. Die Fistulographie weist die Verbindung der thorakalen Fisteln mit dem intrathorakalen Raum, insbesondere mit dem Pleuraraum, nach. Pleuraergüsse haben bei der Aktinomykose keine besonderen Kennzeichen (Abb. 1).

Fall 1. Pleuropulmonale Aktinomykose. J. R., Mann von 52 Jahren, Schneider. Langjährige chronische Bronchitis mit asthmatischen Anfällen. Erscheint in der Sprechstunde wegen seiner Schmerzen auf der Rückseite der rechten Thoraxhälfte mit leichtem Husten und Dyspnoe bei Anstrengung. Die Analyse des Sputums ergibt keine Koch-Bacillen. Die Röntgenaufnahme zeigte eine Pleuraverschattung an der rechten Lungenbasis und eine Emphysemblase in der linken Lungenspitze (Abb. 1). Die Schmerzen nahmen zu, und es bildete sich ein Empyema necessitatis aus, das bald in der Haut eine Fistel bildete, aus der gelber Eiter abfloß, in dem Actinomyces Israeli nachgewiesen werden konnten. Behandlung mit 20 Mill. E Penicillin und insgesamt 582 g Sulfadiazin. Heilung innerhalb von 5 Monaten. Überlebenszeit 10 Jahre, ohne Rezidiv.

Fall 2. Cervico-thorakale Aktinomykose (Abb. 2 und 3).

Fall 3. Lungenaktinomykose (Abb. 4).

Fall 4. Pleuropulmonale Aktinomykose (Abb. 5, 6, 7 und 8).

b) Aspergillose

Pathogener Pilz: *Aspergillus*; die häufigsten Species sind der *Asp. fumigatus* und der *Asp. niger*. Der Aspergillus lebt in saprophytärer Form in verschiedenen Organen, so auch in den Atmungswegen. Er ist habitueller Gast bei einigen Vogelarten, und die Möglichkeit der Infektion der mit ihnen beschäftigten Personen ist gegeben, ebenso auch bei Arbeitern, die in engen Räumen mit Getreide hantieren. Klassisch ist in dieser Hinsicht die Beobachtung von DIEULAFOY u. Mitarb., die die ersten Fälle von Aspergillose unter taubenmästenden Arbeitern beschrieben haben, welche Getreidekörner zwischen die Lippen zu nehmen pflegten. Die häufigsten Beobachtungen dieser Art stammen aus Mitteleuropa und Nord- und Südafrika. Das Auftreten des Aspergillus im Sputum bedeutet noch keinen Beweis einer mykotischen Erkrankung der Lunge. Diese muß mit klinischen und röntgenologischen Erscheinungen einhergehen, die die pathogene Tätigkeit des Aspergillus erkennen lassen und die um so sicherer bewiesen ist, wenn man den Pilz in dem aus den Bronchien aspirierten Sekret nachweisen kann. Die in der Lunge hervorgerufenen Veränderungen bestehen in nodulären Infiltraten. Später kommen sklerotische Veränderungen dazu, bei denen auch kleine Höhlen und Bronchiektasen zu beobachten sind (Abb. 10). Kennzeichnend für diese Mykose ist die *Thrombose der Lungengefäße*, woraus ihr hämoptoischer Charakter zu erklären ist. Die Häufung von Mycelien im Innern eines erweiterten Bronchus gibt Anlaß zur Bildung des sog. „*intrabronchiektatischen Megamycetoms*" von DEVÉ (1938). Die Symptomatologie zu Beginn der Aspergillose unterscheidet sich in keiner Weise von einer infektiösen Tracheobronchitis und die Art des Fortschreitens der Läsion täuscht gewöhnlich eine fibröse Tuberkulose vor. Die Hämoptoe ist ein Symptom, das sehr oft zu diagnostischen Irrtümern führt. Klinisch kann die Aspergillose auch unter dem Bilde eines Abscesses (Fall 35), einer Caverne (Fall 7), eines Bronchialkrebses (LEON-KINDBERG u. Mitarb. 1936) oder eines Tumors (Fall 8, 10 und 11) auftreten. Die Prognose ist relativ gut und hängt von dem Umfang des pulmonalen Prozesses und den Begleitumständen ab. Die *Differentialdiagnose* muß sich auf die Lungentuberkulose, Tumoren, Abscesse, Pneumokoniose und die übrigen bronchopulmonalen Mykosen erstrecken. Auch sei der rezidivierende Charakter dieser Mykose unterstrichen.

Röntgenuntersuchung. Bei dieser Art von Mykose kann die Röntgenuntersuchung von ausschlaggebender Bedeutung für die Diagnose sein. Nicht weil sie ausgesprochen pathognomonische Zeichen aufweist, sondern weil sie mehrere Kennzeichen in bezug auf die Form und Lage der Veränderungen aufweist, die zusammen mit dem klinischen und Laboratoriumsbefund eine korrekte ätiologische Diagnose ermöglichen. Die Aspergillose kann in einer einfachen Verstärkung des Bronchialnetzes bestehen, mit den Kennzeichen einer unspezifischen Bronchitis oder Peribronchitis, so wie sie auch als fibröse Tuberkulose (Abb. 9) oder cavernöse Tuberkulose (Abb. 3), als Lungenabsceß (Abb. 56) oder cystischer Tumor (Abb. 13, 14a, 14b, 17 und 18) in Erscheinung treten kann. Ihre

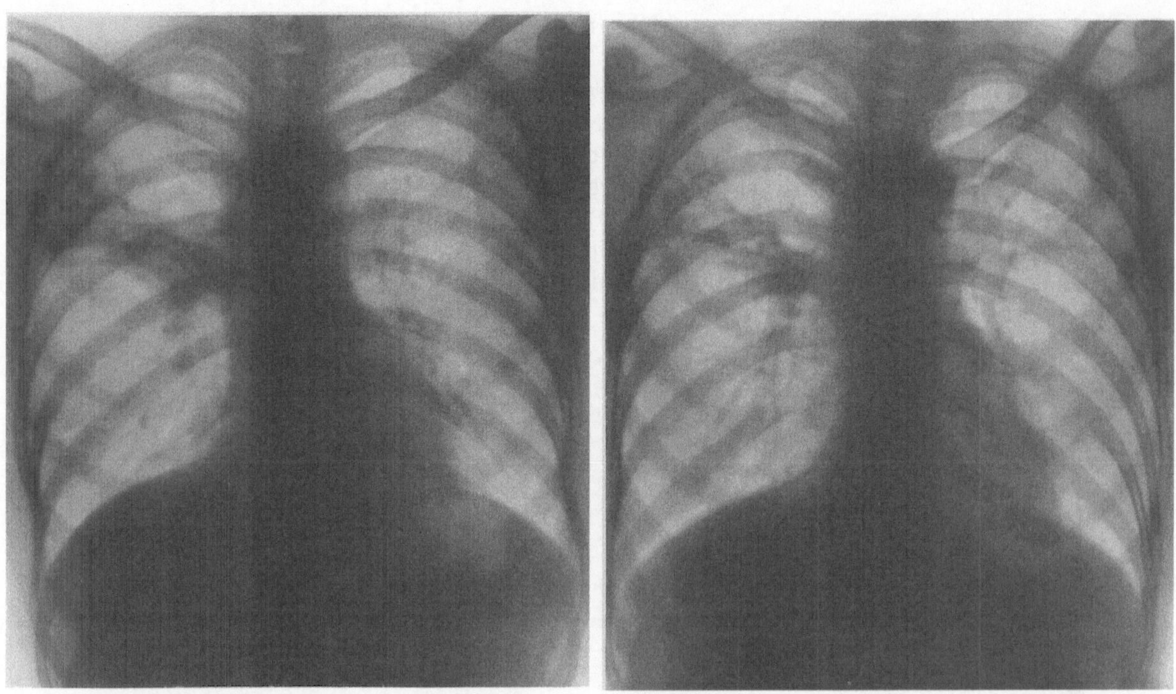

Abb. 8 Abb. 9

Abb. 8. Fall 5. A. D., Mann von 32 Jahren. Pulmonale Aspergillose. Rechte infraclaviculäre Infiltration. Im Sputum Aspergillus fumigatus

Abb. 9. Fall 5. Fibröse Veränderungen nach Jodbehandlung

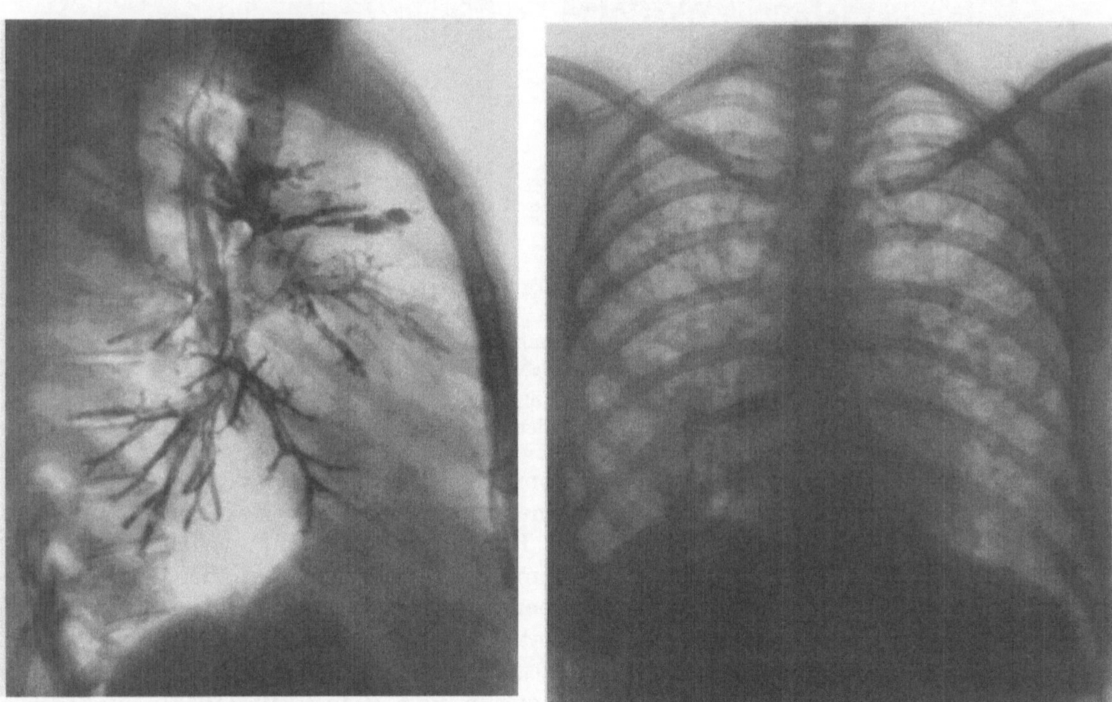

Abb. 10 Abb. 11

Abb. 10. Fall 5. Bronchographie: Bronchialerweiterung im vorderen Abschnitt des rechten Oberlappens

Abb. 11. Fall 6. D. M., Frau von 32 Jahren. Aspergillose und Moniliasis im Verlauf einer Corticosteroid-Behandlung. Schwache funktionelle Symptomatologie, beiderseitige knotige Aussaat mittlerer Größe, mit Ausnahme der Spitzen. Im rechten Mittelfeld kleine Cavernen. Die antimykotische Behandlung versagt, die Veränderungen bestehen 2 Jahre danach noch fort

Lokalisierung ist vornehmlich in den *Lungenspitzen*, was jedoch nicht bedeutet, daß sie ausschließlich dort zu finden ist. Die Infiltrate zeigen einen dichten Schatten und sind mit dem Hilus durch Stränge verknüpft, welche tuberkulöse Läsionen vortäuschen. Wenn die Veränderungen älter sind, ist eine ausgesprochene *Tendenz zu interstitieller oder peribronchialer Fibrose* zu beobachten (Abb. 9). Im Innern dieser Residualschatten sind Höhlen oder Bronchiektasen zu finden, die durch eine Bronchographie nachgewiesen werden können (Abb. 10). Wenn die Erkrankung tumoralen Charakter annimmt (Aspergillom), wird die Diagnose schwieriger, da die Veränderung von Lungentumoren schwer zu

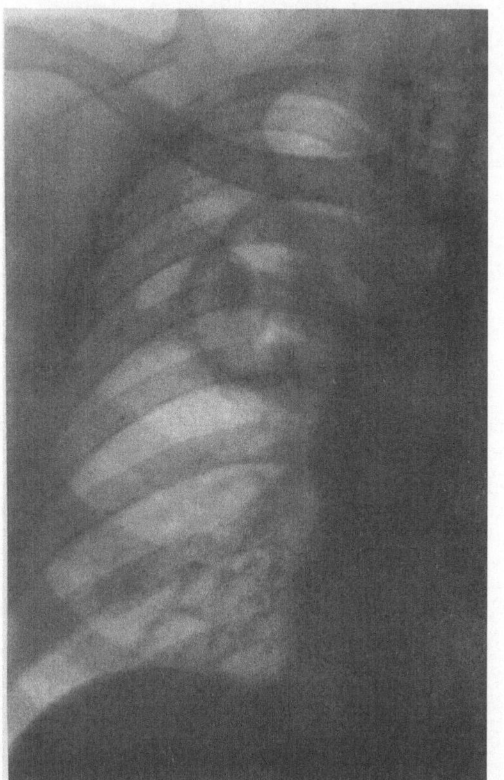

Abb. 12

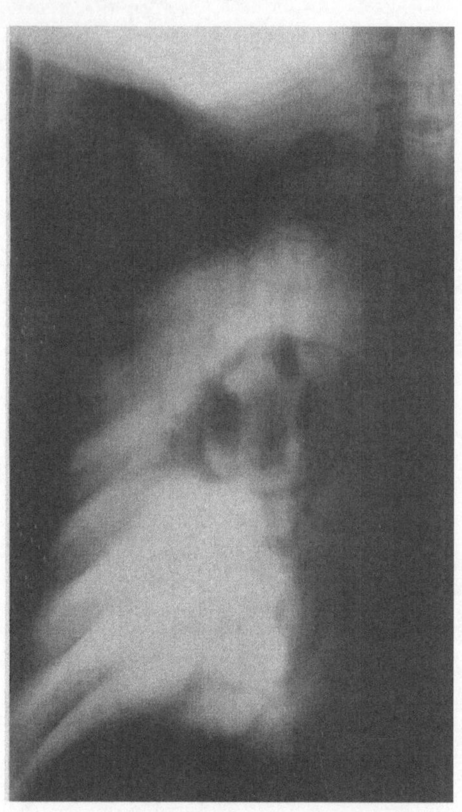

Abb. 13

Abb. 12. Fall 7. E. B., Mann von 77 Jahren. Lungenabsceß mit mykotischem Inhalt. Im angesaugten Bronchialsekret Aspergillus fumigatus nachgewiesen. Rezidivierende Hämoptysen

Abb. 13. Fall 7. Schichtbild 11 cm Schichttiefe: Große Höhle über dem Hilus mit mykotischen Zotten an den Wänden

unterscheiden ist; die Diagnose ist auf anatomisch-pathologischem Wege vorzunehmen. Wenn es sich um einen intrabronchiektatischen Tumor handelt (Megamycetoma), tritt dieser als runder Schatten mit klaren, feinen Konturen in Erscheinung, ohne besondere Beteiligung der Umgebung. Im Innern sieht man eine mehr oder minder dichte, opake Verschattung geringeren Ausmaßes, die im oberen Teil eine halbmondförmige Aufhellung zeigt, welche als „*Schellenzeichen*" bezeichnet wird (Abb. 14a, 14b, 17 und 18). Mit seiner Beschreibung haben sich DEVÉ (1938), METRÁS und THOMAS (1946), BREA u. Mitarb. (1950), HÖFFKEN (1956) und DE MEUTER und VAN WIEN (1955) befaßt. Die Mycelien können sich auch im Innern von präexistenten Cystenbildungen ansiedeln (Cysten mit mykotischem Inhalt; Abb. 13, 14b, 17 und 18). Eine mögliche Pleurakomplikation der Aspergillose ist erwähnt worden, jedoch ohne spezifische Eigenheiten.

Fall 5. Pulmonale Aspergillose mit residualen Bronchiektasen (Abb. 8, 9 und 10). A. D., Mann von 32 Jahren, Landarbeiter. Erscheint in der Sprechstunde wegen wiederholtem blutigem Auswurf. Allgemeinbefinden gut, Husten und schleimiger Auswurf, zeitweise blutig. Die Thoraxaufnahme zeigt ein infraclaviculäres

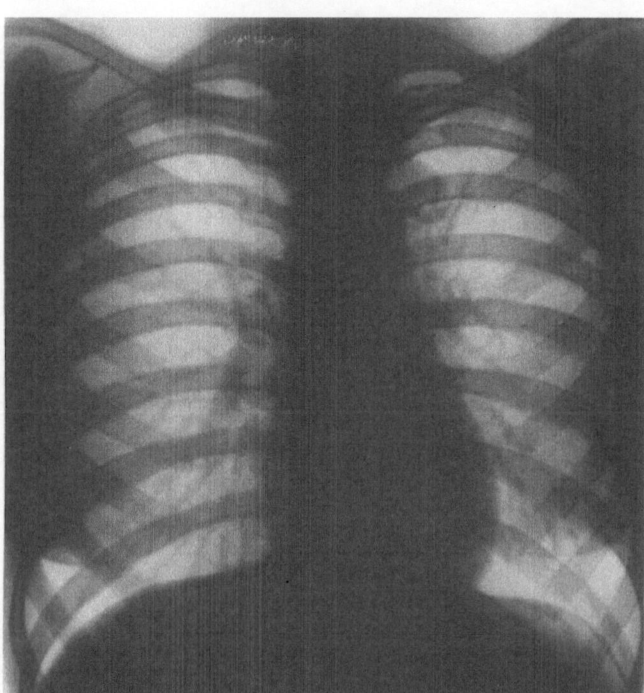

Abb. 14a. Fall 8. A. C., Frau von 24 Jahren. Lungencysten mit mykotischem Inhalt. Infraclaviculärer Tumor links

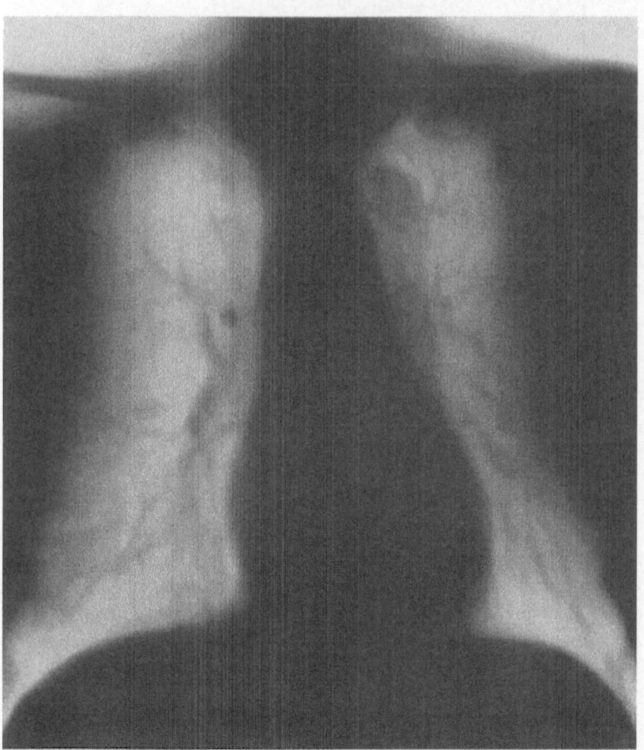

Abb. 14b. Schichtbild: In der linken Spitze zwei rundliche, scharf begrenzte Schatten. Der untere Schatten zeigt das typische „Schellenzeichen". Lobektomie. Angeborene Lungencysten mit mykotischem Inhalt

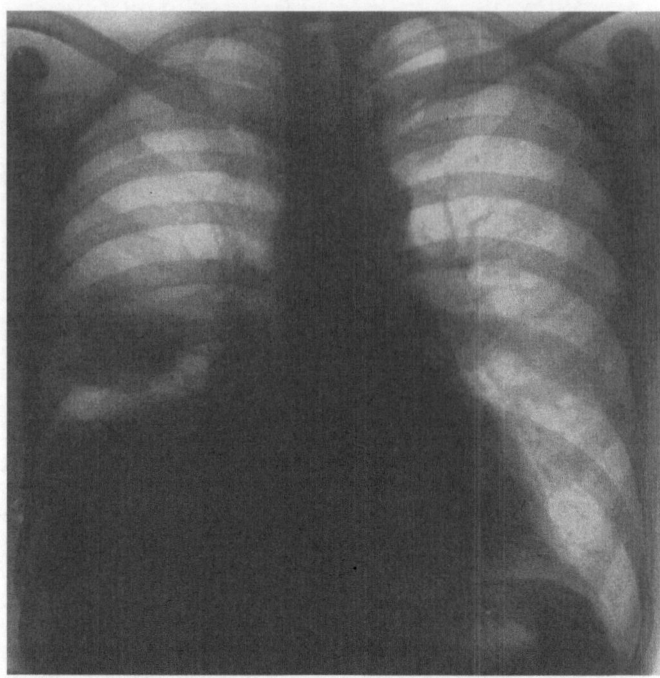

Abb. 15. Fall 9. 4 Monate nach Beginn der Behandlung mit Sulfonamiden, Jodpräparaten und Nystatininhalation

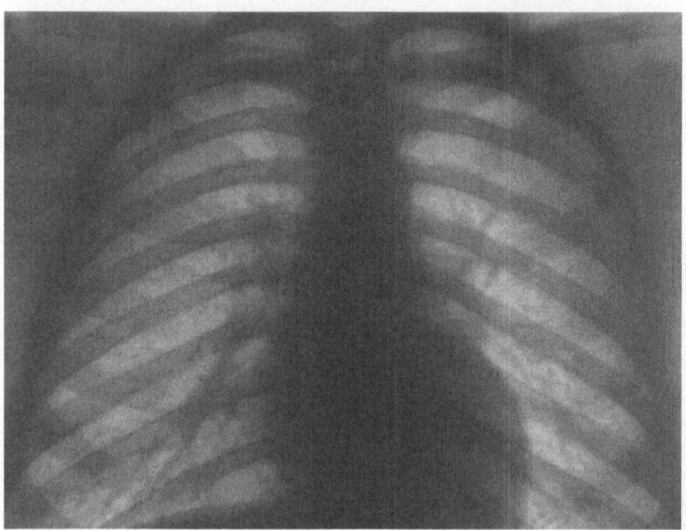

Abb. 16. Fall 9. 10 Monate später praktisch geheilt

Infiltrat rechts (Abb. 9; der Kranke wird als tuberkuloseverdächtig in eine phthisiologische Klinik eingewiesen. Sputumbefund negativ (Koch-Bacillen); dagegen war Aspergillus fumigatus vorhanden, der sich in der Kultur des aspirierten Bronchialsekretes zeigte. Es wurde eine Kur mit 10 g Kalium jodatum täglich verordnet, welches gut vertragen wurde. Der weitere Verlauf war günstig (Abb. 9), es kam zur Rückbildung des pulmonalen Infiltrates. Die Bronchographie zeigte bronchiale Erweiterung, so daß eine prophylaktische Resektion indiziert war (Abb. 9).

Fall 6. Aspergillose und Moniliasis während der Behandlung mit Corticosteroiden (Abb. 11).

Fall 7. Cavernöse Aspergillose (Abb. 12 und 13).

Fall 8. Lungencyste mit mykotischem Inhalt (Abb. 14a und 14b).

Fall 9. Hämatogene Aussaat einer durch Penicillinbehandlung entstandenen Moniliasis. Günstige Entwicklung (Abb. 15 und 16).

Fall 10. Lungencaverne mit mykotischem Inhalt (Aspergilloma) (Abb. 17).

Fall 11. Lungencaverne mit mykotischem Inhalt (typisches Schellenzeichen) (Abb. 18 und 19).

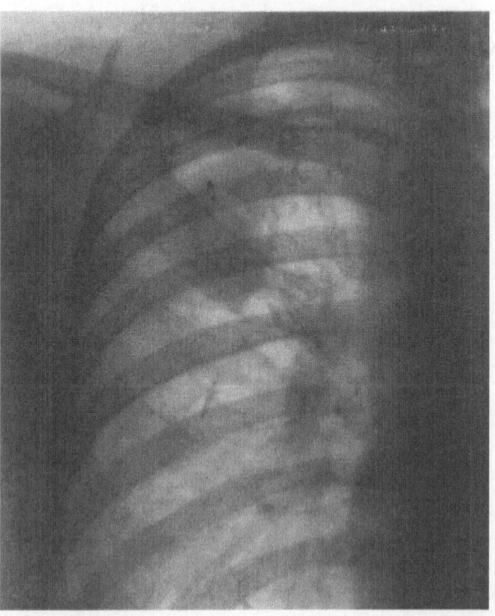

Abb. 17. Fall 10. Sekundäres Aspergillom in einer Lungencaverne (Schellenzeichen)

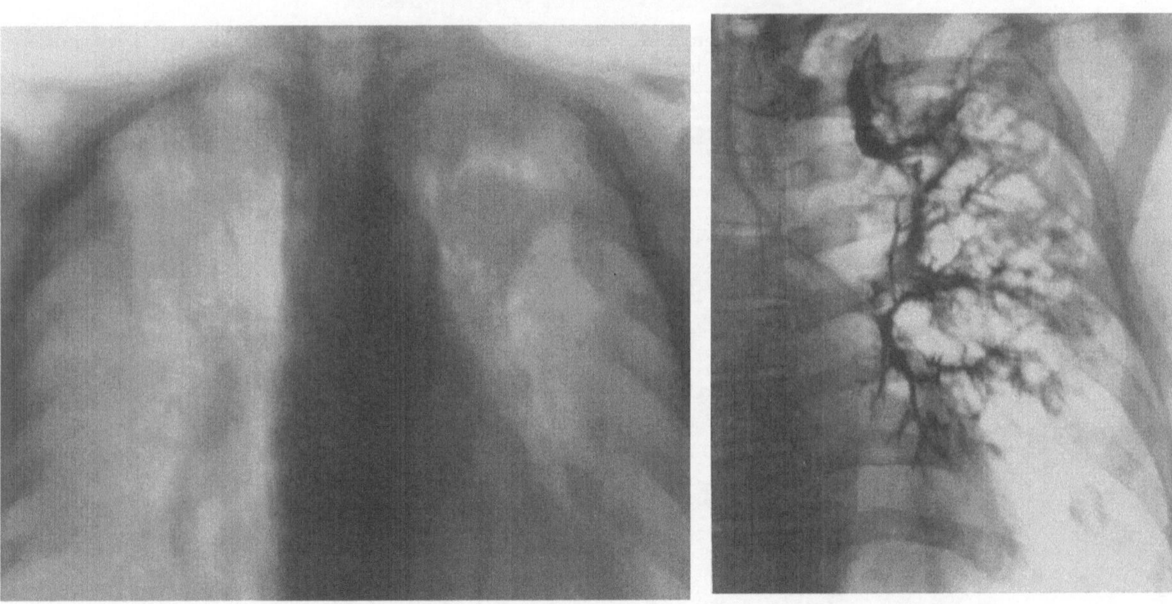

Abb. 18 Abb. 19

Abb. 18. Fall 11. Schichtbild eines typischen Aspergilloms (Schellenzeichen)

Abb. 19. Fall 11. Bronchographie: das Lipiodol eingedrungen zwischen Inhalt und Wand des cystischen Hohlraums

c) Nordamerikanische Blastomykose

Synonyma: *Gilchristsche Krankheit, Chikagoer Krankheit, blastomykotische Dermatitis.*

Pathogener Pilz: *Blastomyces dermatitidis.* 98 % der Beobachtungen wurden in den USA und vornehmlich im Staate Chikago gemacht. Der Pilz befällt die Stallknechte und andere Arbeiter, die mit Tierleichen oder in Gerbereien zu tun haben. Die häufigste Lokalisation ist in der Haut, von wo auf hämatogenem Wege verschiedene Organe (wie z. B. die Lunge,

Knochen und Meningen) befallen werden können. Das Auftreten in der Lunge ist nicht sehr häufig und wurde von MARTIN und SMITH (1939) bis zum Jahre 1939 auf 80 Fälle geschätzt. Die heutige Kasuistik ist von den nordamerikanischen Autoren auf Grund eingehenden Studiums lokaler epidemischer Herde beträchtlich erweitert worden.

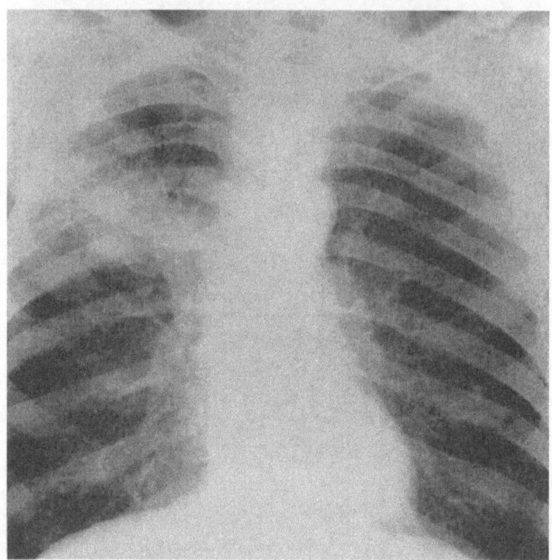

Abb. 20a. Fall 12. V. S., Frau von 27 Jahren. Nordamerikanische Blastomykose generalisierten Typs mit Lokalisation in Lunge, Rückgrat und Uterus. Großes paramediastinisches Infiltrat links

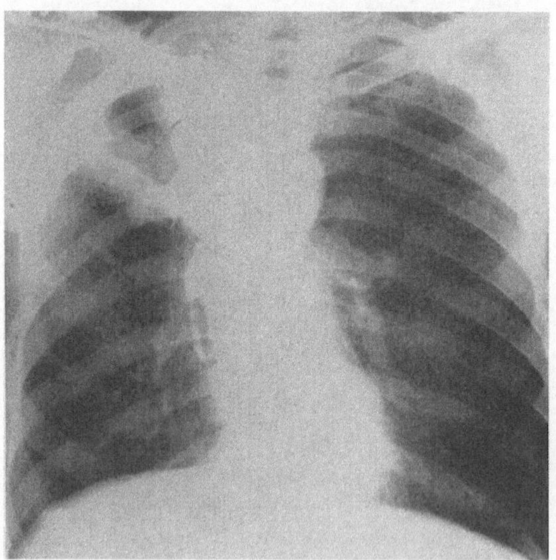

Abb. 20b. Rückbildung der Veränderung auf Jodkaliummedikation. (MARTIN und SMITH 1939)

Die Krankheit tritt in zwei Formen auf: als *cutane Form* (50 % der Fälle) mit ulcerös-papillomatösen Läsionen von pustulösem oder verrucösem Typ und kleinen Abscessen, und der *ulcerös-gummösen Form*, die hauptsächlich im Gesicht, an den Händen und Beinen sowie an verletzten Stellen zu beobachten ist. Die *systemische oder generelle Form* folgt auf die vorgenannte und entspricht deren hämatogener Aussaat, wobei sie in 90 % der Erkrankungen die Lunge befällt, die ihrerseits wieder Ausgangspunkt für neue Streuungen ist (multiple Abscesse, auch der Meningen, Osteomyelitis). In 50 % der Fälle, die die Atemwege betreffen, handelt es sich um Pseudogrippen oder Pneumonien von heimtückischem Verlauf, die mit Temperatursteigerung, Gewichtsabnahme, Brustschmerzen und teilweise Dyspnoe oder Hämoptysen einhergehen. Die Erkrankung mit Lokalisation in der Lunge schreitet in periodischen Schüben fort und nimmt in 90% der Fälle einen tödlichen Verlauf, doch ist dieser Prozentsatz durch die positive Wirkung neuer Antimycotica verringert worden. Die Diagnose wird durch Probeexcision aus der cutanen Läsion, durch Sputumuntersuchungen sowie durch die Anamnese über Umgebung und Beschäftigung gestellt, und es ist dabei auf klare Unterscheidung von einer Lungentuberkulose, einer Tularämie, Pneumokoniose, Coccidioidose etc. zu achten.

Röntgenuntersuchung. Die Blastomykose täuscht jede Art von akuter oder chronischer Affektion der Atemwege vor, speziell die Tuberkulose mit Streuungen knotiger, infiltrativer oder cavernöser Art, wie auch den Bronchialkrebs (CONANT u. Mitarb. 1944). Außerdem finden sich röntgenologisch Knochenveränderungen vom Typ der Osteomyelitis (Fall 12).

Fall 12. Nordamerikanische Blastomykose genereller Art (Abb. 20a und 20b; MARTIN und SMITH 1939), V. S., Frau von 27 Jahren. Wird im Jahre 1934 im Hospital Duke (USA) aufgenommen. 3 Monate vor ihrer Einlieferung klagte sie über Brustschmerzen und Husten; es wurden ihr symptomatisch wirkende Mittel verordnet. Später tritt eine Paraplegie der unteren Gliedmaßen auf, die in wenigen Tagen spontan verschwindet; darauf blutiger Auswurf und Schmerzen an der Vorderseite des linken Hemithorax. Im Röntgenbild erscheint ein Schatten pneumonischen Typs, der den linken Oberlappen dorsal einbezieht (Abb. 20a). Die Sputumuntersuchungen ergeben als Befund die Anwesenheit von Blastomyces dermatitidis. Die Kranke wird mit Jodkali und Röntgentherapie behandelt, darauf Rückbildung der Lungenveränderungen. 2 Monate nach ihrer Entlassung Paraplegie infolge von Knochenläsion am 12. Brustwirbel. Es wird eine Laminektomie vorgenommen, danach teilweise Wiederherstellung. Auf Grund einer Metrorrhagie erfolgt eine Auskratzung, die das Vorhandensein des Blastomyces dermatitidis in der Uterusschleimhaut nachweisen ließ.

d) Coccidiose

Synonyma: *Wernicke-Posadassche Krankheit, Talfieber, Wüstenfieber, St. Joachimsfieber.*

Pathogener Pilz: *Coccidioides immitis.* In Argentinien waren es WERNICKE (1892) und POSADAS (1896), die zuerst den pathogenen Charakter des Coccidioides immitis erkannten, der dann später von RIXFORD und GILCHRIST in dem unfruchtbaren Gebiet des *St. Joachimstals* von Kalifornien in den Vereinigten Staaten erforscht wurde. Die aus dieser Gegend kommenden nordamerikanischen Truppen haben seine Verbreitung bewirkt, so daß er auch in Südamerika und neuerdings auch in Italien, Deutschland (HEIDER 1948 und RUHRMANN 1956), auf dem Balkan, in Indien und Japan zu finden ist. Die Erkrankung stellt die am stärksten infektiöse Mykose dar, und es gibt Gebiete in den USA, wo 97% der Bevölkerung damit behaftet sind. Sie wird durch die Atemwege übertragen und tritt in zwei Formen auf. Die *primäre,* akute Form, das sog. St. Joachims-Fieber, hat einen grippeartigen Beginn und leichten Verlauf von 2—3 Monaten Dauer. Einer von 5000—10000 Fällen geht in die *progressive Form* über, die sich aus Cavernen oder mykotischen Residualknoten entwickelt, sich in inneren Läsionen (an Lunge, Knochen oder Meningen) äußert und in wenigen Wochen zum Tode führt, falls nicht die neuen Antimycotica (Fungidiona, Stilbamidine) eingesetzt werden. Das Fortschreiten der Lungenveränderungen äußert sich in Verstärkung der Dyspnoe und Auftreten von Hämoptoe (Anwesenheit des Pilzes im Sputum). Der Tod tritt meist durch Herzinsuffizienz ein. Die Diagnose wird durch den Befund in Sputum, Blut oder Knochenmark (Fall 13 und 14), durch Hautproben, Komplementbindungsreaktion und die Tatsache des Wohnsitzes in der endemischen Zone gesichert. Wenn die letztere Angabe nicht bekannt ist, gestaltet sich die *Differentialdiagnose* schwierig, denn sie hat die Tuberkulose, den Krebs, die nordamerikanische Blastomykose, die Grippe, atypische Pneumonien und die Sarkoidose in Betracht zu ziehen.

Röntgenuntersuchung. 80% der Fälle weisen Veränderungen in der röntgenologischen Struktur der Lunge auf. In $^{3}/_{5}$ der Fälle wird die Diagnose durch Zufall gestellt oder auf Grund der röntgenologischen Untersuchung von scheinbar gesunden Bevölkerungsgruppen.

Die Röntgenuntersuchung kann negativ ausfallen oder Läsionen verschiedenster Art aufzeigen. In ihrer akuten Form kann die Krankheit durch kleine knotige Verschattungen als einzigem röntgenologischem Symptom in Erscheinung treten (Abb. 22 und 23). Je nach dem Grad der Infektion sind einseitige oder konfluierende Infiltrate vom Typ der Pneumonie zu sehen, die die Hodgkinsche Krankheit oder eine Tuberkulose vortäuschen. Der Hilus ist beiderseits durch regionale Adenopathien vergrößert, wobei die mediastinalen Formen von schlechter Prognose sind, obwohl sie auch wieder abklingen können (DICKSON 1938). Ferner sind cystische Cavernen zu beobachten, anhaltende Pneumonien und miliare Aussaat (Abb. 21). Bei den progressiven Formen gibt es Röntgenbilder mit echten Cavernen, die zurückgehen, aber eine Fibrose oder Bronchiektasen hinterlassen. In 90 % der

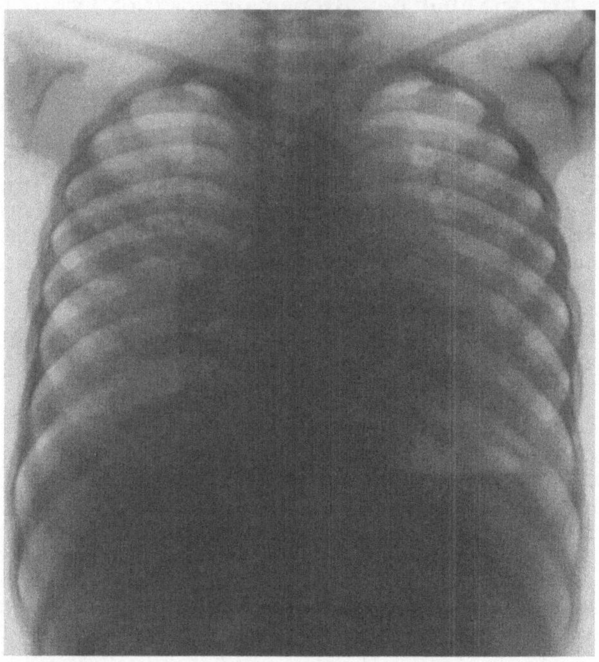

Abb. 21. Fall 13. C. R. M., Kind von 2 Jahren. Generalisierte Coccidiose mit tödlichem Ausgang. Ausgangsstadium mit mikronodulärer beiderseitiger Aussaat, mit Ausnahme der Lungenspitzen. Sektion: Coccidioides immitis in Knochenmark, Ganglien und Lungenherden

Fälle treten die *Cavernen* einzeln, und zwar in der akuten Phase der Erkrankung, auf, wo sie in 70 % der Fälle in den Spitzen zu finden sind. Sie können aussehen wie luftgefüllte Cysten, wie aufgehellte Zonen mit keiner oder geringer Reaktion in der Umgebung von schwankender Größe. Die knotige Verschattung herrscht gegenüber anderen Erscheinungsformen vor. Für gewöhnlich treten einzelne, kleine Knoten und solche von fibrösem Typ auf, sie können auch mehrfach vorhanden sein, mit oder ohne fibröse Reaktion ihrer Umgebung (Abb. 22 und 23). Die Spätfolgen in Form einer produktiven Fibrose können verkalken und ebenso wie die Restcavernen als Reservoir für die Pilze wirken und so den Ausgangspunkt für Reaktivierungen bilden.

Fall 13. Lungencoccidiose mit tödlichem Verlauf (Abb. 21). C. R. M., Junge von 2 Jahren, in der Stadt wohnhaft. Vor 3 Monaten hatte er eine asthmaartige Bronchitis, anschließend Verschlechterung des Allgemeinbefindens, stärkerer Husten, Dyspnoe. Mit Antibiotica behandelt, zeigt der Patient keine Besserung, weshalb seine Krankenhausaufnahme empfohlen wird, nachdem sich zusätzlich Cyanose und Nasenflügelatmung eingestellt hatten. Die Untersuchung ergab in der rechten Supraclavicularzone einen Knoten von der Größe einer Bohne. Die Symptomatologie der Lunge zeigte nur hyperämische Zonen im Mittelfeld beider Thoraxhälften. Die Thoraxamplitude war vermindert, die Atemfrequenz erhöht. Die Milzspitze war fühlbar, die Leber zwei Finger breit unter dem Rippenrand tastbar. Bewußtsein getrübt, Sehnenreflexe vermindert. Eine Röntgenaufnahme (Abb. 21) des Thorax zeigt eine Streuung feiner Knoten in beiden Lungen. Mantouxsche Reaktion 1:1000 negativ, ebenso Mageninhalt in bezug auf Koch-Bacillen negativ. Hämatologischer Befund normal.

Behandlung mit Streptomycin und Prednison. Patient stirbt am 11. Tag seines Krankenhausaufenthaltes. Bei der Obduktion wurde in den Kulturen des Knochenmarks, der Mediastinaldrüsen und der Lungenknötchen der Coccidioides immitis isoliert (Hospital de Tisiología „A. Cetrángolo").

Fall 14. Coccidiose leichter Art (Abb. 22 und 23).

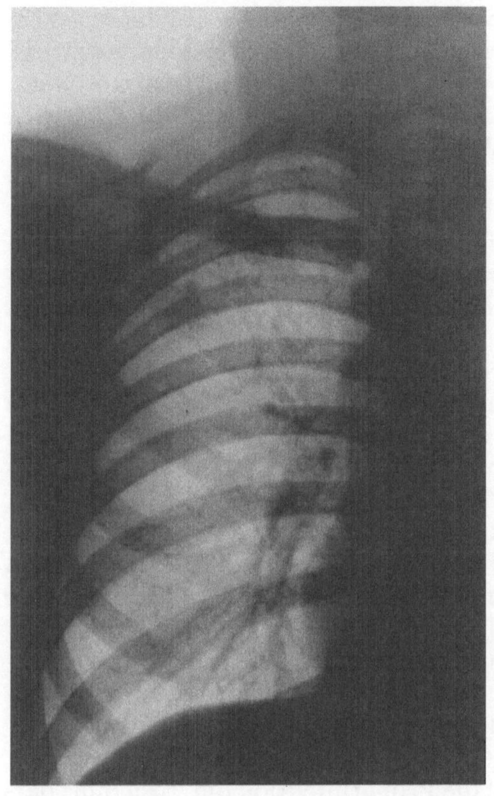

Abb. 22

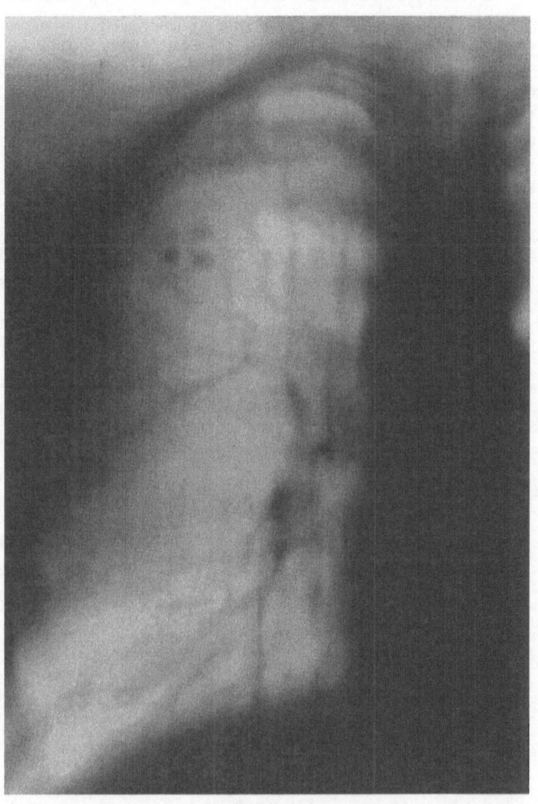

Abb. 23

Abb. 22. Fall 14. A. A. C., junger Mann von 17 Jahren. Coccidiose mit günstigem Verlauf. Ganglionäre Lokalisation am Halse. Lungenherde in der Gegend unter dem rechten Schlüsselbein. Im Knochenmark: Coccidioides immitis

Abb. 23. Fall 14. Schichtbild 9 cm Schichttiefe: Vereinzelte knotige Herde im rechten Oberfeld. Günstiger Verlauf durch Sulfamide und Prednison

e) Geotrichose

Synonyma: *Geotrichomykose, Oidiomykose.*

Pathogener Pilz: *Geotrichum.* Befällt die Lunge nur ausnahmsweise und ihre klinischen Merkmale sind denen der Moniliasis ähnlich, von der sie sich durch die mykologische Untersuchung unterscheiden läßt. Die Lokalisation in den Bronchien ist die häufigste und tritt unter der Symptomatologie einer bakteriellen Bronchitis in Erscheinung, teilweise mit sanguinolentem Auswurf (CONNANT u. Mitarb. 1944), und täuscht so einen Bronchialkrebs vor (KUNDSTADTER u. Mitarb. 1946). Der Nachweis des Pilzes im Sputum bedeutet noch keinen Beweis einer Lungenmykose, da sie sich häufig anderen Affektionen der Atemwege aufpfropft; ihr Verlauf hängt von dieser Assoziation ab.

Röntgenuntersuchung. Ähnliche Kennzeichen wie bei Moniliasis. Sie tritt als Spitzeninfiltrat mit oder ohne Höhlenbildung auf.

Fall 25. Moniliasis und Geotrichosis der Lunge bei einem intensiv mit Penicillin behandelten wegen Krebs Laringektomierten (Abb. 41).

f) Histoplasmose

Synonyma: *Darlingsche Krankheit. Parasitäre generelle Reticulohistiocytose* oder *reticuloendotheliale Cytomykose.*

Pathogener Pilz: *Histoplasma capsulatum* gelangt durch Inhalation in den Organismus sowie durch die Haut und über die Schleimhäute der oberen Luftwege. Auf hämatogenem Wege kann sie sich verbreiten, wobei sie sich im reticuloendothelialen System festsetzt und ein schweres klinisches Bild hervorruft, das häufig von tödlichem Ausgang ist. In 50 % der Fälle ist die Lunge befallen. Die ersten Untersuchungen stammen von nordamerikanischen Kindern, welche vielfältige Lungenverkalkung mit negativer Tuberkulinreaktion zeigten und sich als histoplasminempfindlich erwiesen. In bestimmten Zonen der USA hat die Infektion 93,5 % der Kinder erfaßt (HIGH, ZWERLING und FURCOLOW). Auf diese Weise hat man den mykotischen Ursprung von Lungenverkalkungen nachgewiesen, die einer zentralen Nekrose und Verkäsung der Lungenherde bei peripherer Verkalkung und Erhaltung des Nekrosezentrums entsprechen. Die Histoplasmose tritt in zwei Formen auf: einer *cutan-mucösen Form* mit ulceröser oder wuchernder Lokalisation, die sich entweder spontan oder durch antimykotische Behandlung zurückbildet, und der *generalisierten Form,* die auf hämatogenem oder lymphogenem Wege oder durch beide gleichzeitig entsteht und sich in einem allgemein schweren Krankheitsbild ausdrückt, mit wechselnder Temperatur, Adenopathien, Hepato- oder Splenomegalie. Die Lunge ist in 22 % der Fälle sekundär in Mitleidenschaft gezogen, während die Primärinfektion die Ausnahme darstellt. Die Diagnose wird durch den Nachweis des Histoplasmum capsulatum in Sputum, Blut oder Knochenmark, durch die positive Histoplasminreaktion und die Komplementbindung bestimmt. Die Krankheit kann in torpider oder akuter Form auftreten und spontan zurückgehen, unter Hinterlassung verkalkter Herde in der Lunge, oder sie kann fortschreiten *(progressive Form)* mit Lokalisation in Ganglien, Leber, Milz oder Lunge und endet meist mit dem Tode des Patienten, da die neuen Antimycotica nur ausnahmsweise wirksam sind. Bei der leichten Form wird die Heilung spontan oder durch Sulfonamid-Behandlung erzielt (Fall 15 und 17). Die *Differentialdiagnose* hat das Vorhandensein einer Tuberkulose hämatogener Art, tuberkulöse Verkalkungen, Kala-Azar, die Hodgkinsche Krankheit, die Granchersche Krankheit in Betracht zu ziehen.

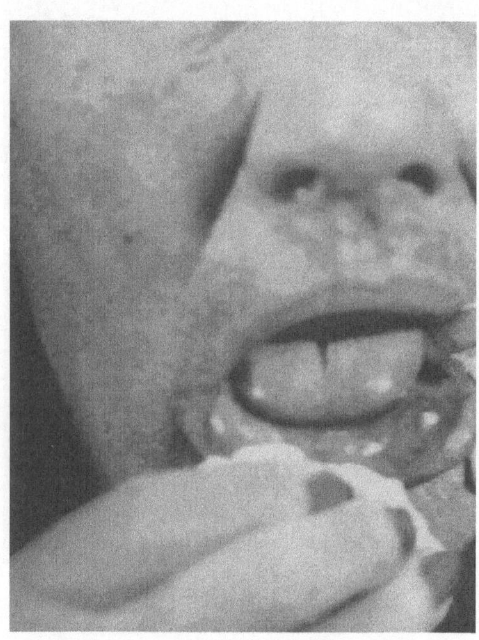

Abb. 24. Fall 15. A. Z., Mann von 50 Jahren. Ulceröse Veränderungen an Lippenschleimhaut, Gaumen und Larynx. Biopsie: Histoplasma capsulatum. Heilung nach Sulfadiazinmedikation

Röntgenuntersuchung. Sie kann ergebnislos bleiben oder unspezifische Veränderungen aufweisen. In der akuten Phase kann das Röntgenbild dem einer mikronodulären Streuung vom granulierten Typ der Tuberkulose oder Sarkoidose entsprechen (Abb. 24). In den verschiedenen Stadien der Krankheit können die Röntgenaufnahmen der Lunge sowohl ohne Besonderheiten sein oder nur eine schwache Betonung der Hiluszeichnung mit peribronchialer Verstärkung aufweisen, wie auch Cavernen mit allen Zwischenstadien zeigen (Abb. 30). Ein anderes Mal tritt die Krankheit in kleinen infiltrativen und dichten, über beide Lungenflügel verteilten Knoten auf mit Bevorzugung des Mittelfeldes und der Basis und leichten Hilusadenopathien (Abb. 28). Die *Lungenverkalkung* ist ausgeprägt und über

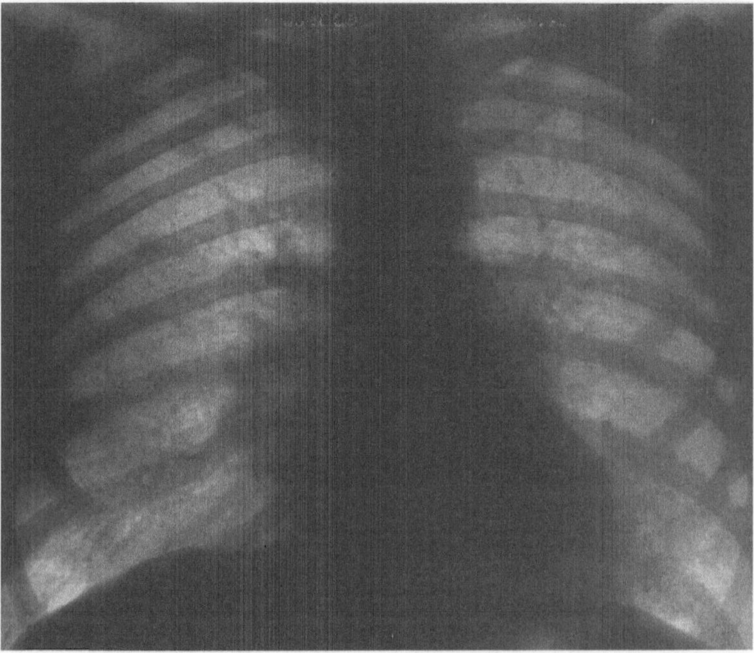

Abb. 25. Fall 15. Tegumentärviscerale Histoplasmose von günstigem Verlauf. Doppelseitige hiläre Adenopathie, mit Bevorzugung der rechten Seite, mikronoduläre Streuung in beiden Lungen

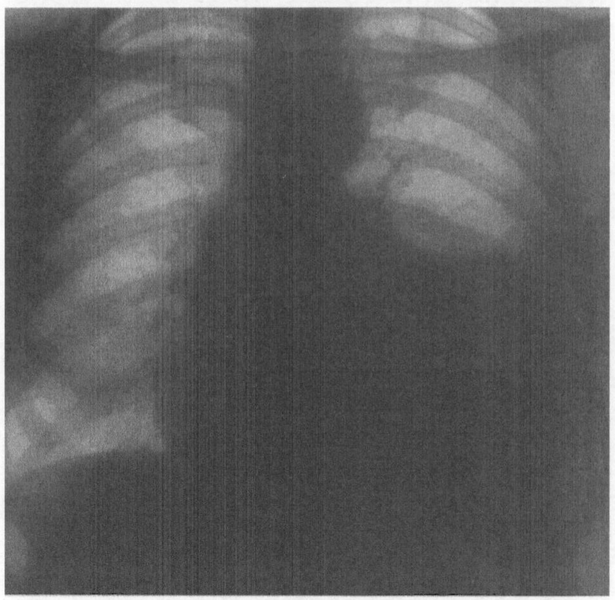

Abb. 26. Fall 16. E. V., Mann von 47 Jahren. Tegumentärviscerale Histoplasmose. Scheinbarer Beginn einer serofibrinösen Pleuritis links

die ganze Lunge verteilt. Sie weist Durchmesser von 0,25—1,5 cm auf (Abb. 32, 33, 58 und 59). Die Knoten brauchen 2 volle Jahre bis zu ihrer Verkalkung und gestatten in der Zwischenzeit, ihr Fortschreiten röntgenologisch zu verfolgen. Andere Formen der Krankheit treten als Verstärkung des Bronchialgeflechtes, Peribronchitis, Infiltration bronchopneumonischen Typs, Pneumonie, Abscesse (ABELLO 1958), Cavernen, Tumoren (*Histoplasmoma*) etc. auf. Röntgenologisch bestehen keine spezifischen Merkmale. Nur bei Nachweis multipler Verkalkungsknoten ist der Verdacht auf eine Histoplasmosis berechtigt, insbesondere *wenn es sich um Kinder handelt*. Die Beteiligung des Brustfelles ist ungewöhnlich (Fall 16, Abb. 26—29).

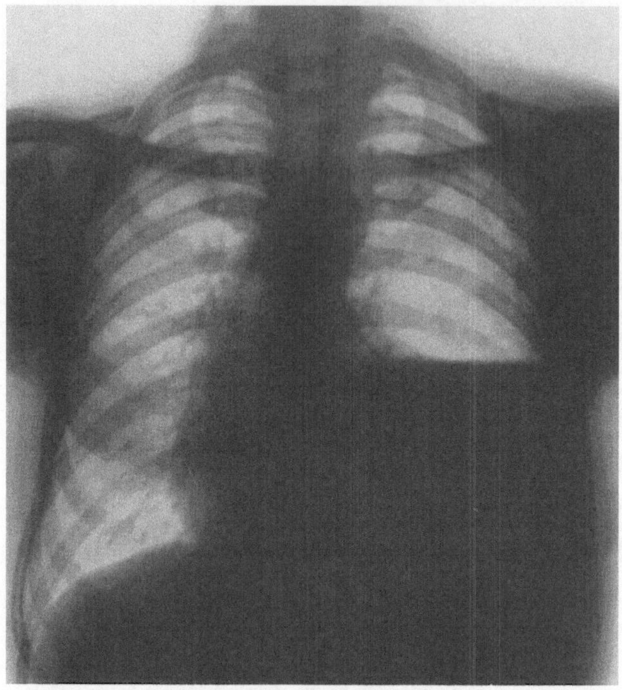

Abb. 27. Der gleiche Patient wie Abb. 26. Hydropneumothorax, Lunge komprimiert. Entlastungspunktion, aseptischer Pleuraerguß

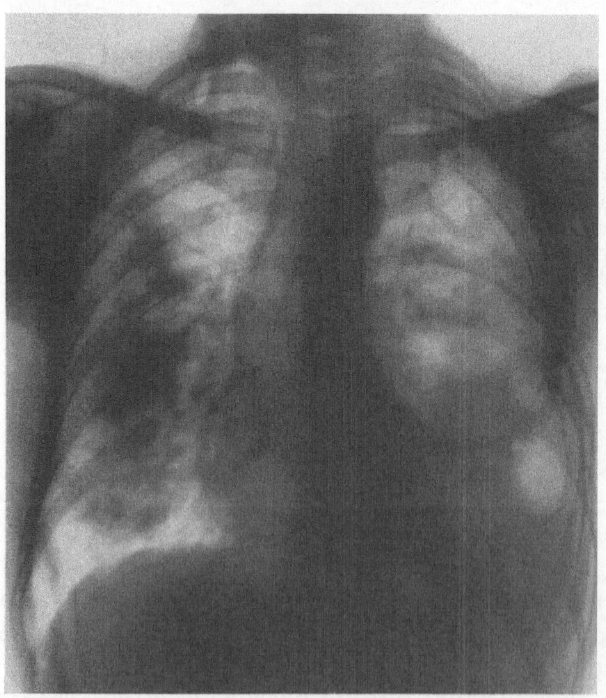

Abb. 28. Der gleiche Patient wie Abb. 26 und 27. Pulmonale Decortication. Nach der Operation Ausbildung ulceröser Veränderungen an den Schleimhäuten und der Hautoberfläche. Biopsie: Histoplasma capsulatum. In beiden Lungen sind dicke Knoten zu beobachten, die in beiden Mittelfeldern konfluieren

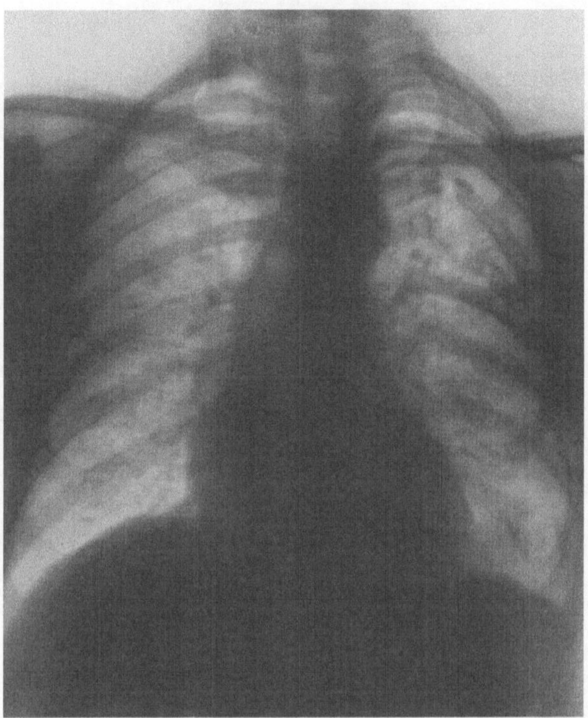

Abb. 29. Der gleiche Patient wie Abb. 26, 27 und 28. Günstiger Verlauf durch Sulfadiazinmedikation

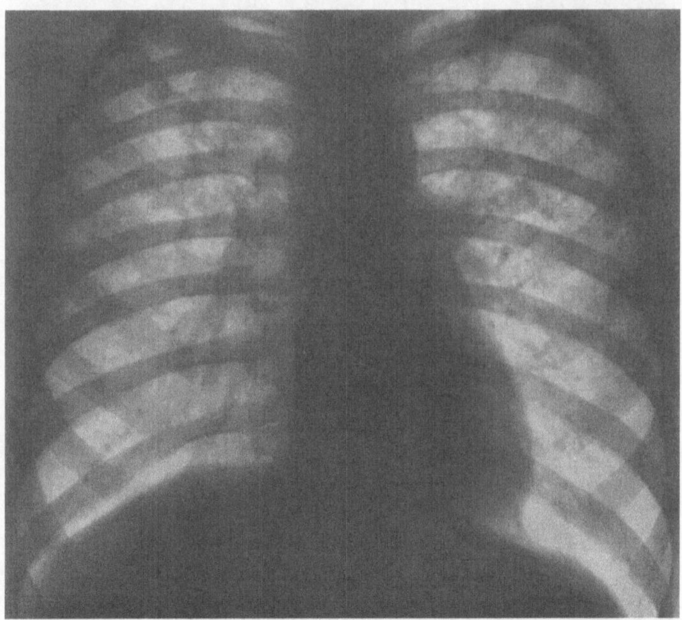

Abb. 30. Fall 17. Histoplasmosis der Larynxmucosa. Larynxbiopsie: Histoplasma capsulatum. Rechtsseitige infraclaviculäre Caverne wie Tuberkulose behandelt. Behandlung mit Sulfonamiden

Fall 15. Organische Histoplasmose von leichtem Verlauf (Abb. 24 und 25). Mann von 50 Jahren, Textilarbeiter. 5 Monate vor seiner Einlieferung Schmerzen beim Kauen und Temperatur. Es wird eine ulceröse Läsion an der Mundschleimhaut festgestellt; ein Ausstrich besagt nichts über die Ätiologie der Erkrankung (Abb. 24). Die Röntgenuntersuchung zeigt eine mittlere, mikronoduläre Aussaat in allen Teilen beider Lungen und Vergrößerung des rechten Hilus (Abb. 25). Ein erneuter Ausstrich der ulcerösen Lippenschleimhaut

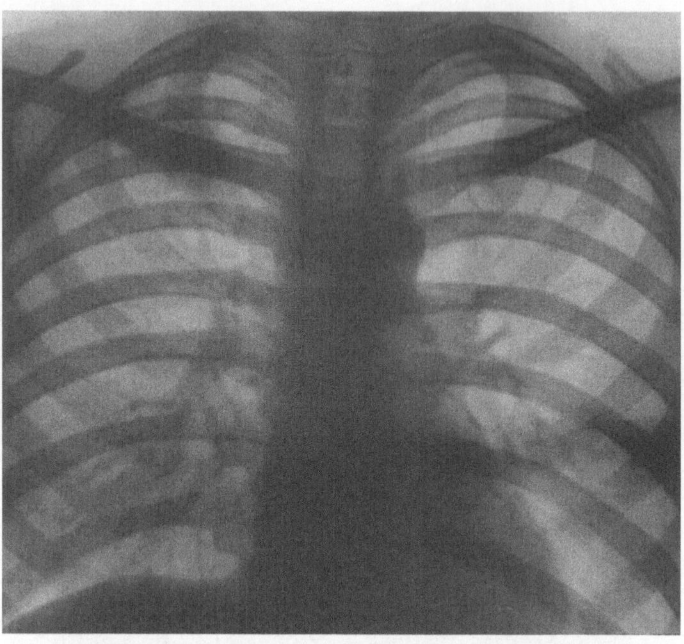

Abb. 31. Fall 17. 2 Jahre und 3 Monate später. Heilung

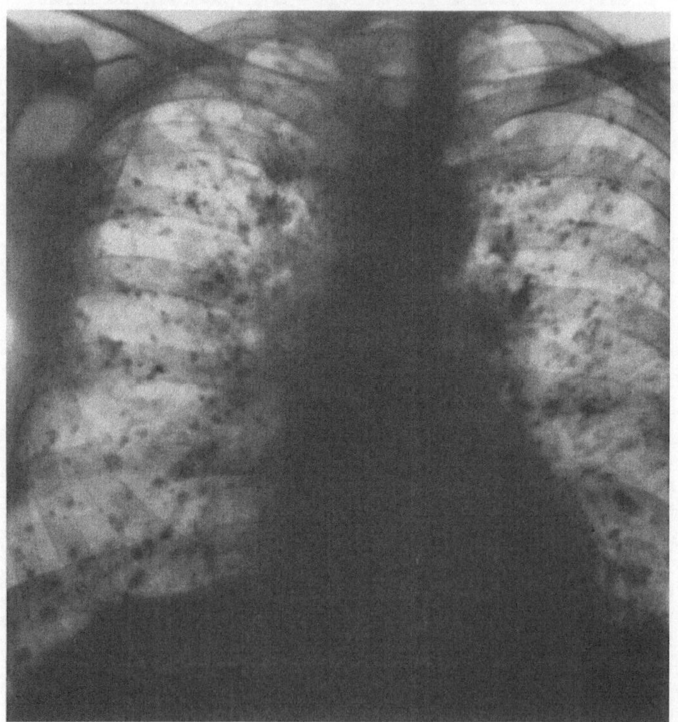

Abb. 32. Fall 18. N. R., Mann von 45 Jahren. Histoplasmotische Lungenverkalkung. Entdeckt durch röntgenologische Reihenuntersuchung. Ohne Symptome. In beiden Thoraxhälften sind Kalkherde verschiedener Größe zu beobachten, die unsymmetrisch verteilt sind

ermöglicht, die Diagnose der Histoplasmose zu bestätigen. Die Analyse des Sputums war negativ auf Koch-Bacillen, dagegen war die Histoplasminreaktion positiv. Der Kranke wies außerdem eine Eosinophilie von 5% auf. Er wurde mit insgesamt 222 g Sulfadiazin behandelt, Heilung der ulcerösen Schleimhautläsion und Verschwinden der pulmonalen Aussaat.

Fall 16. Generalisierte, pleuropulmonale Histoplasmose (Abb. 26, 27, 28 und 29).

Fall 17. Schleimhaut- und Lungenhistoplasmosis von pseudotuberkulöser Form. Heilung nach Sulfonamidmedikation (Abb. 30 und 31).

Fall 18. Multiple histoplasmotische Verkalkungen (Abb. 32 und 33).

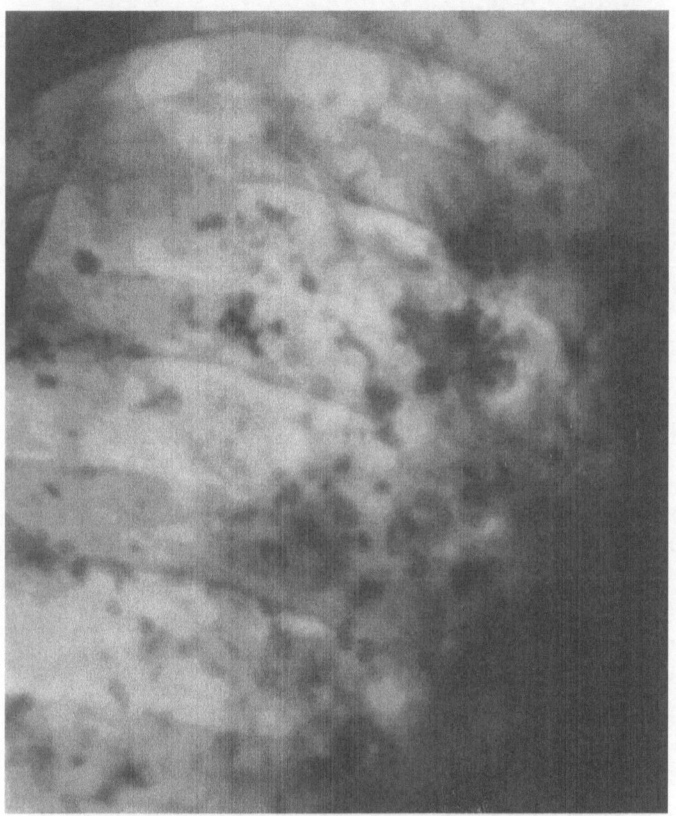

Abb. 33. Fall 18. Kalkherde, welche die periphere Verkalkung zeigen

g) Moniliasis

Synonyma: *Candidiase, Candidomykose, Bronchomoniliase.*

Pathogener Pilz: *Mycotorula*, seine gewöhnlichste Form: *M. candida.* Es handelt sich um einen saprophytären Pilz, der als habitueller Gast bei chronischen Bronchitiskranken zu finden ist, sowie im Gefolge entkräftender und konsumierender Krankheiten, desgleichen bei Diabetes. Er sitzt in der Haut und in der Schleimhaut der oberen Luftwege; ausnahmsweise befällt er die Atmungsorgane und das Lungenparenchym. Er ist in allen Teilen der Welt festgestellt worden, vorzüglich in Ländern mit tropischem oder subtropischem Klima. Die an sich geringen pathogenen Eigenschaften der Monilia verstärken sich bei besonderer Veranlagung und bei Vorliegen auslösender Ursachen. Seit der Anwendung der *Antibiotica* und in geringerem Maße auch der *Corticosteroide* schreibt man diesen die Auslösung von Mykosen zu, als Folge der Hemmung in der Entwicklung von pyogenen Keimen (Fall 6, 9, 21 und 25; Rubinstein 1956—1958, 1963). Wenn die Krankheit im Bronchialbaum lokalisiert ist, verursacht sie ein klinisch unspezifisches Bild. Durch Eindringen oder Inhalation in die Lungen werden Läsionen von bronchopneumonischem Typ erzeugt, welche in Ausnahmefällen auch abscedieren und sich entleeren können, unter Bildung von kleinen Restcavernen mit unregelmäßigen Rändern, die vornehmlich den mittleren Teil der Lunge besetzen (Abb. 11). Wenn die Lungenveränderung die Folge einer hämatogenen Aussaat ist, so geht sie außerdem mit Hilusdrüsenvergrößerung und

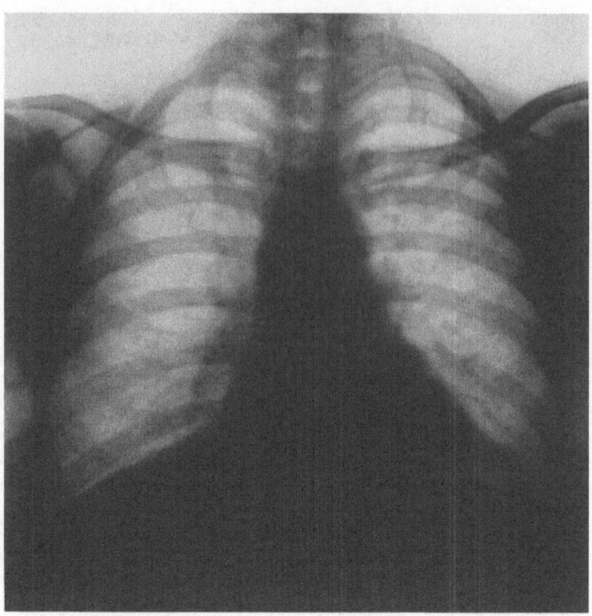

Abb. 34. Fall 21. C. J., Frau von 65 Jahren. Schwere bronchopulmonale Moniliasis im Verlauf einer antibiotischen Kur. Chronische Bronchitis mit periodischem Verlauf. Heilung durch Penicillin und parenterale Inhalation

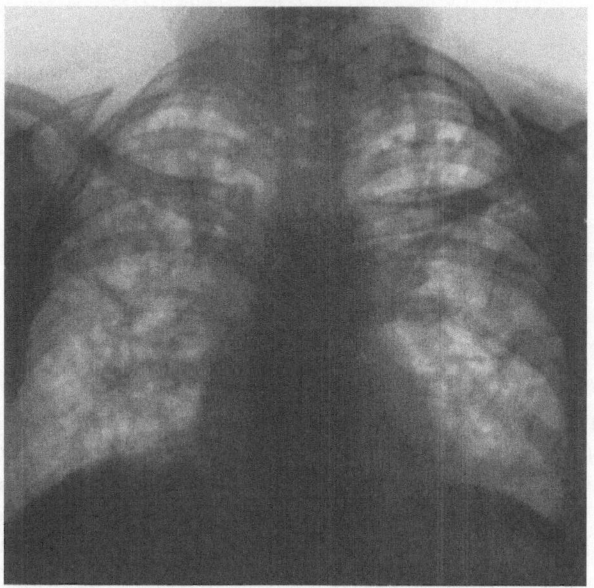

Abb. 35. Die gleiche Patientin wie Abb. 34. 45 Tage später. Beiderseitiger Lungenprozeß mit dicken Knoten und kleinen Infiltraten. Allgemeinbefinden ernst. Dyspnoe

extrapulmonalen mykotischen Läsionen einher, so daß sich ein schweres klinisches Bild von höchst ungünstiger Prognose ergibt. *Es besteht eine ausgesprochene Diskrepanz zwischen der Ausdehnung des bronchopulmonalen Prozesses und seiner Symptomatik.* Das Fehlen klinischer Merkmale und ihre habituelle Assoziation mit anderen Lungenerkrankungen erschwert ihre Diagnose sehr. Wenn ihre Lokalisation bronchialer Art ist, kann der Auswurf schleimig, von grauer Farbe oder sanguinolent sein und Hefegeschmack aufweisen. Die pulmonale Lokalisation gibt also Anlaß zu Schwierigkeiten in der Differentialdiagnose, da sie mit der Tuberkulose, den tuberkulösen Abscessen und Tumoren mehrere Zeichen

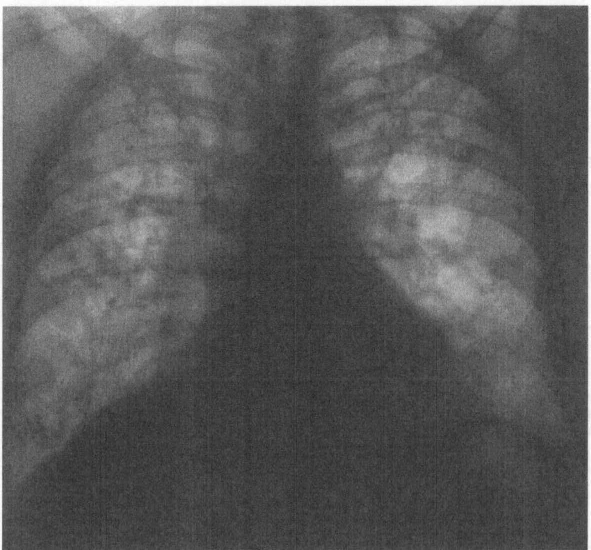

Abb. 36. Die gleiche Patientin wie Abb. 34 und 35 5 Jahre später. Klinische Defektheilung. Arbeitsdyspnoe durch Residualsklerose und Emphysem

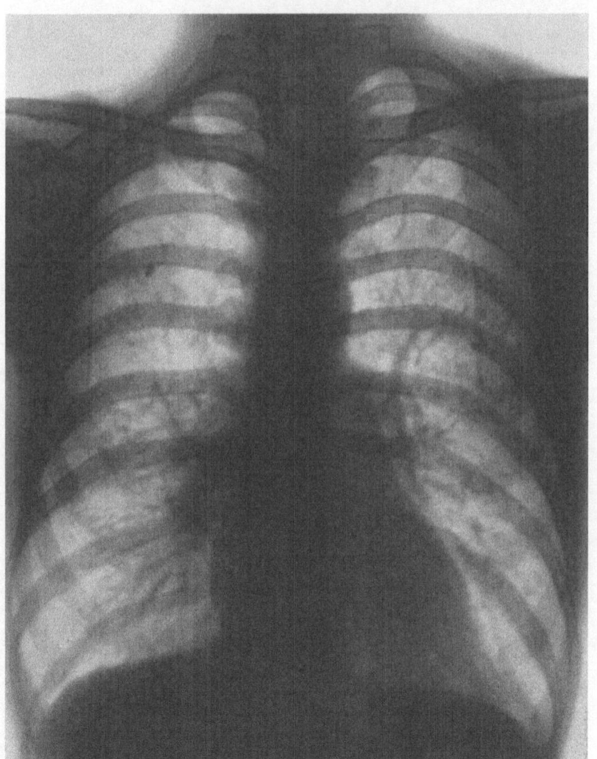

Abb. 37. Fall 22. A. B., Mann von 41 Jahren. Bronchomoniliasis. Verstärkung der Bronchialzeichnung rechts basal. Rechter Hilus vergrößert. Bronchographisch: Cylindrische Bronchiektasien. Monilien im aspirierten Bronchialsekret. Unempfindlich gegen Tuberkulin. Nach Aufnahme in eine Lungenheilstätte entwickelt sich ein tuberkulöser Primärinfekt mit tödlichem Ausgang

gemein hat (Fall 24, Abb. 40). Es ist besondere Sorgfalt auf die Sammlung des Sputums zu legen und, die Untersuchung ist durch Überimpfung auf Kaninchen, durch röntgenologische Befunde und Bronchoskopien zu ergänzen. Im letzten Stadium kann die Moniliasis

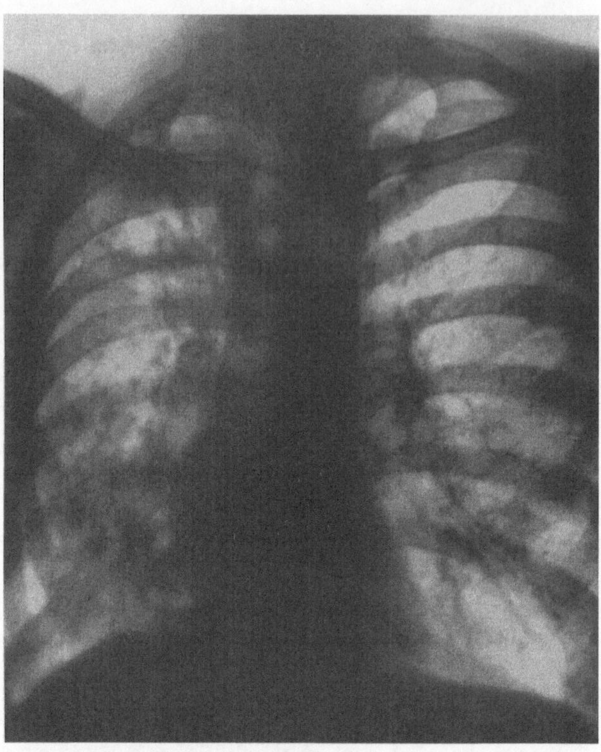

Abb. 38. Fall 23. F. Q., Mann von 47 Jahren. Lungencyste mit reiner Moniliasis. Cystenbildung in der rechten Lungenspitze und Infiltration in der Basis derselben Seite. Im Bronchialsekret Monilien

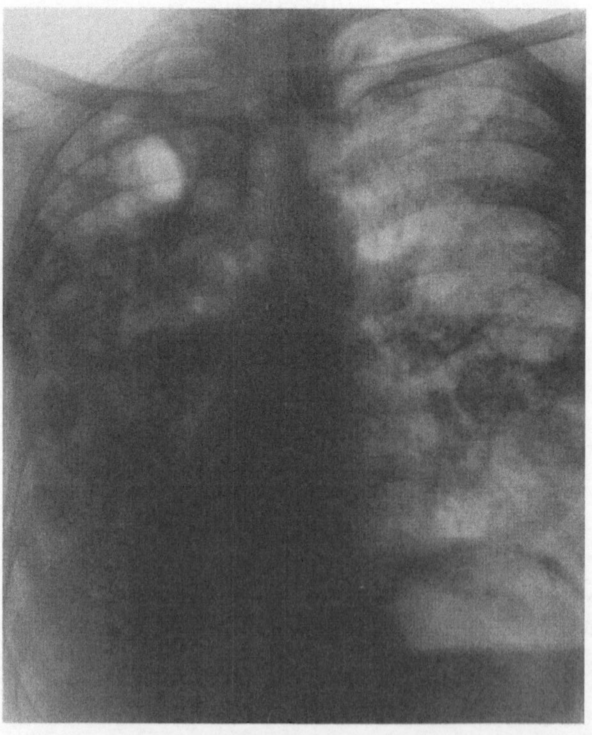

Abb. 39. Der gleiche Patient wie in Abb. 38. Ungünstiger Verlauf. Fortschreiten der Veränderung. Nekroskopie: connatale Lungencyste mit aufgepfropfter reiner Moniliasis

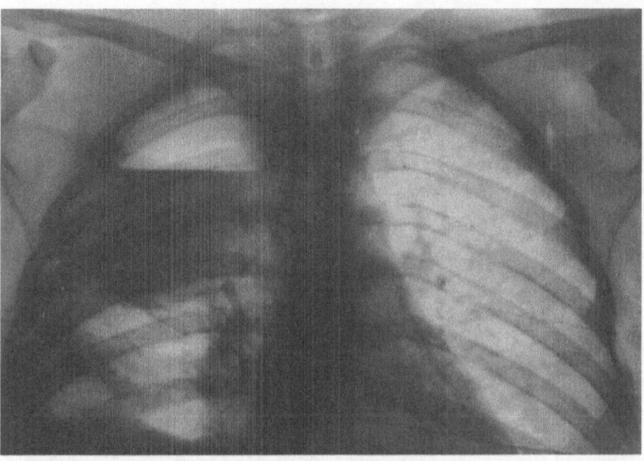

Abb. 40. Fall 24. Lungenabsceß durch Candida albicans. Diagnose durch Bronchusaspiration und Lungenpunktion

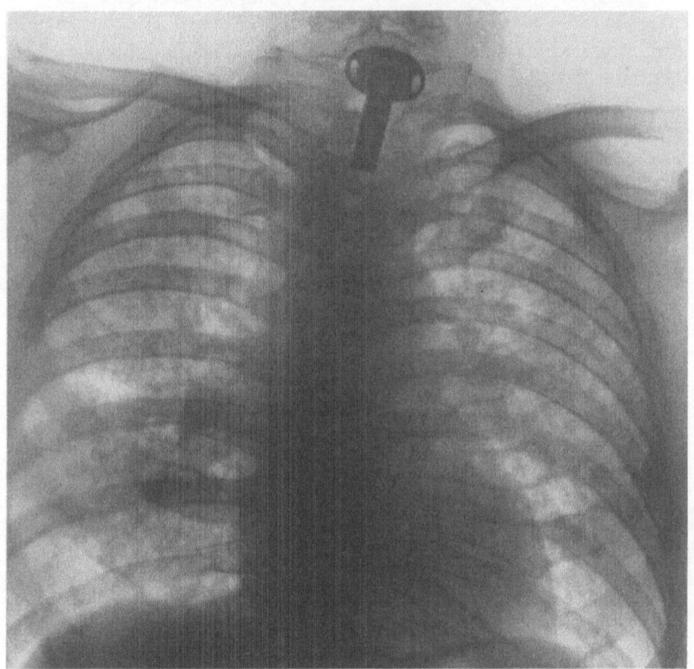

Abb. 41. Fall 25. Moniliasis und Geotrichosis bei einem laryngektomierten (Neoplasma) und im präoperativen Stadium intensiv mit Penicillin behandelten Patienten

eine Lungentuberkulose vortäuschen, auch wenn das Allgemeinbefinden kaum leidet. Bei Zweifel über die Ätiologie der Krankheit ist nach vorangegangenem Gebrauch von Antibiotica oder Corticosteroiden zu fahnden (Fall 6, 9, 21, 25), denn die daraus entstandene Moniliase ist schwerer Art und weist eine hohe Sterblichkeitsziffer auf. In manchen Fällen ist die Diagnose nur auf Grund der pathologisch-anatomischen Untersuchung von Probeexcisionen (Fall 26) oder durch die Obduktion zu stellen (Fall 23). Nur ausnahmsweise wird das Brustfell befallen. Die *Differentialdiagnose* hat die Möglichkeit einer Tuberkulose, Pneumokoniose, Carcinomatose, pulmonaler Abscesse und Tumoren sowie die übrigen bronchopulmonalen Mykosen zu berücksichtigen. Die Prognose hängt von der Krankheit ab, mit der die Moniliasis häufig assoziiert erscheint. Bei den primären pulmonalen Formen ist die Prognose äußerst ungünstig und *Rezidive kommen sehr häufig vor.*

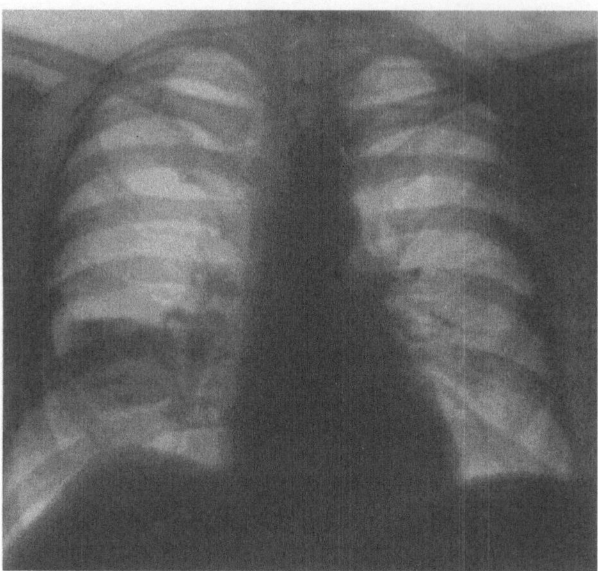

Abb. 42. Fall 26. H. V., Mann von 43 Jahren. Generalisierte Lungenmoniliasis von tumorartiger Gestalt. Biopsie aus einem subcutanen Knoten am Knie mit Nachweis von Monilien. Lungenresektion: Tumor mit Candida albicans

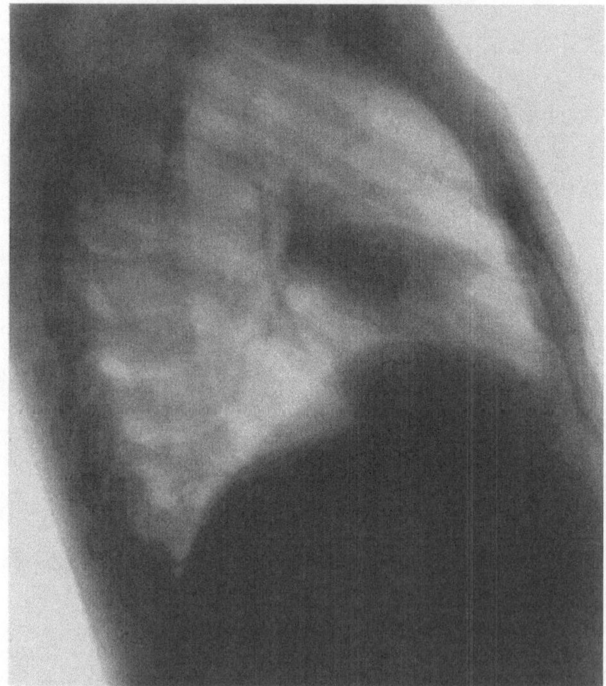

Abb. 43. Seitenansicht. Fall 26. Zentraler Tumor. Nach der Resektion Hirnabsceß mit Candida albicans. Erfolgreich operiert. Überlebenszeit 11 Jahre

Röntgenuntersuchung. Sowenig die klinischen Merkmale charakteristisch sind, sowenig sind es auch die röntgenologischen. Diese Feststellung wird noch betont durch die Beobachtung, daß z.B. ernste Hämoptoen keinerlei röntgenologische Manifestationen bieten, während dem klinischen Bild einer banalen Bronchitis ein durch die Ausdehnung des Prozesses beunruhigendes Röntgenbild entsprechen kann (Abb. 11). Bei anderen Gelegenheiten äußert sich die Krankheit in einer Aussaat von miliarem oder knotigem Typ

(Abb. 11, 49, 35 und 36), als Caverne (Abb. 38), als Absceß (Abb. 40), Bronchopneumonie (Abb. 35), Tuberkulose oder Tumor (Abb. 42 und 43). Gelegentlich kann die Röntgenuntersuchung negativ ausfallen, und schließlich ist die Aufpfropfung auf andere Lungenerkrankungen möglich, wie bei luftgefüllten Cysten (Abb. 43 und 44), Bronchialcarcinomen und Bronchiektasen (Abb. 42).

Fall 21. Schwere Moniliasis im Verlauf einer antibiotischen Behandlung (Abb. 34, 35 und 36). Frau von 65 Jahren, alte Bronchitikerin, mit Perioden akuter Verschlimmerung. Anläßlich einer solchen Phase ihrer Krankheit wird sie 14 Tage lang mit 500000 E Penicillin pro Tag behandelt (Abb. 34). Einen Monat darauf tritt progressive Dyspnoe, leichtes Fieber, starker Husten, etwas schleimiger Auswurf auf; röntgenologisch ist das Auftreten von multiplen, kleinen Infiltraten und mittleren Knoten im mittleren Lungenfeld und den Basen zu erkennen (Abb. 35). Als Tuberkulose behandelt, schlägt die Behandlung fehl. Angesichts der Wiederholung des Befundes von Monilia in dem aspirierten Bronchialsekret, beginnt sie eine Kur mit Jodkalium und Sulfadiazin, welche 3 Monate dauert und ein gutes Resultat gibt. 5 Jahre nach Beginn des Prozesses ist die Rückbildung der exsudativen Herde sowie Fortbestehen fibröser Läsionen und harter Knoten zu beobachten (Abb. 36).

Fall 22. Bronchialmoniliasis (Abb. 37).

Fall 23. Auf eine angeborene Lungencyste aufgepfropfte Moniliasis (Abb. 38 und 39).

Fall 24. Lungenabsceß durch Candida albicans (Abb. 40).

Fall 25. Moniliasis und Geotrichosis der Lunge bei einem intensiv mit Penicillin behandeltem wegen Krebs Laryngektomierten. Günstige Entwicklung (Abb. 41).

Fall 26. Moniliasis in Tumorform (*Candidioma*) (Abb. 42 und 43).

Fall 6. Moniliasis und Aspergillose im Verlauf einer Corticosteroidbehandlung (Abb. 11).

Fall 9. Moniliasis und Aspergillosis als Komplikation bei Penicillinbehandlung. Colitis durch Candida albicans. Schwere hämatogene Dissemination. Günstige Entwicklung mit Jod, Sulfamitteln und Nystatinversprühungen (Abb. 15 und 16).

h) Mucormykose

Pathogener Pilz: *Mucor*. Es ist dies einer jener Pilze aus der Familie der Schimmelpilze, die sich sehr häufig in den Luftwegen vorfinden, mit saprophytären Merkmalen. Ausnahmsweise entwickeln sie Zeichen einer Aktivität. Auch sollen sie als Komplikation der Behandlung mit Antibiotica auftreten. Sie sind im Sputum von chronischen Bronchitikern zu finden, deren organische Abwehrkräfte nachgelassen haben, und pfropfen sich gerne auf andere schwere Krankheiten (Diabetes, Leukämie, Myelom) auf. Es sind zehn Fälle von primärer Lungenmucormykose beschrieben worden (Lloyd u. Mitarb. 1949). Die Mucormykose kann ausheilen oder auch durch Nekrose bis zur Gangrän führen oder in einer Fibrose enden. Ihre Pathogenese ist der der Aspergillose ähnlich, mit der sie verwechselt werden kann. Ihre Prognose hängt von der Begleiterkrankung ab; sie ist ernst in Fällen hämatogener Komplikation. Sie spricht auf Jodbehandlung an und falls sie lokalisiert wird, soll sie chirurgisch endgültig entfernt werden.

Röntgenuntersuchung. Ohne eigene Merkmale, der Aspergillose ähnlich.

i) Nocardiose

Pathogener Pilz: *Nocardia asteroides*. Der Pilz befällt die Lunge auf inhalatorischem Wege, seltener über die Blutbahn. Die Pathogenese ist der der Tuberkulose ähnlich, mit der sie verwechselbar ist, das Vorkommen ist selten; bis zum Jahre 1958 wurden in der Weltliteratur 50 Fälle gemeldet (Connar 1951; Bassermann 1956; Webster 1956). Die Lungenläsionen können von abscedierendem Typ sein, mit häufiger Bildung pleuraler Empyeme, die in der Thoraxwand Fisteln bilden und in dieser Phase mit der Aktinomykose verwechselt werden. Zu Beginn kann auch eine Pneumonie oder Tuberkulose vorgetäuscht werden. Die Diagnose wird durch den Nachweis des Pilzes im Sputum oder Eiter der Thoraxfisteln sowie durch den positiven Befund der Hautreaktion auf Asteroidin bestimmt. *Differentialdiagnostisch* ist die Nocardiose von der Lungentuberkulose, von Lungenabscessen und im Stadium der Fistelbildung von der Aktinomykose, der Sporotrichose und der akuten und tuberkulösen Peripleuritis abzugrenzen. Die Krankheit nimmt einen langsamen und protrahierten Verlauf und geht meist *(in 90% der Fälle)* tödlich aus. Sie spricht auf Sulfonamidbehandlung an; Connar (1951) hat unter 43 Patienten acht Heilungen gesehen.

Röntgenuntersuchung. Befund ähnlich dem der Aktinomykose.

j) Paracoccidiose

Synonyma: *Paracoccidioidomykose, brasilianische oder südamerikanische Blastomykose. Lutz-Splendore-Almeidasche Krankheit.*

Pathogener Pilz: *Paracoccidioides brasiliensis.* Diese Mykose herrscht in Südbrasilien (*São Paulo*) und im Norden Argentiniens (*Chaco*) vor und ist auch in anderen südamerikanischen Ländern, wenn auch weniger häufig, festgestellt worden. Es sind 1600 Fälle beschrieben, mit Bevorzugung des männlichen Geschlechtes, und zwar unter den Arbeitern der Baumwoll-, Mate- und Kaffeepflanzungen. Zuerst wird die Haut um Mund und Nase befallen (Abb. 50 und 53), dann treten subcutane ulceröse Knoten und Läsionen in der Nasen-, Mund- und Rachenschleimhaut *(tegumentär-viscerale Form)* auf, von wo aus sie

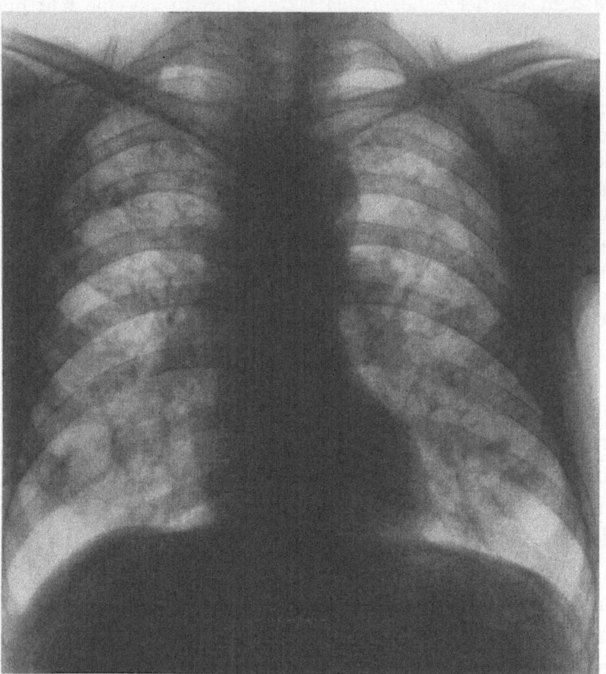

Abb. 44. Fall 27. J. B., Mann von 55 Jahren. Tegumentärvisceraler Prozeß. Paracoccidiosis. Ulcerös-papillomatöse Schleimhautveränderungen in Pharynx, Mund und Larynx. Hili vergrößert, mikronoduläre Aussaat beiderseits mit Ausnahme der Lungenspitzen. Günstiger Verlauf durch Sulfonamidbehandlung

tiefer in die Schleimhäute des Larynx, der Trachea und Bronchien eindringen. Die regionalen Lymphknoten sind stark angegriffen, es kann zur Vereiterung kommen. Der Befall der Lunge kann auch ausnahmsweise auf inhalatorischem Wege erfolgen. Die Häufigkeit des Übergreifens auf die Lunge wird von den brasilianischen (zwischen 12 und 80% je nach Region) und argentinischen (um 72%) Autoren unterschiedlich angegeben. Die *tegumentär-mucöse Form* gestattet, Läsionen an Haut und Schleimhaut unterschiedlichen Grades zu beobachten. Wenn die Bronchialschleimhaut befallen ist, kann sich das Lumen des Bronchus schließen, und es entsteht eine Atelektase durch Obstruktion. Bei der *visceralen Form* bleibt das Einfallstor des Pilzes unbekannt, und es werden außer der Lunge noch andere Organe (Knochen, Zentralnervensystem, Milz, Leber und ausnahmsweise auch die Harnwege) befallen (Fall 30). Bei der Diagnosestellung sind Angaben über Wohnsitz in einer endemischen Zone, Beruf, frühere Haut- und Schleimhautläsionen, der Nachweis des Pilzes im Sputum oder Hautsekret und in Probeexcisionen aus Schleimhaut oder Lymphknoten zu berücksichtigen. Die *Differentialdiagnose* hat mit der Tuberkulose, dem Lungenkrebs, der Histoplasmose, der nordamerikanischen Blastomykose, Coccidiose, Tularämie und Sarkoidose zu rechnen. Die Entwicklung kann aber auch einen chronischen Verlauf progressiver Art ohne Remissionen nehmen und führt in 1—2 Jahren zum Tode

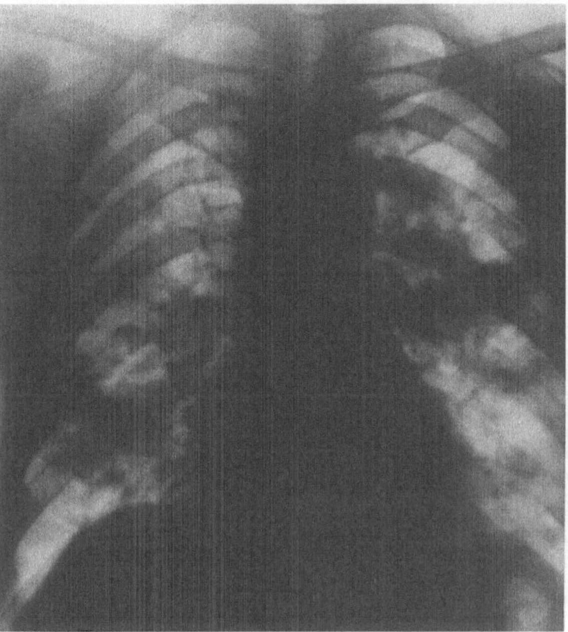

Abb. 45. Fall 28. P. M., Mann von 53 Jahren. Schwere Paracoccidiose mit günstigem Verlauf. Dicke, konfluierende Knoten über das Mittelfeld und die rechte Lungenbasis verstreut. Typisches Bild der bronchopulmonalen Mykose

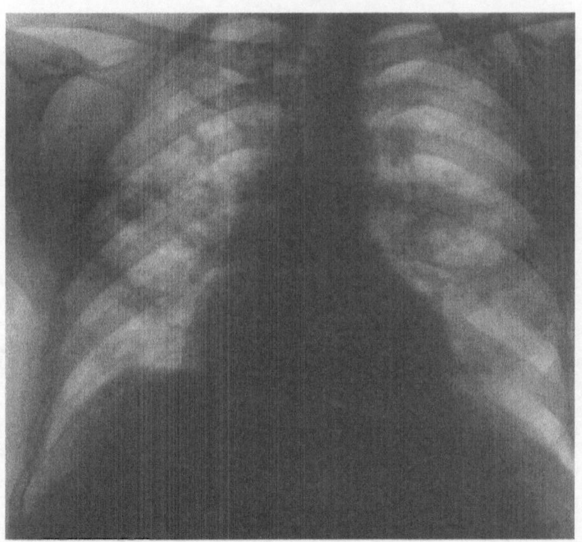

Abb. 46. Der gleiche Patient wie Abb. 45. Günstige Entwicklung durch Sulfonamide, Rückbildung der Veränderungen

(MACHADO u. Mitarb. 1952). Diese ungünstige Prognose ist durch die ausgezeichneten Resultate der Sulfonamidbehandlung beträchtlich gemildert worden, die sich für diese Art von Mykosen als spezifisch erweist. Auch Amphotericin B ist bei diesen Mykosen wirksam.

Röntgenuntersuchung. Etwa 60—80% der Patienten weisen röntgenologische Veränderungen in der Lunge auf. Die häufigsten Läsionen bestehen in multiplen Knoten von 2—3 cm Durchmesser (Abb. 45), ähnlich denen der Tuberkulose (Abb. 45 und 48). Sie können von verschiedener Größe sein, von miliarer Aussaat bis zu mittleren oder großen Knoten und Infiltraten, die auch zusammenfließen (Abb. 45, 46 und 48) oder Tumoren

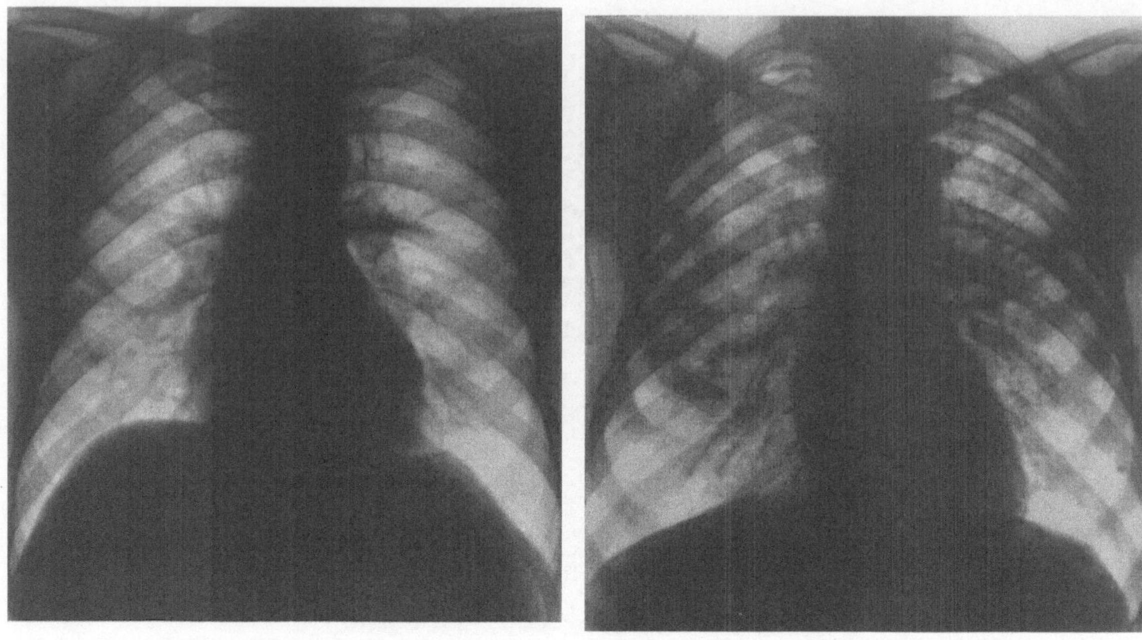

Abb. 47 Abb. 48

Abb. 47. Der gleiche Patient wie Abb. 46. Klinische Heilung. Hili weiterhin vergrößert

Abb. 48. Fall 29. A. R., Paracoccidiose der Lunge. Typisches Bild der bronchopulmonalen Mykose. Infiltrate und knotige Herde im Mittelfeld

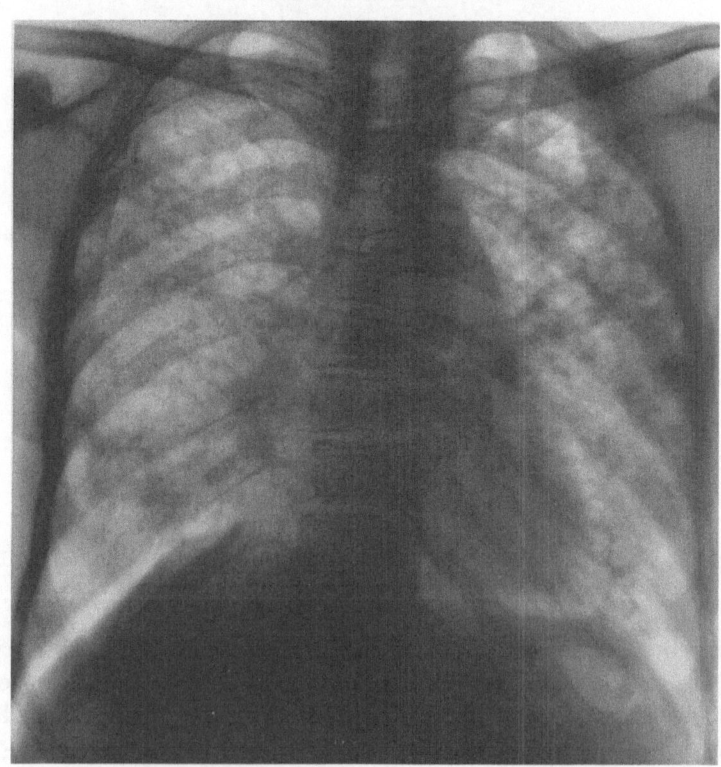

Abb. 49. Beobachtung 30. Y. K., Mann von 41 Jahren, Japaner. Paracoccidiosis cutaneovisceralis und Lungentuberkulose. Infiltrate und Knötchen in beiden Lungen mit Cavernen beiderseits. Beginn mit Ausscheidung von Körpern von mucösem Typ im Urin. Kochsche Bacillen im Sputum. Versagen der kombinierten Behandlung mit Streptomycin, Isoniazid und Sulfonamiden

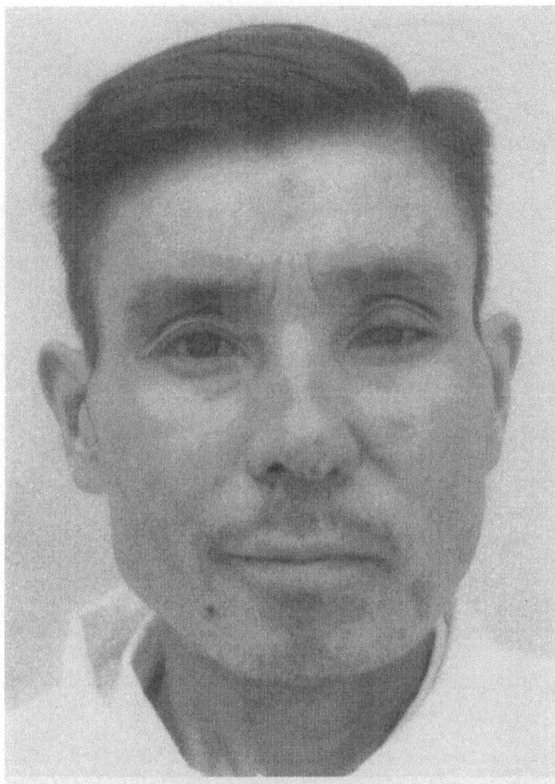

Abb. 50. Der gleiche Patient wie Abb. 49. Ulcerationen der Haut und Schleimhaut und subcutane Knoten, in deren Eiter der Paracoccidioides brasiliensis isoliert wird. Kombinierte Behandlung mit Sulfonamiden. Nach vorübergehender Besserung exitus letalis. Sektion: In Gehirn, Leber, Nieren, Lungen und Milz paracoccidioisische Granulome. Lungentuberkulose

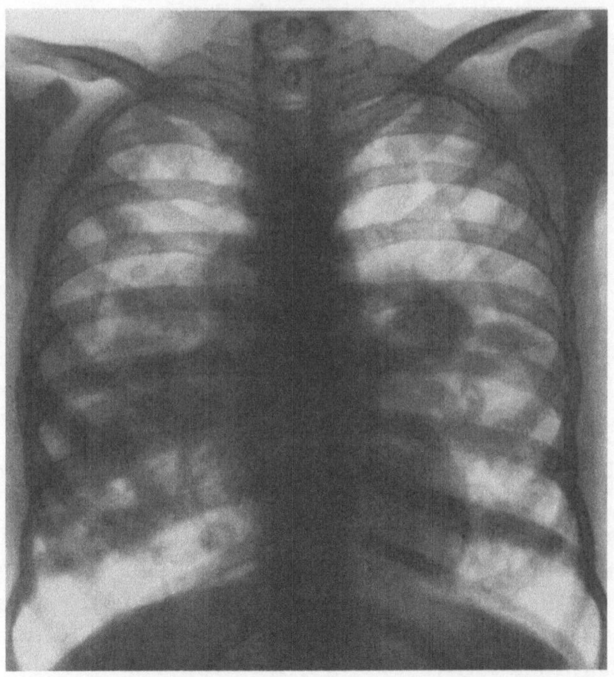

Abb. 51. Fall 31. Frau von 38 Jahren. Paracoccidiose, pulmonale Form unter dem Bilde eines Pseudotumors. Im Sputum Paracoccidioides brasiliensis. Verdichtung pulmonalen Typs am linken Hilus und konfluierende Knoten im mittleren Drittel. Heilung durch Sulfonamide innerhalb von 10 Monaten

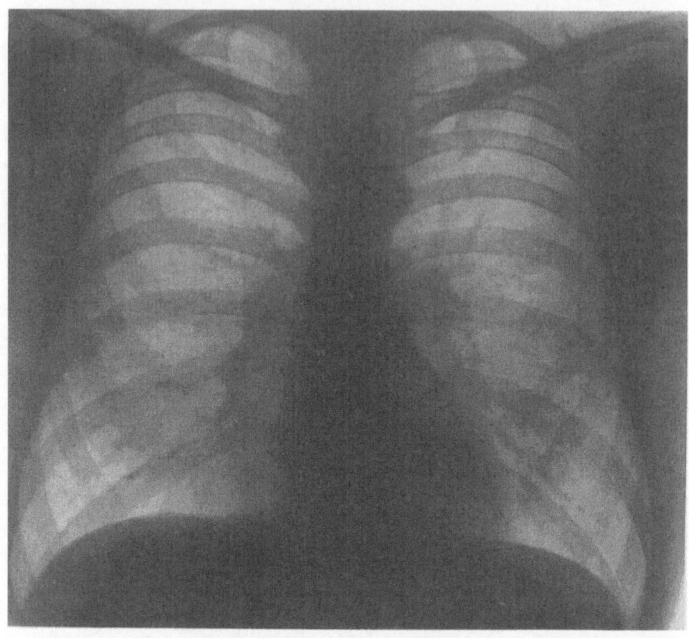

Abb. 52. Fall 32. Paracoccidioidmycosis. Minimale Lungenschäden. Hilusverbreiterung. Erfolgreiche Behandlung mit Sulfonamiden und Amphotericin B

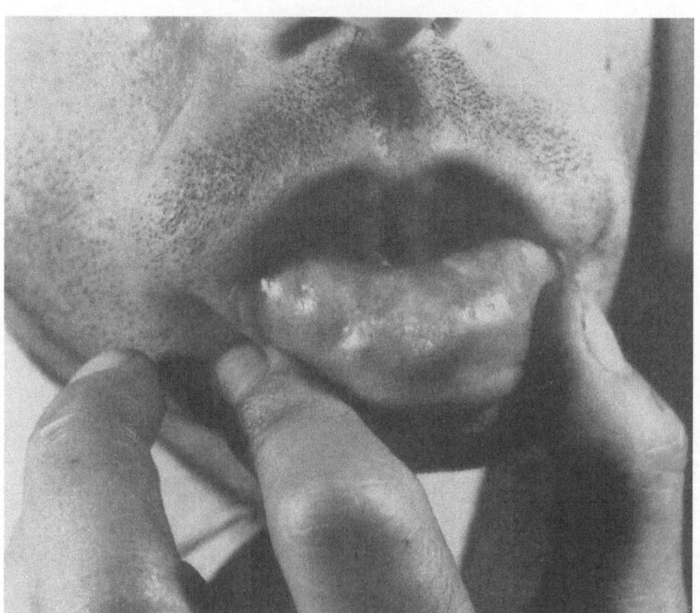

Abb. 53. Fall 32. Ulceröser Prozeß an der Lippenschleimhaut. Biopsie: Paracoccidioides brasiliensis

vortäuschen können (Abb. 38). Bei Rückbildung unter der Behandlung bleiben Zonen mit fibrösem Wachstum (Abb. 47). Im allgemeinen haben die Läsionen doch eine gewisse Charakteristik, die im ganzen gesehen den Verdacht auf eine mykotische Ätiologie lenken: so *die Beiderseitigkeit der Erkrankung, ihre Symmetrie*, die *bevorzugte Lokalisation im mittleren Drittel der Lungen und in den Basen*, Schattenlinien, die sich vom Hilus aus fächerförmig entfalten, *das Fehlen der Beteiligung der Spitzen, das Fehlen großer Höhlen und von Hilusdrüsenvergrößerungen* (Machado u. Mitarb. 1952). Da Silva Lacaz (1956) weist auf Hilusdrüsenschwellungen hin, welche aber nicht groß sind. Die hämatogenen Streuungen

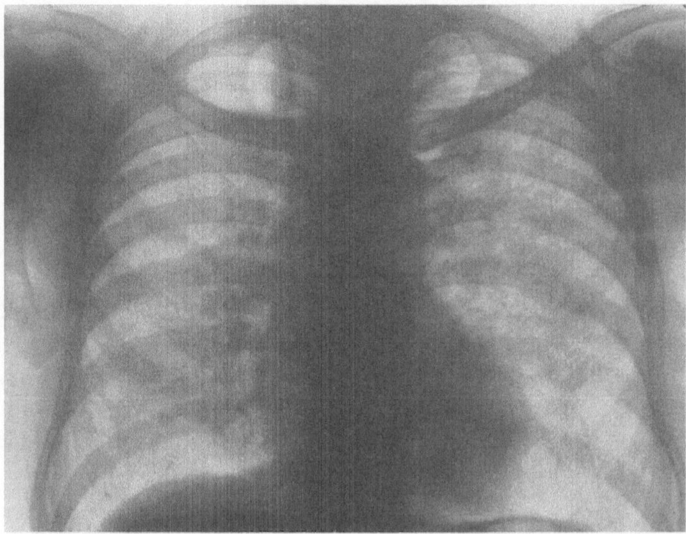

Abb. 54. Fall 33. Paracoccidioidmycosis. Anscheinend Mikroknötchen im Mittelfeld bzw. in den Lungenspitzen und -basen. Sputumuntersuchung: Paracoccidioides brasiliensis. Heilung durch Sulfonamide

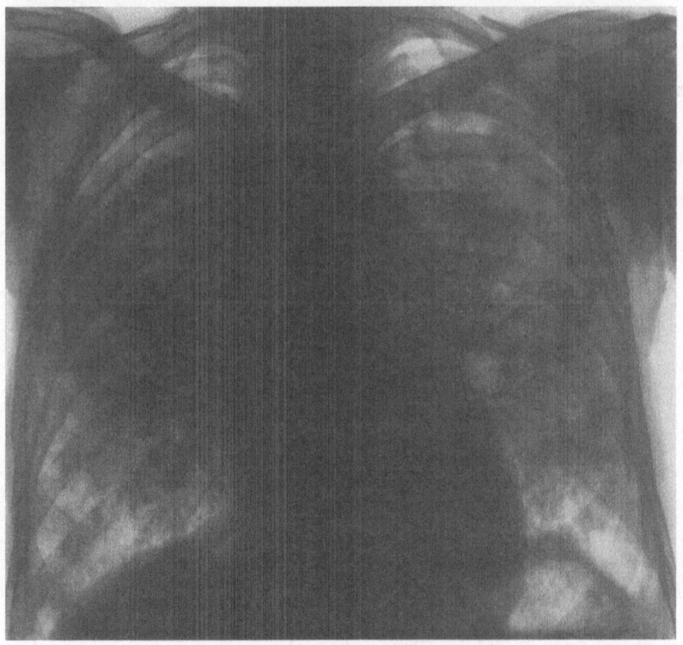

Abb. 55. Fall 34. Primitive Paracoccidioidmykosis der Lunge. Ungünstige Entwicklung

treten röntgenologisch als grobkörnige Aussaat, über das gesamte Lungenparenchym verteilt, in Erscheinung, so daß ihre Differenzierung von der hämatogenen Tuberkulose, von einigen Pneumokoniosen und anderen Mykosen generalisierten Typs schwierig ist.

Fall 27. Leichte tegumentär-viscerale Paracoccidiose (Abb. 44). Mann von 55 Jahren in Resistencia (Argent., Chaco) wohnhaft. Vor 4 Monaten tritt Dysphonie und leichte Dysphagie auf, die ihn veranlassen, einen Arzt zu Rate zu ziehen, der ihn zur Untersuchung nach Buenos Aires schickt. Der Kranke zeigt eine Läsion papillomatösen Typs in der linken Wangenschleimhaut und Ulcerationen an der basalen Mundschleimhaut, an Gaumen und Larynx. Es wird eine histologische Untersuchung vorgenommen, die als Befund eine Paracoccidiose ergibt. Eine Röntgenaufnahme des Thorax zeigt eine Verstärkung des rechten Hilus und eine feinkörnige Aussaat in beiden Lungenflügeln, mit Ausnahme der Spitzen (Abb. 44). Heilung mit insgesamt 225 g Sulfadiazin ohne Rezidiv während der 6 Jahre dauernden Nachbeobachtung.

Fall 28. Paracoccidiose tegumentär-visceralen Typs (Abb. 45, 46 und 47).
Fall 29. Lungenparacoccidiose (Abb. 48).
Fall 30. Tegumentär-viscerale Paracoccidiose mit Tuberkulose (Abb. 49 und 50).
Fall 31. Lungenparacoccidiose pseudotumoraler Art (Abb. 51).
Fall 32. Tegumentär-viscerale Paracoccidiose (Abb. 52 und 53).
Fall 33. Lungenparacoccidiosis (granulierende Form) (Abb. 54).
Fall 34. Lungenparacoccidiosis (primitive Form). Ungünstige Entwicklung (Abb. 55).

k) Penicilliose

Synonyma: *Penicilliummykose, penicilliäre Bronchomykose.*

Pathogener Pilz: *Penicillium.* Es handelt sich um einen der in der Natur am meisten verbreiteten Pilze von saprophytärer Lebensweise, der sich über die gesamten Atmungswege ausdehnt und nur ausnahmsweise bei gewisser Veranlagung eine pathogene Tätigkeit entfaltet. Man findet ihn auch anderen Mykosen oder bronchopulmonalen Affektionen chronischer Art aufgepfropft. Seine Symptomatik ist unspezifisch und täuscht jedwede

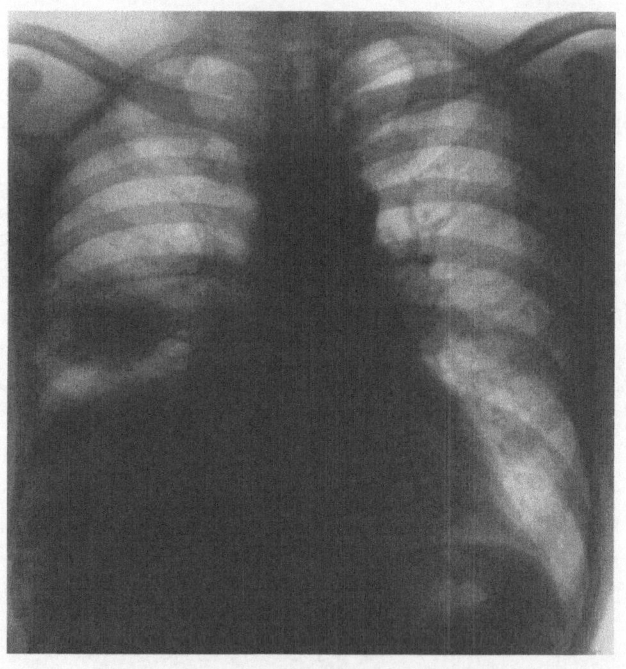

Abb. 56. Fall 35. K. L., Mann von 43 Jahren. Lungenabsceß durch Penicilliose und Aspergillose, entleert durch Aushusten schokoladefarbenen Eiters. Langgestreckter Schatten im rechten Mittelfeld. Pleurale Reaktion mit Erguß (aseptische, serofibrinöse Flüssigkeit). Heilung durch Sulfonamide und Jodmedikation

andere akute oder chronische Erkrankung der Atemwege vor. Der Nachweis von Penicillium im Sputum bedeutet noch keine mykotische pulmonale Erkrankung. Die Infektion erfolgt durch Inhalation, und die auftretende Läsion ist vom infiltrativen Typ, ausnahmsweise auch abscedierender Art (Fall 35). Die Krankheit kann mit den klinischen Merkmalen einer Grippe, Tuberkulose, eines pulmonalen (NIÑO 1932; RUBINSTEIN 1954) oder cavernösen Abscesses (AIMÉ u. Mitarb. 1933) auftreten. Die Diagnose wird durch den wiederholten *Nachweis des Pilzes in der Bronchialspülflüssigkeit,* durch die Überimpfung auf Tauben und die häufige Aufpfropfung auf chronische Erkrankungen der Atemwege bestimmt. Die Prognose ist günstig und hängt mehr von der Krankheit ab, mit der die Penicilliose gemeinsam auftritt. Sie spricht auf Jodbehandlung an, zeigt aber starke Tendenz zu Rezidiven.

Röntgenuntersuchung. Der Röntgenbefund allein kann für die Diagnose nicht ausschlaggebend sein. Es findet sich eine Vergrößerung der Hili und Verstärkung des Bronchialgeflechtes. In Ausnahmefällen nimmt die Krankheit die abscedierende oder cavernöse Form an (Abb. 56).

Fall 35. Lungenabsceß, hervorgerufen durch Aspergillus und Penicillium (Abb. 56). Mann von 43 Jahren, Metallarbeiter. Ganz plötzlich auftretende Schmerzen im rückwärtigen Teil des rechten Hemithorax mit hoher Temperatur. 5 Tage lang Behandlung mit Penicillin; angesichts der Erfolglosigkeit der Medikation wird eine Röntgenaufnahme vom Thorax gemacht, die einen dichten langen Schatten im rechten Mittelfeld und pleurale Reaktion auf derselben Seite (Abb. 56) zeigt. Die Probepunktion ergab eine aseptische, serofibrinöse Flüssigkeit. Nach Erbrechen schokoladefarbenen Eiters besserte sich das Krankheitsbild. In dem erbrochenen Eiter fanden sich in der angelegten Kultur Penicillium und Aspergillus. Der Kranke gesundete nach Medikation von Sulfonamiden und Kaliumjodat, doch verblieb als Spätfolge eine Verwachsung des rechten costodiaphragmatischen Sinus. Die Pilze blieben trotz der klinischen Ausheilung im Sputum noch 3 Jahre nachweisbar.

l) Sporotrichose

Synonyma: *Sporotrichomykose.*

Pathogener Pilz: *Sporotrichum Schenckii.* Es handelt sich um eine Mykose mit Lokalisation in der Haut, die unter den Arbeitern von Tabakplantagen und -fabriken sowie bei Leuten, die mit Tieren und Pflanzen in Kontakt stehen, zu finden ist. Die *primäre Hautläsion* erscheint unter dem Bild des „sporotrichotischen Schankers", welche den Ausgangspunkt für die hämatogene Aussaat darstellt und der in zwei verschiedenen Formen auftritt: in der *lymphangitischen Form,* mit subcutanen, gummaähnlichen Knötchen, und in der *diffus-gummösen Form,* deren subcutane Gummaknoten auch zu ulcerieren pflegen, um schmerzlose Narben zu hinterlassen. Die Streuformen können sich in Knochen, Lungen, Brustdrüsen etc. lokalisieren. Die primäre Lokalisation in der Lunge ist selten (CONANT u. Mitarb. 1944), und das klinische Bild beginnt mit einer Pseudogrippe oder Pneumonie (SINGER 1928). Der Befall des Brustfells kann sich durch einen serohämorrhagischen Erguß anzeigen. Die pulmonalen Läsionen nehmen chronischen Charakter an, auch wenn das Allgemeinbefinden nicht leidet. Sie haben die Tendenz, im Thorax Fisteln zu bilden und müssen von den aktinomykotischen und nocardiotischen Fisteln der Peripleuritis unterschieden werden. Die Diagnose ist durch den Nachweis des Pilzes im Sputum und im Sekret der Hautläsionen, durch Gewebsuntersuchung der Haut und Lymphdrüsen und die Sporotrichinreaktion zu stellen. Die Prognose ist relativ günstig, denn die Krankheit spricht auf Jodbehandlung gut an.

Röntgenuntersuchung. Es sind Veränderungen vom exsudativen, sklerosierenden oder cavernösen Typ zu beobachten. Diffuse Schatten und feinkörnige Streuungen beweisen die hämatogene Ausdehnung der Mykose. Die akuten Formen können bronchopneumonischen Charakter, die chronischen den einer Lungentuberkulose annehmen.

m) Streptotrichose

Pathogener Pilz: *Streptothrix (Streptotricheen),* Unterart des Actinomyces. Es handelt sich um eine Mykose von klinischer und mykologischer Selbständigkeit, auch wenn sie gewöhnlich mit der Tuberkulose oder der pleuropulmonalen Aktinomykose verwechselt wird. Ihre Pathogenese und Entwicklung ist der der Aktinomykose ähnlich; sie zeigt Tendenz zur Streuung auf hämatogenem Wege. Im übrigen muß sie auch von der Nocardiose, der chronischen Pneumonie und der Pneumokoniose unterschieden werden.

Röntgenuntersuchung. Befund ähnlich dem der Aktinomykose.

n) Torulose

Synonyma: *Cryptokokkomykose, Cryptokokkose, Torulomykose, europäische Blastomykose, Buss-Buschkesche Krankheit.*

Pathogener Pilz: *Torula histolytica* oder *Cryptococcus neoformans.* In verschiedenen Ländern Europas, am meisten aber in den USA und Argentinien festgestellt, befällt der Erreger insbesondere das Zentralnervensystem, gelegentlich auch die Lunge und andere

Organe. *Die primär-pulmonalen Formen sind selten* (DORMER u. Mitarb.; RUBINSTEIN 1954; NIÑO 1958), und noch seltener ist die bronchiale Lokalisation (PERONCINI u. Mitarb. 1948). Die Infektion erfolgt stets auf dem Wege der Einatmung; trotzdem wird die Lunge nur in Ausnahmefällen primär befallen; wenn die Erkrankung sich dagegen auf hämatogenem Wege verbreitet, ist die Lunge das meist befallene Organ. Ihre Symptomatologie ist unspezifisch und steht in direkter Beziehung zu den übrigen betroffenen Organen. Bei Lokalisation in der Lunge ist Husten und Auswurf von wenig, aber manchmal sanguinolentem Schleim vorhanden. Die Krankheit kann eine oder beide Lungen befallen; ihre Symptome sind spärlich und entsprechen einer Bronchitis oder Hepatisation der Lunge. Wird das *Zentralnervensystem* befallen, so folgt das klassische Bild der Meningitis,

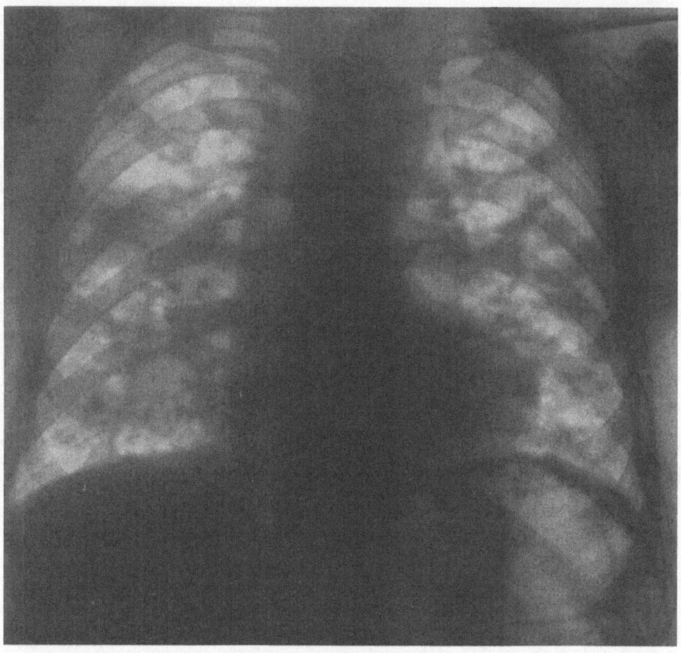

Abb. 57. Fall 36. A. R., Mann von 75 Jahren. Lungentorulose. Unspezifisches klinisches Bild der Lunge. Dicke Knoten, z.T. verstreut und z.T. konfluierend, in Mittelfeld und Lungenbasen. Ungünstiger Verlauf, Tod nach 10 Monaten. Sektion: Cryptococcus neoformans in den in Lunge, Leber und Darm gefundenen knotigen Veränderungen

und im Liquor spinalis ist der Cryptococcus neoformans zu isolieren. Die Diagnose der Lokalisation in der Lunge wird durch den Nachweis des Pilzes im Sputum, durch die Überimpfung auf die Maus, durch die Bronchoskopie und die bronchiale Gewebeuntersuchung sowie durch Untersuchung von operativ entfernten Teilen gestellt (Fall 36, 37 und 38). In ihrer *neurologischen Form* muß die Torulose von neurologischen Erkrankungen gleicher Symptomatik und Entwicklung unterschieden werden. Bei der *pulmonalen Form* muß die Differenzierung von der Tuberkulose, von Tumoren, der Pyämie und den übrigen bronchopulmonalen Mykosen getroffen werden. Die Prognose ist bei Lokalisation in der Lunge günstiger als bei der generalisierten Form. Bei der Durchsicht von 220 Fällen der medizinischen Literatur fand CARTON (1952) eine *Mortalität von 85%*, NIÑO (1958) eine Mortalität von 84,21% mit nur drei Überlebenden. Bei dem Patienten der Beobachtung Nr. 37 beträgt die Überlebenszeit bereits 10 Jahre. Die Krankheit verläuft in Schüben mit Remissionen. Der Tod tritt meistens innerhalb von 6 Monaten nach Beginn der Krankheit ein (Fall 36 und 38). Die Antimycotica vermögen ausnahmsweise eine Heilung zu erzielen (Fall 37).

Röntgenuntersuchung. Bei den primären Formen sind dichte, kräftige Schatten, vereinzelt oder multipel zu beobachten, welche Höhlen enthalten können und so der Tuber-

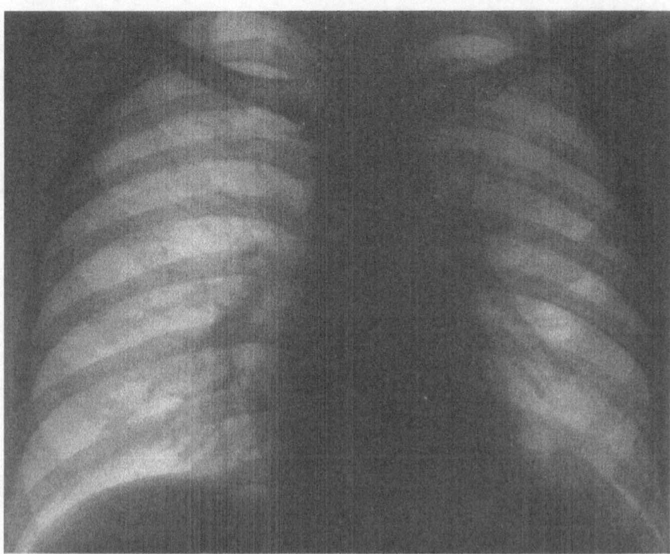

Abb. 58. Fall 37. J. G., Mann von 32 Jahren. Bronchial- und Nerventorulose. Diagnose durch Biopsie der Bronchialschleimhaut. Cryptococcus neoformans. Atelektase des linken Oberlappens

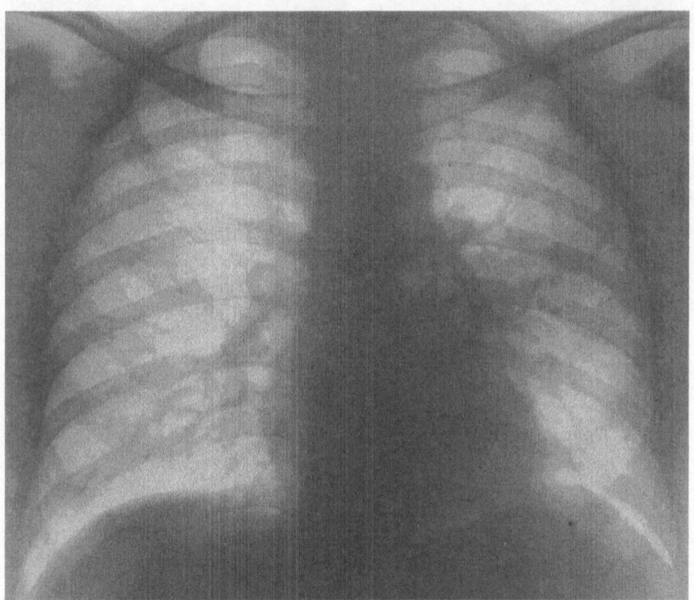

Abb. 59. Der gleiche Patient wie Abb. 58. Cryptococcus neoformans im Liquor spinalis. Behandlung mit Sulfonamiden. Außergewöhnliche Heilung mit 10jähriger Überlebenszeit

kulose oder dem Lungenkrebs ähneln. Außer der nodulären Art (Abb. 57) ist auch die cavernöse und noch häufiger die tumorale Form zu sehen (Abb. 60, 61 und 62). Bei Lokalisation in den Bronchien treten atelektatische Schatten auf, welche reversibel sein können (Abb. 58 und 59). Wenn die Torulose sich dem Krebs oder der Lungentuberkulose aufpfropft, erscheint sie ohne röntgenologische, differentielle Zeichen (Bonmati u. Mitarb. 1956).

Fall 36. Lungentorulose (Abb. 57). Mann von 75 Jahren, Landwirt. 6 Monate lang hatte er Husten und reichlich schleimig-eitrigen Auswurf. Die klinische Untersuchung ließ keine Lokalisation der Erkrankung erkennen, aber die Röntgenaufnahme des Thorax zeigte dicke Knoten verstreut über die ganzen Lungenfelder mit Ausnahme der Spitzen. Sowohl im Sputum wie im aspirierten Bronchialsekret wurde Cryptococcus neoformans gefunden. Der Zustand verschlimmerte sich und, der Kranke verschied plötzlich nach 10monatiger Krankheit. Bei der Obduktion wurden Knoten von Erbsen- bis Hühnereigröße in Lunge, Leber und Darm vorgefunden. Aus diesen Knoten wurden Cryptococcus neoformans isoliert.

Fall 37. Bronchialtorulose mit Atelektase (Abb. 58 und 59).

Fall 38. Generalisierte Torulose. Lungentumor durch Torulas (*Toruloma*) (Abb. 60, 61 und 62).

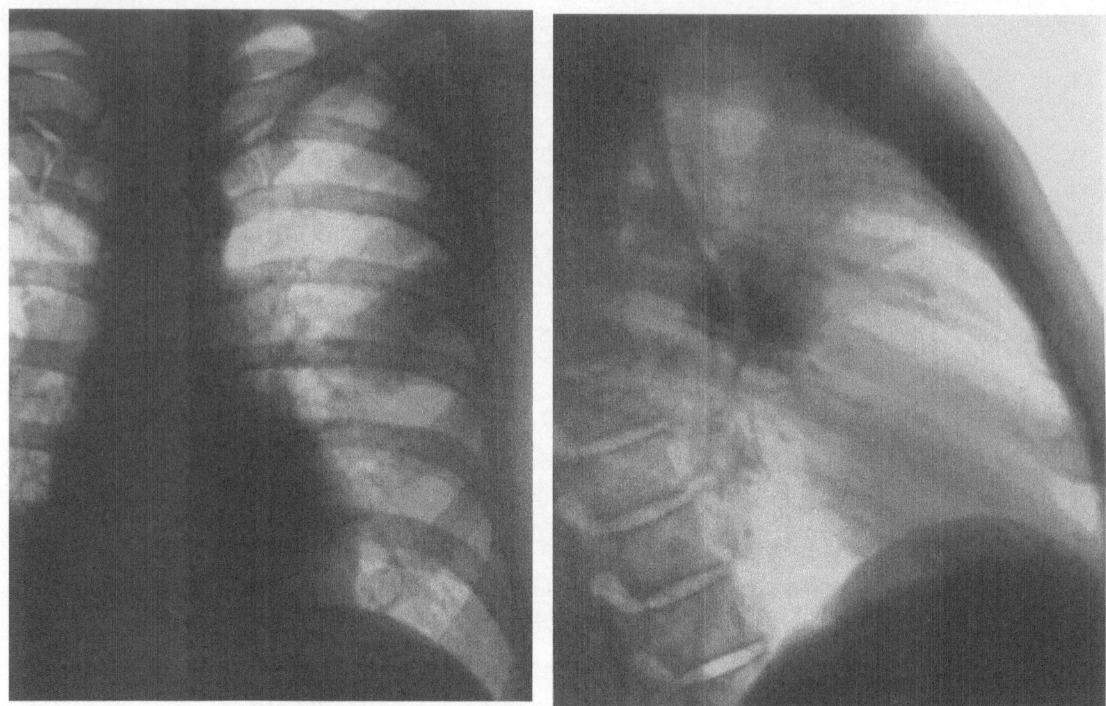

Abb. 60 Abb. 61

Abb. 60. Fall 38. N. O., Mann von 50 Jahren. Generalisierte Torulose mit Lokalisation in Nerven und Lunge. Abgerundeter Tumorschatten in den äußeren Partien des linken mittleren Lungendrittels

Abb. 61. Der gleiche Fall wie Abb. 60. Seitenansicht: Zentraler Tumor

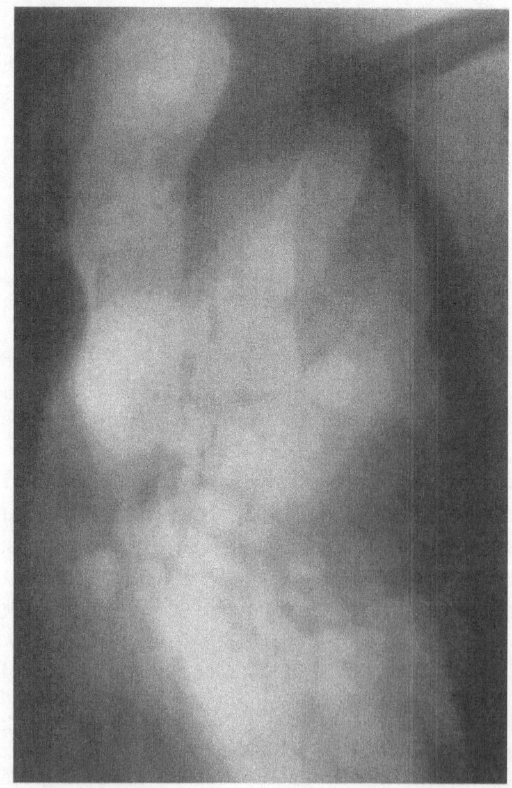

Abb. 62. Der gleiche Fall wie Abb. 60 u. 61. Schichtbild 9 cm Schichttiefe, zeigt die teilweise Loslösung des Tumorschattens von der Wand. Luftgefüllter Gang. Nachweis der Erreger bei der Sektion

3. Differentialdiagnose

Wir haben hiermit die röntgenologischen Merkmale einer jeden der wichtigsten Mykosen der Atemwege dargestellt und auf die Ähnlichkeit mit anderen akuten oder chronischen Erkrankungen hingewiesen, von denen sie schwer zu unterscheiden sind. Im folgenden werden wir die hauptsächlichsten röntgenologischen differentialdiagnostischen Zeichen anführen, mit dem Ziel, eine Gesamtübersicht zu geben und die häufigsten Lokalisations-, Erscheinungs- und Entwicklungsformen aufzuzeigen.

Die *Thoraxwände* werden in ihrer Form und Struktur durch alle die Mykosen verändert, welche von der Lunge nach außen hin fortschreiten oder, falls sie eine retractile oder atelektatische Komponente haben, die Form und Verschattung des Thorax beeinflussen. Die pleurale Aktinomykose tritt durch einen Erguß in Erscheinung, der den Thorax so verändert, daß der befallene Hemithorax fixiert wird, unter gleichzeitiger intercostaler Einengung und fortschreitender Schrumpfung der befallenen Thoraxhälfte (Abb. 1 und 4). Wenn der Prozeß das Zwerchfell in Mitleidenschaft zieht, kommt noch eine Paralyse oder Parese des N. phrenicus hinzu, die durch Röntgenuntersuchung nachweisbar ist. Vor dem Auftreten des Empyema necessitatis, wenn die Pleuraflüssigkeit unter Druck steht, erscheint der Thorax aufgetrieben, dagegen kann bei Vorhandensein einer Bronchienläsion mit totalem Verschluß des Lumens oder bei Lungencirrhose eine Retraktion der befallenen Thoraxhälfte und Verengerung der Intercostalräume in Erscheinung treten (Abb. 58).

Die nordamerikanische Blastomykose in ihrer generalisierten Form befällt mit großer Häufigkeit das Knochensystem und setzt sich in den Rippen oder Schlüsselbeinen unter dem Bilde einer *Ostitis oder Osteomyelitis* fest. Die *thorakalen Fisteln* der Aktinomykose, Nocardiose und Sporotrichose lassen sich durch Lipoidolfüllung nachweisen, und es läßt sich feststellen, ob eine Verbindung mit den Thoraxorganen besteht (*Fistulographie*). Die Diagnose wird durch die mykologische Untersuchung des Sekreteiters oder durch die Biopsie ermöglicht. In Zweifelsfällen über die Ätiologie muß man die Wirbelsäule, die Rippen und das Brustbein röntgenologisch untersuchen, um all die Krankheiten auszuschalten, die ebenfalls durch Knochenläsionen, subcutane Abscesse, Empyema necessitatis oder thorakale Fisteln, Wirbelsäulentuberkulose, Osteomyelitis, tuberkulöse peripleurits, akute oder gangränöse Peripleuritis (Rubinstein und Rey 1948) klinisch zum Ausdruck kommen.

Die Untersuchung der Thoraxorgane umfaßt auch das Mediastinum, das Lungenparenchym, die Bronchien und die Pleura. Das *Mediastinum* wird nur ausnahmsweise bei Mykosen befallen. In diesem Fall sind die mediastinalen Lymphknoten vergrößert, und der Mediastinalschatten ist deformiert, das Röntgenbild weist jedoch keine charakteristischen pathognomonischen Zeichen auf. Der *Lungenhilus* pflegt in verschiedenem Grade betroffen zu sein, je nach seinem Gehalt an Lymphknoten, die bei den verschiedenen Mykosen häufig und in unterschiedlicher Stärke verändert sind. Er kann durch fibröse oder retractile Prozesse geschrumpft oder durch raumbeschränkende Prozesse verschoben sein. Der Hilus ist bei fast allen Mykosen vergrößert, je nach seinem Lymphknotengehalt. Darüber hinaus verleiht das strahlenförmige Fortschreiten der Verschattung vom Hilus zur Peripherie dem Röntgenbild eine Sternform, die als charakteristisch für diese Mykose bezeichnet worden ist (Abb. 4, 24, 37, 44, 47 und 48). Dieses Merkmal ist jedoch nicht pathognomonisch und wird auch bei anderen Affektionen gesehen; man muß es daher von der Tuberkulose, der Boeckschen Krankheit, der Lymphogranulomatose etc. abgrenzen. *Die Ausbreitung vom Hilus* aus kann einfachen perihiliären oder peribronchialen Verdichtungen unspezifischer Art oder vasculären Schatten entsprechen, die durch eine *Angiopneumographie* zu differenzieren sind. Der Nachweis hilärer oder mediastinaler Adenopathien bedeutet eine *schlechte Prognose* für die generalisierte Mykose.

Die häufige Beteiligung der Bronchien, die aus dem klinischen Bild hervorgeht und durch die Bronchoskopie bestätigt wird, findet nur selten ihre Wiedergabe im Röntgenbild.

Nur wenn die Läsion bereits derart fortgeschritten ist, daß sie das Bronchiallumen teilweise oder völlig verschließt, äußert sie sich in *Atelektasen oder im obstruktiven Emphysem*, die beide reversibel sein können (Abb. 4 und 58). Das häufige, fast habituelle Vorkommen einiger Pilzformen in erkrankten Bronchien läßt die Exploration mit Hilfe der *Bronchographie* notwendig erscheinen, eine Untersuchungsmethode, die indiziert ist, wenn es sich darum handelt, die Morphologie der betroffenen Bronchien zu studieren, die An- oder Abwesenheit von Bronchusdilatationen oder -stenosen und von Bronchiektasen nachzuweisen, welche wahre Depots für parasitäre Pilze und pyogene Keime darstellen. Außerdem ist die Bronchographie nützlich zur Kontrolle residualer Läsionen, welche ihrerseits die chirurgische Indikation für eine prophylaktische Entfernung latenter Herde bedingen (Abb. 10 und 19). Die Verwendung von wäßrigen Jodlösungen mit Zugabe von Sulfonamiden, welche leicht resorbiert und ausgeschieden werden, gestattet die Indikationsstellung auf alle jene Fälle auszudehnen, in denen ein diagnostischer Zweifel besteht (DI RIENZO 1955). Die *Schichtdarstellung* zeigt nur ausnahmsweise an einem selektiven Schnitt den teilweisen oder völligen Verschluß des Bronchiallumens. Wenn die Häufung von Mycelien im Innern eines erweiterten Bronchus zunimmt, gibt sie zu dem sog. „*intrabronchiektatischen Mycetoma*" Anlaß, das DEVÉ (1938) beschrieben hat und nach ihm auch andere Autoren. Auf seine röntgenologischen Merkmale haben wir bereits bei der Beschreibung der Aspergillose (Abb. 14a) hingewiesen.

Im *Lungenparenchym* äußern sich die verschiedenen Mykosen mit röntgenologisch unspezifischen, wechselnden Bildern, die denen anderer bronchopulmonaler Affektionen und speziell der Tuberkulose ähneln. In den verschiedenen Stadien ihrer Entwicklung sind bei den mykotischen Erkrankungen mannigfache Lungenveränderungen, von den miliaren Formen bis zu den tumoralen, zu beobachten, wobei vorübergehend die röntgenologischen Charakteristica der Infiltrate, Cavernen und Abscesse gesehen werden können. Das Überwiegen der perihiliären, symmetrischen und beiderseitigen Lokalisation sowie auch der Lokalisation in den Lungenbasen, vornehmlich der rechten Seite, ist betont worden. Die große Häufigkeit dieser Lokalisation ist zweifelsfrei (Abb. 24, 37, 47 und 48), aber auch die Lokalisation der Mykosen in der Gesamtfläche beider Lungen ist nicht selten (Abb. 11, 21, 28, 35 und 44). Ein weiteres, hervorzuhebendes Kennzeichen ist das Verschontbleiben der Lungenspitzen durch die genannten Veränderungen, mit der einzigen Ausnahme der Aspergillose (Abb. 11, 21, 34, 45 und 48). Diese Behauptung ist nur bedingt richtig, denn es werden auch manchmal apikale Läsionen beobachtet (Abb. 3, 30, 40 und 58). Auf jeden Fall muß aber die *vornehmliche Lokalisation im Mittelfeld und den Lungenbasen* in Betracht gezogen werden, da sie auf eine mögliche Pilzerkrankung hinweist, wenn die klinische Untersuchung Zweifel an der Ätiologie läßt. Die Lungenveränderungen bei den Mykosen können sich im Röntgenbild als *Knoten, Infiltrate, Cavernen* oder *Tumoren* äußern. In der akuten Phase einiger Mykosen, speziell bei den generalisierten Formen, pflegen miliare Knoten oder Mikroknötchen aufzutreten, die über die ganze Fläche der Lunge (mit Ausnahme der Spitzen) verstreut sind, sowie auch hiläre Adenopathien verschiedenen Grades, was alles den hämatogenen Charakter der Affektion vermuten läßt (Abb. 21, 24, 44, 49 und 54). In diesem Stadium der Streuung ist differentialdiagnostisch an hämatogene Tuberkulose, Carcinomatose, Sarkoidose und Pneumokoniose zu denken. Die genannte Phase kann spontan oder mit Hilfe der Medikation überwunden werden und in eine subakute oder chronische Form übergehen, mit Betonung der nodulären Elemente, jedoch mit geringer exsudativer Komponente. In manchen Fällen wird der Verdacht durch vorausgegangene oder gleichzeitige Haut- oder Schleimhautläsion (Coccidiose, Histoplasmose, Paracoccidiose, nordamerikanische Blastomykose) verstärkt. *Die Knoten mittlerer oder besonderer Größe* haben runde Form, scharfe Ränder, verschiedene Dichte, sind multipel symmetrisch und von bevorzugter Lokalisation in der parahilären Zone und den Lungenbasen (Abb. 11, 22, 23, 28, 35, 36, 45 und 51). Sie unterscheiden sich nicht von denen anderer Ätiologie, aber im allgemeinen sind sie größer als tuberkulöse Knoten, welche diffuse unscharfe Ränder haben und fast immer von Infiltraten und hilären Adenopathien begleitet sind. Auch sind sie von der carcinomatösen Aussaat, den krebsartigen Einzelmetastasen und der Sarkoidose zu unterscheiden. Die mykotischen Knoten können lange Zeit unverändert bestehen, sich vergrößern oder zusammenfließen (Abb. 28, 45 und 51), oder durch die Behandlung abheilen, wobei sie dann als Spätfolgen fibröse Narben oder Verkalkungen hinterlassen (Abb. 9, 15, 16 und 59). In dieser Hinsicht muß auf die multiplen, histoplasmotischen *calcifizierten Knoten* verschiedener Größe hingewiesen werden, die sich im Lungenparenchym in seiner ganzen Ausdehnung, mit Ausnahme der Spitzen, entwickeln (Abb. 32, 33, 57, 58 und 59) und die differentialdiagnostisch gegen die verkalkten, tuberkulösen Aussaaten, die Silikose und die Pneumolithiasis (RUBINSTEIN 1944) abgegrenzt werden müssen. Diese verkalkten Knoten besitzen als Differentialcharakteristikum die Eigenart, daß ihr *Zentrum durch Verkalkung der Peripherie heller* ist (Abb. 33, 58 und 59). Insbesondere muß die Ätiologie vielfältiger Verkalkungen bei Kindern studiert werden, welche eine Anergie gegen Tuberkulin zeigen. Die fibrös-kalkhaltigen oder verkalkten Herde treten einzeln auf und entsprechen mykotischen Läsionen, welche verheilt oder scheinbar geheilt sind, aber sich gelegentlich aktivieren. Die mykotischen *Lungeninfiltrate* kommen im allgemeinen vereinzelt, einseitig, im Mittelfeld oder der Basis vor (Abb. 8 und 41) und sind von verschiedener Ausdehnung. Man sieht sie bei der Moniliase, Penicilliose und Aspergillose; sie führen zu differentialdiagnostischen Schwierigkeiten gegenüber tuberkulösen oder Löfflerschen Infiltraten, Virus-Pneumonie etc. Die röntgenologische Serienuntersuchung gestattet, die Entwicklung dieser Infiltrationen zu verfolgen, die entweder verheilen oder zu Cavernen- oder Absceßbildung führen können. Wenn die exsudativen Herde sich über mehr als einen Lappen ausdehnen, täuschen sie eine lobäre Pneumonie vor (bei Aktinomykose üblich), und falls ihre Ausdehnung noch größer ist, können sie auch einen bronchopneumonischen Prozeß vortäuschen (Abb. 55). In diesem Fall *fällt die Diskrepanz auf, die zwischen der funktionellen Symptomatologie und dem Röntgenbild besteht.* Die Rückbildung der Infiltrate kann spontan oder durch die Behandlung begünstigt vor sich gehen. Die Heilung erfolgt unter Hinterlassung von fibrösen Narben verschiedenen Grades und verschiedener Stärke, in deren Innerem sich Bronchialerweiterungen vorzufinden pflegen, die durch eine Bronchographie zu bestätigen sind (Abb. 10). Der *sklerogene Charakter* einiger Mykosen, wie der Aspergillose und der Mucormykose, ist betont worden, und die fibrösen Spätfolgen sind bei diesen Arten häufiger und deutlicher. Wenn die Infiltrate klein und auf die hiläre Zone beschränkt sind, kann das Röntgenbild mit dem bei urämischer Lunge mit multiplen, kleinen, hilären Lungeninfarkten verwechselt werden. Die Verschattung und atelektatische Schrumpfung bei Lungenmykosen vermögen ein Bronchialcarcinom vorzutäuschen (Abb. 4).

Die *Mykose-Cavernen* können in jeder Periode des Krankheitsablaufs auftauchen und haben keinerlei gemeinsame Kennzeichen. Sie sitzen mit Vorliebe im Mittelfeld und in den Lungenbasen, können aber auch in jeder anderen Zone auftreten (70% Apex-Lokalisation bei Coccidioidose). Man hat sie fast bei allen Mykosen beobachtet, wenn auch bei einigen nur in Ausnahmefällen (Paracoccidiose). Im allgemeinen kommen sie vereinzelt vor, doch können sie auch multipel auftreten mit zarten Rändern, ohne pericavernöse Läsion und mit oder ohne Flüssigkeitsspiegel (Abb. 11, 12, 13 und 30). Die röntgenologische Diagnose einer mykotischen Caverne ist sehr schwierig, falls nicht andere anamnestische Daten oder Laboratoriumsbefunde vorliegen, und es müssen in erster Linie die tuberkulöse Caverne, wie auch diejenige neoplastischen Ursprungs, zerfallene Infarkte, angeborene oder Hydatidencysten etc. in Betracht gezogen werden. Die *mykotischen Abscesse* weichen in keiner Weise röntgenologisch von den pyogenen oder gangränösen ab. Sie sitzen mit Vorliebe im Mittelfeld und in den Lungenbasen (Abb. 12, 13, 30 und 40), sind meist vereinzelt, ausnahmsweise in der Mehrzahl vorhanden (Beobachtungen von ABELLO 1958; FRIEDMAN u. Mitarb. 1956). Sie können spontan, nach einem Brechanfall oder als Folge der antimykotischen Behandlung ausheilen oder sich in einen chronischen Absceß residualen Typs (Abb. 12) verwandeln. *Aus Gründen der Prophylaxe sind sie auf chirurgischem*

Wege zu entleeren oder endgültig zu entfernen. Die Diagnose wird durch die klinische Untersuchung und die Laboratoriumsbefunde gestellt. Die bakteriologischen Proben des aus den Bronchien angesaugten Sekretes erleichtern die Klärung. Die *Cystenbildungen* können dem Bilde der *Lungendysgenesien* gleichen oder dem obstruktiven Emphysem, und die Diagnose dürfte auf röntgenologischem Wege schwer sein. Nur das Bestehen einer Lungendysgenesie oder die pathologisch-anatomische Untersuchung ermöglicht die Diagnose. Bei den Coccidiosen pflegen Bilder von der Form einer Cyste aufzutreten, ähnlich den tuberkulösen Cavernen, die durch Antibiotica ausgeheilt wurden. Die Differentialdiagnose ist zu stellen gegenüber angeborenen Cysten, der Lungenhydatidose, dem blasigen Emphysem, den Cysten mit mykotischem Inhalt (Abb. 12, 13, 14a, 14b, 17, 18 und 39) etc.

Die *Mycetom* genannten *mykotischen Tumoren* sind feste Geschwülste, die nur selten auftreten und bei einigen Mykosen beobachtet worden sind. Sie wurden nach den sie erzeugenden parasitären Pilzen benannt (*Aspergilloma, Actinomycoma, Coccidioma, Histoplasmoma, Toruloma, Candidioma*). Im allgemeinen treten sie vereinzelt auf und sitzen wie die übrigen Mykoseläsionen mit Vorliebe im Mittelfeld und den Lungenbasen (Abb. 42, 43, 60, 61 und 62). Sie können aber auch multipel auftreten und sogar als Krebsmetastasen oder Pseudotumoren fehlgedeutet werden (Abb. 45, 51 und 57). Ihre röntgenologische Diagnose ist sehr schwierig und nur der Nachweis des pathogenen Pilzes im Sputum oder das Vorhandensein gleichzeitiger extrapulmonaler Pilzerkrankungen gestatten die Diagnose vor der Operation. Fast immer nimmt man die mykologische Untersuchung an Hand eines chirurgisch entnommenen Präparates oder bei der Autopsie vor (Fall 26 und 38). Röntgenologisch müssen die mykotischen Tumoren von Tuberkulomen, „Münzen-Läsionen" („Coin lesions" der Amerikaner), gutartigen und gemischten Tumoren, syphilitischen Gummen, verkapselten Empyemen, Hydatidencysten und den Cysten mit mykotischem Inhalt unterschieden werden.

Nur ausnahmsweise befallen die mykotischen Prozesse die *Pleura* primär oder hämatogen. Dagegen werden die Pleurablätter von den corticalen mykotischen Läsionen in Mitleidenschaft gezogen, sei es durch direktes Übergreifen oder durch die enge Nachbarschaft, die zu röntgenologisch indifferenten Ergüssen führt. Die Diagnose wird durch die Probepunktion der Pleura und den Nachweis des Pilzes in der Kultur der Punktionsflüssigkeit gestellt. Derartige *Ergüsse* sind bei der Aktinomykose, der Coccidiose, der Histoplasmose, der Moniliase, der Aspergillose und der Paracoccidiose (RUBINSTEIN 1962) zu sehen. Die langsame Rückbildung der Ergüsse hinterläßt Verwachsungen und Pachypleuritis (Pleuraschwarten).

Schließlich äußert sich die *Aufpfropfung* der Mykose auf andere akute oder chronische Affektionen der Atemwege im Röntgenbild durch keinerlei spezifische Symptome, sondern es erscheint das übliche Bild des primären Prozesses, mit dem die Mykose verschmilzt (Tuberkulose, Abb. 49; Krebs, Bronchiektasie, Abb. 37; Cysten, Abb. 12, 14 und 38; etc.).

Anhang

Auf Wunsch des Autors RUBINSTEIN wird im Anhang die röntgenologische Verlaufskontrolle von 7 interessanten Fällen von Pilzerkrankungen der Lunge bzw. des Thoraxskeletes zusammengestellt.

Die Seltenheit einzelner Erscheinungsformen war maßgebend für die für ein Handbuch etwas atypische Form der Publikation.

F. STRNAD, Frankfurt a. M.
Bandredakteur

Fall 39

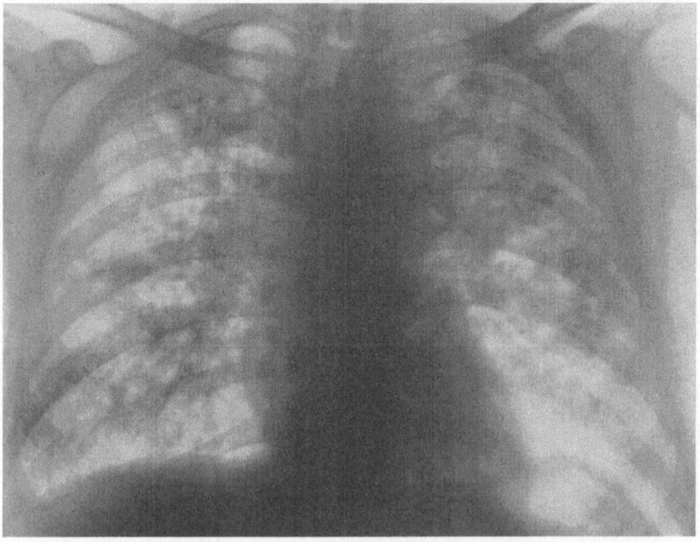

Abb. 63. Bronchopulmonale Candidiasis

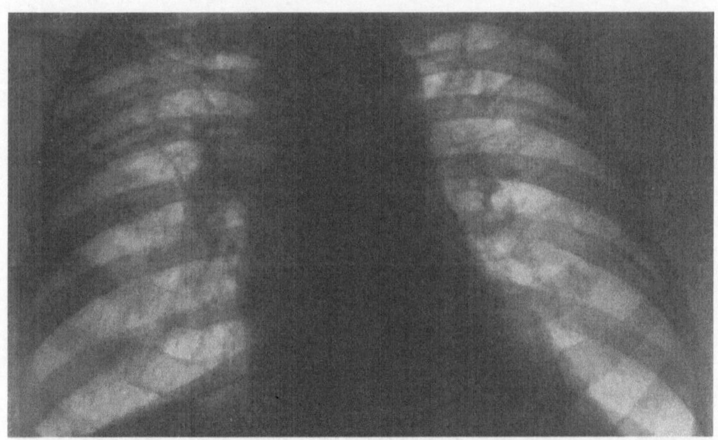

Abb. 64. Günstige Entwicklung unter Aerosoltherapie mit Nystatin

Fall 40

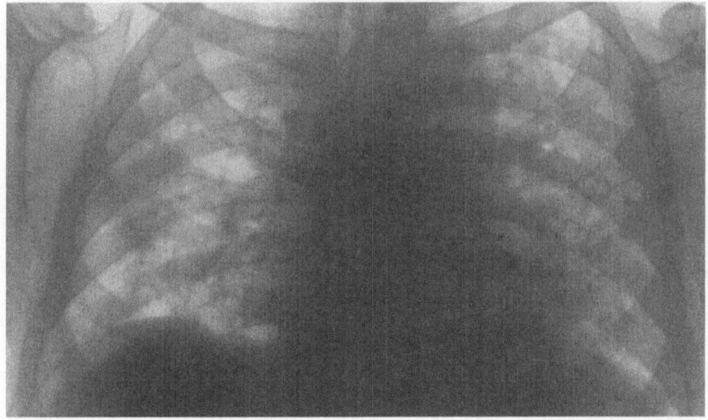

Abb. 65. Pulmonale Candidiasis als Komplikation einer Therapie mit Antibiotica und Corticosteroiden

Fall 40 (Fortsetzung)

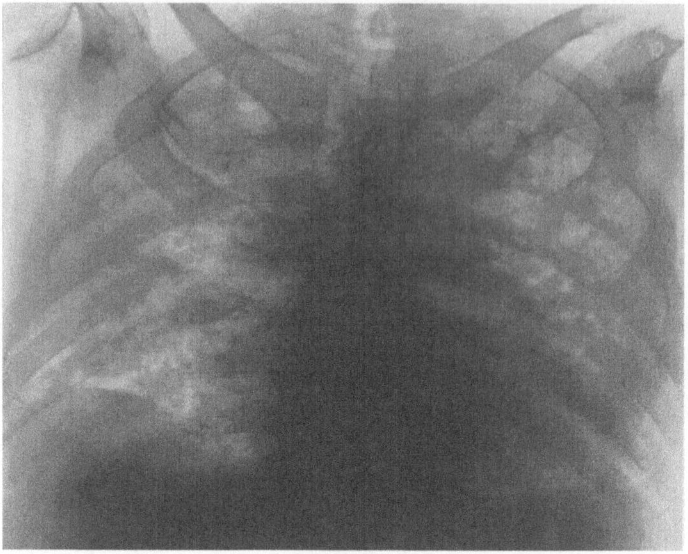

Abb. 66. Tödlicher Verlauf

Fall 41

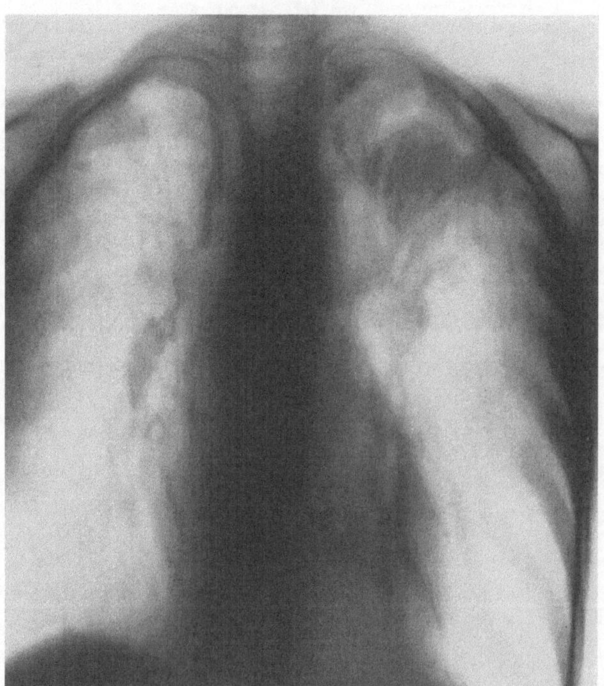

Abb. 67. Cavernöse Lungentuberkulose. Tödliche Hämophtise. Autopsie: großes intracavitäres Konglomerat. Schellenzeichen

Fall 42 (klinischer Verlauf)

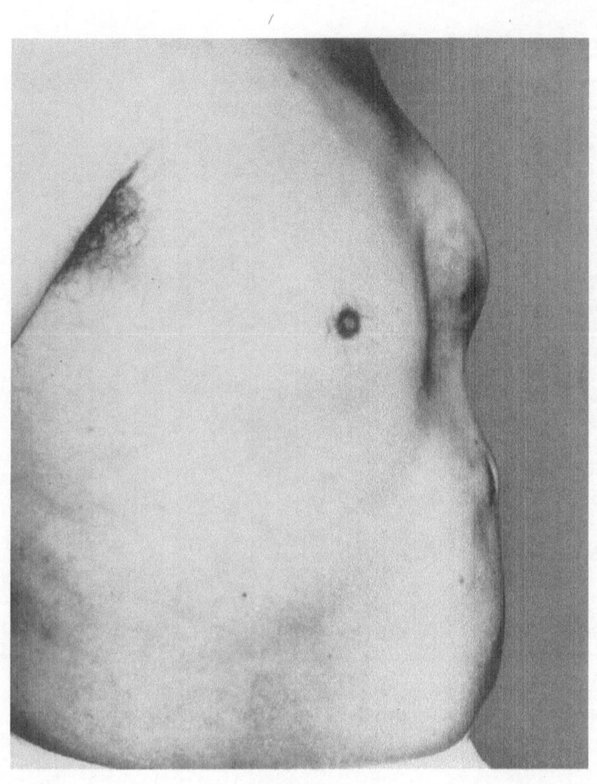

Abb. 68

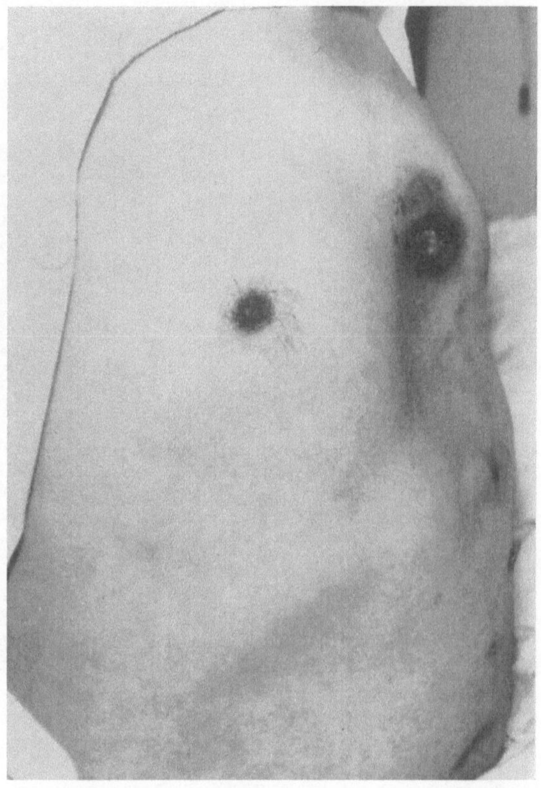

Abb. 69

Abb. 68. Thorakopulmonale Aktinomykose. Empyema necessitatis

Abb. 69. Thoraxfistel. Actinomyces Israeli

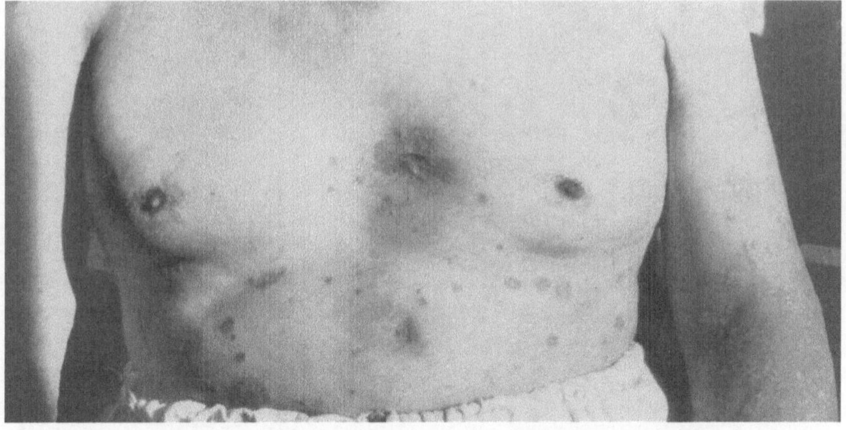

Abb. 70. Heilung mit Penicillin und Sulfonamiden

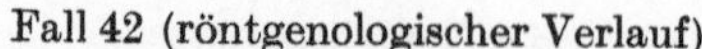

Fall 42 (röntgenologischer Verlauf)

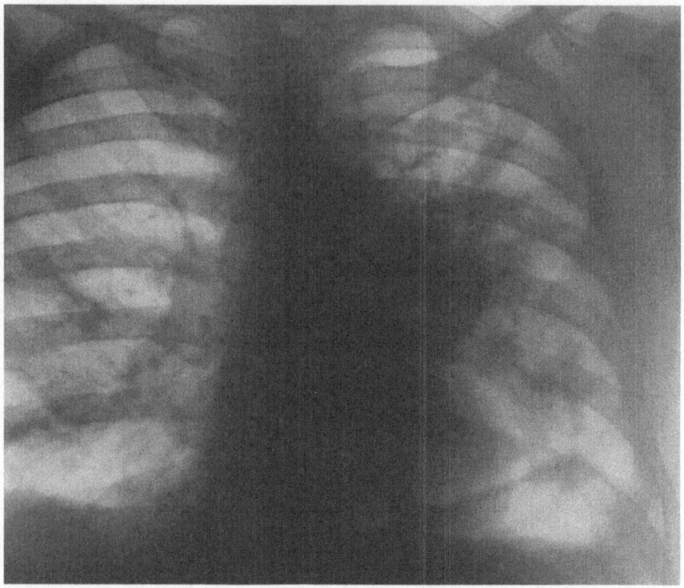

Abb. 71. Thorakopulmonale Aktinomykose. Vorwiegender Befall der linken Seite

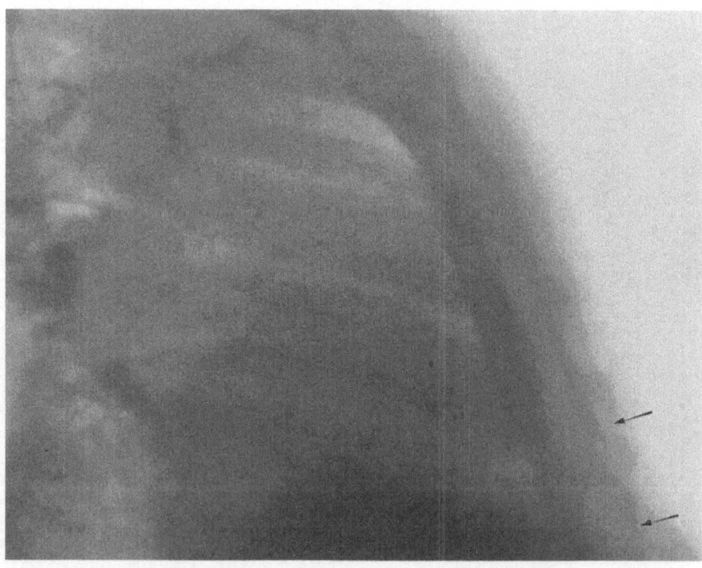

Abb. 72. Aktinomykose des Sternums

Fall 42 (röntgenologischer Verlauf) (Fortsetzung)

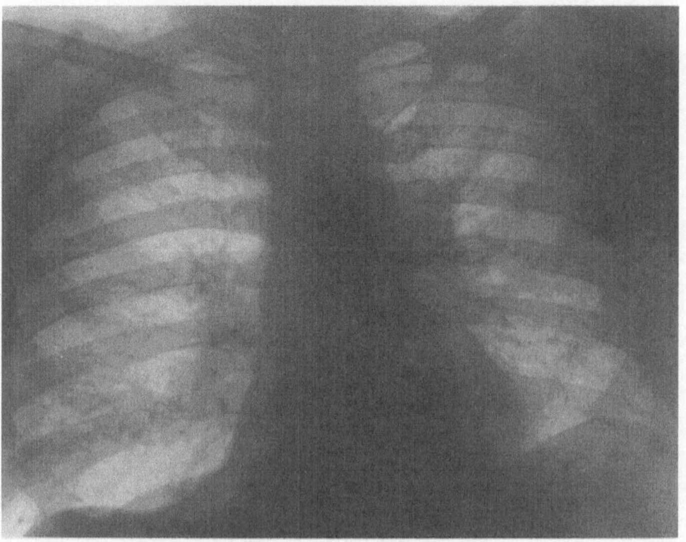

Abb. 73. Heilung der Lungenherde durch Behandlung mit Penicillin und Sulfonamiden

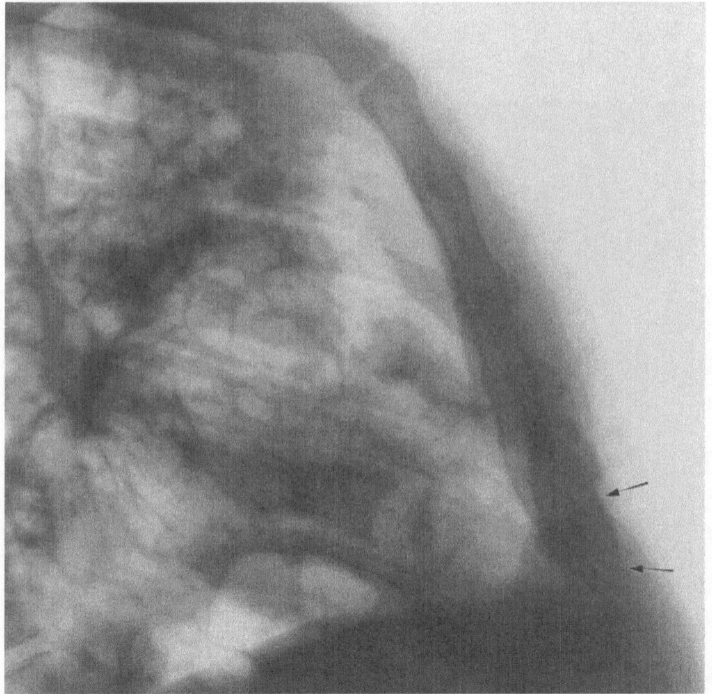

Abb. 74. Heilung der Thoraxfistel und der Aktinomykose des Sternums

Fall 43

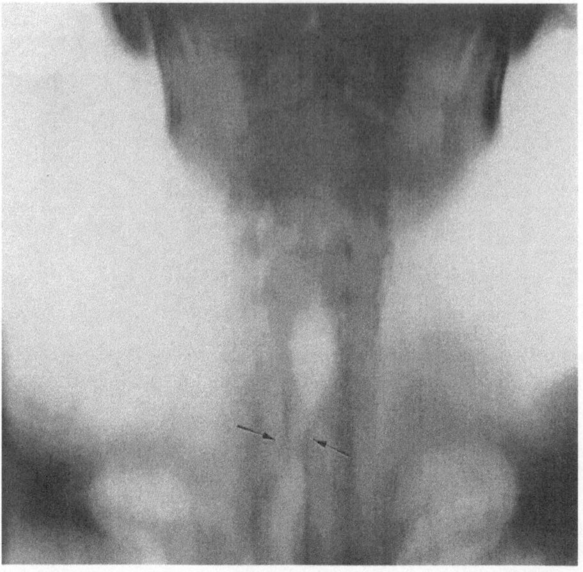

Abb. 75. Paracoccidiose des Larynx und der Lunge. Nachfolgende Trachealstenose. Tracheotomie

Fall 44

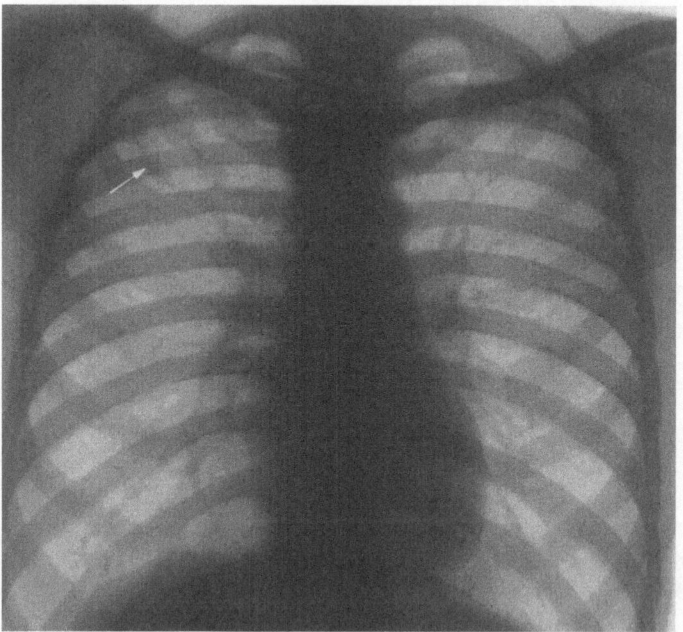

Abb. 76. Paracoccidiose der Lunge und des Larynx. Caverne der rechten Lunge. Heilung unter Behandlung mit Amphotericin B und Sulfonamiden. Larynxstenose. Nottracheotomie

Fall 44 (Fortsetzung)

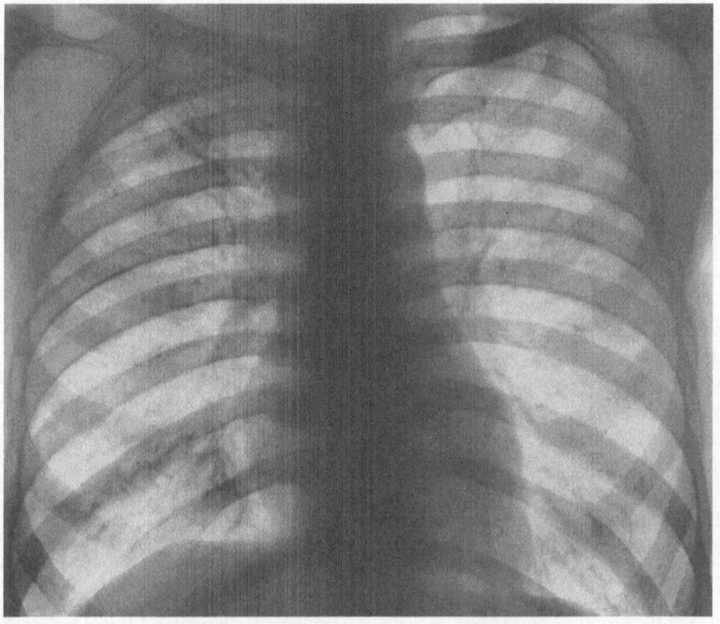

Abb. 77. Implantationscarcinom in der Lungennarbe. Tödlicher Verlauf. (Autoptisch bestätigt)

Fall 45

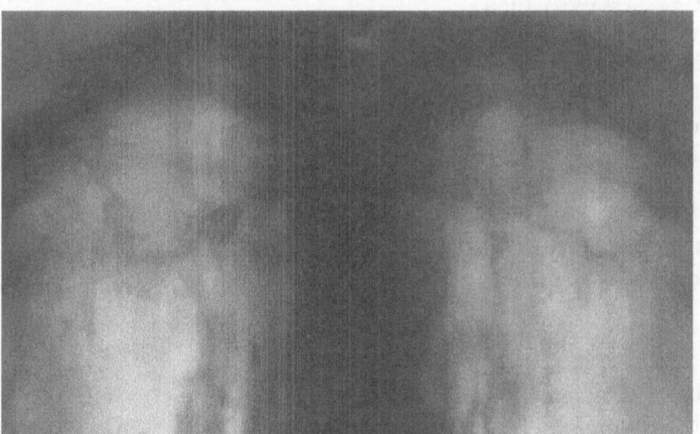

Abb. 78. Doppelseitige, cavernöse Lungenhistoplasmose. Sputum: Histoplasma capsulatum. Positive serologische Befunde. Günstiger Verlauf

Literatur

ABELLÓ, J.: Histoplasmose avec abscés multiples du poumon. Guérisson. Prèsse méd. 66, 285—288 (1958).

AIMÉ, P., P. CREUZÉ et H. KRESSER: Mycose pulmonaire a „Penicillium Crustaceum". Prèsse méd. 41, 761—763 (1933).

BASSERMANN, F. J.: Die Nocardiose. Tuberk.-Arzt 10, 169—175 (1956).

BEATRIX DURIE, E.: Medical and veterinary micology in Australia. Bull. int. Soc. hum. anim. Mycol. 1, 17—20 (1958).

BLOEDNER, C.: Ein Beitrag zur Aktinomykose der Lungen. Tuberk.-Arzt 4, 658—663 (1950).

BONMATI, J., J. V. ROGERS, and W. A. HOPKINS: Pulmonary cryptococcosis. Radiology 66, 188—193 (1956).

BREA, M. M., V. N. ROGER y A. GILARDON: Quistes con contenido micótico. Rev. Asoc. méd. argent. 64, 207—210 (1950).

CARTON, C. A.: Treatment of nervous system cryptococcosis. Ann. intern. Med. 37, 123—154 (1952).

CONANT, N. F., D. S. MARTIN, and D. T. SMITH: Manual of mycology. Philadelphia: W. B. Saunders Co. 1944.

CONNAR, R. G., T. B. FERGUSON, W. SEALY, and N. F. CONANT: Nocardiosis. J. thorac. Surg. 22, 424—433 (1951).

DA SILVA LACAZ, C.: South American blastomicosis. An. Fac. Med. S. Paulo 29, 1—120 (1956).

DEVÉ, F.: Le mégamicetome intrabronquiectasique. Arch. méd.-chir. Appar. resp. 13, 337—361 (1938).

DICKSON, E. C.: Primary coccidioidomicosis. Amer. Rev. Tuberc. 38, 722—729 (1938).

DI RIENZO, S.: Exploración radiológica del bronquio Córdoba. Rep. Argentina: Assandri 1955.

FISHER, A. M., and J. C. HARVEY: Actinomycosis. Postgrad. Med. 19, 32—35 (1956).

FRIEDMAN, CH., S. MISHKIN, and R. LUBLINER: Pulmonary resection for aspergillus absces of the lung. Dis. Chest 30, 345—350 (1956).

GARROD, L. P.: Actinomycosis of the lung. Tubercle (Edinb.) 33, 258—266 (1952).

HALPERIN, A., D. O. PIERINI y G. MÓRTOLA: Pleuresia serofibrinosa. Histoplasmosis. Pren. méd. argent. 41, 575—582 (1954).

HARDAWAY, R. M., and P. M. CRAWFORD: Pulmonary torulosis. Ann. intern. Med. 9, 334—340 (1935).

HEIDER, F.: Chronische Coccidioidomykose der Lungen. Tuberk.-Arzt 2, 706—708 (1948).

HIRSCH, W.: Lungenkrankheiten im Röntgenbild, Bd. I. Stuttgart: Georg Thieme 1957.

HÖFFKEN, W.: Das Aspergillom der Lungen. Fortschr. Röntgenstr. 84, 397—407 (1956).

KUNDSTADTER, R. H., R. C. PENDERGRASS, and J. H. SCHUBERT: Bronchopulmonary geotrichosis. J. Med. Soc. 211, 583—589 (1946).

LEON-KINDBERG, M., M. PARAT et H. NETTER: Tumeur mycosique du poumon. Presse méd. 44, 1834—1837 (1936).

LINDEMAN, J.: Die Aktinomykosis-Pneumonie. Fortschr. Röntgenstr. 71, 727—735 (1949).

LLOYD, J. B., LL. LEXTON, and A. T. HERTIG: Pulmonary mucormycosis complicating pregnancy. Amer. J. Obstet. Gynec. 58, 525 (1949).

MACHADO, J., y M. DA C. DE. CARVALHO: Consideraçoes em torno das localizaçoes pulmonares da paracoccidiose brasileira. Rev. bras. Tuberc. 20, 503—536 (1952).

MARTIN, D. S., and D. T. SMITH: Blastomycosis. Amer. Rev. Tuberc. 39, 275—304 (1939).

METRÁS, H., et P. THOMAS: L'imagen „en grelot" en radiologie pulmonaire. Présse méd. 54, 644—645 (1946).

MEUTER, R. C. DE, et A. VAN WIEN: A propos de l'aspergilome bronquiectasiant. Acta belg. Tuberc. 46, 395—408 (1955).

NEGRONI, P.: Actinomicosis pulmonar. Rev. Asoc. méd. argent. 59, 1033—1038 (1945).

NIÑO, F. L.: Broncomicosis peniciliar. Sem. méd. (B. Aires) 1932, 1015—1020.

— Blastomicosis por Cryptococcus neoformans en la República Argentina. Prens. méd. argent. 45, 3039—3043 (1958).

— J. C. REY y W. LANGE: Histoplasmosis. Rev. Asoc. méd. argent. 64, 537—541 (1950).

PERONCINI, J., A. E. BENCE, O. A. VACCAREZZA y J. G. AGÜERO: Torulosis meningea y bronquial. An. Cat. Pat. Tuberc. (B. Aires) 10, 149—156 (1948).

PESLE, G. D., and O. MONOD: Bronchiectasis due to aspergiloma. Dis. Chest 25, 172—183 (1954).

POSADAS, A.: Un nuevo caso de micosis fungoide por psorospermia. An. Cirug. M. argent. 5, 585—591 (1896).

RAIMONDI, A., R. PARDAL y E. S. MAZZEI: Actinomicosis pulmonar. Rev. Med. int. Tisiol. 7, 177—206 (1931).

REY, J. C., y I. NATIN: Moniliasis pulmonar. Pren. méd. argent. 40, 2306—2312 (1953).

— P. RUBINSTEIN y B. RAPPAPORT: Un caso favorable de actinomicosis pleuropulmonar tratada con antibióticos. Pren. méd. argent. 35, 828—832 (1948).

RUBINSTEIN, P.: Neumonolitiasis y broncolitiasis. Sem. méd. (B. Aires) 51, 1031—1037 (1944).

— Micosis broncopulmonares. Actualid. méd. 15, 1—94 (1946).

— Fistula neumonoparieto-torácica por peripleuritis gangrenosa en un tuberculoso pulmonar. Pren. méd. argent. 35, 1432—1435 (1948).

— Patologia de las pleuras y de la fascia endotorácica. B. Aires: Editorial Beta 1952.

— Asociacion morbosa de las micosis y la tuberculosis pulmonar. Trabajo de Docencia. Fac. de C. Médicas de La Plata 1953.

— Micosis broncopulmonares. Buenos Aires: Editorial Beta 1954.

— Moniliasis broncopulmonar grave en el curso del tratamiento antibiótico. An. argent. Med. 1, 49—53 (1956a).

— Tratamiento médico del absceso pulmonar piógeno por antibióticos. Pren. méd. argent. 43, 1775—1779 (1956b).

RUBINSTEIN, P.: Moniliasis y aspergilosis broncopulmonar asociades en el curso del tratamiento por corticosteroides. Trabajo de Docencia. Fac. de C. Médicas de La Plata 1958.

—, y J. C. REY: Fístula neumono-parieto-torácica por peripleuritis gangrenosa en un tuberculoso pulmonar. Pren. méd. argent. **35**, 1432—1435 (1948).

— Micosis broncopulmonares consecutivas al tratamiento antibiotico o corticoide. Rev. Asoc. méd. argent. **77**, 53—62 (1963).

— — y A. ARENDAR: Paracoccidioidomicosis, moniliasis y tuberculosis pulmonar. Rev. Asoc. méd. argent. **75**, 5—10 (1961).

RUHRMANN, H.: Coccidioidomykose bei einem ehemaligen Kriegsgefangenen. Tuberk.-Arzt **10**, 508—510 (1956).

SCHINTZ-BAENSCH-FRIEDL: Lehrbuch der Röntgendiagnostik. Stuttgart: Georg Thieme **1951**.

SINGER, J. J.: Pulmonary sporotrichosis. Amer. Rev. Tuberc. **18**, 438—434 (1928).

TAKAHASHI, Y.: Medical mycology in Japan. Bull. int. Soc. hum. anim. Mycol. **1**, 11—13 (1957).

TESCHENDORF, W.: Lehrbuch der röntgenologischen Differentialdiagnostik. Stuttgart: Georg Thieme 1952.

MALLINCKRODT-HAUPT, A. v.: Der aktuelle Stand der humanen und animalen Mykologie in Deutschland. Bull. int. Soc. hum. anim. Mycol. **1**, 15—27 (1957).

WEBSTER, B. H.: Pulmonary nocardiosis. Amer. Rev. Tuberc. **73**, 485—500 (1956).

WERNICKE, R.: Über einen Prozentbefund bei Mykosis fungoides. Zbl. Bakt., **12**, 856—861 (1892).

WIGAND, R.: Streptothricosis. Röntgenpraxis **14**, 354—356 (1942).

— Beitr. di Rienzo —

VII. Lungenechinokokkose

Von

S. Di Rienzo

Mit 19 Abbildungen

Der Echinococcusembryo kann sowohl auf dem *Blutwege* wie auch auf dem *Luftwege* in die Lunge gelangen. Im ersteren Falle erfolgt die Lokalisation meist an einer einzigen Stelle, während auf dem Luftwege (wenn der Inhalt einer Cyste durch Erbrechen entleert wird) eine vielfältige Aussaat des Parasiten vor sich geht. Bereits wenige Stunden nach der Festsetzung des Parasiten im Lungenparenchym tritt eine Gewebsreaktion ein, die man als *Hydatideninoculationsschanker* bezeichnen kann. Schon in den ersten Tagen zeichnet sich die endgültige Struktur der *Cyste* ab, deren künftige Entwicklung besonders von den biologischen Verhältnissen des Terrains abhängt, auf dem der Parasit sich eingenistet hat.

Die Cyste wird in der Hauptsache gebildet aus

a) der *Hydatidenblase,*

b) der *pericystischen Membran* oder *Adventitia.*

Die Hydatidenblase ihrerseits wird, von außen nach innen betrachtet, gebildet von der *Cuticula,* die aus vielen Chitinschichten besteht, der *Keimschicht* oder dem Keimplasmodium, der *Hydatidenflüssigkeit*, den *proliferativen Blasen* (oder ,,Hydatidensand''), die in der Keimschicht entstehen, den *Tochterblasen* (die bei der Lungencyste selten sind) und schließlich aus dem *Scolex.*

Im Verlauf ihres Wachstums löst die Cyste Reaktionen und Veränderungen des sie umgebenden Gewebes aus, die eine nicht sehr deutlich begrenzte Membran entstehen lassen, die man *Adventitia* oder *pericystische Membran* nennt, und an welcher sich alle reaktiven Vorgänge zwischen dem menschlichen Organismus und dem Parasiten abspielen. Diese Membran ist von verschiedener Stärke. Sie ist dünn bei Cysten, die keinen biologischen Widerstand finden, und sie ist dort dick, wo der Organismus dem Angreifer Widerstand entgegensetzt. Die genannte Membran besteht aus *fibrosklerotischem Gewebe* mit reicher *Vascularisation* und *fibroplastischer Durchsetzung* mit exsudativen Zellelementen: Polynucleäre, Makrophagen und speziell Eosinophile. Das umgebende Gewebe ist zusammengepreßt, und in der Lunge beobachtet man *pericystische Atelektase.*

Diese Art von Cysten kann sich in folgenden Formen entwickeln:

1. Langsames und undefiniertes *Wachstum* ohne Ruptur noch sonstige Komplikation infektiöser Art;
2. *Infektion der pericystischen Membran,* d.h. Komplikation entzündlicher Art der Umgebung;
3. *Luftzutritt* zwischen Cuticula und Adventitia, der durch einen kleinen Bronchus erfolgt und eine Peripneumocyste hervorruft;
4. *Ruptur der Cystenwand* und *teilweiser* oder *totaler Erguß* ihres Inhaltes infolge Erbrechen;
5. *Fortbestehen der Hydatidenhöhle* als eiternde Cyste und *teilweise Einbehaltung* der Hydatidenmembran;
6. *Fortbestehen der Residualhöhle* oder Zurückbehalten der Membran;
7. *hyaline Degeneration* und *Austrocknen* der Cyste, Membran verkapselt;
8. *Ruptur der Cyste* in die Pleurahöhle und Bildung eines *Hydatidenpneumothorax*;
9. als Residualerscheinung einer Hydatidencyste können nur *segmentäre Bronchiektasien* zurückbleiben.

Die Entwicklung der Hydatidencyste ist im Röntgenbild des Thorax zu verfolgen, und die erzielten Aufnahmen können in manchen Fällen von entscheidender Bedeutung sein, da sie eindeutig die Gegenwart des Echinococcusparasiten bestätigen. Diese Beobachtungen haben wir schematisch in Abb. 1 dargestellt, sowohl für die unkomplizierte Cyste wie auch für solche mit Komplikationen. Nachstehend geben wir im einzelnen die verschiedenen röntgenologischen Aspekte der Cyste wieder, je nach Ausmaß, Lokalisation und Etappe, in der sie festgestellt wird.

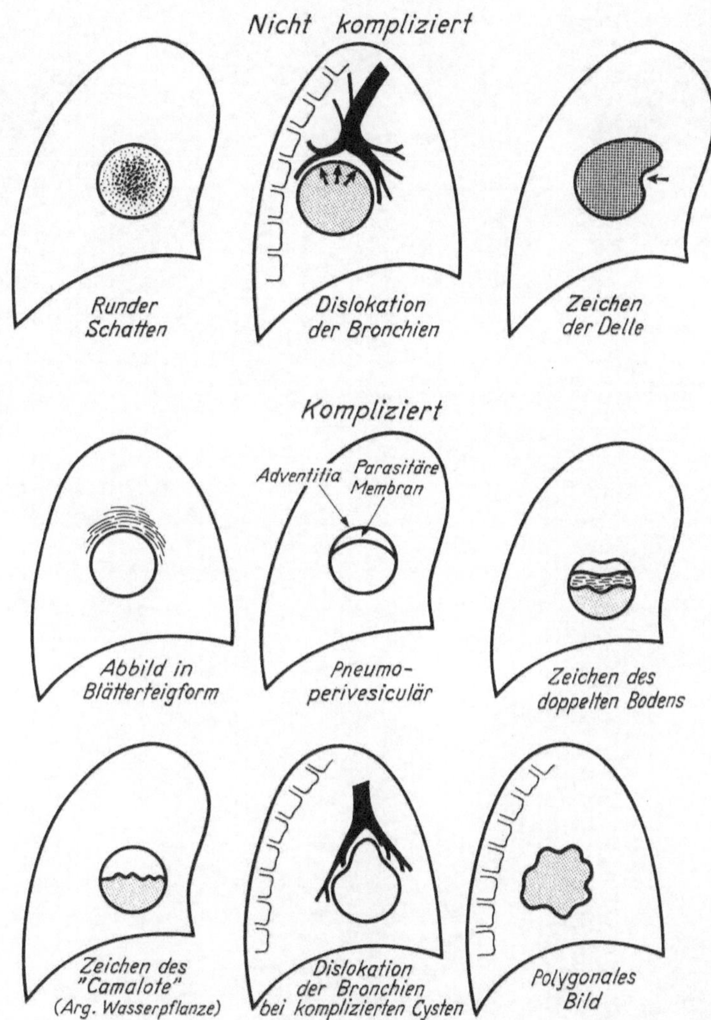

Abb. 1. Schematische Darstellung der verschiedenen Formen, in denen der Lungenechinococcus auftritt

1. Unkomplizierte Cyste

Die röntgenologische Erscheinung der unkomplizierten Hydatidencyste ist die einer Veränderung von *gleichmäßiger Dichte*, *klaren Umrissen* und mehr oder weniger *runder Form*. Gelegentlich weist diese runde Veränderung eine *Einbuchtung* auf, die sich aus der verschiedenen Elastizität der benachbarten Gewebe und dem Wachstum der Cyste ergibt. Das Bild gleicht demjenigen eines Carcinoms, das an einem kleinen Bronchus entstanden ist und sich in die Nachbarschaft ausgedehnt hat. Um beide Prozesse voneinander zu unterscheiden, ist es notwendig, eine Bronchographie vorzunehmen, wodurch dann die Verschiebung der Bronchienzweige sichtbar wird, die Piaggio Blanco und García Capurro aus Montevideo beschrieben und mit dem Namen *Bronchialdislokation* versehen haben. Diese Dislokation der Bronchien kann in dem einen oder anderen Falle nicht sichtbar werden; falls man ihr aber röntgenoskopisch nachspürt, findet man sie stets, selbst bei denjenigen Cysten, die bereits teilweise oder vollkommen entleert sind. Wenn die Cyste eine Größe von mehr als 10 cm Durchmesser erreicht und ihren Ursprung von der Mitte eines Lappens aus genommen hat, so verursacht sie eine derartige Verdrängung der

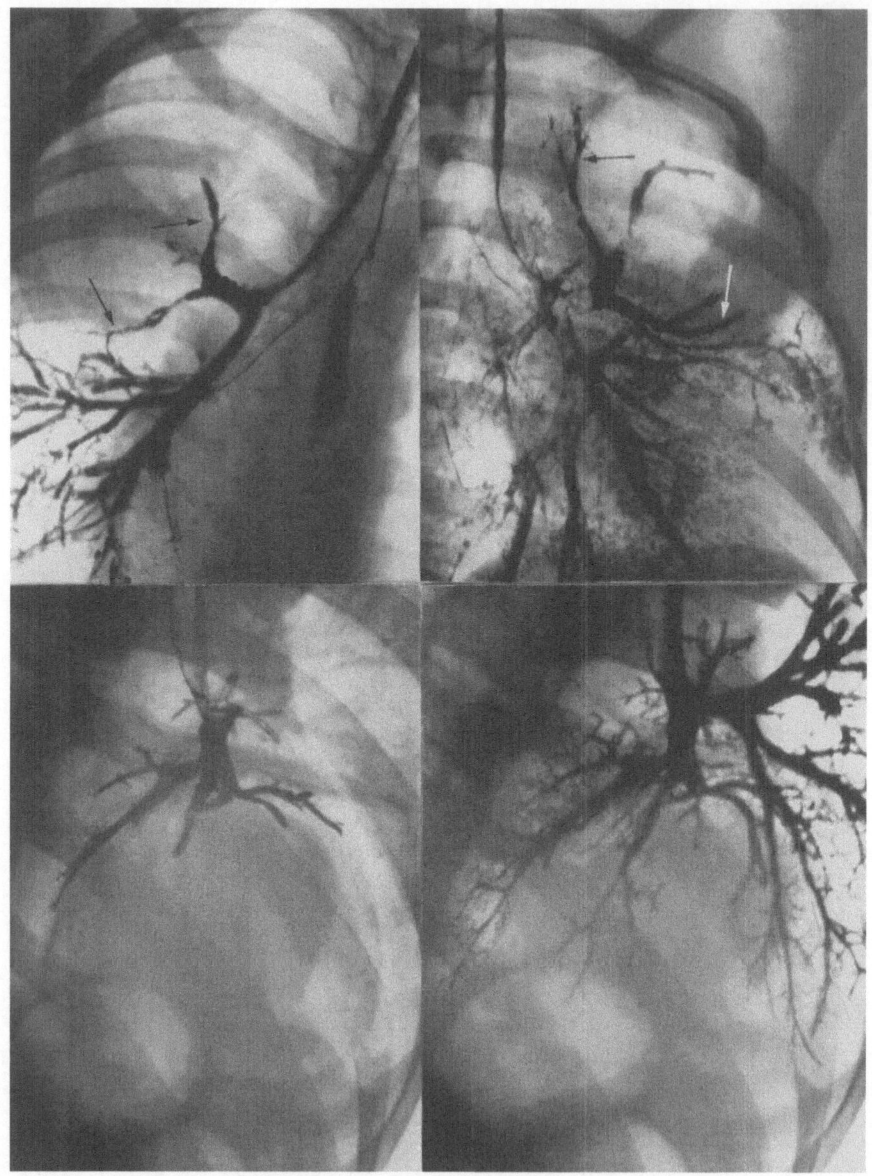

Abb. 2. Verschiedene Ansichten der Bronchienverdrängung, welche eine Hydatidencyste verursacht, sowohl bei geschlossener als bei geöffneter Cyste

Bronchien, daß sie sie *abknickt* und *eindrückt*. Diese Kompression, die der Abknickung und Abschnürung zuzuschreiben ist, ruft anfänglich eine teilweise Behinderung der Durchatmung der Lunge hervor, die zur Bildung eines *Emphysems* und später zur *Atelektase* führt. Die Kompression der Bronchienwand ist es auch, die eine *Verengerung* des Bronchuslumens herbeiführt, die bei Cysten mit langsamem Wachstum stets zur Bildung einer Bronchiektasie Anlaß gibt. Falls das Wachstum rasch voranschreitet, geht das betroffene Segment direkt vom Emphysem zur Atelektase über.

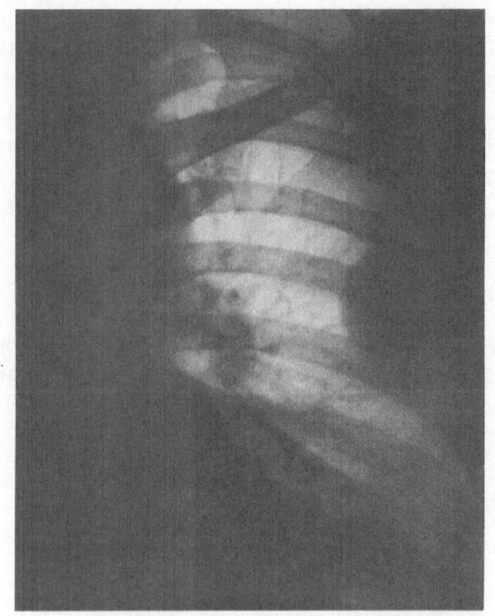

Abb. 3

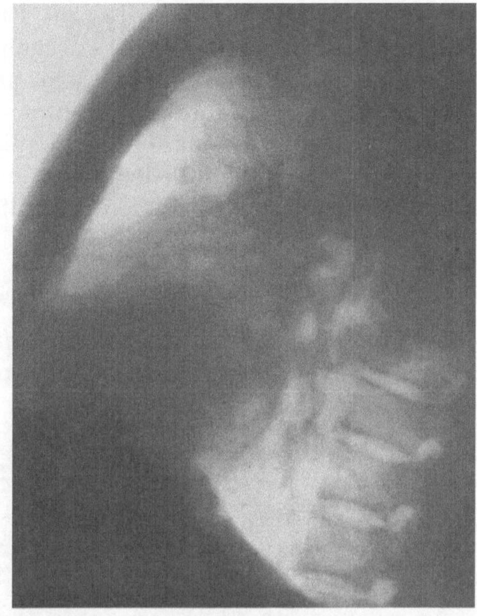

Abb. 4

Abb. 3. Hydatidencyste, marginal geschlossen, von vorne aufgenommen

Abb. 4. Hydatidencyste, im Profil aufgenommen

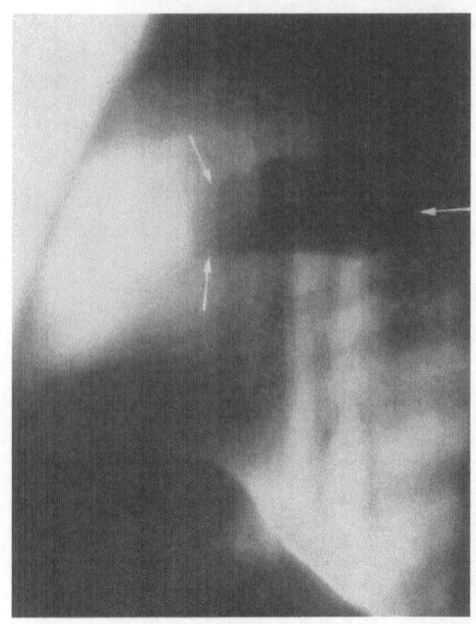

Abb. 5

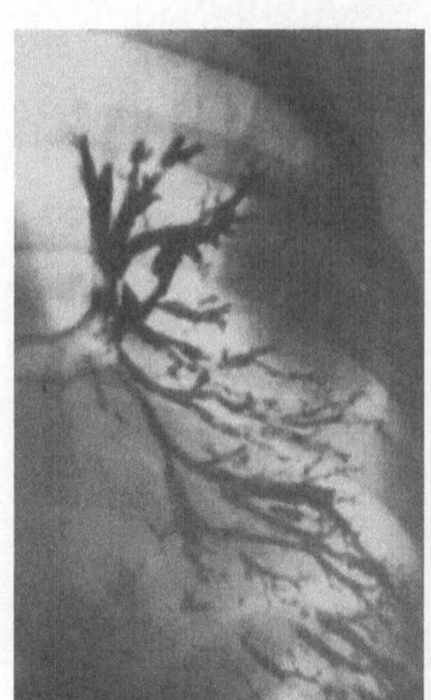

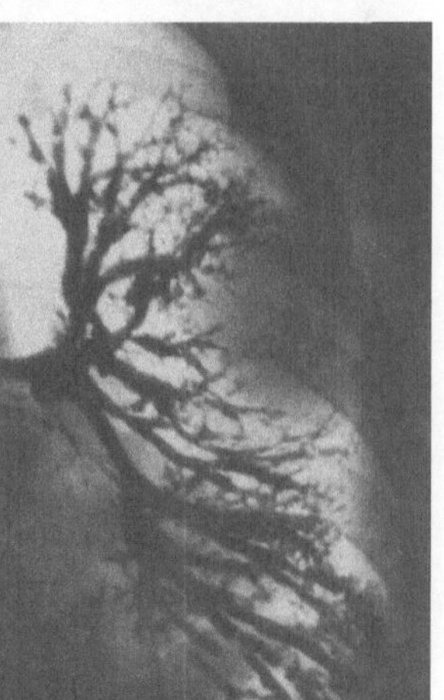

Abb. 6

Abb. 5. Schichtbild der gleichen Cyste, von der Seite gesehen. Ihre Form und Begrenzung ist besser zu erkennen. Am oberen Rand ist eine Einbuchtung zu sehen

Abb. 6. Bronchographie, die eine normale Füllung der kleinen Bronchien bis an die Ränder der Hydatidencyste zeigt

2. Komplizierte Cyste

a) Pericystische entzündliche Reaktion

Die Cyste kann infektiösen und mechanischen Prozessen unterworfen sein, die ihre Ruptur hervorrufen und ihre Keimschicht zusammen mit dem flüssigen und parasitären

Inhalt teilweise oder ganz entleeren. Eine dieser Komplikationen kann auch in einer *entzündlichen* Reaktion der pericystischen Schicht bestehen, die sich als allergische Reaktion des Organismus gegenüber dem parasitären Antigen äußert. Diese entzündliche Reaktion zeigt sich im direkten Röntgenbild durch Einbuße der klaren Umrandung der Cyste, welche diffus und von unregelmäßiger Dichte erscheint, was zur Beobachtung eines dem Lungenkrebs sehr ähnlichen Bildes führt. Zur Erzielung der Differentialdiagnose ist es notwendig, eine Bronchographie durchzuführen. Bei dieser werden wir die typische *Bronchiendislokation* feststellen.

b) Peripneumocyste

Eine weitere Komplikation ist der *Luftzutritt* zwischen Cuticula und Adventitia. Dieser erfolgt, wenn die Entzündungserscheinungen einen Klappenverschluß der kleinen Bron-

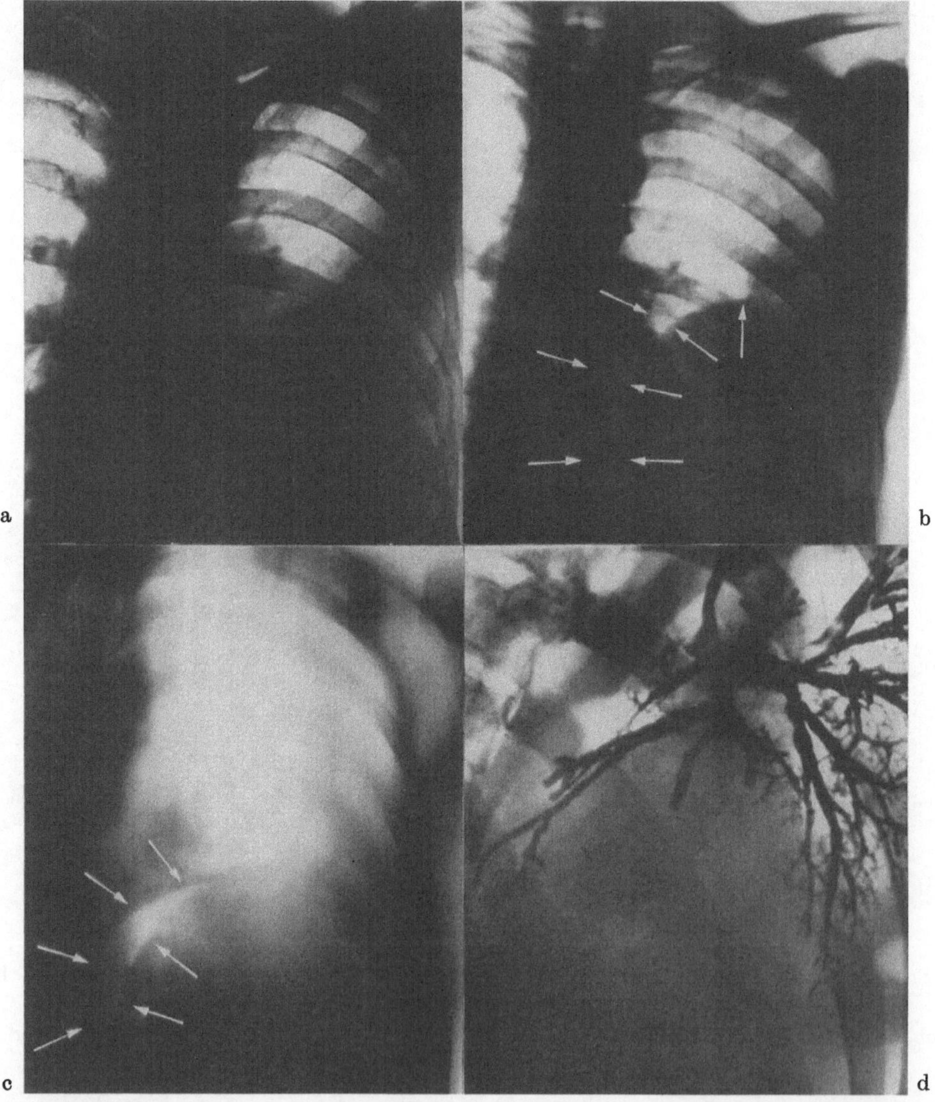

Abb. 7a—d. a Zeigt die übliche direkte Aufnahme, bei der eine Verschattung der gesamten linken Lungenbasis mit dem Aspekt einer Pleuritis zu beobachten ist. b Überbelichtete Aufnahme, die das Vorhandensein eines abgerundeten Tumors verrät, als Komponente des Schattens, der nach der Mittellinie hin von einem hellen Streifen begrenzt ist. c Schichtbild, das deutlicher das Zeichen der Ablösung der Cystenhäute erkennen läßt, d.h. das Zeichen der *Peripneumocyste*. d Bronchographie, welche die *Bronchiendislokation* zeigt

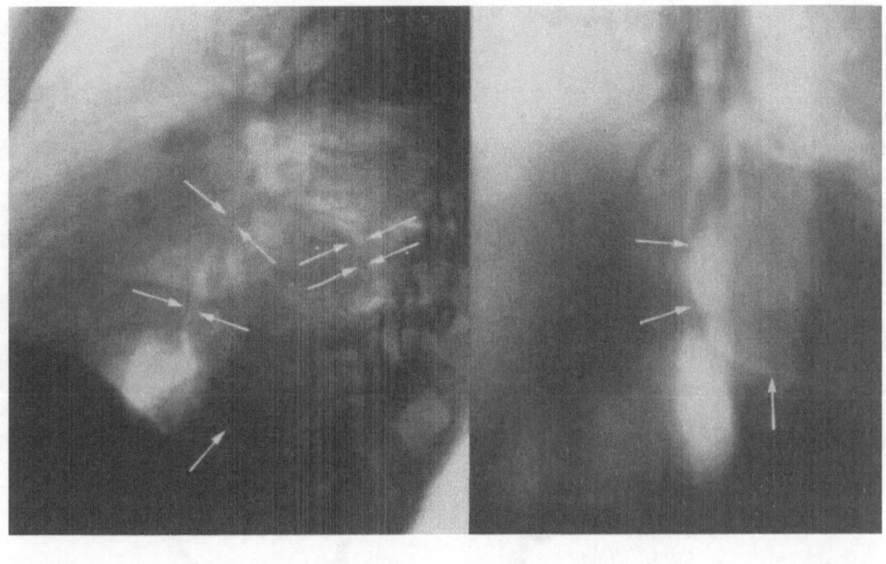

a b

Abb. 8a u. b. a Seitliche Aufnahme, die eine runde, durch einen hellen Streifen umrissene Verschattung aufweist. b Schichtbild desselben Falles, welches das Vorhandensein des *Zeichens der Peripneumocyste* besser erkennen läßt

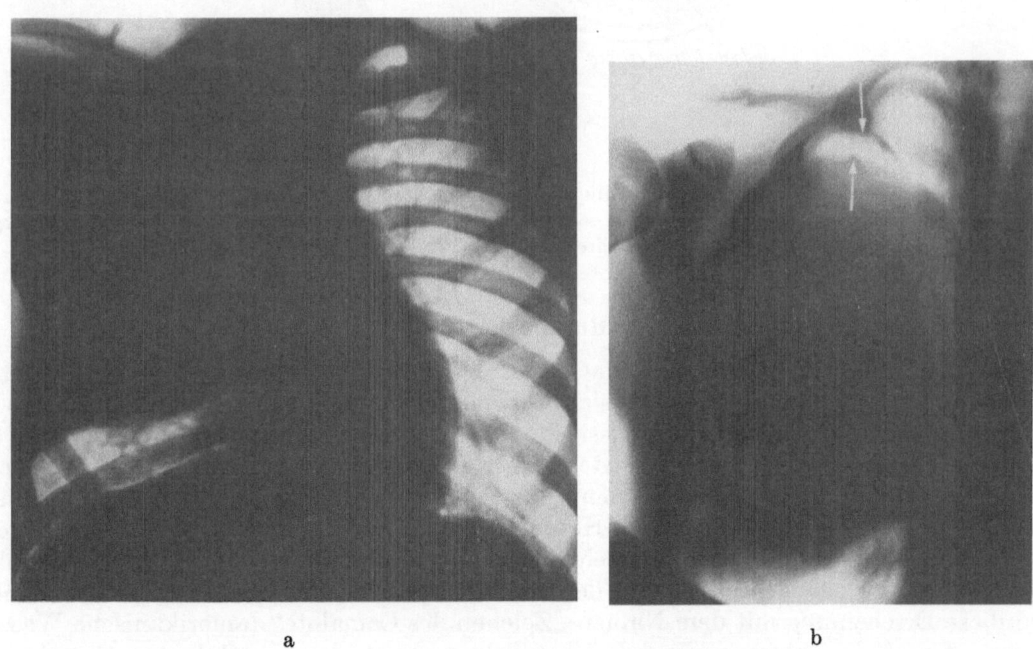

a b

Abb. 9a u. b. a Direkte Aufnahme, die eine fast völlige Verschattung der rechten Lunge aufweist. b Schichtbild des gleichen Patienten, welches das *Zeichen der Peripneumocyste* verrät

chien bedingen, die bis zur Adventitia reichen, wo die Alveolarluft einen Überdruck erlangt, der zum Platzen der Alveolen führt und die Luft zwischen beide Trennungsschichten der Hydatidencyste eindringen läßt. Für dieses Bild wurde in Montevideo von MORCHIO, BONABA und SOTO der Name *Pneumopericyste* geprägt, und es ist auf dem Röntgenschirm als *durchsichtiges Kaskett* zu sehen, welches besonders im oberen Teil ihre Ränder umgibt.

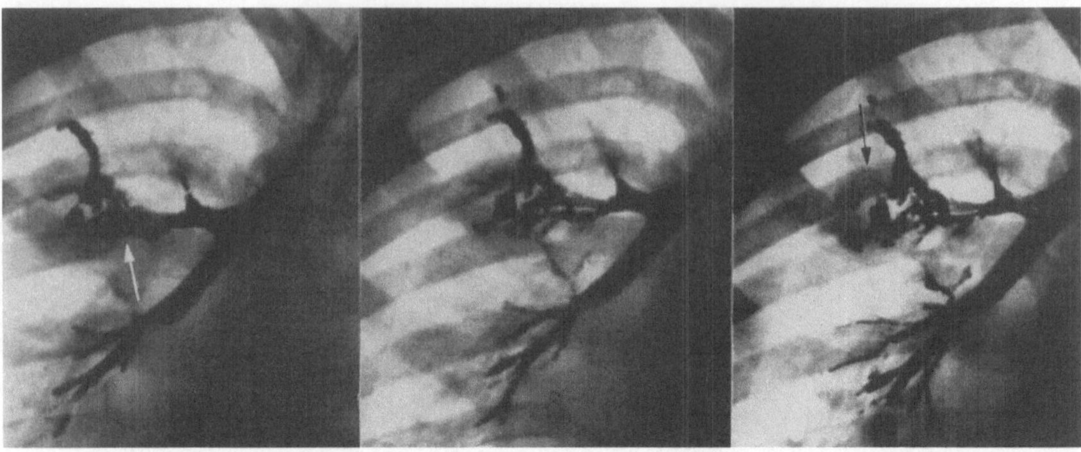

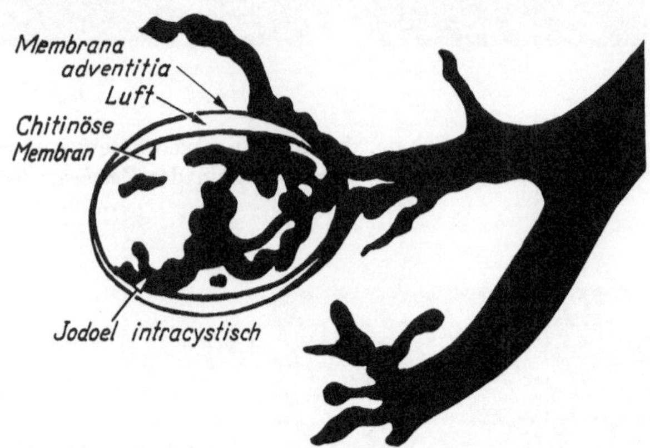

Abb. 10. Verschiedene Aspekte der Bronchienfüllung in einem Fall von kleiner Hydatidencyste, die bereits kompliziert und halbwegs entleert ist. Klinisch sollte es ein Lungenabsceß sein, aber die Bronchographie ergab die wahre Natur des Prozesses

c) Ruptur der Cyste

Bisweilen durchbricht die Cyste, nach Bildung einer Pneumopericyste oder auch ohne diese Etappe, ihre Membranen, um sich teilweise oder völlig durch einen Bronchus zu entleeren. Dadurch entsteht das massive oder wiederholte *Hydatidenerbrechen* und die Bildung einer *Höhle* mit oder ohne Restinhalt. In diesem Falle kann das Röntgenbild ebenfalls sehr charakteristisch sein, denn das teilweise Verbleiben der *Keimschicht* innerhalb der Cystenhöhle zeigt sich durch Herausragen aus der Flüssigkeit, so daß das Niveau nicht eben, sondern unterbrochen erscheint, wie es an der Oberfläche gewisser amerikanischer Flüsse zu beobachten ist, auf denen Wasserpflanzen treiben. Aus diesem Grunde wird diese Erscheinung mit dem Namen „Zeichen des Camalote“ (amerikanische Wasserpflanze; deutsch: „Kopfsteinpflasterzeichen“) bezeichnet, das von C. Lagos García und A. Segers beschrieben worden ist.

Wenn man in die Höhle ein Kontrastmittel einbringt, so treten die Reste der Keimschicht deutlich hervor, insofern als diese das Kontrastmittel verdrängt und eine unregelmäßige Füllung ergibt. Auch in diesen Fällen, bei offener Cyste, besteht die Dislokation der Bronchien und aus diesem Grunde vermag die Bronchographie so nützlich zu sein, wie wenn die Cyste geschlossen ist. Auch unter diesen Bedingungen kann das *Schichtbild* das Vorhandensein von Resten der Keimschicht innerhalb der Höhle aufweisen. In manchen Fällen kann die Cyste völlig entleert sein, so daß also nur die *Resthöhle* übrig bleibt, die im direkten Röntgenbild kaum zu erkennen ist, aber sich häufig durch Hämoptoe

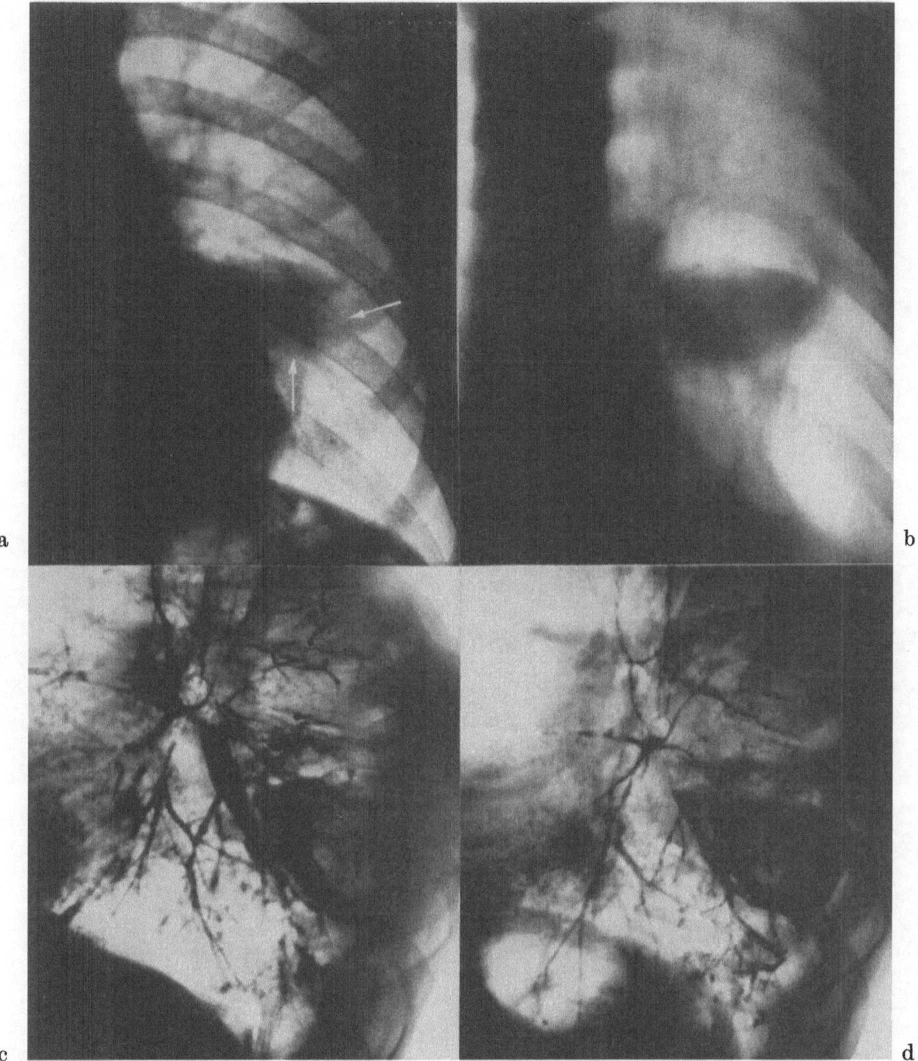

Abb. 11a—d. a Direkte Thoraxaufnahme eines Patienten mit dem klinischen Bild einer Lungenvereiterung. Einheitliche Verschattung mit Knotenbildung. b Schichtbild desselben Patienten, welches das Vorhandensein einer Caverne mit dickflüssigem Inhalt ergibt, aus dessen Oberfläche etwas Durchsichtiges herausragt: Zeichen des „Camalote“ (Kopfsteinpflaster). c und d Bronchographien, die bestätigen, daß die Caverne teilweise von festem Inhalt ausgefüllt ist: der *Hydatidenmembran*

auszeichnet. Diese Art von Höhle ist leicht mit dem Schichtbild oder der Bronchographie zu entdecken und in diesem Falle läßt ihr hämoptisierender Charakter an eine tuberkulöse Ätiologie denken. Die Anwesenheit von *Bronchiektasien in der Nachbarschaft, die Dünne ihrer Wände* und die *Erhaltung der umgebenden Gewebe* müssen die Diagnose auf die hydatidäre Art der Erkrankung hinlenken, insbesondere bei Auftreten von Erbrechen.

Ein anderes Mal entleert sich die Cyste in Form winziger Mengen von Flüssigkeit, und die Abwehrmaßnahmen des benachbarten Parenchyms verschließen die Cyste, was zu ihrer hyalinen Degeneration und Austrocknung führt. Diese Etappe pflegt mit Hämoptoe einherzugehen, und ihre Ätiologie wird durch eine Bronchographie ermittelt, die die typische Verschiebung der Bronchien anzeigt, hervorgerufen durch ihr exzentrisches Wachstum, d.h. die Dislokation der Bronchien. Das genannte Stadium wurde von IVANISSEVICH mit dem Namen „eingekerkerte Membran“ bedacht. — Wenn die Cyste sich oberflächlich mit der Pleura in Berührung befindet, kann sie sich in die Pleurahöhle ergießen, was einen *hydatidären Pneumothorax hypertensiver Art* zur Folge hat, insofern als die in die Cyste eintretende Luft auch in die Pleurahöhle eindringt, und zwar durch ein Klappensystem, das ihre Einschließung und Akkumulation verursacht. In die geöffnete Pleura-

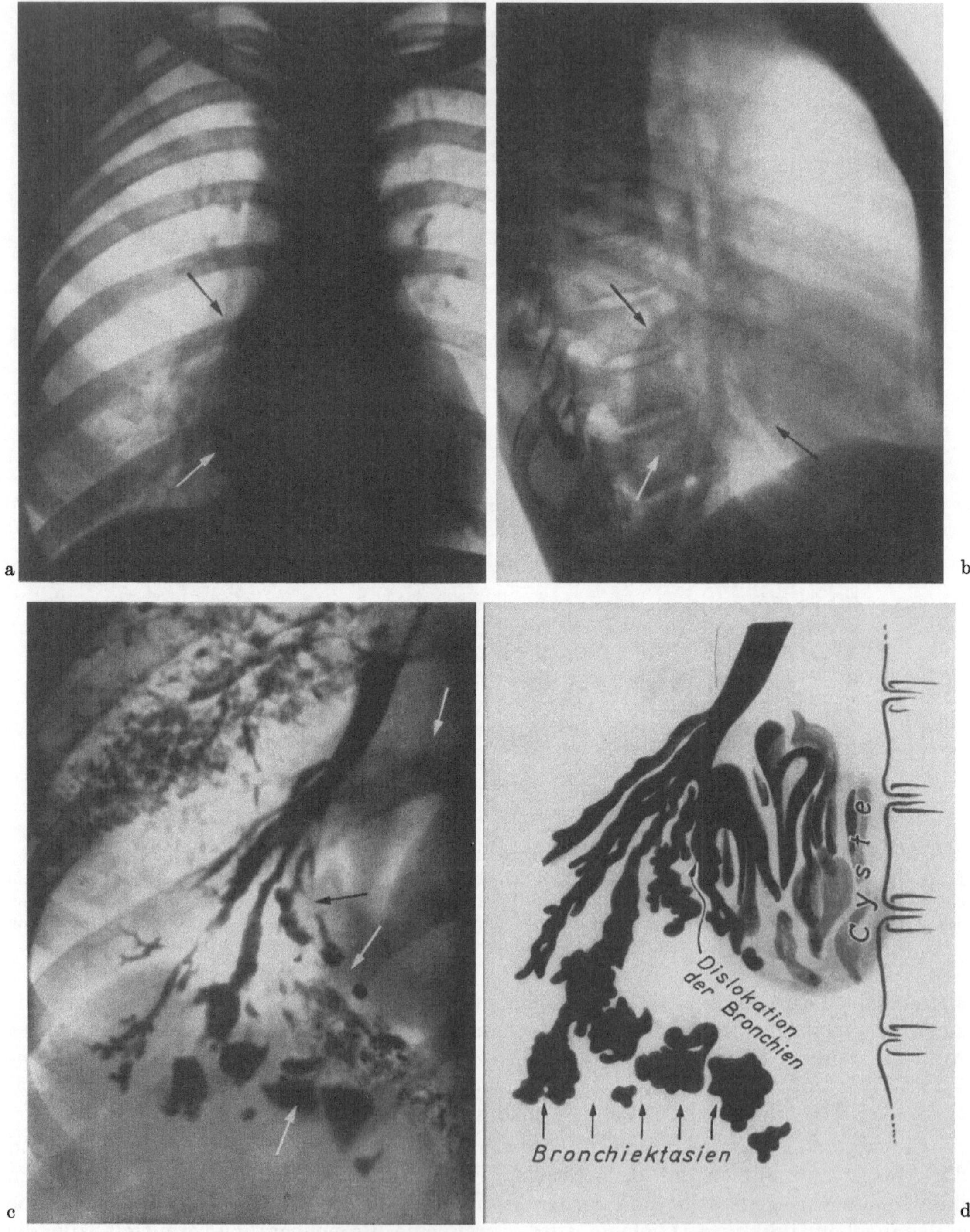

Abb. 12a—d. a Direkte Röntgenaufnahme einer Frau mit dem klinischen Bild einer Lungenvereiterung. Es ist eine Unregelmäßigkeit in der Silhouette des rechten Herzens zu sehen. b Röntgenaufnahme in Seitenstellung, die das Vorhandensein einer runden Verschattung in der Projektionszone des Herz- oder Mediastinalabschnittes des Unterlappens erkennen läßt. c Bronchographie, die die äußere Verschiebung der Verästelung und die Existenz von Bronchiektasien wiedergibt. d Schema der Röntgenaufnahme

höhle kann teilweise oder ganz die Keimschicht vordringen, die sich innerhalb der Flüssigkeit wie die pleuralen „Mäuse" fibrinösen Ursprungs gewisser Pleuritiden bewegt. — Schließlich kann die hydatidäre Cyste vollkommen entleert sein. ohne iedwede Resthöhle

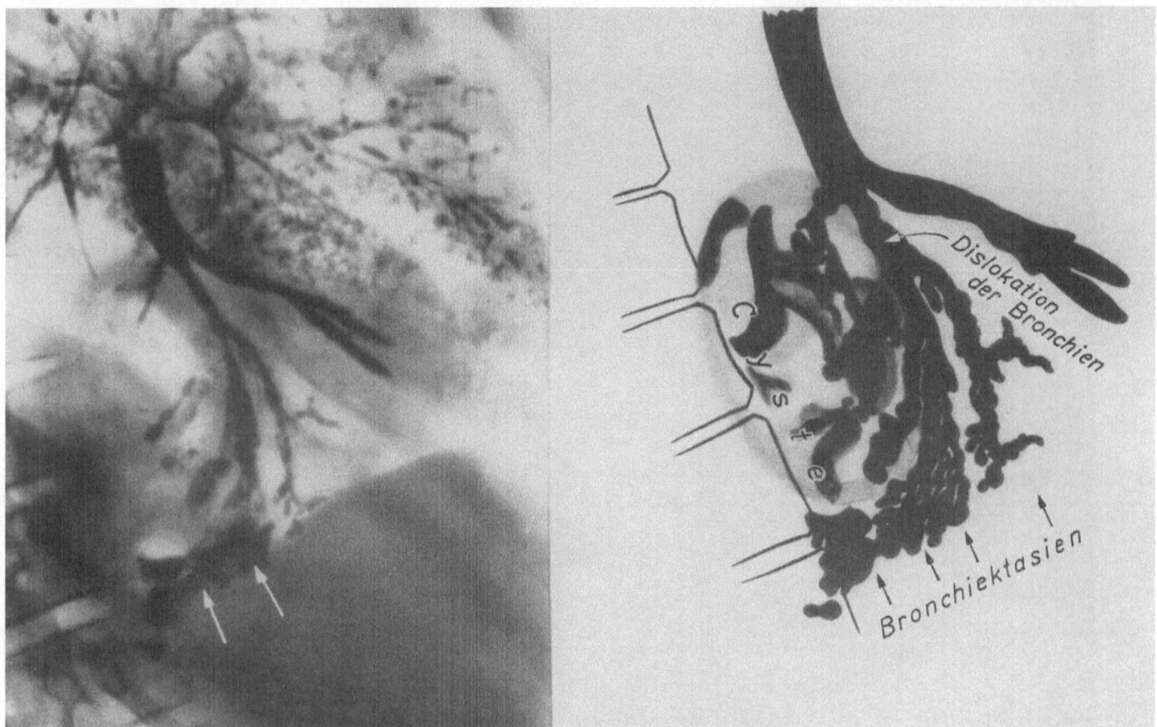

Abb. 13. Bronchographie in Seitenstellung des gleichen Falles der vorhergehenden Abb. 12, welche die seitliche Verlagerung der Verästelung und die Bronchiektasie wiedergibt. Die halb entleerte Cyste tritt besser hervor

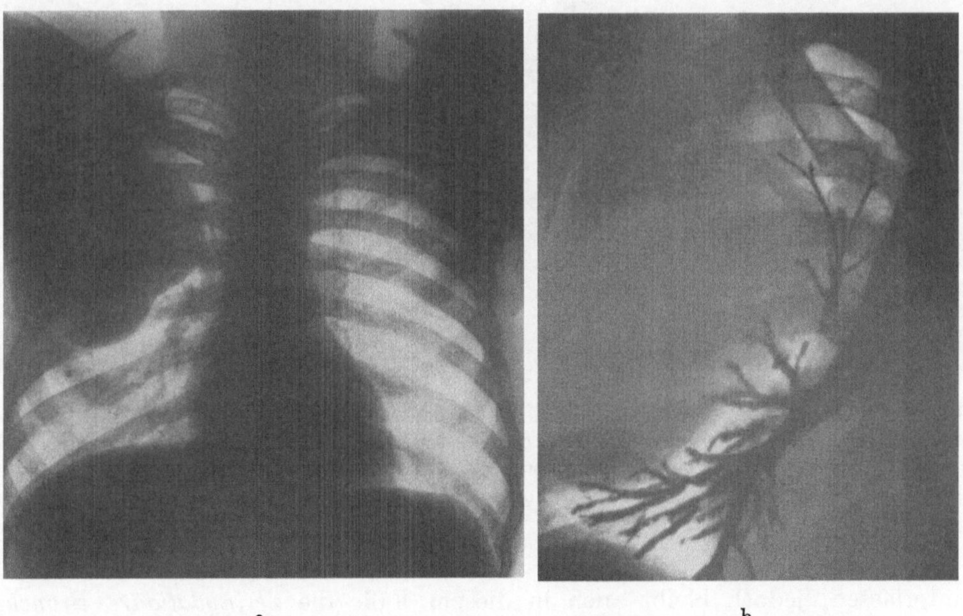

Abb. 14a u. b. a Verschattung des mittleren rechten Lungenfeldes, die nach einer Hydatidencyste aussieht. Das Zeichen der Einbuchtung ist vorhanden. b Bronchographie, welche die Begrenzung der Bronchienverästelung mit Verschiebung der Bronchienäste wiedergibt. Die Operation ergab, daß es sich um die Metastase eines Myxosarkoms handelte

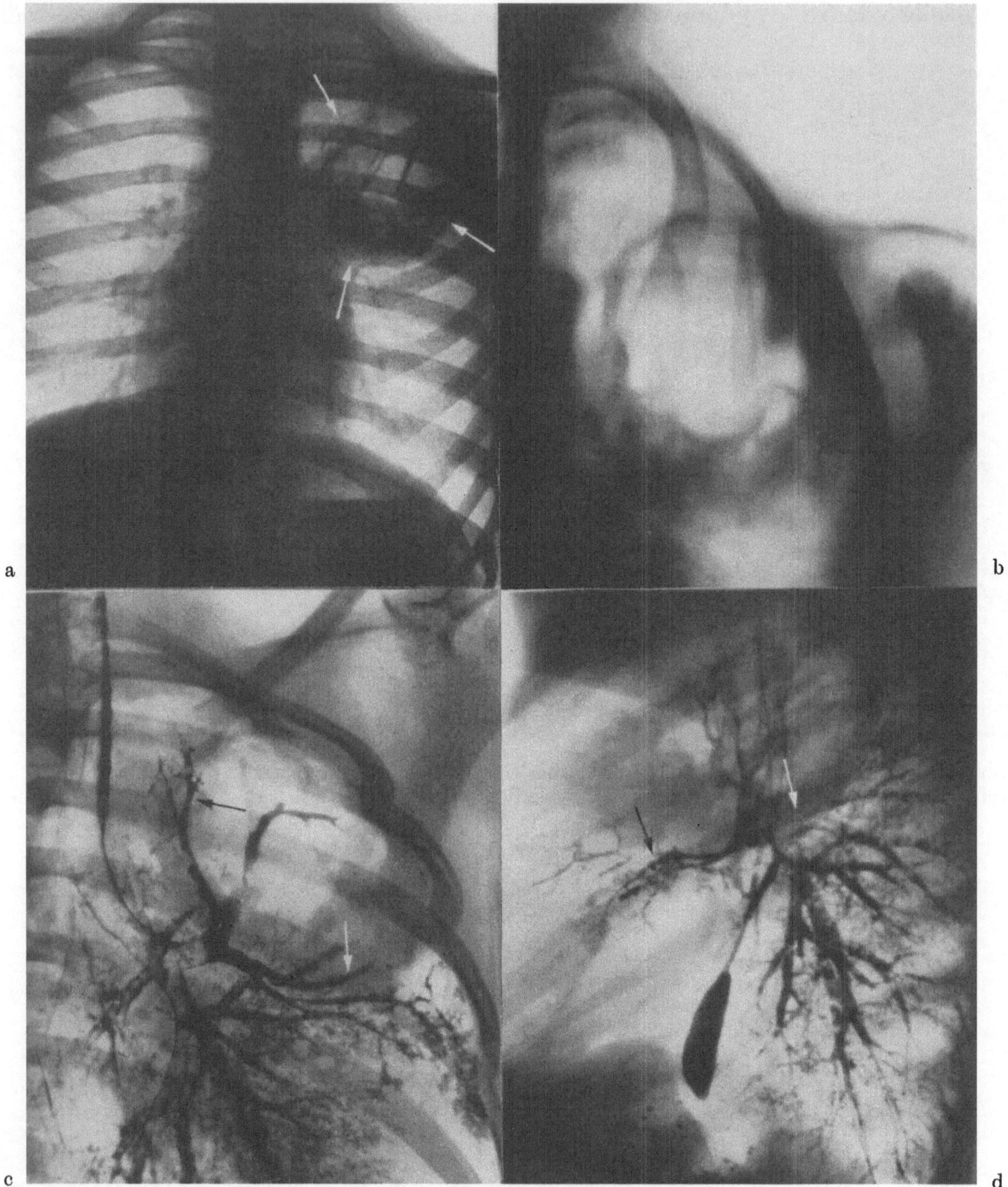

Abb. 15a—d. a Direkte Röntgenaufnahme eines Kindes mit dem klinischen Bild einer chronischen Lungenvereiterung. Abbild einer Cyste mit vielfachem, dichten Trabeculae (Balkengewebe). b Schichtbild desselben Falles, welches das Vorhandensein der Hydatidenmembran in der Höhle bestätigt. c Bronchographie, welche die Bronchiendislokation zeigt. d Bronchographie in Seitenstellung, die ebenfalls die Bronchiendislokation wiedergibt

zu hinterlassen; jedoch bleibt auch in diesem Falle die *perihydatidäre Bronchiektasie* bestehen, die für gewöhnlich die Cyste umgibt. Diese Art von Bronchiektasie weist klinisch das Charakteristikum auf, von Hämoptoe begleitet zu sein und befällt meist ein Segment der Lunge. Um ihre Anwesenheit und Ausdehnung festzustellen, ist immer eine Bronchographie erforderlich.

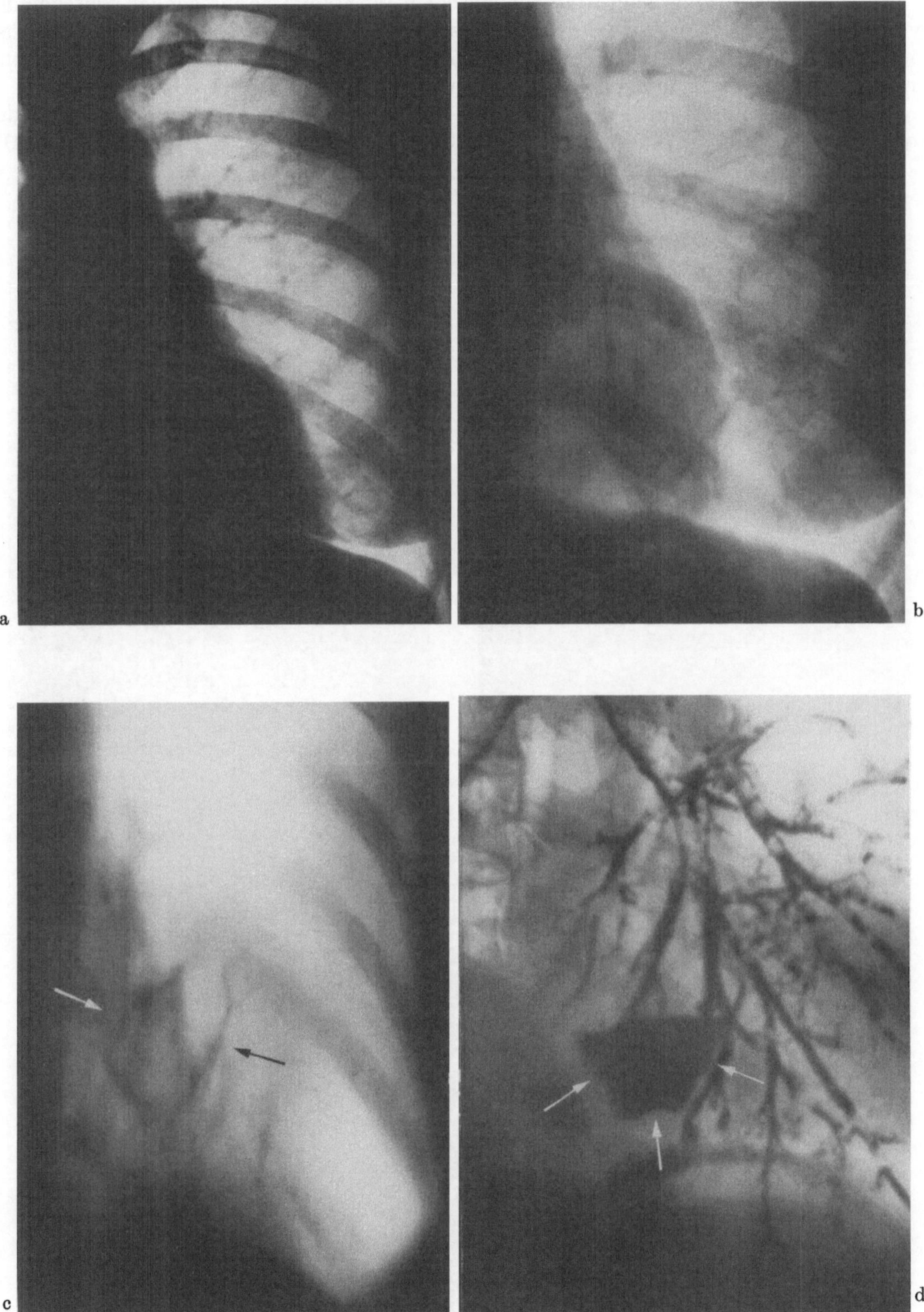

Abb. 16a—d. a Direkte Aufnahme einer Patientin mit Hämoptysis. b Überbelichtete Aufnahme, die das Vorhandensein anormaler anatomischer Verhältnisse im Raum hinter dem Herzen erkennen läßt. c Schichtbild desselben Falles, welches die Existenz einer Caverne verrät. d Bronchographie, welche das Vorhandensein dieser Resthöhle nach Hydatidenerbrechen bestätigt, was auch die Operation bewies

3. Differentialdiagnose

Die Differentialdiagnose auf röntgenologischem Wege muß hauptsächlich zwischen der Hydatidencyste der Lunge und jenen Prozessen vorgenommen werden, die ein ähnliches Röntgenbild ergeben wie der *Lungenkrebs*, *der Lungenabsceß*, die *bronchogene Cyste* und der *gewöhnliche Pneumothorax* (Seropneumothorax).

Die Differentialdiagnose gegenüber dem Lungenkrebs, dem Lungenabsceß und der bronchogenen Cyste muß vornehmlich auf Grund einer Bronchographie erfolgen. Die

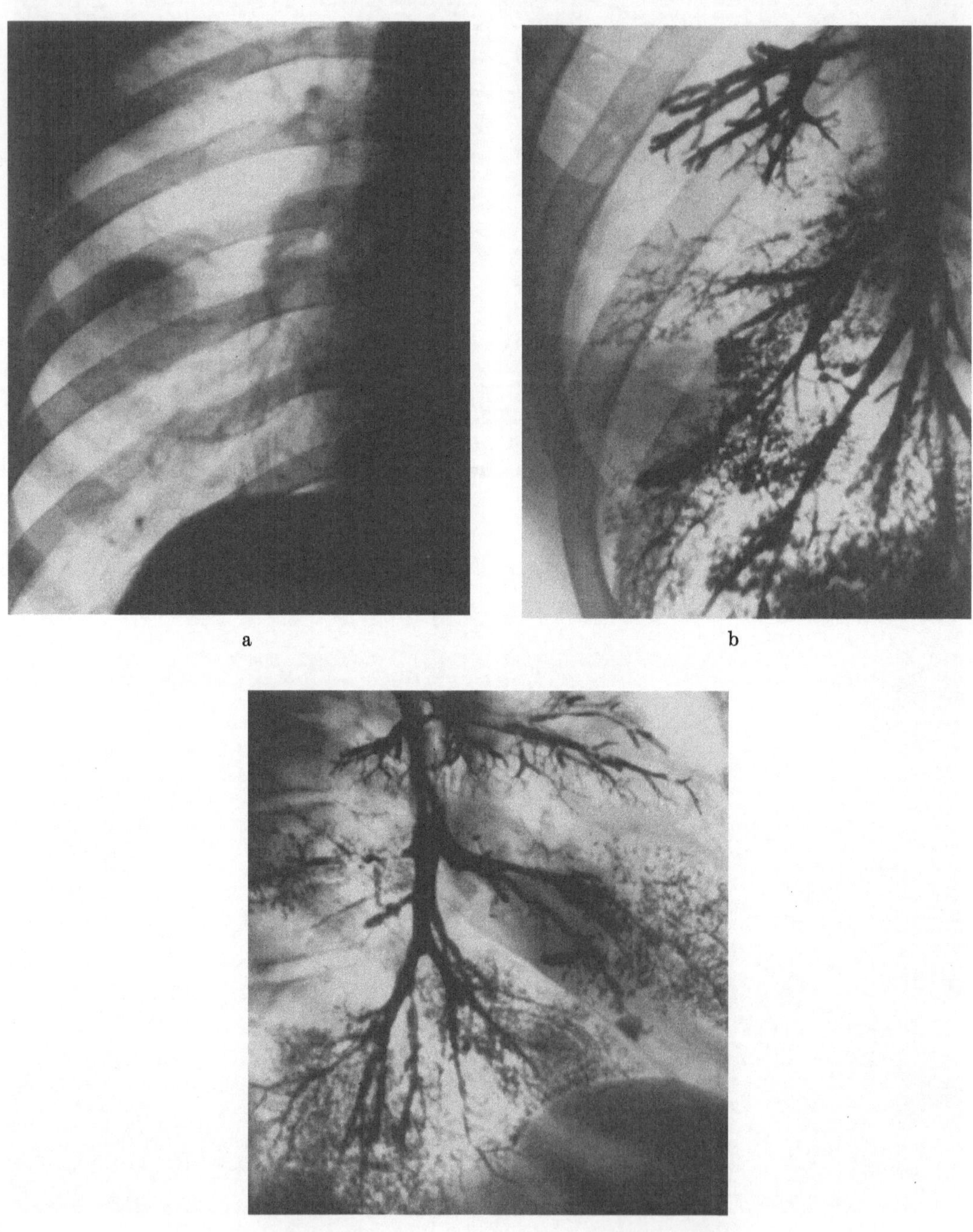

Abb. 17a—c. a Knotenbildung im Mittelfeld der rechten Lunge. b Die Bronchographie zeigt die normale Dynamik an, die bis an das Bild des Knotens selbst heranreicht. c Die Bronchographie zeigt, daß das Kontrastmittel in die Zone der Knotenbildung eingedrungen ist. Es handelt sich um eine kleine Hydatidencyste

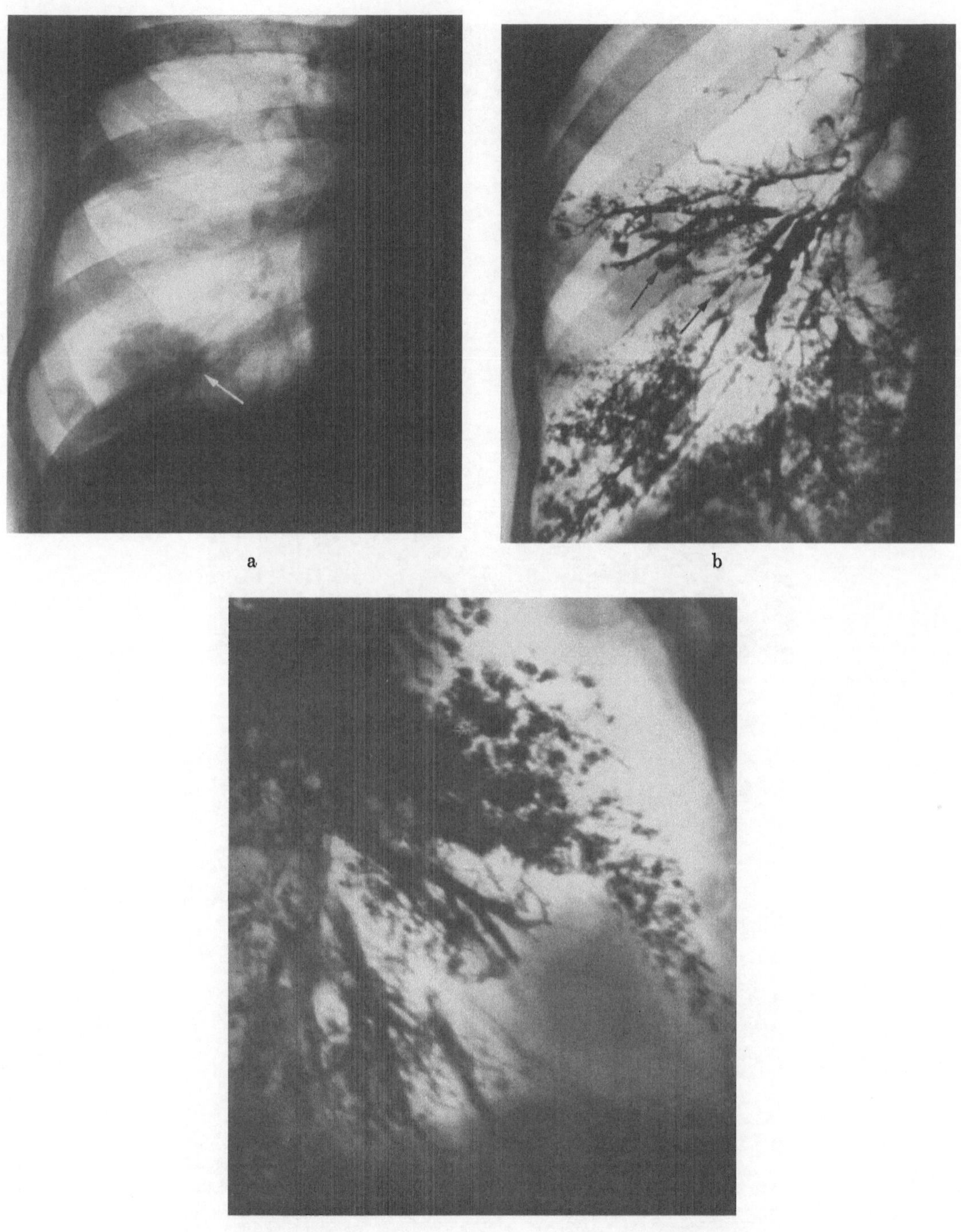

Abb. 18a—c. a Wiedergabe einer Knotenbildung ähnlich dem Fall auf Abb. 17. b Die Bronchographie zeigt, daß das Kontrastmittel in den dicken Ästen stehen bleibt. c Die Bronchographie in Seitenstellung verrät, daß das Kontrastmittel bereits vor der Geschwulst halt macht. Die Operation ergab eine Lungenneoplasie

Hydatidencyste der Lunge ruft infolge ihres exzentrischen Wachstums die typische Dislokation der Bronchien hervor, die für sie charakteristisch ist.

Andere, außergewöhnliche Prozesse, wie z.B. das *Lungensarkom*, ergeben ein gleiches Röntgenbild, aber in diesem Falle erlaubt das rasche Wachstum des Sarkoms, die Diagnose einer Hydatidencyste zu verwerfen. Die Fälle mit kleinen komplizierten Cysten,

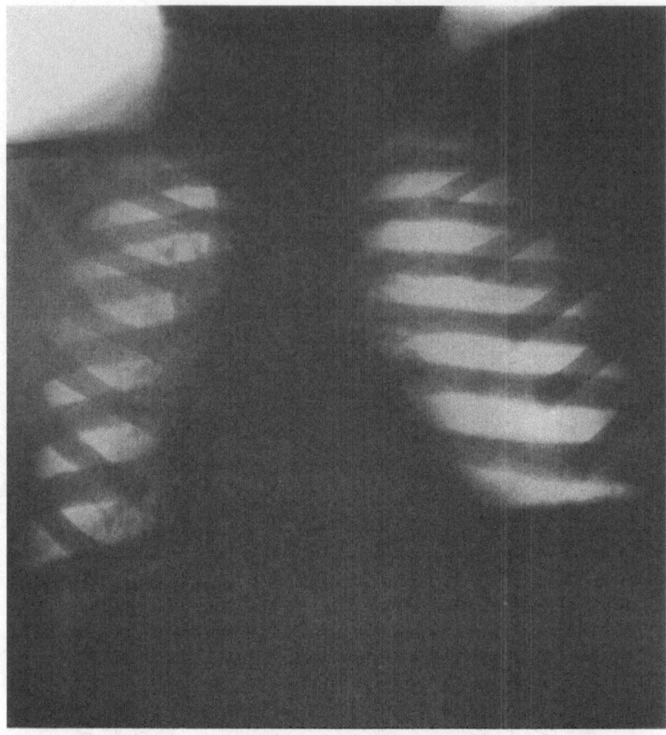

a

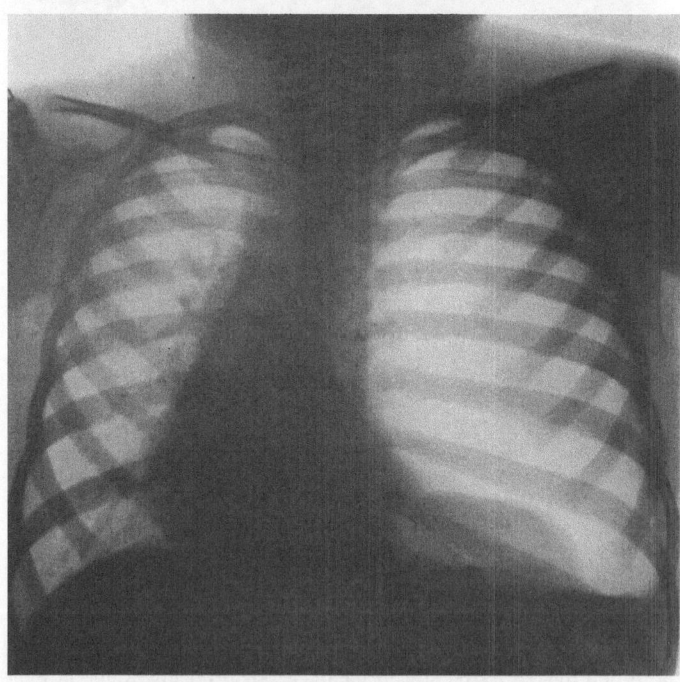

b

Abb. 19a u. b. a Spontanpneumothorax eines Kindes. Zustand ernst, asphyktisch. b Aufnahme nach einer Pleurapunktion: läßt ein noduläres Bild in der Nachbarschaft des Zwerchfells erkennen

die bei direkter Aufnahme ein dem Lungenkrebs ähnliches Bild ergeben, können durch die Bronchographie, unter Berücksichtigung der Dynamik der Bronchien, unterschieden werden. Im Falle der Hydatidencyste ist die Dynamik erhalten bis in die Äste, die die

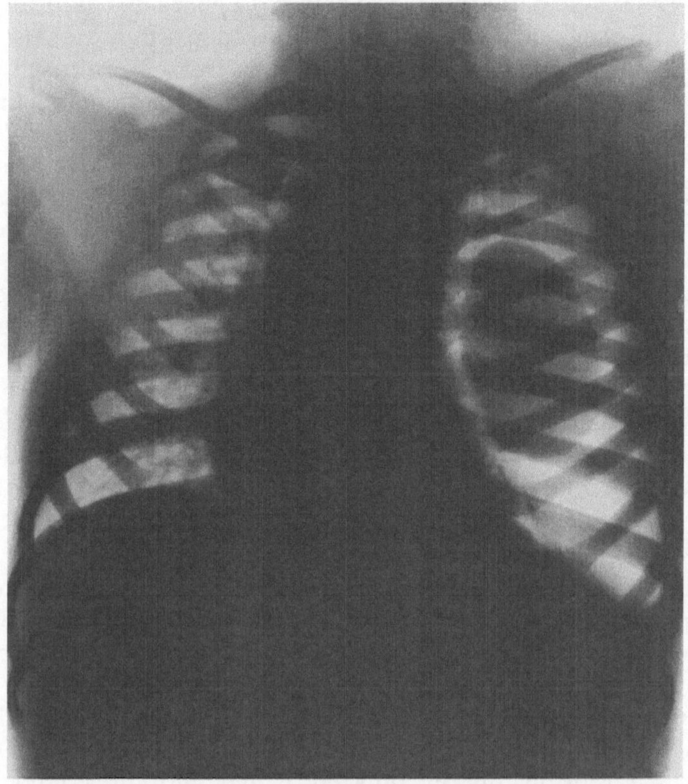

Abb. 19c. Aufnahme in Rückenlage. Es ist ein intrapleuraler freier Fremdkörper zu sehen, der aus der gesamten Hydatidencyste besteht

Cyste umgeben, während im Fall eines Lungenkrebses die Aspirationsdynamik vollkommen verändert ist und die Füllung der Bronchien nur bis in die dicken Äste erfolgt, die an den Tumor nicht heranreichen.

4. Ausbreitung der Lungenechinokokkencyste

Die in benachbarten Geweben oder Organen entwickelte Hydatidencyste kann sich nach der Lunge hin ausbreiten und klinisch in den Atemwegen zum Ausdruck kommen. Dabei bestehen folgende Möglichkeiten:

a) Ausdehnung von den Rippen ausgehend zur Pleura und von dort zur Lunge,

b) Ausdehnung von der Leber aus zur Pleura und von da zur Lunge,

c) Ausdehnung von der Milz aus zum Zwerchfell und von da zur Pleurahöhle.

Es kommen auch Lokalisationen in der Nachbarschaft vor, welche pulmonaler Art zu sein scheinen, aber in Wirklichkeit benachbarte Gewebe oder Organe betreffen und sich nur ausnahmsweise in den Luftwegen äußern. Derartige Lokalisationen gibt es

a) im Mediastinum,

b) im Herzen und

c) in den extrathorakalen Weichteilen.

5. Pleuraechinokokkose

(Echinokokkose der Pleura)

Gewiß vermag, vom theroretischen Standpunkt aus gesehen, nichts einen sechsarmigen Embryo daran zu hindern, über die versorgenden Gefäße bis zur Pleura vorzudringen und sich dort festzusetzen, um eine primäre Echinokokkencyste zu bilden. Aber in der Praxis ist das nicht der Fall, denn es besteht die viel größere Wahrscheinlichkeit, daß der Blutstrom ihn an andere Organe heranführt, wie z. B. die Leber oder die Lunge, wo der Kreislauf, sei es auf Grund reichlich vorhandener Gefäße oder durch die Art ihrer Verteilung, sein Wachstum begünstigt. Im Thorax erfolgt das Festsetzen praktisch in der Lunge. Es besteht keine Gewißheit, daß die als primäre Pleuralokalisation beschriebenen Fälle es auch wirklich sind. Der von Princivalle in Uruguay beschriebene Fall ist von García Capurro und Piaggio Blanco heftig bestritten worden, welche der Ansicht sind, daß es sich um eine sekundäre, aus einer costalen Echinokokkose entstandene Pleuraechinokokkose handelt. Dévé, den wir unweigerlich zitieren müssen, wenn wir uns mit irgendeinem Aspekt der Echinokokkose befassen, hat in einer langen Reihe von Untersuchungen in der Zeit zwischen 1904 und 1935, durch Füttern von reifen Gliedern der Taenia echinococcus bei Hasen und durch Inoculation von Hydatidensand in die Tibia der Tiere, die Existenz einer primären Echinokokkose der Pleura nicht nachweisen können, sondern lediglich pleurale Transplantationen, die durch Platzen von primären Echinokokkencysten der Lunge entstehen, was meist mit schweren Pneumothoraxzwischenfällen einhergeht. — Diese Art der Pleuraechinokokkose durch Überpflanzung von Hydatidenelementen, die aus der Lunge stammen, bezeichnet man als primäre heterotopische Pleuraechinokokkose, und sie gehört zu dem allgemeinen Bild der primären heterotopischen Echinokokkose der Serosen, welche Dévé beschrieben hat.

Es besteht auch die Möglichkeit einer primären heterotopen Pleuraechinokokkose abdominalen Ursprungs. Diese liegt vor, wenn Cysten subdiaphragmatischer Lokalisation, speziell hepatischer Art, in die Pleurahöhle oder in die Pleura und Lunge gleichzeitig einbrechen. Seltener ist die eventuelle Eröffnung einer Hydatidencyste splenogenen Ursprungs. Auch kann die Möglichkeit einer pleuralen Verpflanzung im Verlauf einer Costalechinokokkose nicht von der Hand gewiesen werden, insbesondere infolge operativer Manipulationen zur Loslösung der erkrankten Rippe und ihres Knochenabscesses. In diesen Fällen kann die Adhäsion an der Pleura sehr fest sein, und es besteht dann die Gefahr der Eröffnung der Membran mit dem Risiko der daraus resultierenden Aussaat. Solche Möglichkeiten sind von Larghero in Montevideo bereits in einer Arbeit aus dem Jahre 1952 erwogen worden, in der er sieben Fälle von Costalechinokokkose beschreibt.

Wenn wir infolgedessen von pleuraler Echinokokkose sprechen, so meinen wir in Wirklichkeit die Hydatidenkomplikation von Lungen- oder infradiaphragmatischen Cysten. Selbst Dévé schließt das Kapitel der heterotopischen Pleuraechinokokkose mit einem Satz ab, der außerordentlich aufschlußreich ist. Er sagt: Wenn man die Irrtümer beiseite läßt, die im Verlauf von chirurgischen Eingriffen (corticale Cysten der Lungen, die mit der Thoraxwand verwachsen sind) begangen werden und von den Fällen intrapleuralen Durchbruchs von Cysten aus den benachbarten Organen (Lunge, Leber, Milz, Niere) absieht, dann bleibt nur eine ganz spezielle Form der Echinokokkose dieser Serosa übrig. Sie zeichnet sich durch das Vorhandensein einer freien oder sekundär verkapselten Mutterhydatide aus, die, von der Lunge ausgehend, sich vollkommen intakt aus der ursprünglichen Adventitiahülle herausschält, sich zur Pleura hin verschiebt und dort ihr Wachstum fortsetzt. Dies ist also die primäre heterotopische Echinokokkose der Pleura.

6. Mechanismus des Einbruchs der Lungencysten in die Pleura

Man hat verschiedene Faktoren für das Aufbrechen einer Lungenhydatidencyste verantwortlich gemacht. Sehr wahrscheinlich spielen Überanstrengung und Trauma eine bedeutende Rolle beim Platzen der Cysten. Die der Cystenbildung vorangehenden Adhäsionen („Verklebungen“) stellen ebenfalls die Ursache einer Zerrung dar, und zwar im Moment, wo während der tiefen Einatmung ein Pleurablatt am andern entlanggleitet. Die entzündlichen Prozesse pericystischer Art, die bei vielen Patienten zu beobachten sind, dürften diesen Eventualfall infolge bronchialer Kontamination begünstigen, und schließlich könnte eine perivesiculäre Spannungspneumocyste ein wichtiger Entstehungsfaktor sein, auch beim Platzen der Cyste und vor allem, wenn diese eine valvuläre Form annimmt. Das Bersten der Cyste verursacht sofort einen Pneumothorax. Die Größe desselben ist sehr verschieden. Sie erstreckt sich vom starken Überdruck, mit ausgesprochener Verschiebung des Mediastinums und Erstickungserscheinungen, bis zu den unbemerkten Fällen, wie sie DÉVÉ bei seinen Tierversuchen gesehen hat. Dennoch ist der Pneumothorax das primäre und ständige Symptom der Ruptur der Lungenhydatidencyste. Es darf nicht übersehen werden, daß viele Bronchien und solche von großer Weite mit der pericystischen Membran in Verbindung stehen. Das Durchbrechen der pericystischen Membran kann die Aussaat der Keimmembranen zur Folge haben, und deren Einbruch in die Pleurahöhle, der jetzt infolge des bestehenden Pneumothorax wirklich erfolgt, geht in den meisten Fällen brüsk vor sich, mit völligem Kollaps der Lunge. Auf diese Weise bricht also die echte Cyste gewöhnlich mit geborstener Keimmembran in die Pleurahöhle ein und ruft einen *Echinokokkenpneumothorax* hervor mit den dazugehörigen exsudativen Pleurareaktionen. In kürzester Zeit tritt dann ein Pleuraerguß hinzu, der stark zur Infektion durch bronchiale Kontamination neigt, die ihrerseits sehr bald zum *Echinokokkenpyopneumothorax* führen kann. Reste der Cystenmembran schwimmen dann in der Pleuraflüssigkeit obenauf. Seltener wird die gesamte Cyste in die Pleurahöhle ausgestoßen. Falls die Höhle frei von Ergüssen ist (was passieren kann, da der Erguß nicht immer erfolgt, obwohl er ziemlich häufig ist), kann die Cyste innerhalb der Pneumothoraxhöhle herumwandern, von der Spitze bis zur Basis des Hemithorax, und ihre Form und Lage ständig verändern, je nach der Position, in die der Patient im Laufe der Untersuchung gebracht wird. Dies war auch in dem allerdings experimentellen Fall von JUAN JORGE RAVERA aus Montevideo der Fall, der im Jahre 1952 in der Zeitschrift „El Torax" veröffentlicht worden ist.

Derartige Zwischenfälle von Durchbruch der Pericystenmembran und Einbruch der ganzen oder der geplatzten Membranen in die Pleurahöhle sind leicht zu erklären, wenn man sich die corticale Topographie der Lungenhydatidencyste vor Augen hält. Selbst wenn die Cyste offensichtlich tief oder zentral gelagert ist, bewirkt ihre natürliche Tendenz, sich auszudehnen, dennoch eine baldige Kontaktaufnahme mit der visceralen Pleura, sei es an einem seitlichen oder interlobären Punkt, womit sie nach außen dringt.

Es besteht noch eine letzte Entwicklungsmöglichkeit der pleuralen Reaktion, die durch die Eröffnung einer Lungenhydatidencyste in eine Pneumothoraxhöhle ausgelöst wird: das ist die Bildung kompakter fibrinöser Massen, sog. „Pleuramäuse", die ähnlich wie im Falle RAVERA, sich frei in der Pleurahöhle bewegen können. Dieser Fall ist von ungewöhnlicher Seltenheit. Die Tatsache, daß er bei einem Kind aufgetreten ist (es handelt sich um eine persönliche Beobachtung), bei dem der Pneumothoraxzwischenfall seltener ist als beim Erwachsenen, verleiht ihm ein ganz spezielles wissenschaftliches Interesse. Es ist uns nicht bewußt, daß man in der Genese der „Pleuramäuse" oder freier fibrinöser Pleurakörper jemals die Echinokokkose als Entstehungsursache angeführt hat. Man trifft sie meist bei Kranken mit therapeutischem, intra- oder extrapleuralem Pneumothorax an, und ihre Entstehung scheint mit Veränderungen in der Resorption stark fibrinöser Ergüsse zusammenzuhängen (SAYÉ) oder mit Einlagerung von Fibringerinnseln im Innern des Ergusses (FLEISCHNER) oder mit gehäufter Gerinnung von fibrinreichem Pleuraexsudat (SERGENT).

7. Häufigkeit der Pleuraechinokokkose

Wenn man die Häufigkeit der sekundären peritonealen Echinokokkose mit der pleuralen, ebenfalls sekundären Form vergleicht, so stellt sich letztere als sehr selten heraus. In einer Arbeit von BREA und TAIANA aus dem Jahre 1945, in der 150 behandelte Fälle von Lungenechinokokkose beschrieben werden, stellen die Autoren fest, daß nur drei Kranke, d.h. 2%, pleurale Erscheinungen aufwiesen. VACAREZZA und POLLITZER veröffentlichten 1944 einen Fall von multipler Echinokokkose der Pleura infolge von Durchbruch einer Lungencyste. — UGON aus Montevideo berichtet von sieben Fällen, YODICE von drei Pleurafällen hepatischen Ursprungs aus dem Jahre 1953.

Nach Dévé beläuft sich der Prozentsatz der traumatischen Eröffnungen der Lungencysten auf 8%. Von den hepatischen Hydatidencysten, die in den Thorax einbrechen, entwickeln nur 3% eine sekundäre Echinokokkose der Pleura; dagegen bringen 80% der hepatischen Cysten, die sich in der Bauchhöhle öffnen, sekundäre Echinokokkose des Peritoneums mit sich. Dies ist so zu erklären, daß die Cysten der Leber, die sich nach der Pleura hin öffnen, in 93% der Fälle infiziert sind und mit den Gallenwegen in Verbindung stehen, während diejenigen, die sich im Peritoneum eröffnen, reine fruchtbare Cysten sind, ohne Infektion und Gallenwegverbindung.

Es besteht auch die Möglichkeit der pleuralen Kontamination und Ausstreuung infolge Aufbrechens einer Echinokokkencyste der Leber. Einer der sieben Fälle von Ugon ist ein typisches Beispiel für diesen Eventualfall sowie des bereits erwähnten Falles costaler Herkunft, der sich als operativer Zwischenfall im Verlauf einer pleuralen Ablösung ereignete. Glücklicherweise scheint das Auftreten der Pleuraechinokokkose als Folge von Pneumothoraxzwischenfällen der Hydatidencysten der Lunge selten zu sein. Laut Dévé ist unter 32 Beobachtungen dieser Art nur in drei Fällen die Entwicklung einer sekundären Echinokokkose der Pleura zu beobachten gewesen, und nach Ugon wies unter 16 ähnlichen von ihm geprüften Fällen nur einer eine pleurale Transplantation auf, die mit dem Pleuroskop festgestellt wurde.

8. Symptomatologie — Diagnose — Behandlung

Nachdem keine primäre klinische Lokalisation vorliegt, wird die Symptomatologie von pleuralen Komplikationszwischenfällen beherrscht. An erster Stelle steht dabei der Pneumothorax, gewiß ein akuter Zwischenfall und, wie ihn Dévé nennt, ein „Kataklismus" mit seinen Spätfolgen: Erguß und Infektion. Er kann mit Erbrechen und mit Bluthusten einhergehen. Das Auftreten eines valvulären Pneumothorax gestaltet das Bild dramatisch, und es droht die Erstickung. Die Infektion nach dem Erguß ist durch eigene Kennzeichen entzündlicher, lokaler und genereller Art zu erkennen: Schmerz, das typische Bild der Infektion, Dyspnoe, Aussetzen des vesiculären Geräusches, pleuritisches Ziehen und amphorometallische Zeichen des Pneumothorax. Eine röntgenologische Untersuchung ist anzuraten, häufig sogar dringend, wodurch die verschiedenen Bilder eines Hydro- oder Pyopneumothorax sichtbar werden, mit teilweiser oder totaler Erscheinung der Echinokokkenmembran, sei es intakt oder in fragmentärer Form, obenauf schwimmend oder in der Ergußflüssigkeit untergetaucht, oder auch auf das Zwerchfell herabgesunken. So gelangen wir schließlich zur Diagnose der Hydatidenpleuritis.

Das therapeutische Vorgehen ist ausgesprochen chirurgischer Art.

Literatur

Allende, J. M.: Tratamiento del quiste hidático pulmonar. Curso de Tisiología. Córdoba a. 1937.

Dévé, F.: Le pneumo-kyste hydatique du poumon. Rev. Chir. Paris (1925).

— Kystes hydatiques du poumon ouverts dans les bronches et pneumothorax thérapeutique. Arch. méd.-chirurg. Appar. resp. 1, 2 April (1926).

— Les indications de l'abstention opératoire dans le traitement des kystes hydatiques du poumon. Arch. med.-chir. appar. resp. 1, 2 April (1926).

Di Rienzo, S.: Exploración radiológica del bronquio. Stuttgart: Georg Thieme (1960).

—, y A. Boher: La tomografía. Localización y determinación del tamaño y forma del quiste hidático pulmonar. A Patología geral. (Río de Janeiro). Noviembre de 1937.

Enquin, B., y J. A. Aquirre: Valor clínico de la disociación radiográfica de la sombra torácica media en posición frontal. Buenos Aires: Actualidad médica mundial 1937.

Finochietto, R.: Quistes hidáticos del pulmón. Cara mediastinal. Sem. méd. (B. Aires) No 14, 676 (1929).

Garcia Capurro, F.: La dislocación brónquica. Día méd. No 14, 678 (1942).

Garcia Otero, J., y P. Barcia: Cáncer del pulmón. Un volumen. Montevideo 1931.

—, y N. Caubarrere: Quistes gaseosos y vesículas gigantes de enfisema. Publicación del Departamento Científico de Salud Pública. Montevideo.

— Volonterio y P. Barcia: Diagnóstico de la obstrucción brónquica. An. Dep. Cient. Consejo de Salud Publica 1, 1 (1933).

IVANISSEVICH, O.: Hidatidosis ósea. Un volumen. Buenos Aires: El Ateneo 1934.
— Estudio clínico y radiológico sobre la membrana encarcelada. Rev. Tuberc. Urug. 7, 1 (1938).
— T. A. PINERO, A. A. RISOLIA y C. I. RIVAS: Secuelas cavitarias de los quistes hidáticos del pulmón. Bol. Soc. Cirug. B. Aires 22, No 11 (1938).
LAMAS, A.: Quistes hidáticos del pulmón. Rev. méd. Urug. (1926).
LANARI, A. y E.: Diagnóstico radiológico del quiste hidático del pulmón. Segundo Congr. Nacional de Medicina, Buenos Aires, Octubre, 1922.
LEDOUX-LEBARD, R.: Manuel de radiodiagnostic clinique. París 1933.
MARINO, U., y J. MORELLI: La forma seca hemóptica de la dilatación bronquial. Rev. méd. Urug. 33.
MORQUIO, L.: Quiste hidático del pulmón. An. Fac. Med. Montevideo, Abril (1921).
MORQUIO, BONABA y SOTO: El neumoquiste perivesicular a mínima reparable. Nuevos signos radiológicos del quiste hidático del pulmón. Arch. Pediat. Urug. 7, 9 (1934).
NEMENOFF: Roentgendiagnostic de l'echinocoque. Ann. Electr. et Radiol. 2, 1 (1926).
PIAGGIO BLANCO, R., y F. GARCIA CAPURRO: Equinococosis pulmonar. Buenos Aires: El Ateneo 1939.
— La broncografía en el diagnóstico de las afecciones del tórax. Montevideo 1935.
PIAGGIO BLANCO, R. A.: Nuevas adquisiciones aportadas por la broncografía en el diagnóstico de las afecciones broncopulmonares. V Curso de Tisiología. Córdoba 1938.
PRAT, D.: Quiste hidático del pulmón. An. Fac. Med. Montevideo 1925.
SERGENT, E.: Quelques remarques sur le diagnostic des kystes hydatiques de la plevre et du poumon avant la vomique. Monde méd. Octobre 1 (1922).
— Impressions rapportées d'une mission medicale, en Argentine. Montevideo et Río de Janeiro. Presse méd. No 40 (1932).
VALDES, J. M., y C. PIANTONI: Quiste hidático de pulmón en la infancia. Rev. méd. Córdoba 1045 (1938).

Namenverzeichnis — Author Index

Die *kursiv* gesetzten Seitenzahlen beziehen sich auf die Literatur.

Page numbers in *italics* refer to the bibliography.

Abelló, J. 346, 363, 387, *396*
Abernethy, Th. J. *141*
— s. Dingle, J. H. *142*
Abplanalp, A. 117, *155*
Ackerman, L. V., G. V. Elliott u. M. Alanis 34, *136*
Adams u. Churchill 159
Adams, G., s. Kass, A. C. *157*
Adams, J. M. 54, 56, 70, *141*, *155*
Adamy, G. 81, 82, 90, *148*
— s. Embden, H. *148*
Adler-Herzmark, J., E. Klein u. G. Kopstein 299, *335*
— u. A. Selinger 307, *335*
Agüero, J. G., s. Peroncini, J. 382, *396*
Aimé, P., P. Creuzé u. H. Kresser 380, *396*
Alanis, M., s. Ackerman, L. V. 34, *136*
Albot, G., s. Darré, H. 200, 204, *205*
Albright, W., s. Jordan, W. S. 57, 59, *143*
Alexander, W. A., s. MacNeil, C. 178, *193*
Allen, H. E., s. Finland, M. 56, *142*
Allen, W. H. 54, 58, *141*
Allende, J. M. *416*
Allison, R. G. 197, *204*
Almeida s. Lutz 345
Altan s. Onat 119, *153*
Alwall, N. 106, *153*
— A. Lunderquist u. O. Olsson 105, 106, *154*
Amberson, J. B. *152*
— s. Baum, O. S. *141*
Ameuille, P., s. Rist, E. 4, *135*
Ammich, O. 69, *155*
Anderson, T. 27, *136*
Anderson, W. M., s. Smart, R. H. 307. *343*
Andrewes, C. H., s. Horsfall jr., F. L. *147*
Andrews, P. M. 54, *141*
Andrus, P. M. *133*, 184, *191*
Andrus, W. D., s. Kass, A. C. *157*
Aneweiler u. Bohhuys 327
Angeloni, J. M., u. G. W. Scott 77, *146*
Anglisio, E., u. B. Bellion 197, *204*
Antweiler, H. 257, 326, 327, 328, *335*
— u. Batawi 328
Apelt, F. 43, *138*
Appelbaum, A. A., s. Hufford, C. E. 62, *143*
Aquirre, J. A., s. Enquin, B. *416*
Arender, A., s. Rubinstein, P. *397*
Armstrong, C., s. Lillie, R. D. 99, *143*, *152*
Armstrong, M. G., u. C. McMurray *157*
Arrasmith, T. M. 54, 72, *146*
Arrigoni, A. 318, *335*
Aschenbrenner, R. *141*
— u. H. Eyer *151*
Ascher, L. 323, *335*
Aschoff, L. 322, *335*
Asher, C., s. Griffith, G. C. 112, 113, *154*
Assmann, H. 27, *136*, 199, 202, 203, *204*
Aub, J. C., u. R. Grier 319, *335*
Auer, K. H. *135*
Auerbach, S. H., O. M. Mims u. E. W. Goodpasture 62, *141*
Aufdermaur, M. 110, *152*
— s. Rüttner, J. R. 305, *342*
Aufrecht, E. *136*
Augustin, V., u. L. Binder 66, *145*
Augusztin, V., u. D. Boda 67, *145*
Avery, D. T., s. Dochez, A. R. 14, 16, *137*
Baader, E.W. 283, 308, 315, 316, *335*
Bachmann, K. D. *156*
Badger, G. F., s. Dingle, J. H. 79, *142*, *148*
— s. Ginsberg, H. S. 79, *148*
Badham, C. 307, *335*
Baensch, W. E., s. Schinz, H. R. 324, 325, 332, *342*
Bagnall, D. J. T., s. Dünner, L. 306, *336*
Baker, G. L., u. G.W. Heublein 101, *152*
Baker, L. A., s. Switzer, J. L. 43, *139*
Balaban, I. J. 198, *204*
Balbraith, H. J. B., s. Simon, G. 9, *136*
Baldino, Ch., s. Kaplan, M. 65, *146*
Baldwin, H. S., s. Cecil, R. L. 17, 37, *136*
Balgairies, E., s. Farjot, A. 304, *337*
Ball, R. E., s. Ellman, P. *154*
Ballon, H., J. H. Singer u. E. A. Graham *133*, 188, *191*
Bandeller u. Röpke 203
Barcia, P., s. Garcia Otero, J. *416*
Bard, L., u. G. Lemoine *133*, 175, *191*
Barden, R. P., u. D. A. Cooper 102, *154*
Barièty, M., s. Troisier, J. 46, *140*
Barnes, M.W., s. Finland, M. 48, *139*, *142*, *147*
Barnett s. Smith 197
Barnhard, H. J., u. W.T. Kniker 65, *145*
Barral, Ph., s. Gaté, J. 199, 201, *205*
Bartels, P. *145*
Barth 185
Bass, H. E., D. Greenberg, E. Singer u. M.A. Miller *154*
— u. E. Singer 102, *154*
Bassalek, H. 43, 45, *138*
Bassermann, F. J. 373, *396*
Bastai, R. 50, *140*
Batawi. Antweiler 328
Battigelli, G. A. 204, *204*
Bauch, R., u. L. Ladstätter 69, *156*
Bauer, F., s. Hirt, W. 94, *151*
Bauer, G., s. Stöber, W. *343*
Bauer, H. 118, *155*
Bauer, R. 199, 203, *204*
Bauer, R. E., s. Parker, R. T. *141*
Baum, M. D., s. Fitz, R. H. 82, *148*
Baum, O. S., u. J. B. Amberson *141*
Baumgartner, U., u. K. de Voogd *133*, 177, *191*
Baur, H., s. Massini, R. *147*
Baxhmann 71
Beardwoord, J. Z., s. Levinson, D.C. 80, *149*

Beaser, H. S., s. Glendy, C. 56, 62, *142*
Beatrix Durie, E. 346, *396*
Beatty, O. A. 50, *140*
Beau, H., P. Dorland u. Magnet 46, *139*
Beaver, P. C., s. Brill, R. 252, *253*
Beck, F. 204, *204*
Beck, M. D., s. Eaton, M. D. *148*
Becker, A. 314, *335*
Beckmann, K. 94, *151*
Bedson, S. P. *141*
— G. T. Western u. S. Levy Simpson *148*
Beger, P. J. 306, *335*
Begule s. Dufourt, A. 197, *205*
Behrer, M. R., s. Brown, G. 112, 115, *154*
Beintker, E. 307, *335*
— u. K.W. Jötten 299, *335*
Belcher, J. R. 100, *152*
Belcher, L. R., s. Gibson, M. O. 46, *139*
Bellion, B., s. Anglisio, E. 197, *204*
Bence, A. E., s. Peroncini, J. 382, *396*
Benda, R. 198, 200, *204*
Benecke, R. 69, 98, *156*
Benedetti, V. de, Maggia, Nissim u. Boario 60, *141*
Bentzen, T. E. 324, *335*
Benvegnu s. Pasini 203, *206*
Benward, J. H. 48, *139*
Berblinger, W. 201, *204*
Bergerhoff, W. 200, 201, 203, *204*
Berghout, C. F., s. Eisenbud, M. 319, *337*
Berland, H. I., s. Bihss, F. E. *140*
Bernardi, M., s. Torricelli, C. 70, *157*
Berney, R., s. Turner, J. C. 56, *145*
Bernhard, P., u. K. L. Radenbach 238, 240, *253*
Berry, F. B. 38, *136*
Berrylull 55, *141*
Bertschi, E., u. E. Stiefel 299, *335*
Bessone, L. 197, 202, *204*
Béthoux, L., M. Merle u. P. Martin-Noël 72, 75, 77, *147*
Betz, D., s. Meythaler, F. 94, 95, 96, 98, *152*
Beutl, W. 116, *155*
Bieling, R. *147*
— u. H. Heinlein *141*
— u. K. Imhäuser 63, *141*
Biermer *133*, 158
Bihss, F. E., u. H. I. Berland *140*
Binder, L. 46, *139*
— s. Augustin, V. 66, *145*
Biner *155*
Binkhorst, C. D. *157*
Biondo, Th., s. Ruberman, W. 34, *138*
Birnbaum, G. L., s. Coryllos, P. N. 27, *137*
Bishop, C. A., u. R. F. Rasmussen 45, *138*
Bittner 27, *136*
Björkmann, S. E. 237, *253*
Blackford, S. D., u. C. J. Casey 52, *141*
Blades, B., u. D. J. Dugan 62, *142*
Blaha, H. *133*, 158, 170, *191*
Blake, F. G., u. R. L. Cecil 45, 49, *139*
Blanc, N. E., s. Cooper, G. M. 15, *136*
Blanguernon, R., s. Kaplan, M. 65, *146*
Bloedner, C. 349, *396*
Blondet, P., s. Debré, R. 46, *139*
Bloomfield, J. J., u. W.C. Dreesen 303, *335*
— s. Thompson, L. R. 303, *343*
Blumenthal, S., u. H. Neuhof 46, *139*
Boario s. Benedetti, V. de 60, *141*
Boas, H., u. Neergard *150*
Boattini, G. 200, *205*
Bock, M., s. Kikuth, W. *152*
Boda, D., s. Augusztin, V. 67, *145*
Böhme, A. 267, 287, 291, 312, 330, *335*
— u. C. Lucanus 286, *335*
Boehmke, F. 312, *335*
— u. M. Piroth 69, 70, 90, *148*, *156*
Böttger, D., s. Bruns, G. 69, *156*
Bogojavlenskij, I. F. 70, *156*
Bogsch, A. 69, *146*
Boher, A., s. Di Rienzo, S. *416*
Bohhuys s. Aneweiler 327
Bohlig, H. 256, *335*
— s. Jacob, G. 311, 312, 313, 314, *338*
Bohn, H., E. Koch, W. Rink, B.v. Kügelgen, A. Krützner, W. Gumbel u. W. Jesch 177, *192*
— — — u. R. Rau 177, *192*
— s. Koch, E. *134*
Bohnenkamp, H. *135*
Bolt, W., u. O. Zorn 264, 278, *335*, *336*
Bonaba s. Morquio 403, *417*
Bonmati, J., J.V. Rogers u. W.A. Hopkins 383, *396*
Borst, M. 129, *145*, *152*
Bossi, R. 46, *139*
Botsztejn, A. 70, *156*
— s. Fanconi, G. *133*, *192*
Boucher, H. 60, *142*, 293, *336*
— J. Huson u. J. Thiébault 81, *148*
— s. Roulet, A. 295, *342*
Boucher, R. M. G. 257, *336*
Boudreau, R. P., s. Dennis, J. M. 52, *141*
Boulouys, J., F. Levère, M. Pélissier, P. Leenhardt u. J. Bruschet 46, *139*
Bovard, P. G., s. Ritter, W. L. 301, *342*
Bovet, P., s. Rüttner, J. R. 305, *342*
Bowen, A. 54, 61, 72, *147*
Boyd, W. 105, *154*
Braibanti, T., u. M. Miglio 73, *147*
Brand, G. 93, *148*, *150*
— u. H. Lippelt 91, 93, *148*, *150*
— s. Lippelt, H. *149*
Brauer 169, 170, 177, 179, *192*
Brauer, F. *133*
— u. A. Lorey *133*, 158, *192*
Braun, H., s. Weicksel, P. 197, *207*
Brauss, F.W., s. Gärtner, H. 323, *337*
Brea, M. M., V.N. Roger u. A. Gilardon 354, *396*
— u. Taiana 415
Breckoff, K., u. V. O. B. Lohmann 73, *147*
Bredau, H., s. Saupe, E. 301, *342*
Brednow, W. 115, *135*, *157*
Brieger, H. *156*
Brill, R., I. Chury u. P. C. Beaver 252, *253*
Britton, J. A., u. E. L. Walsh 324, *336*
Brobeck, O. *336*
Brocard, H., Mme. Henaut u. C. Laplanche *152*
— s. Troisier, J. 46, *140*
Broch, R. C. 43, *138*
Brock, R. C. 46, *133*, *139*, 188, *192*
Brösamlen *151*
— s. Walther 94, *152*
Brogan, A. J., s. Lyons, C. G. 197, *206*
Bromann, I. *133*, 172, *192*
Brown, G., D. Goldring u. M. R. Behrer 112, 115, *154*
Brown, L.T., s. Wolf, R. L. 63, *145*
Bruce, S., s. Pearson, R. 196, 199, 200, 201, 204, *206*
Bruce, T., u. G. Jönsson 299, 300, *336*
— s. Sundius, N. 316, *343*
Brumfiel, D. M., s. Gardner, L. U. 303, *337*
Brundage, D. K., s. Thompson, L. R. 303, *343*
Brunetti 201, *205*
Bruns, G., u. D. Böttger 69, *156*
Bruschet, J., s. Boulouys, J. 46, *139*

Bryer, M. S., s. Schoenbach, E. B. 63, *144*, *145*
Buchet, R., s. Morin, G. 46, *140*
Buddingh, G. J., s. Dingle, J. H. *142*
Büchner 9
Bürger, M. 27, *136*
Bulgrin, J. G. 43, 45, *138*
Bullowa 14
Bullowa, J. G. M., J. Chess u. N.B. Friedman 43, *138*
— u. M. Gleich 46, 47, *139*
— s. Perlman, E. 43, *139*
Bunting, H., s. Seldin, D.W. 155
Bunting, H., s. Seldin, D.W. *155*
Burbank, B., s. Burford, T. H. 117, *155*
Burford, T. H., u. B. Burbank 117, *155*
Burgess, A. M., u. C. F. Gormly 46, *139*
Burnet, F. M., u. Clark *147*
— u. M. Freeman 94, *151*
Buser, F. 60, *142*
Butler, A. M., s. Levine, S. Z. *143*
Bygdén, A., s. Sundius, N. 316, *343*

Callahan jr., W. P., W. O. Russel u. W. G. Smith 54, *157*
Calvi, N., s. Santagati, F. *156*
Camiopetros, J. 94, *151*
Camp, de la 27, *136*
Campbell u. Moersch 159
Campbell, J. A., D. C. Gastineau u. F. Velios 46, *139*
Campbell, T. A., P. S. Strong, G. S. Grier u. R. J. Lutz 61, 62, *142*
Caplan, A. 281, 282, 283, *336*
Capuani, G. F. 241, *253*
Carmody, M. G., s. Ordstrand, H. S. van 319, *341*
Carnes, M., s. Kanof, A. 46, *139*
Carniel, M. 58, *142*
Carré, G., s. Trocmé, P. *140*
Carrera 195, 201
Carta, R. 118, *155*
Cartagenova, L., u. F. Copello *145*
Carter, R. A., s. Jakobson, G. 98, *152*
Carton, C. A. 382, *396*
Carvalho, M. Da C. De., s. Machado, J. 375, 378, *396*
Case, R. A. M., u. A. J. Lea *135*
Casey, C. J., s. Blackford, S. D. 52, *141*
Castaing, R., s. Reboul, J. 11, *135*
Castellani 345
Caubarrere, N., s. Garcica Otero, J. *416*
Caussage, G., u. A. Tardieu *154*
Cavigneaux, A., s. Charles, A. 293, *336*

Cecil 14
Cecil, R. L., H. S. Baldwin u. N. P. Larsen 17, 37, *136*
— u. N. Plummer 35, *136*
— s. Blake, F. G. 45, 49, *139*
Celaya, M., u. V. Olguin 118, *155*
Ceriana, G., u. L. Tenti *152*
Chabanon, R., s. Plauchu, M. 316, *341*
Chakravortty, J. C. 257, *336*
Champeix, J., s. Luton, P. 304, 306, *340*
Chapman, E. M. 295, *336*
Chang, H. T. *142*
Chaoul, H., u. K. Greineder *145*
Charles, A., A. Cavigneaux, S. Fuchs u. S. Tara 293, *336*
Chassé, T. A. V. 211, 234, *253*
Charpin, J., H. Métras u. C. Gaillard *153*
Chassot, F. 50, *140*
Chatard, J. A. 16, *136*
Chattas, di Rienzo u. Piantoni 159
Chedal, J., s. Trocmé, P. *140*
Cheminat, J. C., s. Molina, C. 328, *340*
Chess, J., s. Bullowa, J. G. M. 43, *138*
Chester, E. M., s. Krause, G. R. 111, *153*
Chiappa, S., u. L. Ferri 300, *336*
Chiari, H., u. J. Zeitlhofer 195, 197, *205*
Chickering, H. T., u. J. H. Park 46, *139*
Chisleag, Gch., s. Strat, C. 72, 73, *148*
Christie, A. C. *133*
Churchill s. Adams 159
Chury, I., s. Brill, R. 252, *253*
Ciaicolo, L. F., s. Reich, N. E. 59, *144*
Claeys, C., u. E. Quinot 257, *336*
Clagett u. Deterling jr. 159
Clark s. Burnet, F. M. *147*
Clough, M. C., u. I. M. Richter *142*
Coburn, A. E. 115, *154*
Cocchi, U. 11, 16, 26, 27, 43, 49, 50, 52, 65, 69, 73, 75, 77, 81, 96, 101, 102, 111, 112, *135*, *136*, *138*, *140*, *141*, *146*, *147*, *148*, *151*, 153, *154*
Cochrane, A. L., s. Fletcher, C. M. 286, *337*
Coggeshall, L. T., s. Robertson, O. H. 27, *138*
Cohen, J., s. Switzer, J. L. 43, *139*
Cohn, A. E., u. W. H. Lewis jr. 16, *136*

Colbert, J., s. Even, R. 314, *337*
Cole, L. R., s. Lyght, C. E. 62, *144*
Cole, R. I. 16, 37, *136*
Coles, A. C. 80, *148*
Colinet, E. 281, *336*
Collins jr., H. L. 43, *138*
— u. K. Kornblum 43, *138*
Collins, H. S., s. Finland, M. 63, *142*
Collis 314, *336*
Combes, A., s. Morin, G. 46, *140*
Conant, N. F., D. S. Martin u. D. T. Smith 359, 361, 381, *396*
— s. Connar, R. G. 373, *396*
Connar, R. G., T. B. Ferguson, W. Sealy u. N. F. Conant 373, *396*
Constantinescu, V., s. Zamfir, D. 199, *207*
Cook, S. T. 115, *154*
Cooke, W. E. 314, *336*
Cooper, D. A., s. Barden, R. P. 102, *154*
Cooper, G. M., M. Edwards u. C. Rosenstein 15, *136*
— P. Gross u. R. R. Mellon 15, *136*
— C. Rosenstein, A. Walter u. L. Peizer 15, *136*
— u. A. Walter 15, *136*
Copello, F., s. Cartagenova, L. *145*
Corda, R., u. A. Cao *147*
Cornwell, M. A. s. Robertson, O. H. 27, *138*
Corrigan, D. J. *133*, 185
Coryllos, P. N. 16, *137*
— u. G. L. Birnbaum 27, *137*
Cottraux s. Roche, L. 301, *342*
Couloma, P. 27, *137*
Courcoux u. Lelong 199
Courtois, R., u. J. Leclercq 303, *336*
Cove, A. M., s. Rendich, R. A. 102, *154*
Cox, H. R. 81, *148*
— s. Davis, G. E. 94, *151*
Craig, J. P., s. Dingle, J. H. 63, *142*
Crausaz, P. H., s. Michaud, L. 238, *254*
Crawford, P. M., s. Hardaway, R. M. *396*
Crawshaw, O. R. 63, *142*
Cretzu, V., s. Stoichitza, N. N. 196, *207*
Creuzé, P., s. Aimé, P. 380, *396*
Cross, K. R. *146*
Crysler, W. E. *142*
Cumston, Ch. G. 199, *205*
Curnen, E. C. 55, *142*
— s. Horsfall, F. L. 55, *143*
Curtzwiler, F. C., u. B. E. Moore *142*

Cutter, H. C., W. W. Faller, J. B. Stocklen u. W. L. Wilson 325, *336*
Czarnecki, R., u. A. Thiele 299, 301, *336*

Dale, T. 73, *147*
Dalla Valla, J. M., s. Dreesen, W. C. 314, 315, *336*
Dammin, G. J., u. T. H. Weller 56, *142*
D'Antona, L. 49, *139*
Darbois u. Sobel 200, *205*
Darbon, A., s. Schier, R. *145*
Darke, Chr. S., u. A. J. N. Warrack 4, *135*
Darré, H., u. G. Albot 200, 204, *205*
Davidson, M. 184, *192*
— s. Lander, F. P. L. *134*, 178, *193*
Davies, C. N. 257, *336*
Davies, D., H. Hodgson, Graham u. L. E. Whitby 27, *137*
Davies, D. T., H. G. Hodgson u. L. E. H. Whitby 27, *137*
Davies, I., s. Fletcher, C. M. 286, *337*
Davies, T. W. 303, *336*
Davis, G. E., u. H. R. Cox 94, *151*
Debré, R., u. E. Gilbrin *133*
— P. Mozziconacci u. P. Blondet 46, *139*
Dechaume, J., s. Gaté, J. *205*
Dehlinger, K., u. P. Riemenschneider 111, *153*
Delage, J., s. Molina, C. 328, *340*
Del Buono, M. S. 73, *147*
Denman, H. C. 200, *205*
Dennig, H. 94, 96, *151*
Dennis, J. M., u. R. P. Boudreau 52, *141*
Dentlinger, R. B., s. Jakobson, G. 98, *152*
Denton, J., s. Grimm, H. W. *143*
Depaul 195, 197, *205*
Dérobert, L., s. Duvoir, M. 307, *336*
Derrick, E. H. 93, 94, *151*
Derscheid s. Toussaint *135*, 176, 188, *194*
Deterling jr. s. Clagett 159
Deutsch, F. 200, *205*
Devé, F. 352, 354, 386, *396*, 414, 415, 416, *416*
Dey, H. *133*, 187, *192*
Di Biasi, W. 256, 258, 264, 268, 274, 280, 285, 286, 295, *335*
Dickmans, H. 272, 281, 282, 283, 284, 285, *336*
— u. F. Fritze 283, 284, 285, *336*
— u. O. Schmidt 326, *336*
Dickson, E. C. 360, *396*
Dienst, C. 203, *205*
Dietlen, H. 199, 203, *205*
Dieulafoy 345, 352
Dingle, J. H. 56, 58, 63, 94, *142*, *151*
— T. J. Abernethy, G. F. Badger, G. J. Buddingh, A. F. Feller, A. D. Langmuir, J. M. Ruegsegger u. W. B. Wood jr. *142*
— u. M. Finland 55, *142*
— H. S. Ginsberg, G. F. Badger, W. S. Jordan jr. u. S. Katz 79, *148*
— R. F. Williams u. J. P. Craig *63*, *142*
— s. Finland, M. *147*
— s. Ginsberg, H. S. 79, *148*
— s. Jordan, W. S. 57, 59, *143*
Dittmar, F., u. V. Ruppert 75, 77, *147*
Dochez, A. R., u. O. T. Avery 14, 16, *137*
Dörig, J. 236, 251, *253*
Doerr, W., s. Nordmann, M. 52, *141*
Doig, A. T., u. A. J. G. McLaughlin 324, *336*
Dolgopol, V. P., s. Jurow, S. S. 115, *146*
Doniach, I. 102, *154*
Dorland, P., s. Beau, H. 46, *139*
Dormer 382
Dowling u. Lepper 14
Dowling, H. F., G. Rotman-Kavka, H. H. Hussey u. H. L. Hirsh *137*
Dreesen, W. C. 314, *336*
— u. J. M. Dalla Valla 314, 315, *336*
— s. Bloomfield, J. J. 303, *335*
— s. Sayers, R. R. 314, *342*
Drinker, C. K. 112, *153*
Drössler, H. 299, *336*
Düngemann, H. 234, *253*
Dünner, L. 306, 326, *336*
— u. D. J. T. Bagnall 306, *336*
— R. Hardy u. D. J. T. Bagnall *336*
Duffalo, J. A., s. Hesdorffer, M. B. *151*
Dufourt, A., u. Begule 197, *205*
Dugan, D. J., s. Blades, B. 62, *142*
Duken, J., u. von den Steinen *133*, 159, 169, *192*
Dunham, K. C., s. McLaughlin, A. I. G. 315, *340*
Durkan, T. M., s. Gardner, L. U. 303, *337*
Duvoir, M., u. L. Dérobert 307, *336*
— — u. J. Journet 307, *336*
Dyer, R. E. 94, *151*
Eaton, M. D. *142*
— M. D. Beck u. H. E. Pearson *148*
— u. W. van Herick 55, *142*
Ebina, T., Y. Takase, Y. Inasawa u. K. Horie 307, *336*
Eddie, B., s. Meyer, K. F. 80, *149*, *150*
Edwards s. Ehrlich 159
Edwards, M., s. Cooper, G. M. 15, *136*
Eggenschwyler, H. 270, *336*
— s. Rüttner, J. R. 271, *342*
Ehrhardt, W., u. H. Güthert 305, *336*
Ehrich, W., u. J. F. McIntosh 104, *154*
Ehrlich, Schiller u. Edwards 159
Eickenbusch, F. 286, *337*
Eiman, J., u. B. A. Gouley 115, *154*
Einbrodt, H. J., s. Worth, G. 259, *344*
Eisenbud, M., C. F. Berghout u. L. T. Steadman 319, *337*
Eisenfeld, D., s. Strat, C. 72, 73, *148*
Elizalde, P. J. 197, *205*
Elkeles, G. *148*
Ellington, H. V., s. Rosebury, Th. 80, *150*
Elliot, G. V., s. Ackerman, L. V. 34, *136*
Ellis, R. V., s. McKinlay, C. A. 237, *254*
Ellman, P., u. R. E. Ball *154*
Elsom, K., u. F. J. Ingelfinger 50, *140*
Embden Andres, E. H., s. Orie, N. G. M. 50, *140*
Embden, H., u. G. Adamy *148*
Engel s. Gsell, O. 54, 75, *147*
Engel, D. 241, *253*
Engel, St. 4, 27, *133*, *135*, *137*, 177, *192*
Enquin, B., u. J. A. Aquirre *416*
Eppes, W., s. Woodward, T. E. *141*
Epstein, E. Z., u. E. B. Greenspan 115, *154*
Erb, I. H. *133*, 178, 187, *192*
Erickson, E. P., s. Ravensway, A. C. van 62, *144*
Erickson, J. 45, *139*
Erös s. Görgenyi-Göttche 67, *146*
Eskildsen, P. 299, *337*
Espersen, E. 53, 115, *146*, *157*
Essellier, A. F. 209, 210, 211, 212, 213, 214, 220, 233, 234, 235, 236, 241, 253, *253*
— u. B. J. Koszewski 234, 236, 237, 252, *253*
— s. Löffler, W. 214, 236, 237, 251, 252, *254*

Esser, C. *142*
Evans, A. C. *140*
Evans, W. A., u. L. J. Gahinski *133*, 160, *192*
Even, R., C. Sors u. J. Colbert 314, *337*
Eyer, H., s. Aschenbrenner, R. *151*

Fabyan, M. 38, *137*
Fännrich, W. H. *151*
Fagiano, E., s. Mottura, G. 312, *341*
Faller, W. W., s. Cutter, H. C. 325, *336*
Fallet, G. E., s. Martin, E. *154*
Fallet, G. H. 82, *148*
— R. S. Mach u. J. Wirth 82, *148*
Fanconi, G. 90, 91, 92, 93, *133*, *146*, *148*, *150*, 176, *192*
— u. A. Botsztejn *133*, *192*
Farber, S. *133*, 176
— u. J. L. Wilson *154*
Farjot, A., E. Balgairies u. E. Quinot 304, *337*
Farmer, T. W., s. Streeter, G. A. 56, *145*
Fasser, E. 54, *157*
Faure, P., s. Luton, P. *304*, 306, *340*
Favour, C. B. 56, 80, 82, *142*, *148*
Fehr, A., Cl. Molo u. O. Walther 101, *153*
Fehre, W. 315, *337*
Feil, A. 303, *337*
Feinblatt, H. M. 38, *137*
Feinstein, M., R. Yesner u. J. L. Marks 94, 96, *151*
Fejér z. Sonkoly 202, *205*
Feldman, A. *157*
Feldmann, A., s. Kass, A. C. *157*
Feller, A. F., s. Dingle, J. H. *142*
Felson, B. 46, *139*
— u. H. Felson 27, *137*
— L. S. Rosenberg u. M. Hamburger jr. 43, *138*
Felson, H., s. Felson, B. 27, *137*
Ferenbach, H., s. Schmengler, F. E. 196, 197, 204, *206*
Ferguson, T. B., s. Connar, R. G. 373, *396*
Ferreira, C. 55, 63, *142*
Ferri, L., s. Chiappa, S. 300, *336*
Ferris, H. W., s. Smiley, D. F. 54, 60, *145*
Fetterman, G. H., T. J. Moran u. W. R. Hess 56, *142*
Fetzer, H. 71, *156*
Feyrter, F. 63, 69, *146*, *156*
Fine u. Steinhausen 159
Finke, W. 178, *192*
Finkelstein, D., u. M. J. Klainer *142*
Finkler 54, *142*
Finland, M., M. W. Barnes u. D. A. Samper *147*
— H. S. Collins u. E. B. Wells 63, *142*
— u. J. H. Dingle *147*
— W. F. Jones u. M. W. Barnes *48*, *139*
— E. M. Ory, M. Meads u. W. Barnes *147*
— F. Parker, W. Barnes u. L. S. Joliffe *147*
— O. L. Peterson, H. E. Allen u. B. A. Samper 56, *142*
— — — — u. M. W. Barnes 56, *142*
— — u. E. Strauss 46, *139*
— u. W. D. Sutliff 14, 35, *137*
— s. Dingle, J. H. 55, *142*
— s. Peterson, O. L. 56, *144*
Finochietto, R. *416*
Fischedick, O., u. L. Sieckel 34, *137*
Fischer, A. 197, 202, *205*
Fischer, F. K. 6, 9, *133*, *135*, *192*
Fischer, H., s. Meythaler, F. 54, *144*
Fischer, K. 179
Fischgrund, A., s. Kaplan, M. 65, *146*
Fisher, A. M., u. J. C. Harvey 348, *396*
Fitz, R. H., G. Meiklejohn u. M. D. Baum 82, *148*
Fleischner, F. 27, 101, *133*, *137*, *153*, 178, 184, 192, 415
Fletcher, C. M. 265, 286, 297, 298, *337*
— u. J. Gough 286, *337*
— K. J. Mann, I. Davies, A. L. Cochrane, J. G. Gilson u. P. Hugh-Jones 286, *337*
Flockemann 198, *205*
Foltrani, A. s. Nardi, F. L. 98, *152*
Forbus, W. D. 115, *154*
Forrestier s. Sicard *134*, 158
Foshay, L. 52, *141*
Fossati, F. 27, *137*
Foures, A., s. Jacob, P. *153*
Fraenkel, A. 4, *135*, 198, 201, *205*
Francis u. Magill 71
Francis, T. 62, *142*
Francis jr., Th. *147*
Franco, P. M. 196, *205*
François, R. 92, *150*
Frank 159
Franke, H. 53, 115, *146*, *157*
Franklin, A. W. 178, *192*
Franklin, W., s. Weinstein, L. 3, 65, *146*
Fraser, A. D. 115, *154*
Frazier, C. N., s. Huc, K. 196, *205*
Fredd, H. *142*
Freeb, E., s. Glauner, R. 72, 73, 75, 77, 115, *146*, *147*
Freedman, A. M., u. I. A. Mirsky 56, 57, *142*
Freedman, J., s. Hartung, A. 197, *205*
Freeman, M., s. Burnet, F. M. 94, *151*
Frenkel, J. K., u. H. C. Naffziger *142*
Freudenberger, E., u. W. Tobler *156*
Frey, J. 78, *147*
Freygang, F. 94, *151*
Frice, E. E., s. Hellwig, F. C. 57, *143*
Friedl, E., s. Schinz, H. R. 324, 325, 332, *342*
Friedman, Ch., S. Mishkin u. R. Lubliner 387, *396*
Friedman, N. B., s. Bullowa, J. G. M. 43, *138*
Friedmann. L. L. *137*
Frisch, A. V. 201, *205*
Fritze 295
Fritze, E., s. Dickmans, H. 283, 284, 285, *336*
Frola, E. 303, *337*
Fuchs, S., s. Charles, A. 293, *336*
Führer 197
Fülleborn, F. 236, *253*
Funk, E. H. 200, *205*
Furcolow s. High 362

Gädeke, R. 196, 199, *205*
Gaehtgens 93
Gähwyler 200, 202, *205*
Gärtner, H. 257, 307, 315, *337*
— u. F. W. Brauss 323, *337*
— u. Chr. van Marwyck 307, *337*
Gaillard, C., s. Charpin, J. *153*
Galinski, L. J., s. Evans, W. A. *133*, 160, *192*
Gallagher, J. R. 54, *142*
Galloway, R. W., u. R. S. Miller 72, 73, 77, *147*
Galy, P., s. Policard, A. *134*, *151*, 172, *193*
Gamma, C. *154*
Gander, G., s. Gerlach, W. 295, *337*
Gandini, D., u. G. L. Sannazzari *135*
Garcia Capurro, F. 414, *416*
— s. Piaggio Blanco, R. 399, 414, *417*
Garcia Otero, J., u. P. Barcia *416*
— u. Caubarrere, N. *416*
— Volonterio u. P. Barcia *416*
Garderé, H., s. Gaté, J. *205*
Gardner, L. U. 286, 293, 307, 314, *337*
— T. M. Durkan, D. M. Brumfiel u. H. L. Sampson 303, *337*

Garrod, L. P. 348, *396*
Garsche, R. 70, *156*
Gase, R. S., s. Keller, A. E. 234, *253*
Gasser, C. 15, *137*
Gasser, G. 93, *150*
Gastineau, D. C., s. Campbell, J. A. 46, *139*
Gaté, J., u. Ph. Barral 199, 201, *205*
— J. Dechaume u. H. Gardére *205*
Gaubatz, E. 303, *337*
Gebauer, A. 272, *337*
— E. Muntean, E. Stutz u. H. Vieten 123, *133*, *145*, *153*, *167*, *192*
— u. A. Schanen *133*, *145*, *153*, *167*, *192*
Gebhardt, F. 92, *150*
Geever, E. F., s. Neubuerger, K.T. 115, *155*
Geffriand, M., s. Rist, E. *151*
Géher, F. 316, 317, *337*
Gerhartz, H. 49, *139*
Gericke, W., s. Kühn, R. 59, 94, *143*, *152*
Gerlach, W., u. G. Gander 295, *337*
Gerli, P. 199, *205*
Gerlinp, P. G. 101, *153*
Germer s. Heni, F. 94, 96, 98, *151*
Gernez-Rieux, C., C. Voisin, E. Houcke, E. Savinel u. G. Piat 60, *142*
— — J. Méreau, J. Leblois u. P. Ramon *149*
Gibbs, J., s. Levinson, D. C. 80, *149*
Gibson, C. D., s. Kneeland jr., Y. 63, *143*
Gibson, M. O., u. L. R. Belcher 46, *139*
Giese, W. 3, 4, 69, *135*, *156*, 280, *337*
Gilardon, A., s. Brea, M. M. 354, *396*
Gilbert, P. D., s. Needles, R. 59, *144*
Gilbrin, E., s. Debré, R. *133*
Gilchrist s. Rixford 345, 359
Gilson 321
Gilson, J. G., s. Fletcher, C. M. 286, *337*
Ginsberg, H. S., G. F. Badger, J.H. Dingle, W.S. Jordan u. S. Katz 79, *148*
— s. Dingle, J. H. 79, *148*
Gittens, S. A., u. J. P. Mihaly *153*
Giuntoli, J. 197, *205*
Gladnikoff, H. *133*, 184, *192*
Glanzmann, E. 69, *145*, *146*
Glattkowski, G. *157*
Glauner, R. 61, 96, 98, *151*
— u. E. Freeb 72, 73, 75, 77, 115, *146*, *147*
Glawatz, K., u. H. Uthgenannt 80, 81, 91, 93, *149*
— s. Uthgenannt, H. 60, 72, 77, 82, 86, 88, *145*, *150*
Gleich, Morris u. Nolan Owens 198, *205*
Gleich, M., s. Bullowa, J. G. M. 46, 47, *139*
Glendy, C., H. S. Beaser u. B. M. Hankins 56, 62, *142*
Gloaguen, A., s. Royer, J. 202, *206*
Gloyne, S. R. 312, *337*
— G. Marshall u. C. Hoyle 306, *337*
— s. Wood, W. B. 312, 314, *344*
Gönnert, R. s. Kikuth, W. *143*
Görgenyi-Göttche u. Erös 67, *146*
Goette, K. 118, *155*
Goetz, O. *156*
Goldring, D., s. Brown, G. 112, 115, *154*
Goldstein, R. 62, *143*
Golfieri, G., s. Malossi, M. *156*
Gombert, H.-J. 53, *157*
Goodpasture, E. W., s. Auerbach, S. H. 62, *141*
Goodrich, F. B. 55, *143*
Goralewski, G. 317, *337*
Gordon, A., s. Nataro, M. 45, *138*
Gormly, C. F., s. Burgess, A. M. 46, *139*
Gough, J. 283, 286, *337*
— W. R. L. James u. J. E. Wentworth 259, 286, *337*
— s. Fletcher, C. M. 286, *337*
Gouley, A. B. 115, *154*
Gouley, B. A., s. Eiman, J. 115, *154*
Graber, H. 295, *337*
Graeser, J. B., s. Robertson, O. H. 27, *138*
Graff, A. C. de, J. G. Travell u. J. A. Yager 16, *137*
Graham s. Davies, D. 27, *137*
Graham, E. A., s. Ballon, H. *133*, 188, *191*
Grashey 197, *205*
Grasso, E., s. Torricelli, C. 70, *157*
Gravenkamp, H. 291, 332, *337*
— s. Lent, H. 268, *340*
Grawitz, P. *133*, 171, *192*
Greenberg, D., s. Bass, H. E. *154*
Greenburg, L., W. Siegal u. A. R. Smith 299, 315, *338*
— s. Siegal, W. 315, *343*
Greening, R. R., s. Pendergrass, E. P. 318, *341*
Greenspan, E. B., s. Epstein, E. Z. *115*, *154*
Greer, A. E. 204, *205*
Gregory, J. E., u. A. R. Rich *154*
Greineder, K. *133*, 164, *192*
— s. Chaoul, H. *145*
Grier, G. S. *143*
— s. Campbell, T. A. 61, 62, *142*
Grier, R., s. Aub, J. C. 319, *335*
Griesemer, G. 50, *140*
Griffith, G. C., A. W. Philip u. C. Asher 112, 113, *154*
Grimm, H. W., u. J. Denton *143*
Groedel, F. M. 200, 201, *205*
Grohmann, R. 295, *338*
Gross, A., u. P. Müller 112, *153*
Gross, P., s. Cooper, G. M. 15, *136*
Grotts, B. F. 43, *138*
Gruber s. Kartagener, M. *134*, 176, *193*
Gruber, S., R. T. Turin, S. D. Sternberg u. H. Rascoff 43, *138*
Grünholz, G. 69, 70, *156*
Grumbach s. Hegglin, R. 92, *150*
Grunwald, E., u. P. Minelli 295, *338*
Grunwald, G., s. Meyer, F. *149*
Gsell, O. 50, 63, 69, 72, 73, 76, 77, 81, 94, 95, 96, 98, 111, 115, *140*, *145*, *146*, *147*, *149*, *151*, *153*, *154*
— u. Engel 54, 75, *147*
Gudbjerg, C. E. *133*, 158, 160, 162, 167, *192*
— u. G. Thomsen *135*
Gudjonsson, S. V. 307, *338*
— u. C. J. Jacobson 316, *338*
Günther, F. *149*
Güthert, H., s. Ehrhardt, W. 305, *336*
Guglielmo, L. di 27, *137*
Gulland, G. L. *149*
Gumbel, W., s. Bohn, H. 177, *192*
Gumbiner, B., s. Ravensway, A. C. van 62, *144*
Gundel, M. 15, *137*
Gundersen, S. 58, 62, *143*
Gupta, M. N., s. Heimann, H. 304, *338*
Gutscher, V., u. K. Nuffer *151*
Gutzeit, K. 52, 94, *141*, *151*
— u. Johannsen 82, 85, *149*
Guyot-Jeannin, Ch., s. Lecocq, J. 306, *340*

Haagen, E., u. G. Mauer 80, *149*
Hadfield, G. 115, *154*
Haedke, M. *149*
Haennig, E., u. W. Heyden *147*
Hagen, J. 305, 307, *338*
Hahn, H., s. Litzner, St. *157*
Haight, W. L., u. J. H. Trolinger *143*

Haley, A. E., s. Muirhead, E. E. *155*
Hall, H. E., s. Parker, R. T. *141*
Hall, W. H., s. Woodley, D. W. *140*, *157*
Halperin, A., D. O. Pierini u. G. Mórtola *396*
Ham, T. H., s. Peterson, O. L. 56, *144*
Hamburger jr., M., s. Felson, B. 43, *138*
Hammer, F. 123, *146*
Hammer, H. 197, 199, 202, 204, *205*
Hammon, L., u. A. R. Rich *154*
Hankins, B. M., s. Glendy, C. 56, 62, *142*
Hanser, R. 323, *338*
Hardaway, R. M., u. P. M. Crawford *396*
Harding, H. E., u. G. B. Oliver 305, 306, *338*
Hardy, A. V. 50, *140*
Hardy, H. L., u. J. D. Stoeckle 319, *338*
— u. I. R. Tabershaw 319, *338*
— s. Isselbacher, K. J. 312, *338*
Hardy, R., s. Dünner, L. *336*
Harihara Iyer, C. R., s. Heimann, H. 304, *338*
Haring, W. 195, *205*
Harrison, B. B. 77, *147*
Harrison, C. V., s. King, E. J. 286, *339*
Harrison, M. A., s. Robertson, O. H. 27, *138*
Hart, C., u. E. Mayer *133*, 170, *192*
Hartenstein, H. 65, *146*
Hartung, A., u. J. Freedman 197, *205*
Hartung, W., s. Koch, E. *134*
Hartweg, H. 58, *143*, *151*
Harvey, J. C., s. Fisher, A. M. 348, *396*
Harvey, W. A. 50, *140*
Haubrich, R. 270, 299, 300, 301, 304, 305, *338*
— u. B. Schuler 307, 323, *338*
Hausmann 65
Hausmann, E., u. R. Seyss *143*
Haussmann, H. G., s. Kemmerer, G. 82, 91, *149*
Havens, W. P., s. Reimann, H. A. 55, 56, *144*
Hayashi, Y., s. Sano, I. 60, *144*
Hayes, G. S., s. Streeter, G. A. 56, *145*
Hearing, E., u. W. Heyden 58, *143*
Hecht 65
Hecker 198
Hedenius, P. 197, *205*
Hedenstedt, St. 299, *338*
Hedvall, E. 102, 105, 106, *154*
Heesen, W. 49, *139*
Hegglin, R. 14, 16, 23, 27, 32, 35, 43, 49, 52, 56, 57, 58, 62, 72, 75, 77, 79, 81, 91, 92, 93, 95, 96, 101, 112, 115, *137*, *138*, *141*, *143*, *146*, *147*, *149*, *150*, *153*, *154*
— u. Grumbach 92, *150*
— u. M. Holzmann 16, *137*
— u. Zimmermann 96
Hegler, C. 90, *149*
Heider, F. 359, *396*
Heimann, H., S. Moskowitz, C. R. Harihara Iyer, M. N. Gupta u. N. S. Mankiker 304, *338*
Heinlein, H. *149*
— s. Bieling, R. *141*
Heintz, R. *154*
Hélle, J., s. Viallard, Y. 46, *140*
Hellwig, F. C., u. E. E. Frice 57, *143*
Helmes, J. M. 62, *143*
Henaut, Mme., s. Brocard, H. *152*
Henderson, R. C., s. Pinkerton, H. *157*
Hengel, R., G. A. Kausche u. E. Sheris 94, *151*
Heni, F. 61, *143*
— u. Germer 94, 96, 98, *151*
— H. Thedering u. U. Riethmüller 240, 248, 250, *253*
Hennemann, H. H. *143*
Henrichsen, J. K., s. Sweany, H. C. 43, *139*
Henschen, C. 101, *153*
Heppleston, A. G. 286, *338*
Herbut, P. A., u. W. E. Manges 115, *154*
Herick, W. van, s. Eaton, M. D. 55, *142*
Herman, K. 197, *205*
Hernandez, Cl., s. Morin, G. 46, *140*
Hertig, A. T., s. Lloyd, J. B. 373, *396*
Herxheimer, G. 204, *205*
Herzberg, K. 94, *151*
Herzog, H. *135*
— u. W. Pulver 92, 93, *150*
Hesdorffer, M. B., u. J. A. Duffalo *151*
Hess, W. R., s. Fetterman, G. H. 56, *142*
Hesse, W. 27, *137*
Heublein, G. W., s. Baker, G. L. 101, *152*
Heyden, W., s. Hearing, E. 58, *143*, *147*
Heymann, B. *149*
Heymer, A. 27, 43, 79, *137*, *138*, *148*, *149*
High, Zwerling u. Furcolow 362
Hightower, J. A., s. Woodward, T. E. *141*
Hillemann, M. R., u. J. H. Werner 79, *148*
Hillstrom, H. T., s. Keller, A. E. 234, *253*
Hirai, Masatami u. S. Tsuruoka 200, *205*
Hirsch 257
Hirsch, W. 20, 43, 77, 112, *137*, *138*, *141*, *147*, *153*, *396*
Hirsh, H. L., s. Dowling, H. F. *137*
Hirt, W., u. F. Bauer 94, *151*
Hobbs, A. A. jr., s. Porro, F. W. 314, 315, *341*
Hodgson, H., s. Davies, D. 27, *137*
Höffken, W. 354, *396*
Höring, F. O. *147*
Hofbauer-Flatzeck, A. 299, *338*
Hogenauer s. Homma 203
Hogg, J. C. *133*, 188, *192*
Holbrook, W. A., s. Woodward, T. E. *141*
Hollmann, R. 322, *338*
Holst, L., D. Kaplunova u. M. Santotzkij 300, *338*
Holt, jr., L. E. s. Levine, S. Z. *143*
Holtzmann 299, *338*
Holzmann, M., s. Hegglin, R. 16, *137*
Homma u. Hogenauer 203
Hooper, J. M., s. Irons, I. V. 94, 98, *152*
Hopkins, W. A., s. Bonmati, J. 383, *396*
Horie, K., s. Ebina, T. 307, *336*
Hormann, H. 53, *141*
Hornberger, W. 198, 199, *205*
Hornibrook, J. W., u. K. R. Nelson 58, *143*
Horsfall, F. L. *143*
— E. C. Curnen, Mirick, Thomas u. Ziegler 55, *143*
— s. Weir, J. M. 55, *145*
Horsfall jr., F. L., E. H. Lennette, E. R. Rickard, C. H. Andrewes, W. Smith u. C. H. Stuart-Harries *147*
— s. Rivers, Th. M. 54, 94, *144*, *152*
Horster 94, 96
Horstmann, D. M., u. H. Tatlock 56, *143*
Houcke, E., s. Gernez-Rieux, C. 60, *142*
Howard, C. P. 115, *154*, 196, 200, 204, *205*
Howlet, K. S., s. Warring, F. C. 237, *254*
Hoyle, C., s. Gloyne, S. R. 306, *337*
Hrúzik, J., u. R. Škoda *149*
Hsieh, C. K., s. Huc, K. 196, *205*
Hubert, J., s. Pagès, F. *135*

Huc, K., C. N. Frazier u. C. K. Hsieh 196, *205*
Huebner, H. J., s. Topping, N. H. 94, *152*
Huebner, R. J. 94, *152*
Huebschmann 286
Huebschmann, P. 4, *135*, 210, *253*
Hueter, C. *133*, 170, *192*
Hufford, C. E., u. A. A. Appelbaum 62, *143*
Hugh-Jones, P., s. Fletcher, C. M. 286, *337*
Hughes, R., s. Ordstrand, H. S. van 319, *341*
Huitinel, J. 188, *192*
Huizinger, E. 178, *192*
— u. G. J. Smelt 127, *146*, *153*
Hurwitz, M. 312, *338*
Huson, J., s. Boucher, H. 81, *148*
Hussey, H. H., s. Dowling, H. F. *137*
Husten, K. 256, 273, 274, 286, 296, *338*
Hutchinson, R., R. A. Rowlands, u. S. L. Simpson *149*
Hutinel, J. *133*
Hyde, B., s. Hyde, L. 43, *138*
Hyde, L., u. B. Hyde 43, *138*
Hyman, H. T., s. Kessel, L. 37, *137*

Ickert, F. 209, *253*, 286, 303, *338*
Iglauer, S. 101, *153*
Imhäuser, K. 52, 59, 81, 94, 96, *141*, *143*, *147*, *149*, *152*
— s. Bieling, R. 63, *141*
Inasawa, Y., s. Ebina, T. *307*, *336*
Infield, G. L., s. McCarty, A. C. 56, *144*
Ingelfinger, F. J., s. Elsom, K. 50, *140*
Ingram, F. L. 200, *205*
Inkley, Scott, R., s. Kline, Edward M. 320
Ioan, E., s. Strat, C. 72, 73, *148*
Irons, I. V., u. J. M. Hooper 94, 98, *152*
Ishinishi u. Miyazaki 257
Isselbacher, K. J., H. Klaus u. H. L. Hardy 312, *338*
Ivanissevich, O. 405, *417*
— T. A. Pinero, A. A. Risolia u. C. I. Rivas *417*
Iversen, K. 45, *139*
Ivie, J. 52, *141*

Jackson, C., u. C. L. Jackson *133*, 176, 188, *192*
Jackson, C. A. 132, *146*, *153*
Jackson, C. L., s. Jackson, C. *133*, 176, 188, *192*
Jackson, E. B., s. Turner, J. C. 56, *145*
Jacob, G. 70, *156*
— u. H. Bohlig 311, 312, 313, 314, *338*
— A. Foures, R. Louis, M. Loutan, H. Milhiet u. P. Treps *153*
Jacobaeus, H. C. *133*, 184, *192*
Jacobson, C. J., s. Gudjonsson, S. V. 316, *338*
Jäger 257
Jaffé, F. A. 306, *338*
Jagic, N. 75, 77, *147*
— s. Landsteiner, K. *143*
Jahn, G., s. Schubert, R. 119, 132, *146*, *153*
Jahnel, F. 92, *150*
Jakobson, G., R. B. Dentlinger u. R. A. Carter 98, *152*
Jaksch v., u. Rotky 27, *137*
James, W. R. L. *338*
— s. Gough, J. 259, 286, *337*
Jamin, F. 317, *338*
Janisch, K. 201, 202, *205*
Janker, R. *133*, 183, *192*
Jaruszewski, E., s. Scher, J. M. 72, *148*
Jeanjean, Y., s. Turiaf, J. *145*
Jennings, G. H. 59, 72, 73, 78, *143*, *147*
Jenny, R. H., s. Salzer, G. *134*, 164, *193*
Jensen, C. R. *154*
Jerukhimovitch, A. E. 197, 200, *205*
Jesch, W., s. Bohn, H. 177, *192*
Jex-Blake, A. J. *134*, 159, 191, *192*
Jirovec, O., s. Vanek, J. 69, *157*
Jönsson, G. 300, *338*
— s. Bruce, T. 299, 300, *336*
Jötten, K. W. 286, 326, *338*, *339*
— u. W. Klosterkötter 257, *339*
— u. H. Poppinga 286, *339*
— s. Beintker, E. 299, *335*
Johannsen s. Gutzeit, K. 82, 85, *149*
Joliffe, L. S., s. Finland, M. *147*
Jona, A. 196, 201, 204, *205*
Jones, J. P., s. Singarn, C. L. 57, *145*
Jones, R. R., s. Sayers, R. R. 303, *342*
Jones, W. F., s. Finland, M. 48, *139*
Jonescu, V., s. Zamfir, D. 199, *207*
Jong, S. J. de, u. Lestocquoy 198, *205*
Joo, G. 62, *143*
Jordan, W. S., W. Albright, F. H. McCain u. J. H. Dingle 57, 59, *143*
— s. Ginsberg, H. S. 79, *148*
Jordan jr., W. S., s. Dingle, J. H. 79, *148*
Joress u. Robins 159
Journet s. Duvoir, M. 307, *336*
Jurow, S. S., u. V. P. Dolgopol 115, *146*

Kadrnka, S. *135*
Kaestle, K. 292, 303, 306, *339*
— s. Koelsch, F. 303, 304, *339*
Kahlau, G. 316, 318, *339*
Kalbfleisch, H. H. 27, *137*, 256, *339*
Kane, E. G., s. Reichlin, S. 238, *254*
Kanof, A., B. Kramer u. M. Carnes 46, *139*
Kaplan, H. S., s. Seldin, D. W. *155*
Kaplan, J. 198, *205*
Kaplan, M., A. Fischgrund, R. Blanguernon u. Ch. Baldino 65, *146*
Kaplunova, D., s. Holst, L. 300, *338*
Kaplunova-Sergeeva, D. E., s. Rejnberg, S. A. 81, 82, *150*
Karshner, R. G. 195, *205*
Kartagener, M. 4, *134*, *135*, 158, 159, 160, 173, 175, 176, 191, *192*
— u. Gruber *134*, 176, *193*
— u. Mülly *134*, 173, 175, *193*
— u. Ulrich *134*, 188, *193*
— s. Spühler, O. 234, *254*
Kasper, W., s. Meyer, F. A. 316, *340*
Kass, A. C., W. D. Andrus, G. Adams, J. C. Turner u. A. Feldmann *157*
Katz, S., s. Dingle, J. H. 79, *148*
— s. Ginsberg, H. S. 79, *148*
Katzmann, A. J., S. M. Kusniezowa u. E. S. Salkind 197, *205*
Kaufmann, E. 129, *146*, *153*, 197, 198, 200, 201, 204, *206*
Kaufmann, G., T. Wegmann, M. Rentsch u. E. Wiesmann 79, *148*
— s. Wegmenn, T. 79, *148*
— s. Wiesmann, E. 91, 93, *151*
Kaufmann, R. 132, *146*, *153*
Kauker, E., s. Kemmerer, G. 82, 91, *149*
Kausche, G. A., s. Hengel, R. 94, *151*
Kautzky, A. *134*, 183, *193*
Kavanaugh, C. N. *141*
Kay, E. B. 62, *143*
Kayser, C. 197, *206*
Keefer, C. S., L. A. Rantz u. C. H. Rammelkampf 45, *139*
Keizer, P. R. 46, *139*
Keller, A. E., H. T. Hillstrom u. R. S. Gase 234, *253*

Keller, P. 70, *156*
Kemmerer, G., H. G. Hauss-mann, G. Schoop u. E. Kauker 82, 91, *149*
Kennedy, J. A. 52, *141*
Kerley, P. *134*, 172, *193*
Kessel, L., u. H. T. Hyman 37, *137*
Kettle, E. H. 257, *339*
Kikuth u. Schlipköter 257
Kikuth, W. 94, *152*
— u. M. Bock *152*
— u. R. Gönnert *143*
King, E. J. 257, *339*
— u. G. Nagelschmidt 255, *339*
— B. M. Wright, S. C. Ray u. C. V. Harrison 286, *339*
— s. Nagelschmidt, G. 257, *341*
— s. Smith, J. M. 314, *343*
Kinney 159
Kipping, H. 72, *147*
Kirch, E. 291, 300, *339*
Kirketrepp, P. 46, *139*
Kirkwood, R. C. 197, 200, *206*
Kishida, S. *153*
Kissling, G. *134*, 191, *193*
Klainer, M. J., s. Finkelstein, D. *142*
Klami, P. 46, *140*
Klaus, H., s. Isselbacher, K. J. 312, *338*
Klein, E., s. Adler-Herzmark, J. 299, *335*
Kleinsorg, H., s. Schwellnus, M. 307, *343*
Klima, R., u. H. Rosseger 102, *154*
Kline, B. S. *134*, 178, *193*
Kline, Edward M., Inkley, Scott. R., u. Pritchard R. Walter, H. 320
Klinghoffer, I. F. 237, *253*
Klosterkötter, W., s. Jötten, K. W. 257, *339*
Knauer, C. *134*, 176, *193*
Kneeland, Y., u. E. H. Smetana 54, 62, *143*
Kneeland jr., Y., H. M. Rose u. C. D. Gibson 63, *143*
Kniker, W. T., s. Barnhard, H. J. 65, *145*
Koch, E., H. Bohn, W. Rick u. u. W. Hartung *134*
— s. Bohn, H. 177, *192*
Koch, E. F. 49, *140*
Koch, M. 203, *206*
Koch, W. 293, *339*
Köhler, G., G. Leopold u. W. Steyer 314, *339*
Koelsch, F. 299, 301, 303, 305, 312, 317, 324, *339*
— u. K. Kaestle 303, 304, *339*
— u. Lederer 305, *339*
Kohn, J., u. H. Koiransky 3, 63, *135*, *146*
Koino, S. 236, 252, *253*
Koiransky, H., s. Kohn, J. 3, 63, *135*, *146*
Kollmeier, K. 96, *152*
Koontz, A. R. *134*, 172, *193*
Koopmann, H. 306, *339*
Kopstein, G., s. Adler-Herzmark, J. 299, *335*
Kornblum, K. 43, *138*
— s. Collins jr., H. L. 43, *138*
Koszewski, B. J., s. Essellier, A. F. 234, 236, 237, 252, *253*
— s. Moeschlin, S. *152*
Kourilsky s. Sergent, E. *134*, *194*
Kourilsky, R. 132, *146*, *153*
Kovats, F. v, 329, *339*
Krafft, K. 326, *339*
Kramer, B., s. Kanof, A. 46, *139*
Krause, G. R., u. E. M. Chester 111, *153*
Krause, P. 195, *206*
Krepler, P. 46, *140*
Kresky, Ph. I., s. Stein, G. H. 60, *145*
Kresser, H., s. Aimé, P. 380, *396*
Krips, R. 271, *339*
Kröker, P. 280, *339*
Krützner, A., s. Bohn, H. 177, *192*
Krumreich, A. *149*
Kuczynski, M. H., s. Levinthal, W. *147*
Kügelgen, B. v., s. Bohn, H. 177, *192*
Kühn, R., u. W. Gericke 59, 94, *143*, *152*
Küpper 286
Kuhlmann, F., s. Mikat, B. 52, *141*
Kulchar, V. G., u. F. Windholz 197, *206*
Kundstadter, R. H., R. C. Pender-grass u. J. H. Schubert 361, *396*
Kusniezowa, S. M., s. Katzmann, A. J. 197, *205*
Ladstätter, L. 71, *156*
— s. Bauch. R. 69, *156*
La Due, J. S. 4, *135*
Laënnec *134*, 158, 179, 185, *193*, 195
Laforet, E. G., u. M. T. Laforet *156*
Laforet, M. T., s. Laforet, E. G. *156*
Lagos Garcia, C., u. A. Segers 404
Lamas, A. *417*
Lanari, A., u. E. Lanari *417*
Lanari, C. F. 73, *147*
Lanari, E., s. Lanari, A. *417*
Landau, W. 299, 301, *339*, 340
— s. Rosenthal-Deussen, E. 301, *342*
Lander, F. P. L. 184, *193*
— u. M. Davidson *134*, 178, *193*
Landsteiner, K. *143*
— u. N. Jagić *143*
Lang. F., u. R. Zollinger *340*
Lange, W., s. Niño, F. L. *396*
Langmuir, A. D., s. Dingle, J. H. *142*
Lanza, A. J. 314, *340*
Lapine, G., s. Léon-Kindberg. M. 197, *206*
Laplanche, C., s. Brocard, H. *152*
Laqueur s. Smith 197
Larcan, A., s. Simonel, A. 77, *148*
Larrabee, R. C., s. Sears, G. G. 27, *138*
Larsen, N. P., s. Cecil, R. L. 17, 37, *136*
Lasch, F. 59, *143*
Lassrich, M. A., R. Prévôt u. K. H. Schäfer 64, 70, *146*, *156*
Lauche, A. 27, 117, *137*, *155*
Laut, A., u. K. Rabenschlag *152*
Laurell, G. 59, *143*
Lea, A. J., s. Case, R. A. M. *135*
Leblois, J., s. Gernez-Rieux, Ch. *149*
Leclercq, J., s. Courtois, R. 303, *336*
Lecocq, J., Ch. Guyot-Jeannin u. J. Le Lay 306, *340*
Ledegank, K. 203, *206*
Lederer s. Koelsch, F. 305, *339*
Lederer, E. 303, *340*
Ledoux-Lebard, R. *417*
Lee, W. F., s. Smiley, D. F. 54, 60, *145*
Leenhardt, P., s. Boulouys, J. 46, *139*
Legge, R. T., u. E. Rosencrantz 307, *340*
Lehmann, E. 240, *254*
Leichtenstern *149*
Leitner, S. J. 240, *254*
Le Lay, J., s. Lecocq. J. 306, *340*
Lelong s. Cour-Coux 199
Leming, H. E., s. Post, R. B. *141*
Lemoine, G., s. Bard, L. *133*, 175, *191*
Lemoine, J. M., s. Rist, E. 4, *135*
Lennette, E. H., s. Horsfall jr., F. L. *147*
Lent, H., u. H. Gravenkamp 268, *340*
Lenzi, L. 326, *340*
Léobardy, de Picout-Laforest u. Pasquet 300, *340*
Leonardi, G., s. Magrassi, F. 63, *145*
Léon-Kindberg. M., u. G. Lapine 197, *206*

Léon-Kindberg, u. R. Monod 131, 132, *146*, *153*
— M. Parat u. H. Netter 352, *396*
Leopold, G., s. Köhler, G. 314, *339*
Lépine s. Levaditi 80
Lépine, P. 80, *149*
Lepper s. Dowling 14
Lestocquoy s. Jong, S. J. de 198, *205*
Levaditi u. Lépine 80
Levene, G., u. I. A. Sterman 59, *143*
Levère, F., s. Boulouys, J. 46, *139*
Levi, D. F. 315, *340*
Levine, N. M., s. Porro, F. W. 315, *341*
Levine, S. Z., A. M. Butler, L. E. Holt jr. u. A. A. Wech *143*
Levinson, D. C., J. Gibbs u. J. Z. Beardwoord 80, *149*
Levinthal, W. 80, *149*
— M. H. Kuczynski u. E. Wolff *147*
Levy, A. H., s. Rendich, R. A. 102, *154*
Levy, R. L. 16, *137*
Levy Simpson. S., s. Bedson, S. P. *148*
Lewis, E. K., s. Lusk, F. B. *144*
Lewis, jr., W. H. s. Cohn, A. E. 16, *136*
Lexton, Ll., s. Lloyd, J. B. 373, *396*
Lichtwitz, L. 4, *134*, *135*, 188, *193*
Liebmann, E., u. H. R. Schinz 72, 73, 75, *147*
Lieven, A. 195, 196, 198, 199, 200, 201, 202, 203, 204, *206*
Lillie, R. D. 80, 90, *149*
— T. L. Perrin u. Ch. Armstrong 99, *143*, *152*
Lindeman, J. 348, *396*
Liniger, H., u. G. Molineus *155*
Linzbach, A. J., u. H. W. Wedler 312, *340*
Lippelt, H., u. G. Brand *149*
— s. Brand, G. 91, 93, *148*, *150*
Lister, L. M., s. Parker, R. T. *141*
Litzner, St., u. H. Hahn *157*
Lloyd, J. B., Ll. Lexton u. A. T. Hertig 373, *396*
Lloyd, W. E., s. Morgan, A. D. 201, *206*
Lochtkemper, J. 299, 323, *340*
— u. L. Teleky 301, 323, *340*
Löffler, H. 93, *150*
— G. A. Spengler, G. Riva, P. Stucki u. R. Mangold 93, *150*
Löffler, W. *143*, 210, 212, 213, 214, 215, 218, 220, 235, 240, 241, 251, 253, *254*
— A. F. Essellier u. M. E. Macedo 214, 236, 237, 251, 252, *254*
— u. C. Maier 212, 213, 214, 220, 234, 240, 241, *254*
— u. S. Moeschlin 54, 61, 62, 77, *143*
Löhr, B., u. E. Soder 117, *155*
Löhr, H. *254*
Loeschcke 27, *137*
Löwy, J. 298, *340*
Lohmann, V. O. B., s. Breckoff, K. 73, *147*
Lommel, F. *141*, 270, *340*
Longcope, W. T. 54, 56, *143*
López-Sendón, J. L. 93, *147*, *150*
Lord, F. T. 16, *137*, 195
Lorey, A., s. Brauer, F. *133*, 158, *192*
Lossen, H. 195, 200, 203, *206*
Louis, R., s. Jacob, P. *153*
Louria, A. L. 197, 204, *206*
Loutan, M., s. Jacob, P. *153*
Loveless, M. H., s. Reichlin, S. 238, *254*
Lubliner, R., s. Friedman, Ch. 387, *396*
Lucanus, C., s. Böhme, A. 286, *335*
Lübbers, P. 202, 204, *206*
Lüdin, H. 49, *140*
— s. Sarasin, Ph. 73, *148*
Lühning, W., s. Worth, G. 297, *344*
Lühr, K. 115, *152*
Lukes, J., s. Vanek, J. *157*
Lunderquist, A., s. Alwall, N. 105, 106, *154*
Lundholm, I., u. W. Mascher 106, 204, *206*
Lusk, F. B. 61, *144*
— u. E. K. Lewis *144*
— s. Miller, J. L. 46, *140*
Lutembacher, R. 115, *157*
Luton, P., u. J. Champeix 304, *340*
— — u. P. Faure 304, 306, *340*
Lutz, Spendore u. Almeida 345
Lutz, R. J., s. Campbell, T. A. 61, 62, *142*
Lyght, C. E., u. L. R. Cole 62, *144*
Lynch, K. M., u. W. A. Smith 314, *340*
Lyons, C. G., A. J. Brogan u. J. G. Sawyler 197, *206*

MacCallum, F. O., B. P. Marmion u. M. G. P. Stoker 94, *152*
MacCallum, W. G. 73, *147*
Macedo, M. E., s. Löffler, W. 214, 236, 237, 251, 252, *254*
MacGregor, A. R. 46, *140*
— s. MacNeil, C. 178, *193*
Mach, R. S., s. Fallet, G. H. 82, *148*
— s. Pfister, C. E. 61, *144*
Machado, J., u. M. Da C. De, Carvalho 375, 378, *396*
Mackenzie 159
MacNeil, C., A. R. MacGregor u. W. A. Alexander 178, *193*
Maderna, C. 204, *206*
Maertens, R., s. Winckel, H. van 4, *136*
Maggia s. Benedetti, V. de 60, *141*
Magill s. Francis 71
Magill, Ph. P. *147*
Magnet s. Beau, H. 46, *139*
Magnin, J. 295, *340*
Magrassi, F., u. G. Leonardi 63, *145*
Maier, C., s. Löffler, W. 212, 213, 214, 220, 234, 240, 241, *254*
Mallet, R., s. Morin, G. 46, *140*
Mallinckrodt-Haupt, A. v. 346, *397*
Malossi, M., G. Golfieri u. A. Vianello *156*
— u. A. Vianello *156*
Manca s. Pastorino, V. 200, *206*
Manca, C. 196, *206*
Manges, W. E., s. Herbut, P. A. 115, *154*
Mangold, R., s. Löffler, H. 93, *150*
Mankiker, N. S., s. Heimann, H. 304, *338*
Mann, K. J., s. Fletcher, C. M. 286, *337*
Mannino, R., s. Rodolica, A. *153*
Mansur, R. H. 303, *340*
Maral s. Policard *151*
Maret, F. 59, 94, *144*, *152*
Marinelli, N., u. A. Di Ruggiero 201, *206*
Marino, U., u. J. Morelli *417*
Mariono, B. 201, *206*
Markoff, N. 50, 51, *140*
Markes, J. L., s. Feinstein, M. 94, 96, *151*
Marmion, B. P., s. MacCallum, F. O. 94, *152*
Marquézy, R. A., u. P. Renault *134*, 178, 187, *193*
Marshall, G., s. Gloyne, S. R. 306, *337*
Martin, D. S., u. D. T. Smith 357, 358, 359, *396*
— s. Conant, N. F. 359, 361, 381, *396*
Martin, E., u. G. E. Fallet *154*
Martin, F., s. Ritvo, M. 43, *139*
Martin, H. 92, 93, *150*
Martin, P., s. Masson, P. 115, *155*

Martin, P. L., s. Reboul, J. 11, *135*
Martin-Noël, P., s. Béthoux, L. 72, 75, 77, *147*
Marwyck, Chr. van, s. Gärtner, H. 307, *337*
Marx, H. H. *134*, 168, *193*
Masatami s. Hirai 200, *205*
Mascher, W., s. Lundholm, I. 196, 204, *206*
Massia, G. 200, *206*
Massini, R., u. H. Baur *147*
Masson, P., J. L. Riopelle u. P. Martin 115, *155*
Mauderli, H. 234, *254*
Maué, R. 84, *149*
Mauer, G., s. Haagen, E. 80, *149*
Maxfield, J. R. 54, 56, *144*
Maxwell, J. 54, 59, *144*
Mayer, E., u. J. Rappaport *134*, 170, 172, 177, *193*
— s. Hart, C. *133*, 170, *192*
Mayer, H. E. 241
Mayer, J. B. *144*
Maynardus 195
Mazer, M. L., s. Seeds, A. E. 60, *145*
Mazzei, E. S., s. Raimondi, A. *396*
McCain, F. H., s. Jordan, W. S. 57, 59, *143*
McCallum, W. E. 204, *206*
McCarthy, P. V. 61, *144*
McCarty, A. C., u. G. L. Infield 56, *144*
McClenahan, W., u. J. R. Paal *155*
McCord, C. P. 307, *340*
McCrum jr., F. R. 53, *141*
McIntosh, J. F., s. Ehrich, W. 104, *154*
McIntyre, M. C. 204, *206*
McKinlay 56, *144*
McKinlay, C. A., u. R. V. Ellis 237, *254*
Mcklvie, J. *146*
McLaughlin, A. I. G. 299, *340*
— E. Rogers u. K. C. Dunham 315, *340*
— s. Doig, A. T. 324, *336*
McMurray, C., s. Armstrong, M. G. *157*
McNeil, C. 56, 57, *144*
Meads, M., s. Finland, M. *147*
Méan, H., s. Rossier, P. H. 7, *136*
Mecklenburg, M. 197, *206*
Medlar, E. M. *134*, 172, *193*
Meiklejohn, A. 300, *340*
Meiklejohn, G. 56, *144*
— s. Fitz, R. H. 82, *148*
— s. Rosebury, Th. 80, *150*
Mellon, R. R., s. Cooper, G. M. 15, *136*
Melnick, P. J. *155*
Melzer, H. 81, 82, 86, *149*
Mendes de Castro 197, *206*
Menetrier, M. P. 16, *137*
Méreau, J., s. Gernez-Rieux, Ch. *149*
Merewether, E. R. A. 312, 314, *340*
Merle, M., s. Béthoux, L. 72, 75, 77, *147*
Merrill, J. P. 102, 106, *154*
Metrás, H., u. P. Thomas 354, *396*
— s. Charpin, J. *153*
Meuter, R. C. de, u. A. van Wien 354, *396*
Meyenburg, H. v. 214, 251, *254*
Meyer, A. 46, *140*
Meyer, F., u. G. Grunwald *149*
Meyer, F. A., u. W. Kasper 316, *340*
Meyer, H. E. 159, *254*
Meyer, K. F. 80, *149*, *150*
— u. B. Eddie 80, *149*, *150*
Meythaler, F., u. D. Betz 94, 95, 96, 98, *152*
— u. H. Fischer 54, *144*
— u. K. E. Schmid 54, *144*
Michaud, L., u. P. H. Crausaz 238, *254*
Middleton, E. L. 307, *340*
Miglio, M., s. Braibanti, T. 73, *147*
Mihaly, J. P., s. Gittens, S. A. *153*
Mikat, B., u. F. Kuhlmann 52, *141*
Mikulowski, W. 200, *206*
Milhiet, H., s. Jacob, P. *153*
Miller, B. W., H. W. Orris u. H. H. Paus 43, *138*
Miller, J. A. 172, *193*
Miller, J. H. *134*
Miller, J. L., u. F. B. Lusk 46, *140*
Miller, M. A., s. Bass, H. E. *154*
Miller, R. S., s. Galloway, R. W. 72, 73, 77, *147*
Miller, W. S. 172, *193*
Mims, O. M., s. Auerbach, S. H. 62, *141*
Minelli, P., s. Grunwald, E. 295, *338*
Minnig, W., s. Vogel, H. 236, 252, *254*
Mirick s. Horsfall, F. L. 55, *143*
Mirsky, I. A., s. Freedman, A. M. 56, 57, *142*
Mishkin, S., s. Friedman, Ch. 387 *396*
Mishulow, L., s. Cooper, G. M. 15, *136*
Misske, B., u. A. Sylla 72, 73, 77, *147*
Miyazaki s. Ishinishi 257
Mobitz, W. *144*
Moersch s. Campbell 159
Moeschlin, S. 56, *144*
— u. B. J. Koszewski *152*
— u. Löffler 77
— s. Löffler, W. 54, 61, 62, *143*
— s. Onat 119, 132, *146*, *153*
Mohr, W. 53, 87, 90, 91, *141*, *149*, *157*
— u. A. Westphal 53, 115, *146*, *157*
Molina, C., J. Delage, J. C. Cheminat u. N. Passemard 328, *340*
Molineus, G., s. Liniger, H. *155*
Moller, P. F. 299, *340*
Molo, Cl., s. Fehr, A. 101, *153*
Monod, O., s. Pesle, G. D. *396*
Monod, R., s. Leon-Kindberg 131, 132, *146*, *153*
Moore, B. 257, *340*
Moore, B. E., s. Curtzwiler, F. C. *142*
Moore, G. B., A. J. Tannenbaum u. T. G. Smoha 62, *144*
Moran, T. J., s. Fetterman, G. H. 56, *142*
Morandi, L., H. Ochsner u. A. Neuenschwander 237, *254*
Morange, A. 80, *149*
Morel, M., s. Schier, R. *145*
Morelli, J., s. Marino, U. *417*
Moreno Cobos, E., u. L. Munuera Morosoli 326, *341*
Morgan, A. D., W. E. Lloyd u. C. Price-Thomas 201, *206*
Morgan, H. J. 52, *141*
Morin, G., R. Mallet, R. Buchet, Cl. Hernandez u. A. Combes 46, *140*
Mormile, G. *144*
Morquio, Bonaba u. Soto 403, *417*
Morquio, L. *417*
Morris s. Gleich 198, *205*
Mórtola, G., s. Halperin, A. *396*
Morton 195
Moskowitz, S., s. Heimann, H. 304, *338*
Mosler 236, *254*
Mottura, G., u. E. Fagiano 312, *341*
— s. Vigliani, E. C. 307, *344*
Mounier-Kuhn, P., s. Soulas, A. *134*, 169, *194*
Mozziconacci, P., s. Debré, R. 46, *139*
Mrugowski s. Walther 94, *152*
Müller, Ernestine von 295, *341*
Mueller, F. 4, *135*
Müller, F. v. *134*
Müller, Horst 306, *341*
Müller, P., s. Gross, A. 112, *153*
Müller, R. W. 240, 252, *254*
Müller, S. 178
Müller, W., s. Silberkuhl, W. 272, *343*

Müllin, W. *134*, 176, 188, *193*
Mülly s. Kartagener, M. *134*, 173, 175, *193*
Muirhead, E. E., u. A. E. Haley *155*
Mulder, J., u. C. H. Stuart-Harris *147*
Mumme, C. 87, 91, *149*
Muntean, E., s. Gebauer, A. 123, *133*, *145*, *153*, 167, *192*
Munuera Morosoli, L., s. Moreno Cobos, E. 326, *341*
Muralter, H. 69, *156*
Murray, M. E. 56, *144*
Musser, J. H., u. G. W. Norris 27, 35, 37, *137*
Muysers, K., s. Worth, G. 259, 297, *344*

Naffziger, H. C., s. Frenkel, J. K. *142*
Nagel, O. 235, 251, *254*
Nagelschmidt, G., u. E. J. King *257*, *341*
— s. King, E. J. 255, *339*
Nagibin, G. 203, *206*
Naish, A. E. 115, *155*
Nardi, F. L., u. A. Foltrani 98, *152*
Natarajan, B., s. Viswanathan, R. 57, *145*
Nataro, M., D. Shapiro u. A. Gordon 45, *138*
Natin, I., s. Rey. J. C. *396*
Nauck, E. G. *152*
— u. F. Weyer 94, *152*
Navasquez, S. de *206*
— s. Pearson, R. 196, 199, 200, 201, 204, *206*
Needles, R., u. P. D. Gilbert 59, *144*
Neergard s. Boas, H. *150*
Negroni, P. 348, *396*
Nelson, K. R., s. Hornibrook, J. W. 58, *143*
Nemenoff *417*
Nerreter, W., s. Worth, G. 291, 296, 332, *344*
Netter, H., s. Leon-Kindberg, M. 352, *396*
Neubuerger, K. T., E. F. Geever u. E. K. Rutledge 115, *155*
Neuenschwander, A., s. Morandi, L. 237, *254*
Neuhof, H., s. Blumenthal, S. 46, *139*
Neumann s. Schröder 203
Nicholson, H. 46, *140*
Nicol, K. 300, 303, 304, *341*
Niño, F. L. 380, 382, *396*
— J. C. Rey u. W. Lange *396*
Nisnewitz, S., s. Turner, J. C. 56, *145*
Nissim s. Benedetti, V. de 60, *141*
Nitschke, A. 69, 70, *156*
Nivière, J., s. Simonel, A. 77, *148*
Nocard, E. 80, *149*
Nordmann, M. 307, 312, *341*
— u. W. Doerr 52, *141*
Norris, G. W., s. Musser, J. H. 27, 35, 37, *137*
Nováčková, D. 115, *155*
Nuffer, K., s. Gutscher, V. *151*

Oberndorfer, S. 90, *149*
Obrist, E. 299, *341*
Ochsner, H., s. Morandi, L. 237, *254*
Odenthal, H. 46, *140*
Ogilvie, A. G. *134*, 187, *193*
Olguin, V., s. Celaya, M. 118, *155*
Oliver, G. B., s. Harding, H. E. 305, 306, *338*
Oliver, T. 314, *341*
Olsen 159
Olsson, O. 106, *154*
— s. Alwall, N. 105, 106, *154*
Onat, Altan u. S. Moeschlin 119, *153*
Onat, A., u. S. Moeschlin 132, *146*
Ordstrand, H. S. van, R. Hughes u. M. G. Carmody 319, *341*
Orie, N. G. M., u. E. H. Embden Andres 50, *140*
Orris, H. W., s. Miller, B. W. 43, *138*
Országh, O. 203, *206*
Ory, E. M., s. Finland, M. *147*
Osler, W. 195, *206*
Otto, H. 305, 323, *341*
Overholt, E. L. 52, *141*
Owen, C. A. 56, 59, 62, *144*
Owens Nolan s. Gleich 198, *205*
Owrutzky, B., s. Singarn, C. L. 57, *145*

Paal, J. R., s. McClenahan, W. *155*
Page, D. S., s. Wood, W. B. 314, *344*
Pagès, F., u. J. Hubert *135*
Palazzo, E. 70, *156*
Pancheri, G. 318, *341*
Pancoast, H. K., u. E. P. Pendergrass 303, 314, *341*
Panzram, G. 117, *155*
Parat, M., s. Leon-Kindberg, M. 352, *396*
Pardal, R., s. Raimondi, A. *396*
Park, J. H., s. Chickering, H. T. 46, *139*
Parker, F., s. Finland, M. *147*
Parker, R. T., L. M. Lister, R. E. Bauer, H. E. Hall u. T. E. Woodward *141*
Parmeggiani, L. 303, 306, *341*
— s. Vigliani, E. C. 299, *344*
Parrisius, W. 267, *341*
Pascucci, L. M. 321, *341*
Pasini u. G. Benvegnu 203, *206*
Pasquet s. Léobardy 300, *340*
Passemard, N., s. Molina, C. 328, *340*
Pastorino, V., u. Manca 200, *206*
Patton, J. R., s. Porro, F. W. 314, 315, *341*
Paul, J. 54, *157*
Paul, J. R. *155*
Paul, L. W. 3, 65, *135*, *146*
Paz-Espeso, F. *153*
Pearson, H. E., s. Eaton, M. D. *148*
Pearson, R., S. Bruce u. S. de Navasquez 196, 199, 200, 201, 204, *206*
Peizer, L., s. Cooper, G. M. 15, *136*
Pélissier, M., s. Boulouys, J. 46, *139*
Pelizza, A., u. G. Villa Venzano *137*
Peller, S. 299, *341*
Pendergrass, E. P. 312, 318, *341*
— u. R. R. Greening 318, *341*
— u. A. W. Pryde 325, *341*
— s. Pancoast, H. K. 303, 314, *341*
Pendergrass, R. C., s. Kundstadter, R. H. 361, *396*
Pepys 328, 329
Peracchia, L. 197, *206*
Percefull, S. S., s. Post, R. B. *141*
Perlman, E., u. J. G. M. Bullowa 43, *139*
Pernis 257
— s. Vigliani, E. C. 257
Peroncini, J., A. E. Bence, O. A. Vaccarezza u. J. G. Agüero 382, *396*
Peroni, A. *134*, 188, *193*
Perrin, T. L., s. Lillie, R. D. 99, *143*, *152*
Perry, C. B. 16, *137*
Pesle, G. D., u. O. Monod *396*
Peterson, O. L., T. H. Ham u. M. Finland 56, *144*
— s. Finland, M. 46, 56, *139*, *142*
Petry, H. 283, *341*
Peusquens, M. 307, *341*
Pfeiffer 49
Pfister, C. E., u. R. S. Mach 61, *144*
Pfisterer, G. 92, 93, *151*
Philip, A. W., s. Griffith, G. C. 112, 113, *154*
Piaggio Blanco, R., u. F. Garcia Capurro 399, 414, *417*
Piaggio Blanco, R. A. *417*
Piantoni s. Chattas 159
Piantoni, C., s. Valdes, J. M. *417*
Piat, G., s. Gernez-Rieux, C. 60, *142*

Piazza, A., s. Vallebona, A. 167, *194*
Picheral, C. 323, *341*
Picout-Laforest de s. Léobardy 300, *340*
Piekarski, G., u. H. v. Törne 54, *157*
Pierini, D. O., s. Halperi, A. *396*
Pinero, T. A., s. Ivanissevich, O. *417*
Pinkerton, H., u. R. C. Henderson *157*
— u. D. Weinman *157*
Pinner, M., s. Pinner-Tannenberg, I. 184, *193*
— s. Tannenberg, J. *135*, 184, *194*
Pinner-Tannenberg, I., u. M. Pinner 184, *193*
Pintar 195
Piroth, M., s. Boemke, F. 69, 70, 90, *148*, *156*
Pisani, G., u. F. Toscana 64, 70, *144*, *156*
Pischnotte, W. O., s. Sammons, B. P. *136*
Plauchu, M., u. R. Chabanon 316, *341*
— s. Roubier, C. 102, *154*
Ploch, M. 301, *341*
Plummer, N., s. Cecil, R. L. 35, *136*
Pohl, R., u. O. Scharff *137*
Policard, Galy u. Maral *151*
Policard, A. 257, 286, 307, 321, *341*
— u. P. Galy *134*, 172, *193*
Pollitzer s. Vacarezza 415
Pope, A. S., u. D. Zacks 303, *341*
Poppinga, H., s. Jötten, K. W. 286, *339*
Porro, F. W., u. N. M. Levine 315, *341*
— J. R. Patton u. A. A. Hobbs jr. 314, 315, *341*
Posadas, A. 345, 359, *396*
Post, R. B., S. C. Percefull u. H. E. Leming *141*
Pottash, R., s. Ravensway, A. C. van 62, *144*
Potte, N. W. *148*
Prat, D. *417*
Press, P. *144*
Preti, L., u. P. C. Talini 318, *342*
Prévôt, R., s. Lassrich, M. A. 64, 70, *146*, *156*
Price s. Reimann, H. A. 56, *144*
Price-Thomas, C., s. Morgan, A. D. 201, *206*
Princivalle 414
Prior, J. A., s. Rumbaugh, I. F. *156*
Pritchard, R. Walter H., s. Kline, Edward M. 320
Prosperi, G. 300, *342*
Pryde, A. W., s. Pendergrass, E. P. 325, *341*
Pullen, R. L., s. Stuart, B. M. 52, *141*
Pulver, W., s. Herzog, H. 92, 93, *150*
Purcell, E. M., s. Sanbor , E. B. 52, *141*

Quinot, E., s. Claeys, C. 257, *336*
— s. Farjot, A. 304, *337*

Rabenschlag, K., s. Laur, A. *152*
Rabin, C. B. 27, *138*
Rabinowitz, M. A. *155*
Raby, W. T., s. Woodward, T. E. *141*
Radenbach, K. L., s. Bernhard, P. 238, 240, *253*
Ragan, Ch. A., s. Robins, F. C. 94, *152*
Rah, J. M., s. Ravensway, A. C. van 62, *144*
Raimondi, A., R. Pardal u. E. S. Mazzei *396*
Rammelkampf, C. H., s. Keefer, C. S. 45, *139*
Ramon, P., s. Gernez-Rieux, Ch. *149*
Ramsay, H., u. J. G. Scadding 54, *144*
Randerath, E. 51, 52, *141*
Randig, K. 240, *254*
Rantz, L. A., s. Keefer, C. S. 45, *139*
Rappaport, B., s. Rey, J. C. 349, *396*
Rappaport, J., s. Mayer, E. *134*, 170, 172, 177, *193*
Rascoff, H., s. Gruber, S. 43, *138*
Rasmussen, R. F. 80, *149*
— s. Bishop, C. A. 45, *138*
Raspe, H. 70, *156*
Rau, R., s. Bohn, H. 177, *192*
Ravensway, A. C. van, E. P. Erickson, J. M. Rah, R. Siekiersky, R. Pottash u. B. Gumbiner 62, *144*
Ravera Juan Jorge 415
Ray, S. C., s. King, E. J. 286, *339*
Raymond, V. 293, *342*
Reboul, J., P. L. Martin u. R. Castaing 11, *135*
Redmond, A. J., s. Young, L. E. 55, *145*
Reich, N. E., L. F. Cicaicolo u. J. B. Reinhart 59, *144*
Reichlin, S., M. H. Loveless u. E. G. Kane 238, *254*
Reichmann, V. 264, 288, 314, *342*
Reimann, H. A. 46, 54, 55, 56, 61, 62, 63, *140*, *144*
— u. W. P. Havens 55, 56, *144*
— — u. Price 56, *144*
— u. J. Stokes 56, *144*
Reimold, G., s. Vivell, O. 71, *148*
Reinhardt, J. 314, *342*
Reinhardt, J. B., u. W. L. Venning 45, *140*
— s. Reich, N. E. 59, *144*
Rejnberg, S. A., T. K. Rozental u. D. E. Kaplunova-Sergeeva 81, 82, *150*
Renault, P. *193*
— s. Marquéry, R. A. *134*, 178, 187, *193*
Rendich, R. A., A. H. Levy u. A. M. Cove 102, *154*
Rentsch, M., s. Kaufmann, G. 79, *148*
Rey, J. C., u. I. Natin *396*
— P. Rubinstein u. B. Rappaport 349, *396*
— s. Niño, F. L. *396*
— s. Rubinstein, P. 385, *397*
Rhoads, P. S. *144*
Rich, A. R., s. Gregory, J. E. *154*
— s. Hammon, L. *154*
Richter, I. M., s. Clought, M. C. *142*
Richter, S., s. Vivell, O. 71, *148*
Rick, W., s. Koch, E. *134*
Rickard, E. R., s. Horsfall jr., F. L. *147*
Riddell, A. R. 314, *342*
— u. H. E. Rothwell 293, *342*
— s. Shaver, C. G. 307, *343*
Rieder 27, *138*
Riemenschneider, P., s. Dehlinger, K. 111, *153*
Rienzo, S. di 6, 9, *134*, *135*, 179, *196*, 274, *342*, 350, 351, 386, *393*, *416*
— u. A. Boher *416*
— s. Chattas 159
Riethmüller, U., s. Heni, F. 240, 248, 250, *253*
Rink, W., s. Bohn, H. 177, *192*
Riopelle, J. L., s. Masson, P. 115, *155*
Risolia, A. A., s. Ivanissevich, O. *417*
Rist, E. 4, *134*, *135*, 188, *193*, 200, *206*
— P. Ameuille u. J. M. Lemoine 4, *135*
— P. Véran u. M. Geffriand *151*
Ritter, J. 80, *150*
Ritter, W. L., u. P. G. Bovard 301, *342*
Ritvo, M., u. F. Martin 43, *139*
Riva, G., s. Löffler, H. 93, *150*
Rivas, C. I., s. Ivanissevich, O. *417*

Rivers, Th., M. u. F. L. Horsfall jr. 54, 94, *144*, *152*
Rivolta, G., s. Santagati, F. *156*
Rixford u. Gilchrist 345, 359
Robbins, L. L., u. R. C. Sniffen 117, *155*
Robert, A. G. *342*
Robertson , H. F., s. Robertson, W. E. 197, *206*
Robertson, O. H., J. B. Graeser, L. T. Coggeshall u. M. A. Harrison 27, *138*
— E. E. Terrell, J. B. Graeser u. M. A. Cornwell 27, *138*
Robertson, W. E., u. H. F. Robertson 197, *206*
Robins s. Joress 159
Robins, F. C., u. Ch. A. Ragan 94, *152*
— u. R. Rustigian *152*
Robinson, W. W. 197, *206*
Rocco, L., u. G. Rottini 46, *140*
Roche, L., u. Cottraux 301, *342*
Rodolico, A., u. R. Mannino *153*
Röhrl, W. 303, *342*
Röpke s. Bandeller 203
Rössing, P. 295, *342*
Rössle, R. 195, 198, 200, 201, *206*
Roger, V. N., s. Brea, M. M. 354, *396*
Rogers, E., s. McLaughlin, A. I. G. 315, *340*
Rogers, E. J. 303, *342*
Rogers, J. V., s. Bonmati, J. 383, *396*
Rohde, P. A., s. Swartz, E. P. 43, *139*
Rohr 213
Roles, F. C., u. G. S. Todd *134*, 168, *193*
Rolla, G. 303, *342*
Romano, G., s. Teramo, M. 197, *207*
Roosenburg, J. G. *135*
Rose, H. M. 57, *144*
— s. Kneeland jr., Y. 63, *143*
Rosebury, Th., H. V. Ellington, G. Meiklejohn u. F. Schabel 80, *150*
Rosenberg, L. S., s. Felson, B. 43, *138*
Rosencrantz, E., s. Legge, R. T. 307, *340*
Rosenfeld, G. 195, *206*
Rosenstein, C., s. Cooper, G. M. 15, *136*
Rosenthal-Deussen, E., u. W. Landau 301, *342*
Rosseger, H., s. Klima, R. 102, *154*
Rossi, I., u. G. Zanotto 196, *206*
Rossier, P. H. 7, 92, *136*, *151*
— u. Méan, H. 7, *136*
Rostoski, O., u. E. Saupe 299, 300, 301, *342*
Roth, O. 4, *136*
Rothwell, H. E., s. Riddell, A. R. 293, *342*
Rothky s. Jaksch, v. 27, *137*
Rotman-Kavka, G., s. Dowling, H. F. *137*
Rottini, G., s. Rocco, L. 46, *140*
Roubier, C., u. M. Plauchu 102, *154*
Roubier, M. Ch. 102, *154*
Roulet, A., u. H. Boucher 295, *342*
Rowe, C. W. 70, *156*
Rowlands, R. A., s. Hutchinson, R. *149*
Royce, B. F. 196, 204, *206*
Royer, J., u. A. Gloaguen 202, *206*
Rozental, T. K., s. Rejnberg, S. A. 81, 82, *150*
Ruberman, W., I. Shauffer u. Th. Biondo 34, *138*
Rubin 102
Rubino, M. 118, *155*
Rubinstein, P. 348, 367, 380, 382, 387, 388, *396*, *397*
— u. J. C. Rey 385, *397*
— — u. A. Arendar *397*
— s. Rey, J. C. 349, *396*
Rudder, de 3, 64, 65, 66, 67, 68, 69, 101
Rüedi, L. *136*
Ruegsegger, J. M., s. Dingle, J. H. *142*
Rürcher 73
Rüttner, J. R., P. Bovet u. M. Aufdermaur 305, *342*
— u. H. Eggenschwyler 271, *342*
Ruggiero, A., Di s. Marinelli, N. 201, *206*
Ruhrmann, H. 359, *397*
Rumbaugh, I. F., u. J. A. Prior *156*
Rupp, M. *152*
Ruppert, V., s. Dittmar, F. 75, 77, *147*
Russel, W. O., s. Callahan jr., W. P. *157*
Russell, A. E., s. Thompson, L. R. 303, *343*
Rustigian, R., s. Robins, F. C. *152*
Rutledge, E. K., s. Neubuerger, K. T. 115, *155*

Sättler, A. 314, *342*
Salkind, E. S., s. Katzmann, A. J. 197, *205*
Salzer, G., M. Wenzel, R. H. Jenny u. A. Stangl *134*, 164, *193*
Sammons, B. P., W. O. Pischnotte u. J. R. Williams *136*
Samper, B A., s. Finland, M. 56, *142*, *147*
Sampson, H. L., s. Gardner, L. U. 303, *337*
Samson, W. F. 203, *206*
Sanborn, E. B., u. E. M. Purcell 52, *141*
Sander, O. H. 299, *342*
Sanders, C. B., s. Wigby, P. E. 201, *207*
Sanderson, St. S. *155*
Sannazzari, G. L., s. Gandini, D. *135*
Sano, I., u. Y. Hayashi 60, *144*
Santagati, F., N. Calvi u. G. Rivolta *156*
Sant Agnese Di 176
Sant Agnese, P. A. di, u. A. M. Victauretta *134*
Sante, L. R. 27, 60, *138*, *144*
Santotzky', M., s. Holst, L. 300, *338*
Saphir, O. 62, *144*
Sarasin, Ph., u. H. Ludin 73, *148*
Sarre, H. 105, *154*
Sauerbruch, F. *134*, 158, 170, *193*
Saupe, E. *134*, 163, *193*, 311, 324, *342*
— u. H. Bredau 301, *342*
— s. Rostoski, O. 299, 300, 301, *342*
— s. Thiele, A. 292, *343*
Savinel, E., s. Gernez-Rieux, C. 60, *142*
Sawyler, J. G., s. Lyons, C. G. 197, *206*
Saxby, s. Willis, F. E. 197, *207*
Sayé 415
Sayers, R. R., u. W. C. Dreessen 314, *342*
— u. R. R. Jones 303, *342*
Scadding, J. G. 45, 54, 73, 118, *140*, *144*, *148*, *155*
— s. Ramsay, H. 54, *144*
Scarinci, C. 3, *136*, *153*
Schabel, F., s. Rosebury, Th. 80, *150*
Schäffer, K. H., s. Lassrich, M. A. 64, 70, *146*, *156*
Schanen, A., s. Gebauer, A. *133*, *145*, *153*, 167, *192*
Scharff, O., s. Pohl, R. *137*
Scheel 257
Scheidemandel, F. 317, *342*
Schenk, S. G., u. M. Seldowitz *134*, 188, *193*
Scher, J. M., u. E. Jaruszewski 72, *148*
Schier, R., M. Morel u. A. Darbon *145*
Schiller s. Ehrlich 159

Schiller, E., s. Worth, G. 255, 258, 260, 298, 321, 323, 326, *344*
Schilling 327
Schilling, C. 198, *206*
Schinz-Baensch-Friedl *397*
Schinz, H. R. 19, 75, 102, *154*
— W. E. Baensch, E. Friedl u. E. Uehlinger 324, 325, 332, *342*
— s. Liebmann, E. 72, 73, 75, *147*
Schlesinger, H. 195, 196, 197, 199, 201, 203, 204, *206*
Schlipköter s. Kikuth 257
Schmengler, F. E., u. H. Ferenbach 196, 197, 204, *206*
Schmid, F. 46, *140*
— u. G. Weber *156*
Schmid, K. E., s. Meythaler, F. 54, *144*
Schmid, P. Ch. *138*
Schmidt, H. 115, *155*
Schmidt, O., s. Dickmans, H. 326, *336*
Schmorl 197, *206*
Schneider, H. *134*, 325, *342*
Schneider, L. 118, *155*
Schneider, P. *134*, 170, 172, 187, *193*, 198, *206*
Schnellbacher, W. 295, *342*
Schoenbach, E. B., u. M. S. Bryer 63, *144*
— A. Sweed, B. Tepper u. M. S. Bryer 63, *145*
Schoenmackers, J. 46, *140*
Schoop, G., s. Kemmerer, G. 82, 91, *149*
Schott, F. 303, *342*
Schrader, E.-A., u. A. Westphal *157*
Schramm, H. 303, *342*
Schrick, E. 54, *157*
Schröder u. Neumann 203
Schröder, G. 203, *207*
Schröpl, F., s. Vivell, O. 71, *148*
Schubert, J. H., s. Kundstadter, R. H. 361, *396*
Schubert, R. 98, *152*
— u. G. Jahn 119, 132, *146*, *153*
Schürmann, J. 117, *155*
Schütz, H., s. Schulte, G. 272, *342*
Schütz, W. 101, *153*
Schuler, B., s. Haubrich, R. 307, 323, *338*
Schulte, G., u. H. Schütz 272, *342*
Schulten, H. 51, 52, *141*
Schultze, G. 46, *140*
Schulze, W. 18, 24, *138*
Schunk, J. 199, *207*
Schwartz, L. *146*
Schwarz 257
Schwellnus, M., u. H. Kleinsorg 307, *343*
Schwenkenbecher, A. 4, *136*, 208
Schweppe, H. J. 127, 132, *157*
Scott, G. W., s. Angeloni, J. M. *77*, *146*
Scott, W. F. 14, *138*
Sealy, W., s. Connar, R. G. 373, *396*
Sears, G. G., u. R. C. Larrabee 27, *138*
Sedaillan 202
Seeds, A. E., u. M. L. Mazer 60, *145*
Segers, A., s. Lagos Garcia, C. 404
Seifert 257
Seiler, S. 4, *136*
Seldin, D. W., H. S. Kaplan u. H. Bunting *155*
Seldowitz, M., s. Schenk, S. G. *134*, 188, *193*
Selinger, A., s. Adler-Herzmark, J. 307, *335*
Sellors, T. H. *134*, 173, *193*, *194*
Senis, F. *153*
Sergent, E. 4, *134*, *136*, 188, *194*, 415, *417*
— u. Kourilsky *134*, *194*
Seyss, R. 65, 66, *146*
— s. Hausmann, E. *143*
Shapiro, D., s. Nataro, M. 45, *138*
Shauffer, I., s. Ruberman, W. 34, *138*
Shaver, C. G. 307, 318, *343*
— u. A. R. Riddell 307, *343*
Shepard, C. C., s. Topping, N. H. 94, *152*
Sheris, E., s. Hengel, R. 94, *151*
Showacre, E. G., s. Smiley, D. F. 54, 60, *145*
Sicard u. Forrestier *134*, 158
Sieckel, L., s. Fischedick, O. 34, *137*
Siegal, W., A. R. Smith u. L. Greenburg 315, *343*
— s. Greenburg, L. 299, 315, *338*
Siegert, R., W. Simrock u. U. Ströder 95, 96, *152*
— s. Ströder 94, 99, *152*
Siegmund, H. *150*
Siehoff, W., s. Worth, G. 297, *344*
Siekiersky, R., s. Ravensway, A. C. van 62, *144*
Siim, J. Ch. 53, 54, *146*, *157*
Silberkuhl, W., u. W. Müller 272, *343*
Silva Lacaz, C. da 378, *396*
Simon, G., u. H. J. B. Balbraith 9, *136*
Simonel, A., J. Nivière u. A. Larcan 77, *148*
Simonin, P., u. F. Tabellion 200, *207*
Simpson, S. L., s. Hutchinson, R. *149*
Simrock, W., s. Siegert, R. 95, 96, *152*
— s. Ströder, U. 94, 99, *152*
Simson, F. W., s. Strachan, A. S. 286, *343*
Singarn, C. L., J. P. Jones u. B. Owrutzky 57, *145*
Singer, E., s. Bass, H. E. 102, *154*
Singer, J. H., s. Ballon, H. *133*, 188, *191*
Singer, J. J. 381, *397*
Singer, S. *134*, 188, *194*
Sirand, L. *151*
Sjöberg, S. G. 325, 326, *343*
Skoda, R., s. Hruzik, J. *149*
Slavin, H. B., s. Syverton, J. T. *157*
Sleggs, C. A. 312, *343*
Slowey, J. F. 236, *254*
Smadel, J. E. 82, 94, 98, *150*, *152*
Smart, R. H., u. W. M. Anderson 307, *343*
Smelt, G. J., s. Huizinga, E. 127, *146*, *153*
Smetana, E. H., s. Kneeland, Y. 54, 62, 63, *143*
Smiley, D. F., E. G. Showacre, W. F. Lee u. H. W. Ferris 54, 60, *145*
Smith 159
— Laqueur u. Barnett 197
Smith, A. R. 303, 314, *343*
— s. Greenburg, L. 299, 315, *338*
— s. Siegal, W. 315, *343*
Smith, C. M. 46, *140*
Smith, D. T., s. Conant, N. F. 359, 361, 381, *396*
— s. Martin, D. S. 357, 358, 359, *396*
Smith, J. M., I. D. P. Wootton u. E. J. King 314, *343*
Smith. M. G., s. Callahan jr., W. P. *157*
Smith, W., s. Horsfall jr., F. L. *147*
Smith, W. A., s. Lynch, K. M. 314, *340*
Smoha, T. G., s. Moore, G. B. *62*, *144*
Sniffen, R. C., s. Robbins, L. L. 117, *155*
— s. Waddell, W. R. 118, *155*
Sobel s. Darbois 200, *205*
Soder, E., s. Löhr, B. 117, *155*
Solomon, S. 43, 45, *139*, *140*
Sonkoly s. Fejér 202, *205*
Sors, C., s. Even, R. 314, *337*
Soto s. Morquio 403, *417*

Soulas, A., u. P. Mounier-Kuhn *134*, 169, *194*
Spendore s. Lutz 345
Spengler, G. A., s. Löffler, H. 93, *150*
Spühler, O. 16, *138*
— u. M. Kartagener 234, *254*
Stadnichenko, A., s. Sweany, H. C. 43, *139*
Staehelin, R. 16, 119, *135*, *138*, *146*, *151*, *153*, 179, 191, *194*
Stahin, N. 50, *140*
Stangl, A., s. Salzer, G. *134*, 164, *193*
Starck, H. J. 52, *141*
Staub-Oetiker, H. 259, *343*
Steadman, L. T., s. Eisenbud, M. 319, *337*
Stehr, L. 81, 82, 85, *150*
Steiger, J. 287, *343*
Steigrad, A. 211, *254*
Stein, G. H., u. Ph. I. Kresky 60, *145*
Steinen von den s. Duken, J. *133*, 159, 169, *192*
Steinhausen s. Fine 159
Steinlin, H. 203, *207*
Steinmann, J. 92, 93, *151*
Stenström, R. *148*
Stepp 4, *135*, *136*, 188, *194*
Sterman, I. A., s. Levene, G. 59, *143*
Sternberg, S. D., s. Gruber, S. 43, *138*
Stettbacher, H R., u. T. Wegmann 50, *140*
Stetter, K. 270, 299, 301, 303, *343*
Steyer, W., s. Köhler, G. 314, *339*
Stiefel, E., s. Bertschi, E. 299, *335*
Stirnimann, F., u. W. Stirnimann 71, *156*
Stirnimann, W., s. Stirnimann, F. 71, *156*
Stocker, F. 307, *343*
Stocklen, J. B., s. Cutter, H. C. 325, *336*
Stöber, W. 257, *343*
— u. G. Bauer *343*
Stoeckle, J. D., s. Hardy, H. L. 319, *338*
Stoerk, E. 203, *207*
Stoichitza, N. N., u. V. Cretzu 196, *207*
Stoker, M. G. P. 94, *152*
— s. MacCallum, F. O. 94, *152*
Stokes, J., s. Reimann, H. A. 56, *144*
Stone, M. J. 314, *343*
Stoppani, F. 73, *148*
Storey, M., s. Young, L. E. 55, *145*
Strachan, A. S., u. F. W. Simson 286, *343*
Strang, Ch. 100, *153*
Strat, C., S. Zonenreich, Gh. Chisleag, E. Ioan u. D. Eisenfeld 72, 73, *148*
Stratton, F. 57, *145*
Strauss, E., s. Finland, M. 46, *139*
Strecker, F. J. 322, *343*
Streeter, G. A., T. W. Farmer u. G. S. Hayes 56, *145*
Strickland, B. 115, *155*
Strnad, F. 388
Strobel, W. 54, 81, 82, *150*, *157*
Ströbe 198
Ströder, U., R. Siegert u. W. Simrock 94, 99, *152*
— s. Siegert, R. 95, 96, *152*
Strong, P. S., s. Campbell, T. A. 61, 62, *142*
Stuart, B. M., u. R. L. Pullen 52, *141*
Stuart-Harris, C. H. 60, *145*
— s. Horsfall jr., F. L. *147*
— s. Mulder, J. *147*
Stucki, P., s. Löffler, H. 93, *150*
Sturm, A. 60, *145*
Stutz, E. 6, 9, *136*, 178, *194*
— u. H. Vieten 6, *135*, *136*, 167, 169, *194*
— s. Gebauer, A. 123, *133*, *145*, *153*, 167, *192*
Sundius, N., A. Bygdén z. T. Bruce 316, *343*
Sutliff, W. D., s. Finland, M. 14, 35, *137*
Swartz, E. P., u. P. A. Rohde 43, *139*
Sweany, H. C. 268, 292, *343*
— A. Stadnichenko u. J. K. Henrichsen 43, *139*
Sweed, A., s. Schoenbach, E. B. 63, *145*
Sweet, R. H., s. Waddell, W. R. 118, *155*
Swift, H. F. *155*
Switzer, J. L., J. Cohen u. L. A. Baker 43, *139*
Sylla, A. 15, *138*
— s. Misske, 72, 73, 77, *147*
Symanski, H. 303, *343*
Syverton, J. T., u. H. B. Slavin *157*

Tabellion, F., s. Simonin, P. 200, *207*
Tabershaw, I. R., s. Hardy, H. .L 319, *338*
Taiana s. Brea, M. M. 415
Takahashi, S. 123, *146*
Takahashi, Y. 346, *397*
Takase, Y., s. Ebina, T. 307, *336*
Talini, P. C., s. Preti, L. 318, *342*
Tannenbaum, A. J., s. Moore, G. B. 62, *144*
Tannenberg, J., u. M. Pinner *135*, 184, *194*
Tanner, E. 119, *146*, *153*
Tara, S., u. Trouard-Riolle 316, *343*
— s. Charles, A. 293, *336*
Tardieu, A., s. Caussage, G. *154*
Tarsis, F. 197, *207*
Tatlock, H., s. Horstmann, D. M. 56, *143*
Tauber, K. 200, *207*
Taus, H. H., s. Miller, B. W. 43, *138*
Teabeaut II., J. R. 115, *146*
Teichmueller, W. 4, *136*
Teleky, L., s. Lochtkemper, J. 301, 323, *340*
Tenti, L., s. Cerina, G. *152*
Tepper, B., s. Schoenbach, E. B. 63, *145*
Teramo, M., u. G. Romano 197, *207*
Terrell, E. E., s. Robertson, O. H. 27, *138*
Teschendorf, W. 20, 27, 43, 52, 73, 81, 82, 112, 117, *136*, *139*, *141*, *148*, *150*, *153*, *155*, 330, *343*, *397*
Thalhammer, O. 53, *157*
Thede, K. 204, *207*
Thedering, H., s. Heni, F. 240, 248, 250, *253*
Thiébault, J., s. Boucher, H. 81, *148*
Thiele, A., u. E. Saupe 292, *343*
— s. Czarnecki, R. 299, 301, *336*
Thomas s. Horsfall, F. L. 55, *143*
Thomas, H. B. 52, *141*
Thomas jr., H. M. 55, *145*
Thomas, K. 256, 257, *343*
Thomas, P., s. Metrás, H. 354, *396*
Thompson, L. R., D. K. Brundage, A. E. Russell u. J. J. Blomfield 303, *343*
Thomsen, G., s. Gudbjerg, C. E. *135*
Thomsen, O. 195, 198, *207*
Thomson, S. *135*, 188, *194*
Tiedemann, R. *145*
Tiefensee s. Walther 94, *152*
Tobler, W. 69, 70, *156*, *157*
— s. Freudenberger, E. *156*
Todd, G. S., s. Roles, F. C. *134*, 168, *193*
Töppner, R. 322, 323, *343*
Törne, von 322
Törne, H. v., s. Piekarski, G. 54, *157*
Tolot, F. 324, *343*
Topping, N. H., C. C. Shepard u. H. J. Huebner 94, *152*
Torricelli, C., M. Bernardi u. E. Grasso 70, *157*
Toscano, F., s. Pisani, G. 64, 70, 144, *156*

Toussaint u. Derscheid *135*, 176, 188, *194*
Tragerman, L. 115, *155*
Trail, R. R. 203, *207*
Travell, J. G., s. Graff, A. C. de 16, *137*
Treps, P., s. Jacob, P. *153*
Trocmé, P., G. Carré u. J. Chedal *140*
Troisier, J., M. Bariéty u. H. Brocard 46, *140*
Trolinger, J. H., s. Haight, W. L. *143*
Trouard-Riolle s. Tara, S. 316, *343*
Trüb, P. *150*
Tsuruoka, S., s. Hirai 200, *205*
Tünnerhoff, F. 60, 96, 98, *145*, *146*, *152*
Tumulty 55, *145*
Tureen, L. *141*
Turiaf, J. 60, *145*
— u. Y. Jeanjean *145*
Turin, R. T., s. Gruber, S. *43*, *138*
Turner, J. C. 56, *145*
— S. Nisnewitz, E. B. Jackson u. R. Berney 56, *145*
— s. Kass, A. C. *157*
Twining 27, *138*
Tylecote, F. E. 197, *207*

Uehlinger, E. 287, 293, 294, *343*
— s. Schinz, H. R. 324, 325, 332, *342*
Ugon 415, 416
Ulrich s. Kartagener, M. 188, *193*
Urban, N. 100, *153*
Uthgenannt, H., u. K. Glawatz 60, 72, 77, 82, 86, 88, *145*, *150*
— s. Glawatz, K. 80, 81, 91, 93, *149*

Vaccarezza, O. A., s. Peroncini. J. 382, *396*
Vacerezza u. Pollitzer 415
Valdes, J. M., u. C. Piantoni *417*
Vallebona, A. 123, *135*, *146*
— u. A. Piazza 167, *194*
Volonterio s. Garcia Otero, J. *416*
Vanek, J. *157*
— u. O. Jirovec 69, *157*
— — u. J. Lukes *157*
Veiel, K. 60, 94, 96, 98, *145*, *152*
Veil, W. H. *155*
Velios, F., s. Campbell, J. A. 46, *139*
Venning, W. L., s. Reinhardt, J. B. 45, *140*
Véran, P., s. Rist, E. *151*
Versé, M. 195, 196, 198, 200, 201, 202, 203, *207*
Verster 261, 325
Viallard, Y., u. J. Hélle 46, *140*
Vianello, A., s. Malossi, M. *156*
Victauretta, A. M., s. Sant Agnese, P. A. di *134*
Vieten, H., s. Gebauer, A. 123, *133*, *145*, *153*, 167, *192*
— s. Stutz, E. 6, *135*, *136*, 167, 169, *194*
Vieuchange, J. 80, *150*
Vigliani, E. C., u. G. Mottura 307, *344*
— L. Parmeggiani u. E. Zanetti 299, *344*
— u. Pernis 257
Villa Venzano, G., s. Pelizza, A. *137*
Virchow, R. 195, 197, 198, 199, 201, *207*
Vischer, W. A. *152*
Viswanathan, R., u. B. Natarajan 57, *145*
Vivell, O., F. Schröpl, G. Reimold u. S. Richter 71, *148*
Vivoli, D. 200, *207*
Völkle 35, *138*
Vogel, H., u. W. Minnig 236, 252, *254*
Vogler, E. 200, *207*
Vogt, K. E. 52, *141*
Voisin, C., s. Gernez-Rieux, C. 60, *142*, *149*
Voogd, K. de, s. Baumgartner, U. *133*, 177, *191*
Voss, E. A. 70, *157*

Waddell, W. R., R. C. Sniffen u. R. H. Sweet 118, *155*
Wade, T. W. 303, *344*
Wätjen, J. 9, *136*, 264, 274, *344*
Waldapfel, R. 101, *153*
Walsh, E. L., s. Britton, J. A. 324, *336*
Walter, A., s. Cooper, G. M. 15, *136*
Walther, Tiefensee, Mrugowski u. Brösamlen 94, *152*
Walther, K. *140*
Walther, O., s. Fehr, A. 101, *153*
Warrack, A. J. N., s. Darke, Chr. S. 4, *135*
Warring, F. C., u. K. S. Howlet 237, *254*
Wasson, W. W. *135*, 188, *194*
Watkins-Pitchford, W. 257, 286, *344*
Weber, G., s. Schmid, F. *156*
Weber, H. 4, *136*
Webster, B. H. 373, *397*
Wech, A. A., s. Levine, S. Z. *143*
Wedler, H. W. 312, 313, *344*
— s. Linzbach, A. J. 312, *340*
Wegener 204
Wegmann 94, 95, *152*
Wegmann, T., G. Kaufmann u. E. Wiesmann 79, *148*
— s. Kaufmann, G. 79, *148*
— s. Stattbacher, H. R. 50, *140*
Weicksel, P., u. H. Braun 197, *207*
Weiler, E. 94, 96, *152*
Weinberg, J. *135*, 184, *194*
Weinman, D., s. Pinkerton, H. *157*
Weinstein, L., u. W. Franklin 3, 65, *146*
Weir, J. M., u. F. L. Horsfall 55, *145*
Weiss, A. 312, *344*
Weisse, K. 70, 81, *148*, *157*
Weller, T. H., s. Dammin, G. J. 56, *142*
Wells, E. B., s. Finland, M. 63, *142*
Weltmann, O. *150*
Welz, A. 312, *344*
Wentworth, J. E., s. Gough, J. 259, 286, *337*
Wenzel, M., s. Salzer, G. *134*, 164, *193*
Werner, J. H., s. Hillemann, M. R. 79, *148*
Werner, K., s. Worth, G. 297, *344*
Wernicke, R. 345, 359, *397*
Westerkamp, H. 73, 77, *148*
Westermark, N. 43, *139*
Western, G. T., s. Bedson, S. P. *148*
Westphal, A. *157*
— s. Mohr, W. 53, 115, *146*, *157*
— s. Schrader, E.-A. *157*
Weyer, F. 90, 91, *148*, *150*
— s. Nauck, E. G. 94, *152*
Whitby, L. E. H., s. Davies, D. 27, *137*
Whitwell, F. A. *135*, 169, *194*
Widowitz, J. *150*
Wiedemann, E. 248, *254*
Wiele, G. 30, *138*
Wien, A. van, s. Meuter, R. C. de 354, *396*
Wiese, O. *135*, *194*
Wiesmann, E. 91, 93, *150*, *151*
— u. G. Kaufmann 91, 93, *151*
— s. Kaufmann, G. 79, *148*
— s. Wegemann, T. 79, *148*
Wigand, R. *397*
Wigby, P. E., u. C. B. Sanders 201, *207*
Wild, O. 211, *254*
Willi, H. 3, 63, *136*, *146*
Williams, J. R., s. Sammons, B. P. *136*
Williams, R. F., s. Dingle, J. H. 63, *142*
Willich, E. 69, 70, 81, *150*, *157*
Willis, F. E., u. Saxby 197, *207*
Willson, H. G. *135*, 172, *194*

Wilson, J. L., s. Farber, S. *154*
Wilson, J. M. 197, *207*
Wilson, S. A. 321, *344*
Wilson, W. L., s. Cutter, H. C. 325, *336*
Winckel, H. van, u. R. Maertens 4, *136*
Windholz, F., s. Kulchar, V. G. 197, *206*
Winkler, A. 264, 314, 315, *344*
Winsser, J. *157*
Wirth, J., s. Fallet, G. H. 82, *148*
Wiscott, A. 70, *157*
Wittlinger, G. 197, *207*
Woerner, H. 4, *136*
Wohlwill, F. 195, *207*
Woillez 54, *145*
Wolf, R. L., u. L. T. Brown 63, *145*
Wolff, E., s. Levinthal, W. *147*
Wood, W. B., u. S. R. Gloyne 312, 314, *344*
— u. D. S. Page 314, *344*
Wood jr., W. B., s. Dingle, J. H. *142*
Woodley, D. W., u. W. H. Hall *140*, *157*
Woodward, T. E., W. T. Raby, W. Eppes, W. A. Holbrook u. J. A. Hightower *141*
— s. Parker, R. T. *141*
Wootton, I. D. P., s. Smith, J. M. 314, *343*
Worth, G. 264, 274, *344*
— W. Lühning, K. Muysers, W. Siehoff u. K. Werner 297, *344*
— u. K. Muysers 259, *344*
— — u. H. J. Einbrodt 259, *344*
— u. W. Nerreter 291, 296, 332, *344*
— u. E. Schiller 255, 258, 260, 298, 321, 323, 326, *344*
— s. Zorn, O. 264, 269 293, 294, 297, 298, 300, 302, 304, 305, 306, 308, 309, 312, 313, 315, 317, 318, 319, 320, 324, 325, *344*
Wright, B. M., s. King, E. J. 286, *339*
Wynn-Williams 159

Yager, J. A., s. Graff, A. C. de 16, *137*
Yesner, R., s. Feinstein, M. 94, 96, *151*
Yodice 415
Young, L. E., M. Storey u. A. J. Redmond 55, *145*

Zacks, D., s. Pope, A. S. 303, *341*
Zadek, J. 196, *207*
Zamfir, D., V. Jonescu u. V. Constantinescu 199, *207*
Zander, A. 43, *139*
Zanetti, E. 295, *344*
— — s. Vigliani, E. C. 299, *344*
Zanotto, G., s. Rossi, I. 196, *206*
Zapel, E. *135*, 166, *194*
Zdansky, E. 72, 73, 75, 77, 112, *148*, *153*
Zeitlhofer, J., s. Chiari, H. 195, 197, *205*
Zettergren, L. 102, *154*
Ziegler s. Horsfall, F. L. 55, *143*
Ziel, R. 298, *344*
Zimmermann s. Hegglin 96
Zimmermann, E. 13, 56, *138*, *145*
Zollinger 293
Zollinger, F. 117, *155*
Zollinger, R., s. Lang, F. *340*
Zonenreich, S., s. Strat, C. 72, 73, *148*
Zorn, O. 278, 280, *344*
— u. G. Worth 264, 269, 293, 294, 297, 298, 300, 302, 304, 305, 306, 308, 309, 312, 313, 315. 317, 318, 319, 320, 324, 325, *344*
— s. Bolt, W. 264, 278, *335*, *336*
Zürcher, W. O. *148*
Zuppinger 231
Zwerling s. High 362

Sachverzeichnis

(Deutsch-Englisch)

Bei gleicher Schreibweise in beiden Sprachen sind die Stichwörter nur einmal aufgeführt

Abszeßbildungen der Lunge, *abscess formations within the lungs* 34ff., 43, 48, 76, 77, 109, 117ff., 155ff. Lit., 190, 270ff., 335, 348ff., 352, 363, 371, 373, 380, 381

Abszeßhöhle bei Lungeninfarkt, *abscess cavity in case of pulmonary infarction* 109, 110

Abszeßmetastase, *abscess metastasis* 131

ACTH-Behandlung eosinophiler Infiltrate, *treatment of Löffler's infiltrations by ACTH* 244, 245

Actinomyces Israeli 348, 391

Actinomycoma 388

„acute infection of the respiratory tract with atypical pneumonia“ 54

„— influenza pneumonitis“ 54

„— interstitial pneumonitis“ 54

„— pneumonitis“ 54

„adenoidal-pharyngeal-conjunctival infection“ 79

Adenopathien am Hals bei Mykosen, *adenopathy in the neck region, due to mycoses* 348, 350, 362

Adenomatose, pulmonale, *pulmonary adenomatosis* 332

Adenovirusinfektion mit Pneumonie, *pneumonia accompanying adenovirus infection* 79, 148 Lit.

Adventitia der Echinococcuscyste, *adventitia of echinococcus cyst* 398, 399

Aerosolbehandlung von Lungenabszessen, *aerosol treatment of pulmonary abscesses* 132

Aktinomykose, *actinomycosis* 124, 332, 334, 345ff., 348ff.

—, cervico-faciale Lokalisation, *cervico-facial localization of actinomycosis* 348

—, cervico-thorakale Lokalisation, *cervico-thoracal manifestation of actinomycosis* 350

—, pleuropulmonale Form, *pleuro-pulmonal form of actinomycosis* 349, 351, 352

— des Sternum, *sternal actinomycosis* 392, 393

—, thorakale Lokalisation, *thoracic manifestation of actinomycosis* 348ff., 391ff.

—, Thoraxfistel, *thoracic fistula due to actinomycosis* 348ff., 391ff.

akute Berylliose, *acute berylliosis* 319ff.

— Silikose, *acute silicosis* 293ff., 304

Albuminurie bei Lungengangrän, *albuminuria in case of pulmonary gangrene* 119

— Pneumokokkenpneumonie, *albuminuria in case of pneumococcus pneumonia* 16, 96

— Q-Fieber, *albuminuria in case of Q-fever* 96

Alkoholismus und Pneumonie, *alcoholism and pneumonia* 36, 43, 129

Allergene, *allergens* 208, 235ff.

—, bakterielle, *bacterial allergens* 240

—, pflanzliche, *vegetable allergens* 240, 241

—, medikamentöse, *drug allergens* 237ff.

Allergene, unbekannte bzw. unerkannte, *unknown and/or undiscovered allergens* 241ff.

allergische Reaktionen der Atemorgane, *allergic reactions of the respiratory system* 208ff., 327

„allergisches Unterlappen-Spitzen-Syndrom“, *“allergic lower-lobe- and apex-syndrome”* 234

Aluminiumlunge, *aluminium pneumoconiosis* 307, 318ff.

—, klinischer Verlauf, *clinical course of aluminium pneumoconiosis* 317, 318

—, Komplikationen, *complications of aluminosis* 318

Aluminiumsilikat, *aluminium silicate* 315

Aluminose, *aluminosis* 307, 316ff.

Alveolarzelltumor, *alveolar cell tumour* 332

Ammoniakinhalation, *inhalation of ammonia* 4

Amphotericin B 378, 394

Amyloidose, *amyloidosis* 332

Andersen-Syndrom, *syndrome of Andersen* 176

Angiographie, selektive, bei Silikose, *selective angiography in case of silicosis* 278, 280

Angiopneumographie bei Mykosen, *angiopneumography in case of mycoses* 385

Ankylostoma duodenale 236

Anthrakosilikose, *anthracosilicosis* 268ff., 297ff., 305ff.

Anthrax-Pneumonie, *pneumonia due to anthrax* 53, 141 Lit.

Antibiotikatherapie und Lungenentzündungen, Statistik, *antibiotic therapy in case of pneumonia, statistics* 13, 14

— und Mykose, *treatment with antibiotics causing mycosis* 346, 367, 373, 389, 390

Antigen-Antikörperreaktion, *antigen-antibody reaction* 208, 240, 250, 257

Aortensyphilis, *aortic syphilis* 195, 196

APC-Virus, *APC virus* 79

Apex-Lokalisation bei Coccidioidose, *coccidioidosis located in the pulmonary apex* 387

Aplasie einer Lunge, *aplasia of a lung* 170

A.R.D.-Virus, *A.R.D. virus* 79

Arsendermatitis, *arsen dermatitis* 237

Arthritis bei Pneumonie, *arthritis accompanying pneumonia* 38

Arzneimittelallergie, *drug allergy* 237ff.

Asbestose, *asbestosis* 266, 308ff.

— und Krebs, *asbestosis and cancer* 312, 313

— Lungentuberkulose, *asbestosis and pulmonary tuberculosis* 313, 314

—, Vorstadium, *pre-stage of asbestosis* 311

Asbestosekörperchen, *asbestotic bodies* 308, 315

Ascaridiasis 236, 240, 249ff.

Aschoffsche Rheumaknötchen, *Aschoff's bodies* 115

Aspergillom, *aspergilloma* 354, 357, 388

Aspergillose und Moniliase, *aspergillosis with moniliasis* 353
—, pulmonale, *pulmonary aspergillosis* 345ff., 352ff., 373, 380, 387
Aspergillus fumigatus 352
— niger 352
Aspirationspneumonie, *aspiration pneumonia* 99ff.
Assmannsches Frühinfiltrat, *Assmann's early pulmonary infiltrate* 209, 228
Asthma bronchiale 208ff.
Asthmolysin 7
Atelektase bei Aspirationspneumonie, *atelectasis due to aspiration pneumonia* 101
— bei Bronchiektasien, *atelectasis due to bronchiectases* 160, 178, 183, 185
— bei Bronchitis, *atelectasis due to bronchitis* 8
— bei eosinophilem Infiltrat, *atelectasis due to Löffler's syndrome* 231
— bei Hypostase, *atelectasis in case of hypostasis* 112
— bei Keuchhusten, *atelectases in case of whooping cough* 66ff.
— bei Paracoccidiose, *atelectasis due to paracoccidiosis* 374
— bei Pneumonie, *atelectasis due to pneumonia* 19, 21, 25, 117
— bei Silikose, *atelectases due to silicosis* 276, 334
— bei Torulose, *atelectases due to torulosis* 383, 384
„atypical pneumonia with leucopenia" 54
Augentularemie, *tularemia of the eye* 51
Aureomycin 45, 91, 96
Austrocknung einer Hydatidencyste, *exsiccation of a hydatid cyst* 405
Auswurf, *expectoration* 347, 387

Bacillus fusiformis 118
Bacterium mucosum capsulatum 42
Bagassosis, *bagassosis* 329
Bakteriämie, *bacteriemia* 38, 45, 118
bakterielle Allergene, *bacterial allergens* 240
„Balkanfieber", "*Balkan fever*" 94
Barbitursäurepräparate, *barbituric acid preparations* 237
Barytstaublunge, *barite pneumoconiosis* 318, 319
Baumwollunge, *strippers' asthma, byssinosis* 327, 328
Baumwollmühlenfieber, *cotton mill fever* 327
Bauxit 316ff.
„benign bronchopulmonary inflammation" 54
benigne Pneumokoniosen, *benign pneumoconioses* 256, 323ff.
Berylliose, *berylliosis* 266, 319ff.
Beryllium-Granulomatose, *beryllium granulomatosis* 319ff.
Berylliumlunge, *berylliosis* 319ff.
Beryllium-Pneumonie, *beryllium pneumonia* 319
„Beryllium-Sarkoid", "*beryllium sarcoid*" 320
Bilanz der Staubablagerung, *balance of dust deposition* 256
Blasendivertikel, *diverticulum of urinary bladder* 176
Blastomykose, europäische, *European blastomycosis* 381ff.
—, nordamerikanische, *North-American blastomycosis* 332, 345ff., 357ff., 385ff.
—, südamerikanische, *South-American blastomycosis* 374
Blei-Pneumokoniose, *lead-induced pneumoconiosis* 326
Blutbild bei Löfflers Infiltrat, *blood picture in case of Löffler's syndrome* 210, 212ff., 231
— bei Lungengangrän, *blood picture in case of pulmonary gangrene* 119
— bei Morbus Bang, *blood picture in case of brucellosis* 50
— bei Pneumonie, *blood picture during pneumonia* 15, 47
— bei Psittakose, *blood picture in case of psittacosis* 90
— bei Q-Fieber, *blood picture in case of Q-fever* 96
— bei rheumatischer Pneumonie, *blood picture in case of rheumatic pneumonia* 112
Bluteosinophilie, *eosinophilia* 209ff., 236ff.
brasilianische Blastomykose, *Brazilian blastomycosis* 374
Bronchialcarcinom, *bronchial carcinoma* 183, 204
Bronchialentwicklung, Störung, *disturbance of bronchial development* 170ff.
Bronchialspasmen bei Silikose, *bronchial spasms in case of silicosis* 277
Bronchialspasmus, *bronchospasm* 7
Bronchialspülflüssigkeit, Nachweis von Penicillium, *proof of penicillium in bronchial irrigation fluid* 380
Bronchialwandzerstörung, *destruction of bronchial wall* 9, 179ff.
Bronchiektasien, *bronchiectases* 5, 10, 11, 118, 131, 158ff., 170ff., 271, 332, 354, 369, 406ff.
—, angeborene, *congenital bronchiectases* 169, 170ff.
— bei Bagassosis, *bronchiectases due to bagassosis* 329
—, Bedeutung von Zugkräften schrumpfender Lungen- und Pleuraprozesse für die Entstehung, *significance of tensile forces in shrinking pulmonary and pleural processes for the development of bronchiectases* 185ff.
—, Begleitkrankheiten, *diseases accompanying bronchiectases* 188
—, Beschwerden der Patienten, *patients' complaints in case of bronchiectases* 175, 196
— und Dilatation anderer glandulärer und kavitärer Organe, *bronchiectases and dilatation of other glandular and cavernous organs* 175, 176
—, erworbene, *aquired bronchiectases* 173, 177ff., 406ff.
—, —, Beschwerden der Patienten, *complaints of patients with aquired bronchiectases* 187, 188
— als Folge abnormer Reaktionen auf Umweltseinflüsse, *bronchiectases due to abnormal reactions to environment influences* 175ff.
— — chronischer Bronchuswanddestruktion, *bronchiectases due to chronic destruction of bronchial wall* 179ff., 406ff.
— — konstitutioneller Stoffwechselanomalien, *bronchiectases due to constitutional metabolic anomalies* 175ff.
— — topographischer Aberrationen, *bronchiectases due to topographic aberrations* 175ff.
—, Formen, *various shapes of bronchiectases* 168
—, Häufigkeit, *frequency of bronchiectases* 159
—, induziert durch Bronchusstenose, *bronchiectases induced bei bronchostenosis* 183ff.

Bronchiektasien, Komplikationen, *complications of bronchiectases* 188ff.
—, Literatur, *bronchiectases, references* 133ff., 191ff.
—, Lokalisation, *localisation of bronchiectases* 169
— nach Lungenlues, *bronchiectases following pulmonary syphilis* 200
— im Nativbild, *bronchiectases in plain survey* 160ff.
—, Pathogenese, Morphologie und Klinik, *pathogenesis, morphology and clinical picture of bronchiectases* 169ff.
—, perihydatidäre, *perihydatid bronchiectases* 406ff.
— bei Silikose, *bronchiectases due to silicosis* 275, 276
— und Sinusitis, *bronchiectases and sinusitis* 188
— bei Toxomykose, *bronchiectases due to toxomycosis* 329
—, Verlaufsbeobachtung, *observation of course of bronchiectases* 189
Bronchiektasenpneumonie, *bronchiectatic pneumonia* 119, 179ff.
Bronchiektasis teleangiektatica 171ff.
— universalis 171ff.
bronchiektatischer Abszeß, *bronchiectatic abscess* 190
Bronchiolitis 3ff., 329, 332
— intramuralis 4
— obliterans 4, 326
Bronchiolostenose, *bronchiolostenosis* 4, 178
Bronchitis 1ff., 322, 330, 352, 361
—, akute, *acute bronchitis* 1, 2, 3
—, allergische, *allergic bronchitis* 208ff.
— capillaris 3ff.
—, chronische, *chronic bronchitis* 4ff., 118, 159, 176ff., 208, 368
— deformans 8ff., 11, 12, 118, 176ff., 274ff.
— intramuralis 179
—, Literatur, *bronchitis, references* 135, 136
— bei M. Bang, *bronchitis in case of brucellosis* 50
— und Silikose, *bronchitis and silicosis* 274ff.
— ulcerosa 179
bronchogene Cyste, *bronchogenic cyst* 410
Bronchographie bei Aspergillose, *bronchography in case of aspergillosis* 353, 357
— bei Aktinomykose, *bronchography in case of actinomycosis* 351
— bei Bronchiektasien, *bronchography in case of bronchiectases* 158, 159, 162ff., 167ff., 173, 174, 179, 180, 182, 186
— bei chronischer Bronchitis, *bronchography in case of chronic bronchitis* 6ff., 179ff., 274ff.
— bei Hydatidencyste, *bronchographie in case of hydatid cyst* 400, 404ff.
— bei Lungenabsceß, *bronchography in case of pulmonary abscess* 127, 129
— bei Lungenechinokokkose, *bronchography in case of pulmonary echinococcosis* 399ff.
— bei Mykosen, *bronchography in case of mycoses* 386
—, selektive, bei Silikose, *selective bronchography in case of silicosis* 274ff.
Bronchomalacie, *bronchomalacia* 4
Bronchomoniliase, *bronchomoniliasis* 367
Bronchomykose, penicilliäre, *penicilliar bronchomycosis* 380

Bronchopneumonia in adolescence 54
Bronchopneumonie, *bronchopneumonia* 15ff., 38ff., 63ff., 178, 181ff., 187, 191, 217, 221, 224, 363
— und Asbestose, *bronchopneumonia and asbestosis* 314
—, hämorrhagische, *hemorrhagic bronchopneumonia* 76
—, konfluierende, *confluent bronchopneumonia* 40
— bei Masern, *bronchopneumonia in case of measles* 63ff., 178
—, miliare Form, *miliary form of bronchopneumonia* 41, 42, 66
— bei M. Bang, *bronchopneumonia in case of brucellosis* 50
—, postoperative, *post-operative bronchopneumonia* 101, 102
—, pseudoluische, *pseudo-syphilitic bronchopneumonia* 91ff., 196
—, rezidivierende, *recurring bronchopneumonia* 176, 181
„— unbekannter Ätiologie", "*bronchopneumonia of unknown etiology*" 54
bronchopulmonale Moniliasis, *bronchopulmonary moniliasis* 367ff.
— Mykosen, *bronchopulmonary mycoses* 321, 329, 332, 345ff., 362ff.
Bronchoskopie bei Bronchiektasen, *bronchoscopy in case of bronchiectases* 169
Bronchuscyste, *bronchial cyst* 170ff.
Bronchusdestruktion, *destruction of bronchus* 177ff., 187
Bronchusobliteration, *bronchial obliteration* 8, 9, 178ff.
Bronchusstenose, *bronchostenosis* 118, 169, 181ff., 275, 276
— bei Silikose, *bronchial stenosis due to silicosis* 275, 276
Bronchustuberkulose, *bronchial tuberculosis* 169, 185
Bronchusverdrängung durch Echinococcuscyste, *bronchial displacement by echinococcus cyst* 399ff., 404ff.
Bronchuswandschwäche, *weakness of bronchial wall* 175
Brucellose, *brucellosis* 49ff., 78, 140
Brustbein, Schmerzen hinter dem, *pains behind the breastbone* 2, 117, 196, 347, 359
Brustschmerzen bei Lungenlues, *thoracic pains in case of pulmonary syphilis* 196
bullöses Emphysem, *bullous emphysema* 3ff.
Buss-Buschkesche Krankheit, *Buss-Buschke's disease* 381ff.
Byssinosis 327ff.

Camalote-Zeichen, *sign of camalote* 404, 405
Candida albicans 371, 372.
Candidiase, *candidiasis* 367, 389, 390
Candidioma 388
Candidomykose, *candidamycosis* 367
capillare Bronchitis, *capillary bronchitis* 3ff.
Caplan-Syndrom, *Caplan's syndrom* 280ff.
carnifizierte Pneumonie, *carnified pneumonia* 34
Chikagoer Krankheit, *Chicago disease* 357
Chloromycetin 98

Cholesterinpneumonie, *cholesterol pneumonia* 117, 118, 155 Lit.
Chromatlunge (Chromatlungenkrebs), *pulmonary chromatosis (pulmonary cancer due to chromate)* 321, 322
chronische Berylliose, *chronic berylliosis* 321
— Myelose und Pneumonie, *chronic myelosis and pneumonia* 39
— Pneumonie, *chronic pneumonia* 117
circumnodöses Emphysem, *circumnodular emphysema* 261ff., 273, 295ff.
Clostridium histolyticum 118
Coccidioidomykose, *coccidioidomycosis* 332, 359ff.
Coccidioma 388
Coccidiose, *coccidiosis* 332, 347, 359ff., 387
—, Erythem bei, *erythema in case of coccidiosis* 347
Coccodioides immitis 345, 359
Coli-Abszeß der Lungenspitze, *apical abscess due to coli infection* 123
Conteben 238, 239
Contrecoup bei Brustkorbprellung, *contrecoup in case of thorax contusion* 115, 117
Cor pulmonale 175
Corticosteroidbehandlung eosinophiler Infiltrate, *treatment of Löffler's infiltrations by corticosteroids* 244
— und Mykose, *treatment by corticosteroids causing mycosis* 346, 367, 389, 390
croupöse Pneumonie, *croupous pneumonia c.f.* (s.a. Lappenpneumonie, *lobar pneumonia*) 14ff., 61, 76, 77, 215, 216
Cryptococcus neoformans 381ff.
Cryptokokkomykose, *cryptococcomycosis* 381
Cryptokokkose, *cryptococcosis* 332, 345, 381ff.
cutane Form der Blastomykose, *cutaneous type of blastomycosis* 358
cutan-muköse Form der Histoplasmose, *cutaneous-mucous type of histoplasmosis* 362, 363
Cystadenoma Sinus Morgagni 176
Cystenbildung bei Mykosen, *formation of cysts by mycoses* 387, 388
Cystenleber, *cystic liver* 176
Cystenlunge, *cystic lung* 333
Cystenniere, *cystic kidney* 176
Cysticerkose, *cysticercosis* 236, 334
cystische Pankreasfibrose, *cystic pancreas fibrosis* 176
— Tumorform der Aspergillose, *cystic tumoural form of aspergillosis* 352, 354ff.

Darlingsche Krankheit, *Darling's disease* 332, 333, 345ff., 362ff.
Darmparasiten, *intestinal parasites* 236, 237, 248
Decortikation bei Histoplasmose, *pulmonary decortication in a case of histoplasmosis* 364
deformierende Bronchitis, *deforming bronchitis* 8ff., 11, 12, 118, 176ff., 274ff.
Dermatitis, blastomykotische, *blastomycotic dermatitis* 357
Diabetes und Lungengangrän, *diabetes and pulmonary gangrene* 129
Diagnostik der Lungenlues, *diagnosis of pulmonary syphilis* 196, 197
Diatomeenerde, *diatomaceous earth* 306
Differentialdiagnose der Aktinomykose, *differential diagnosis of actinomycosis* 349
— der Aspergillose, *differential diagnosis of aspergillosis* 352
— der Berylliose, *differential diagnosis of berylliosis* 321
— der Blastomykose, *differential diagnosis of blastomycosis* 359
— der Coccidiose, *differential diagnosis of coccidiosis* 359
— der Echinokokkose, *differential diagnosis of echinococcosis* 410ff.
— der eosinophilen Lungeninfiltrate, *differential diagnosis of transient successive pulmonary infiltrations* 214ff., 252, 253
— der Friedländerpneumonie, *differential diagnosis of Friedländer's pneumonia* 45
— bei Lungenabszeß oder -Gangrän, *differential diagnosis of pulmonary abscess or gangrene* 131
— der Lungenlues, *differential diagnosis of pulmonary syphilis* 198, 203, 204
— der Moniliasis, *differential diagnosis of moniliasis* 371
— der Mykosen, *differential diagnosis of mycoses* 359, 371, 374, 379, 385ff.
— der Paracoccidiose, *differential diagnosis of paracoccidiosis* 374, 379
— der Pneumokoniosen, *differential diagnosis of pneumoconioses* 330ff.
— primäre Viruspneumonie — Q-Fieber, *differential diagnosis of primary virus pneumonia — Q-fever* 95, 96
— der Psittakose-Ornithose, *differential diagnosis of psittacosis-ornithosis* 90, 91
— silikotischer und tuberkulöser Kavernen, *differential diagnosis of tuberculous and silicotic caverns* 272
— der Silikotuberkulose, *differential diagnosis of silicotuberculosis* 288ff., 330
Dislokation der Bronchien durch Echinokokkuscyste, *dislocation of bronchi by echinococcus cyst* 399ff., 404ff.
„disseminated focal pneumonia“ 54
Drainagebronchus, *drainage bronchus* 119ff., 127
Dreistadieneinteilung der Silikose, *classification* of *silicosis in three stages* 261ff.
Druckverhältnisse bei Bronchusverschluß, *relations of pressure in case of bronchial occlusion* 184ff.
Ductuli alveolares 179
Dünndarmdivertikel, *diverticulum of small intestine* 176

Echinococcuscyste, Entwicklung, *development of echinococcus cyst* 398ff.
Echinococcusembryo, *echinococcus embryo* 398
Echinokokkose, *echinococcosis* 204, 236, 334 398ff.
—, pericystische entzündliche Reaktion, *echinococcosis, pericystic inflammatory reaction* 401, 402
—, Peripneumocyste, *echinococcosis, peripneumocyst* 402ff.
— der Pleura, *pleural echinococcosis* 413, 414
—, Ruptur der Cyste, *echinococcosis, rupture of cyst* 404ff.
Eierschalen-Silikose, *egg-shell silicosis* 268ff., 292, 295, 296, 301, 303, 334

„eingekerkerte Membran“, “*incarcerated membrane*” 405
Eisenlunge, *pulmonary siderosis* 321, 323ff.
Emphysem bei Grippepneumonie, *emphysema accompanying influenzal pneumonia* 72ff.
— bei Silikose, *emphysema in case of silicosis* 261ff., 272ff., 295ff.
Emphysemblasen bei Silikose, *emphysematous blisters in case of silicosis* 296, 297
Emphysembronchitis, *bronchitic emphysema* 6, 10, 182, 327
Empyem, *empyema* 37ff., 45, 48, 131, 191, 388
Empyema necessitatis bei Mykosen, *empyema necessitatis in case of mycoses* 346ff., 385, 391ff.
Endocarditis rheumatica 112
Enterokokkenpneumonie, *pneumonia caused by enterococci* 49, 139/140 Lit.
entzündliche Lungeninfiltrate bei Grippe, *inflammatory lung infiltrations accompanying influenza* 72
eosinophile Granulozyten, *eosinophilic granulocytes* 213
— Lungeninfiltrate (Löffler), *Löffler's syndrome, transient successive pulmonary infiltrations* 208ff., 253, 254 Lit.
—, Klinik, *clinical aspect of eosinophilic pulmonary infiltrations* 210ff.
eosinophiler Katarrh, *eosinophilic catarrh* 208
Ephedrin, *ephedrine* 7
Expositionszeit bei Aluminiumlunge, *exposure period in case of aluminium pneumoconiosis* 316
— und Asbestose, *exposure period and asbestosis* 312
— bei Silikose, *exposure period (to quartz) in case of silicosis* 267, 293, 295, 304
extrapulmonale Symptome bei Mykosen, *extrapulmonary symptoms of mycoses* 346ff.

familiäres Auftreten eosinophiler Infiltrate, *familial occurence of Löffler's syndrome* 248ff.
Farmerlunge, *farmer's lung* 328, 329
Faröerkrankheit, *ornithosis* 80ff.
Febris eosinophilica monocytaria (Magrassi-Leonardi) 63, 145, Lit.
— undulans 50
fibrinöse Lungenherde bei Grippe, *fibrinous pulmonary infiltrations in case of influenza* 77
Fibrose, interstitielle, *interstitial fibrosis* 4
—, produktive, nach Coccidiose, *productive fibrosis following coccidiosis* 360
Fistulographie bei Aktinomykose, *fistulography in case of actinomycosis* 352, 385
Flachsstaub, *flax dust* 328
„FLH“ (Farmer's Lung Hay) 329
„flüchtige Lungeninfiltrate mit Eosinophilie“, “*transient successive pulmonary infiltrations with eosinophilia*” 210
Flüssigkeitslunge, *fluid lung* 103ff.
Flüssigkeitsspiegel in der Lunge, *pulmonary fluid levels* 120ff., 126
fluid lung 103ff.
Flußspat-Pneumokoniose, *fluor-spar pneumoconiosis* 303, 304
fokales Emphysem, *circumnodular emphysema* 261ff., 273, 295ff.
Friedländerpneumonie, *Friedländer's pneumonia* 14, 42ff., 117
—, klinisches Bild, *clinical picture of Friedländer's pneumonia* 43
—, Literatur, *Friedländer pneumonia, references* 138, 139
Frühdiagnostik von Pneumokoniosen, *earlier diagnosis of pneumoconioses* 259
Fungidiona 359
Fuso-Bacterium Plaut-Vincenti 118

Gallenblasencyste, *gall bladder cyst* 176
Gallenblasendivertikel, *diverticulum of gall bladder* 176
Gangränsputum, sputum in case of pulmonary gangrene 119
generalisierte Coccidiose, *generalized coccidiosis* 360
Genese der Bronchiektasien, *genesis of bronchiectases* 170ff.
Geotrichomykose, *geotrichomycosis* 361
Geotrichose, *geotrichosis* 348, 361, 371, 372
Geotrichum 345, 361
Giemen und Brummen, „*wheezing and humming*“ 3
Gillchristsche Krankheit, *Gillchrist's disease* 332, 345ff., 357ff.
Gipsstaub und Bronchiolitis, *plaster dust causing bronchiolitis* 4
Gittertüllunge, *pinhead-type of silicosis* 267, 268
Glasarbeiter-Silikose, *glas-workers' silicosis* 303
Granchersche Krankheit, *Grancher's disease (splenopneumonia)* 362
Granit-Staublunge, *granite silicosis* 303
Graphit-Carborund-Staublunge, *graphite-Carborundum pneumoconiosis* 305
Graphitstaublunge, *graphite pneumoconiosis* 305, 306
Grippebronchopneumonie, *influenzal bronchopneumonia* 74, 76, 77
„Grippedreieck“, *triangular shadow in the right phrenico-cardial angle in case of influenzal pneumonia* 74, 75, 77
Grippepneumonie, Komplikationen, *complications of influenzal pneumonia* 77, 78
—, Röntgenbefunde, *radiological findings in case of influenzal pneumonia* 73ff.
Grippetracheobronchitis, *influenzal tracheobronchitis* 76
Grippeviruspneumonie, *influenzal virus pneumonia* 50, 71ff.
grobfleckiges eosinophiles Infiltrat, *coarse-spotted eosiniphilic infiltration* 227, 228
Gummen in der Lunge, *syphilomas of the lungs* 198, 200ff., 388
gummöse, diffuse Form der Sporotrichose, *gummous, diffuse type of sporotrichosis* 381

Hadernpneumonie, *ragsorter's pneumonia* 53
Hämatit, *hematite* 325
Haemophylus influenzae 13, 49, 78, 139/140 Lit.
Hämoptoe bei Aspergillose, *hemoptysis due to aspergillosis* 347
— Blastomykose, *hemoptysis due to blastomycosis* 359
— Bronchiektasien, *hemoptysis in case of bronchiectases* 191

Hämoptoe bei Coccidiose, *hemoptysis due to coccidiosis* 359
— bei Echinokokkose, *hemoptysis in case of echinococcosis* 409
— bei Mykosen, *hemoptysis due to mycoses* 347, 352
— bei Silikose, *hemoptyses in case of silicosis* 271
Hamman-Rich-Syndrom, *Hamman-Rich syndrome* 333, 334
Hartstrahlaufnahmen bei Einschmelzungshöhlen, *hard ray expositions in case of pulmonary abscess cavities* 121ff.
— bei Lungenentzündung, *hard ray exposure in case of pneumonia* 18, 19
Hauttularemie, *cutaneous tularemia* 51
Hautulcerationen bei Paracoccidiose, *dermal ulcerations due to paracoccidiosis* 377
Hemmungsmißbildungen am Bronchialbaum, *arrest of bronchial development* 170ff.
Hepatomegalie bei Histoplasmose, *hepatomegaly due to histoplasmosis* 362
Herdpneumonie, *focal pneumonia* 14, 100, 101
Herzinsuffizienz, *cardial insufficiency* 111ff.
Herzschatten bei Flüssigkeitslunge, *cardial shadow in case of fluid lung* 103, 105ff.
heterope Echinokokkose, *heterotopic echinococcosis* 413ff.
Hidradenoma cysticum 176
Hilus-Adenopathie bei Coccidiose, *hilar adenopathy due to coccidiosis* 360
Hilusdrüsen bei Paracoccidiose, *hilar glands in case of paracoccidiosis* 378
Hilusdrüsenschwellung bei Löffler-Syndrom, *swelling of hilar glands in case of Löffler's syndrome* 234
Hilusdrüsenvergrößerung bei Moniliasis, *swelling of hilar lymph nodes due to moniliasis* 367ff.
Hilusinfiltrate, eosinophile, *eosinophilic hilar infiltrations* 217ff., 232ff.
Hiluslymphknoten bei Pneumonie, *hilar lymph nodes in case of pneumonia* 41, 42
Hiluslymphknotenschwellung bei M. Bang, *swelling of hilar lymph nodes in case of brucellosis* 50
— bei Lues, *swelling of hilar lymph nodes due to syphilis* 199, 201
— bei Masern, *swelling of hilar lymph nodes due to measles* 66
— bei Pfeifferschem Drüsenfieber, *swelling of hilar lymph nodes in case of Pfeiffer's disease* 69
Hiluslymphknotensilikose, *silicosis affecting hilar lymph nodes* 262ff., 295ff.
Hilusschatten bei akuter Bronchitis, *hilar shadow in case of acute bronchitis* 1, 2
— bei chronischer Bronchitis, *hilar shadow in case of chronic bronchitis* 5ff.
— bei chronischer Pneumonie, *hilar shadow in case of chronic pneumonia* 118
— bei Influenza. *hilar shadow in case of influenza* 73, 75
— bei rheumatischer Pneumonie, *hilar shadow in case of rheumatic pneumonia* 112ff.
Hilusveränderungen bei Mykosen, *hilar changes due to mycoses* 360, 367, 378, 385, 386
— bei Rußlunge, *hilar changes due to soot-induced pulmonary fibrosis* 322, 323
Hilusverbreiterung bei primäratypischer Pneumonie, *hilar enlargement in case of primary atypical pneumonia* 57ff.
Hilusvergröberung bei Silikose, *hilar coarsening by silicosis* 262ff.
Hilusvergrößerung bei Penicilliose, *enlargement of hilum due to penicilliosis* 380
Hirnabszeß, *cerebral abscess* 132, 191
Hirnabszeß bei Moniliasis, *cerebral abscess with moniliasis* 372
Hirst-Test, *Hirst test* 78
Histoplasma capsulatum 362, 395
Histoplasminreaktion, *histoplasmin reaction* 362, 366
Histoplasmoma 363, 364, 388
Histoplasmose, *histoplasmosis* 332, 333, 345ff., 362ff., 386ff.
— der Larynxmucosa, *histoplasmosis of laryngeal mucosa* 365
—, Schleimhautläsionen bei, *mucosal lesions due to histoplasmosis* 347, 362
„Husten", "*cough*" 1, 4, 119, 196, 211, 212, 347, 382
hyaline Degeneration einer Hydatidencyste, *hyaline degeneration of a hydatid cyst* 405
Hydatidenblase, *hydatid cyst* 398ff.
Hydatidencyste im Röntgenbild, *radiograms of hydatid cyst* 401
Hydatidenerbrechen, *hydatid vomitting* 404, 409
Hydatidenkomplikation, *hydatid complication* 414
Hydatideninoculationsschanker, *hydatid inoculation sore* 398
Hydatidenpneumothorax, *hydatid pneumothorax* 398
Hydropneumothorax bei Histoplasmose, *hydropneumothorax due to histoplasmosis* 364
Hypertonie im Lungenkreislauf, *hypertension in the lesser circulation* 175
Hypertonieherz, *hypertonic heart* 111
hypertrophische Form der chron. Bronchitis, *hypertrophic form of chronic bronchitis* 5
Hypophysenvorderlappencyste, *cyst of adenohypophysis* 176
Hypoplasie einer Lunge, *hypoplasia of a lung* 170
hypostatische Pneumonie, *hypostatic pneumonia* 111, 112

idiopathische Bronchiolitis obliterans, *idiopathic obliterating bronchiolitis* 4
Ilothycin 48
„Immuntheorie" der Silikosegenese, "*immune theory*" *of pathogenesis of silicosis* 257
indurierende Lungenprozesse, *indurative pulmonary processes* 185ff.
Infarktkaverne, *cavity due to pulmonary infarction* 109, 110
Infarktpneumonie, *pneumonia due to infarction* 108ff.
„infective pneumoconiosis" 298
Influenza, Symptome, *symptoms of influenza* 72
Influenzabazillus, *influenza bacillus* 14, 42ff., 117, 118
Influenzapneumonie, *influenzal pneumonia* 49, 54ff., 178
Inhalationsgifte, *inhalation poisons* 1, 4
Interlobärerguß bei Infarktpneumonie, *interlobar effusion in case of infarction pneumonia* 111

Interlobärpleuritis bei Psittakose-Ornithose, *interlobar pleurisy in case of psittacosis-ornithosis* 87, 88
internationale Klassifikation der Silikose, *international classification of silicosis* 260ff., 266ff.
interstitielle plasmacelluläre Pneumonie, Röntgenbefund, *radiologic findings in case of interstitial plasmacellular pneumonia* 70, 71
— Pneumonie, *interstitial pneumonia* 45, 74, 82ff., 98, 103, 115
— syphilitische Pneumonie, *interstitial syphilitic pneumonia* 197, 198, 200
intrabronchiektatisches Megamycetom, *intrabronchiectatic megamycetoma* 352, 354

Jodüberempfindlichkeit, *hypersensitiveness to iodine* 237

Kälteagglutination der Erythrocyten, *cold agglutination of erythrocytes* 56, 57, 78, 93
Kala-Azar, *kala-azar* 362
Kalkeinlagerungen bei Lungensyphilis, *calcifications in case of pulmonary syphilis* 201, 204
Kampfgase, *poisonous gases* 1, 4, 75
Kaolin-Staublunge, *silicosis caused by kaolin* 299ff., 303, 315ff.
Kartagener-Syndrom, *syndrome of Kartagener* 175, 176
Kaverne bei Aktinomykose, *cavern due to actinomycosis* 350
— bei Coccidiose, *cavern due to coccidiosis* 359, 360
— bei Histoplasmose, *cavern due to histoplasmosis* 363, 365
Kavernen bei Silikose, *silicotic caverns* 270ff., 283, 288ff.
Kavernenbildung in Graphitstaublungen, *formation of caverns due to graphitic pneumoconiosis* 306
— bei Paracoccidiose, *formation of cavern due to paracoccidiosis* 394
kavernöse Lungenhistoplasmose, *cavernous pulmonary histoplasmosis* 395
keilförmige eosinophile Infiltrate, *wedge-shaped eosiniphilic infiltrations* 229ff.
Keuchhusten, Bronchitis bei, *bronchitis in case of whooping cough* 3, 4
—, Pneumonie bei, *pneumonia in case of whooping cough* 63, 66ff., 145/146 Lit., 178
Klebsiella pneumoniae 42
knotige syphilitische Pneumonie, *nodular syphilitic pneumonia* 198
Kohlenoxydvergiftung, *poisoning by carbon oxide* 2
Koksstaub-Lungenveränderungen, *pneumoconioses induced by coke-dust* 326
Kolliquationsnekrosen bei Graphitstaublunge, *colliquative necroses in case of graphitic pneumoconiosis* 306
Kombinationsform der Silikotuberkulose, *combined form of silicotuberculosis* 286
Kommabacillen, *comma bacillus* 118
Komplikationen der Silikose, *complications of silicosis* 267ff.
Komplikationsform der Silikotuberkulose, *complicated form of silicotuberculosis* 286
kongenitale Lungensyphilis, *congenital pulmonary syphilis* 195, 197ff.
Konglomeratknötchen, silikotische, *silicotic conglomerate tubercle* 258
Kontakt-Theorie (Silikosepathogenese), *contact theory (pathogeny of silicosis)* 257
Kontusionspneumonie, *pneumonia due to contusion* 116
Kopfsteinpflasterzeichen, *sign of camalote* 404, 405
Korundschmelzerlunge, *Shaver's disease* 307
Kreislauf bei Psittakose, *blood circulation in case of psittacosis* 90
— bei Virusgrippe, *blood circulation in case of virus influenza* 51
kruppöse Pneumonie, *lobar pneumonia* 15ff., 61, 76, 77

Lappenpneumonie, *lobar pneumonia* 14ff., 61, 76, 77, 215
Lappenverteilung der Bronchiektasien, *distribution of bronchiectases to pulmonary lobes* 169
Larynxstenose bei Paracoccidiose, *laryngeal stenosis due to paracoccidiosis* 394
Latenzzeit der Silikose, *latent period of silicosis* 267, 293
Lebercysten, *liver cysts* 176
Leptospirose, *leptospirosis* 157
Leptothrix 345
Leuchtgasvergiftung, *coal gas poisening* 100
Leukocytose bei Grippe, *leucocytosis in case of influenza* 77
— bei hypostatischer Pneumonie, *leucocytosis in case of hypostatic pneumonia* 112
— bei Lungenabsceß, *leucocytosis in case of pulmonary abscess* 119
— bei rheumatischer Pneumonie, *leucocytosis in case of rheumatic pneumonie* 112
Ligusterblüte, *privet flower* 241
Lindenblüten als Allergen, *lime-tree blossoms as allergen* 241
Lingula-Syndrom, *lingula syndrome* 234
Lipoidose, *lipoidosis* 332
Lippencyanose bei Q-Fieber, *cyanosis of the lips in case of Q-fever* 95
Lippenulceration bei Paracoccidiose, *ulceration of the lip due to paracoccidiosis* 378
Löffler-Syndrom, *Löffler's syndrome* 210ff., 387
—, Häufigkeit, *frequency of Löffler's syndrome* 211
Löslichkeitstheorie (Silikoseentstehung), *theory of solubility (pathogeny of silicosis)* 257
Löwenzahn als Allergen, *dandelion as allergen* 241
Lorbeerblüten als Allergen, *laurel blossoms as allergen* 241
Lues, *syphilis* 195ff., 204ff. Lit., 332, 335
Lues hereditaria 195, 197ff.
Lungenabszeß, *pulmonary abscess* 34ff., 118ff., 334, 348, 352, 410
— bei Aktinomykose, *pulmonary abscess due to actinomycosis* 124, 348ff.
— durch Aspergillus und Penicillium, *pulmonary abscess caused by aspergillus and penicillium* 380, 381
— durch Candida albicans, *pulmonary abscess due to candida albicans* 371, 373
Lungenaktinomykose, *pulmonary actinomycosis* 124, 332, 333, 345ff., 348, 351
Lungenbilharziose, *pulmonary bilharziasis* 332

Lungencoccidiose, *pulmonary coccidiosis* 359ff.
Lungencyste, *pulmonary cyst* 171ff., 334
— mit Moniliasis, *pulmonary cyst with moniliasis* 370, 371
— mit mykotischem Inhalt, *pulmonary cyst with mycotic contents* 355, 387, 388
Lungendysgenesie, *pulmonary dysgenesia* 388
Lungenechinococcus, Formen, *various forms of pulmonary echinococcus* 399
Lungenechinokokkose, *pulmonary echinococcosis* 398ff.
—, Ausbreitung, *pulmonary echinococcosis, spreading* 413
Lungenemphysem, s.a. Emphysem, *pulmonary emphysema, c.f. emphysema* 276
— und Asbestose, *pulmonary emphysema and asbestosis* 314
Lungenentwicklungsstörungen, *disturbances of development of the lungs* 170ff.
Lungenentzündung s.a. Pneumonie, *inflammation of the lungs c.f. pneumonia*
—, unspezifische, *non-tuberculous inflammations of the lungs* 1ff., 12ff.
Lungenfibrose, diffuse interstitielle, *diffuse interstitial pulmonary fibrosis* 333, 334
— durch Hartmetallstaub, *pulmonary fibrosis by hard metal dust* 326
—, idiopathische, *idiopathic pulmonary fibrosis* 330
— bei Korundschmelzern, *pulmonary fibrosis in Corundum melters* 307
— durch Ruß, *pulmonary fibrosis due to soot inhalation* 322, 323
Lungengangrän, *pulmonary gangrene* 35, 118ff., 334
Lungengefäßzeichnung bei Stauungsbronchitis, *vascular lung markings in case of congestive bronchitis* 12
„Lungengranulomatose" bei Beryllium-Arbeitern, "*pulmonary granulomatosis*" *in beryllium workers* 319, 320
Lungengumma, *pulmonary gumma* 198, 200ff.
Lungenhydatidencyste, *pulmonary hydatid cyst* 204, 236, 334, 398ff.
—, Mechanismus des Einbruchs in die Pleura, *mechanism of invasion of pulmonary hydatid cyst into pleura* 414, 415
Lungeninfarkt, *pulmonary infarction* 108ff.
Lungeninfiltrate, Ätiologie der flüchtigen eosinophilen, *etiology of transient successive pulmonary infiltrations* 235ff.
—, eosinophile, *eosinophilic pulmonary infiltrations,* cf. Löffler's syndrome or transient successive pulmonary infiltration with eosinophilia 208ff., 253, 254 Lit.
—, —, Dauer, *duration of eosinophilic pulmonary infiltrations* 213, 214
—, Formen, *various forms of pulmonary infiltrations* 214ff.
— mit Fremdeosinophilie, *pulmonary infiltrations with eosinophilia due to other causes* 253
— bei Leberechinokokkus-Cyste, *pulmonary infiltrations due to hepatic echinococcus cyst* 236
—, pathologische Anatomie der flüchtigen eosinophilen, *pathological anatomy of transient successive pulmonary infiltrations* 251, 252
—, primäre, *primary pneumonic infiltrations* 13, 360
Lungenkern, *core of the lung* 5ff.
— bei Bronchitis, *core of the lung in case of bronchitis* 3f.
Lungenlues, *pulmonary syphilis* 195ff., 204ff. Lit., 332, 335
—, Beschwerden der Patienten, *pulmonary syphilis, complaints of patients* 196
—, Häufigkeit, *frequency of pulmonary syphilis* 195, 196
—, historischer Überblick, *pulmonary syphilis, historic review* 195
—, therapeutischer Test, *pulmonary syphilis, therapeutic test* 197
Lungenlymphogranulomatose, *pulmonary lymphogranulomatosis* 332, 334
Lungenmetastasen und Siliko-Tuberkulose, *pulmonary metastases and silico-tuberculosis* 333, 334
—, vorgetäuschte, *spurious pulmonary metastases* 231
Lungenmykosen, *pulmonary mycoses* 321, 329, 332, 333, 345ff.
Lungenmilzbrand, *pulmonary anthrax* 53
Lungenmoniliasis, *pulmonary moniliasis* 367ff.
Lungenmykosen, Hauptlokalisationen, *main localizations of pulmonary mycoses* 385ff.
Lungenödem, *pulmonary edema* 75, 76, 334
Lungenparenchym, *lung parenchyma* 1, 184, 186, 386
Lungenpassage von Darmparasiten, *pulmonary passage of intestinal parasites* 236
Lungenröntgenbild bei Pneumokokkenpneumonie, *chest radiogram in case of pneumococcus pneumonia* 16ff.
— bei primär-atypischer Pneumonie, *chest radiogram in case of primary atypical pneumonia* 57ff.
Lungensarkom, *pulmonary sarcoma* 411
Lungenschädigungen durch organischen Staub, *pulmonary damage by organic dust* 326ff.
Lungensiderose, *pulmonary siderosis* 321, 323ff.
Lungensoor, *pulmonary thrush* 332, 345ff., 367ff.
Lungenspitzenbefall bei Aspergillose, *aspergillosis affecting pulmonary apex* 354
— bei Coccidioidose, *coccidioidosis affecting pulmonary apex* 387
Lungenstauung, *pulmonary congestion* 1, 204
Lungensyphilom, *pulmonary syphiloma* 198, 200ff., 332
Lungentorulose, *pulmonary torulosis* 381ff.
Lungentoxoplasmose, *pulmonary toxoplasmosis* 53, 54
Lungentuberkulose, *pulmonary tuberculosis* 185ff., 203, 209, 228, 240, 275, 277, 286ff., 290, 330
— und eosinophile Infiltratbildung, *pulmonary tuberculosis and Löffler's infiltration* 238, 239
— und Paracoccidiose, *pulmonary tuberculosis and paracoccidiosis* 376
Lungenvenenstauung, *venous pulmonary congestion* 111, 112
Lungenveränderungen bei Keuchhusten, *pulmonary changes due to pertussis* 66ff.
— Paracoccidiose, *pulmonary changes due to paracoccidiosis* 374ff.
— durch seltenere Metallstaubarten, *pneumoconioses due to rarer metal dusts* 326

Lungenvereiterung, *pulmonary suppuration* 406, 408
Lungenverkalkungen bei Histoplasmose, *pulmonary calcifications due to histoplasmosis* 362, 366, 367, 387
— und -verknöcherungen, *pulmonary calcifications and ossifications* 333, 387
Lungenzeichnung bei Bronchitis, *pulmonary markings in case of bronchitis* 1, 2
—, kleinfleckige Verschattungen, "*motted lung marking*" 330ff.
—, vermehrte streifige, *augmented striate lung markings* 160ff., 330
Lungenzerstörung bei Tuberkulose, *pulmonary destruction by tuberculosis* 184, 186, 187
Lutz-Splendore-Almeidasche Krankheit, *Lutz-Splendore-Almeida's disease* 374
Lymphangitis pulmonum 330
lymphangitische Form der Sporotrichose, *lymphangitic type of sporotrichosis* 381
Lymphknoten, bronchopulmonale, *broncho-pulmonary lymph nodes* 5
Lymphknotenschwellungen bei Ornithose, *swelling of lymph nodes in case of ornithosis* 86, 87
Lymphknotensilikose, *silicosis affecting lymph nodes* 262, 268ff., 292, 295ff.
Lymphocytose bei Q-Fieber, *lymphocytosis in case of Q-fever* 96
Lymphopenie bei Q-Fieber, *lymphopenia in case of Q-fever* 96

Maiglöckchen-Allergie, *allergy for lily of the valley* 241
maligne Pneumokoniosen, *malign pneumoconioses* 256
Manganstaub, *manganese dust* 326
Masern, Bronchitis bei, *bronchitis in case of measles* 3, 4
—, Pneumonie bei, *pneumonia in case of measles* 63ff., 145/146 Lit., 178
„Maserndreieck“, *triangular basal shadow, due to measles, in chest radiogram* 65
„massive fibrosis“ 298
Matrizentheorie (Silikosepathogenese), *matrix theory (pathogeny of silicosis)* 257
„mechanische Theorie“ (Pathogenese der Silikose), "*mechanic theory*" *(pathogeny of silicosis)* 257
Meckelsches Divertikel, *Meckel's diverticulum* 176
Mediastinaladhäsion, *mediastinal adhesion* 89
Mediastinalbeteiligung bei Mykosen, *mediastinal affection by mycosis* 385
Mediastinalverschiebung bei Echinokokkose, *mediastinal displacement due to echinococcosis* 415
Mediastinitis, eitrige, *purulent mediastinitis* 38, 131
Megacolon 176
Megamycetom, *megamycetoma* 352, 354
Megaoesophagus, *megaesophagus* 176
Megaureter 176
Mehlstaub als Ursache von Pilzerkrankungen, *flour-dust as cause of mycoses* 346
Mehlstauballergie, *flour-dust allergy* 208, 241
Meningitis 38
Metallstaubpneumonitis, *metal dust pneumonitis* 326
metapneumonisches Empyem, *metapneumonic empyema* 37
Meteorismus, *meteorism* 101
Mikrolithiasis alveolaris pulmonum 333
Milchaspiration, *aspiration of milk* 99
miliare Bang-Bronchopneumonie, *miliary broncho-pneumonia due to brucellosis* 50
— Carcinose, *miliary carcinosis* 321, 331
— Form der Leukämie oder der Lymphygranulomatose, *miliary form of leucemia or lymphogranulomatosis* 332
— — Löffler-Infiltrate, *miliary form of Löffler's infiltrations* 233, 234
— Grippepneumonie, *miliary influenzal pneumonia* 77
— Lungenveränderungen bei der Farmerlunge, *miliary pulmonary changes in case of farmer's lung* 328
— Pneumonie, *miliary pneumonia* 3, 41, 42, 66, 96, 332
miliartuberkulose-ähnliches Bild bei Bronchitis capillaris, *miliary-tuberculosis-like picture in case of capillary bronchitis* 3
— — Beryllose, *miliary-tuberculosis-like radiogram in case of berylliosis* 321
— — Mykosen, *miliary-tuberculosis-like radiogram in case of mycoses* 360, 375, 376, 387
— — Pneumokoniose, *miliary-tuberculosis-like radiogram in case of pneumoconiosis* 330
— — Siderose, *miliary-tuberculosis-like radiogram in case of pulmonary siderosis* 324
Milzcyste, *splenic cyst* 176
Mineur-Silikose, akute, *acute miner's silicosis* 293ff.
Mischstaubsilikose, "*mixed dust silicosis*", *pneumoconiosis* 257ff., 268ff., 291ff., 295ff., 325
— von Baryt und Quarz, *pneumoconiosis due to barite and quartz* 319
— in der Glas- und Zementindustrie, *pneumoconiosis in glas and cement workers* 301ff.
— keramischen Industrie, *pneumoconioses of pottery workers* 299ff.
Mischstaubsilikosen in der Erdfarben- und Ockerfarbenindustrie, *pneumoconioses of earthcolour and ochre paint workers* 305
Mittellappenpneumonie, *pneumonia of middle lobe* 19, 21, 24, 30ff., 47, 100
Mittellappenschrumpfung, *shrinkage of middle lobe* 162
Mittellappensyndrom, *middle lobe syndrome* 234
Mitralstenose, *mitral stenosis* 331
Moniliasis 332, 345ff., 367ff., 387
—, Schleimhautläsionen bei, *mucosal lesions due to moniliasis* 347
Mononucleosis infectiosa 68, 69, 115
Montagsdyspneo, *Monday-cough* 327, 328
Montagsjammer, *monday-fever or Monday-feeling* 327
Morbus Bang, *brucellosis* 49ff., 78, 140 Lit.
Morbus Besnier-Boeck-Schaumann, *Boeck's sarcoidosis* 79, 204, 321, 331, 359
Morbus Hodgkin 204, 362, 385
Morphinvergiftung, *morphinism* 100
Mortalität der Coccidiose, *mortality due to coccidiosis* 359
— Nokardiose, *mortality due to nocardiosis* 373
— bei Pneumonie, *mortality due to pneumonia* 13, 14, 43, 46, 48, 62, 63
— Torulose, *mortality due to torulosis* 382

Mucor 345, 373
Mucormykose, *mucor mycosis* 348, 373, 387
Mucoviscidose, *mucoviscidosis* 175ff.
Müller-Asthma, *grinder's asthma* 327, 328
„Münzen-Läsionen“, *coin lesions* 388
Mutterhydatide, verkapselte, *encysted mother hydatid* 414
Mycetom, *mycetoma* 386, 388
Mycotorula candida 367
Mykose und Antibiotica- oder Corticosteroidbehandlung, *mycosis and treatment by antibiotics and/or corticosteroids* 346, 352, 356, 367ff.
Mykose-Kaverne, *mycotic cavern* 350, 359, 360, 363, 365, 387
Mykosen, sog. generalisierte, *socalled "generalized" mycoses* 346
— der Lunge, Literaturverzeichnis, *references to pulmonary mycoses* 396, 397
mykotische Lungenerkrankungen, *pulmonary mycoses* 321, 329, 332, 345ff.
— —, allgemeine Symptomatologie, *general symptomatology of pulmonary mycoses* 346ff.
mykotischer Abszeß, *mycotic abscess* 347, 348ff.
Myokardschädigung bei Q-Fieber, *myocardial lesion in case of Q-fever* 95

Nasennebenhöhlenerkrankungen und Bronchiektasien, *diseases of the paranasal sinuses and bronchiectases* 175, 176, 188
Nativaufnahme bei chronischer Bronchitis, *chronic bronchitis in plain survey radiogram* 5ff.
Neal-Schneitersche Krankheit, *Neal-Schneiter's disease* 327
Necator americanus 236
Nerventorulose, *nervous torulosis* 382, 383
Neuritis bei Pneumonie, *neuritis due to pneumonia* 38
Nickel-Carbonyl-Pneumonie, *nickel carbonyl pneumonia* 326
Nierencyste, *renal cyst* 176
Nierenschädigung bei Pneumonie, *renal damage due to pneumonia* 38
Nistytyn 389
Nocardia asteroides 373
Nocardiose, *nocardiosis* 345, 348, 373ff., 385

Oberflächentheorie (Silikoseentstehung), *surface theory (pathogeny of silicosis)* 257
Oberlappenpneumonie, *pneumonia of upper lobe* 17, 18, 19, 20, 22, 44, 58ff., 120, 219
Obstruktionssyndrom bei Silikose oder Silikotuberkulose, *obstruction syndrome due to silicosis and/or silico-tuberculosis* 275, 276
Ockerstaublunge, *ochry pneumoconiosis* 305, 306
Ölmikroembolie, *oil microembolism* 237
Ölplombe, *oleothorax* 187
Oesophago-Bronchialfistel bei Silikose, *esophago-bronchial fistula due to silicosis* 272
Oesophago-Trachealfistel, *esophago-tracheal fistula* 100
Oesophagusdivertikel, *esophageal diverticulum* 176
Oidiomykose, *oidiomycosis* 361
organische Staubarten, *organic kinds of dust* 326ff.
Ornithose, *ornithosis* 50, 78, 80ff., 148ff. Lit.
—, röntgenologische Befunde, *radiological findings in case of ornithosis* 81ff.

Osteomyelitis bei Aktinomykose, *osteomyelitis in case of actinomycosis* 347ff., 385
— Blastomykose, *osteomyelitis due to blastomycosis* 359, 385
Otitis media bei Pneumonie, *otitis media accompanying pneumonia* 38
Ovarialcyste, *ovarial cyst* 176

Pachypleuritis 122, 185ff., 310ff., 388
Pancoast-Tumor, *Pancoast tumour* 202
Pankreasfibrose und Bronchiektasie, *fibrosis of the pancreas and bronchiectasis* 176
Paracoccidioides brasiliensis 374
Paracoccidioidomykose, *paracoccidioidomycosis* 374
Paracoccidiose, *paracoccidiosis* 345ff., 374ff.
— des Larynx und der Lunge, *laryngeal and pulmonary paracoccidiosis* 394
parasitäre Ätiologie von Sukzedaninfiltraten, *parasitic etiology of transient successive infiltrations* 220, 236, 237
— generelle Reticulohistiocytose, *parasitic generalized reticulohistiocytosis* 362
— Noxen, *parasitic noxae* 236, 237
Parenchymtuberkulose, *tuberculosis of pulmonary parenchyma* 185ff.
PAS als Allergen, *PAS as allergen* 237
Pathogenese der Bronchiektasien, *pathogenesis of bronchiectases* 169ff.
Pankreasschädigung bei Pneumonie, *pancreatic damage due to pneumonia* 38
Papageienkrankheit, *parrot fever* 80ff., 148ff. Lit.
Paprikaspalterlunge, *toxomycosis* 329
parapneumonischer Pleuraerguß, *parapneumonic pleural effusion* 24, 37, 45, 48
parapneumonisches Empyem, *parapneumonic empyema* 37, 38, 45, 48
— Lungengangrän, *parapneumonic pulmonary gangrene* 126ff.
Parotitis bei Pneumonie, *parotitis accompanying pneumonia* 38
Pasteurella pestis 53
Penicillin als Allergen, *penicillin as allergen* 237, 238
Penicilliose, *penicilliosis* 345, 346, 380, 381
Penicillium 345, 380
Penicilliummykose, *penicillium mycosis* 380
Perforation silikotischer Lymphknoten, *perforation of silicotic lymph nodes* 271
Peribronchitis 177, 179, 326, 330, 352, 363
peribronchiektatische bronchopneumonische Prozesse, *peribronchiectatic bronchopneumonic processes* 188ff.
— Infiltrationen, *peribronchiectatic infiltrations* 164ff.
Peribronchiolitis 4
peribronchitische Phase der primär atypischen Pneumonie, *peribronchitic phase of primary atypical pneumonia* 61
pericystische Membran (Echinococcus), *pericystic membrane (echinococcus)* 398ff.
perifokales Emphysem, *perifocal emphysema* 273
perihiläres eosinophiles Infiltrat, *perihilar eosinophilic infiltration* 218
Perikarditis, *pericarditis* 38
perinoduläres Emphysem, *perinodular emphysema* 261, 295, 296, 297

„peripheral pooling", 276, 277, 279
Peripleuritis 385
Peritonitis bei Pneumonie, *peritonitis accompanying pneumonia* 38
„Perlschnurform" bei chronisch-deformierender Bronchitis, *string-of-pearls shape of bronchi due to deforming bronchitis* 274, 275
Pestpneumonie, *pneumonic plague* 53, 141 Lit.
Pfeifferscher Bazillus, *Pfeiffer's bacillus* 49, 72
Pfeiffersches Drüsenfieber, *Pfeiffer's disease* 68, 69, 146 Lit.
pflanzliche Allergene, *vegetable allergens* 240, 141
„Pfropfsilikose", *"graftet tuberculosis"* 286
Phagocytose und Staubelimination, *phagocytosis and elimination of dust* 255, 257
Phlebitis 38
Phtisis atra 210, 271
Pilzerkrankungen der Lunge, *pulmonary mycoses* 321, 345ff.
„pinhead-Typ" der Silikose, *pinhead-type of silicosis* 267, 268
Pleurabeteiligung bei Lues, *pleurisy accompanying syphilis* 199ff., 202, 203
— bei Mykosen, *pleural affection by mycoses* 347, 349, 351ff., 381, 388
— bei Q-Fieber, *pleural lesion in case of Q-fever* 95
— bei Tularämie, *pleurisy accompanying tularemia* 52
Pleuraechinokokkose, *pleural echinococcosis* 413, 414, 417 Lit.
—, Häufigkeit, *frequency of pleuraechinococcosis* 415, 416
Pleuraerguß, *pleural effusion* 37, 41, 45, 48ff., 77, 119, 123, 199ff., 231, 364, 388
— und eosinophile Infiltrate, *pleural effusion and eosinophilic infiltrations* 231, 232, 234, 235, 242, 243, 246, 247
— bei Urämie, *pleural effusion in case of uremia* 104ff.
pleurale Veränderungen bei Bronchiektasien, *pleural changes accompanying atelectases* 162, 185ff.
„Pleuramäuse", *"pleural mice"* 408, 415
Pleurareaktionen, allergische, *allergic pleural reactions* 209ff., 231
Pleuraschwarte und Bronchiektasie, *pleural thickening and bronchiectasis* 185ff.
— nach Schußverletzung, *pleural thickening following gunshot wound* 122
Pleuraverkalkungen bei Asbestose, *pleural calcifications due to asbestosis* 310ff.
Pleuraverschwartung bei Asbestose, *pleural callosities due to asbestosis* 310ff.
Pleuritis, eosinophile, *eosinophilic pleurisy* 234, 235
— exsudativa 191, 189, 203, 209, 348, 407
— bei M. Bang, *pleurisy due to brucellosis* 50
— sicca 191, 199, 203
plurifokale eosinophile Infiltrate, *plurifocal eosinophilic infiltrations* 221, 222, 231ff.
Pneumocystis Carinii 69
Pneumokokken, *pneumococci* 14ff., 117, 118
Pneumokokkenpneumonie, *pneumococcus pneumonia* 15ff., 215
—, besondere Verlaufsformen, *pneumococcus pneumonia, special courses of disease* 27ff.
—, Prognose, *prognosis in case of pneumococcus pneumonia* 16
Pneumokoniosen, *pneumoconioses* 119, 255ff., 335ff. Lit., 386
— im Erzbergbau, *pneumoconioses in ore miners* 262, 298ff.
— Glimmerbergbau, *pneumoconioses in mica miners* 304
— in der Industrie feuerfester Steine, *pneumoconioses in fire-clay workers* 301
—, internationale Klassifikation, *international classification of pneumoconioses* 266, 267
— der Kohlenbergarbeiter, *coal miners' pneumoconioses* 260, 263, 265, 295ff.
— in der Metallindustrie, *pneumoconioses in metal workers* 268, 299
— bei Porzellinern, *pneumoconioses in porcelain workers* 258, 299ff.
—, Röntgenologie, *roentgenology of pneumoconioses* 259ff.
— der Schieferarbeiter, *pneumoconiosis of slatecutters* 303
— in der Schotterindustrie, *pneumoconioses in roadmetal workers* 304
—, Terminologie, *nomenclature of pneumoconioses* 255, 256
Pneumomykosen, *pneumomycoses* 321, 329, 332, 385ff.
„pneumonia alba" 197, 198
— migrans 83ff.
Pneumonie, *pneumonia* 12ff., 133ff. Lit., 215, 381
—, abortive, *abortive pneumonia* 27
— bei Adenovirusinfektion, *adenovirus infection causing pneumonia* 79
—, bakterielle, *bacterial pneumonia* 14ff., 78
— durch Brucella Bang, *pneumonia caused by brucella abortus Bang* 49ff., 140/141 Lit.
—, chronische, *chronic pneumonia* 117, 155 Lit.
—, extrapulmonale Komplikationen, *extrapulmonary complications of pneumonia* 37ff., 131, 132
—, herdförmige, *focal pneumonia* 38ff.
—, hypostatische, *hypostatic pneumonia* 111ff.
—, interstitielle, *interstitial pneumonia* 45, 74, 82ff., 38, 103, 115, 146 Lit.
—, — plasmacelluläre, *interstitial plasmacellular pneumonia* 69ff.
— bei Keuchhusten, *pneumonia in case of pertussis* 63, 64, 145/146 Lit.
—, klinisches Bild, *clinical picture of pneumonia* 15, 16, 43, 45, 46, 55ff., 90, 95, 210ff.
—, Komplikationen, *complications following pneumonia* 31ff., 45, 46, 48, 62, 77, 131, 132
—, Lappen-, *lobar pneumonia* 14ff., 61, 76, 77, 215
—, Literatur, *pneumonia, references* 136ff.
—, lobuläre, konfluierende, *confluent lobular pneumonia* 45, 83ff.
— bei Masern, *pneumonia in case of measles* 3, 63ff., 145/146 Lit.
—, miliare, *miliary pneumonia* 3, 31, 32, 77
— bei Pfeifferschem Drüsenfieber, *pneumonia in case of infectious mononucleosis* 68, 69, 146 Lit.
—, primär-atypische, *primary atypical pneumonia* 54ff., 78, 141ff. Lit., 348
—, rheumatische, *rheumatic pneumonia* 112ff., 154/155 Lit.
—, sekundäre, *secondary pneumonia* 45, 46, 72, 78, 99ff.

Pneumonie, syphilitische, *syphilitic pneumonia* 197, 198
— durch Thomasschlacken- und Manganstaub, *pneumonia caused by Thomas meal and/or manganese dust* 326
—, traumatische, *traumatic pneumonia* 115ff., 155 Lit.
—, urämische, *uremic pneumonia* 102ff., 153/154 Lit.
— verursacht durch Haemophilus influenzae, *pneumonia caused by Pfeiffer's bacillus* 49, 78, 139/140 Lit.
—, verzögerte Lösung, *delayed resorption of pneumonic infiltrations* 31ff., 117
—, zentrale, *central pneumonia* 28, 29
Pneumonieerreger, *germs causing pneumonia* 14, 42, 69, 78, 132
Pneumonieletalität, *lethality due to pneumonia* 12, 13, 38, 43, 46, 48, 62, 63, 72
Pneumonien mit verzögertem Heilungsverlauf, *pneumonias with delayed healing* 27ff.
Pneumonierezidiv, *recurrence of pneumonia* 31
Pneumonitis (im anglo-amerikanischen Schrifttum), *pneumonitis (as used in Anglo-American literature)* 54
— durch Beryllium, *pneumonitis due to beryllium* 319ff.
Pneumopathia osteoplastica 333
Pneumopericyste, *pneumopericyst* 403, 404
Pneumosklerose, *pneumosclerosis* 326
Pneumothorax, hydatidärer hypertensiver, *hydatid hypertensive pneumothorax* 406, 407
— bei Lungengumma, *pneumothorax due to syphiloma* 202
Poliomyelitis und interstitielle Pneumonie, *poliomyelitis and interstitial pneumonia* 115
Pollenallergie, *pollen allergy* 208, 240, 241, 243
Polyarthritis rheumatica 112ff.
— bei Silikose, *polyarthritis accompanying silicosis* 282ff.
Porphyr-Staublunge, *porphyry silicosis* 303
Porzellanstaublunge, *porcelain dust silicosis* 258, 293ff.
postdiphtherische Lähmung, *postdiphtheric paralysis* 100
postnatale Bronchiektasien, *postnatale bronchiectases* 170, 172
postoperative Pneumonie, *post-operative pneumonia* 101, 102
postpneumonischer Pleuraerguß, *postpneumonic pleural effusion* 37
„poststenotische Bronchiektasie", "*poststenotic bronchiectasis*" 183ff.
Prellungspneumonie, *pneumonia due to contusion* 116
primär-atypische Pneumonien unbekannter Ätiologie, *primary atypical pneumonias, etiology unknown* 54ff., 141ff. Lit.
„primary virus pneumonitis" 54
primitive Paracoccidioidmykosis der Lunge, *primitive pulmonary paracoccidiosis* 379
progressive Form der Histoplasmose, *progressive type of histoplasmosis* 362, 364
Pseudobronchiektasien, *pseudobronchiectases* 158
pseudoluisches Lungeninfiltrat Fanconi-Hegglin, *pseudo-syphilitic pulmonary infiltrate Fanconi-Hegglin* 91ff., 117
Pseudotumoren der Lunge bei Mykosen, *pseudotumours of the lungs due to mycoses* 364, 372, 375ff., 384
Psittakose, *psittacosis* 78, 80ff., 148ff.
Psittakose-Ornithose-Pneumonie, *psittacosis-ornithosis pneumonia* 81ff.
Psittakoserekonvaleszentenserum, *psittacosis convalescent serum* 91
Puerperalsepsis, *puerperal sepsis* 118
pulmonale Aspergillose, *pulmonary aspergillosis* 353
Pyämie, *pyemia* 118
— bei Aktinomykose, *pyemia in case of actinomycosis* 349
Pyelektasie, *pyelectasis* 176
Pyopneumothorax 131, 191

Quarzstaubsilikose, *quartz dust silicosis* 257ff., 291ff., 299ff.
Q-Fieber (Queenslandfieber), *Q-fever (Queensland fever)* 15, 93ff., 151/152ff.
—, Ätiologie, *etiology of Q-fever* 94
—, klinisches Bild, *clinical picture of Q-fever* 94, 95, 96
—, Lungenröntgenbefund, *chest radiogram in case of Q-fever* 96ff.

Rachitis und Pneumonie, *rachitis and pneumonia* 39, 40
Rasselgeräusche, *râles* 3, 4, 72, 112
Reichmannsche Regenstraßen, *Reichmann's "rain lines"* 264, 265, 277ff., 288
„Reinigung der Lungenfelder", "*cleaning of pulmonary fields*", (pseudo-vanishing of pneumoconiotic nodes by fibrotic shrinkage) 256, 263, 297
rekurrierende Pneumonie, *recurring pneumonia* 31
Resistenzbestimmung von Keimen im Sputum, *determination of germ resistance from sputum, antibiogram* 132
reticuloendotheliale Cytomykose, *reticuloendothelial cytomycosis* 362
Rezidivneigung der Moniliasis, *proneness to relapse of moniliasis* 371
— der Penicilliose, *proneness to relapse of penicilliosis* 380
rheumatisch-allergische Pleuritis, *rheumatic-allergic pleurisy* 209
„rheumatische" Lungenkrankheit, "*rheumatic*" *pulmonary disease* 285
— Pneumonie, *rheumatic pneumonia* 112ff., 154/155 Lit.
Rheumatismus und Silikose, *rheumatism and silicosis* 282, 283
Rhino-Tracheo-Bronchitis, *rhino-tracheobronchitis* 1, 2
Rickettsien, *rickettsia* 94
Rickettsiose, *rickettsiosis* 94, 115, 330
Riesenzellpneumonie, *giant cell pneumonia* 65
Rippenfraktur, *fracture of rib* 117
Rippenresektion, *costotomy* 187
Röntgenschichtbild, Wert bei chronischer Bronchitis, *tomography, value in case of chronic bronchitis* 6, 7
Rundherd bei Löfflers Syndrom, *spherical infiltration in case of Löffler's syndrome* 228, 229
Rundherd-Pneumokoniose, *pneumoconiosis with coalescent nodulation* 280ff.
Rußlunge, *soot lung* 322, 323

Saccharomyces 345
Sandsteinsilikose, *sandstone silicosis* 292, 293
Sandstrahler-Silikose, *silicosis of sandblasters* 269, 299
schalenförmige Verkalkungen bei Silikose, *eggshell-calcifications due to silicosis* 268ff., 292, 295, 296, 301, 303, 334
Schamotte-Silikose, *fire-brick workers' silicosis* 301, 302
Schatteneinteilung bei Silikose, *classification of shadows due to silicosis* 266, 267
Schaumzellen, *foam cells* 117
„Schellenzeichen", "*bell sign*" 354, 355, 357, 390
Scheuerpulverfabrikation, akute Silikose bei, *acute silicosis of scouring-sand manufacturers* 295
Schichtaufnahmen bei Pneumonie, *tomograms in case of pneumonia* 18, 20, 35, 41
— bei Silikotuberkulose, *tomography in case of silicotuberculosis* 289
Schichtuntersuchung bei Bronchiektasen, *tomography in case of bronchiectases* 158ff., 164ff., 181, 184, 186, 190
— bei Echinokokkose, *tomography in case of echinococcosis* 404ff.
— bei eosinophilem Infiltrat, *tomography in case of transient successive infiltration* 225
— bei Lungenabsceß, *tomography in case of pulmonary abscess* 121ff.
— bei Mykosen, *tomography in case of mycoses* 385, 386, 390
— bei Silikose, *tomography in case of silicosis* 260, 270ff.
Schieferlunge, *silicosis of slatecutters* 303
Schlafmittelvergiftung, *poisoning by narcotic* 100
Schleimhautdivertikel, *mucosal diverticulum* 9
Schleimhautläsionen bei Mykosen, *mucosal lesions due to mycoses* 347, 362
Schluckstörungen, *disturbances of deglutition* 100
Schneeberger Lungenkrebs, *Schneeberg lung cancer* 285, 298, 299
„Schneegestöberlunge", "*snow-drift lung*" 261, 262, 304, 316
Schrotkornlunge, "*small shot lung*" 261, 291
Schrumpfungserscheinungen bei Silikose, *pulmonary shrinkage due to silicosis* 261ff.
Schwefelsäuredämpfe-Inhalation, *inhalation of gaseous sulphuric acid* 4
Schweißerlunge, *welder's lung (siderosis)* 323, 324
Schwielenbildung bei Silikose, *silicotic tylosis* 262ff.
Scolex 398
Scolices, fremdkörpergranulome-verursachende, *scolices causing foreign body granulomas* 236, 251
Segmentatelektasen bei Psittakose, *segmental atelectases in case of psittacosis* 86, 87
Segmentpneumonie, *segmental pneumonia* 21, 25ff.
— bei Psittakose, *segmental pneumonia in case of psittacosis* 88, 89
sekundäre, akute, rheumatische Pneumonie, *secondary acute rheumatic pneumonia* 114, 115
Sekundärstadium der Lues, Lungenbeteiligung, *pulmonary affection in case of secondary syphilis* 198, 199
Selbstreinigung der Bronchien, *self-cleaning of the bronchial system* 187
Seropneumothorax 124, 407, 408, 410
Seroreaktion bei Lungenlues, *seroreaction in case of pulmonary syphilis* 196ff.
Shaver's disease 307
Sidero-Asbestose, *sidero-asbestosis* 325
Siderose der Lunge, *pulmonary siderosis* 321, 323ff.
Sidero-Silikose, *sidero-silicosis* 325
Siderosis pulmonum 321, 323ff.
„silent bronchopneumonia" 54
„Silikatose", "*silicatosis*" 307, 308, 315
„Siliko-Arthritis", "*silico-arthritis*" 283
Silikose, *silicosis* 257ff., 335ff.
—, akute, *acute silicosis* 293ff., 304
—, atypische, *atypical silicosis* 280ff.
—, besondere Formen, *special forms of silicosis* 267ff.
—, Disposition, Entwicklung und Verlauf, *disposition for, development and course of silicosis* 267
—, einseitige, *unilateral silicosis* 280, 281
— aus dem Goldbergbau, „reine", "*pure*" *pneumoconiosis in gold miners* 291, 292, 304
—, Hilusveränderungen, *changes of hilum due to silicosis* 262ff., 295ff.
—, Komplikationen, *complications of silicosis* 267ff.
— und Lungen- bzw. Bronchialkrebs, *silicosis and pulmonary and/or bronchial cancer* 285, 286, 298, 299
— in der Metallindustrie, *silicosis in metal workers* 268, 299
—, Pathogenese, *pathogenesis of silicosis* 257
—, Röntgenologie, *roentgenology of silicosis* 259ff.
— bei Silicasteinarbeitern, *silicosis in silica-stone workers* 301
—, Steingewerbe, *stone-mason's silicosis* 292
—, tumoröse Form, *tumourous silicosis* 280ff.
—, Verkalkungen bei, *calcifications due to silicosis* 268ff., 282, 288, 292, 303
—, Vorstadium, *prestage of silicosis* 265
Silikosetypen, berufsspezifische, *occupational types of silicosis* 291ff.
silikotische Lymphknoten, *silicotic lymph nodes* 268ff., 292, 295ff., 303ff.
Silikotuberkulose, *silicotuberculosis* 275, 277, 286ff.
—, klinische Symptomatologie, *clinical symptoms of silicotuberculosis* 287ff.
„simple pneumoconiosis" 297, 298
„simultane Infektion", "*simultaneous infection*" 286
Sinusitis und Bronchiektasie, *sinusitis and bronchiectasis* 188
Situs inversus und Bronchiektasien, *situs inversus and bronchiectases* 175
Speicherkrankheit, *thesaurismosis* 330, 332
Spirochaeta bronchialis 197
— Castellani 197
— pallida 197
Spirochätennachweis, *proof of spirochaetes* 196, 197
Spirochaetosis pulmonum 332
Splenomegalie bei Histoplasmose, *splenomegaly due to histoplasmosis* 362
Spontanpneumothorax bei Aluminiumlunge, *spontaneous pneumothorax in case of aluminosis* 318

Spontanpneumothorax bei Asbestose, *spontaneous pneumothorax due to asbestosis* 314
— bei Echinokokkose, *spontaneous pneumothorax due to echinococcosis* 407, 408, 412, 413
— bei Grippe, *spontaneous pneumothorax during influenza* 77
— bei Paprikaspalterlunge, *spontaneous pneumothorax due to toxomycosis* 329
— bei Silikose, *spontaneous pneumothorax due to silicosis* 273, 274
Sporotrichinreaktion, *sporotrichin reaction* 381
Sporotrichomykose, *sporotrichomycosis* 381
Sporotrichose, *sporotrichosis* 346, 381, 385
Sporotrichum Schenckii 345, 381
Sputum bei Lungenabszeß, *sputum in case of pulmonary abscess* 119, 132
Stadieneinteilung der Asbestose, *staging of asbestosis* 311
— der Silikose, *staging of silicosis* 260ff.
— der Talkumlunge, *staging of talcosis* 314
Staphylococcus aureus haemolyticus 72, 78
Staphylokokkenpneumonie, *pneumonia caused by staphylococci* 46ff., 72, 139/140 Lit.
Staub, Pathogenität, *pathogenicity of dust* 255
Staubinhalation, *inhalation of dust* 1, 4, 267
Staublunge, infektiöse, *infectious pneumoconiosis* 286
Staublungenerkrankungen, *pneumoconioses* 119, 255ff., 286ff.
— bei Gußputzern, *pneumoconioses in castmetal cleaners* 299
—, Nomenklatur, *terminology of pneumoconioses* 256, 265ff.
— bei Steinzeugarbeitern, *pneumoconioses in crockery workers* 299
Staublungenveränderungen durch anorganische Staubarten, *pneumoconioses due to anorganic dusts* 316ff.
— durch Kaolin, *pneumoconioses due to kaolin* 299ff., 303, 315ff.
— durch Kieselgur, *pneumoconioses due to diatomaceous earth* 306, 307
— durch nichtsilikogene Staubarten, *pneumoconioses due to non-silicogenic dusts* 316ff.
Stauungsbronchitis, *congestive bronchitis* 2ff., 12, 330
Stauungslunge, *pulmonary congestion* 330ff.
Steinhauer-Silikose, *stone-mason's silicosis* 292
Stilbamidine 359
St. Joachimsfieber, *St. Joachim's fever* 359
Strahlenfibrose, *radio-fibrosis* 330
Strahlenpneumonitis, *radio-pneumonitis* 179, 185, 186
Streptococcus MG 344 55, 57
— pyogenes 118
Streptokokkenpneumonie, *pneumonia caused by streptococci* 45, 46, 72, 77, 139/140 Lit.
Streptomycinallergie, *streptomycin allergy* 238, 239, 240
Streptothrix 345, 381
Streptotrichose, *streptotrichosis* 332, 381
Strongyloidesinfektion, *strongyloidiasis* 236
Strumitis bei Pneumonie, *strumitis accompanying pneumonia* 38
Sturmvogelkrankheit, "*stormy petrel's disease*" 80ff.
Sukzedaninfiltrate, *successive pulmonary infiltrations* 214ff., 218ff.
Sulfadiazin 363
Sulfamidbehandlung der Paracoccidiose, *treatment of paracoccidiosis by sulfamid* 375, 377
— bei Torulose, *treatment of torulosis by sulfamid* 383
Sulfonamidbehandlung der Aktinomykose, *treatment of actinomycosis by sulfonamides* 349, 391, 393
Sulfonamide als Allergen, *sulfonamides as allergen* 237
Syphilis der Lunge, *pulmonary syphilis* 195ff., 332
syphilitische Aortitis, *syphilitic aortitis* 196
— Phthise, "*syphilitic phthisis*" 200, 202

„Talc plaques“ 315
Talfieber, *valley fever* 359
Talkose und Lungentuberkulose, *talcosis and pulmonary tuberculosis* 315
Talkumlunge (Talkose), *pneumoconiosis due to talcum, talcosis* 314, 315, 321
Terramycin 98
Tertiärstadium der Lues, Lungenbeteiligung, *tertiary stage of syphilis, pulmonary affection* 199ff.
Thermopolyspora polyspora 328, 329
Thomasschlackenmehl, *Thomas meal* 326
thorakale (pulmonale) Form der Tularämie, *thoracic (pulmonary) form of tularemia* 51, 52
Thoraxfistel bei Mykose, *thoracic fistula due to mycosis* 348ff., 391ff.
— bei Nokardiose, *thoracic fistula due to nocardiosis* 373
Thoraxplastik, *thoracoplastic* 187
Thoraxschmerz bei Mykosen, *thoracic pain due to mycoses* 347, 359
Thoraxtrauma, stumpfes, *contused thorax trauma* 115ff.
Thrombophlebitis 109, 118
Thrombose der Lungengefäße bei Aspergillose, *pulmonary thrombosis by aspergillosis* 352
— nach Pneumonie, *thrombosis following pneumonia* 38
Tomographie bei Bronchiektasien, *tomography in case of bronchiectases* 158ff., 164ff., 181, 184, 186, 190
— der Silikose, *tomography in case of silicosis* 260, 270ff.
Tonarbeiter-Silikose, *clay-workers' silicosis* 301
Tonerdstaub, *alumina dust* 316ff.
Torula histolytica 381
Toruloma 384, 388
Torulomykose, *torulomycosis* 381
Torulose, *torulosis* 332, 345, 381ff.
— und Lungentuberkulose, *torulosis and pulmonary tuberculosis* 383
—, neurologische Form, *neuropathic type of torulosis* 382
—, primär-pulmonale Form, *primary-pulmonary type of torulosis* 382
Totalatelektase, *total atelectasis* 101, 183
toxische Granulationen der neutrophilen Granulocyten, *toxic granulation of neutrophilic granulocytes* 15
Toxocarainfektion, *infection by larva migrans* 252

Toxomykose, *toxomycosis* 329
Toxoplasmose, *toxoplasmosis* 53, 54, 115, 157 Lit., 332
Trachealstenose bei Paracoccidiose, *tracheal stenosis due to paracoccidiosis* 394
Tracheobronchitis bei Lues, *tracheobronchitis in case of syphilis* 198, 199
Traktionsdivertikel des Oesophagus bei Silikose, *traction diverticulum of esophagus due to silicosis* 272
Transversaltomogramm bei Bronchiektasien, *transversal tomogram in case of bronchiectases* 167, 191
traumatische Pneumonie, *traumatic pneumonia* 115ff., 155 Lit.
Trichinose, *trichinosis* 236
„Trommelschlegelfinger", *hippocratic finger* 188
tuberkulöse Streuung, und Silikose, *tuberculous dissemination, and silicosis* 290, 330
Tuberkulose und Lues, *tuberculosis and syphilis* 199, 203
Tuberkulosebacillus und Löffler-Syndrom, *tubercle bacillus and Löffler's syndrome* 240
Tuberkulo-Silikose, *tuberculo-silicosis* 286
Tularämie, *tularemia* 51, 52, 140/141 Lit.
—, Röntgenbild, *tularemia, radiographic picture* 52
typhoide Form der Tularämie, *typhoid form of tularemia* 51

„Uhrglasnägel", "*watch glas nails*" 188
ulcerös-gummöse Form der Blastomykose, *ulcerous-gummous type of blastomycosis* 358
Unterlappenpneumonie, *pneumonia of lower lobe* 19, 20, 23, 33, 34, 44, 58, 59, 76, 97, 100
Urämie, *uremia* 102ff.
Urethan 237

Vanadiumpentoxydlunge, *vanadium pentoxide-induced pneumoconiosis* 325
„Variety X" 54
Verkalkungen bei Histoplasmose, *calcifications due to histoplasmosis* 362, 363, 366, 367
— Silikose, *calcifications accompanying silicosis* 268ff., 282, 288, 292
Verknöcherungen in silikotischen Herden, *ossifications in silicotic lesions* 271
Verlaufskontrolle bei Silikose und Tuberkulose, *control of course of silicosis and tuberculosis* 290
Virusgrippe, *virus influenza* 49, 71ff.
—, Röntgenbefunde, *radiological findings in case of influenzal pneumonia* 73ff.
Viruspneumonie, *virus pneumonia* 54ff., 71ff., 141ff. Lit., 348
—, Ätiologie, *etiology of virus pneumonia* 55
—, klinischer Verlauf, *clinical course of virus pneumonia* 55, 56
—, Laboratoriumsbefunde, *laboratory reports during virus pneumonia* 56, 57
—, Röntgenbefunde, *radiological findings in case of virus pneumonia* 57ff.
viscerale Form der Paracoccidiose, *visceral type of paracoccidiosis* 374

Wabenlunge, *honeycomb lung* 119, 164, 200, 333
wabige Lungenstruktur, *honeycombed pulmonary structure* 160ff., 174
Wanderpneumonie, *migrating pneumonia* 29ff.
„Wassermann-positives Lungeninfiltrat", "*pulmonary infiltrate with positive Wassermann's test*" 92, 117, 150/151 Lit., 196
Wassermann-Reaktion, *Wassermann's test* 91ff., 196ff.
Wegeners Granulomatose, *Wegener's granulomatosis* 204
Wernicke-Posadasche Krankheit, *Wernicke-Posada's disease* 359
Wüstenfieber, *desert fever* 359

Zentralnervensystem bei Psittakose, *central nervous system in case of psittacosis* 90
Zerfall silikotischer Schwielen, *decay of silicotic callosities* 270ff.
Zinnoxydlunge, *tin-oxide-induced pneumoconiosis* 325
Zirkulationsstörungen der Lunge, *disturbances of pulmonary circulation* 1, 4
Zuckerrohrlunge, *bagassosis* 329
„Zusatztuberkulose", "*additional tuberculosis*" 286, 304
Zwerchfelladhäsion, *adhesion of diaphragm* 89
Zwillingsforschung bei Silikose, *twin research for silicosis* 267

Subject Index

(English-German)

Where English and German spelling of a word is identical, the German version is omitted

abscess cavity in case of pulmonary infarction, *Abszeßhöhle bei Lungeninfarkt* 109, 110
— formations within the lungs, *Abszeßbildungen der Lunge* 34ff., 43, 48, 76, 77, 109, 117ff., 155ff. Lit., 190, 270ff., 335, 348ff., 352, 363, 371, 373, 380, 381
— metastasis, *Abszeßmetastase* 131
ACTH, treatment of Löffler's infiltrations by, *ACTH-Behandlung eosinophiler Infiltrate* 244, 245
Actinomyces Israeli 348, 391
actinomycoma 388
actinomycosis, *Aktinomykose* 124, 332, 334, 345ff., 348ff.
—, cervico-facial localization of, *Aktinomykose, cervico-faciale Lokalisation* 348
—, cervico-thoracal manifestation of, *Aktinomykose, cervico-thorakale Lokalisation* 350
—, pleuro-pulmonal form of, *Aktinomykose, pleuropulmonale Form* 349, 351, 352
—, sternal, *Aktinomykose des Sternum* 392, 393
—, thoracic fistula due to, *Aktinomykose, Thoraxfistel* 348ff., 391ff.
—, — manifestation of, *Aktinomykose, thorakale Lokalisation* 348ff., 391ff.
acute berylliosis, *akute Berylliose* 319ff.
"acute infection of the respiratory tract with atypical pneumonia" 54
— silicosis, *akute Silikose* 293ff., 304
"additional tuberculosis", *„Zusatztuberkulose"* 286, 304
adenohypophysis, cyst of, *Hypophysenvorderlappencyste* 176
"adenoidal-pharyngeal-conjunctival infection" 79
adenomatosis, pulmonary, *Adenomatose, pulmonale* 332
adenopathy in the neck region, due to mycoses, *Adenopathien am Hals bei Mykosen* 348, 350, 362
adenovirus infection, pneumonia accompanying, *Adenovirusinfektion mit Pneumonie* 79, 148 Lit.
adventitia of echinococcus cyst, *Adventitia der Echinococcuscyste* 398, 399
aerosol treatment of pulmonary abscesses, *Aerosolbehandlung von Lungenabszessen* 132
albuminuria in case of pneumococcus pneumonia, *Albuminurie bei Pneumokokkenpneumonie* 16, 96
— — pulmonary gangrene, *Albuminurie bei Lungengangrän* 119
— — Q-fever, *Albuminurie bei Q-Fieber* 96
alcoholism and pneumonia, *Alkoholismus und Pneumonie* 36, 43, 129
allergens, *Allergene* 208, 235ff.
—, bacterial, *Allergene, bakterielle* 240
—, drug, *Allergene, medikamentöse* 237ff.
—, unknown and/or undiscovered, *Allergene, unbekannte bzw. unerkannte* 241ff.
—, vegetable, *Allergene, pflanzliche* 240, 241
"allergic lower-lobe- and apex-syndrome", *„allergisches Unterlappen-Spitzen-Syndrom"* 234
— reactions of the respiratory system, *allergische Reaktionen der Atemorgane* 208ff., 327
alumina dust, *Tonerdstaub* 316ff.
aluminium pneumoconiosis, *Aluminiumlunge* 307, 318ff.
— —, clinical course of, *Aluminiumlunge, klinischer Verlauf* 317, 318
— silicate, *Aluminiumsilikat* 315
aluminosis, *Aluminose* 307, 316ff.
—, complications of, *Aluminiumlunge, Komplikationen* 318
alveolar cell tumour, *Alveolarzelltumor* 332
ammonia, inhalation of, *Ammoniakinhalation* 4
Amphotericin B 378, 394
amyloidosis, *Amyloidose* 332
Andersen, syndrome of, *Andersen-Syndrom* 176
angiography, selective, in case of silicosis, *Angiographie, selektive, bei Silikose* 278, 280
angiopneumography in case of mycoses, *Angiopneumographie bei Mykosen* 385
Ankylostoma duodenale 236
anthracosilicosis, *Anthrakosilikose* 268ff., 297ff., 305ff.
anthrax, pneumonia due to, *Anthrax-Pneumonie* 53, 141 Lit.
antibiogram, determination of germ resistance from sputum, *Resistenzbestimmung von Keimen im Sputum* 132
antibiotic therapy in case of pneumonia, statistics, *Antibiotikatherapie und Lungenentzündungen, Statistik* 13, 14
antibiotics, treatment with, causing mycosis, *Antibiotikatherapie und Mykose* 346, 367, 373, 389, 390
antigen-antibody reaction, *Antigen-Antikörperreaktion* 208, 240, 250, 257
aortic syphilis, *Aortensyphilis* 195, 196
APC virus, *APC-Virus* 79
aplasia of a lung, *Aplasie einer Lunge* 170
A.R.D. virus, *A.R.D.-Virus* 79
arsen dermatitis, *Arsendermatitis* 237
arthritis accompanying pneumonia, *Arthritis bei Pneumonie* 38
asbestosis, *Asbestose* 266, 308ff.
— and cancer, *Asbestose und Krebs* 312, 313

asbestosis, pre-stage of, *Asbestose, Vorstadium* 311
— and pulmonary tuberculosis, *Asbestose und Lungentuberkulose* 313, 314
asbestotic bodies, *Asbestosekörperchen* 308, 315
Ascaridiasis 236, 240, 249ff.
Aschoff's bodies, *Aschoffsche Rheumaknötchen* 115
aspergilloma, *Aspergillom* 354, 357, 388
aspergillosis affecting pulmonary apex, *Lungenspitzenbefall bei Aspergillose* 354
— with moniliasis, *Aspergillose und Moniliase* 353
—, pulmonary, *Aspergillose, pulmonale* 345ff., 352ff., 373, 380, 387
Aspergillus fumigatus 352
Aspergillus niger 352
aspiration pneumonia, *Aspirationspneumonie* 99ff.
Assmann's early pulmonary infiltrate, *Assmannsches Frühinfiltrat* 209, 228
Asthma bronchiale 208ff.
Asthmolysin 7
atelectases in case of whooping cough, *Atelektase bei Keuchhusten* 66ff.
— due to silicosis, *Atelektase bei Silikose* 276, 334
— due to torulosis, *Atelektase bei Torulose* 383, 384
atelectasis due to aspiration pneumonia, *Atelektase bei Aspirationspneumonie* 101
— due to bronchiectases, *Atelektase bei Bronchiektasien* 160, 178, 183, 185
— due to bronchitis, *Atelektase bei Bronchitis* 8
— due to hypostasis, *Atelektase bei Hypostase* 112
— due to Löffler's syndrome, *Atelektase bei eosinophilem Infiltrat* 231
— due to paracoccidiosis, *Atelektase bei Paracoccidiose* 374
— due to pneumonia, *Atelektase bei Pneumonie* 19, 21, 25, 117
"atypical pneumonia with leucopenia" 54
Aureomycin 45, 91, 96

Bacillus fusiformis 118
Bacterium mucosum capsulatum 42
bacterial allergens, *bakterielle Allergene* 240
bacteriemia, *Bakteriämie* 38, 45, 118
bagassosis, *Bagassosis* 329
—, *Zuckerrohrlunge* 329
balance of dust deposition, *Bilanz der Staubablagerung* 256
barbituric acid preparations, *Barbitursäurepräparate* 237
barite pneumoconiosis, *Barytstaublunge* 318, 319
"Balkan fever", „*Balkanfieber*“ 94
Bauxit 316ff.
"bell sign", „*Schellenzeichen*“ 354, 355, 357, 390
"benign bronchopulmonary inflammation" 54
— pneumoconioses, *benigne Pneumokoniosen* 256, 323ff.
berylliosis, *Berylliose* 266, 319ff.
—, *Berylliumlunge* 319ff.
beryllium granulomatosis, *Beryllium-Granulomatose* 319ff.
— pneumonia, *Beryllium-Pneumonie* 319
"— sarcoid", „*Beryllium-Sarkoid*" 320
blastomycosis, European, *Blastomykose, europäische* 381ff.
—, North-American, *Blastomykose, nordamerikanische* 332, 345ff., 357ff., 385ff.
blastomycosis, South-American, *Blastomykose, südamerikanische* 374
blood circulation in case of psittacosis, *Kreislauf bei Psittakose* 90
— — — virus influenza, *Kreislauf bei Virusgrippe* 51
— picture in case of brucellosis, *Blutbild bei Morbus Bang* 50
— — — Löffler's syndrome, *Blutbild bei Löfflers Infiltrat* 210, 212ff., 231
— — — psittacosis, *Blutbild bei Psittakose* 90
— — — pulmonary gangrene, *Blutbild bei Lungengangrän* 119
— — — Q-fever, *Blutbild bei Q-Fieber* 96
— — — rheumatic pneumonia, *Blutbild bei rheumatischer Pneumonie* 112
— — during pneumonia, *Blutbild bei Pneumonie* 15, 47
Boeck's sarcoidosis, *Morbus Besnier-Boeck-Schaumann* 79, 204, 321, 331, 359
Brazilian blastomycosis, *brasilianische Blastomykose* 374
breastbone, pains behind the, *Brustbein, Schmerzen hinter dem* 2, 117, 196, 347, 359
bronchial carcinoma, *Bronchialcarcinom* 183, 204
— cyst, *Bronchuscyste* 170ff.
— development, arrest of, *Hemmungsmißbildungen am Bronchialbaum* 170ff.
— —, disturbance of, *Bronchialentwicklung, Störung* 170ff.
— displacement by echinococcus cyst, *Bronchusverdrängung durch Echinococcuscyste* 399ff., 404ff.
— irrigation fluid, proof of penicillium in, *Bronchialspülflüssigkeit, Nachweis von Penicillium* 380
— obliteration, *Bronchusobliteration* 8, 9, 178ff.
— spasms in case of silicosis, *Bronchialspasmen bei Silikose* 277
— stenosis due to silicosis, *Bronchusstenose bei Silikose* 275, 276
— tuberculosis, *Bronchustuberkulose* 169, 185
— wall, destruction of, *Bronchialwandzerstörung* 9, 179ff.
— —, weakness of, *Bronchuswandschwäche* 175
bronchiectases, *Bronchiektasien* 5, 10, 11, 118, 131, 158ff., 170ff., 271, 332, 354, 369, 406ff.
— due to abnormal reactions to environment influences, *Bronchiektasien als Folge abnormer Reaktionen auf Umweltseinflüsse* 175ff.
—, aquired, *Bronchiektasien, erworbene* 173, 177ff., 406ff.
— due to bagassosis, *Bronchiektasien bei Bagassosis* 329
— due to chronic destruction of bronchial wall, *Bronchiektasien als Folge chronischer Bronchuswanddestruktion* 179ff., 406ff.
—, complaints of patients with aquired, *Bronchiektasien, erworbene, Beschwerden der Patienten* 187, 188
—, complications of, *Bronchiektasien, Komplikationen* 188ff.
—, congenital, *Bronchiektasien, angeborene* 169, 170ff.
— due to constitutional metabolic anomalies, *Bronchiektasien als Folge konstitutioneller Stoffwechselanomalien* 175ff.

bronchiectases and dilatation of other glandular and cavernous organs, *Bronchiektasien und Dilatation anderer glandulärer und kavitärer Organe* 175, 176
—, diseases acompanying, *Bronchiektasien, Begleitkrankheiten* 188
— following pulmonary syphilis, *Bronchiektasien nach Lungenlues* 200
—, frequency of, *Bronchiektasien, Häufigkeit* 159
— induced bei bronchostenosis, *Bronchiektasien, induziert durch Bronchusstenose* 183ff.
—, localisation of, *Bronchiektasien, Lokalisation* 169
—, observation of course of, *Bronchiektasien, Verlaufsbeobachtung* 189
—, pathogenesis, morphology, and clinical picture of, *Bronchiektasien, Pathogenese, Morphologie und Klinik* 169ff.
—, patients' complaints in case of, *Bronchiektasien, Beschwerden der Patienten* 175, 196
—, perihydatid, *Bronchiektasien, perihydatidäre* 406ff.
— in plain survey, *Bronchiektasien im Nativbild* 160ff.
—, references, *Bronchiektasien, Literatur* 133ff., 191ff.
—, significance of tensile forces in shrinking pulmonary and pleural processes for the development of, *Bronchiektasien, Bedeutung von Zugkräften schrumpfender Lungen- und Pleuraprozesse für die Entstehung* 185ff.
— due to silicosis, *Bronchiektasien bei Silikose* 275, 276
— and sinusitis, *Bronchiektasien und Sinusitis* 188
— due to topographic aberrations, *Bronchiektasien als Folge topographischer Aberrationen* 175ff.
— due to toxomycosis, *Bronchiektasien bei Toxomykose* 329
—, various shapes of, *Bronchiektasien, Formen* 168
bronchiectatic abscess, *bronchiektatischer Abszeß* 190
— pneumonia, *Bronchiektasienpneumonie* 119, 179ff.
Bronchiectasis teleangiectatica 171ff.
— universalis 171ff.
Bronchiolitis 3ff., 329, 332
— intramuralis 4
— obliterans 4, 326
bronchiolostenosis, *Bronchiolostenose* 4, 178
Bronchitis 1ff., 322, 330, 352, 361
—, acute, *Bronchitis, akute* 1, 2, 3
—, allergic, *Bronchitis, allergische* 208ff.
— capillaris 3ff.
— in case of brucellosis, *Bronchitis bei M. Bang* 50
—, chronic, *Bronchitis, chronische* 4ff., 118, 159, 176ff., 208, 368
— deformans 8ff., 11, 12, 118, 176ff., 274ff.
— intramuralis 179
—, references, *Bronchitis, Literatur* 135, 136
— and silicosis, *Bronchitis und Silikose* 274ff.
— ulcerosa 179
bronchogenic cyst, *bronchogene Cyste* 410
bronchography in case of actinomycosis, *Bronchographie bei Aktinomykose* 351
— — aspergillosis, *Bronchographie bei Aspergillose* 353, 357
— — bronchiectases, *Bronchographie bei Bronchiektasien* 158, 159, 162ff., 167ff., 173, 174, 179, 180, 182, 186
bronchography in case of chronic bronchitis, *Bronchographie bei chronischer Bronchitis* 6ff., 179ff., 274ff.
— — hydatid cyst, *Bronchographie bei Hydatidencyste* 400, 404ff.
— — mycoses, *Bronchographie bei Mykosen* 386
— — pulmonary abscess, *Bronchographie bei Lungenabscess* 127, 129
— — — echinococcosis, *Bronchographie bei Lungenechinokokkose* 399ff.
—, selective, in case of silicosis, *Bronchographie, selektive, bei Silikose* 274ff.
bronchomalacia, *Bronchomalacie* 4
bronchomoniliasis, *Bronchomoniliase* 367
bronchomycosis, penicilliar, *Bronchomykose, penicilliäre* 380
Bronchopneumonia in adolescence 54
bronchopneumonia, *Bronchopneumonie* 15ff., 38ff., 63ff., 178, 181ff., 187, 191, 217, 221, 224, 363
— and asbestosis, *Bronchopneumonie und Asbestose* 314
— in case of brucellosis, *Bronchopneumonie bei M. Bang* 50
— — measles, *Bronchopneumonie bei Masern* 63ff., 178
—, confluent, *Bronchopneumonie, konfluierende* 40
—, hemorrhagic, *Bronchopneumonie, hämorrhagische* 76
—, miliary form of, *Bronchopneumonie, miliare Form* 41, 42, 66
—, post-operative, *Bronchopneumonie, postoperative* 101, 102
—, pseudo-syphilitic, *Bronchopneumonie, pseudoluische* 91ff., 196
—, recurring, *Bronchopneumonie, rezidivierende* 176, 181
"— of unknown etiology", „*Bronchopneumonie unbekannter Ätiologie*" 54
bronchopulmonary moniliasis, *bronchopulmonale Moniliasis* 367ff.
— mycoses, *bronchopulmonale Mykosen* 321, 329, 332, 345ff., 362ff.
bronchoscopy in case of bronchiectases, *Bronchoskopie bei Bronchiektasen* 169
bronchospasm, *Bronchialspasmus* 7
bronchostenosis, *Bronchusstenose* 118, 169, 181ff., 275, 276
bronchus, destruction of, *Bronchusdestruktion* 177ff., 187
brucellosis, *Brucellose* 49ff., 78, 140
—, *Morbus Bang* 49ff., 78, 140 Lit.
bullous emphysema, *bullöses Emphysem* 3ff.
Buss-Buschke's disease, *Buss-Buschkesche Krankheit* 381ff.
byssinosis, strippers' asthma, *Baumwollunge* 327ff.

calcifications accompanying silicosis, *Verkalkungen bei Silikose* 268ff., 282, 288, 292
— in case of pulmonary syphilis, *Kalkeinlagerungen bei Lungensyphilis* 201, 204
— due to histoplasmosis, *Verkalkungen bei Histoplasmose* 362, 363, 366, 367
Candida albicans 371, 372
camalote, sign of, *Camalote-Zeichen, Kopfsteinpflasterzeichen* 404, 405

candidamycosis, *Candidomykose* 367
candidiasis, *Candidiase* 367, 389, 390
candidioma 388
capillary bronchitis, *capillare Bronchitis* 3ff.
Caplan's syndrom, *Caplan-Syndrom* 280ff.
carbon oxide, poisoning by, *Kohlenoxydvergiftung* 2
cardial insufficiency, *Herzinsuffizienz* 111ff.
— shadow in case of fluid lung, *Herzschatten bei Flüssigkeitslunge* 103, 105ff.
carnified pneumonia, *carnifizierte Pneumonie* 34
cavern due to actinomycosis, *Kaverne bei Aktinomykose* 350
— due to coccidiosis, *Kaverne bei Coccidiose* 359, 360
— due to histoplasmosis, *Kaverne bei Histoplasmose* 363, 365
— due to paracoccidiosis, formation of, *Kavernenbildung bei Paracoccidiose* 394
cavernous pulmonary histoplasmosis, *kavernöse Lungenhistoplasmose* 395
cavern formation due to graphitic pneumoconiosis, *Kavernenbildung in Graphitstaublungen* 306
caverns, silicotic, *Kavernen bei Silikose* 270ff., 283, 288ff.
central nervous system in case of psittacosis, *Zentralnervensystem bei Psittakose* 90
cerebral abscess, *Hirnabszeß* 132, 191
— — with moniliasis, *Hirnabszeß bei Moniliasis* 372
chest radiogram in case of pneumocococcus pneumonia, *Lungenröntgenbild bei Pneumokokkenpneumonie* 16ff.
— — — primary atypical pneumonia, *Lungenröntgenbild bei primär-atypischer Pneumonie* 57ff.
Chicago disease, *Chikagoer Krankheit* 357
Chloromycetin 98
cholesterol pneumonia, *Cholesterinpneumonie* 117, 118, 155 Lit.
chromatosis pulmonary (pulmonary cancer due to chromate), *Chromatlunge (Chromatlungenkrebs)* 321, 322
chronic berylliosis, *chronische Berylliose* 321
— myelosis and pneumonia, *chronische Myelose und Pneumonie* 39
— pneumonia, *chronische Pneumonie* 117
circulation, disturbances of pulmonary, *Zirkulationsstörungen der Lunge* 1, 4
circumnodular emphysema, *circumnodöses Emphysem* 261ff., 273, 295ff.
classification of shadows due to silicosis, *Schatteneinteilung bei Silikose* 266, 267
— of silicosis in three stages, *Dreistadieneinteilung der Silikose* 261ff.
clay-workers' silicosis, *Tonarbeiter-Silikose* 301
"cleaning of pulmonary fields", (pseudo-vanishing of pneumoconiotic nodes by fibrotic shrinkage), „*Reinigung der Lungenfelder*" 256, 263, 297
Clostridium histolyticum 118
coal gas poisening, *Leuchtgasvergiftung* 100
coarse-spotted eosiniphilic infiltration, *grobfleckiges eosinophiles Infiltrat* 227, 228
coccidioidomycosis, *Coccidioidomykose* 332, 359ff.
coccidioidosis affecting pulmonary apex, *Lungenspitzenbefall bei Coccidioidose* 387
coccidioma 388
coccidiosis, *Coccidiose* 332, 347, 359ff., 387
—, erythema in case of, *Coccidiose, Erythem bei* 347
Coccidioides immitis 345, 359
coin lesions, „*Münzen-Läsionen*" 388
coke-dust, pneumoconiosis induced by, *Koksstaub-Lungenveränderungen* 326
cold agglutination of erythrocytes, *Kälteagglutination der Erythrocyten* 56, 57, 78, 93
coli infection, apical abscess due to, *Coli-Abszeß der Lungenspitze* 123
colliquative necroses in case of graphitic pneumoconiosis, *Kolliquationsnekrosen bei Graphitstaublunge* 306
combined form of silicotuberculosis, *Kombinationsform der Silikotuberkulose* 286
comma bacillus, *Kommabacillen* 118
complicated form of silicotuberculosis, *Komplikationsform der Silikotuberkulose* 286
complications of silicosis, *Komplikationen der Silikose* 267ff.
congenital pulmonary syphilis, *kongenitale Lungensyphilis* 195, 197ff.
congestion, pulmonary, *Stauungslunge* 330ff.
congestive bronchitis, *Stauungsbronchitis* 2ff., 12, 330
conglomerate tubercles, silicotic, *Konglomeratknötchen, silikotische* 258
contact theory (pathogeny of silicosis), *Kontakt-Theorie (Silikosepathogenese)* 257
Conteben 238, 239
contrecoup in case of thorax contusion, *Contrecoup bei Brustkorbprellung* 115, 117
control of course of silicosis and tuberculosis, *Verlaufskontrolle bei Silikose und Tuberkulose* 290
contusion, pneumonia due to, *Kontusionspneumonie* 116
core of the lung, *Lungenkern* 5ff.
— — in case of bronchitis, *Lungenkern bei Bronchitis* 3ff.
cor pulmonale 175
corticosteroids, treatment by, causing mycosis, *Corticosteroidbehandlung und Mykose* 346, 367, 389, 390
—, treatment of Löffler's infiltrations by, *Corticosteroidbehandlung eosinophiler Infiltrate* 244
costotomy, *Rippenresektion* 187
cotton mill fever, *Baumwollmühlenfieber* 327
"cough", „*Husten*" 1, 4, 119, 196, 211, 212, 347, 382
croupous pneumonia c.f./lobar pneumonia, *croupöse Pneumonie*/s.a. Lappenpneumonie 14ff., 61, 76, 77, 215, 216
cryptococcomycosis, *Cryptokokkomykose* 381
cryptococcosis, *Cryptokokkose* 332, 345, 381ff.
Cryptococcus neoformans 381ff.
cutaneous-mucous type of histoplasmosis, *cutanmuköse Form der Histoplasmose* 362, 363
cutaneous tularemia, *Hauttularemie* 51
— type of blastomycosis, *cutane Form der Blastomykose* 358
cyanosis of the lips in case of Q-fever, *Lippencyanose bei Q-Fieber* 95
Cystadenoma Sinus Morgagni 176
cysticercosis, *Cysticerkose* 236, 334
cystic kidney, *Cystenniere* 176
— liver, *Cystenleber* 176

cystic lung, *Cystenlunge* 333
— pancreas fibrosis, *cystische Pankreasfibrose* 176
— tumoural form of aspergillosis, *cystische Tumorform der Aspergillose* 352, 354ff.
cysts by mycoses, formation of, *Cystenbildung bei Mykosen* 387, 388

dandelion as allergen, *Löwenzahn als Allergen* 241
Darling's disease, *Darlingsche Krankheit* 332, 333, 345ff., 362ff.
decay of silicotic callosities, *Zerfall silikotischer Schwielen* 270ff.
deforming bronchitis, *deformierende Bronchitis* 8ff., 11, 12, 118, 176ff., 274ff.
deglutition, disturbances of, *Schluckstörungen* 100
dermal ulcerations due to paracoccidiosis, *Hautulcerationen bei Paracoccidiose* 377
dermatitis, blastomycotic, *Dermatitis, blastomykotische* 357
desert fever, *Wüstenfieber* 359
diabetes and pulmonary gangrene, *Diabetes und Lungengangrän* 129
diagnosis of pulmonary syphilis, Diagnostik der Lungenlues 196, 197
diaphragm, adhesion of, *Zwerchfelladhäsion* 89
diatomaceous earth, *Diatomeenerde* 306
differential diagnosis of actinomycosis, *Differentialdiagnose der Aktinomykose* 349
— — aspergillosis, *Differentialdiagnose der Aspergillose* 352
— — berylliosis, *Differentialdiagnose der Berylliose* 321
— — blastomycosis, *Differentialdiagnose der Blastomykose* 359
— — coccidiosis, *Differentialdiagnose der Coccidiose* 359
— — echinococcosis, *Differentialdiagnose der Echinokokkose* 410ff.
— — Friedländer's pneumonia, *Differentialdiagnose der Friedländerpneumonie* 45
— — moniliasis, *Differentialdiagnose der Moniliasis* 371
— — mycoses, *Differentialdiagnose der Mykosen* 359, 385ff., 371, 374, 379
— — paracoccidiosis, *Differentialdiagnose der Paracoccidiose* 374, 379
— — pneumoconioses, *Differentialdiagnose der Pneumokoniosen* 330ff.
— — primary virus pneumonia-Q-fever, *Differentialdiagnose, primäre Viruspneumonie — Q-Fieber* 95, 96
— — psittacosis-ornithosis, *Differentialdiagnose der Psittakose-Ornithose* 90, 91
— — pulmonary abscess or gangrene, *Differentialdiagnose bei Lungenabszeß oder -Gangrän* 131
— — — syphilis, *Differentialdiagnose der Lungenlues* 198, 203, 204
— — silicotuberculosis, *Differentialdiagnose der Silikotuberkulose* 288ff., 330
— — transient successive pulmonary infiltrations, *Differentialdiagnose der eosinophilen Lungeninfiltrate* 214ff., 252, 253
— — tuberculous and silicotic caverns, *Differentialdiagnose silikotischer und tuberkulöser Kavernen* 272
dislocation of bronchi by echinococcus cyst, *Dislokation der Bronchien durch Echinokokkuscyste* 399ff., 404ff.
"disseminated focal pneumonia" 54
distribution of bronchiectases to pulmonary lobes, *Lappenverteilung der Bronchiektasien* 169
disturbances of development of the lungs, *Lungenentwicklungsstörungen* 170ff.
drainage bronchus, *Drainagebronchus* 119ff., 127
drug allergy, *Arzneimittelallergie* 237ff.
ductuli alveolares 179
dust, inhalation of, *Staubinhalation* 1, 4, 267
—, pathogenicity of, *Staub, Pathogenität* 255

earlier diagnosis of pneumoconioses, *Frühdiagnostik von Pneumokoniosen* 259
echinococcosis, *Echinokokkose* 204, 236, 334
—, pericystic inflammatory reaction, *Echinokokkose, pericystische entzündliche Reaktion* 401, 402
—, peripneumocyst, *Echinokokkose, Peripneumocyste* 402ff.
—, pleural, *Echinokokkose der Pleura* 413, 414
—, rupture of cyst, *Echinokokkose, Ruptur der Cyste* 404ff.
echinococcus cyst, development of, *Echinococcuscyste, Entwicklung* 398ff.
— embryo, *Echinococcusembryo* 398
eggshell-calcifications due to silicosis, *schalenförmige Verkalkungen bei Silikose* 268ff., 292, 295, 296, 301, 303, 334
emphysema accompanying influenzal pneumonia, *Emphysem bei Grippepneumonie* 72ff.
—, bronchitic, *Emphysembronchitis* 6, 10, 182, 327
— in case of silicosis, *Emphysem bei Silikose* 261ff., 272ff., 295ff.
emphysematous blisters in case of silicosis, *Emphysemblasen bei Silikose* 296, 297
empyema, *Empyem* 37ff., 45, 48, 131, 191, 388
— necessitatis in case of mycoses, *Empyema necessitatis bei Mykosen* 346ff., 385, 391
endocarditis rheumatica 112
enlargement of hilum due to penicilliosis, *Hilusvergrößerung bei Penicilliose* 380
enterococci, causing pneumonia, *Enterokokkenpneumonie* 49, 139/140 Lit.
eosinophilia, *Bluteosinophilie* 209ff., 236ff.
eosinophilic catarrh, *eosinophiler Katarrh* 208
— granulocytes, *eosinophile Granulocyten* 213
— pulmonary infiltrations, clinical aspects of, *eosinophile Lungeninfiltrate* 210ff.
— — —, duration of, *Lungeninfiltrate, eosinophile, Dauer* 213, 214
— — —, cf. Löffler's syndrome or transient successive pulmonary infiltration with eosinophilia, *Lungeninfiltrate, eosinophile* 208ff., 253, 254 Lit.
ephedrine, *Ephedrin* 7
esophageal diverticulum, *Oesophagusdivertikel* 176
esophago-bronchial fistula due to silicosis, *Oesophago-Bronchialfistel bei Silikose* 272
esophago-tracheal fistula, *Oesophago-Trachealfistel* 100
expectoration, *Auswurf* 347, 387

exposure period and asbestosis, *Expositionszeit und Asbestose* 312
— — in case of aluminium pneumoconiosis, *Expositionszeit bei Aluminiumlunge* 316
— — (to quartz) in case of silicosis, *Expositionszeit bei Silikose* 267, 298, 295, 304
exsiccation of a hydatid cyst, *Austrocknung einer Hydatidencyste* 405
extrapulmonary symptoms of mycoses, *extrapulmonale Symptome bei Mykosen* 346ff.
eye, tularemia of the, *Augentularemie* 51

familial occurence of Löffler's syndrome, *familiäres Auftreten eosinophiler Infiltrate* 248ff.
farmer's lung, *Farmerlunge* 328, 329
febris eosinophilica monocytaria (Magrassi-Leonardi) 63, 145 Lit.
— undulans 50
fibrinous pulmonary infiltrations in case of influenza, *fibrinöse Lungenherde bei Grippe* 77
fibrosis following coccidiosis, productive, *Fibrose, produktive, nach Coccidiose* 360
—, fibrosis, interstitial, *Fibrose, interstitielle* 4
fire-brick workers' silicosis, *Schamotte-Silikose* 301, 302
fistulography in case of actinomycosis, *Fistulographie bei Aktinomykose* 352, 385
flax dust, *Flachsstaub* 328
"FLH" (Farmer's Lung Hay) 329
flour-dust allergy, *Mehlstauballergie* 208, 241
— as cause of mycoses, *Mehlstaub als Ursache von Pilzerkrankungen* 346
fluid lung, *Flüssigkeitslunge* 103ff.
fluor-spar pneumoconiosis, *Flußspat-Pneumokoniose* 303, 304
foam cells, *Schaumzellen* 117
focal pneumonia, *Herdpneumonie* 14, 100, 101
Friedländer's pneumonia, *Friedländerpneumonie* 14, 42ff., 117
— —, clinical picture of, *Friedländerpneumonie, klinisches Bild* 43
— —, references, *Friedländer-Pneumonie, Literatur* 138, 139
Fungidiona 359
fuso-bacterium Plaut-Vincenti 118

gall bladder, diverticulum of, *Gallenblasendivertikel* 176
— — cyst, *Gallenblasencyste* 176
gangrene, sputum in case of pulmonary, *Gangränsputum* 119
generalized coccidiosis, *generalisierte Coccidiose* 360
genesis of bronchiectases, *Genese der Bronchiektasien* 170ff.
geotrichomycosis, *Geotrichomykose* 361
geotrichosis, *Geotrichose* 348, 361, 371, 372
Geotrichum 345, 361
germ resistance, determination from sputum, *Resistenzbestimmung von Keimen im Sputum* 132
giant cell pneumonia, *Riesenzellpneumonie* 65
Gillchrist's disease, *Gillchristsche Krankheit* 332, 345ff., 357ff.
glas-workers' silicosis, *Glasarbeiter-Silikose* 303
"grafted tuberculosis", „*Pfropfsilikose*" 286
Grancher's disease (splenopneumonia), *Granchersche Krankheit* 362
granite silicosis, *Granit-Staublunge* 303
graphite-Carborundum pneumoconiosis, *Graphit-Carborund-Staublunge* 305
graphite pneumoconiosis, *Graphitstaublunge* 305, 306
grinder's asthma, *Müller-Asthma* 327, 328
gummous, diffuse type of sporotrichosis, *gummöse, diffuse Form der Sporotrichose* 381

Haemophylus influenzae 13, 49, 78, 139/140 Lit.
Hamman-Rich syndrome, *Hamman-Rich-Syndrom* 333, 334
hard ray expositions in case of pulmonary abscess cavities, *Hartstrahlaufnahmen bei Einschmelzungshöhlen* 121ff.
— — exposure in case of pneumonia, *Hartstrahlaufnahme bei Lungenentzündung* 18, 19
hematite, *Hämatit* 325
hemoptyses due to aspergillosis, *Hämoptoen bei Aspergillose* 347
— in case of silicosis, *Hämoptoen bei Silikose* 271
hemoptysis due to blastomycosis, *Hämoptoe bei Blastomykose* 359
— in case of bronchiectases, *Hämoptoe bei Bronchiektasien* 191
— — echinococcosis, *Hämoptoe bei Echinokokkose* 409
— due to coccidiosis, *Hämoptoe bei Coccidiose* 359
— mycoses, *Hämoptoe bei Mykosen* 347, 352
hepatomegaly due to histoplasmosis, *Hepatomegalie bei Histoplasmose* 362
heterotopic echinococcosis, *heterotope Echinokokkose* 413ff.
hidradenoma cysticum 176
hilar adenopathy due to coccidiosis, *Hilus-Adenopathie bei Coccidiose* 360
— changes due to mycoses, *Hilusveränderungen bei Mykosen* 360, 367, 378, 385, 386
— — soot-induced pulmonary fibrosis, *Hilusveränderungen bei Rußlunge* 322, 323
— coarsening by silicosis, *Hilusvergröberung bei Silikose* 262ff.
— enlargement in case of primary atypical pneumonia, *Hilusverbreiterung bei primär-atypischer Pneumonie* 57ff.
— glands in case of Löffler's syndrome, swelling of, *Hilusdrüsenschwellung bei Löffler-Syndrom* 234
— — — paracoccidiosis, *Hilusdrüsen bei Paracoccidiose* 378
— infiltrations, eosinophilic, *Hilusinfiltrate, eosinophile* 217ff., 232ff.
— lymph nodes in case of brucellosis, swelling of, *Hiluslymphknotenschwellung bei M. Bang* 50
— — — — Pfeiffer's disease, swelling of, *Hiluslymphknotenschwellung bei Pfeifferschem Drüsenfieber* 69
— — — — pneumonia, *Hiluslymphknoten bei Pneumonie* 41, 42
— — — swelling due to measles, *Hiluslymphknotenschwellung bei Masern* 66
— — — swelling due to moniliasis, *Hilusdrüsenvergrößerung bei Moniliasis* 367ff.
— — — swelling due to syphilis, *Hiluslymphknotenschwellung bei Lues* 199, 201

hilar shadow in case of acute bronchitis, *Hilusschatten bei akuter Bronchitis* 1, 2
— — — chronic bronchitis, *Hilusschatten bei chronischer Bronchitis* 5ff.
— — — — pneumonia, *Hilusschatten bei chronischer Pneumonie* 118
— — — influenza, *Hilusschatten bei Influenza* 73, 75
— — — rheumatic pneumonia, *Hilusschatten bei rheumatischer Pneumonie* 112ff.
hippocratic finger, *„Trommelschlegelfinger"* 188
Hirst test, *Hirst-Test* 78
histoplasma capsulatum 362, 395
histoplasmin reaction, *Histoplasminreaktion* 362, 366
histoplasmoma 363, 364, 388
histoplasmosis, *Histoplasmose* 332, 333, 345ff., 362ff., 386ff.
— of laryngeal mucosa, *Histoplasmose der Larynxmucosa* 365
—, mucosal lesions due to, *Histoplasmose, Schleimhautläsionen* 347, 362
honeycomb lung, *Wabenlunge* 119, 164, 200, 333
honeycombed pulmonary structure, *wabige Lungenstruktur* 160ff., 174
hyaline degeneration of a hydatid cyst, *hyaline Degeneration einer Hydatidencyste* 405
hydatid complication, *Hydatidenkomplikation* 414
— cyst, *Hydatidenblase* 398ff.
— —, radiograms of, *Hydatidencyste im Röntgenbild* 401
— inoculation sore, *Hydatideninoculationsschanker* 398
— pneumothorax, *Hydatidenpneumothorax* 398
— vomitting, *Hydatidenerbrechen* 404, 409
hydropneumothorax due to histoplasmosis, *Hydropneumothorax bei Histoplasmose* 364
hypertension in the lesser circulation, *Hypertonie im Lungenkreislauf* 175
hypertonic heart, *Hypertonieherz* 111
hypertrophic form of chronic bronchitis, *hypertrophische Form der chronischen Bronchitis* 5
hypoplasia of a lung, *Hypoplasie einer Lunge* 170
hypostatic pneumonia, *hypostatische Pneumonie* 111, 112

idiopathic obliterating bronchiolitis, *idiopathische Bronchiolitis obliterans* 4
Ilothycin 48
"immune theory" of pathogenesis of silicosis, *„Immuntheorie" der Silikosegenese* 257
"incarcerated membrane", *„eingekerkerte Membran"* 405
indurative pulmonary processes, *indurierende Lungenprozesse* 185ff.
infarction, cavity due to pulmonary, *Infarktkaverne* 109, 110
—, pneumonia due to, *Infarktpneumonie* 108ff.
"infective pneumoconiosis" 298
inflammation of the lungs c.f. pneumonia, *Lungenentzündung s.a. Pneumonie* 12ff., 133ff. Lit., 215, 381
inflammations of the lungs, non-tuberculous, *Lungenentzündung, unspezifische* 1ff., 12ff.
inflammatory lung infiltrations accompanying influenza, *entzündliche Lungeninfiltrate bei Grippe* 72
influenza bacillus, *Influenzabazillus* 14, 42ff., 117, 118
"— pneumonitis, acute" 54
—, symptoms of, *Influenza, Symptome* 72
influenzal bronchopneumonia, *Grippebronchopneumonie* 74, 76, 77
— pneumonia, *Influenzapneumonie* 49, 54ff., 178
— —, complications of, *Grippepneumonie, Komplikationen* 77, 78
— —, radiological findings in case of, *Grippepneumonie, Röntgenbefunde* 73ff.
— —, triangular shadow in the right phrenicocardial angle, *„Grippedreieck"* 74, 75, 77
— tracheobronchitis, *Grippetracheobronchitis* 76
— virus pneumonia, *Grippeviruspneumonie* 50, 71ff.
inhalation poisons, *Inhalationsgifte* 1, 4
interlobar effusion in case of infarction pneumonia, *Interlobärerguß bei Infarktpneumonie* 111
— pleurisy in case of psittacosis-ornithosis, *Interlobärpleuritis bei Psittakose-Ornithose* 87, 88
international classification of silicosis, *internationale Klassifikation der Silikose* 260ff., 266ff.
interstitial plasmacellular pneumonia, radiologic findings in case of, *interstitielle plasmacelluläre Pneumonie, Röntgenbefund* 70, 71
— pneumonia, *interstitielle Pneumonie* 45, 74, 82ff., 98, 103, 115
"— pneumonitis, acute" 54
— syphilitic pneumonia, *interstitielle syphilitische Pneumonie* 197, 198, 200
intestinal parasites, *Darmparasiten* 236, 237, 248
intrabronchiectatic megamycetoma, *intrabronchiektatisches Megamycetom* 352, 354
iodine, hypersensitiveness to, *Jodüberempfindlichkeit* 237

kala-azar, *Kala-Azar* 362
kaolin, silicosis caused by, *Kaolin-Staublunge* 299ff., 303, 315ff.
Kartagener, syndrome of, *Kartagener-Syndrom* 175, 176
Klebsiella pneumoniae 42

larva migrans, infection by, *Toxocarainfektion* 252
laryngeal stenosis due to paracoccidiosis, *Larynxstenose bei Paracoccidiose* 394
latent period of silicosis, *Latenzzeit der Silikose* 267, 293
laurel blossoms as allergen, *Lorbeerblüten als Allergen* 241
lead-induced pneumoconiosis, *Blei-Pneumokoniose* 326
leptospirosis, *Leptospirose* 157
Leptothrix 345
leucocytosis in case of hypostatic pneumonia, *Leukocytose bei hypostatischer Pneumonie* 112
— in case of influenza, *Leukocytose bei Grippe* 77
— in case of pulmonary abscess, *Leukocytose bei Lungenabsceß* 119
— in case of rheumatic pneumonie, *Leukocytose bei rheumatischer Pneumonie* 112
lily of the valley, allergy for, *Maiglöckchen-Allergie* 241

lime-tree blossoms as allergen, *Lindenblüten als Allergen* 241
lingula syndrome, *Lingula-Syndrom* 234
lipoidosis, *Lipoidose* 332
liver cysts, *Lebercysten* 176
lobar pneumonia, *kruppöse Pneumonie oder Lappenpneumonie* 14ff., 61, 76, 77, 215
Löffler's syndrome, *Löffler-Syndrom* 210ff., 387
— —, frequency of, *Löffler-Syndrom, Häufigkeit* 211
lower lobe, pneumonia of, *Unterlappenpneumonie* 19, 20, 23, 33, 34, 44, 58, 59, 76, 97, 100
lues hereditaria 195, 197ff.
lung markings, augmented striate, *Lungenzeichnung vermehrte streifige* 160ff., 330
— parenchyma, *Lungenparenchym* 1, 184, 186, 386

Lutz-Splendore-Almeida's disease, *Lutz-Splendore-Almeidasche Krankheit* 374
lymphangitic type of sporotrichosis, *lymphangitische Form der Sporotrichose* 381
lymphangitis pulmonum 330
lymph nodes, broncho-pulmonary, *Lymphknoten, bronchopulmonale* 5
— — in case of ornithosis, swelling of, *Lymphknotenschwellungen bei Ornithose* 86, 87
— —, silicosis affecting, *Lymphknotensilikose* 262, 268ff., 292, 295ff.
lymphocytosis in case of Q-fever, *Lymphocytose bei Q-Fieber* 96
lymphopenia in case of Q-fever, *Lymphopenie bei Q-Fieber* 96

malign pneumoconioses, *maligne Pneumokoniosen* 256
manganese dust, *Manganstaub* 326
"massive fibrosis" 298
matrix theory (pathogeny of silicosis), *Matrizentheorie (Silikosepathogenese)* 257
measles, bronchitis in case of, *Masern, Bronchitis bei* 3, 4
—, in chest radiogram, triangular basal shadow, due to, *„Maserndreieck"* 65
—, pneumonia in case of, *Masern, Pneumonie bei* 63ff., 145/146 Lit., 178
"mechanic theory" (pathogeny of silicosis), *„mechanische Theorie" (Pathogenese der Silikose)* 257
Meckel's diverticulum, *Meckelsches Divertikel* 176
mediastinal adhesion, *Mediastinaladhäsion* 89
— displacement due to echinococcosis, *Mediastinalverschiebung bei Echinokokkose* 415
mediastinitis, purulent, *Mediastinitis, eitrige* 38, 131
megacolon 176
megaesophagus, *Megaoesophagus* 176
megamycetoma, *Megamycetom* 352, 354
megaureter 176
meningitis 38
metal dust pneumonitis, *Metallstaubpneumonitis* 326
metapneumonic empyema, *metapneumonisches Empyem* 37
meteorism, *Meteorismus* 101
microlithiasis alveolaris pulmonum 333
middle lobe, pneumonia of, *Mittellappenpneumonie* 19, 21, 24, 30ff., 47, 100
— —, shrinkage of, *Mittellappenschrumpfung* 162
— — syndrome, *Mittellappensyndrom* 234
migrating pneumonia, *Wanderpneumonie* 29ff.
miliary bronchopneumonia due to brucellosis, *miliare Bang-Bronchopneumonie* 50
— carcinosis, *miliare Carcinose* 321, 331
— form of leucemia or lymphogranulomatosis, *miliare Form der Leukämie oder der Lymphgranulomatose* 332
— — of Löffler's infiltrations, *miliare Form der Löffler-Infiltrate* 233, 234
— influenzal pneumonia, *miliare Grippepneumonie* 77
— pneumonia, *miliare Pneumonie* 3, 41, 42, 66, 96, 332
— pulmonary changes in case of farmer's lung, *miliare Lungenveränderungen bei der Farmerlunge* 328
miliary-tuberculosis-like picture in case of capillary bronchitis, *miliartuberkulose-ähnliches Bild bei Bronchitis capillaris* 3
— radiogram in case of berylliosis, *miliartuberkulose-ähnliches Bild bei Beryllose* 321
— — — mycoses, *miliartuberkulose-ähnliches Bild bei Mykosen* 360, 375, 376, 387
— — — pneumoconiosis, *miliartuberkulose-ähnliches Bild bei Pneumokoniose* 330
— — — pulmonary siderosis, *miliartuberkulose-ähnliches Bild bei Siderose* 324
milk, aspiration of, *Milchaspiration* 99
miner's silicosis, acute, *Mineur-Silikose, akute* 293ff.
mitral stenosis, *Mitralstenose* 331
"mixed dust silicosis", pneumoconiosis, *Mischstaubsilikose* 257ff., 268ff., 291ff., 295ff., 325
Monday-cough, *Montagsdyspnoe* 327, 328
Monday-fever or Monday-feeling, *Montagsjammer* 327
moniliasis 332, 345ff., 367ff., 387
—, mucosal lesions due to, *Moniliasis, Schleimhautläsionen bei* 347
mononucleosis infectiosa 68, 69, 115
morbus Hodgkin 204, 362, 385
morphinism, *Morphinvergiftung* 100
mortality due to coccidiosis, *Mortalität der Coccidiose* 359
— due to nocardiosis, *Mortalität der Nokardiose* 373
— due to pneumonia, *Mortalität bei Pneumonie* 13, 14, 43, 46, 48, 62, 63
— due to torulosis, *Mortalität bei Torulose* 382
mother hydatid, encysted, *Mutterhydatide, verkapselte* 414
"mottled lung markings", *Lungenzeichnung, kleinfleckige Verschattungen* 330ff.
mucor 345, 373
— mycosis, *Mucormykose* 348, 373, 387
mucosal diverticulum, *Schleimhautdivertikel* 9
— lesions due to mycoses, *Schleimhautläsionen bei Mykosen* 347, 362
mucoviscidosis, *Mucoviscidose* 175ff.
mycetoma, *Mycetom* 386, 388
mycoses, general symptomatology of pulmonary, *mykotische Lungenerkrankungen, allgemeine Symptomatologie* 346ff.

mycoses, pulmonary, *mykotische Lungenerkrankungen* 321, 329, 332, 345ff.
—, —, references, *Mykosen der Lunge, Literaturverzeichnis* 396, 397
—, socalled "generalized", *Mykosen, sog. generalisierte* 346
mycosis and treatment by antibiotics and/or corticosteroids, *Mykose und Antibiotica- oder Corticosteroidbehandlung* 346, 352, 356, 367ff.
mycotic abscess, *mykotischer Absceß* 347, 348ff.
— cavern, *Mykose-Kaverne* 350, 359, 360, 363, 365, 387
Mycotorula candida 367
mediastinal affection by mycosis, *Mediastinalbeteiligung bei Mykosen* 385
myocardial lesion in case of Q-fever, *Myokardschädigung bei Q-Fieber* 95

narcotic, poisoning by, *Schlafmittelvergiftung* 100
Neal-Schneiter's disease, *Neal-Schneitersche Krankheit* 327
Necator americanus 236
nervous torulosis, *Nerventorulose* 382, 383
neuritis due to pneumonia, *Neuritis bei Pneumonie* 38
nickel carbonyl pneumonia, *Nickel-Carbonyl-Pneumonie* 326
Nistytyn 389
Nocardia asteroides 373
nocardiosis, *Nocardiose* 345, 348, 373ff., 385
nodular syphilitic pneumonia, *knotige syphilitische Pneumonie* 198

obstruction syndrome due to silicosis and/or silicotuberculosis, *Obstruktionssyndrom bei Silikose oder Silikotuberkulose* 275, 276
occupational types of silicosis, *Silikosetypen, berufsspezifische* 291ff.
ochry pneumoconiosis, *Ockerstaublunge* 305, 306
oidiomycosis, *Oidiomykose* 361
oil microembolism, *Ölmikroembolie* 237
oleothorax, *Ölplombe* 187
organic kinds of dust, *organische Staubarten* 326ff.
ornithosis, *Ornithose* 50, 78, 80ff., 148ff. Lit.
—, radiological findings in case of, *Ornithose, röntgenologische Befunde* 81ff.
ossifications in silicotic lesions, *Verknöcherungen in silikotischen Herden* 271
osteomyelitis in case of actinomycosis, *Osteomyelitis bei Aktinomykose* 347ff., 385
— due to blastomycosis, *Osteomyelitis bei Blastomykose* 359, 385
otitis media accompanying pneumonia, *Otitis media bei Pneumonie* 38
ovarial cyst, *Ovarialcyste* 176

pachypleuritis 122, 185ff., 310ff., 388
Pancoast tumor, *Pancoast-Tumor* 202
pancreas and bronchiectasis, fibrosis of the, *Pankreasfibrose und Bronchiektasie* 176
pancreatic damage due to pneumonia, *Pankreasschädigung bei Pneumonie* 38
Paracoccidioides brasiliensis 374
paracoccidioidomycosis, *Paracoccidioidomykose* 374
paracoccidiosis, *Paracoccidiose* 345ff., 374ff.
—, laryngeal and pulmonary, *Paracoccidiose des Larynx und der Lunge* 394
paranasal sinuses and bronchiectases, diseases of the, *Nasennebenhöhlenerkrankungen und Bronchiektasien* 175, 176, 188
parapneumonic empyema, *parapneumonisches Empyem* 37, 38, 45, 48
— pleural effusion, *parapneumonischer Pleuraerguß* 24, 37, 45, 48
— pulmonary gangrene, *parapneumonisches Lungengangrän* 126ff.
parasitic etiology of transient successive infiltrations, *parasitäre Ätiologie von Sukzedaninfiltraten* 220, 236, 237
— generalized reticulohistiocytosis, *parasitäre generelle Reticulohistiocytose* 362
— noxae, *parasitäre Noxen* 236, 237
parenchyma, tuberculosis of pulmonary, *Parenchymtuberkulose* 185ff.
parotitis accompanying pneumonia, *Parotitis bei Pneumonie* 38
parrot fever, *Papageienkrankheit* 80ff., 148ff. Lit.
PAS as allergen, *PAS als Allergen* 237
Pasteurella pestis 53
pathogenesis of bronchiectases, *Pathogenese der Bronchiektasien* 169ff.
penicillin as allergen, *Penicillin als Allergen* 237, 238
penicilliosis, *Penicilliose* 345, 346, 380, 381
Penicillium 345, 380
— mycosis, *Penicilliummykose* 380
perforation of silicotic lymph nodes, *Perforation silikotischer Lymphknoten* 271
peribronchiectatic bronchopneumonic processes, *peribronchiektatische bronchopneumonische Prozesse* 188ff.
— infiltrations, *peribronchiektatische Infiltrationen* 164ff.
peribronchiolitis 4
peribronchitic phase of primary atypical pneumonia, *peribronchitische Phase der primär atypischen Pneumonie* 61
peribronchitis 177, 179, 326, 330, 352, 363
pericarditis, *Perikarditis* 38
pericystic membrane (echinococcus), *pericystische Membran (Echinococcus)* 398ff.
perifocal emphysema, *perifokales Emphysem* 273
perihilar eosinophilic infiltration, *perihiläres eosinophiles Infiltrat* 218
perinodular emphysema, *perinoduläres Emphysem* 261, 295, 296, 297
"peripheral pooling" 276, 277, 279
peripleuritis 385
peritonitis accompanying pneumonia, *Peritonitis bei Pneumonie* 38
Pfeiffer's bacillus, *Pfeifferscher Bazillus* 49, 72
— disease, *Pfeiffersches Drüsenfieber* 68, 69, 146 Lit.
phagocytosis and elimination of dust, *Phagocytose und Staubelimination* 255, 257
phlebitis 38
phtisis atra 210, 271

pinhead-type of silicosis, *Gittertüllunge, „pinhead-Typ" der Silikose* 267, 268
plain radiogram in case of chronic bronchitis, *Nativaufnahme bei chronischer Bronchitis* 5ff.
plaster dust causing bronchiolitis, *Gipsstaub und Bronchiolitis* 4
pleuraechinococcosis, frequency of, *Pleuraechinokokkose, Häufigkeit* 415, 416
pleural affection by mycoses, *Pleurabeteiligung bei Mykosen* 347, 349, 351ff., 381, 388
— calcifications due to asbestosis, *Pleuraverkalkungen bei Asbestose* 310ff.
— callosities due to asbestosis, *Pleuraverschwartung bei Asbestose* 310ff.
— changes accompanying atelectases, *pleurale Veränderungen bei Bronchiektasien* 162, 185ff.
— echinococcosis, *Pleuraechinokokkose* 413, 414, 417 Lit.
— effusion, *Pleuraerguß* 37, 41, 45, 48ff., 77, 119, 123, 199ff., 231, 364, 388
— — in case of uremia, *Pleuraerguß bei Urämie* 104ff.
— — and eosinophilic infiltrations, *Pleuraerguß und eosinophile Infiltrate* 231, 232, 234, 235, 242, 243, 246, 247
— lesions in case of Q-fever, *Pleurabeteiligung bei Q-Fieber* 95
"— mice", *„Pleuramäuse"* 408, 415
— reactions, allergic, *Pleurareaktionen, allergische* 209ff., 231
— thickening and bronchiectasis, *Pleuraschwarte und Bronchiektasie* 185ff.
— — following gunshot wound, *Pleuraschwarte nach Schußverletzung* 122
pleurisy accompanying syphilis, *Pleurabeteiligung bei Lues* 199ff., 202, 203
— — tularemia, *Pleurabeteiligung bei Tularämie* 52
— due to brucellosis, *Pleuritis bei M. Bang* 50
—, eosinophilic, *Pleuritis, eosinophile* 234, 235
pleuritis exsudativa 191, 199, 203, 209, 348, 407
— sicca 191, 199, 203
plurifocal eosinophilic infiltrations, *plurifokale eosinophile Infiltrate* 221, 222, 231ff.
pneumococci, *Pneumokokken* 14ff., 117, 118
pneumococcus pneumonia, *Pneumokokkenpneumonie* 15ff., 215
— —, special courses of disease, *Pneumokokkenpneumonie, besondere Verlaufsformen* 27ff.
— —, prognosis in case of, *Pneumokokken-Pneumonie, Prognose* 16
pneumoconioses, *Staublungenerkrankungen* 119, 255ff., 286ff., 335ff. Lit., 386
— due to anorganic dusts, *Staublungenveränderungen durch anorganische Staubarten* 361ff.
— in castmetal cleaners, *Staublungenerkrankungen bei Gußputzern* 299
—, coal miners', *Pneumokoniose der Kohlenbergarbeiter* 265, 295ff.
— in crockery workers, *Staublungenerkrankungen bei Steinzeugarbeitern* 299
— due to diatomaceous earth, *Staublungenveränderungen durch Kieselgur* 306, 307
— of earthcolour and ochre paint workers, *Mischstaubsilikosen in der Erdfarben- und Ockerfarbenindustrie* 305
pneumoconioses in fire-clay workers, *Pneumokoniosen in der Industrie feuerfester Steine* 301
—, international classification of, *Pneumokoniosen, internationale Klassifikation* 266, 267
— due to kaolin, *Staublungenveränderungen durch Kaolin* 299ff., 303, 315ff.
— in metal workers, *Pneumokoniosen in der Metallindustrie* 268, 299
— in mica miners, *Pneumokoniosen im Glimmerbergbau* 304
—, nomenclature of, *Pneumokoniosen, Terminologie* 255, 256
— due to non-silicogenic dusts, *Staublungenververänderungen durch nichtsilikogene Staubarten* 316ff.
— in ore miners, *Pneumokoniosen im Erzbergbau* 262, 298ff.
— in porcelain workers, *Pneumokoniosen bei Porzellinern* 258, 299ff.
— of pottery workers, *Mischstaubsilikose in der keramischen Industrie* 299ff.
— due to rarer metal dusts, *Lungenveränderungen durch seltenere Metallstaubarten* 326
— in road-metal workers, *Pneumokoniosen in der Schotterindustrie* 304
—, roentgenology of, *Pneumokoniosen, Röntgenologie* 259ff.
— of slate-cutters, *Pneumokoniosen der Schieferarbeiter* 303
—, terminology of, *Staublungenerkrankungen, Nomenklatur* 256, 265ff.
pneumoconiosis due to barite and quartz, *Mischstaubsilikose von Baryt und Quarz* 319
— with coalescent nodulation, *Rundherd-Pneumokoniose* 280ff.
— in glas and cement workers, *Mischstaubsilikose in der Glas- und Zementindustrie* 301ff.
—, infectious, *Staublunge, infektiöse* 286
— in gold miners, "pure", *Silikose aus dem Goldbergbau, „reine"* 291, 292, 304
Pneumocystis Carinii 69
pneumomycoses, *Pneumomykosen* 321, 329, 332, 385ff.
pneumonia, *Pneumonie* 12ff., 133ff. Lit., 215, 381
—, abortive, *Pneumonie, abortive* 27
—, adenovirus infection causing, *Pneumonie bei Adenovirusinfektion* 79
"— alba" 197, 198
—, bacterial, *Pneumonie, bakterielle* 14ff., 78
— in case of infectious mononucleosis, *Pneumonie bei Pfeifferschem Drüsenfieber* 68, 69, 146 Lit.
— in case of measles, *Pneumonie bei Masern* 3, 63ff., 145/146 Lit.
— pertussis, *Pneumonie bei Keuchhusten* 63, 64, 145/146 Lit.
— caused by brucella abortus Bang, *Pneumonie durch Brucella Bang* 49ff., 140/141 Lit.
— — Pfeiffer's bacillus, *Pneumonie, verursacht durch Haemophilus influenzae* 49, 78, 139/140 Lit.
— — Thomas meal and/or manganese dust, *Pneumonie durch Thomasschlacken- und Manganstaub* 326
—, central, *Pneumonie, zentrale* 28, 29
—, chronic, *Pneumonie, chronische* 117, 155 Lit.

pneumonia, clinical picture of, *Pneumonie, klinisches Bild* 15, 16, 43, 45, 46, 55ff., 90, 95, 210ff.
—, complications following, *Pneumonie, Komplikationen* 31ff., 45, 46, 48, 62, 77, 131, 132
—, confluent lobular, *Pneumonie, lobuläre, konfluierende* 45, 83ff.
—, extrapulmonary complications of, *Pneumonie, extrapulmonale Komplikationen* 37ff., 131, 132
—, focal, *Pneumonie, herdförmige* 38ff.
—, germs causing, *Pneumonieerreger* 14, 42, 69, 78, 132
—, hypostatic, *Pneumonie, hypostatische* 111ff.
—, interstitial, *Pneumonie, interstitielle* 45, 74, 82ff., 98, 103, 115, 146 Lit.
—, interstitial plasmacellular, *Pneumonie, interstitielle plasmacelluläre* 69ff.
—, lethality due to, *Pneumonieletalität* 12, 13, 38, 43, 46, 48, 62, 63, 72
—, lobar, *Pneumonie, Lappen-* 14ff., 61, 76, 77, 215
— migrans 83ff.
—, miliary, *Pneumonie, miliare* 5, 31, 32, 77
—, primary atypical, *Pneumonie, primär-atypische* 54ff., 78, 141ff. Lit., 348
—, recurrence of, *Pneumonierezidiv* 31
—, references, *Pneumonie, Literatur* 136ff.
—, rheumatic, *Pneumonie, rheumatische* 112ff., 154/155 Lit.
—, secondary, *Pneumonie, sekundäre* 45, 46, 72, 78, 99ff.
—, syphilitic, *Pneumonie, syphilitische* 197, 198
—, traumatic, *Pneumonie, traumatische* 115ff., 155 Lit.
—, uremic, *Pneumonie, urämische* 102ff., 153/154 Lit.
pneumonias with delayed healing, *Pneumonien mit verzögertem Heilungsverlauf* 27ff.
pneumonic infiltrations, delayed resorption of, *Pneumonie, verzögerte Lösung* 31ff., 117
— plague, *Pestpneumonie* 53, 141 Lit.
"pneumonitis, acute" 54
— (as used in Anglo-American literature), *Pneumonitis (im anglo-amerikanischen Schrifttum)* 54
— due to beryllium, *Pneumonitis durch Beryllium* 319ff.
Pneumopathia osteoplastica 333
pneumopericyst, *Pneumopericyste* 403, 404
pneumosclerosis, *Pneumosklerose* 326
pneumothorax, hydatid hypertensive, *Pneumothorax, hydatidärer hypertensiver* 406, 407
— due to syphiloma, *Pneumothorax bei Lungengumma* 202
poisoneous gases, *Kampfgase* 1, 4, 75
poliomyelitis and interstitial pneumonia, *Poliomyelitis und interstitielle Pneumonie* 115
pollen allergy, *Pollenallergie* 208, 240, 241, 243
polyarthritis accompanying silicosis, *Polyarthritis bei Silikose* 282ff.
— rheumatica 112ff.
porcelain dust silicosis, *Porzellanstaublunge* 258, 293ff.
porphyry silicosis, *Porphyr-Staublunge* 303
postdiphtheric paralysis, *postdiphtherische Lähmung* 100
postnatal bronchiectases, *postnatale Bronchiektasien* 170, 172
post-operative pneumonia, *postoperative Pneumonie* 101, 102
postpneumonic pleural effusion, *postpneumonischer Pleuraerguß* 37
"poststenotic bronchiectasis", *„poststenotische Bronchiektasie“* 183ff.
pressure in case of bronchial occlusion, relations of, *Druckverhältnisse bei Bronchusverschluß* 184ff.
primary atypical pneumonias, etiology unknown, *primär-atypische Pneumonien unbekannter Ätiologie* 54ff., 141ff. Lit.
— pneumonic infiltrations, *Lungeninfiltrate, primäre* 13, 360
"— virus pneumonitis" 54
primitive pulmonary paracoccidiosis, *primitive Paracoccidioidmykosis der Lunge* 379
privet flower, *Ligusterblüte* 241
progressive type of histoplasmosis, *progressive Form der Histoplasmose* 362, 364
pseudobronchiectases, *Pseudobronchiektasien* 158
pseudo-syphilitic pulmonary infiltrate Fanconi-Hegglin, *pseudoluisches Lungeninfiltrat Fanconi-Hegglin* 91ff., 117
pseudo-tumours of the lungs due to mycoses, *Pseudotumoren der Lunge bei Mykosen* 364, 372, 375ff., 384
psittacosis, *Psittakose* 78, 80ff., 148ff.
— convalescent serum, *Psittakoserekonvaleszentenserum* 91
psittacosis-ornithosis pneumonia, *Psittakose-Ornithose-Pneumonie* 81ff.
puerperal sepsis, *Puerperalsepsis* 118
pulmonary abscess, *Lungenabszeß* 34ff., 118ff., 334, 348, 352, 410
— — due to candida albicans, *Lungenabszeß durch Candida albicans* 371, 373
— — caused by aspergillus and penicillium, *Lungenabszeß durch Aspergillus und Penicillium* 380, 381
— — due to actinomycosis, *Lungenabszeß bei Aktinomykose* 124, 348ff.
— actinomycosis, *Lungenaktinomykose* 124, 332, 333, 345ff., 348, 351
— anthrax, *Lungenmilzbrand* 53
— apex, coccidioidosis located in, *Apex-Lokalisation bei Coccidioidose* 387
— aspergillosis, *pulmonale Aspergillose* 353
— bilharziasis, *Lungenbilharziose* 332
— calcifications due to histoplasmosis, *Lungenverkalkungen bei Histoplasmose* 362, 366, 367, 387
— — and ossifications, *Lungenverkalkungen und -verknöcherungen* 333, 387
— changes due to paracoccidiosis, *Lungenveränderungen bei Paracoccidiose* 374ff.
— — due to pertussis, *Lungenveränderungen bei Keuchhusten* 66ff.
— coccidiosis, *Lungencoccidiose* 359ff.
— congestion, *Lungenstauung* 1, 204
— cyst, *Lungencyste* 171ff., 334
— — with moniliasis, *Lungencyste mit Moniliasis* 370, 371
— — with mycotic contents, *Lungencyste mit mykotischem Inhalt* 355, 387, 388

pulmonary damage by organic dust, *Lungenschädigungen durch organischen Staub* 326ff.
— decortication in a case of histoplasmosis, *Decortikation bei Histoplasmose* 364
— destruction by tuberculosis, *Lungenzerstörung bei Tuberkulose* 184, 186, 187
— fibrosis, diffuse interstitial, *Lungenfibrose, diffuse interstitielle* 333, 334
— dysgenesia, *Lungendysgenesie* 388
— echinococcosis, *Lungenechinokokkose* 398ff.
— —, spreading, *Lungenechinokokkose, Ausbreitung* 413
— echinococcus, various forms of, *Lungenechinococcus, Formen* 399
— edema, *Lungenödem* 75, 76, 334
— emphysema and asbestosis, *Lungenemphysem und Asbestose* 314
— —, cf. emphysema, *Lungenemphysem, s.a. Emphysem* 276
— fibrosis in Corundum melters, *Lungenfibrose bei Korundschmelzern* 307
— — by hardmetal dust, *Lungenfibrose durch Hartmetallstaub* 326
— —, idiopathic, *Lungenfibrose, idiopathische* 330
— — due to soot inhalation, *Lungenfibrose durch Ruß* 322, 323
— fluid levels, *Flüssigkeitsspiegel in der Lunge* 120ff., 126
— gangrene, *Lungengangrän* 35, 118ff., 334
"— granulomatosis" in beryllium workers, „*Lungengranulomatose*" *bei Beryllium-Arbeitern* 319, 320
— gumma, *Lungengumma* 198, 200ff.
— hydatid cyst, *Lungenhydatidencyste* 204, 236, 334, 398ff.
— — —, mechanism of invasion into pleura, *Lungenhydatidencyste, Mechanismus des Einbruchs in die Pleura* 414, 415
— infarction, *Lungeninfarkt* 108ff.
— infiltrations with eosinophilia due to other causes, *Lungeninfiltrate mit Fremdeosinophilie* 253
— — due to hepatic echinococcus cyst, *Lungeninfiltrate bei Leberechinokokkus-Cyste* 236
— —, transient successive, Löffler's syndrome, *eosinophile Lungeninfiltrate (Löffler)* 208ff., 253, 254 Lit.
— —, various forms of, *Lungeninfiltrate, Formen* 214ff.
— lymphogranulomatosis, *Lungenlymphogranulomatose* 332, 334
— markings in case of bronchitis, *Lungenzeichnung bei Bronchitis* 1, 2
— metastases and silico-tuberculosis, *Lungenmetastasen und Siliko-Tuberkulose* 333, 334
— moniliasis, *Lungenmoniliasis* 367ff.
— mycoses, *Lungenmykosen* 321, 329, 332, 333, 345ff.
— —, main localizations of, *Lungenmykosen, Hauptlokalisationen* 385ff.
— passage of intestinal parasites, *Lungenpassage von Darmparasiten* 236
— sarcoma, *Lungensarkom* 411
— siderosis, *Lungensiderose* 321, 323ff.
— suppuration, *Lungenvereiterung* 406, 408
— syphilis, frequency of, *Lungenlues, Häufigkeit* 195, 196
pulmonary syphilis, *Lungenlues* 195ff., 204ff. Lit., 332, 335
— —, complaints of patients, *Lungenlues, Beschwerden der Patienten* 196
— —, historic review, *Lungenlues, historischer Überblick* 195
— —, therapeutic test, *Lungenlues, therapeutischer Test* 197
— syphiloma, *Lungensyphilom* 198, 200ff., 332
— trush, *Lungensoor* 332, 345ff., 367ff.
— torulosis, *Lungentorulose* 381ff.
— toxoplasmosis, *Lungentoxoplasmose* 53, 54
— tuberculosis, *Lungentuberkulose* 185ff., 203, 209, 228, 240, 275, 277, 286ff., 290, 330
— — and Löffler's infiltration, *Lungentuberkulose und eosinophile Infiltratbildung* 238, 239
— — and paracoccidiosis, *Lungentuberkulose und Paracoccidiose* 376
pyelectasis, *Pyelektasie* 176
pyemia, *Pyämie* 118
— in case of actinomycosis, *Pyämie bei Aktinomykose* 349
Pyopneumothorax 131, 191

Q-fever, chest radiogram in case of, *Q-Fieber, Lungenröntgenbefund* 96ff.
—, clinical picture of, *Q-Fieber, klinisches Bild* 94, 95, 96
—, etiology of, *Q-Fieber, Ätiologie* 94
— (Queensland fever), *Q-Fieber (Queenslandfieber)* 15, 93ff., 151/152ff.
quartz dust silicosis, *Quarzstaubsilikose* 257ff., 291ff., 299ff.

rachitis and pneumonia, *Rachitis und Pneumonie* 39, 40
radio-fibrosis, *Strahlenfibrose* 330
radio-pneumonitis, *Strahlenpneumonitis* 179, 185, 186
ragsorter's pneumonia, *Hadernpneumonie* 53
râles, *Rasselgeräusche* 3, 4, 72, 112
recurring pneumonia, *rekurrierende Pneumonie* 31
Reichmann's "rain lines", *Reichmannsche Regenstraßen* 264, 265, 277ff., 288
relapse of moniliasis, proneness to, *Rezidivneigung der Moniliasis* 371
— penicilliosis, proneness to, *Rezidivneigung der Penicilliose* 380
renal cyst, *Nierencyste* 176
— damage due to pneumonia, *Nierenschädigung bei Pneumonie* 38
reticuloendothelial cytomycosis, *reticuloendotheliale Cytomykose* 362
rheumatic-allergic pleurisy, *rheumatisch-allergische Pleuritis* 209
rheumatic pneumonia, *rheumatische Pneumonie* 112ff., 154/155 Lit.
"—" pulmonary disease, „*rheumatische*" *Lungenkrankheit* 285
rheumatism and silicosis, *Rheumatismus und Silikose* 282, 283
rhino-tracheobronchitis, *Rhino-Tracheo-Bronchitis* 1, 2
rib, fracture of, *Rippenfraktur* 117
rickettsia, *Rickettsien* 94
rickettsiosis, *Rickettsiose* 94, 115, 330

saccharomyces 345
sandblasters, silicosis of, *Sandstrahler-Silikose* 269, 299
sandstone silicosis, *Sandsteinsilikose* 292, 293
Schneeberg lung cancer, *Schneeberger Lungenkrebs* 285, 298, 299
scolex 398
scolices causing foreign body granulomas, *Scolices, Fremdkörpergranulome verursachende* 236, 251
scouring-sand manufacturers, acute silicosis of, *Scheuerpulverfabrikation, akute Silikose bei* 295
secondary acute rheumatic pneumonia, *sekundäre, akute, rheumatische Pneumonie* 114, 115
— syphilis, pulmonary affection in case of, *Sekundärstadium der Lues, Lungenbeteiligung* 198, 199
segmental atelectases in case of psittacosis, *Segmentatelektasen bei Psittakose* 86, 87
— pneumonia, *Segmentpneumonie* 21, 25ff.
— — in case of psittacosis, *Segmentpneumonie bei Psittakose* 88, 89
self-cleaning of the bronchial system, *Selbstreinigung der Bronchien* 187
seropneumothorax 124, 407, 408, 410
seroreaction in case of pulmonary syphilis, *Seroreaktion bei Lungenlues* 196ff.
Shaver's disease, *Korundschmelzerlunge* 307
shrinkage, pulmonary, due to silicosis, *Schrumpfungserscheinungen bei Silikose* 261ff.
sidero-asbestosis, *Sidero-Asbestose* 325
sidero-silicosis, *Sidero-Silikose* 325
siderosis, pulmonary, *Siderose der Lunge* 321, 323ff.
— pulmonum 321, 323ff.
"silent bronchopneumonia" 54
"silicatosis", „*Silikatose*" 307, 308, 315
"silico-arthritis", „*Siliko-Arthritis*" 283
silicosis, *Silikose* 257ff., 335ff.
—, acute, *Silikose, akute* 293ff., 304
— affecting hilar lymph nodes, *Hiluslymphknotensilikose* 262ff., 295ff.
—, atypical, *Silikose, atypische* 280ff.
—, calcifications due to, *Silikose, Verkalkungen bei* 268ff., 282, 288, 292, 303
—, changes of hilum due to, *Silikose, Hilusveränderungen* 262ff., 295ff.
—, complications of, *Silikose, Komplikationen* 267ff.
—, disposition for, development and course of, *Silikose, Disposition, Entwicklung und Verlauf* 267
— in metal workers, *Silikose in der Metallindustrie* 268, 299
—, pathogenesis of, *Silikose, Pathogenese* 257
—, prestage of, *Silikose, Vorstadium* 265
— and pulmonary and/or bronchial cancer, *Silikose und Lungen- bzw. Bronchialkrebs* 285, 286, 298, 299
—, roentgenology of, *Silikose, Röntgenologie* 259ff.
— in silica-stone workers, *Silikose bei Silicasteinarbeitern* 301
—, special forms of, *Silikose, besondere Formen* 267ff.
—, stonemason's, *Silikose, Steingewerbe* 292
silicosis, tumourous, *Silikose, tumoröse Form* 280ff.
—, unilateral, *Silikose, einseitige* 280, 281
silicotic lymph nodes, *silikotische Lymphknoten* 268ff., 292, 295ff., 303ff.
silicotuberculosis, *Silikotuberkulose* 275, 277, 286ff.
—, clinical symptoms of, *Silikotuberkulose, klinische Symptomatologie* 287ff.
"simple pneumoconiosis" 297, 298
"simultaneous infection", „simultane Infektion" 286
sinusitis and bronchiectasis, *Sinusitis und Bronchiektase* 188
situs inversus and bronchiectases, *Situs inversus und Bronchiektasien* 175
slatecutters, silicosis of, *Schieferlunge* 303
small intestine, diverticulum of, *Dünndarmdivertikel* 176
"— shot lung", *Schrotkornlunge* 261, 291
"snow-drift lung", „*Schneegestöberlunge*" 261, 262, 304, 316
soot lung, *Rußlunge* 322, 323
spherical infiltration in case of Löffler's syndrome, *Rundherd bei Löfflers Syndrom* 228, 229
spirochaeta bronchialis 197
— Castellani 197
— pallida 197
spirochaetes, proof of, *Spirochätennachweis* 196, 197
spirochaetosis pulmonum 332
splenic cyst, *Milzcyste* 176
splenomegaly due to histoplasmosis, *Splenomegalie bei Histoplasmose* 362
spontaneous pneumothorax due to asbestosis, *Spontanpneumothorax bei Asbestose* 314
— — in case of aluminosis, *Spontanpneumothorax bei Aluminiumlunge* 318
— — due to echinococcosis, *Spontanpneumothorax bei Echinokokkose* 407, 408, 412, 413
— — during influenza, *Spontanpneumothorax bei Grippe* 77
— — due to silicosis, *Spontanpneumothorax bei Silikose* 273, 274
— — due to toxomycosis, *Spontanpneumothorax bei Paprikaspalterlunge* 329
sporotrichin reaction, *Sporotrichinreaktion* 381
sporotrichomycosis, *Sporotrichomykose* 381
sporotrichosis, *Sporotrichose* 346, 381, 385
sporotrichum Schenckii 345, 381
spurious pulmonary metastases, *Lungenmetastasen, vorgetäuschte* 231
sputum in case of pulmonary abscess, *Sputum bei Lungenabszeß* 119, 132
staging of asbestosis, *Stadieneinteilung der Asbestose* 311
— of silicosis, *Stadieneinteilung der Silikose* 260ff.
— of talcosis, *Stadieneinteilung der Talkumlunge* 314
staphylococci, pneumonia caused by, *Staphylokokkenpneumonie* 46ff., 72, 139/140 Lit.
staphylococcus aureus haemolyticus 72, 78
stilbamidine 359
St. Joachim's fever, *St. Joachimsfieber* 359
stone-mason's silicosis, *Steinhauer-Silikose* 292
"stormy petrel's disease", *Sturmvogelkrankheit* 80ff.
streptococci, pneumonia caused by, *Streptokokkenpneumonie* 45, 46, 72, 77, 139/140 Lit.

streptococcus MG 344 55, 57
— pyogenes 118
streptomycin allergy, *Streptomycinallergie* 238, 239, 240
streptothrix 345, 381
streptotrichosis, *Streptotrichose* 332, 381
string-of-pearls shape of bronchi due to deforming bronchitis, „*Perlschnurform*" *bei chronisch-deformierender Bronchitis* 274, 275
strippers' asthma, Baumwollunge 327ff.
strongyloidiasis, *Strongyloidesinfektion* 236
strumitis accompanying pneumonia, *Strumitis bei Pneumonie* 38
successive pulmonary infiltrations, *Sukzedan-infiltrate* 214ff., 218ff.
sulfadiazin 363
sulfamid, treatment of paracoccidiosis by, *Sulfamid-behandlung der Paracoccidiose* 375, 377
—, — torulosis by, *Sulfamidbehandlung bei Torulose* 383
sulfonamides as allergen, *Sulfonamide als Allergen* 237
—, treatment of actinomycosis by, *Sulfonamid-behandlung der Aktinomykose* 349, 391, 393
sulphuric acid, inhalation of gaseous, *Schwefelsäure-dämpfe-Inhalation* 4
surface theory (pathogeny of silicosis), *Oberflächen-theorie (Silikoseentstehung)* 257
syphilis, *Lues* 195ff., 204ff. Lit., 332, 335
syphilitic aortitis, *syphilitische Aortitis* 196
"— phthisis", *syphilitische Phthise* 200, 202
syphilis, pulmonary, *Syphilis der Lunge* 195ff., 332
syphilomas of the lungs, *Gummen in der Lunge* 198, 200ff., 388

talcosis and pulmonary tuberculosis, *Talkose und Lungentuberkulose* 315
"talc plaques" 315
talcum, talcosis, pneumoconiosis due to, *Talkum-lunge (Talkose)* 314, 315, 321
terramycin 98
tertiary stage of syphilis, pulmonary affection, *Tertiärstadium der Lues, Lungenbeteiligung* 199ff.
theory of solubility (pathogeny of silicosis), *Löslichkeitstheorie (Silikoseentstehung)* 257
thermopolyspora polyspora 328, 329
thesaurismosis, *Speicherkrankheit* 330, 332
Thomas meal, *Thomasschlackenmehl* 326
thoracic fistula due to mycosis, *Thoraxfistel bei Mykose* 348ff., 391ff.
— — — nocardiosis, *Thoraxfistel bei Nokardiose* 373
— pain due to mycoses, *Thoraxschmerz bei Mykosen* 347, 359
— pains in case of pulmonary syphilis, *Brust-schmerzen bei Lungenlues* 196
— (pulmonary) form of tularemia, *thorakale (pulmonale) Form der Tularämie* 51, 52
thoracoplastic, *Thoraxplastik* 187
thorax trauma, contused, *Thoraxtrauma, stumpfes* 115ff.
thrombophlebitis 109, 118
thrombosis following pneumonia, *Thrombose nach Pneumonie* 38
—, pulmonary, by aspergillosis, *Thrombose der Lungengefäße bei Aspergillose* 352

tin-oxide-induced pneumoconiosis, *Zinnoxydlunge* 325
tomograms in case of pneumonia, *Schichtaufnahmen bei Pneumonie* 18, 20, 35, 41
tomography in case of bronchiectases, *Schichtunter-suchung bei Bronchiektasen* 158ff., 164ff., 181, 184, 186, 190
— — echinococcosis, *Schichtuntersuchung bei Echinokokkose* 404ff.
— — mycoses, *Schichtuntersuchung bei Mykosen* 385, 386, 390
— — pulmonary abscess, *Schichtuntersuchung bei Lungenabscess* 121ff.
— — silicosis, *Schichtuntersuchung bei Silikose* 260, 270ff.
— — silicotuberculosis, *Schichtaufnahmen bei Silikotuberkulose* 289
— — transient successive pulmonary infiltration, *Schichtuntersuchung bei eosinophilem Infiltrat* 225
—, value in case of chronic bronchitis, *Röntgen-schichtbild, Wert bei chronischer Bronchitis* 6, 7
Torula histolytica 381
toruloma 384, 388
torulomycosis, *Torulomykose* 381
torulosis, *Torulose* 332, 345, 381ff.
—, neuropathic type of, *Torulose, neurologische Form* 382
—, primary-pulmonary type of, *Torulose, primär-pulmonale Form* 382
— and pulmonary tuberculosis, *Torulose und Lungentuberkulose* 383
total atelectasis, *Totalatelektase* 101, 183
toxic granulation of neutrophilic granulocytes, *toxische Granulationen der neutrophilen Granulo-cyten* 15
toxomycosis, *Toxomykose, Paprikaspalterlunge* 329
toxoplasmosis, *Toxoplasmose* 53, 54, 115, 157 Lit., 332
tracheal stenosis due to paracoccidiosis, *Tracheal-stenose bei Paracoccidiose* 394
tracheobronchitis in case of syphilis, *Tracheo-bronchitis bei Lues* 198, 199
traction diverticulum of esophagus due to silicosis, *Traktionsdivertikel des Oesophagus bei Silikose* 272
transient successive pulmonary infiltrations, etiology of, *Lungeninfiltrate, Ätiologie der flüchtigen eosinophilen* 235ff.
— — — —, pathological anatomy of, *Lungen-infiltrate, pathologische Anatomie der flüchtigen eosinophilen* 251, 252
"— — — — with eosinophilia", „*flüchtige Lungeninfiltrate mit Eosinophile*" 210
transversal tomogram in case of bronchiectases, *Transversaltomogramm bei Bronchiektasien* 167, 191
traumatic pneumonia, *traumatische Pneumonie* 115ff., 155 Lit.
trichinosis, *Trichinose* 236
tubercle bacillus and Löffler's syndrome, *Tuber-kulosebacillus und Löffler-Syndrom* 240
tuberculo-silicosis, *Tuberkulo-Silikose* 286
tuberculosis and syphilis, *Tuberkulose und Lues* 199, 203

tuberculous dissemination, and silicosis, *tuberkulöse Streuung, und Silikose* 290, 330
tularemia, *Tularämie* 51, 52, 140/141 Lit.
—, radiography, *Tularämie, Röntgenbild* 52
twin research for silicosis, *Zwillingsforschung bei Silikose* 267
tylosis, silicotic, *Schwielenbildung bei Silikose* 262ff.
typhoid form of tularemia, *typhoide Form der Tularämie* 51

ulceration of the lip due to paracoccidiosis, *Lippenulceration bei Paracoccidiose* 378
ulcerous-gummous type of blastomycosis, *ulcerösgummöse Form der Blastomykose* 358
upper lobe, pneumonia of, *Oberlappenpneumonie* 17, 18, 19, 20, 22, 44, 58ff., 120, 219
uremia, *Urämie* 102ff.
urethan 237
urinary bladder, diverticulum of, *Blasendivertikel* 176

valley fever, *Talfieber* 359
vanadium pentoxide-induced pneumoconiosis, *Vanadiumpentoxydlunge* 325
"variety X" 54
vascular lung markings in case of congestive bronchitis, *Lungengefäßzeichnung bei Stauungsbronchitis* 12
vegetable allergens, *pflanzliche Allergene* 240, 241
venous pulmonary congestion, *Lungenvenenstauung* 111, 112
virus influenza, *Virusgrippe* 49, 71ff.
— pneumonia, *Viruspneumonie* 54ff., 71ff., 141ff. Lit., 348
— —, clinical course of, *Viruspneumonie, klinischer Verlauf* 55, 56
— —, etiology of, *Viruspneumonie, Ätiologie* 55
— —, laboratory reports during, *Viruspneumonie, Laboratoriumsbefunde* 56, 57
— —, radiological findings in case of, *Viruspneumonie, Röntgenbefunde* 57ff.
visceral type of paracoccidiosis, *viscerale Form der Paracoccidiose* 374

Wassermann's test, *Wassermann-Reaktion* 91ff., 196ff.
"— —, pulmonary infiltrate with positive", „*Wassermann-positives Lungeninfiltrat*" 92, 117, 150/151 Lit., 196
"watch glas nails", „*Uhrglasnägel*" 188
Wegener's granulomatosis, *Wegeners Granulomatose* 204
wedge-shaped eosinophilic infiltrations, *keilförmige eosinophile Infiltrate* 229ff.
welder's lung (siderosis), *Schweißerlunge* 323, 324
Wernicke-Posada's disease, *Wernicke-Posadasche Krankheit* 359
"wheezing and hummling", *Giemen und Brummen* 3
whooping cough, bronchitis in case of, *Keuchhusten, Bronchitis bei* 3, 4
— —, pneumonia in case of, *Keuchhusten, Pneumonie bei* 3, 66ff., 145/146 Lit., 178